LES

GRANDS ÉCRIVAINS

DE LA FRANCE

NOUVELLES ÉDITIONS

PUBLIÉES SOUS LA DIRECTION

DE M. AD. REGNIER

Membre de l'Institut

MÉMOIRES

DE

SAINT-SIMON

TOME XIV

PARIS. — TYPOGRAPHIE A. LAHURE
Rue de Fleurus, 9

MÉMOIRES

DE

SAINT-SIMON

NOUVELLE ÉDITION

COLLATIONNÉE SUR LE MANUSCRIT AUTOGRAPHE

AUGMENTÉE

DES ADDITIONS DE SAINT-SIMON AU JOURNAL DE DANGEAU

et de notes et appendices

PAR A. DE BOISLISLE

Membre de l'Institut

Et suivie d'un Lexique des mots et locutions remarquables

TOME QUATORZIÈME

PARIS

LIBRAIRIE HACHETTE ET Cie

BOULEVARD SAINT-GERMAIN, 79

1899

Tous droits réservés.

MÉMOIRES

DE

SAINT-SIMON

(Fin de 1706).
Marcin,
au *refus*
de Villars,
va commander*
l'armée d'Italie
sous M. le
duc d'Orléans,
qui part
pour l'Italie.
[*Add. S*t*S. 694*]

On sut bientôt le changement qui regardoit le[1] commandement de l'armée d'Italie sous M. le duc d'Orléans[2]. Villars n'en voulut point tâter : il ne s'accommoda point de prendre l'ordre de M. de Vendôme[3], et aussi peu d'être sous un jeune prince. Il étoit parvenu aux richesses et aux plus grands honneurs; sans balancer, il leur mit le marché à la main, et répondit tout net que le Roi étoit le maître de lui ôter le commandement de l'armée du Rhin, le maître de l'employer et de ne l'employer pas, mais que, d'aller en Italie, il ne pouvoit s'y résoudre, et qu'il supplioit le Roi de l'en dispenser[4]. Un autre que l'heureux

1. *Le* surcharge *s[on]*.
2. Tome XIII, p. 392, 393, 454, etc. — 3. *Ibidem*, p. 392, note 6.
4. *Villars d'après sa correspondance*, par le marquis de Vogüé, tome I, p. 295-300. On voit dans ses *Mémoires*, tome II, p. 204-211, qu'au reçu de la lettre de la main du 22 juin (Dépôt de la guerre, vol. 1933, fol. 61) qui lui demandait de « servir sous le duc d'Orléans et l'aider de ses conseils, » il supplia Mme de Maintenon et Chamillart de faire en sorte, pour le bien même du service, qu'il continuât la campagne préparée par lui, plutôt que de se risquer à un autre emploi et de prendre la succession de généraux dont il critiquait les plans. Selon Anquetil

* *Comader*, dans le manuscrit.

Villars eût été perdu; de lui ou des conjonctures, tout fut trouvé bon[1]. Le même courrier[2] lui fut renvoyé avec ordre de demeurer à la tête de son armée, et un autre à Marcin pour, dès qu'il y seroit arrivé (et qu'on ne savoit où prendre par les chemins[3]), s'en aller en Italie par la Suisse au lieu de Villars[4]. Le Roi exigea de M. le duc d'Orléans

(*Galerie de l'ancienne cour*, tome II, p. 82-84), il prétexta de douleurs de goutte, mais avoua au ministre qu'il redoutait les mauvais offices de Nancré, favori du duc d'Orléans.

1. Ce refus excita des protestations de tous ceux qui savaient les profits faits par le maréchal en Allemagne, et notamment de la Feuillade et du duc de Vendôme. L'un écrivit à son beau-père (recueil Esnault, tome II, p. 109) : « Le maréchal de Villars vole impunément mille louis d'or par jour, et refuse de venir servir en Italie sous M. le duc d'Orléans. Si ce sont là les moyens de parvenir et d'être agréable, j'y renonce. » Et Vendôme (*Mémoires militaires*, tome VI, p. 201) : « Quand on est accoutumé de gagner deux cent mille écus par campagne, on a bien de la peine à venir dans un pays où il n'y a que des coups à gagner; mais je vous assure que je suis étonné de la bonté du Roi de souffrir de pareilles choses.... L'Italie étoit déjà alarmée de l'arrivée du maréchal de Villars; mais elle commence à se rassurer depuis que c'est le maréchal de Marcin qui vient, dont elle connoît la noblesse et le désintéressement. » A une lettre de Mme de Maintenon disant : « Le maréchal de Villars est le plus à son aise; on prétend qu'il amasse beaucoup d'argent, et il n'a pas grand'chose à faire, car le prince de Bade est très foible, » Mme des Ursins répondit : « Je n'ose m'imaginer les raisons qui ont empêché M. de Villars de passer en Italie; j'en trouverois peut-être qui me révolteroient contre lui. Tout bien considéré, je crois que le maréchal de Marcin convient encore mieux. » (Recueil Bossange, tomes I, p. 21, et III, p. 316.) Nous retrouverons ces accusations contre Villars dans le prochain volume.

2. Le 2 juillet, un premier courrier avait emporté l'ordre exprès de partir, un second fut chargé du contre-ordre : Dépôt de la guerre, vol. 1933, fol. 62 et 64.

3. L'ordre de passer en Allemagne est du 21 juin, le contre-ordre du 1er juillet (Guerre, vol. 1933, fol. 70, et 1937, n° 17), et Chamillart écrivit le 6, à M. de Vendôme, les causes de ce changement, en lui recommandant d'attendre le prince. Les motifs qui avaient fait choisir Marcin sont expliqués dans plusieurs lettres (Guerre, vol. 1963, nos 1, 6, 7, 27 et 28). Il n'accepta qu'à regret.

4. Ayant d'abord mis : *un autre à Marchin, dès, ... de s'en aller*, il a ajouté pr en interligne, après *Marchin*, mais a oublié de biffer

la même[1] parole, à l'égard de celui-ci[2], qu'il lui avoit fait donner pour l'autre[3]. Il l'entretint longtemps à Marly, le mercredi matin 30 juin. M. le duc d'Orléans prit congé, et s'en alla à Paris, d'où il partit le lendemain avec vingt-huit chevaux et cinq chaises, pour arriver en trois jours à Lyon, et pousser de là, sans s'arrêter, en Italie[4].

Mmes de Savoie sortirent de bonne heure de Turin[5], et se retirèrent à Coni. M. de Savoie reçut assez mal les

Mmes de Savoie

de avant *s'en aller*. — Dangeau a écrit simplement, sous les dates du 1er et du 2 juillet (tome XI, p. 146), que le Roi acceptait les raisons représentées par Villars. Les *Mémoires de Sourches* sont plus explicites (tome X, p. 113) : « Le 2, on se disoit à l'oreille que ce maréchal s'étoit excusé d'aller servir sous le duc d'Orléans, ce qui ne devoit pas gâter les affaires du côté de la Lombardie, et cela fut aussitôt confirmé par ce qu'on sut qu'il avoit refusé nettement d'aller en Italie, ce qui offensa terriblement les courtisans; mais le service du Roi n'y étoit certainement point intéressé, pourvu qu'il eût fait la chose avec le respect qu'il devoit, car le duc d'Orléans devoit être ravi d'avoir le maréchal de Marcin à sa place, et certainement l'armée d'Italie ne devoit pas manquer d'en avoir de la joie. »

1. *Mesme* surcharge un *p*. — 2. *Cy* est ajouté en interligne.

3. C'est-à-dire (tome XIII, p. 454) de « ne faire rien que de l'avis du maréchal, et quoi que ce soit au contraire. »

4. *Dangeau*, p. 145. Comparez les *Mémoires de Sourches*, p. 109-110, et le récit du voyage dans le *Mercure* de juillet, p. 421-441 et 449-450. Madame disait à la duchesse de Hanovre, le 24 juin (recueil Jaeglé, tome II, p. 43) : « Je ne peux vous écrire la joie de mon fils; il se tient plus droit et semble grandi de trois pouces.... J'aurais préféré qu'il commandât en Flandres : il connaît mieux le pays, et c'est plus près; il aurait pu venir passer l'hiver ici.... Paris, où mon fils est très aimé, témoigne une grande joie de ce qu'il ait ce commandement. » Le 27 juin, le duc d'Orléans emprunta quarante mille livres pour faire face à ses premières dépenses (Arch. nat., Y 279, fol. 216 v°); comme la duchesse sa femme lui offrait d'employer à cet objet ses magnifiques pierreries, il n'accepta que pour le cas où ses amis ne suffiraient point (*Dangeau*, p. 139).

5. Le principal document imprimé sur lequel on peut suivre les incidents du siège est un *Journal historique* tenu par le comte Solar de la Marguerie, commandant de l'artillerie de la défense, qui parut à Amsterdam en 1708, et que le gouvernement piémontais a fait publier de nouveau en 1838, avec quelques pièces de la correspondance

et, incontinent après, M. de Savoie sortis de Turin défendu par le comte de Thaun. [Add. StS. 695]

offres de sûreté pour tous les lieux où elles voudroient aller et demeurer[1] que la Feuillade lui envoya faire de la part du Roi; il répondit sèchement qu'elles étoient bien où elles étoient[2]. Lui-même quitta Turin à la fin de juin[3]; il en laissa le commandement au comte de Thaun[4], qui ne s'en acquitta que trop bien, et qui longtemps depuis a été gouverneur du Milanois[5]. M. de Savoie emmena toute sa

de Victor-Amédée, du prince Eugène, etc. Un autre journal mis au jour par M. J.-J. Vernier, en 1897, est loin d'avoir la même importance; mais le comte d'Oncieu de la Bâtie y a joint une utile bibliographie. En France, avant que ne parussent les *Mémoires militaires*, édités par Pelet, le capitaine G. Mengin avait publié, en 1832, une étude technique d'après les documents du Dépôt de la guerre.

1. *Et demeurer* semble surcharger *et se retirer.*

2. Lors de la tentative du mois de septembre précédent, le Roi avait chargé la Feuillade de proposer des passeports avant de commencer le feu, la duchesse de Savoie étant grosse d'un fils qui naquit en décembre; mais son mari avait refusé (*Dangeau*, tome X, p. 420). En juin 1706, même refus; les princesses sortirent le 16, la tranchée étant ouverte depuis le 2 et le 3, les mortiers ayant déjà tiré (*Dangeau*, p. 132; *Sourches*, p. 105; *Mémoires militaires*, tome VI, p. 174; *Journal historique*, p. 18-19 et 24-25).

3. *Dangeau*, p. 139, 140, 144 et 146. Le *Journal de Verdun* de 1706, 2e partie, p. 93-98, publia le discours prononcé par le duc en quittant sa capitale le 17 juin, et une lettre adressée par lui aux Hollandais.

4. Ulrich-Philippe-Laurent de Thaun (on écrit aujourd'hui : *Dhaun*), né le 19 octobre 1669, major général dans l'armée impériale, s'était jeté dans Turin lors de la tentative de 1705. Resté seul en 1706, il reçut de l'Empereur un titre de général de l'artillerie, fut fait comte après le siège, alla prendre Naples en 1707 et eut de l'Archiduc la vice-royauté de cet État, à laquelle fut jointe la grandesse, avec la principauté de Teano, en septembre 1709; mais il fut remplacé par le cardinal Grimani pendant le temps qu'il alla prendre part à la guerre de Piémont, de Dauphiné et de Savoie, eut le commandement de Vienne en février 1710, la Toison d'or le 29 décembre 1711, fut rappelé à la vice-royauté de Naples le 16 mars 1713, et la conserva jusqu'en juillet 1719. L'Empereur le fit aussi colonel des gardes à pied, conseiller intime et gouverneur de Bruxelles par intérim, puis gouverneur du Milanais.

5. Dans l'Addition placée ici, notre auteur raconte que, ce général n'ayant pas empêché, en 1733, que les villes du Milanais se rendissent sans résistance au roi de Sardaigne et à Villars, on l'accusa de « voleries étranges, » et que l'Empereur le relégua dans ses terres. Cependant il sut

cour, ses équipages, et ses trois mille chevaux, et n'y en laissa que cinq cents et vingt hussards[1]. Il se mit à courir le pays dans l'opinion que la Feuillade le suivroit, et se distrairoit du siège pour tâcher de le prendre. C'est en effet ce qui arriva[2]. Il laissa le commandement du siège à son ami Chamarande[3], qui fut sa dupe toute sa vie, et se mit aux champs; il alla s'amuser devant Quiérasque[4], et envoya d'Estaing[5] prendre Asti[6], qui, depuis la méprise de son secrétaire[7], étoit demeuré aux ennemis, et où lui-même avoit échoué comme on l'a vu ci-devant[8]. Avec ces déta- Folles courses

se disculper, eut de nouveau, en mars 1734, le gouvernement de Vienne et le commandement de la garnison, et mourut dans ce poste le 30 juillet 1741.

1. Voyez ci-après, appendice I, une lettre de la reine d'Espagne.

2. *Dangeau*, p. 133, d'après les lettres du 14 juin. Comparez les *Mémoires de Sourches*, p. 107, 111 et 114-115, le *Journal de Verdun*, p. 98-103, et l'*Histoire militaire* de Quincy, tome V, p. 110-113 et 118-119. M. de Savoie écrivait lui-même à Thaun qu'il « comptait voltiger toujours pour se tenir dans ses États et à portée des montagnes. »

3. Tome II, p. 211-213. Chamillart blâma cette substitution.

4. *Cherasco*, ville du Piémont, au confluent de la Stura et du Tanaro, où avait été signé en 1631 le traité nous assurant le passage des Alpes par Pignerol et le val de Pérouse, et qui, alors, avait été abandonnée à Victor-Amédée Ier. C'est par là qu'était passé M. de Stahremberg lors de sa belle marche de 1703, et M. de Savoie, en se retirant de Turin, y avait laissé de l'infanterie. La Feuillade échoua (Guerre, vol. 1966, n° 256); mais, le 29 juillet suivant, il écrivait encore à son beau-père (recueil Esnault, tome II, p. 114-115), qui l'avait blâmé d'abandonner l'affaire capitale de l'État : « Cherasco est une de mes folies. Vous verrez que la prise de cette place nous rendroit maîtres de tout le reste du Piémont, parce que Coni est placé de façon qu'il seroit tombé de lui même. Il sera bien difficile de le prendre au mois de septembre. »

5. Cet officier, d'abord jaloux de Chamarande, était cependant entré en tiers dans l'intimité de la Feuillade, et celui-ci l'avait vivemen recommandé à son beau-père (recueil Esnault, tome II, p. 89-90).

6. *Dangeau*, p. 144, 149 et 152; *Gazette*, p. 333, 347 et 370; *Mémoires militaires*, p. 184 et 190; Guerre, vol. 1966, n°s 312, 313, 326, 331 et 332. La garnison, persuadée que les Français seraient expulsés du Piémont comme de partout ailleurs, avait juré de ne se rendre que sur la brèche, « les armes croisées. »

7. *Sécr*, corrigé en *sécraire*. — 8. Tome XIII, p. 167-168.

de la Feuillade après le duc de Savoie. [Add. S^tS. 696]

chements, il ne restoit que quarante bataillons devant Turin, qui y fatiguoient fort, et y avançoient fort peu. On prit prisonniers dans Mondovi[1] le prince de Carignan, ce fameux muet[2], et toute sa famille[3], et, sur sa parole, on les[4] conduisit à Raconis[5], sa maison de plaisance, où il demanda une garde à la Feuillade. En même temps, Mmes de Savoie, qui, de Coni, étoient allées à Oneille[6], se retirèrent à Savone[7]. La Feuillade, lassé de perdre son temps à courre après du vent, revint au siège[8], et lâcha Aubeterre[9] aux trousses de M. de Savoie, qui, pour ralentir le siège, se montroit de loin, puis se cachoit et changeoit

1. Cette ville, située au pied de l'Apennin, à deux lieues du Tanaro, était la plus populeuse du Piémont après Turin.

2. Emmanuel-Philibert de Savoie : tome VII, p. 228.

3. *Dangeau*, p. 152-153; *Sourches*, p. 121; *Gazette*, p. 346; lettre de la Feuillade à Vendôme, ms. Fr. 14178, fol. 90; Guerre, vol. 1966, n°s 285, 286 et 336; Quincy, *Histoire militaire*, tome V, p. 110, 111 et 127; *Mémoires militaires*, p. 186.

4. *Le* corrigé en *les*.

5. Petite ville, entre Savillan et Carmagnole, qui avait donné son nom à une branche de la maison de Savoie. — M. de Carignan avait avec lui Mlles de Soissons, le marquis de Suse et une suite de dames.

6. *Oneglia*, marquisat et belle vallée de la côte de Gênes, appartenait au duc de Savoie et lui donnait trois cent mille livres de revenu selon Dangeau (tome IV, p. 87).

7. *Journal historique du siège*, p. 48-49. — Le marquisat de Savone (tome III, p. 4), ancienne possession des Saluces, appartenait aux Génois, qui, sur la demande des princesses, envoyèrent le marquis de Rivarolles et cinq galères pour les y amener d'Albenga.

8. Les deux premières lettres de *siège* surchargent un *x* qui finissait le mot précédent. Ensuite, avant *lacha*, l'auteur a biffé un *d*.

9. Pierre Bouchard d'Esparbès de Lussan, comte d'Aubeterre, de la branche cadette, né le 15 juin 1657, servait depuis 1675, mais n'avait été fait capitaine de cavalerie qu'en 1689, sous les maréchaux de Duras et de Lorge, mestre de camp en 1693, brigadier de carabiniers et capitaine de la ville de Crest en 1694, brigadier d'armée en 1696, maréchal de camp en 1702, lieutenant général en février 1704. C'était un des familiers du duc de Vendôme. Nommé gouverneur de Collioure en 1707, il cessa de servir en 1712, se démit de son gouvernement au profit de son petit-fils en 1747, et mourut à Paris le 17 janvier 1748 (*Chronologie militaire*, tome IV, p. 585-587).

continuellement de retraite et de route. Il pensa pourtant plus d'une fois y être attrapé, et cependant menoit une vie errante, misérable et périlleuse. Aubeterre battit[1] son arrière-garde, et prit un fils du comte de Soissons[2], un capitaine des gardes de M. de Savoie et une vingtaine d'officiers[3]. Là-dessus, la Feuillade, follement buté à la capture de M. de Savoie, et qui n'en vouloit pas laisser l'honneur à un autre, quitta encore le siège et se remit après; mais M. de Savoie se[4] moquoit de lui. Ce prince ne laissa pas de se trouver longtemps dans les plus fâcheuses extrémités, qu'il soutint avec un grand art et un grand courage. Cette conduite de la Feuillade harassa[5] toute sa cavalerie, et mit à bout son infanterie par tous les divers détachements qu'il en fit à droit et à gauche, et par la fatigue trop redoublée de celle qui restoit au siège. C'étoit une étrange folie que voler le papillon[6] aux dépens de l'objet si principal de prendre Turin, et si pressé, qu'une heure étoit précieuse dans la crainte de l'arrivée du prince Eugène, à qui ces lenteurs donnèrent tout le temps qui lui fut nécessaire[7], et la négligence, la paresse, l'opiniâtreté, l'incurie de M. de Vendôme pour un pays qu'il alloit quitter, toutes les facilités dont il sut bien profiter pour passer le Pô malgré lui[8],

1. Le *b* surcharge un *a*.

2. L'aîné des fils de la belle Uranie, qu'on appela le prince Emmanuel et qui avait débuté en 1704 sous les ordres du duc de Savoie : notice dans l'appendice XXI de notre tome X, p. 568-569. Victor-Amédée avait à sa suite trois princes de Savoie-Soissons, sans compter Eugène.

3. *Dangeau*, p. 156-157; *Sourches*, p. 127; *Gazette d'Amsterdam*, n° LXII.

4. *Se* est en interligne. — 5. Avant ce verbe, il a biffé *qui*.

6. Comme un oiseau de proie qui, au lieu de poursuivre le gibier, perdrait son temps sur des papillons. Voyez un emploi dans les *Historiettes de Tallemant*, tome VII, p. 59. « On dit proverbialement et figurément, d'un esprit léger et qui ne s'amuse qu'à des choses frivoles, que c'est un homme qui *vole le papillon* » (*Académie*, 1718).

7. Cette campagne d'Eugène, faisant le tour par la gauche de l'Adige et par la droite du Pô pour tomber sur les derrières de l'assiégeant, est considérée comme une merveille de stratégie.

8. Ce *luy* est en interligne.

et lui donner le second tome de M. de Stahremberg, et par le même chemin qu'il vint au secours de M. de Savoie et, quoique fort arriéré et toutes les rivières gardées, les passa et devança M. de Vendôme qui revenoit de cette belle course de Trente, et arriva à temps de sauver M. de Savoie comme je l'ai marqué en son temps[1]. On avoit beau presser le siège par des courriers redoublés; le temps perdu ne se pouvoit regagner, et Chamillart fut obligé de mander à son gendre le mauvais effet de ses courses par monts et par vaux après un fantôme qui ne se montroit que pour le séduire, et qui lui échappoit toujours[2]. Personne n'osoit dire un mot de ce qu'il pensoit à la Feuillade. Dreux, son beau-frère, y fut si mal reçu, qu'il ne s'y commit plus, et il s'en brouilla avec Chamarande, qui, comptant sur l'âge, l'expérience et l'ancienne amitié, s'étoit hasardé de lui dire tête à tête sa pensée avec grande mesure[3]. Sa sagesse et sa douceur évita l'éclat et le dehors; mais on s'aperçut bientôt du refroidissement, qui ne se raccommoda plus. Le pauvre Chamarande y perdit son fils[4] à la tête du

1. Tome XI, p. 156-162 et 164, et ci-dessus, p. 5, note 4.

2. Tout en trouvant qu'il était bon d'éloigner Victor-Amédée et de mettre ses États à contribution, Chamillart ne cessait de répéter à son gendre que cet ennemi serait insaisissable et que le principal objet, pour la gloire de l'assiégeant, était de brusquer le siège, peut-être même de tenter une surprise de vive force (Guerre, vol. 1966, n° 280 et 287). Nous avons constaté (tome XIII, p. 367, note 5) que Chamillart ne s'abusait pas; dans une lettre du 5 mai, il exposa à son gendre (*Mémoires militaires*, p. 630) tous les motifs qu'il avait d'être inquiet, grandeur de l'entreprise, contradiction des avis des gens les plus compétents, forces des assiégés, incapacité des ingénieurs français, etc.

3. Chamarande était d'avis de travailler par la mine, mais reconnaissait que ce serait fort long (*Dangeau*, p. 158).

4. Louis-Nicolas d'Ornaison de Chamarande, dit le marquis de Buzancy, avait eu le régiment de la Reine-infanterie en mars 1702, n'étant pas encore âgé de dix-neuf ans, mais s'était distingué à Hochstedt (recueil Esnault, tome I, p. 373-375). Il fut tué le 16 juillet : *Dangeau*, p. 161-162; *Sourches*, p. 131; Guerre, vol. 1975, n° 76; *Gazette*, p. 369; *Mercure* d'août, p. 143-150. Restait un cadet de douze ans, pour qui le régiment fut réservé; mais il mourut en 1716, dernier du nom.

régiment de la Reine, que lui-même avoit eu avant lui[1].

Duc d'Orléans passe au siège, dont il est peu content.

M. le duc d'Orléans passa au siège[2]. La Feuillade le reçut magnifiquement et lui montra tous les travaux; il le mena aux attaques, et lui fit tout voir[3]. Le prince ne fut content de rien : il trouva qu'on n'attaquoit point par où il auroit voulu, et fut en cela de même avis que Catinat, qui connoissoit si bien Turin, que Vauban, qui l'avoit fortifié[4], que Phélypeaux, qui y avoit demeuré des années[5], et tous trois sans s'être concertés. Il ne le fut pas davantage des travaux, et il trouva le siège fort peu avancé[6]. Il ménagea pourtant fort la Feuillade; mais il ne crut pas lui devoir sacrifier le succès : il fit donc changer et ordonna le changement de beaucoup de choses[7]; mais, dès qu'il fut

1. Le père avait eu la commission de colonel-lieutenant le 20 mars 1693. Ce régiment datait de 1634 environ : Susane, *Histoire de l'infanterie française*, tome IV, p. 18-33.

2. Le 8 juillet.

3. La *Gazette* raconta (p. 357) sa visite aux tranchées. Il y a aussi une lettre du camp dans les *Mémoires de Sourches*, p. 127-128.

4. Tomes III, p. 132 et suivantes, et XIII, p. 365. Vauban écrivait encore au ministre, le 23 juillet (Guerre, vol. 1938, n° 302) : « Faites-moi l'honneur de me croire une fois pour toutes. On ne prendra jamais Turin par où on l'attaque, supposé que ces gens-là fassent leur devoir.... Vous aurez même bien de la peine à réussir présentement par les Capucins, parce que votre armée me paroît désormais bien foible. La chicane des mines vous mènera jusqu'à la fin du monde, et ne vous sera bonne qu'à faire enterrer tous vifs ce que vous avez de meilleur parmi vos troupes.... La grande faute du siège vient du mauvais et obstiné choix des attaques, qui ne devoient jamais être par là, et de la foiblesse de votre armée. » Comparez un mémoire qui est en copie au Dépôt des affaires étrangères, vol. *France* 448, fol. 22-33.

5. Tomes IX, p. 84-85, XI, p. 272-273, 276-298, et XII, p. 126-120.

6. Voyez les renseignements recueillis par l'auteur des *Mémoires de Sourches*, p. 94-95, 99-100, 105, 110-118, etc., les articles de la *Gazette*, p. 272-346, *passim*, les considérations de Feuquière et de Quincy, surtout les rapports des ingénieurs, vol. Guerre 1975. Beaucoup de pièces de la correspondance sont comprises dans le recueil Esnault.

7. En fait, rendant compte au Roi le 10 juillet (*Mémoires militaires*, p. 203-206), il présenta quelques observations, particulièrement sur la lenteur du travail des mines et sur la nécessité de ménager l'infanterie

Mauvaise conduite de la Feuillade, fort haï.

parti[1], la Feuillade remit tout, de son autorité, en son premier état, continua[2] de pousser sa pointe, et toujours sans consulter qui que ce fût, depuis le commencement jusqu'à la fin. Sa conduite impérieuse, le peu d'accès qu'il donnoit auprès de lui, sa hauteur avec les officiers, même[3] généraux, et ses propos durs, avec l'audace d'un étourdi qui compte éblouir par sa valeur, et tout permis au gendre du tout-puissant ministre, le firent détester de toute son armée, et mit[4] les officiers généraux et particuliers en humeur et en usage de s'en tenir exactement et avec précision à leur fait et à leur devoir, sans se soucier de la besogne, ni daigner remédier ni rien faire, sur quoi que ce fût, à rien, quelque nécessité qu'ils y vissent, par pique, par dégoût, et par la crainte aussi qu'on leur demandât de quoi ils se mêloient. Avec un tel général, qui avoit mal enfourné[5], qui manquoit par l'impossibilité de ce que Vauban avoit cru nécessaire, et secouru de la sorte, ce n'étoit pas de quoi prendre Turin. On prit de temps en temps quelques ouvrages extérieurs, dont les nouvelles, venues par des courriers, étoient bien vantées à la cour et faisoient sans cesse tout espérer[6]; mais nos mines alloient si mal, que la Feuillade s'en plaignoit lui-même par ses[7] lettres[8],

en vue d'un très long siège, mais reconnut l'impossibilité de modifier le plan d'attaque.

1. Le 11. M. de la Feuillade était parti la veille pour reprendre la poursuite du duc de Savoie, et il revint au camp le 17.

2. Avant ce verbe, l'auteur a biffé un *et*.

3. *Mesmes*, au pluriel, dans le manuscrit.

4. Ce singulier, après le pluriel *firent*, est bien au manuscrit.

5. *Enfourner*, au figuré, c'est « commencer une affaire bien ou mal » (*Académie*, 1718). Voyez les *Historiettes de Tallemant*, tome V, p. 441, et ci-après encore, p. 63.

6. *Dangeau*, p. 164 et suivantes; *Sourches*, p. 129 et suivantes; *Gazette*, p. 346, 357-358, 369-370, 381, etc.

7. *Ces* corrigé en *ses*.

8. Lettre du 18, reproduite par Dangeau, p. 161. Comparez les *Mémoires militaires*, p. 207. Les détails sur ce point sont très nombreux dans le *Journal historique du siège* cité ci-dessus, p. 3, note 5.

et l'artillerie y étoit servie avec les mêmes défauts, et par les mêmes[1] raisons qu'elle l'avoit été à Barcelone, et que j'ai expliquées sur ce siège-là[2].

Duc d'Orléans joint Vendôme, et n'en peut rien tirer.

M. le duc d'Orléans joignit M. de Vendôme sur le Mincio, le 17 juillet[3], avec lequel il conféra tant qu'il put, non pas à beaucoup près tant qu'il voulut, moins encore autant qu'il étoit nécessaire. Le prétendu[4] héros venoit de faire des fautes irréparables. Le prince Eugène venoit de passer le Pô presque devant lui[5]. On ignoroit ce que seroient devenus douze de nos bataillons postés au delà du Pô, près de l'endroit où il avoit passé; il avoit pris tous les bateaux que nous avions sur ce fleuve, et il falloit pourtant en faire un pont pour passer l'armée et suivre les ennemis[6]. Vendôme craignit donc que ses fautes ne fussent aperçues; il vouloit que son successeur en demeurât chargé. D'autre part, il attendoit Marcin[7]; son orgueil le retenoit pour le plaisir de donner l'ordre à un maréchal de France et jouir du billet du Roi qu'il avoit obtenu[8]. En cette situation, impatient, fuyant les conférences, les abrégeant quand il

1. Ce second *mesmes* surcharge *rai*[*sons*].

2. Tome XIII, p. 397. « M. de la Feuillade avoit été un peu mécontent de ses batteries; mais il s'en loue fort présentement » (*Dangeau*, p. 187). On verra ci-après, p. 497, que le service était réellement défectueux.

3. *Dangeau*, p. 162-197, *passim*; *Sourches*, p. 122, 126-127, etc.

4. Il a écrit : *pretentu*. — 5. Le 18, précisément.

6. *Dangeau*, p. 162; *Sourches*, p. 135; *Mémoires militaires*, p. 207-210.

7. Ici, *Marchain*. — Ce maréchal était arrivé avec le duc d'Orléans. En apprenant qu'il l'aurait quelques instants sous ses ordres, M. de Vendôme avait écrit au ministre (*Mémoires militaires*, p. 639-640, 16 juin) : « Il est rempli de courage, de bonne volonté, d'honneur et de probité; mais je ne lui crois pas assez d'étendue ni de fermeté dans la tête pour le charger des affaires d'Italie.... J'ai éprouvé plusieurs fois qu'on le fait changer de sentiment quand on veut, et qu'il est toujours de l'avis du dernier qui lui parle. »

8. Tome XIII, p. 345-346. « Il prenoit, en Lombardie, l'ordre de M. le duc d'Orléans, et le donnoit à M. de Marcin, qui y étoit déjà arrivé, » dit le *Journal de Dangeau*, p. 167.

ne pouvoit les éviter, il ne put éviter le perçant des yeux du prince, qui s'appliquoit à pénétrer l'état d'une besogne qui devenoit sienne, et qui désormais intéressoit son honneur. Il acheva sur les lieux de découvrir à revers tout ce qu'il avoit déjà aperçu en éloignement, et y ajouta beaucoup d'autres connoissances, qu'il ne dissimula point, quoique avec modestie, et sur lesquelles Vendôme ne put rien alléguer de bon, ni même d'apparent[1]. Enfin Marcin arriva, et, sa dignité flétrie[2], Vendôme partit sans délai[3]. Aussitôt après, M. d'Orléans tenta un petit combat avec Médavy, par un autre côté, qui auroit déconcerté la marche des ennemis, et qui eût infailliblement réussi, si Goito[4] ne se fût pas misérablement rendu au moment que

1. Voici cependant comment se termine la lettre que le duc d'Orléans adressa au Roi le 18, lendemain de la jonction (*Mémoires militaires*, p. 212-214) : « J'ai quitté ce matin M. de Vendôme. Je ne puis, sur son chapitre, m'empêcher de rendre compte à Votre Majesté de son application et du zèle infini qu'il a pour Votre Majesté. Il fait ici l'impossible et tire d'un pays comme celui-ci, qui, de plus, est médiocrement bien intentionné, des secours incroyables. Sans lui, nous n'aurions point du tout de ponts ; il nous fait trouver de la poudre, et je puis dire à Votre Majesté qu'il m'a prévenu sur toutes les inquiétudes que les affaires d'Espagne doivent donner en ce pays-ci, et rassuré par les bonnes mesures qu'il a prises. » D'ailleurs, le prince reconnaissait la situation assez « triste » pour qu'on pût prévoir l'arrivée de l'armée impériale jusque sous les murs de Turin. En ce cas, il eût voulu que M. de la Feuillade s'avançât au-devant d'Eugène jusqu'au Tanaro ou à Stradella, tandis que lui-même tomberait d'un autre côté sur l'ennemi.

2. Par l'obligation de prendre l'ordre.

3. Ci-après, p. 15. Quarante ans plus tard, le duc de Luynes (ses *Mémoires*, tome X, p. 131-132) semble avoir entendu dire que le transfert du duc de Vendôme sur un autre théâtre des hostilités se fit à l'instigation de la duchesse de Bourgogne, qui avait appris que, depuis l'affaire de Barbezières, il ne parlait qu'avec mépris du duc son père et poussait aux dernières rigueurs.

4. Mauvaise place sur le Mincio, entre Peschiera et Mantoue, que Tessé avait fait fortifier en septembre 1701, comme importante pour la conservation de Mantoue : voyez notre tome IX, p. 362, et le *Journal de Dangeau*, tome VIII, p. 209.

Marcin y alloit lui-même pour le dégager[1]. L'affaire manquée, M. d'Orléans alla en poste rejoindre M. de Vendôme, arrêté de concert avec lui à Mantoue[2] pour y donner des ordres dont ils étoient convenus[3]. Cette course fut pour lui proposer de[4] faire descendre un pont à Crémone, qu'à son insu[5] il avoit commandé et fait rassembler[6]. Il n'y avoit que peu de troupes ennemies qui eussent encore passé le Pô. Malgré les plus opiniâtres assurances de Vendôme, leur armée avoit rendu inutiles les obstacles qu'il avoit cru mettre à toutes les rivières : elles les avoient passées[7], et même le canal Blanc[8], pour gagner le Piémont[9]. En vain

1. Le 19 août : *Dangeau*, tome XI, p. 188 (il ne parle point de Médavy) ; *Sourches*, p. 161 ; *Mémoires militaires*, p. 255-256.

2. *Mantoüe* est écrit en interligne, au-dessus de *Cremone*, biffé, et les cinq derniers mots de la phrase sont également en interligne, au-dessus de ceux-ci, biffés : *ordres à un pont qu'il n'y pouvoit faire faire faute de batteaux*.

3. Comme on l'a vu p. 11, c'est un mois avant l'affaire dont il vient d'être parlé, le 17 juillet, que le duc d'Orléans se rencontra avec Vendôme, et le 18 que l'on apprit que vingt-quatre mille hommes du prince Eugène venaient de passer le Pô à Polesella, sans résistance des troupes qui étaient à portée (*Dangeau*, p. 162 ; *Sourches*, p. 134-145 ; *Mémoires militaires*, p. 209 et suivantes). Vendôme ne quitta Mantoue que le 21 (*Dangeau*, p. 167). Il y a donc ici confusion entre les deux mois et répétition de ce qui avait déjà été dit p. 11.

4. *De* corrige une *m*, avant laquelle Saint-Simon a biffé *d'y*.

5. Les sept derniers mots, ajoutés en interligne et sur la marge, remplacent *qu'à son insceu*, remplacé d'abord, en interligne, par *à Cre[mone]* ; mais Saint-Simon a oublié de biffer l'*insceu* primitif.

6. Dans sa lettre du 18 juillet au Roi, le duc d'Orléans dit qu'il a chargé M. de Vaudémont de faire ce pont en toute hâte ; comparez *Dangeau*, p. 162 et 167. Le pont fut achevé le 20, mais trop tard pour qu'on empêchât le prince Eugène de renouveler la pointe hardie de M. de Stahremberg des bords du Tanaro jusqu'en Piémont.

7. Rapport de Marcin, dans les *Mémoires militaires*, p. 221.

8. Ou Rotta del Castagnara, unissant le Tartaro à l'Adige, de Roverone à Carpi. Ce canal était considéré comme une mauvaise ligne de défense.

9. Je ne vois pas que ce détail soit pris à Dangeau ; mais l'opération est racontée dans les *Mémoires militaires*, p. 198-199 et 207-208 (12 juillet). Un compte rendu de Montviel et une autre relation sont conservés au Dépôt de la guerre, vol. 1963, n°s 109 et 302.

M. d'Orléans voulut-il persuader cette vérité à M. de Vendôme, et qu'ils passeroient le Pô avec la même facilité : Vendôme, plus ferme que jamais, n'y voulut jamais entendre; il savoit bien que, tant qu'il étoit en Italie, il y étoit le maître, et qu'à l'ordre près, qu'il recevoit du prince, celui-ci étoit engagé au Roi de ne décider[1] de rien. Comme ils en étoient sur cette dispute, il leur arriva des nouvelles d'un parti qu'ils avoient sur les ennemis; elles portoient qu'un petit parti ennemi avoit passé le Pô. Là-dessus, Vendôme s'écrie que, pour cinq ou six coquins, ce n'étoit pas merveilles. Comme il triomphoit ainsi, autres nouvelles, coup sur coup, du même partisan, qui mandoit que toute l'armée avoit passé[2]. Vendôme, qui venoit d'assurer qu'elle ne s'y hasarderoit pas, paya de son effronterie ordinaire[3], et, avec un air également gai et libre, et ce front qui ne rougissoit de rien : « Eh bien! dit-il, ils sont passés, je n'y puis que faire; ils ont bien d'autres obstacles à surmonter avant de se rendre en Piémont; » et tout de suite, se tournant à M. le duc d'Orléans : « Vos ordres, lui dit-il, Monsieur, car je n'ai plus que faire ici, et je pars demain matin. » Il tint parole. M. d'Orléans, confus pour Vendôme, ne voulut pas ajouter les reproches à ceux de la chose même : il se contenta de lui dire que, puisqu'il l'avoit si opiniâtrément jeté dans cet extrême inconvénient en soutenant toujours ce passage impossible et le laissant ouvert[4], il devoit bien au moins l'aider à s'en tirer avant que s'en aller. A force de persécution, il accorda vingt-quatre heures, qui furent employées[5] à visiter des postes et à donner divers ordres. Les vingt-quatre heures expirées, rien ne put retenir Vendôme : il s'enfuit au plus vite, laissant au duc d'Orléans à soutenir tout le poids de

1. La première lettre de *décider* surcharge *r*[*ien*].
2. Voyez les *Mémoires militaires*, p. 215 et suivantes, mois de juillet.
3. Comme nous l'avons vu pour les sièges de Barcelone, de Verue, etc.
4. M. de Vendôme considérait jusque-là tous les mouvements d'Eugène sur l'Adige comme des feintes (*Sourches*, p. 127).
5. *Employés*, au masculin pluriel, dans le manuscrit.

ses lourdes fautes. Toute l'armée en étoit témoin, et plusieurs officiers généraux de ce qui venoit de se passer en dernier lieu. M. d'Orléans, qui connoissoit le terrain, se garda bien de tomber sur Vendôme dans ses dépêches; mais il ne pallia point aussi la situation critique dans laquelle il le laissoit. Il attendit[1] à Mantoue la Feuillade, pour s'aboucher avec lui sur les partis et les mesures à prendre, et les troupes qu'il pourroit lui envoyer de son siège[2].

Vendôme à Versailles.

Vendôme arriva le samedi dernier juillet à Versailles[3]; il salua le Roi à la descente de son carrosse. Il fut reçu en héros réparateur[4]. Il suivit le Roi chez Mme de Maintenon, où il demeura longtemps avec lui et Chamillart. Il y vanta le bon état où il avoit laissé toutes choses en Italie, avec une audace sans pareille, et assura que le prince Eugène ne pourroit[5] jamais secourir Turin[6]. Le dimanche[7], il fut voir Monseigneur à Meudon, et travailla après longtemps chez Chamillart. Le[8] lundi 2 août, M. de Vendôme fut long-

Vendôme

1. *Attendit* est en interligne, au-dessus de *s'en alla*, biffé; ensuite, *où* a été biffé avant *la Feuillade*, et *p^r* mis en interligne au-dessus d'*alla*, biffé.

2. Cette entrevue eut lieu le 25 juillet, et l'impossibilité, démontrée par la Feuillade, de dégarnir l'armée assiégeante de vingt bataillons que réclamaient le prince et Marcin, força de renoncer à suivre la marche des ennemis sur la rive droite du Pô (*Mémoires militaires*, p. 226-228; Guerre, vol. 1963, n°s 120-124 et 142). Un premier conseil de guerre avait été tenu le 20, entre le duc d'Orléans, Vaudémont, Vendôme et la Feuillade (*Sourches*, p. 135), et même le bruit courut alors que, sur les instances du prince, M. de Vendôme consentait à rester en Italie.

3. *Dangeau*, p. 167; *Sourches*, p. 137. Selon l'annotateur de ces derniers *Mémoires*, Vendôme, en attendant le Roi, se promena dans les jardins, escorté par une foule de curieux.

4. La seconde *r* de *réparateur* surcharge un *t*.

5. Ce *pourroit* est récrit en interligne, au-dessus de *pourroient*, corrigé en *pourroit*, puis biffé.

6. Ces six dernières lignes sont, pour le fond, empruntées à Dangeau, qui ajoute quelques détails sur la position des armées.

7. *Dangeau*, p. 168. — 8. *Ce* corrigé en *Le*.

part pour Flandres avec une lettre du Roi pour donner l'ordre et commander à tous les maréchaux de France.

temps seul avec le Roi dans son cabinet. Il en reçut une lettre de sa main, portant ordre à tous les maréchaux de France de prendre l'ordre de lui et de lui obéir partout[1]. C'est où M. du Maine et lui en vouloient venir sans patentes, et où ils[2] arrivèrent enfin par degrés contre le goût et la volonté du Roi; et de cette sorte, sans patente, M. de Vendôme, quoique sans mention de sa naissance, fut mis en parfait niveau avec les princes du sang[3]. Il prit congé transporté d'aise, s'en alla coucher à Clichy, d'où il partit le lendemain pour Valenciennes. Le maréchal de Villeroy, qui s'étoit tenu fort obscurément à Saint-Amand[4], reçut[5] en même temps son congé, et partit aussitôt pour revenir. Il ne vit ni ne rencontra M. de Vendôme[6].

1. *Dangeau*, p. 169 : « Le Roi, après la messe, donna une petite audience à M. de Vendôme, qui emporte une lettre de la main de S. M. pour commander à tous les maréchaux de France; il n'a point demandé de patentes pour cela. » On n'en trouve pas mention dans les *Mémoires de Sourches*.

2. *Il*, au singulier, dans le manuscrit.

3. Comme Chamillart le lui annonça dans sa première lettre du 5 août, la lettre du Roi n'était pas prête encore (*Mémoires militaires*, p. 93); on verra plus loin (Additions et corrections) qu'elle ne fut signée que le 1er novembre, et nous en avons déjà eu le texte dans un appendice de notre tome XIII, p. 557. En août, il n'y eut pas même de second billet du Roi, et notre auteur aura fait confusion avec ce qui s'était passé en mars (tome XIII, p. 346, et ci-dessus, p. 11).

4. Saint-Amand-les-Eaux, à douze kil. N. O. de Valenciennes, avec une magnifique abbaye dont notre auteur parlera. On y avait découvert des eaux et des boues bonnes pour l'estomac, la poitrine, les reins (*Histoire journalière* ou *Gazette de la Haye*, année 1699, n° 91).

5. Ce verbe surcharge des lettres illisibles.

6. « M. le maréchal de Villeroy sera parti de Valenciennes avant que M. de Vendôme n'y arrive : ainsi il ne le verra qu'en cas qu'il le trouve en chemin » (*Dangeau*, p. 169). C'est ce qu'il avait demandé, comme le prouve une lettre de Mme de Maintenon à la princesse des Ursins (recueil Bossange, tome I, p. 24). Le 27 juin, le Roi avait notifié au maréchal que, puisque sa dernière lettre de la main ne le déterminait pas à rester, et que, à son estime, M. de Gacé pouvait le suppléer, il était maître de prendre son parti, Chamillart ajoutant qu'il était regrettable que le maréchal, uniquement sensible à sa dou-

Villeroy à Versailles sans avoir vu Vendôme, et ne voit point Chamillart, avec qui il se brouille, et tombe en disgrâce.

Ce retour fut bien différent de ceux de toutes les précédentes années : il arriva à Versailles le vendredi 6 août[1], et vit le Roi chez Mme de Maintenon; cela fut court et sec[2]. Il obtint sans peine de différer quelques jours à prendre le bâton sur ce que son équipage n'étoit pas arrivé, et qu'il avoit beaucoup d'affaires[3] : il étoit dans son quartier de capitaine des[4] gardes[5]. Il s'en retourna promptement à Paris, ne vit point Chamillart, et acheva de gâter ses affaires par se plaindre hautement de lui[6]. Ce n'étoit plus le temps où le langage, les grands airs et les secouements[7] de perruque passoient pour des raisons; la faveur qui soutenoit ce vuide étoit passée. Chamillart n'étoit pas cause qu'il eût formellement désobéi aux ordres réitérés de ne se commettre à rien avant la jonction de Marcin; ce n'étoit pas lui qui lui avoit fait choisir un si étrange terrain pour combattre, et si connu pour tel, qui lui avoit fait faire une

leur, n'eût pas su répondre à l'amitié témoignée par son souverain. Le 1er août enfin, le Roi lui notifia la prochaine venue du duc de Vendôme, lui permit de revenir vingt-quatre heures avant que ce prince n'arrivât à l'armée, et annonça qu'il « se réservait à l'entretenir » (Guerre, vol. 1933, fol. 49, 51 et 54, vol. 1937, n°s 272-273, et vol. 1939, n° 1). Avant de partir, le maréchal eut une entrevue très froide avec l'Électeur, qui ne se retint plus de se plaindre de lui (vol. 1937, n°s 250 et 363).

1. *Dangeau*, p. 173; *Sourches*, p. 141.

2. Le mot attribué au Roi, en cette occasion, par Voltaire (*Siècle de Louis XIV*, p. 364) et répété dans le chansonnier du *Nouveau siècle* (tome III, p. 193) : « Monsieur le maréchal, on n'est pas heureux à notre âge, » n'est rapporté ni par Dangeau, ni par notre auteur, ni par les *Mémoires de Sourches*, qui disent que « le maréchal fut bien reçu du Roi, mais parut à tout le monde extrêmement triste. » M. Émile Bourgeois, dans son commentaire du *Siècle*, estime que c'est une adaptation du mot de Charles-Quint après le siège désastreux de Metz, ou de cette phrase d'une des lettres de Louis XIV à Philippe V : « Nous n'avons pas été heureux en Flandre. » Même doute pour l'apostrophe absolument semblable, au vaincu de Turin, que notre auteur rapportera ci-après, p. 95.

3. C'est Dangeau qui rapporte cela. — 4. *De* corrigé en *des*.

5. *Dangeau*, p. 179. — 6. Voyez notre tome XIII, p. 381.

7. Ce mot, que ne donnait pas le *Dictionnaire de l'Académie*, a été relevé par Littré dans Ambroise Paré.

disposition si étrange, qui lui avoit tourné la tête ensuite, et qui lui avoit fait abandonner toute la Flandre[1] par une terreur panique que rien ne put rassurer, pour quatre mille hommes perdus en tout et pour tout à Ramillies[2]. Ses[3] clameurs ne furent écoutées que de quelques amis particuliers, par compassion plus que par persuasion[4]; personne ne se voulut brouiller avec Chamillart pour un général en disgrâce et en si lourde faute[5]. Villeroy, déchu de sa faveur et du[6] commandement des armées[7], perdit toute l'écorce qui l'avoit fait briller, et ne montra plus que le tuf. L'abattement, l'embarras succéda aux grands airs et aux sons des grands mots. Son quartier lui fut pesant à achever : le Roi ne lui parloit que pour donner l'ordre, et pour des choses de sa charge; il pesoit au Roi, il le sentoit, et plus encore que chacun s'en apercevoit; il n'osoit ouvrir la bouche, il ne fournissoit plus à la conversation, il ne tenoit plus le dé[8]. Son humiliation étoit marquée dans toute sa contenance; ce n'étoit plus qu'un vieux ballon ridé[9], dont tout l'air qui l'enfloit étoit sorti. Dès que son quartier fut fini, il s'en alla à Paris et à Villeroy, et, jusqu'à ce qu'il recommençât l'année suivante, on le vit très rarement et très courtement à la cour, où

1. *Flandres*, au pluriel, dans le manuscrit.

2. Chiffre discutable : tome XIII, p. 378. — 3. *Ces* corrigé en *ses*.

4. Il y a une espèce de justification de ce genre dans le Chansonnier, ms. Fr. 12693, p. 437-440.

5. Chamillart déclara tout nettement à M. de Vendôme que le maréchal avait désobéi au Roi en n'attendant pas l'arrivée de M. de Marcin. Sa lettre, datée du 27 août (ms. Fr. 14178, fol. 41 v° et 136), est des plus curieuses. — Voyez ci-après, p. 304 et suivantes.

6. *De* corrigé en *du*.

7. Ce récit nous a été promis dans le tome XIII, p. 393-394.

8. Ce fut la fin de cette période brillante où le jeune Brienne disait (ses *Mémoires*, tome II, p. 313) : « Le Roi, qui a mis toute la vie une espèce de point d'honneur à n'avoir point de favori, l'aime pourtant (M. de Villeroy), on peut le dire, jusqu'à la foiblesse. »

9. On pourrait presque lire : *vidé;* mais, probablement, notre auteur eût écrit : *vuidé*.

le Roi ne lui disoit pas un mot. Mme de Maintenon en eut pitié; mais ce fut tout jusqu'au temps où elle crut en avoir affaire. Il la voyoit pourtant chez elle, quand il venoit à Versailles; cette petite distinction le soutenoit à ras de terre[1].

Guiscard, sans lettre de service, retiré chez lui, seul sans nouvelles lettres de service*.

Il n'est pas temps de s'étendre davantage sur ce roi de théâtre. Il eut un autre dégoût. Guiscard étoit son protégé; il étoit beau-frère de Langlée, qui ne bougeoit à la cour de chez Monsieur le Grand, et de[2] chez qui le maréchal de Villeroy et la meilleure compagnie étoit tous les jours, à Paris, en fêtes et au plus gros jeu du monde[3]. Par le changement de général il fallut à tous les officiers généraux de nouvelles lettres de service. Guiscard, premier lieutenant général de l'armée de Flandres, fut le seul qui n'en eut point[4] : on prétendoit que la tête lui avoit tourné à

1. Mme de Maintenon « mourait de peur » à l'idée d'une entrevue avec son malheureux ami. Elle n'entendit pas la conversation qui eut lieu chez elle; mais le Roi lui amena ensuite le maréchal, qui lui demanda de le recevoir à Saint-Cyr, le 7 août, et elle le trouva fort aigri contre tout le monde. Mme des Ursins, à qui elle rendait compte de tout, l'encouragea à ramener l'opinion publique en faveur de cet « honnête homme ». « Je mépriserois, lui écrivait-elle, si j'étois en sa place, toutes les cabales des courtisans; on ne sauroit lui faire un crime de son malheur.... Qui vous empêche de voir M. le maréchal de Villeroy, étant en quartier? Rien ne seroit plus propre qu'une conversation aussi charmante que la vôtre pour lui ôter sa tristesse, que les courtisans lui [illegible] aussi bien que sa gaieté. » Le 26 septembre, Mme de Maintenon annonça, tout affligée, que la guerre était déclarée entre le maréchal et le ministre, sans apparence qu'on pût apaiser un conflit aussi peu convenable. (*Lettres de Mme de Maintenon et de Mme des Ursins*, recueil Bossange, tomes I, p. 20, 24, 25 et 42, et III, p. 280, 337 et 347; Geffroy, *Mme de Maintenon d'après sa correspondance*, tome II, p. 100 et 103.)

2. Ce *de* est bien au manuscrit.

3. Cela nous a été raconté déjà, et plus longuement, en 1700 : tome VII, p. 70-76.

4. C'est Dangeau qui rapporte ainsi les choses à la date du 7 août (p. 174). On a vu dans notre tome XIII, p. 374-375, quelles étaient

* Les six derniers mots de cette manchette, qui font répétition, doivent avoir été ajoutés après coup par mégarde.

Ramillies et depuis, comme au maréchal. Cette disgrâce porta à plomb sur ce dernier, qui, ne pouvant se justifier ni se soutenir lui-même, ne put être d'aucun secours à son ami[1]. Guiscard, se voyant sans emploi à l'armée, prit le parti de s'en venir chez lui à Magny[2], terre qu'il avoit achetée en Picardie de la succession du duc de Chaulnes, qu'il avoit fort ajustée, et à qui il avoit fait donner le nom de Guiscard[3]. Il y fut plusieurs mois solitaire, et obtint enfin une audience du Roi, pour laquelle il arriva de chez lui. Elle fut courte et sèche, et tout aussitôt il retourna d'où il étoit venu, où il demeura encore fort longtemps[4].

Puységur

Le Roi avoit fait revenir Puységur d'Espagne, où il

les fautes reprochées à Guiscard dans la défaite de Ramillies; il faut se rappeler aussi que son frère l'abbé de la Bourlie, si compromis avec les Fanatiques du Languedoc, se faisait appeler le marquis de Guiscard depuis sa fuite à l'étranger, et qu'il se remuait beaucoup en Hollande et en Angleterre.

1. Voyez ci-après, Additions et corrections.

2. *Dangeau*, p. 179.

3. Cette terre est située à mi-chemin entre Noyon et Ham. Du temps des Chaulnes, Condé, rebelle, y avait tenu conseil le 1er août 1653 (*Gazette*, p. 818), puis la cour y avait fait des séjours en août 1656 (*Gazette*, p. 871) et en mai 1670 (*Gazette*, p. 453). Guiscard l'acheta du duc de Chevreuse en octobre 1698, pour cinq cent quarante mille livres (voyez notre tome VIII, p. 426, note 5), et il en obtint l'érection en marquisat de son nom, au mois de janvier 1703 (Arch. nat., X1A 8699, fol. 242), dans l'intention de la substituer à sa fille, si elle épousait le duc de Mortemart. Le château était beau, ainsi que les jardins, le parc et les eaux; le revenu atteignait vingt-deux mille livres, toutes charges déduites (*Dangeau*, tomes VI, p. 446-447, et IX, p. 84). M. Alfred Ponthieux a publié en 1893 des *Notes pour servir à l'histoire de la paroisse de Guiscard au XVIe siècle*, et une *Notice sur L. de Guiscard*, en 1895.

4. C'est à la fin d'août, dans un séjour du Roi à Meudon, que Guiscard « eut la permission d'y venir lui faire la révérence, et puis s'en retourna chez lui à la campagne » (*Dangeau*, p. 196); mais, quatre mois plus tard, le 6 janvier 1707 (*ibidem*, p. 277), il eut une audience et « se justifia sur les mauvais offices qu'on lui avoit rendus à la bataille de Ramillies. » Toutefois, on ne le voit pas, depuis lors, figurer à la cour, et, lorsqu'il mourra dans sa retraite de Picardie, en 1720, notre auteur dira que le Roi « ne put revenir sur son compte. »

s'accommodoit médiocrement du droit et du sec d'un général qu'il avoit vu longtemps lui faire presque sa cour en Flandres[1] tandis[2] [qu'] il faisoit tout dans l'armée sous M. de Luxembourg. Le Roi l'entretint longtemps, et le renvoya en Flandres[3].

à Versailles et en Flandres.

Traitement des ducs en pays étrangers. Usurpations de rang de l'électeur de Bavière. Traitements entre lui et M. de Vendôme.

M. de Vendôme, en partant de Paris pour Valenciennes[4], avoit écrit à l'électeur de Bavière qu'il attendroit là ses ordres pour l'aller trouver où il lui manderoit. Le Roi étoit convenu avec lui de la manière dont il vivroit avec M. de Vendôme, duquel[5] la naissance lui étoit plus chère que les rangs de son royaume[6]. Les généraux en chef des armées du Roi, lorsqu'ils étoient maréchaux de France, et qu'ils avoient vu des Électeurs ou leur avoient écrit, ne leur avoient[7] jamais dit ni écrit que *Monsieur*; ils avoient eu la main chez eux et un siège égal, leur avoient donné l'*Altesse Électorale*, et reçu l'*Excellence*. Villars n'en sut pas tant, et vécut avec l'électeur de Bavière comme s'il n'eût pas été maréchal de France; de la cour on ne songea pas à l'en avertir[8]. Marcin, après lui, en usa de même; Tallard aussi, pour le peu de temps qu'il y fut. Le mal venoit de plus loin. Boufflers, en Flandres, avoit tout gâté le premier: non seulement il étoit maréchal de France et général

1. Berwick, qui y fut fait lieutenant général en mars 1693.
2. *Tandis*, sans *que*, est en interligne, au-dessus d'*où*, biffé.
3. *Dangeau*, 10 juillet, p. 151 : « D'Avaray et Puységur, tous deux lieutenants généraux au siège de Barcelone, sont arrivés; le Roi envoie Puységur servir en Flandre, d'Avaray n'est pas en assez bonne santé pour pouvoir servir. » On a vu dans notre tome XII, p. 61-62, par quelles qualités Puységur se recommandait, mais aussi (p. 547) que Mme des Ursins le trouvait trop gascon et trop brusque pour les Espagnols.
4. Ci-dessus, p. 16.
5. *Duquel* est en interligne, au-dessus de *dont*, biffé.
6. « M. de Vendôme.... a mandé à l'électeur de Bavière qu'il attendroit ses ordres pour l'aller trouver où il seroit. Le cérémonial est réglé entre eux; il traitera l'Électeur d'*Altesse Électorale*, et l'Électeur lui donnera un siège égal au sien. » (*Dangeau*, p. 168.)
7. *Avoit*, au singulier dans le manuscrit.
8. *Mémoires de Villars*, tome II, p. 86.

d'armée[1], mais il étoit duc; jamais, avant lui, aucun duc n'avoit vécu avec les Électeurs qu'en égalité entière[2], la main, sièges égaux, service égal à table, la main chez eux, et partout[3] les mêmes honneurs, le *Monseigneur*, à dire et à écrire, jamais imaginé, *Altesse Électorale* rarement, *Excellence* de même[4]. Ces faits ne sont pas douteux; on en voit des restes dans les *Voyages* de Monconys, qui conduisit le duc de Chevreuse fils du duc de Luynes en quelques-uns[5] : il remarque cette égalité parfaite à Heidelberg; qu'à la vérité l'électeur palatin[6] se tint au lit, se prétextant malade, apparemment pour éviter la main[7], mais il donna à dîner dans son lit au duc de Chevreuse, traité et servi comme l'Électeur, les mêmes honneurs militaires et civils qu'à l'Électeur à son arrivée et dans tout le traitement de son séjour, et le prince électoral[8] lui faisant les honneurs partout à la place de son père. Ces *Voyages*, où cela est bien exprimé, sont entre les mains de tout le monde. Il remarque aussi que le peu des autres électeurs[9] dans les États desquels ils passèrent y firent rendre au duc de Chevreuse toutes sortes d'honneurs, mais s'absentèrent, en sorte qu'avec des prétextes et des excuses, ils évitèrent de le voir; il n'y avoit que la main qui les tînt, et ne faisoient point de difficulté sur le reste[10]. Celle de la

1. *Et* est en interligne, et l'abréviation G^l surcharge *et co*[*mandoit*].
2. Ici, l'écriture change.
3. *Partout* est en interligne.
4. Comparez un passage du mémoire de 1711 sur les *Changements arrivés*, etc., dans les *Écrits inédits*, tome III, p. 186-189.
5. Notre auteur a fait déjà mention, mais plus brièvement (tome IX, p. 253), de ce voyage et du récit de Monconys. Ce qui suit se retrouve aussi, presque textuellement, dans la notice qu'il avait consacrée au duché de Luynes, tome VIII des *Écrits inédits*, p. 291-292. — Ici, il a écrit : *Montconis*.
6. Le père de Madame.
7. Tomes VI, p. 18, VII, p. 10, IX, p. 254, etc.
8. Le frère de Madame.
9. Il y en avait huit depuis la paix de Westphalie.
10. Voyez, sur leur cérémonial, les *Mémoires de Cheverny*, p. 470

main étoit nouvelle; j'en expliquerai la raison dans un moment[1]. Le duc de Rohan-Chabot, qui fut depuis gendre de M. de Vardes, alla voyager fort jeune[2]. Sur le point de partir, M. de Lionne, ministre et secrétaire d'État des affaires étrangères, lui envoya un compliment d'excuse, et le prier de passer chez lui. M. de Rohan y fut. M. de Lionne lui dit que le Roi ne le vouloit pas laisser partir sans une instruction sur sa conduite à l'égard des princes chez lesquels il passeroit, et qu'il s'étonnoit que lui, ou les personnes qui le conduisoient, n'y eussent pas songé eux-mêmes. Il l'avoit faite, et la lui remit signée de lui. Elle portoit ordre du Roi de ne voir aucun électeur qu'avec la main et l'égalité entière pour toutes sortes d'honneurs chez eux, à plus forte raison tous les autres princes, excepté le seul duc de Savoie, duquel il prétendroit toutes les mêmes choses que des Électeurs excepté la main[3]. C'étoit une déférence nouvelle que le Roi voulut bien accorder aux alliances si proches, et à la prétention de tête couronnée dont ses ambassadeurs obtinrent une

(en 1570), l'*Histoire de la Pairie*, par Jean le Laboureur, chap. XVII, les *Lettres de Bigot* (1658), publiées dans l'*Annuaire-Bulletin de la Société de l'Histoire de France*, année 1886, p. 245-246 et 250-252, et deux mémoires de 1741, Arch. nat., K 1712, n°s 14 et 15. Non seulement notre auteur a traité le même sujet dans deux Additions, n°s 313 et 433, et dans son mémoire sur les *Changements arrivés à la dignité de duc et pair*, mais il a réuni des documents dans le tome 36 de ses Papiers, vol. *France* 191, et y a placé aussi un extrait du *Compendio della bolla di Carlo V*, par Fr. Priuli, sur les rangs et prérogatives des Électeurs, ainsi que des traductions de l'allemand.

1. Ci-après, p. 160.

2. Cette anecdote a déjà passé également dans notre tome IX, p. 253-254. Elle devait entrer dans la notice du duché de Rohan-Chabot, qui n'a point été faite, mais figurait déjà dans le mémoire sur les *Changements arrivés*, etc., de 1711, et dans les *Brouillons* de 1712. Saint-Simon la tenait de M. de Rohan lui-même.

3. Voyez le fragment des *Brouillons* cité dans notre tome IX, p. 258, fin de note, l'Addition n° 433, dans notre tome X, p. 424, une autre Addition à la date du 5 avril 1684, et les Papiers de Saint-Simon, vol. *France* 191 cité tout à l'heure, fol. 142 et suivants.

grande partie du rang[1], et l'eurent[2] enfin entier partout bien des années avant la personne de leur maître[3]. En effet le duc de Rohan eut tout à Turin sans ménagement et sans la moindre difficulté, excepté la main; en tout le reste, égalité entière de siège[4], du traitement et du service à table, et de tous les autres honneurs. Il commença par l'Italie. La vérité est que les Électeurs évitèrent de le voir, comme ils firent pour M. de Chevreuse : ils étoient[5] en prétention et en usage de précéder les ducs de Savoie; ils ne voulurent pas être moins distingués que lui, et c'est ce qui forma leur difficulté de continuer à donner la main aux ducs. M. de Savoie, plusieurs années avant qu'être roi de Sicile, et enfin de Sardaigne, par la paix d'Utrecht, passa un carnaval à Venise, où se trouva aussi l'électeur de Bavière père de celui-ci[6], qui le précéda toujours. M. de

1. Tome VI, p. 27-28 et 190, note 7.

2. *Eurent* est en interligne, au-dessus d'*ont eu*, dont notre auteur n'a biffé que l'auxiliaire.

3. Le premier cas en Angleterre remontait à 1682 (*Mercure* de mars, p. 329-330); en France, à 1653, pour le moins (*Gazette*, p. 95). Voyez ce qui a été dit en dernier lieu dans notre tome X, p. 171-174, et comparez le tome VII des *Écrits inédits*, p. 61-64, 86 et 93. La question du titre de roi de Chypre, d'où découlaient en partie les prétentions du duc de Savoie depuis 1630, vient d'être traitée en 1895, par M. G. Claretta, dans le *Nuovo archivio veneto*, tomes IX, 2e partie, et X, 1re partie. Les documents sont réunis dans les *Recueils historiques* de la collection Thoisy, vol. LXIII, fol. 51 et suivants. Notre auteur reviendra sur ce sujet en 1709.

4. *De siege* est ajouté en interligne.

5. *Estoient* est en interligne, au-dessus de *sont*, biffé.

6. Le père de Max-Emmanuel, marié à une fille du duc Victor-Amédée Ier, mourut subitement le 29 mai 1679, alors que son neveu, le futur roi de Sardaigne, n'avait que treize ans, ce qui rend une rencontre à Venise impossible; et d'ailleurs, par le *Journal de Dangeau*, tome II, p. 26 et 34 (comparez *Sourches*, tome II, p. 22), on voit qu'elle eut lieu dans le carnaval de 1687. Dangeau dit : « Pendant que l'électeur de Bavière a été à Venise, il a toujours passé devant M. de Savoie. M. de Savoie prétend que c'est parce qu'il étoit *incognito*, et M. de Bavière prétend que c'est en vertu d'un traité par lequel M. de Savoie consent à donner le pas aux Électeurs pourvu qu'ils le traitent

Savoie en voulut faire difficulté d'abord; il en obtint le réciproque d'*Altesse Royale*, pour l'*Altesse Électorale*, que[1] l'Électeur ne lui avoit pas voulu accorder, et, avec cette bagatelle[2], se trouva partout avec l'Électeur, et lui céda partout. Dès lors pourtant[3] les ambassadeurs de Savoie avoient[4] partout le rang d'ambassadeurs de tête couronnée. Pour revenir donc à ce dont ces remarques nécessaires m'ont écarté[5], la légèreté françoise, et le peu d'état que les ministres postérieurs du Roi lui avoient appris à faire des rangs de son royaume, et l'ignorance où les plus intéressés sont en possession de vivre là-dessus, fit que ces maréchaux, et Boufflers même duc, laissèrent prendre à l'électeur de Bavière tout ce qu'il voulut, et, sans y songer, le traitèrent de *Monseigneur*, comme ses sujets faisoient, et, à leur exemple[6], fort sottement, nos troupes. Le maréchal de Villeroy, aussi léger qu'eux, mais plus instruit, n'avoit pas songé à la manière dont ils vivoient avec l'Électeur; quand[7] il eut à y vivre lui-même, et qu'il fut arrivé, il se trouva étrangement scandalisé. Il dépêcha un courrier au Roi, qui fit visiter les dépêches anciennes et les registres : il trouva que le maréchal de Villeroy avoit raison; mais, en même temps, embarrassé d'un changement si marqué après l'exemple des autres, il se persuada que le temps où l'Électeur venoit de perdre ses États par sa fidélité dans

d'*Altesse Royale*. » C'est donc Victor-Amédée II et Max-Emmanuel qui se trouvaient ensemble à Venise. Quant au fils de l'Électeur, « celui-ci, » est Charles-Albert-Cajétan-Jean-Joseph-Georges, né à Bruxelles le 6 août 1697, qui succéda à son père le 26 février 1726, devint l'empereur Charles VII le 4 janvier 1742, année où notre auteur rédige ce passage, et mourut à Munich le 20 janvier 1745.

1. Ce *que* se rapporte à *Altesse Royale*.

2. Le *t* de *bagatelle* corrige un *d*.

3. Avant *pourtant*, il a biffé *portant*. — 4. *Avoit* corrigé en *avoient*.

5. Ce qui va suivre avait été exposé plus longuement dans deux chapitres du mémoire de 1711 sur les *Changements arrivés à la dignité de duc et pair* : tome III des *Écrits inédits*, p. 184-189.

6. *Exemples*, au pluriel, et *leur*, au singulier, dans le manuscrit.

7. *Que* corrigé en *quand*.

son alliance n'étoit pas celui de mortifier son usurpation sur son rang. Il sacrifia celui des ducs et des généraux de ses armées maréchaux de France à cette idée de générosité, et Villeroy eut ordre de ne rien prétendre et de ne
[Add. St-S. 697] rien innover[1]. Pour Vendôme, M. du Maine y prit d'autant plus garde qu'il le vouloit à toutes mains distinguer de tout ce qui n'étoit pas prince du sang[2]. Le Roi fit donc convenir l'Électeur que Vendôme ne lui diroit et ne lui écriroit que *Monsieur*, et que partout leurs sièges seroient égaux; que[3] Vendôme prendroit toujours l'ordre de lui. Tout le reste fut abandonné, en sorte que Vendôme même eut beaucoup moins que n'avoient les ducs avec les Électeurs avant l'usurpation de l'électeur de Bavière et la sottise et l'ignorance de ceux sur lesquels il la fit[4]. Il ne donna point d'*Altesse* à Vendôme, lequel aussi ne voulut point d'*Excellence* et donna toujours l'*Altesse Électorale*[5]. Nous verrons dans peu[6] jusqu'à quel point cet abandon du

1. Dans les *Brouillons* de 1712 (*Écrits inédits*, tome III, p. 360-361), notre auteur avait dit : « Si M. de Boufflers eut ordre d'écrire *Monseigneur* à M. de Bavière, chacun sait que le courrier qui porta le contre-ordre arriva trop tard, et que le maréchal de Villeroy, mieux instruit, n'eut garde de tomber dans une faute si lourde, mais qui ne peut être tirée à conséquence, puisqu'il écrivit *Monsieur*. » Dans une lettre du 18 juin 1706 que j'ai eu occasion de citer (tome XIII, p. 620), l'Électeur reconnaissait que, à l'exemple des autres maréchaux, Villeroy ne manquait pas d'avoir pour lui « tous les égards et honnêtetés possibles. »

2. On vient de voir encore quel intérêt le duc du Maine prenait à la question du titre de maréchal général.

3. Avant ce *que*, il a biffé *et*, en mettant auparavant un point-et-virgule.

4. Chamillart chargea M. Rouillé, qui faisait fonction de résident auprès de l'Électeur en Flandre, d'agir en sorte que le duc de Vendôme fût content, c'est-à-dire que l'Électeur n'eût ni fauteuil ni cadenas, sans d'ailleurs donner la main (Guerre, vol. 1938, n° 38, et 1939, n° 4). Plusieurs lettres du Roi à M. de Vendôme, sur ces difficultés, se trouvent aussi dans le volume 1933, fol. 29-35.

5. Le compte rendu de la première entrevue, qui eut lieu le 5 août, à Saint-Guillain, en présence de MM. Rouillé et de Bergeyck, est dans le volume 1939 du Dépôt de la guerre, n°s 36-37.

6. En 1709, lors de la venue de l'Électeur : tome VII de 1873,

rang des ducs avec les Électeurs porta sur la dignité du Roi même et de sa couronne[1].

Villars, quoique affoibli, prend l'île du Marquisat, où Streiff est tué.

On fit venir en Flandres un gros détachement de l'armée du maréchal de Villars, qui le trouva fort mauvais, fit raser les[2] lignes de la Lauter et raccommoder celles de la Mutter. Il se plaignit de la foiblesse où on le laissoit, et qu'il arrivoit tous les jours de nouvelles troupes au prince Louis de Baden[3]. Il ne laissa pas[4] de s'emparer de l'île dite du Marquisat[5], au delà du fort Louis, et d'y établir un pont qui communique[6] du fort à l'île[7]. Streiff, maréchal de camp fort estimé[8], fit et lui proposa ce projet; il[9] y fut tué sur un bateau où il voulut être malgré le maréchal, parce [que] cette attaque se faisoit avec trop peu de troupes pour

p. 120-121. Cette conséquence des faits de 1706 a déjà été annoncée dans notre tome IX, p. 254-255.

1. Dans les *Mémoires du duc de Luynes*, tome III, p. 435-436, on voit que le maréchal de Belle-Isle, en 1741, quoique n'ayant pas encore pris caractère d'ambassadeur, reçut du Palatin et de l'électeur de Bavière, outre les honneurs militaires, la main, le fauteuil et le cadenas.

2. Ici, l'écriture change.

3. *Dangeau*, p. 129, 13 juin; *Mémoires militaires*, tome VI, p. 433-439. Les lignes de la Lauter, établies après le déblocquement de Fort-Louis, étaient un travail immense; celles de la Mutter avaient été élevées par Cheyladet au printemps de 1705, et Villars ne les appréciait pas beaucoup (*ibidem*, tome V, p. 399-401, 428 et 496).

4. Le 20 juillet : *Dangeau*, p. 162; *Sourches*, p. 133-134; *Gazette*, p. 371, 381, 390 et 453; *Mercure* du mois, p. 371-388 et 442; *Mémoires militaires*, p. 449-453; *Mémoires de Villars*, tome II, p. 212 et 213; Quincy, *Histoire militaire*, tome V, p. 62-71.

5. Cette île, à trois lieues de Muggensturm, est sans doute la même dont il a été parlé en 1697 (tome IV, p. 162); une autre petite île la séparait de la rive de Fort-Louis.

6. Indicatif présent conservé du texte de Dangeau.

7. On y établit de bonnes fortifications : *Gazette*, p. 453; *Correspondance des Contrôleurs généraux*, tome III, nº 37.

8. Tome X, p. 56. Streiff s'était distingué à Hochstedt (*Sourches*, tome IX, p. 66). Notre auteur pouvait le connaître de l'armée de Flandre en 1693.

9. *Il* a été ajouté en interligne, au-dessus de *qui*, biffé.

un maréchal de camp : ce fut grand dommage[1]. On y perdit près de deux cents hommes, et les ennemis beaucoup plus[2].

Caraman assiégé dans Menin, et le* rend.

Caraman[3] avoit été mis dans Menin pour le défendre avec douze bataillons de vieilles troupes, deux nouveaux[4], et un régiment de dragons la plupart à pied[5]. Spaar, maréchal de camp[6] mort depuis sénateur de Suède[7], et fort bon officier général[8], y étoit sous lui, et, pour brigadier,

1. Ses états de service sont dans la *Chronologie militaire*, tome VI, p. 580, et un projet d'opérations fait par lui, pour Villars, en mars 1705, a été reproduit par Pelet dans le tome V des *Mémoires militaires*, p. 761-763.

2. « Les ennemis ont eu cinq cents hommes tués à cette affaire; nous y en avons perdu environ cent cinquante » (*Dangeau*). Streiff fut seul atteint par le feu de l'ennemi, avant de débarquer. « J'ose dire que c'est une perte, lit-on dans le rapport de Villars. Je l'employois plus qu'un autre, par l'ardeur que je lui voyois pour le service de Votre Majesté. »

3. Tome XIII, p. 80.

4. Il a écrit, par mégarde : *nouveux*.

5. *Dangeau*, p. 123, 160 et 163.

6. Éric-Axelsson, baron de Spaar (qu'on francisait en *Sparre*), né en 1665, était fils unique d'un sénateur suédois et neveu d'un ancien ambassadeur de Suède qui avait obtenu de Louis XIV, en 1675, l'érection du comté de Sparre et la liberté d'établir le jeune baron en France. Éric servit dans le régiment de Surbeck de 1688 à 1694, eut alors un régiment allemand de son nom, fut promu brigadier en 1701, maréchal de camp en 1704, à la suite d'une mission à Berlin et auprès de son propre roi Charles XII, et lieutenant général en 1707. Il se démit en 1714, après trente-deux ans de service, et retourna en Suède, mais en revint dès le commencement de 1715, comme ambassadeur de ce pays, repartit en août 1717, devint sénateur et ministre à la mort de Charles XII, avec les titres de comte et de feld-maréchal, reparut encore à Versailles en 1720, avec une mission, et mourut à Stockholm le 4 août 1726. Rigaud peignit son portrait en 1698 et en 1717. Notre auteur fera son éloge, en 1716, comme galant homme et tout Français de cœur.

7. Tome IV, p. 129. Il n'y avait que seize sénateurs, appointés à six mille écus; cette charge obligeait à une grande dépense (*Mémoires de Luynes*, tome XI, p. 276 et 310).

8. Il a écrit, en abrégé, au pluriel, *g*^{x}.

* La première lettre de *le* surcharge un *p*.

Beuzeval[1], capitaine suisse, qui a depuis négocié avec réputation en Pologne et dans le Nord longtemps[2], y épousa une parente de la Reine[3], et est mort longtemps depuis lieutenant général et colonel du régiment des gardes suisses : homme à deux mains[4], d'esprit, de manège et de tête. Bully, qui avoit été dans la gendarmerie, et qui avoit acheté ce gouvernement de la famille de Pracomtal[5], y étoit avec eux, et sous eux, tout gouverneur qu'il étoit[6];

1. On prononçait et écrivait généralement *Beuzeval*, pour *Besenval*. — Jean-Victor de Besenval, né à Soleure en 1671, fils d'un avoyer de ce canton créé baron du Saint-Empire en 1695, ayant débuté dans les gardes suisses de Louis XIV en 1689, a eu la majorité de ce corps le 25 juin 1702, le grade de brigadier d'infanterie en janvier 1704, et a commandé une brigade à Ramillies.

2. Il alla d'abord en mission extraordinaire, avec Ricous, auprès des rois de Suède et de Pologne, pour les gagner à l'alliance française (1707-1708). De retour, il passa maréchal de camp le 29 mars 1710, puis, en 1711, retourna en mission dans le Nord et en Saxe, et enfin fit fonction d'envoyé extraordinaire en Pologne de 1713 à 1721. Promu lieutenant général dans l'intervalle, 1er février 1719, il passa colonel des gardes suisses en 1722, et le resta jusqu'à sa mort, 11 mars 1736. Louis XV, en août 1726, lui permit de placer son titre héréditaire de baron sur la terre de Brunstadt, en Alsace (Arch. nat., O^1 276^1, fol. 112). Son très beau monument funéraire est encore dans l'église Saint-Sulpice de Paris, et la famille possède son buste par J. Caffieri.

3. Catherine, comtesse Bielinska, fille du grand maréchal de Pologne (tome IV, p. 181), épousa Besenval en 1718, à Varsovie, et mourut à Paris, le 11 juin 1761, âgée de soixante-dix-sept ans. C'est la mère de l'auteur de mémoires bien connus; femme d'esprit au témoignage de Voltaire.

4. Comme dans le *Guzman d'Alfarache* de Lesage, cité par Littré : « Cet homme *est à deux mains*, il occupe deux emplois à la fois. »

5. Jean-Louis Lestandart, troisième marquis de Bully-en-Bray (ici, *Beully*), cornette puis sous-lieutenant des chevau-légers de Berry, avec rang de colonel, mais estropié depuis ses campagnes en Italie, avait acquis en mai 1704 le gouvernement de Menin, vacant par la mort de Pracomtal (notre tome XI, p. 303; *Dangeau*, tome X, p. 13; *Sourches*, tome VIII, p. 364; *Mercure* de juin 1704, p. 66). Il mourut à Paris, le 7 mars 1740, âgé de soixante-dix ans, sans postérité.

6. Cette subordination lui était fort désagréable : Guerre, vol. 1937, n° 82.

malgré ce dégoût, il y demeura, et y fit fort bien[1]. Ils tinrent trois semaines de tranchée ouverte, obtinrent une très honorable capitulation, sortirent le 25 août, et furent conduits à Douay[2]. M. de Vendôme voulut rassembler son armée; mais il ne tarda pas à la remettre comme avoit fait le maréchal de Villeroy[3]. Il se tint cependant à Lille, puis à Saint-Amand, sous prétexte de prendre des eaux[4]. Il sut que Marlborough avoit projeté un grand fourrage auprès de Tournay. Vendôme en avertit le chevalier du Rosel[5], qui étoit [à] Tournay. En effet, le 16 août, huit mille hommes[6] bordèrent un ruisseau qui tombe dans l'Escaut et s'appelle Chin[7], qu'il fit passer à douze cents chevaux.

Jolie action du chevalier du Rosel.

1. Voyez la *Gazette* de 1706, p. 432, et une lettre de Chamillart, 12 juillet, dans le volume Guerre 1938, n° 144. M. de Bully sacrifia sa vaisselle et toutes ses ressources personnelles pour la garnison.

2. *Dangeau*, p. 163-187; *Sourches*, p. 141-157; *Gazette*, p. 382-432, *passim; Gazette d'Amsterdam*, n°s LXIX-LXXIV et Extr. LXX et LXXI; *Mercure* d'août, p. 418-424, et de septembre (journal du siège), p. 172-256; correspondance de Vendôme, ms. Fr. 14 178, fol. 340, 347 v° et 348; Dépôt de la guerre, vol. 1939, n°s 182, 184, 188, 203-206, 208 et 209; *Quincy* (avec plan), p. 20-44; lettre de Mme de Maintenon à la princesse des Ursins, dans le recueil Bossange, tome I, p. 32; Rousset, *Histoire militaire du prince Eugène*, tome II, p. 215-222; *Mémoires militaires*, p. 81-105 et 535-559. Menin était à la France depuis 1678, et Vauban en avait fait un chef-d'œuvre de fortification; nous ne pûmes y rentrer qu'en 1744.

3. *Dangeau*, p. 178; *Mémoires militaires*, p. 90 et suivantes, 526-527 et 534-535; correspondance de Vendôme avec Chamillart et Vauban, ms. Fr. 14178, fol. 36 v° et 307 v°; Guerre, vol. 1939.

4. Ces dix derniers mots sont une addition en interligne. — *Dangeau*, p. 212 et 216; *Sourches*, p. 186; *Lettres d'Alberoni*, publiées par M. Bourgeois, p. 31-41. Villeroy avait pris les mêmes eaux, ci-dessus : p. 16.

5. Ce chevalier marié avec qui notre auteur avait lié amitié en 1693 (tome I, p. 236 et 282-284), mais dont le véritable nom, d'après sa signature, est *de Rosel*, était très apprécié de Vendôme (Guerre, vol. 1939, n° 406). On a la notice de ses services dans la *Chronologie militaire*, tome IV, p. 581-584.

6. Après *8000*, l'auteur a ajouté l'abréviation *h.*, l'ayant omise d'abord.

7. Le ruisseau de Chin donne son nom au village de Pont-à-Chin, situé non loin du pont d'Espierres dont il a été parlé en 1694.

Du Rosel sortit aussitôt avec neuf escadrons de carabiniers et quatre-vingts dragons, passa à la tête du ruisseau hors du feu de cette infanterie, battit les douze cents chevaux, qui étoient en diverses troupes, en tua deux cents, en prit deux cent cinquante, emmena[1] à Tournay quatre cents chevaux de ce fourrage, et, parmi les prisonniers, Cadogan[2], favori de Marlborough et lors brigadier de cavalerie, qui, pour favoriser la retraite de ce général, qui se trouvoit s'être trop avancé, fit ferme tant qu'il put, avec cinquante dragons, à la tête d'un pont. M. de Vendôme renvoya aussitôt Cadogan au duc de Marlborough, galamment, sur sa parole[3]. L'action du Rosel fut vive et bien en-

1. Avant *emmena*, il a biffé *et*.

2. Guillaume Cadogan, d'origine irlandaise, mais très dévoué à la maison d'Orange, avait fait fonction, depuis 1702, de quartier-maître général de Marlborough et était son factotum : ce qui lui valut le grade de brigadier général (25 août 1704), celui de major général (1er juin 1706), celui de lieutenant général (1er janvier 1709), plusieurs missions diplomatiques, et un siège au premier parlement de la Grande-Bretagne ; mais il suivit le duc dans sa disgrâce de 1711 à 1713. A cette dernière date, l'Archiduc le fit lieutenant général d'artillerie de l'armée impériale, et, en 1714, le successeur de la reine Anne le chargea de conclure le traité de la Barrière. Il fut récompensé de ce service par le gouvernement de l'île de Wight, les titres de baron de Reading et de comte de Cadogan, les cordons de la Jarretière et de Saint-André, le grade de général d'infanterie et le commandement d'un régiment des gardes. Il alla encore en mission à Amsterdam en 1718 et 1719, succéda à Marlborough, en juillet 1722, comme colonel du 1er régiment des gardes, eut, en mars 1724, l'ambassade de Vienne, et mourut le 28 juillet 1726, à cinquante-deux ans, étant maître de la garde-robe et membre du conseil privé. C'est de lui que certaine coiffure d'homme prit le nom de *catogan*. Il fut un des protecteurs de J.-B. Rousseau.

3. Tout cela est pris au *Dangeau*, p. 182-183 ; mais le récit est bien plus développé et intéressant dans les *Mémoires de Sourches*, p. 150-152, et celui de la *Chronologie militaire*, tome IV, p. 582, offre des différences. Les rapports de Gacé, de Rosel et de M. de Vendôme sont au Dépôt de la guerre, vol. 1939, nos 120-122. L'échange de Cadogan contre le baron Pallavicini fut conclu un peu plus tard (*ibidem*, nos 133, 157, 161 et 222 ; ms. Fr. 14 178, fol. 318 v° ; *Dangeau*, p. 186). Les *Mémoires de Sourches*, p. 187, et les *Mémoires militaires*, p. 127,

tendue; mais ce fut aussi à quoi se bornèrent les exploits du nouveau général[1], qui, loin de réparer ou de soutenir les affaires de Flandres, y vit, de ses places, promener les ennemis de tous côtés, et prendre ce qui fut à leur convenance. Ils finirent par le siège d'Ath, qu'ils prirent le 3 octobre[2], et les cinq[3] bataillons qui étoient dedans prisonniers de guerre, après trois semaines de tranchée ouverte[4]; et, dix jours après, les armées se séparèrent en Flandres[5], et la campagne finit[6].

Ath pris par les ennemis. Séparation des armées en Flandres.

Le Roi, amusé sur le voyage de Fontainebleau, ne le fait point cette année.

Le Roi comptoit sur le voyage de Fontainebleau. Mme la duchesse de Bourgogne étoit grosse[7], et y devoit aller en bateau. Ce voyage déplaisoit fort aux médecins, et bien autant à Chamillart, fort court[8] et fort pressé de dépenses indispensables, qui regrettoit avec raison celle de ce voyage, qui étoit toujours grande[9]. Mme de Maintenon,

parlent encore d'une action non moins brillante qui fit honneur à Rosel le 28 septembre.

1. Le général Pelet écrit à ce propos (*Mémoires militaires*, p. 102) : « Il y avait si longtemps qu'on n'avait remporté sur les ennemis le moindre avantage, que celui-ci, quoique peu considérable en lui-même, fut regardé comme une affaire assez importante, surtout pour ranimer les troupes.... »

2. *Dangeau*, p. 203, 212, 216, 219, 222 et 224; *Sourches*, p. 196, 176, 182, 183, 185, 187 et 188; *Gazette*, p. 465-502, *passim; Gazette d'Amsterdam*, nos LXXX, LXXXI, etc.; Rousset, *Histoire du prince Eugène*, tome II, p. 222-223; *Mémoires militaires*, p. 121-128 et 563-568; correspondance du duc de Vendôme, ms. Fr. 14178, fol. 43 v° et 47. Ce siège fut fait par Owerkerque.

3. Le chiffre *5*, ajouté après coup entre *les* et *bat*, d'après le texte du *Dangeau*, est inexact; il y avait six bataillons dans Ath, commandés par le brigadier Saint-Pierre, sous M. de Spinola, gouverneur espagnol.

4. Deux semaines seulement, du 20 septembre au 2 octobre.

5. *Mémoires militaires*, p. 131-133; *Dangeau*, p. 216.

6. Ici se trouve le paragraphe qui, sur l'indication de l'auteur, a été reporté plus haut, dans notre tome XIII, p. 446.

7. Elle arriva à mi-terme au milieu du mois d'août : *Dangeau*, p. 181.

8. Fort à court de ressources d'argent, comme au tome VII, p. 159.

9. Sous le règne suivant, le duc de Luynes (tome XVII, p. 38) prétend que chaque voyage à Fontainebleau ou à Compiègne coûtait

pressée de ces deux côtés, résolut d'amuser le Roi, de retarder le voyage, enfin, à l'extrémité, de le rompre. Sur les fins, la plupart des gens instruits comprirent qu'il étoit rompu. Le Roi ne s'en doutoit pas le moins du monde. Il avoit été reculé à deux reprises[1]. Il devoit[2] partir de Meudon; il alla voir de ce lieu l'église nouvelle des Invalides[3], qui fut fort admirée, où le cardinal de Noailles officia devant lui[4], et donna ensuite à dîner à Mgr le duc

un million ou quinze cent mille livres de dépense extraordinaire, en voitures, logements, gratifications, etc.

1. *Dangeau*, p. 158 et 183. On était convenu de partir le 30 de Meudon, et la princesse se serait embarquée à Paris sur la Seine (*Lettres de Mme de Maintenon à Mme des Ursins*, tome I, p. 22-23).

2. *Il devoit* a été ajouté sur la marge, et, avant *partir*, un *a* a été biffé.

3. Il s'agit de la partie méridionale de l'église et de sa belle façade, commencée en 1698 (tome VI, p. 54); les chiffres de dépenses de construction sont dans le tome IV des *Comptes des bâtiments du Roi* qui vient d'être publié par M. Jules Guiffrey. L'autre façade, sur la cour intérieure, et le dôme, doré en 1691, dataient de la construction primitive de l'hôtel. Louis XIV était déjà allé deux fois, le 19 mai 1701 et le 14 juillet suivant, admirer la nouvelle église, quoique inachevée, et on la déclarait dès lors la plus belle de France : *Mercure* de juillet 1701, p. 160-166, de mai 1702, p. 307-311, et de septembre, p. 128-130; *Journal de Dangeau*, tome VIII, p. 104 et 148; estampe du temps, dans la collection Hennin, n° 7114 du catalogue; tableau de Martin le jeune, au musée du Louvre, n° 810.

4. Le 28 août : *Dangeau*, p. 188-190; *Sourches*, p. 159; *Gazette*, p. 431-432; *Mercure* de septembre, p. 256-275 et 351-355. Mme de Maintenon écrivit, le lendemain, à la princesse des Ursins (recueil Bossange, tome I, p. 32-33) : « Le Roi alla hier aux Invalides, sans autre dessein que de faire plaisir à M. Mansart, qui a fini cet ouvrage; cependant ce fut un beau spectacle : le Roi, suivi de la famille royale et de toute la cour, entrant dans le plus beau lieu du monde au milieu de tous les soldats, une musique mêlée de trompettes et de cimbales, M. le cardinal de Noailles disant la messe. Je n'ai pas de peine à croire que cela étoit très beau, car vous croyez bien, Madame, que je n'y étois pas; notre chère princesse étoit restée ici seule, se conservant pour le voyage de Fontainebleau. » — Félibien des Avaux publia aussitôt une description de l'église, et les almanachs illustrés de l'année suivante reproduisirent des gravures de la visite royale.

de Bourgogne, qui alla faire ses prières à Notre-Dame et à Sainte-Geneviève[1], et voir ensuite la Sorbonne, où il fut reçu par l'archevêque de Reims, proviseur[2]. Le lendemain de cette visite de l'église des Invalides, Clément[3], soutenu

1. De cette antique basilique, élevée en l'honneur de la patronne de Paris par Clovis, il ne reste plus que la tour, refaite en partie sous Charles VIII avec le couvent y attenant, occupé alors par une congrégation célèbre de chanoines réguliers, et dont quelques bâtiments subsistants font partie du lycée Henri IV. Les principales curiosités étaient, dans l'église, une crypte très richement ornée, la châsse de vermeil contenant le corps de sainte Geneviève, le mausolée élevé en l'honneur de Clovis, les reliques de sainte Clotilde, le mausolée du cardinal de la Rochefoucauld, réformateur des Génovéfains, et le buste de Descartes; dans le couvent, le cloître du douzième siècle avec les sépultures des abbés, le grand escalier, la bibliothèque, le cabinet d'antiques et de médailles, le cabinet d'histoire naturelle, etc.

2. *Dangeau*, p. 192; *Sourches*, p. 159; *Mercure*, p. 270-279. — La dignité de proviseur de Sorbonne, purement honorifique, sauf dans le cas de partage des voix, était réservée en principe à des cardinaux, comme Richelieu, Mazarin, les Gondy; mais le Roi, ne voulant point qu'elle échût au cardinal de Bouillon, l'avait fait conférer successivement aux archevêques Péréfixe, Harlay et le Tellier. — Le prince entendit soutenir une thèse sur *Filioque*, puis alla au Jardin des plantes (*Mercure* d'août, p. 428-431).

3. Julien Clément, né à Arles, élève et gendre du célèbre accoucheur Jacques le Fèvre, s'était fait connaître pour son habileté et sa discrétion, non pas, comme le dit la *Biographie générale*, lors des couches clandestines de Mlle de la Vallière, mais lors de celles de la maréchale de la Ferté, grosse du petit bâtard Longueville, et le Roi l'avait employé avec le même mystère pour les couches de Mme de Montespan (*Histoire amoureuse des Gaules*, tome II, p. 411-412). Pour celles de la Dauphine, en 1682, on l'appela à la place de l'accoucheuse Robinet, et, depuis lors, gagé à douze cents livres comme accoucheur de la cour (brevet du 8 février 1684 : Arch. nat., O[1] 28, fol. 44 v°), il fut l'homme à la mode, non pas cependant toujours heureux, puisqu'on l'accusa d'avoir blessé la Dauphine dans ses dernières couches et causé sa longue maladie (Additions n°s 64 *bis* et 521, dans nos tomes I, p. 521, et XII, p. 469). C'est lui qui a accouché la duchesse de Bourgogne en 1704. Après la nouvelle couche de janvier 1707, il sera pourvu de la charge restée vacante de premier valet de chambre de cette princesse. On l'enverra en Espagne à plusieurs reprises, pour les deux reines femmes de Philippe V, et, en août 1711, il rece-

de Fagon, déclara au Roi que Mme la duchesse de Bourgogne ne pouvoit aller à Fontainebleau sans se mettre en plus évident hasard. Cela fâcha fort le Roi; il disputa : les autres étoient bien instruits, il n'y gagna rien. Avec dépit, il décida qu'au lieu d'aller le lendemain à Fontainebleau, il retourneroit à Versailles, que Monseigneur et Mme la princesse de Conti iroient à Fontainebleau, que lui-même y feroit un voyage de trois semaines, et parut chagrin quelques jours[1]. On le laissa se repaître de ce voyage de trois semaines; on le recula, et enfin on le rompit comme on avoit fait le grand[2], mais sous prétexte que ce n'étoit pas la peine pour si peu[3]. Il n'y eut donc que Monseigneur qui vit Fontainebleau cette année, et sa petite cour, où M. le duc de Berry le fut voir et chasser. Ils n'osèrent y demeurer longtemps, et s'en revinrent auprès du Roi[4].

vra des lettres de noblesse (O^1 55, fol. 123), sous condition de ne point abandonner sa profession. Il mourut à Paris, le 7 octobre 1729. Il habitait en face du Petit Saint-Antoine.

1. *Dangeau*, p. 193-195; *Sourches*, p. 159-160. Ces derniers *Mémoires* disent que le Roi annonça son intention de partir le 20 septembre au lieu du 31 août, et ils ajoutent : « Ce changement inopiné dérouta toute la cour, qui n'étoit pas accoutumée à voir le Roi se déranger en rien, d'autant plus que chacun avoit envoyé ses meubles et sa vaisselle d'argent à Fontainebleau, et qu'on ne savoit si on devoit les y laisser ou les faire revenir. Le duc de la Rochefoucauld y fut trompé comme les autres, et on lui envoya un courrier pour le faire revenir de Fontainebleau, aussi bien que l'équipage du Roi pour cerf et toute la petite écurie. » — Notre auteur a mal lu Dangeau, qui parle d'un « petit voyage » *dans* trois semaines, » et non *de* trois semaines.

2. *Le grd* est en interligne.

3. Le 15 septembre : *Dangeau*, p. 209. « Le 15, au matin, disent les *Mémoires de Sourches*, p. 171, le Roi, entrant dans son cabinet après son prier-Dieu, s'arrêta et dit : « Grande nouvelle! je ne vais « plus à Fontainebleau, et je l'ai mandé à mon fils. » Comparez les *Lettres de Mme de Maintenon à Mme des Ursins*, tome I, p. 33 et 39. — Tout obstacle au cours normal de son existence mettait le Roi hors de lui, et l'on se rappelle que cette exclamation égoïste lui a été prêtée : « Qu'est-ce que cela me ferait? »

4. Le 25 septembre : *Dangeau*, p. 216.

Kercado, maréchal de camp, tué; Talon, Polastron, Rose, colonels, morts en Italie, et le prince de Maubec, colonel de cavalerie.

Kercado, maréchal de camp[1], fut tué devant Turin[2]. Polastron[3], fils du lieutenant général dont j'ai parlé de la mort naguères[4], qui étoit colonel de la Couronne[5], Talon, fils et père des deux présidents à mortier[6], et Rose, tous deux colonels, y moururent[7]. Ce dernier étoit petit-fils de Rose secrétaire du cabinet dont j'ai parlé en son lieu, et laissa plus d'un million à sa sœur, femme de Portail mort longtemps depuis premier président[8]. Pluvault, maître de la garde-robe de M. le duc d'Orléans, y mourut aussi de

1. Sébastien-Hyacinthe le Sénéchal, chevalier de Kercado, ou plutôt Carcado, de la branche de Molac, fils d'un brigadier tué à Seneffe et frère cadet d'un autre maréchal de camp de la même promotion que lui, a servi deux ans au régiment du Roi, puis a commandé le régiment de Dauphiné créé en 1684. Brigadier en janvier 1696 et employé à Naples comme commandant en chef de 1703 à 1705, il a eu le brevet de maréchal de camp le 10 février 1704. Blessé le 26 août 1706, dans la tranchée, il mourut deux jours après.

2. *Dangeau*, p. 196 et 212; *Sourches*, p. 166; *Gazette*, p. 442.

3. Jean-Baptiste, comte de Polastron, fils du lieutenant général mort le 28 février précédent (tome XIII, p. 307) et ancien lieutenant aux gardes, était brigadier (1704), inspecteur général et gouverneur de Castillon et Castillonnet, en Périgord.

4. *N'aguères*, avec apostrophe, dans le manuscrit.

5. Cet ancien régiment d'infanterie de la Reine mère, commandé successivement par quatre Genlis, et dont le vicomte O. de Poli a écrit l'histoire, n'était pas la propriété de ce Polastron, mais d'un autre, qui l'avait acheté en janvier 1704, de M. de Montmorency, pour cinquante mille livres, et que nous verrons ci-après, p. 419, périr à Almanza. Un troisième Polastron l'acquit en 1712, et devint lieutenant général sous Louis XV.

6. Le jeune *Ibrahim* dont l'historiette a été racontée dans notre tome XIII, p. 230. On trouve, au Dépôt de la guerre, vol. 1966, n°s 376 et 377, un certificat délivré par M. de la Feuillade, le 1er septembre, de la bonne conduite de ce jeune colonel, et une lettre de sa mère.

7. *Dangeau*, p. 197; *Sourches*, p. 161-165; *Gazette*, p. 441; *Mercure* d'octobre, p. 112-115. Polastron mourut de la dysenterie, ainsi que Talon; mais Louis Rose de Vaudreuil, dit le marquis de Coye, qui avait débuté dans le service à seize ans, fut tué à la tranchée, où il s'était montré par bravade sur un cheval blanc, le 23 août, et il fut inhumé au couvent des Camaldules.

8. Toute cette famille a figuré dans notre tome VIII, p. 24-34.

maladie, peu de jours après[1], et quantité de subalternes et d'anciens et bons officiers qui menoient les corps[2]. Le prince de Maubec[3], fils du prince d'Harcourt, qui, depuis un an, avoit un régiment de cavalerie[4], mourut aussi à Guastalle; il n'étoit point marié[5].

M. le duc d'Orléans sous la tutelle

M. le duc d'Orléans[6], abandonné à lui-même par M. de Vendôme, et, ce qui fut bien pis, à la tutelle du maréchal de Marcin[7], laissa un corps à Médavy pour donner ordre

1. Louis-Joseph Boyer de Chanlecy, marquis de Pluvault, chevalier d'honneur au parlement de Dijon, pourvu en 1689 du guidon des gendarmes de Bourgogne, en 1692 du régiment d'infanterie du duc de Chartres, avait été blessé à Nerwinde et au siège de Charleroy, mais avait été condamné pour duel, par contumace, en 1694, dépouillé de son régiment et obligé de passer à l'armée des Vénitiens dans le Levant, en décembre 1697. Étant revenu se justifier à la fin de 1698, il succéda à son père comme maître de la garde-robe de Monsieur, puis du duc d'Orléans. La nouvelle de sa mort de maladie devant Turin, recueillie par Dangeau (p. 201), était fausse. « On tue tous les jours quelqu'un de la maison de mon fils, » écrivait alors Madame (Seilhac, *le Cardinal Dubois*, tome I, p. 239). Le marquis assista à la bataille du 7 septembre, puis, en 1707, suivit son maître en Espagne, et ne mourut qu'en janvier 1719, ayant obtenu, deux ans auparavant, un titre de premier gentilhomme de la chambre du Régent.

2. On comptait alors 711 officiers et soldats tués, 2211 blessés.

3. François de Lorraine-Harcourt, né le 10 août 1686 : tome XIII, p. 1.

4. Celui de Moyria qui a été tué à Cassano, en 1705.

5. Fait prisonnier à Hochstedt en 1704, on l'avait cru mort de ses blessures (*Dangeau*, tome X, p. 117 et 119). Selon Mme de Maintenon (recueil Bossange, tome I, p. 36), il mourut du pourpre et de la petite vérole. C'était un grand jeune homme, bien fait, et Chamillart l'avait recommandé à M. de Saint-Frémond (Guerre, vol. 1960, n° 263, et vol. 1961, n°s 39 et 141). Il signait : DE LORAINE PRINCE DE MAUBECQ.

6. La plupart des faits et des considérations qui vont suivre ne sont pas pris au *Journal de Dangeau*, guide ordinaire de notre auteur. Lui-même, en terminant (p. 91), nous dira qu'il en eut connaissance par le duc d'Orléans, à son retour. On verra ci-après, dans l'appendice II, ce qui reste des papiers particuliers de ce prince et de son secrétaire Dubois, et ce qu'ils ajoutent aux documents du Dépôt de la guerre.

7. Voici comment Feuquière (*Mémoires*, tome I, p. 127) a jugé ce mentor du prince : « Élevé sans aucun mérite de guerre et par la cabale des dévots de la cour, Marcin n'a, heureusement pour le Roi,

de Marcin; empêché par lui d'arrêter le prince Eugène au Taner. Chiffres*. [Add. St-S. 698]

aux convois et à toutes choses[1], subordonné au prince de Vaudémont, qui ne bougeoit de Milan, rassembla tout ce qui étoit séparé de son armée, envoya demander par deux fois un corps de cavalerie à la Feuillade, qu'il eut grand peine à obtenir[2]. Après avoir observé les ennemis quelques jours, il résolut de se poster entre Alexandrie et Valence pour leur empêcher le passage du Taner[3], ou les réduire à un combat[4]. Ce passage étoit le seul par lequel ils pussent pénétrer : ne le point tenter, c'étoit abandonner le secours de Turin; le vouloir forcer, c'étoit s'exposer à un combat si désavantageux, qu'il y avoit une espèce d'évidence qu'ils n'y pourroient jamais réussir. Le prince le proposa au maréchal, et ne le put persuader. D'en donner la raison, c'est à quoi il ne faut pas prétendre, puisque Marcin n'en allégua pas même d'apparente[5]. Il étoit maîtrisé par la

pas duré longtemps. Il avoit eu, par son incapacité, beaucoup de part à la bataille de Hochstedt après la prise du maréchal de Tallard; il a infiniment contribué à la perte de l'Italie et à l'événement de Turin, où il a été tué. » Notre auteur a insisté, dans le *Parallèle*, p. 277-279, sur l'influence, effectivement néfaste, du maréchal.

1. *Mémoires militaires*, p. 254-256 et 647.

2. *Dangeau*, p. 167, 170 et 176. La Feuillade refusa de donner de l'infanterie : ci-dessus, p. 15, note 2.

3. Quoique Dangeau et certains documents parlent du *Panaro*, autre affluent de la rive droite du Pô, c'est bien le *Tanaro* que le prince Eugène, après avoir songé à le traverser à gué entre Alexandrie et Valence, remonta jusqu'à ses sources pour le passer à Isola, entre Alba et Asti, le 29 août (*Mémoires militaires*, p. 250, 257-258, 260, 263 et 269). M. de Vendôme avait indiqué la nécessité d'occuper Stradella pour s'opposer à cette manœuvre, et tous les officiers étaient du même avis; mais la Feuillade et le commandant espagnol résistèrent, et le duc d'Orléans y renonça de peur d'affaiblir l'armée du siège et de compromettre les communications. Le général Pelet (p. 290 et suivantes) a jugé cette faute plus sévèrement que ne le fait notre auteur.

4. *Dangeau*, p. 184, 187, etc.; *Sourches*, p. 143, 145, 149 et 154-155; *Mémoires militaires*, p. 258.

5. Cependant, le jour même, 23 juillet, où le prince écrivit au Roi ses raisons de proposer ce parti, Marcin, de son côté, en remontra

* *Chiffres* a été ajouté après coup.

Feuillade, qui desiroit ardemment de se voir rapproché par l'armée. Marcin ne songeoit qu'à satisfaire le gendre du tout-puissant ministre et à lui plaire. Tous deux ne voyoient pas qu'empêcher le secours de Turin, c'étoit tout faire, même pour le succès personnel de ce gendre fatal[1]. Tandis que le prince et le maréchal en étoient sur cette dispute, un courrier du prince Eugène à l'Empereur fut enlevé par un de nos partis, et ses dépêches étoient en chiffre, comme on peut bien le juger. Le prince eut beau feuilleter les siens, il n'en trouva point de semblable. Marcin, venu de Flandres par l'Alsace et la Suisse, n'avoit garde d'en avoir. On envoya à Vaudémont, qui manda n'avoir point ce chiffre[2]. Il fallut donc dépêcher[3] un courrier au Roi[4], qui se trouva l'avoir oublié au fond d'une cassette. Le courrier le rapporta ; mais quand ? le soir même de la bataille de Turin. Les dépêches, déchiffrées à Versailles et[5] rapportées avec le chiffre du Roi, contenoient un grand raisonnement du prince Eugène à l'Empereur, précisément le même que celui que M. le duc d'Orléans avoit fait à Marcin[6]. Il se terminoit à déclarer que, si ce prince se postoit où il l'avoit si opiniâtrément proposé à Marcin,

les dangers dans une longue lettre à Chamillart. Ces dépêches ont été reproduites par l'éditeur des *Mémoires militaires*, p. 218-224.

1. Les arguments qu'ils firent valoir tous deux sont analysés dans les mêmes *Mémoires militaires*, p. 226-229.

2. Le 23 février précédent, Chamillart avait fourni à M. de Vaudémont la clef du chiffre que le prince Eugène employait avec le comte del Borgo, son envoyé en Hollande. M. de Vaudémont s'étant plaint, quelques semaines après, de manquer d'un autre chiffre, Chamillart lui avait répondu, le 20 mars, que les clefs étaient toujours imparfaites et que, même à Paris, on n'avait pu déchiffrer une des lettres interceptées qu'il lui avait fait tenir (Guerre, vol. 1960, n° 316, et vol. 1961, n° 171).

3. *Dépecher* est en interligne, au-dessus d'*envoyer*, biffé.

4. Les courriers mettaient cinq jours de Turin à Paris (*Dangeau*, p. 184).

5. *Et* est en interligne, au-dessus d'*ar[rivèrent]*, inachevé et biffé.

6. Comparez la rédaction postérieure de notre auteur dans le *Parallèle*, p. 278 et 280.

il étoit extravagant, c'étoit le terme de la lettre, de tenter ce passage, impraticable de passer le Taner ailleurs; qu'ainsi il se trouveroit réduit à se résoudre à tout sur la perte de Turin, qu'il ne pourroit empêcher après avoir fait tout le possible, et à la supporter sans y ajouter celle de l'armée impériale, inévitable, et, par cela même, inutile pour sauver Turin, en essayant follement de forcer un passage inattaquable[1]. Telle fut la justification, ou plutôt l'éloge de M. le duc d'Orléans par le prince Eugène à l'Empereur, dans une dépêche la plus secrète que le Roi et son ministre virent de la première main, puisque, faute de chiffre, elle leur avoit été envoyée pour la déchiffrer; tel fut[2] le désespoir que le Roi et son ministre durent ressentir d'avoir donné de si fatales brassières à un prince qui en avoit si peu besoin, et encore de si mauvaises[3].

Arrivée de M. le duc d'Orléans à Turin. Mauvais état du siège et des lignes. Conduite pernicieuse de la Feuillade.

Marcin donc n'ayant pu être persuadé, ce fut au duc d'Orléans à céder, peu à peu à s'approcher de Turin, et à joindre l'armée du siège[4]. Il y arriva le 28 août au soir[5]. La Feuillade, désormais sous deux maîtres présents, sembloit devoir devenir plus docile; mais, devenu si rapidement général en chef, et d'une si importante armée, il ne songea qu'à se conserver l'effective autorité. Il n'avoit besoin que de Marcin, sans lequel il n'ignoroit pas que le prince ne pouvoit rien. Avec celui-ci, il n'eût[6] pas trouvé son compte; sa fortune ne dépendoit pas de Chamillart, il

1. Comme on le verra ci-après, aux Additions et corrections, le fait de lettres interceptées dont il fallut demander le déchiffrement aux bureaux spéciaux se renouvela plus d'une fois; mais, de celles dont nous connaissons le texte, il ne semble pas qu'aucune eût pu changer la face des choses à un pareil point, et encore moins que le prince de Vaudémont se soit refusé au déchiffrement.

2. *Fut* est en interligne, et, à la ligne suivante, *re* a été ajouté en interligne devant *sentir*.

3. Ces cinq derniers mots sont ajoutés en interligne.

4. *Sourches*, p. 157, 160 et 165-166; *Mémoires militaires*, p. 247-260; Guerre, vol. 1963, n°s 238, 239, 255, 256 et 278-280.

5. *Dangeau*, p. 200; *Sourches*, p. 163; Guerre, vol. 1966, n° 369.

6. *Eut*, à l'indicatif, dans le manuscrit.

n'avoit d'objet que le succès d'où dépendoit sa gloire, et, s'il eût été le maître, rien ne l'eût détourné de ce double objet. La Feuillade se tourna donc uniquement à se saisir du maréchal, et il prit sur lui un ascendant si fort, qu'à l'ordre près qu'il donnoit après l'avoir reçu du prince, tout le reste demeura visiblement à la Feuillade, au grand malheur de la France[1]. Le but commun étoit bien de prendre Turin; mais la manière d'y parvenir et les moyens formèrent des contestations sans nombre[2]. M. le duc d'Orléans fut d'abord justement scandalisé que la Feuillade eût changé tout ce qu'il avoit réformé et ordonné à son passage au siège allant joindre M. de Vendôme[3]. Cela lui parut si essentiel pour le succès, qu'il le fit rétablir, quoique avec douceur et modestie. En effet, avec le chemin couvert[4] pris, il se pouvoit dire qu'il ne trouva aucun progrès au siège. La Feuillade avoit perdu des contre-gardes[5] et d'autres ouvrages qu'il avoit pris, et qui avoient coûté plusieurs ingénieurs et beaucoup de monde[6]. Rien n'avançoit,

1. Pour faire commander par la Feuillade une armée et trouver assez de cadets qui lui obéissent, « il en a coûté à l'Espagne ses États en Italie, et au Roi des sommes immenses, une grande partie de sa grosse artillerie, et plus de vingt-cinq mille hommes » (*Mémoires de Feuquière*, tome I, p. 125).

2. *Sourches*, 7 septembre, p. 167 : « Il couroit un bruit sourd que le duc d'Orléans avoit eu quelque dispute avec le duc de la Feuillade, et que, voyant combien le siège avoit peu avancé depuis qu'il y étoit passé, il lui avoit dit que, s'il avoit des ordres de la cour pour ne pas prendre Turin, il les montrât, mais que, s'il n'en avoit point, il falloit faire tout ce qui étoit nécessaire pour le prendre. » Les *Mémoires militaires*, p. 251, contiennent une lettre du 17 août où le duc d'Orléans exprima vivement, quoique avec une résignation voulue, son regret de n'avoir pu faire triompher ses opinions personnelles et d'avoir dû « préférer le bien général à sa satisfaction particulière. »

3. Ci-dessus, p. 9.

4. Passage en contrebas ménagé le long de la crête extérieure des fossés pour mettre les défenseurs à l'abri du feu de l'assiégeant.

5. *Contre-garde*, « espèce de fortification [triangulaire] au devant d'un bastion, d'une demi-lune ou d'un autre ouvrage » (*Académie*, 1718).

6. Une tentative de réparer cet échec eut le même insuccès : *Dan-*

et, de plus, on ne savoit par où s'y prendre pour avancer[1]. La Feuillade, devenu de mauvaise humeur de son peu de succès, s'étoit rendu inabordable, et s'étoit acquis une telle haine des officiers généraux et particuliers, qu'ils ne se soucioient plus, pas un, des événements[2]. M. le duc d'Orléans reconnut les postes et les travaux du siège, il visita les lignes et le terrain par où le prince Eugène pouvoit venir et tenter le secours. Il fut mal content de tout ce qu'il remarqua au siège; il trouva les lignes mauvaises, très imparfaites, très vastes, et très mal gardées[3]. Il recevoit cependant des avis de toutes parts que l'armée impériale s'avançoit, résolue de tenter le secours. Il voulut marcher à elle et se saisir des passages de la Doire[4], pour y faire, à la vérité moins sûrement et moins bien qu'à ceux du Taner, mais mieux au moins que dans des lignes si étendues, si mal faites, et si impossibles à garder partout[5].

M. le duc d'Orléans empêché par Marcin de disputer la Doire, puis de sortir des lignes et d'y combattre.

geau, p. 196 et 200; *Mémoires de Sourches*, p. 161-166; *Gazette d'Amsterdam*, nº LXXVI.

1. Pour la partie technique de ce siège, outre les *Mémoires militaires*, le *Journal historique* du commandant de l'artillerie piémontaise, l'étude du capitaine Mengin et les publications de Rousset ou des auteurs allemands sur le prince Eugène, on peut voir le *Mercure* de juillet, p. 390-399 et 421-444, et d'août, p. 360-388, la *Gazette*, p. 284-441, la *Gazette d'Amsterdam*, nºˢ XLVI à LXXVII, etc. Divers plans furent gravés dans le temps même, notamment pour le *Theatrum Europæum*, et nous avons au Dépôt de la guerre, vol. 1876, nºˢ 137-140, des vues du donjon et de la citadelle de Turin fournies en 1705 par M. de Pallavicini. Des plans modernes sont joints au *Journal historique*, éd. 1838.

2. Déjà dit, mais plus longuement, p. 10.

3. C'est ce qu'expose en résumé l'auteur des *Mémoires militaires*, p. 261. Il donne plus loin, p. 264-265, le rapport adressé par le duc d'Orléans au Roi. Le prince avait une réelle connaissance du pays et des cartes, dit le *Mercure* d'août, p. 415-418.

4. Il écrit *Doüere*, et *Douere*. C'est, non pas la *Doria baltea*, mais la *Doria riparia*, ou Doire susine, qui, après avoir arrosé Suse et Rivoli et fait un cours de cent vingt kilomètres, vient se jeter dans le Pô un peu en aval de Turin, dans la direction du nord-ouest. C'est entre cette Doire et la Sture que l'armée de secours allait passer.

5. Aux lettres écrites simultanément par le prince et par M. de Marcin le 30 et le 31 août, le Roi répondit enfin, le 6 septembre qu'il fallait

Il trouva la même opposition[1] pour la Doire qu'il avoit éprouvé pour le Taner : Marcin prétendit qu'en s'éloignant du siège, on pourroit jeter de la poudre dans la place, qui en manquoit, dont on ne pouvoit douter parce qu'on avoit trouvé plusieurs peaux de bouc qui en étoient pleines nageant sur le Pô, qu'on y avoit prises, et qui y avoient été jetées dans l'espérance que le courant de l'eau les porteroit aux assiégés. Le fait étoit vrai[2], mais la réponse aisée : ce que craignoit Marcin étoit incertain, et il ne l'étoit pas que ces poudres jetées dans la place n'en différeroient que peu la prise, et ne la pourroient empêcher, si le prince Eugène l'étoit de la secourir. Cette évidence de raison fut inutile; jamais Marcin ne se laissa entamer[3]. Les ennemis s'approchant toujours, le prince pressa le maréchal de sortir des lignes telles que je les ai décrites, et qui ne se pouvoient garder, de présenter la bataille au prince Eugène avec tous les avantages qui se trouveroient perdus dans des lignes nouvellement tracées, point achevées, et d'une étendue qui ne se pouvoit garder. Le prince Eugène marchoit depuis longtemps par des pays si ruinés que son armée n'en pouvoit plus[4], qu'il étoit

lever le siège; sa lettre n'arriva que bien après la bataille : ci-après, p. 52, note.

1. *Opposion*, dans le manuscrit. Ensuite, *éprouvé* est bien sans accord.

2. En outre, un parti de cinq cents chevaux porteurs d'outres de poudre préparées à cet effet avait été défait vers le milieu d'août (*Sourches*, p. 158 et 165; *Dangeau*, p. 187; *Gazette*, p. 429 et 441; *Mémoires militaires*, p. 262; *Journal historique du siège*, p. 93-94; mémoire publié par M. Vernier, p. 421-428).

3. Un mois plus tard, la princesse des Ursins écrivait à Mme de Maintenon (recueil Bossange, tome III, p. 355-356) : « Qui auroit jamais cru que le maréchal, aussi vif et aussi brave qu'il l'étoit, eût pris un parti de trop de prudence, contre l'avis, à ce qu'on dit, de S. A. R.? En vérité, les hommes sont trop incompréhensibles, et je ne m'étonne pas s'il est si difficile de faire de bons choix.... »

4. Nous avons dans la *Gazette d'Amsterdam*, Extr. LXXV, un journal de cette marche jusqu'au passage du Tanaro, le 28, et enfin jusqu'à l'arrivée en vue du siège. L'historien Ranke dit que l'Empereur avait ordonné de risquer jusqu'au dernier homme pour la délivrance de

impossible qu'il pût subsister vis-à-vis de la nôtre sans laisser périr la sienne de misère, qu'il ne hasarderoit peut-être pas de l'exposer en rase campagne à l'impétuosité françoise, et, en ce cas, qu'il abandonneroit le secours de Turin, qui tomberoit après nécessairement. Que s'il donnoit la bataille, rien n'étoit plus différent pour des François que la donner aussi de leur côté, d'attaquer et de se manier en terrain libre, ou de ne faire que se défendre derrière de mauvaises lignes, qui seroient percées de tous les côtés. De plus, si les troupes harassées du prince Eugène étoient battues, elles se trouveroient sans retraite entre notre armée et la Savoie, dont nous étions maîtres, ayant été obligées[1] à faire ce grand tour parce que tout l'autre côté étoit inaccessible[2]. Marcin, gourmandé par la Feuillade, répondit que toutes ces raisons étoient véritables, mais que le[3] parti proposé par le prince ne se pouvoit prendre qu'en fortifiant l'armée des quarante-six bataillons qu'Albergotti avoit sur la hauteur des Capucins[4], par où la place pourroit alors recevoir quelque secours. Cela étoit vrai, et vrai encore que rien de plus inutile qu'une armée sur cette hauteur, à rien faire qu'à la garder de petites tentatives, à quoi peu de bataillons auroient suffi, et qui cependant avoient porté un grand affoiblissement au reste des

Turin. La jonction avec les troupes du duc de Savoie à Asti, 1er septembre, porta l'armée de secours à trente-six mille hommes, contre trente-quatre mille hommes de pied et treize mille chevaux du côté des assiégeants selon la *Gazette d'Amsterdam*, Extr. LXXIV et n° LXXVII; mais ces derniers chiffres étaient exagérés.

1. *Obligée*, au féminin singulier, dans le manuscrit.

2. La lettre du duc d'Orléans au Roi, 31 août, reproduite dans les *Mémoires militaires*, p. 270-271, est tout entière dans ce sens. « A tout prendre, disait-il, je persiste à croire que le moyen le plus sûr de remédier aux extrémités dans lesquelles nous allons tomber seroit un combat, au cas que les ennemis s'exposent à le recevoir. »

3. *Ce* corrigé en *le*. — 4. Ou plutôt sur les hauteurs qui dominaient cette colline boisée située à quinze minutes au delà du Pô, commandant la ville à l'est, et que M. de Savoie avait fait fortifier à nouveau (*Mémoires militaires*, p. 204-205).

troupes du siège. A cette raison du maréchal la réponse étoit la même qu'à celle des poudres : ce secours à jeter par la hauteur des Capucins dégarnie étoit incertain, il ne pouvoit être grand, il ne pouvoit être préparé ni appuyé d'aucunes troupes, et, si, avec ce secours, le prince Eugène se trouvoit réduit à n'oser combattre ou être battu, Turin étoit sans ressource, et, avec ce peu de secours jeté par les Capucins, étoit pris à l'aise quinze jours plus tôt ou plus tard. Cette dispute[1] s'échauffa tellement, que Marcin consentit à un conseil de guerre, où tous les lieutenants généraux furent appelés[2]. La matière y fut débattue; mais la Feuillade, gendre favori du ministre arbitre de la fortune de tout homme de guerre, et Marcin, dépositaire, disoit-on, du secret, n'avoient garde de n'être pas suivis. Le seul d'Estaing[3] parla en homme d'un courage libre (M. le duc d'Orléans ne l'oublia jamais), et, seul aussi, y acquit de l'honneur[4]. Albergotti, Italien raffiné, prévit la honte et l'orage, et se tint à son poste sous prétexte de l'éloignement[5]. Tous les autres opinèrent servilement, de sorte que

Conseil de guerre déplorable. M. le duc d'Orléans cesse de donner l'ordre et de se mêler de rien.

1. Y eut-il dispute à proprement parler? Cela ne paraît pas résulter du récit du général Pelet, p. 274-275.

2. Dangeau ne parle pas de ce conseil de guerre, mais bien les *Mémoires de Sourches*, p. 170. Il se tint le 1er septembre. Le procès-verbal en est imprimé dans les *Mémoires militaires*, p. 651-652.

3. Ici, *Estaing*, et non plus *Estain*.

4. Chamarande, la Feuillade, Saint-Frémond (avec quelques réticences), lord Galmoy, Vibraye, d'Arène et Mursay furent effectivement unanimes pour rester dans les lignes. D'Estaing fut d'avis que, « si les ennemis, ayant passé la Volvèse et le Sangone, se trouvent entre Beinasco et Grugliasco, on sorte des lignes et on aille au-devant d'eux ; et, en ce cas, peu de troupes suffiront pour la montagne, et les lignes d'en bas seront couvertes de l'armée. »

5. Albergotti proposa de détacher cent escadrons et quarante bataillons pour observer les ennemis à portée du siège et des lignes. Il s'en prévalut dès le lendemain du désastre pour dégager sa responsabilité, écrivant au ministre (*Mémoires militaires*, p. 655) : « Le malheur arrivé à la France avoit été prévu, et je puis me vanter de m'être opposé, par mon avis par écrit et signé, et par des représentations continuelles pendant huit jours, au parti qu'on prenoit, et qui nous y exposoit

ce remède rendit le mal incurable[1]. M. le duc d'Orléans protesta devant tous des malheurs qui en alloient arriver, déclara que, n'étant maître de rien, il n'étoit pas juste qu'il essuyât l'affront que la nation alloit recevoir, et le sien particulier encore, demanda sa chaise de poste, et, à l'instant, voulut quitter l'armée[2]. Marcin, la Feuillade, et les plus distingués de ce conseil de guerre mirent[3] tout en œuvre pour l'arrêter. Revenu enfin de ce premier mouvement, content peut-être d'avoir marqué sa fermeté jusqu'à

infailliblement. J'en ai pour témoins toute l'armée et ma signature. »

1. On remarquera que Marcin ne figure pas dans ce conseil de guerre. Au contraire, dans la scène dramatisée par Voltaire (*Siècle de Louis XIV*, p. 369), et maintenue plus tard par lui dans la 2e partie du *Supplément au Siècle*, tous les lieutenants généraux ayant répondu : « Il faut marcher, », nous voyons Marcin tirer de sa poche l'ordre du Roi qui lui défère tout pouvoir en cas d'action, et déclarer que son avis est de rester dans les lignes. L'Italien Ottieri (*Istoria delle guerre*, tome IV, p. 250-252) l'affirme aussi, de même que l'historien du prince Eugène dont le récit est reproduit dans les *Mémoires militaires*, p. 674 : « Marcin, voyant qu'on ne l'écoutoit plus, tira de sa poche un ordre secret du roi de France, portant qu'en cas d'action le duc d'Orléans seroit obligé de se conformer à ses avis. Ce prince en fut si surpris et si touché, que, dans ses premiers mouvements, il dit : « Puisque je ne suis ici qu'un zéro en chiffre, je n'ai qu'à m'en retour- « ner; le plus tôt sera le mieux. Qu'on me prépare une chaise de « poste! » Il se remit néanmoins, et, s'étant contenté d'envoyer un exprès au Roi..., il ne songea plus qu'à rester dans les lignes et à les mettre dans le meilleur état de défense qu'il pourroit. » Madame, d'autre part, conteste (recueil Jaeglé, tome II, p. 48 et 49) que le maréchal eût aucun ordre écrit, mais reconnait que le duc d'Orléans avait une injonction verbale de ne rien faire contre son avis (voyez-ci-dessus, p. 2-3), et le maréchal, ajoute-t-elle, « n'osait rien entreprendre sans consulter Mme de Maintenon, qui s'entend à la guerre comme mon chien Titi. » Plus tard, Chamillart se défendit sur ce que l'ordre qui rendait toute liberté au prince lui était arrivé trop tard, après la défaite.

2. Cette issue de la délibération n'est confirmée par aucun document, l'*Histoire du prince Eugène* n'en étant pas un. Voltaire a dit simplement : « Le duc d'Orléans voulait une chose, Marcin et la Feuillade une autre ; on disputait, on ne concluait rien. »

3. Les quatre dernières lettres de *mirent* en surchargent d'autres illisibles.

ce point, et si fortement manifesté combien peu l'événement imminent lui pouvoit être imputé, il consentit à demeurer; mais, en même temps, il s'expliqua qu'il ne se mêleroit plus du tout du commandement de l'armée, jusque-là même qu'il refusa de donner l'ordre, et qu'il renvoya tout à Marcin, à la Feuillade, et à quiconque en voudroit prendre le soin. Il l'exécuta de la sorte, sans pouvoir être ramené. Le fin d'une opiniâtreté si funeste étoit la folle espérance, uniquement fondée sur la grandeur du desir, que le prince Eugène n'oseroit attaquer les lignes; que, se retirant ainsi, Turin seroit pris, non par l'armée du duc d'Orléans, non par sa victoire, non par son fait, mais par le siège et les lignes dont la Feuillade avoit eu la direction comme général, et, par conséquent, n'en partageroit la gloire avec personne[1]. Tel est le vrai fait, qui, soutenu de captieuses raisons, et soutenu de tout le feu d'une bouillante et puissante jeunesse, asservit Marcin, et finit par égorger la France[2]. Tel fut l'état des choses pendant les trois derniers jours de ce siège désastreux. Le duc d'Orléans, dépossédé par lui-même, souvent chez soi, quelquefois se promenant, écrivit fortement au Roi contre le maréchal en lui rendant un compte exact de toutes choses, fit lire sa lettre à Marcin, la[3] lui laissa, et le chargea de l'envoyer par le premier courrier qu'il dépêcheroit, n'en voulant plus envoyer lui-même, comme n'étant plus rien dans l'armée[4].

Cause secrète* de ces contrastes.

1. C'est ce qu'écrivait la Feuillade quinze jours auparavant (Guerre, vol. 1966, n° 345) : « Je ne puis imaginer que le prince Eugène puisse me forcer dans nos lignes, que j'estime être le meilleur poste que j'aie jamais eu, pourvu que toutes les troupes que S. A. R. m'envoie arrivent à temps. »

2. Comparez la notice du maréchal de Marcin, dans notre tome IX, appendice V, p. 356.

3. *La* surcharge *et*, et, plus loin, *depescheroit* est en interligne, au-dessus d'*envoiroit*, biffé.

4. La lettre du prince, datée du 6, est donnée dans les *Mémoires*

* Le pluriel a été supprimé à *causes*, et *serette* (sic) ajouté en interligne.

Dernier refus de Marcin.

La nuit du 6 au 7, qui fut le jour de la bataille, quoiqu'il ne se mêlât plus de quoi que ce fût, il ne laissa pas d'être réveillé par un billet qu'on lui apporta d'un partisan qui lui mandoit que le prince Eugène attaquoit le château de Pianezze[1] pour y passer la Doire, qu'il étoit assuré qu'il marcheroit aussitôt après[2] à lui pour l'attaquer[3].

militaires, p. 276-277. Il exprimait une dernière fois son regret de ne pouvoir livrer un combat où la « supériorité des troupes en valeur et en nombre » lui promettait la victoire. « Ces Messieurs, disait-il, que, par leurs lumières et leur expérience, je dois beaucoup plus croire que moi-même, y trouvent tant d'inconvénients, et si importants, qu'il ne convient pas, dans mon noviciat de commandement, de prendre sur mon avis seul une chose de cette conséquence. Je me rapporte donc à eux de tout, aussi bien que des inconvénients qui se trouvent dans l'un et dans l'autre parti, et, si nous étions assez heureux pour que les ennemis nous attaquassent, ce que je n'ose espérer ni craindre, je tâcherai seulement de ne pas donner de ma personne de mauvais exemples aux troupes de Votre Majesté. » On verra ci-après, p. 65, ce qu'il advint de cette lettre. Le même jour, Marcin en écrivit à Chamillart une autre qui ne devait être remise que s'il mourait dans la campagne, comme il en avait eu le pressentiment certain, jour et nuit, depuis sa nomination à l'armée d'Italie. « Les ennemis passent le Pô, y disait-il (p. 277-278); je crois qu'il vaut mieux garder les lignes. Je finis vous priant d'assurer le Roi que je meurs son très humble et fidèle sujet et serviteur, sans autre desir que celui de sa gloire. Il s'élève un grand capitaine avec M. le duc de la Feuillade, entendu, pénétrant et brave. C'est un bon général et un bon serviteur du Roi.... »

1. *Pianezza*, château sur une éminence à gauche de la Doire (ici, *Ducre*), avait été donné en dot, en 1607, à une bâtarde du duc Emmanuel-Philibert pour épouser un Simiane-Gordes qui servait ce prince. Léurs fils et petit-fils occupèrent de hautes situations à la cour de Turin; mais ce rameau ne subsista pas.

2. *Après* a été ajouté en interligne.

3. L'armée de secours avait passé le Pô le 4 septembre. Le 5, la cavalerie commandée par le transfuge Langalerie et par Visconti prit d'abord un gros convoi français, puis le château de Pianezza, pour passer la rivière le 6 et camper devant cette position, la droite à la Doire, la gauche à la Sture, devant la Vénerie. La scène qui va être racontée est donc du 6, et non du 7 avant la bataille. Aucune nouvelle n'étant arrivée à Versailles postérieurement à l'affaire du 1er, notre auteur n'est plus guidé par son *Journal de Dangeau*, où l'affaire du convoi et de la mort de Bonnelles, qui le conduisait (ci-après, p. 77),

Malgré son dépit et sa résolution, le prince se lève, s'habille à la hâte, va lui-même chez Marcin, qui dormoit tranquillement dans son lit, l'éveille, lui montre le billet qu'il venoit de recevoir, lui propose de marcher aux ennemis à l'heure même, de les attaquer, de profiter de leur surprise et d'un ruisseau difficile qu'ils avoient à passer, s'il les trouvoit déjà maîtres du château de Pianezze et en marche pour venir sur lui. La supputation du temps et du chemin n'étoit pas douteuse[1]. Saint-Nectaire, longtemps depuis chevalier de l'Ordre, et fort entendu à la guerre[2], arriva en ce moment de dehors chez Marcin ; il confirma l'avis du partisan et appuya[3] l'avis du prince; mais il étoit résolu dans les décrets éternels que la France seroit frappée au cœur ce jour même. Le maréchal fut inébranlable. Tout ce qui alloit à sortir des lignes étoit proscrit par la raison secrète que j'en ai expliquée : il maintint que l'avis étoit faux, que le prince Eugène ne pouvoit arriver si promptement sur eux, et conseilla à M. le duc d'Orléans de s'aller reposer, sans avoir jamais voulu donner aucun ordre[4]. Le prince, plus piqué et plus dégoûté que jamais, se retira chez lui, bien résolu de tout abandonner aux aveugles et aux sourds qui ne vouloient rien voir ni entendre. Peu après qu'il fut rentré dans sa chambre, les avis vinrent de toutes parts de l'approche du prince Eugène; il ne s'en

n'est enregistrée que bien plus tard (p. 205), comme dans les *Mémoires de Sourches* (p. 171, 175 et 177).

1. *Douteuses*, au pluriel, corrigé au singulier.

2. Tome XIII, p. 99. Il tombera blessé aux mains de l'ennemi.

3. *Appuya* corrige *conf[irma]*.

4. C'est alors, et non dans le conseil du 1er, que, selon un bruit public qu'on retrouve jusque dans le *Journal du commissaire Narbonne*, p. 79, Marcin aurait tiré de sa cassette l'ordre secret de la cour par lequel, en cas d'action, les généraux devaient déférer à son avis : sur quoi, le prince se retira en disant que, si l'attaque n'eût pas dû se produire le lendemain même, il serait parti, et que, restant malgré lui, il ne combattrait qu'en volontaire. Dans la version du *Parallèle*, p. 279, la « dispute fut à cheval et publique, » et le prince déclara qu'il se démettait du commandement. Voyez ci-après, Appendice II.

ébranla point. D'Estaing et quelques autres officiers généraux qui vinrent chez lui le forcèrent malgré lui de monter à cheval; il s'avança négligemment, au petit pas, le long de la tête du camp[1]. Tout ce qui se passoit depuis quelques jours avoit fait trop de bruit pour que toute l'armée n'en fût pas instruite jusqu'aux soldats. Son rang, la justesse et la fermeté de ses avis, dont les vieux soldats ne sont pas incapables d'être quelquefois bons juges, ce que plusieurs d'entre eux se souvenoient de lui avoir vu faire à Leuze, à Steinkerque, à Nerwinde[2], les faisoit murmurer

1. Ci-après, Appendice II, p. 500.

2. La bataille de Leuze se donna en 1691, première campagne du prince : « Il marchoit à la tête des gardes du corps et chargeoit les ennemis; le maréchal de Luxembourg fut forcé de se servir de toute son autorité pour l'en retirer. Rien ne put l'arrêter sur la fin de l'action : il échappa au maréchal, et, se mêlant avec les escadrons qui se rallioient, il enfonça la dernière ligne des alliés. » (*Chronologie militaire*, tome I, p. 590.) — A Steinkerque, blessé d'un coup de feu à l'épaule, il ne voulut se laisser poser qu'un léger appareil et accourut de nouveau dans la mêlée, où M. de Luxembourg, surpris par l'ennemi, avait déjà fait deux attaques sans succès, et ce furent les princes qui, avec le régiment des gardes, forcèrent le roi Guillaume à repasser les défilés. En vain le maréchal avait-il essayé d'envoyer le jeune duc à la réserve derrière Enghien; son gouverneur le marquis d'Arcy fut forcé lui-même d'insister pour qu'on le laissât un moment « voir quelque chose, » et c'est alors qu'un coup de feu traversa son justaucorps d'une épaule à l'autre (rapport du maréchal, dans les notes du *Journal de Dangeau*, tome IV, p. 146; *Gazette* de 1692, p. 427 et 438-439; *Mercure* de juin 1701, p. 365-369, et de juillet 1706, p. 416-420; lettres de Madame à son fils, 10 août 1692, dans *l'Abbé Dubois*, par le comte de Seilhac, tome I, p. 211 214, et à la duchesse de Hanovre, dans le recueil Jaeglé, tome I, p. 95-96). — A Nerwinde, nous l'avons vu (tome I, p. 248) « charger plusieurs fois à la tête de ces braves escadrons de la maison du Roi, avec une présence d'esprit et une valeur digne de sa naissance. » Voltaire a raconté (*Siècle*, p. 275) que, s'élançant pour la troisième fois, « il se trouva dans un terrain creux, environné de tous côtés d'hommes et de chevaux tués ou blessés. Un escadron s'avance à lui, lui crie de se rendre; on le saisit : il se défend seul, il blesse l'officier qui le retenait prisonnier, il s'en débarrasse. On revole à lui dans le moment, et on le dégage. » Comparez une lettre de Madame, dans le recueil Jaeglé, tome I,

de ce qu'il ne vouloit plus commander l'armée. Comme il passoit donc de la sorte à la tête des camps, un soldat de Piémont l'appela par son nom, et lui demanda s'il leur refuseroit son épée. Ce mot fit plus que n'avoient pu les officiers généraux qui l'avoient été tirer de chez lui : il répondit au soldat qu'il la lui demandoit de trop bonne grâce pour en être refusé, et, mettant à l'instant à ses pieds tant de mécontentements si vifs et si justes, il ne pensa plus qu'à secourir Marcin et la Feuillade malgré eux-mêmes. Mais il n'étoit plus possible de sortir des lignes quand bien même ils y auroient consenti : l'armée ennemie commençoit à paroître, et s'avança si diligemment, que le temps manqua pour achever les dispositions[1]. Marcin, plus mort que vif, voyant ses espérances trompées, abîmé dans les réflexions, qui n'étoient plus de saison, parut comme un homme condamné, incapable de donner aucun ordre à propos[2]. Les vuides étoient grands dans les lignes : M. le

M. le duc d'Orléans, à la prière des soldats, reprend le commandement sur le point de la bataille.

Étrange abattement de Marcin.

p. 100, les *Mémoires de Sourches*, tome IV, p. 234-235, et le *Mercure* de juin 1701, p. 369.

1. Sur cette fatale journée, voyez le *Journal de Dangeau*, p. 204-205, les *Mémoires de Sourches*, p. 170-171, la *Gazette*, p. 455-456, la *Gazette d'Amsterdam*, Extr. LXXVI, nos LXXVII-LXXX, et Extr. LXXXIII, le *Journal de Verdun*, tome II, p. 296-298 et 321-327, le recueil de Lamberty, tome IV, p. 165-173, le *Mercure* du mois, p. 296-338 et 360-368, le *Journal historique du siège*, p. 127-140, l'*Istoria* du comte Ottieri, tome IV, p. 252-262, les *Mémoires militaires*, p. 280-288 et 652-685, les *Feldzüge des Prinzen Eugen*, tome VIII, p. 251-270, etc. M. Paul Boselli a publié dans les *Atti della reale Accademia di Torino*, tome XXVII (1891-92), p. 470-505, une étude sur la bataille de Turin et sur le rôle de la duchesse de Bourgogne dans cette campagne. Les meilleures relations sont celles de l'Historien du prince Eugène et de Quincy, reproduites dans les *Mémoires militaires*. Dans les papiers du duc d'Orléans et de Dubois, nous en avons une de Saint-Frémond, adressée le 11 à M. Desmaretz; on la trouvera ci-après, p. 499. Un plan excellent est joint au *Journal historique du siège*. Il y a aussi des plans et des estampes dans la collection Hennin, nos 7049-7054 du catalogue, sans parler de l'atlas du général Pelet.

2. Dans une lettre du lendemain au Roi, le prince écrivit (*Mémoires militaires*, p. 284) : « Depuis que nous avons eu avis que es ennemis passoient la Doire, j'ai voulu avec tant d'opiniâtreté qu'on dégarnît

duc d'Orléans envoya chercher les quarante-six bataillons d'Albergotti, qui, sur cette hauteur des Capucins[1], demeuroient également éloignés et inutiles contre la place et contre le prince Eugène; mais la Feuillade, bien plus craint et obéi que le prince, avoit défendu à Albergotti de bouger, et il ne bougea malgré les ordres réitérés de M. le duc d'Orléans. Il y renvoya encore les chercher : en même temps, la Feuillade leur envoya défendre de marcher, et ils ne bougèrent encore[2]. Cependant le duc d'Orléans, pour remplir un peu les intervalles de la ligne si dégarnie, y mêla des escadrons avec les bataillons, et la fortifia en affoiblissant sa seconde ligne, comptant toujours que les quarante-six bataillons d'Albergotti alloient arriver. En attendant, il envoya hâter d'autres troupes un peu éloignées de passer un petit pont et de venir à lui garnir les lignes; mais la Feuillade, encore poussé de je ne sais quel démon, et qui sut cet ordre, s'en alla lui-même se mettre sur ce petit pont et les arrêter. La désobéissance fut telle, que, M. le duc d'Orléans ayant lui-même commandé à un

Triple désobéissance et opposition formelle de la Feuillade à M. le duc d'Orléans.

les hauteurs pour donner un combat entre la Doire et la Stura, avec toutes nos forces, ou mettre nos retranchements en sûreté contre tous leurs efforts, que M. le maréchal de Marcin fut obligé de me dire, pour m'en empêcher, que je n'avois pas le pouvoir de lever les troupes du siège, et qu'il falloit attendre les ordres de Votre Majesté. » Et à Chamillart, le même jour (p. 285) : « Je fus piqué de la résistance que je trouvai sur cela dans Monsieur le maréchal, et je l'assurai que vous étiez si vertueux, que, si je vous avois dit mes raisons comme à lui, vous auriez conseillé à M. le duc de la Feuillade de lever les quartiers. » Or, la veille du jour fatal, c'est-à-dire le 6, répondant à la lettre écrite par son neveu le 30-31 août, le Roi avait donné toute autorisation, « s'il en était besoin, » de lever le siège et de réunir les deux armées de Lombardie et de Piémont afin de tenir de près les ennemis, en prenant conseil du maréchal de Marcin et de ceux qui connaissaient le pays (*ibidem*, p. 285-286 et 687-688). Le public reprocha au prince de n'avoir pas mis le maréchal de Marcin aux arrêts, et, un siècle plus tard, Napoléon Ier, dans ses *Mémoires pour servir à l'histoire de France*, a jugé qu'il aurait dû imposer sa volonté personnelle, même contre un ordre formel, ce que Tourville eût dû faire en 1693.

1. Ci-dessus, p. 44. — 2. Voyez ci-après, p. 500.

officier qui menoit un escadron du régiment d'Anjou[1] de le faire marcher, il le refusa : sur quoi, le prince lui balafra le visage, et le fit dire au Roi[2]. L'attaque, commencée sur les dix heures du matin, fut poussée avec une incroyable vigueur, et soutenue d'abord de même. Langalerie, qui avoit fort servi le prince Eugène dans la marche, ne lui fut pas moins utile dans l'action[3] : il perça le premier, par des intervalles que le petit nombre de nos troupes laissoit ouvertes[4]. Le prince Eugène y courut avec des troupes; d'autres intervalles, où on ne put suffire, donnèrent entrée à d'autres troupes[5]. Marcin, vers le milieu du combat,

Bataille de Turin.

1. Anjou-cavalerie, l'ancien régiment de Villars, était à M. d'Alègre, qui le vendit soixante-quinze mille livres l'année suivante; il n'en avait coûté que cinquante-six en 1697, et remonta à quatre-vingt-dix mille livres en 1712, plus un pot-de-vin de quatre mille livres (*Dangeau*, tomes VI, p. 54, IX, p. 485, XI, p. 317, et XIV, p. 81 et 272).

2. « Un officier qui commandoit un escadron du régiment d'Anjou, à qui M. le duc d'Orléans commanda de faire marcher son escadron, refusa de marcher; M. le duc d'Orléans lui a balafré le visage, et a donné ordre à Saint-Léger de le dire au Roi » (*Dangeau*, p. 205; *Sourches*, p. 171; *Gazette d'Amsterdam*, n° LXXVII).

3. Le bruit commun fut en effet, comme on le voit dans le *Journal du commissaire Narbonne*, p. 80, que Langalerie persuada au prince Eugène que le duc d'Orléans ne pourrait sortir de ses lignes, et, dans les *Mémoires* apocryphes qui furent publiés en 1743, sous le nom de ce transfuge que nous avons vu passer à l'Empereur au commencement de 1706 (tome XIII, p. 334-339), l'auteur, à plusieurs reprises, lui attribue tout le mérite de la défaite de ses anciens camarades. Son rôle dans l'affaire de Pianezza, puis dans l'attaque des lignes, où il trouva devant lui la Vieille-Marine, est établi plus exactement dans les *Feldzüge des Prinzen Eugen*, tome VIII, p. 269 et 270. Il commandait la réserve de cavalerie, et l'autre transfuge Bonneval était placé à l'une des deux ailes.

4. Notre auteur fait *intervalle* du féminin.

5. La relation du comte de Muret, reproduite dans les *Mémoires militaires*, p. 656-657, porte sur cette partie de l'action. Lorsque le duc d'Orléans avait fait sa première inspection du 29 (ci-dessus, p. 41), son impression, ainsi que celle de Marcin, fut que l'étendue des lignes de circonvallation était effrayante et qu'elle eût donné tout à craindre, si le côté par où l'introduction des secours pouvait être plus aisée ne se fût trouvé inattaquable par sa situation même au débouché du pays

reçut un coup qui lui perça le bas-ventre et lui cassa les reins, et [fut] pris en même temps et conduit en une cassine éloignée[1]. La Feuillade couroit éperdu partout, s'arrachant les cheveux, et incapable de donner aucun ordre[2]. Le duc d'Orléans les donna tous, mais fort mal obéi. Il fit des merveilles, toujours dans le plus grand feu, avec un sens froid qui voyoit tout, qui distinguoit tout, qui le conduisoit partout où il avoit le plus à remédier et à soutenir par son exemple, qui animoit les officiers et les soldats. Blessé d'abord assez légèrement vers la hanche, ensuite près du poignet dangereusement et très douloureusement[3], il fut inébranlable. Voyant que tout commençoit à s'ébranler, il appeloit les officiers par leur nom, animoit les soldats de la voix, et mena lui-même les escadrons et les bataillons à la charge. Vaincu enfin par la douleur et affoibli par le sang qu'il perdoit, il fut contraint de se retirer un peu pour se faire panser[4]. A peine en donna-t-il le temps, et retourna où le feu étoit le plus vif[5]; mais

montueux (Guerre, vol. 1963, n° 313). Feuquière, qui a un chapitre spécial sur l'attaque des lignes de circonvallation dans ses *Mémoires*, tome III, chap. LXXIX, fait ressortir (*ibidem*, p. 169-170, et tome IV, p. 86-93, 153-161 et 197) les fautes commises par la Feuillade dans l'établissement de celles-ci, à peine ébauchées d'ailleurs lorsque le prince Eugène entreprit de les forcer. Quincy dit que l'on crut à une feinte pour nous faire dégarnir les Capucins et faciliter ainsi l'entrée dans Turin, et que c'est probablement cette raison qui avait porté la cour à défendre au maréchal de Marcin de sortir des lignes. Par suite, le duc de Savoie et Eugène se trouvèrent, avec trente-cinq mille hommes, devant des retranchements imparfaits et défendus seulement par huit mille hommes.

1. Ci-après, p. 65 et 70.

2. Comme Villeroy à Ramillies (tome XIII, p. 376), comme Villars à Friedlingue (tome X, p. 299), etc.

3. Dubois avait fait envoyer par M. de Vaudémont une armure de Milan à l'épreuve de la balle; aussi le prince ne fut-il touché qu'aux jointures.

4. Saint-Simon conserve la vieille orthographe : *penser*.

5. Le prince lui-même ne dit pas, dans sa lettre du lendemain (*Mémoires militaires*, p. 284), qu'il ait pu revenir au combat : « J'avois reçu au commencement un coup à la hanche, que je dissimulai; vers

le terrain, l'ordre, la discipline, tout sembloit de concert pour confondre les François. Trois fois le Guerchoys, avec sa brigade de la Vieille-Marine[1], avoit repoussé les ennemis avec beaucoup de carnage, encloué leur canon, et trois fois réparé la bataille, lorsque, affoibli par tout ce qu'il avoit perdu d'officiers et de soldats, il manda à la brigade voisine, qui le devoit soutenir, de s'avancer pour faire front avec la sienne, et l'empêcher d'être débordée par un plus grand nombre de bataillons frais qu'il voyoit venir à lui pour la quatrième fois. Cette brigade et son brigadier, desquels il faut ensevelir la mémoire, le refusèrent

Belle action de le Guerchoys, lâchement abandonné.

la fin, une seconde blessure au bras gauche me mit hors de combat, et m'obligea d'aller me faire panser. En quittant, je laissai mes ordres à Saint-Frémond pour retirer les troupes, et je passai le Pô dans ma chaise, escorté d'infanterie et de cavalerie, pour aller à Asti, nous assurer le chemin d'Alexandrie. » Selon le rapport du valet de chambre Saint-Léger, résumé dans les *Mémoires de Sourches* (p. 170), « le duc d'Orléans se tint toujours sur la ligne quoiqu'il eût déjà reçu un grand coup de mousquet à la hanche au défaut de la cuirasse, une autre légère blessure à la cuisse, et six coups de mousquet dans ses armes; mais, ayant reçu un autre coup de mousquet entre le coude et le poignet gauche, qui lui fit tomber la bride de la main, il fut obligé de se retirer. En ce temps-là, le maréchal de Marcin reçut un coup de mousquet au travers du corps, qui lui cassa les reins, et, étant tombé de cheval, il fut pris par les ennemis, qui forcèrent la ligne en cet instant, et mourut deux heures après. » On verra plus loin l'inexactitude de ce dernier détail. Mme de Maintenon écrivit à Mme des Ursins, le 26 septembre (recueil Geffroy, tome II, p. 101) : « Les héros, dans les romans, ne poussent pas la bravoure plus loin que ce que M. le duc d'Orléans a fait. Il a caché sa première blessure; il fallut céder à la seconde parce que son bras tomba. Il supporta sa douleur avec le même courage; il se fit porter, dans le dessein de marcher en avant. J'ai eu l'honneur de mander à la reine que son avis ne fut pas suivi; il est inconsolable, et toute l'armée mande que sa vie est en danger par son affliction. Le Roi lui a écrit les choses du monde les plus obligeantes; en vérité, il les mérite bien. » Voyez ci-après, p. 61.

1. C'est toujours le protégé de notre auteur et sa brigade qui ont le beau rôle, ici comme à Cassano (tome XIII, p. 95 et 98); M. d'Estaing rendit bon témoignage (Guerre, vol. 1966, n° 438) de leur conduite, mais sans le détail que nous allons avoir.

tout net[1]. Ce fut le dernier moment du peu d'ordre qu'il y eut en cette bataille; tout ce qui suivit ne fut que trouble, confusion, débandement, fuite, déconfiture. Ce qu'il y eut de plus horrible, c'est que les officiers généraux, et de tout caractère, j'en excepte bien peu, plus en peine de leur équipage et de la bourse qu'ils avoient faite[2] par leur pillage[3], l'augmentèrent plus qu'ils ne s'y opposèrent, et furent pis qu'inutiles[4].

M. le duc d'Orléans veut faire retirer l'armée en Italie. Frémissement des officiers généraux,

M. le duc d'Orléans, convaincu enfin qu'il étoit désormais impossible de rétablir cette malheureuse journée, se tourna à y laisser le moins qu'il se pourroit : il retira son artillerie légère[5], ses munitions, tout ce qui étoit au siège et aux travaux les plus avancés, songea à tout avec une si grande présence d'esprit, que rien ne lui échappa[6]. Enfin,

1. Le régiment de M. le Guerchoys était à la droite, commandée par MM. d'Estaing, de Villiers et de Senneterre. C'est par cette droite, selon la relation de Saint-Frémond (p. 655), que « le malheur arriva, encore bien que le régiment de la Vieille-Marine y ait combattu avec toute la valeur imaginable. » Le comte de Muret (p. 657) dit qu'en se retirant avec sa cavalerie, il arrêta la brigade de la Marine et d'Auvergne, la remit en bataille avec les régiments de Beauvaisis et de Berry, et ne lâcha pied qu'au bout d'une heure. On trouvera dans l'Appendice II quelques lettres d'officiers; mais aucune ne révèle quelle brigade « refusa tout net. » Serait-ce celle de Fitz-Gerald, ci-après, p. 500?

2. *Faittes*, au pluriel, dans le manuscrit.

3. « On ne sauroit dire combien il se trouva de richesses dans le camp de Turin, au quartier général, à Lucento, au Vieux-Parc, sur la montagne, et partout; car c'est principalement dans les sièges que la magnificence des généraux françois se déploie, et ils ne sauvèrent de celui-ci que leurs personnes; presque tout le reste y demeura. Les tentes, les équipages, les chevaux, les mulets, le bétail, la vaisselle d'argent, le linge et les riches habits furent laissés en butin aux soldats, aux bourgeois de la ville et aux paysans. Pilla qui voulut; on n'empêcha personne. » (Relation tirée de l'*Histoire du prince Eugène*, p. 684.) Comparez le *Journal historique du siège*, p. 145-146.

4. C'est un exemple de ce luxe des armées dont il sera encore parlé ci-après, p. 414.

5. *Legere* est en interligne.

6. En allant se faire panser, le prince donna ses ordres pour l'évacuation et pour la retraite, comme on l'a vu ci-dessus (p. 55, note), à

ramassant autour de lui ce qu'il put d'officiers généraux, il leur exposa courtement, mais avec justesse, qu'il n'étoit plus temps que de penser à la retraite et à prendre le chemin d'Italie; que, par ce parti, ils y demeureroient maîtres, enfermeroient l'armée victorieuse autour de Turin, lui empêcheroient tout retour en Italie, la feroient périr dans un pays entièrement ruiné et désolé, dans l'impossibilité d'y subsister et d'en sortir, encore moins de s'y réparer, tandis que l'armée du Roi, lui[1] fermant la communication de tout secours, se trouveroit dans un pays abondant, où ils seroient les plus forts, à portée de tout et de tout entreprendre avec temps et loisir. Cette proposition effaroucha au dernier point des esprits peu rassurés, et qui espéroient au moins ce fruit de leur désastre qu'il leur procureroit le[2] retour si desiré en France pour y porter leur argent, dont ils s'étoient gorgés à toutes mains en Italie[3]. La Feuillade, à qui tant de raisons devoient fermer la bouche, se mit si bien à combattre cet avis, que le prince, poussé à bout d'une effronterie si soutenue, lui imposa[4], et fit parler les autres. D'Estaing fut encore le seul qui appuya l'avis de l'Italie. Le débat tint du désordre de la journée, et de l'abattement où la blessure de M. le duc d'Orléans l'avoit mis. Il le finit en leur disant que le temps ni le lieu n'étoient pas susceptibles d'une plus longue dispute, que, las enfin d'avoir eu tant de raison et si peu de créance, il s'en vouloit faire croire à son tour, maintenant qu'il étoit libre, et donna l'ordre de marcher au pont et de se retirer en Italie. Il n'en pouvoit plus, son corps et son esprit s'épuisoient également; après avoir marché quelque

qui, par leurs ruses, leur audace, leur désobéissance, le forcent enfin à la retraite en France. Motif d'une si étrange conduite*.

Saint-Frémond, qui en rendit compte au ministre le 10 septembre (*Mémoires militaires*, p. 653).

1. *Luy* est en interligne.
2. Avant *le*, il a biffé un second *au moins*.
3. Ces dix derniers mots sont en interligne.
4. Faut-il supposer que *silence* ait été oublié ici par mégarde?

* La dernière phrase de cette manchette est d'une autre encre que le reste.

temps, il se jeta dans sa chaise de poste. Il continua ainsi la marche et traversa le Pô sur le pont, entendant derrière lui des officiers généraux qui murmuroient tout haut du parti qu'il prenoit, désespérés de se revoir en Italie et sans communication avec la France, qui leur tenoit si fort au cœur[1]. Ce bruit alla même si loin, surtout de l'un d'entre eux, que le duc d'Orléans, trop justement irrité, ne put s'empêcher de passer sa tête par la portière, de lui reprocher sa maîtresse par son nom, et de lui dire que, pour ce qu'il faisoit à la guerre, il feroit mieux de rester avec elle. Cette sortie fit taire chacun. Mais il étoit arrêté que l'esprit d'erreur et de vertige déferoit seul notre armée, et sauveroit les alliés. Comme on débouchoit le pont du côté d'Italie, d'Arène, major général et officier général[2], vint à toute bride de vers la tête du corps d'Albergotti : il présenta un officier à M. le duc d'Orléans, lui dit que les ennemis occupoient les passages par où il étoit indispensable de passer. Sur les questions du prince, l'officier l'assura que ce poste[3] étoit bien retranché, occupé par le régiment de la Croix blanche[4], dont, entre autres, il avoit bien

1. On trouve la même accusation jusque dans les lettres du Roi à son neveu. Voyez aussi ci-après, p. 509, la lettre de Vaudémont.

2. François de Pierre, marquis d'Arène, capitaine d'infanterie en 1666, servit sous Turenne, devint major de son régiment en 1678, fut major général de l'armée de Roussillon en 1689 et de l'armée d'Italie depuis 1690 jusqu'à la fin de la guerre, inspecteur général de l'infanterie de novembre 1691 à novembre 1693, brigadier en 1696, reprit les fonctions de major général à l'armée d'Italie en 1700, se distingua à la surprise de Crémone et fut récompensé par le grade de maréchal de camp, puis fut rétabli inspecteur général en 1703, fonctions qu'il quitta en octobre 1704 pour prendre le gouvernement d'Ivrée et du Val-d'Aoste, et fut créé lieutenant général le 26 octobre de la même année. Il passera à l'armée d'Espagne après l'évacuation et y servira sous le duc d'Orléans, enfin ira de 1710 à 1712 à l'armée de Dauphiné, sous Berwick, et mourra en 1713 (*Chronologie militaire*, tome IV, p. 587-589). — Notre auteur écrit ici ce nom *Arennes*, plus loin *Arenes* et *Araisne*.

3. De Moncalieri.

4. Ce régiment, ainsi nommé des armoiries de la maison de Savoie,

reconnu les drapeaux, et qu'il se croyoit sûr aussi d'y avoir reconnu la personne de M. le duc de Savoie. Malgré un rapport si positif, le prince, en trop juste défiance après tout ce qu'il avoit vu et entendu sur ce parti d'Italie, voulut qu'on continuât la marche, quitte à revenir si les passages se trouvoient occupés de manière à ne pouvoir forcer et[1] passer. On continua, et, en attendant, on envoya les reconnoître. Les officiers généraux n'en voulurent pas être les dupes. Le chemin vers nos Alpes étoit sans danger; ils le firent prendre, et depuis continuer à ce qu'on avoit de vivres et de munitions : tellement qu'après une demi-journée[2] de marche et des rapports des passages fort équivoques, on avertit M. le duc d'Orléans qu'il n'avoit ni vivres ni munitions, qui, ayant pris et continué la route du côté de France, lui rendoit[3] celle d'Italie impossible, que d'ailleurs on lui maintenoit toujours fermée par les ennemis. La rage et le désespoir de tant de criminelles désobéissances, pour ne pas dire de trahisons redoublées, jointes à la douleur de sa blessure et à la foiblesse où il se trouvoit, le firent retomber au fonds de sa chaise, et dire qu'on allât donc où on voudroit, et qu'on ne lui en parlât plus[4].

fut en effet envoyé par le duc Victor-Amédée, avec ceux de Saluces et de Savoie, dans le Val-d'Aoste.

1. *Forcer et* est ajouté en interligne.

2. *Demi* est en interligne.

3. *Rendoit* est bien au singulier.

4. *Dangeau*, p. 204; *Sourches*, p. 170. Comparez le *Parallèle*, p. 279-280. — Voici comment le duc lui-même raconta les faits au Roi dans sa lettre du 14 (*Mémoires militaires*, p. 287) : « Lorsqu'il n'y eut plus rien à espérer du combat, je ne pensai qu'à me rapprocher du Milanois avec l'armée, et je passai le Pô pour prendre les hauteurs de Moncalieri et me porter à Alexandrie par la plaine de Villanova-d'Asti; mais je trouvai au bout du pont d'Arène, lieutenant général, qui m'arrêta en me disant que les ennemis occupoient Moncalieri et Chieri; et, sur ce que je dis que c'étoit apparemment des paysans et de la milice, qu'il falloit chasser, il me dit qu'il y avoit un corps de troupes réglées, parmi lesquelles étoit le régiment de la Croix blanche, et que M. le duc de Savoie y étoit en personne : ce qui n'étoit pourtant pas vrai; il me présenta un officier, qui me dit en venir et y avoir

Telle est l'histoire de la catastrophe d'Italie. On sut depuis que tout le rapport de cet officier mené par d'Arène étoit entièrement controuvé[1], qu'il n'y avoit personne dans aucun passage pour disputer celui d'Italie, pas même le moindre obstacle[2], et, pour combler les regrets, l'avantage que Médavy remporta deux jours après[3], par lequel, en arrivant, M. le duc d'Orléans se fût trouvé maître absolu de toute la Lombardie, et d'acculer sans ressource le prince Eugène entre lui et la Savoie, que nous tenions : c'est ce qui combla la douleur de ce prince en arrivant à Oulx[4], au milieu des Alpes, où il étoit en sûreté entre[5] ses quar-

vu les troupes. Ainsi, ne pouvant compter ni sur la cavalerie de la droite, qu'on dit s'être retirée du côté de Chivas, ni sur l'infanterie que Muret commandoit, ni sur celle d'Albergotti, que les ennemis occupoient sur les hauteurs, je me vis dans la nécessité d'écouter ceux qui me proposoient de rassembler l'armée sous Pignerol pour profiter des magasins qu'on supposoit que M. le duc de Savoie y avoit fait faire, et des voitures que l'on pouvoit tirer aisément du Dauphiné. Si c'est un bien, dans la suite, pour le service de S. M., j'en cède l'honneur et le mérite à tout autre qu'à moi ; mais, si on ne m'avoit pas convaincu qu'il étoit impossible de faire passer l'armée jusqu'à Casal ou Alexandrie sans le secours ordinaire des vivres, et que, n'ayant presque point de cavalerie, et les ennemis en ayant un grand corps, l'armée seroit trop exposée dans cette marche, j'aurois tenté ce passage. »

1. L'auteur du *Journal historique du siège* sut (p. 140) que ce bruit d'occupation de Moncalieri par les dragons de Savoie avait fait rebrousser chemin. Quincy dit également (*Mémoires militaires*, p. 669-670) que « ce parti entraîna la perte de l'Italie pour le Roi, et fut d'autant plus fâcheux, qu'on reconnut dans la suite que le rapport étoit faux. »

2. L'ennemi vainqueur était resté sur le champ de bataille, ne pensant qu'à jouir de son succès et de la délivrance de Turin. La journée, d'ailleurs, lui avait coûté six mille tués ou blessés.

3. Ci-après, p. 80.

4. Oulx (ici, *Oulz*), qui était le chef-lieu d'une prévôté ecclésiastique dépendant de l'archevêché de Turin, se trouve à la sortie du tunnel actuel du Mont-Cenis et à l'entrée de la vallée de la *Doria riparia*, sur le versant italien. Une route conduit à Briançon par le mont Genèvre. L'armée française en retraite vint camper à Oulx le 15 septembre.

5. *Entre* est en interligne, au-dessus d'*au milieu de*, dont Saint-Simon a biffé seulement les deux premiers mots et laissé *de*.

tiers, ne pouvant passer outre par l'état de sa blessure[1].

La nouvelle de la bataille portée au Roi.

Saint-Léger, un des premiers valets de chambre de M. le duc d'Orléans[2], dépêché au Roi avec cette cruelle nouvelle, arriva à Versailles le mardi 14 septembre, avant le lever du Roi, et annonça Nancré avec le détail[3].

Désordre de la retraite sans aucuns ennemis.

L'armée, dans ce subit retour, marcha donc à colonne renversée sur Pignerol. Ce changement de disposition fit que quantité d'équipages, qui, sans le savoir, se trouvèrent à l'arrière-garde[4], furent pillés ou perdus la nuit dans la montagne[5]. Albergotti, dont, comme on l'a vu, les troupes n'avoient pas combattu, fut chargé de cette arrière-garde, et la fit très bien nonobstant la nuit et la longueur de la queue, l'embarras des défilés continuels, et la confusion de la nuit[6]. Du côté des ennemis il n'eut pas la moindre inquiétude : comblés d'une joie d'autant plus grande qu'elle étoit moins espérée, ils se contentèrent de leur

1. Ci-après, p. 70.

2. Edme Bonnet, sieur de Saint-Léger, d'une assez médiocre famille de Paris, dit l'annotateur des *Mémoires de Sourches*, avait déjà servi Monsieur, et il parvint à être gouverneur de Baugency, chevalier de Saint-Lazare, grand maître des eaux et forêts de Poitou.

3. *Dangeau*, p. 204-205 ; *Sourches*, p. 170. Saint-Léger repartit dès le 18, emportant une lettre où le Roi s'efforçait de consoler son neveu, et une autre de Madame qu'on trouvera ci-après, p. 505.

4. Dans la marche en retraite, le dispositif des colonnes est renversé : les convois marchent autant en avant que possible, et l'avant-garde primitive devient l'arrière-garde.

5. Madame se trouva toute soulagée lorsque Dubois lui eut écrit que l'équipage et la vaisselle d'or de son fils avaient échappé au désastre.

6. Arrivé le 9 sous Pignerol, il écrivit dès le lendemain à Chamillart pour lui rendre compte de sa retraite avec quarante escadrons et quarante-sept bataillons, et pour demander ce gouvernement de Valenciennes qu'il n'avait pu avoir à la mort de son oncle Magalotti (tome XII, p. 453), et qui vaquait par la mort du maréchal de Marcin. Sa lettre est dans l'Appendice des *Mémoires militaires*, p. 655-656, suivie de celle du comte de Muret, qui, faisant la même retraite, perdit, comme Albergotti, tout son équipage à l'exception de son cheval personnel. Suivant la relation de l'*Histoire du prince Eugène*, Albergotti était de ceux qui voulaient se diriger sur le Milanais, et il ne consentit à suivre le prince à Pignerol que sur un ordre signé de sa main.

succès, qu'ils avoient encore[1] peine à croire. Leur armée n'en pouvoit plus : elle n'eut donc garde de songer à troubler la retraite[2]. On a vu que l'artillerie, les munitions, et tout ce qui étoit dans les postes les plus avancés du siège avoit été entièrement retiré, sans aucun obstacle[3]. On a su positivement depuis que le prince Eugène avoit tout à fait pris le parti de cesser l'attaque et de faire sa retraite, si le Guerchoys eût soutenu la quatrième et dernière charge dont j'ai parlé[4], à laquelle il succomba et fut pris par l'insigne lâcheté[5] du brigadier et de la brigade qui refusa de le secourir. On sut encore que Turin n'avoit pas pour plus de quatre jours de poudre[6]. Enfin rien [ne] manqua pour les transporter de la joie la plus complète, et Chaîne nous de la plus cuisante douleur[7]. Il ne fallut pas moins

1. Il a écrit, par mégarde : *encre*.

2. Eugène et le duc de Savoie, après avoir parcouru le camp français et rétabli l'ordre, entrèrent en triomphe dans Turin, entendirent un *Te Deum* à la cathédrale, puis se rendirent chez le comte de Thaun, « qui leur donna un souper bien plus magnifique qu'on ne pouvoit l'attendre dans une ville assiégée depuis quatre mois; mais aussi elle ne l'étoit plus, et le camp abandonné des ennemis pouvoit, seul, fournir assez de délicatesses pour cette table et pour un grand nombre d'autres » (*Mémoires militaires*, p. 683). Le lendemain, Langalerie fut détaché sur les fuyards et les poussa jusque sous Pignerol. Voyez le *Journal historique du siège*, p. 141-142.

3. On eut la précaution de faire sauter les dépôts de munitions.

4. Ci-dessus, p. 55. — 5. Ici, l'écriture change.

6. Ci-dessus, p. 43. La dernière poudre de la place fut employée aux salves du *Te Deum*. Le comte de Thaun ne se soucia plus de le cacher; mais, jusqu'alors, on l'avait ignoré. On croyait seulement qu'il y en avait peu, et l'on craignait qu'elle ne vînt à manquer, si le siège durait encore quelque temps.

7. Voyez les lettres du prince de Saxe-Gotha, du duc de Savoie, du baron de Hohendorf, du prince d'Anhalt-Dessau et d'Eugène, dans la *Gazette d'Amsterdam*, Extr. LXXVII, n°s LXXIX et LXXXI, le compte rendu des réjouissances faites en Angleterre, n° LXXX, et le journal de l'armée victorieuse, Extr. LXXXII-LXXXIV. Les Turinois offrirent à M. de Thaun une épée enrichie de diamants et un brevet de bourgeoisie. Le général Vaubonne, en revenant de Vienne, rapporta aussi à Eugène une épée de grand prix. On déposa son armure à l'*Armeria reale* de Turin, et

des causes du désastre devant Turin et de ses suites.

qu'un enchaînement de miracles pour produire un si grand effet, dont un seul manqué, et lequel de tous que ce pût être, emportoit la ruine de l'entreprise. Vendôme, comme on l'a vu, en eut le premier déshonneur[1], que Marcin consomma, et que la Feuillade combla. Le siège mal enfourné pour les attaques, languissamment poussé par les folles courses de la Feuillade; les rivières, et le Pô passé par la négligence de Vendôme; l'obstacle du Taner, qui étoit invincible, méprisé par Marcin pour le faux intérêt de la Feuillade; la folie de se mettre dans des lignes mal faites, imparfaites, la plupart à peine tracées, et d'une étendue à ne les pouvoir garder[2]; l'opiniâtreté de ne vouloir pas aller[3] au-devant des ennemis, sur ce château de Pianezze, harassés, et qu'on y auroit surpris dans l'embarras de passer un ruisseau difficile; le servile succès de ce conseil de guerre; l'inutilité de quarante-six bataillons, c'est-à-dire d'une armée entière, et pour le siège, et pour la garde des lignes, et pour le combat; la triple désobéissance de la Feuillade pour arrêter ces troupes aux Capucins malgré deux ordres exprès de M. le duc d'Orléans, et la troisième d'avoir arrêté d'autres troupes sur ce petit pont, que ce prince avoit envoyé chercher en diligence pour garnir ses lignes; l'insigne confiance de Marcin, et son opiniâtreté jusqu'à l'instant de l'arrivée du prince Eugène; tout cela conduit par le seul intérêt de la Feuillade de ne partager pas sa conquête avec M. le duc d'Or-

plus tard, en 1717, Victor-Amédée fit ériger sur la colline de la Superga, où il s'était tenu avant la bataille, et en souvenir d'un vœu qu'il y avait fait, le monument où les princes de sa maison continuent à se faire inhumer. On y célèbre l'anniversaire de la levée du siège. La Vierge aurait été faite à l'image de Mme la duchesse de Bourgogne.

1. Mme de Maintenon, pour flatter Chamillart, rejeta toute la faute sur Vendôme, comme, plus tard, elle accusa celui-ci de s'être livré à Alberoni, afin de déshonorer le duc de Bourgogne (Geffroy, *Madame de Maintenon*, tome II, p. 200).

2. Napoléon Ier a contesté qu'il y eût obligation de sortir des lignes,

3. *En* surchargé en *aller*.

léans, et la crainte de Marcin, subjugué par le gendre, de déplaire au beau-père[1]; enfin[2], pour dernier coup, la lâcheté si punissable de ce refus de secours à le Guerchoys et à sa brigade, qui fut le dernier assommoir[3] qui détermina la victoire d'une part, le désordre et la fuite de l'autre : voilà la chaîne de tant d'incroyables miracles pour la délivrance de Turin. Après, pour la retraite, la révolte, l'intérêt lâche et pécuniaire des officiers généraux, la supposition de d'Arène ou de son officier, l'envoi clandestin des vivres et des munitions par les Alpes pour rendre toute autre retraite impossible, un concert continuel de mauvaise foi, de désobéissance, pour ne pas dire de trahison, ce sont d'autres miracles qui sauvèrent l'Italie, Turin dans les suites, et l'armée victorieuse, qui seroit périe avec la place faute d'issue, de vivres et de secours. A tout cela, qui peut méconnoître la main de Dieu toute-puissante, mais qui peut douter du crime de ceux de nos François qui en ont été les agents[4]?

1. Voyez ci-dessus, p. 48, note, la lettre qu'il écrivit à Chamillart la veille de la bataille. Michelet, s'inspirant d'un mot de Duclos, a admis comme un bruit grave, mais « infiniment vraisemblable » (*Histoire de France*, tome XIV, p. 183-185), que « Marcin, ami et confident de Mme de Maintenon, apportait (devant Turin) la pensée des dames, ses craintes à elle, et surtout celles de la duchesse de Bourgogne : la première n'aurait pas aimé une victoire du duc d'Orléans, la seconde aurait craint une bataille rangée où l'on aurait peu ménagé son père. » Et il ajoute : « Les dames y sont les Parques; de leur main délicate elles font la destinée. » Voltaire, au contraire, avait déclaré (*Siècle*, p. 368) que la félonie mise « par presque tous les historiens » au compte de Mme de Maintenon et de la Feuillade, est « un de ces bruits populaires qui décréditent le jugement des nouvellistes, et qui déshonorent les histoires. » En fait, la lettre que la duchesse de Bourgogne avait écrite, le 3 mai précédent, à sa mère, reproduite dans notre tome XIII, p. 609, et ci-après, aux Additions et corrections, témoigne d'un ardent désir de voir son père terminer la lutte par une paix honorable, sans rien plus.

2. La première lettre d'*enfin* surcharge *l*[*a*].

3. Ce substantif, relevé par Littré, est ajouté en interligne, au-dessus de *coup*, biffé. Comparez, ci-après, p. 265, « un mot *assommant* ».

4. *Agents* est en interligne, au-dessus de *causes*, biffé. — Les alliés

Marcin, gagnant cette cassine éloignée où il fut conduit, demanda une seule fois si M. le duc d'Orléans étoit tué. Arrivé là avec un aide de camp et deux ou trois domestiques, il envoya chercher un confesseur, dicta quelque chose sur ses affaires, mit dans un paquet pour M. le duc d'Orléans la lettre que ce prince avoit écrite[1] au Roi contre lui, et qu'il lui avoit lue et confiée pour l'envoyer lui-même[2], ne voulut plus ouïr parler que de Dieu, et mourut dans la nuit[3]. On trouva parmi ses papiers des misères

Mort de Marcin prisonnier; son extraction, son caractère.

virent aussi une faveur insigne du ciel dans leur succès inespéré : *Gazette d'Amsterdam*, Extr. LXXVIII.

1. *Ecrit*, dans le manuscrit. — 2. Ci-dessus, p. 47, et Add. et corrections.

3. *Sourches*, p. 180; *Mercure* d'octobre, p. 172-179. Dangeau ne dit mot de cette mort. Voltaire (*Siècle de Louis XIV*, p. 371) raconte avoir su d'un témoin oculaire, l'Anglais Paul Methuen, que Marcin, étant pris, lui dit : « Croyez au moins, Monsieur, que ç'a été contre mon avis que nous vous avons attendus dans nos lignes. » Et Voltaire ajoute qu'en effet le maréchal, en prenant congé du Roi, avait représenté la nécessité d'aller à l'ennemi en cas qu'il vînt au secours de Turin, mais que Chamillart avait obtenu qu'on attendrait la bataille, au lieu de la présenter, et que Marcin, dans le conseil de guerre du 1er septembre, n'avait fait que se conformer à cette décision. Voltaire dit encore que Marcin mourut après avoir été amputé d'une jambe par le chirurgien du prince Eugène; mais le *Journal historique du siège* raconte cette mort tout autrement (p. 144-145), et plus en conformité avec notre texte. Porté dans une pauvre maison proche du champ de bataille, et protégé par une garde que le vainqueur y avait mise, mais non amputé, Marcin dictait une lettre pour la cour de France, lorsque l'explosion d'un dépôt de poudre voisin remplit la maison d'une épaisse fumée et l'étouffa. L'historien du prince Eugène ajoute : « On lui a fait dire en mourant que, si quelque chose pouvoit effacer en son cœur le regret de la vie, c'étoit de ne pas survivre à la gloire des armes du Roi son maître. Je doute du fait; ce sentiment n'étoit point assez digne du maréchal de Marcin.... » — Les lettres que celui-ci dicta dans ses derniers moments, et qu'il signa d'une main défaillante, furent envoyées par son premier secrétaire, nommé du Chesnay, et elles sont au Dépôt de la guerre, vol. 1966, nos 391-393 : il suppliait le Roi et Chamillart de faire acquitter les dettes qu'il avait contractées pour les deux dernières campagnes. Il mourut, dit le secrétaire, « en héros chrétien, » deux heures après avoir dicté ces lettres, vers la fin de la nuit du 7 au 8, inhumé dans la cathédrale de Saint-Jean, avec une belle épitaphe.

innombrables, et un amas de vœux plus que surprenant[1], un désordre immense[2] dans ses affaires, et des dettes que six fois plus de bien qu'il n'en avoit n'eût jamais payées[3]. C'étoit[4] un extrêmement petit homme, grand parleur, plus grand courtisan, ou plutôt grand valet, tout occupé de sa fortune, sans toutefois être malhonnête homme[5], dévot à la flamande, plutôt bas et complimenteur à l'excès que poli, cultivant avec un soin[6] qui l'absorboit tous ceux qui pouvoient le servir ou lui nuire, esprit futile, léger[7],

1. Est-ce une allusion à cette autre lettre qu'il avait confiée à son confesseur, la veille de la bataille, pour être remise, s'il succombait dans cette campagne, et qu'on a insérée dans les *Mémoires militaires*, p. 277-278? Il disait à Chamillart : « Depuis que j'ai reçu les ordres du Roi, que vous m'avez envoyés, pour passer en Italie, je n'ai pu gagner sur mon esprit que je ne sois tué dans cette campagne, et la mort, par un effet de la miséricorde de Dieu, se présente à moi chaque moment, et m'occupe le jour et la nuit. Depuis que je suis en ce pays, rien ne me peut assurer du contraire, que l'espérance en Dieu. » L'éditeur des *Mémoires militaires* conclut de ce texte que l'obstination de Marcin contre le sentiment du prince résulta uniquement d'un affaiblissement mental du maréchal, et non d'un ordre secret à lui donné par Chamillart. — Une note inscrite en marge ferait douter de l'authenticité de cette lettre; cependant on en trouve encore une autre au Dépôt de la guerre, vol. 1966, nº 458, écrite dans le même sens, et de la même main, à un ami. Toutes deux furent envoyées à Chamillart par le confesseur du maréchal, frère Charles de Pontivy.

2. *Immenses*, au pluriel, dans le manuscrit.

3. *N'eust* corrige *n'eussent*, et Saint-Simon, par mégarde, a biffé le pluriel de *payées*.

4. Comparez le portrait qui suit avec celui que nous avons eu déjà en 1701 et avec la notice inédite, de rédaction antérieure, donnée dans notre tome IX, appendice V.

5. Très pauvre, besoigneux, « panier percé » (tomes IX, p. 29 et 32, et X, p. 235), le Roi était venu à son secours en lui donnant le gouvernement de Valenciennes. En Espagne, nous l'avons vu refuser tout.

6. Ce *soin* corrige peut-être *suitte*.

7. Dans le *Parallèle*, p. 277, notre auteur dit : « Espèce de linotte, intriguant qui s'étoit poussé en faisant sa cour à tout ce qui étoit en quelque place ou crédit par tous moyens, qui trembloit sous les ministres, et qui sacrifia M. le duc d'Orléans, l'armée et l'Italie à la Feuillade, dans la frayeur et l'adulation de Chamillart. »

de peu de fonds, de peu de jugement, de peu de[1] capacité, dont tout l'art et le mérite alloit à plaire[2]. Il étoit moins que rien, du pays de Liège. Son père[3], qui étoit capitaine, s'avança de bonne heure au service de France, y épousa une Balsac, suivit le parti de Monsieur le Prince, dont il fut estimé, changea aisément de parti selon son intérêt, se donna aux Espagnols[4], courtisa si bien Charles II, lorsqu'il étoit à Bruxelles, qu'il en eut la Jarretière au scandale des Anglois[5], et parvint à tout dans le militaire au

1. Les deux derniers *peu de* ont été ajoutés après coup en interligne.

2. « J'aimerois bien autant qu'on ne fût pas si blèche, et qu'on n'eût pas un aussi gros bréviaire à la messe, » écrivait Louville en 1702 (notre tome X, p. 442). Au point de vue militaire, Voltaire a dit (*Siècle*, p. 349) que Marcin, « avec beaucoup d'esprit et un sens droit, » passait pour avoir « l'expérience d'un bon officier plus que d'un général. » Nous l'avons vu se distinguer ainsi à Luzzara. En religion, voici comment M. de Beauvillier le caractérisait (lettre du 17 août 1701, à Louville) : « M. de Marcin n'est point livré au parti janséniste; car il hait toute cabale et sait en gros qu'il y en a là. Ainsi ne le craignez pas sur cet article; mais, comme il n'est pas instruit en détail, instruisez-le peu à peu des faits, sans empressement et comme sans dessein, à mesure que les occasions en naîtront. Faites-le plutôt que le P. Daubenton, car, quelque honnête homme que soit un jésuite, il est moins propre à persuader sur le chapitre de jansénisme. »

3. Jean-Gaspard-Ferdinand : tome IX, p. 29-32. Les deux passages sur ce personnage semblent être une paraphrase du *Moréri*, art. MARCHIN. Voyez aussi l'article nécrologique du *Journal de Verdun*, 1700, 2e partie, p. 120.

4. Il venait de recevoir la vice-royauté de Catalogne, le 18 septembre 1651, quand Condé l'entraîna dans la rébellion : *Gazette de* 1651, p. 596, 1047-1048, 1116, 1163, 1199, 1226 et 1249.

5. « Parce [que] c'étoit un Liégeois de très peu de chose » (tome IX, p. 30). C'est par brevet du 10 mars 1657, selon Pinard, que ce Marchin fut nommé commandant de toutes les forces de Charles II sous les ordres des princes ses deux frères, et le même roi lui donna la Jarretière en février 1658. La même année, on le vit à Francfort tout disposé à servir l'empereur Léopold ou le roi de Hongrie (*Annuaire-Bulletin de la Société de l'Histoire de France*, 1886, p. 249). Son renom comme adversaire de la France était assez grand pour que, plus tard, en 1695, une de nos médailles ait célébré sa défaite par le maréchal de Créquy, le 31 août 1667, *ad fossam Burgensem*.

service d'Espagne, dans lequel il mourut d'assez bonne heure. Il ne laissa que ce fils, que sa mère éleva en France et l'y attacha. On a vu sa fortune et sa catastrophe. Il n'étoit point marié, et point vieux[1].

La Feuillade, de négligence ou de dessein, prive M. le duc d'Orléans de la communication avec l'Italie par Ivrée.

Dans une si cruelle retraite, l'armée manqua de pain, qui fut le comble de ses malheurs[2]. M. le duc d'Orléans, bien qu'outré de corps et d'esprit, étoit le seul qui songeât à tout, et qui n'étoit soulagé par personne[3]. Il s'arrêta pour attendre la queue de ses troupes et leur fournir du pain. Dès qu'il y en eut de cuit, il en fit prendre à un gros détachement, avec lequel il ordonna à Vibraye[4] de s'aller saisir[5] du château de Bard[6], passage unique qui conservoit

1. Son héritier, comme issu des Balsac, fut le marquis de Renty.

2. Voyez ci-après, p. 504-510, des extraits de la correspondance.

3. « Arrivé à Pignerol, non seulement Mgr le duc d'Orléans n'y trouva point les magasins qu'on avait annoncé y avoir été faits par les ennemis, mais le pays ne put même fournir le quart du pain nécessaire pour la subsistance d'un jour. Les troupes vécurent de grain bouilli, de viande et de fromage, et, quand on aurait pu se procurer des subsistances, il n'y avait point d'équipages des vivres. Ceux de l'artillerie étaient aussi restés devant Turin. On manquait de fonds. Les troupes étaient découragées et affaiblies au point que les plus forts bataillons de l'armée du siège n'étaient que de deux cent cinquante hommes, les autres d'environ cent cinquante, et un grand nombre encore plus faibles. Ceux de l'armée de Lombardie étaient en meilleur état ; mais aucun n'excédait trois cents hommes. Les officiers eux-mêmes, dénués de tout secours, s'absentaient sans permission, pour aller chercher du repos et du soulagement à leur misère. Dans cette malheureuse situation, S. A. R. ne vit de ressource que dans les secours que pourrait lui fournir le Dauphiné, et elle se détermina à se rapprocher de cette frontière. » (Pelet, *Mémoires militaires*, p. 293-294.) Comparez la lettre écrite d'Oulx, 21 septembre, par le prince, qui est ci-après, p. 510, et les lettres de l'intendant d'Andrezel qui sont au Dépôt de la guerre, vol. 1965.

4. Henri-Éléonor Hurault, marquis de Vibraye, lieutenant d'infanterie en 1678, colonel en 1684, brigadier en 1694, maréchal de camp en 1702, lieutenant général le 26 octobre 1704, eut en dernier lieu le commandement de Saint-Malo, et mourut le 1er janvier 1728.

5. *Saisir* est en interligne.

6. Ce château fort, à l'entrée de la vallée d'Aoste et sur le cours très

la communication et le retour en Italie par Ivrée. La Feuillade, qui s'étoit chargé de ce détail, voulut aller avec le détachement, le retarda à partir de deux jours, et n'oublia qu'à lui faire prendre le pain qui lui étoit destiné. Il fallut donc s'arrêter dès le second jour, pour en envoyer querir. Il est difficile de comprendre le dépit de M. le duc d'Orléans, qui étoit dans son lit, et qui comptoit le détachement bien loin, d'apprendre ce retardement et cet oubli du pain qui l'arrêtoit encore, et la promptitude avec laquelle il y remédia. Le pain arrivé, le détachement continua sa route; mais il ne marcha pas longtemps sans être averti que les ennemis s'étoient emparés du château et du passage de manière à n'en pouvoir être dépostés, et qu'ils l'avoient prévenu de vingt heures : tellement que ce fut au retardement de la Feuillade et à son incroyable négligence sur ce pain que ce dernier malheur fut encore dû[1]. La Feuillade n'eut donc de parti à prendre que celui de retourner sur ses pas. Peu de jours avant la bataille, il avoit fort mal traité Albergotti, qui s'étoit licencié sur la lenteur du siège à n'approuver pas les courses du général après le duc de Savoie : quelques gens se mirent entre-deux. Dès le lendemain, l'Italien, fort en peine sur Chamillart, alla chez son gendre, le prier d'oublier ce qui s'étoit passé la veille[2]. La Feuillade, arrivant de ce beau détachement à

Prises de la Feuillade avec Albergotti.

étroit de la Doire baltée, est bien connu pour avoir été pris par nos soldats en 1800, après qu'il eut arrêté pendant huit jours la marche de Bonaparte descendant du mont Saint-Bernard. — Ici, *Bar*.

1. Bard avait été occupé par les troupes de Savoie dès le 17 ou le 20 septembre. Vibraye, qui avait trois mille quatre cents hommes, trouva tout dévasté, se contenta de lever des contributions, et, repoussé par l'ennemi le 7 octobre, se retira en Tarentaise (*Gazette d'Amsterdam*, nos LXXX-LXXXVI; Guerre, vol. 1967, nos 43 et 61-63).

2. Dans la lettre déjà citée p. 45, note 5, après avoir expliqué son vote au conseil de guerre du 1er septembre, il s'excusa, « n'ayant pas été à portée d'être consulté, » de n'avoir fait qu'exécuter l'ordre de ramener ses troupes sous Pignerol, avec celles de d'Arène, et l'on a vu également (p. 61, note 6) qu'il eut soin de dégager sa responsabilité quant à la retraite sur Pignerol.

Oulx[1], y trouva M. le duc d'Orléans dans un état périlleux, qui le devint bien davantage par tous les soins qu'il se donnoit à reposer, assurer, nourrir et raccommoder ses troupes avec des peines et des dépenses extrêmes par le peu de secours qu'il recevoit de la cour, ne respirant que de rentrer en Italie[2]. La Feuillade se trouvant dans la chambre de M. le duc d'Orléans avec Albergotti et d'autres, ce prince, de nouveau outré du succès de ce détachement, ne put s'empêcher de leur reprocher à tous deux leur désobéissance à demeurer sur la hauteur des Capucins. Tous deux voulurent répondre; mais M. le duc d'Orléans, qui n'avoit pu retenir cette plainte et le reproche trop véritable qu'ils étoient causes de la perte de la bataille, et qui se sentoit assez ému pour se craindre soi-même à la réplique, les pria qu'il n'en fût pas parlé davantage. Sassenage[3] et le peu d'autres qui se trouvèrent à la ruelle du lit les en écartèrent, et les poussèrent grommelant l'un contre l'autre, et dont la voix s'élevoit à mesure qu'ils s'éloignoient du lit. Ils n'étoient pas au bout de la chambre, qu'Albergotti dit assez vivement à la Feuillade que c'étoit lui seul que ce reproche du prince pouvoit regarder, puisque lui n'avoit fait qu'obéir à ses ordres, de lui la

1. Ici, *Oulx*.

2. Un moment, on fut très inquiet de la blessure, et même, si le prince avait été en état de supporter une amputation, on lui eût coupé le bras; ce furent Chirac, qu'il avait fait venir de Montpellier pour diriger le service de l'armée, et son premier chirurgien Lardy, qui arrêtèrent la fièvre, l'inflammation et un commencement de gangrène par des bains de bras dans l'eau de Balaruc. Voyez le *Journal de Dangeau*, p. 218, 219 et 229, les *Mémoires de Sourches*, p. 184-186 et 195, la *Gazette d'Amsterdam*, nº LXXVIII et Extr. LXXIX, les articles du *Mercure*, avec lettre du prince à Mareschal, mois de septembre, p. 329-330 et 337, d'octobre, p. 347-349, et de novembre, p. 319-321, et les lettres de Madame à l'abbé Dubois, publiées dans le livre du comte de Seilhac, tome I, p. 239-244, à comparer avec les lettres au duc lui-même que contiennent les papiers de celui-ci. Courtoisement, M. de Savoie fit prendre des nouvelles de son beau-frère, et manifesta sa oie de le savoir hors de danger.

3. Le lieutenant des gendarmes du prince : tome II, p. 208.

Feuillade : sur quoi, celui-ci lui répondit net que cela n'étoit pas vrai, le poussa en même temps, et mit la main à l'épée. Albergotti, rougissant de colère, marmotta entre ses dents, et recula deux pas. Sassenage, Saint-Frémond et quelque[1] autre se jetèrent entre-deux, les tirèrent hors de la chambre, et leur demandèrent s'ils savoient en quel lieu ils étoient, et si la tête leur avoit tourné. M. le duc d'Orléans, de dedans ses rideaux, ou n'entendit pas, ou n'en fit jamais semblant. Chacun emmena son homme, fort en peine de ce qui arriveroit après; mais il ne se passa rien entre eux en aucun temps. La valeur d'Albergotti ne fut jamais douteuse[2]; mais il étoit Italien, et la Feuillade étoit le gendre bien-aimé de Chamillart, qui ne laissa pas, quoique fort brave aussi, d'être fort aise[3] que l'autre se montrât si bonne personne[4]. Cette aventure ne laissa pas de leur faire grand tort à tous deux, non sur la valeur, car leurs preuves étoient faites et complètes, mais sur l'honneur : à l'un, d'avoir osé démentir une vérité trop connue à toute l'armée, et qui en avoit été la perte dans le temps de la bataille; à l'autre, de l'avoir avalé et digéré si doux[5]. Cependant la Feuillade, hors de soi de tant d'af- Désespoir

1. Le premier *q*, écrit d'abord avec l'abréviation ordinaire de *que*, a été corrigé en *quel*.

2. Haut, dur et plein d'humeur, mais actif, valeureux et ayant beaucoup d'acquis, dit Fénelon.

3. *D'estre fort aise* est en interligne.

4. Il est parlé de ces discussions dans le récit de Quincy, p. 179-180, mais sans tous les détails que nous avons ici, et il n'y en a pas un mot dans le *Journal de Dangeau*.

5. La Feuillade écrivit tout de suite, le 11 et le 15, à son beau-père (recueil Esnault, tome II, p. 130 et 132) : « Vous ne pouvez imaginer à quel point la noirceur de vos ennemis a été et ce qu'Albergotti a remué contre vous et contre moi. C'est de M. l'abbé Dubois dont il s'est servi, en me faisant toujours beaucoup d'honnêtetés en apparence, malgré les insultes que je lui ai faites. » — « Ne me refusez pas la satisfaction d'employer votre crédit pour que le plus perfide des hommes, qui est M. d'Albergotti, n'ait pas le plaisir de surprendre S. M. après avoir été cause d'un malheur qui couvre de honte la France. » Au reçu de ces lettres, le ministre répondit par une semonce des plus dures

Feint ou vrai de la Feuillade.

freuses sottises entassées, dépêche un courrier à Chamillart, lui envoie la démission de son gouvernement de Dauphiné, et lui mande qu'il est indigne de son estime, des grâces du Roi, et de voir le jour[1]; le lendemain, obtient permission de M. le duc d'Orléans de s'en aller à Antibes profiter de l'occasion de quelques[2] bâtiments qui passoient à Gênes, pour se rendre de là auprès de Médavy, et là[3], servant sous ses ordres et se mettant à tout, se rendre digne qu'on oubliât ses fautes[4]. Chamillart, toujours également affolé de son gendre[5], lui renvoya son courrier et sa démission, qu'il s'étoit bien gardé de montrer, le caressa par sa réponse, l'encouragea, et lui remit la cervelle. Ceux qui surent cette désespérade[6] ne doutèrent pas qu'elle ne

pour Albergotti, en l'accusant d'avoir contribué à retenir et empêcher l'exécution des mouvements proposés par le prince (Guerre, vol. 1966, n° 455, minute du 23 septembre). De son côté, Albergotti s'était fait autoriser à passer à l'armée de Flandre; mais le duc d'Orléans écrivit qu'il lui était nécessaire pour sa connaissance du pays et de l'infanterie, et le Roi retira l'ordre primitif (vol. 1967, n°s 57 et 107).

1. Sa lettre, datée du 9, est restée dans les papiers particuliers du ministre, et elle a été publiée dans le recueil de l'abbé Esnault, tome II, p. 129-130 : « Je gémis, mon cher beau-père, pour le Roi, pour la France et pour vous. Les décrets de Dieu sont immuables, et sa main est quelquefois bien pesante. Je suis honteux de vivre, quoique je n'aie rien à me reprocher. Je ne porterai de ma vie épée, et j'espère vous embrasser incessamment. Je me démets du gouvernement de Dauphiné, sur lequel je demande à S. M. de m'accorder vingt-quatre mille francs de pension à cause du mauvais état où vous savez que sont mes affaires. J'aurai plus de bien qu'il ne m'en faut pour entretenir des regrets jusqu'à la mort. » C'est bien le sens, sinon les termes rapportés par Saint-Simon, qui a dû connaître cette lettre entre les mains de Chamillart. Dangeau n'en a rien su.

2. *Quelque* n'a pas le pluriel. — 3. *Là* surcharge une *s*.

4. Ceci fut su à la cour, et Dangeau le rapporte à la date du dernier septembre. Voyez ci-après, p. 94.

5. Voyez ci-après, aux Additions et corrections, une citation de lettre du ministre.

6. *A la désespérade*, emprunté à l'italien ou à l'espagnol, signifie « à la manière d'un désespéré, » et est du style familier (*Académie*, 1718).

fût un jeu pour faire pitié à son beau-père et au Roi même, qu'il comptoit bien qu'il ne sauroit rien de sa démission, au moins qu'à coup sûr pour lui. En même temps M. le duc d'Orléans reçut des réponses et des ordres favorables à son desir de repasser en Italie[1]. Il étoit tenu à Chamillart, content d'avoir humilié la Feuillade, à la vérité content à bon marché : il lui envoya un courrier pour lui apprendre les ordres qu'il venoit de recevoir, l'empêcher de s'embarquer, et le faire revenir à Briançon, où il alloit dès qu'il pourroit être transporté, et repasser avec l'armée, plutôt que s'en aller seul et devant par Gênes. La Feuillade, ravi de se voir moins mal avec ce prince qu'il n'avoit lieu de le croire, ne se le fit pas dire deux fois, et s'en alla à Briançon[2]. Ce fut où Bezons joignit M. le duc d'Orléans[3]. Il avoit commandé sous lui la réserve, puis avoit été mis par le Roi auprès de lui lorsqu'il avoit commandé la cavalerie[4]. M. le duc d'Orléans avoit pris de l'estime et de l'amitié pour lui. Il servoit cette année sur les côtes de Normandie parce que sa santé ne lui avoit pas permis mieux[5]. M. le duc d'Orléans le demanda au Roi, qui le lui accorda, et Bezons, en meilleure santé et flatté

Origine de l'amitié de M. le duc d'Orléans pour Bezons, qui le demande. Bezons le joint venant des côtes de Normandie.

1. Lettre de Chamillart, 18 septembre, publiée dans les *Mémoires militaires*, p. 296-297; lettres du Roi et de Chamillart, 21 et 30 septembre, vol. Guerre 1966, n°s 449, 452, 490 et 491; extraits de la correspondance, ci-après, p. 507 et suivantes. Le ministre déplorait amèrement la retraite sur Pignerol.

2. Lettre de Chamarande, vol. Guerre 1966, n° 489. Ces faits sont enregistrés par Dangeau à la date du 7 octobre, p. 225. Voyez la suite p. 92.

3. Nous avons vu, en dernier lieu, M. de Bezons, nouveau lieutenant général, faire la campagne de 1704 sous le duc de Vendôme, en Italie.

4. A Steinkerque et à Nerwinde : *Chronologie militaire*, tomes I, p. 590, et III, p. 188.

5. Il est revenu après la prise de Verue, pour rétablir sa santé, et a été nommé commandant au Havre et sur les côtes, à la place de M. de Beuvron, par pouvoirs des 27 avril et 16 mai 1705, puis en haute Normandie, au gouvernement du Havre et de la Picardie jusqu'à Calais, par pouvoirs du 5 juillet 1706 : *Mémoires militaires*, tome V, p. 268; *Dangeau*, tomes X, p. 315, et XI, p. 148; *Sourches*, tome IX, p. 232; Guerre, vol. 1896, n° 588.

de ce souvenir, l'alla trouver le plus tôt qu'il lui fut possible[1].

Promptitude incroyable avec laquelle j'apprends les malheurs devant Turin.

J'étois allé passer un mois à la Ferté; j'y recevois les nouvelles d'Italie, que M. le duc d'Orléans me faisoit envoyer avec soin, et des lettres de sa main, quand il ne vouloit pas que ce qu'il me mandoit passât[2] par d'autres. J'étois donc pleinement instruit des malheurs qui s'y préparoient, et fort inquiet, lorsqu'un gentilhomme, arrivant de Rouen chez son frère tout auprès de chez moi, y vint comme nous nous promenions, Mme de Saint-Simon et moi, dans le parc, avec du monde, et nous raconta le désastre de Turin avec les circonstances exactes sur M. le duc d'Orléans, sur le maréchal de Marcin, et sur tout le reste, telles que le Roi les apprit trois[3] jours après seulement, par le courrier qui en porta la nouvelle, et moi quatre jours, par mes lettres de la cour et de Paris, sans que nous ayons jamais pu comprendre comment il étoit possible que cette triste nouvelle eût été portée avec une si extrême diligence, pour ne pas dire incroyable[4], sans que ce gentilhomme nous le voulût dire, sinon d'en fortement

1. *Dangeau*, p. 212, 19 septembre, et p. 225-227; *Sourches*, p. 181.
2. *Passassent* corrigé en *passast*.
3. *Trois* surcharge *de*[*ux*].
4. Saint-Léger arriva le 14, au matin, à Versailles (ci-dessus, p. 61); mais, le 11, Dangeau note (p. 203) qu'on « est fort étonné de n'avoir point de nouvelles de Turin depuis le 1er, » et, le 12, les *Mémoires de Sourches* disent (p. 169) qu' « on étoit dans de continuelles attentes d'avoir des nouvelles d'Italie, y ayant plus de dix jours qu'on n'en avoit reçu aucunes lettres, ce qui faisoit courir une infinité de fâcheux bruits dans le public, comme, par exemple, que le marquis de Langalerie avoit jeté du secours dans Turin.... » C'est, sans doute, un bruit analogue qui fut apporté jusqu'à la Ferté-Vidame; mais on remarquera encore ici cette tendance à voir des faits extraordinaires et merveilleux. Il fallait ordinairement de cinq à sept jours pour qu'un courrier arrivât du camp devant Turin à la cour, comme on l'a vu plus haut; ce fut le cas de Saint-Léger. A Milan, à cause de l'interruption des communications, on ne sut la bataille que le 10; elle fut connue en gros à la Haye le 14, et les correspondances de Turin parurent dans la *Gazette d'Amsterdam* le 21 et le 24.

appuyer la certitude, et sans que nous l'ayons jamais revu depuis, car il mourut fort tôt après. Je[1] fus vivement touché de ce malheur arrivé entre les mains de M. le duc d'Orléans, quoiqu'elles en fussent parfaitement innocentes. La fièvre me prit; je m'en allai à Paris sans m'arrêter à Versailles, pour éviter l'empire de sa faculté[2]. Nancré, dépêché avec le détail, y arriva presque en même temps[3]. Quoique je ne le connusse point du tout, je lui envoyai dire que j'étois hors d'état de l'aller trouver, et que je le priois de venir chez moi. Il y vint aussitôt : il avoit ordre de me voir. Nous fûmes deux bonnes heures tête à tête[4]. Il m'apprit que le Roi rendoit une pleine justice à son neveu, et me pressa de lui écrire sans nul ménagement. Je n'en eus pas besoin : le public équitable, la cour même, malgré ses jalousies, décernèrent des lauriers à sa défaite, et l'élevèrent d'autant plus que la fortune l'avoit voulu[5] abaisser. Ce fait est aussi mémorable que singulier, et je ne crois pas qu'il y ait d'exemple de tant et de si unanimes louanges dans un malheur aussi complet[6]. Tout le cri tomba sur Marcin, et, nonobstant Chamillart, sur la Feuillade.

Nancré apporte le détail de la bataille de Turin.

Quoique les ennemis, contents de leur succès, ne se fussent opposés à rien de la retraite, il est pourtant vrai que le gros canon de batterie ne put être emmené. L'abbé

1. *J'en* corrigé en *Je*.
2. De ses médecins.
3. Ci-dessus, p. 61. Parti le 10 de Pignerol, Nancré arriva à Paris le 16 au soir, le 17 à Versailles (*Dangeau*, p. 210-211 ; *Sourches*, p. 175-177). Sa lettre de créance, les lettres du prince à Chamillart et au Roi, enfin une relation de Saint-Frémond, le tout apporté par lui, sont au Dépôt de la guerre, vol. 1966, n°s 394, 395, 399 et 405. La réponse de Chamillart, en date du 18, est au n° 435.
4. Est-ce de cet entretien, ou bien des communications du prince lui-même, que sont venus les détails donnés ci-dessus sur l'affaire de Turin et non empruntés à Dangeau?
5. Avant *voulu*, notre auteur a biffé *abaissé*, et le *v* d'*avoit* surcharge un *b*.
6. Voyez ci-après, p. 90, son arrivée en cour.

de Grancey[1], premier aumônier de M. le duc d'Orléans, médiocre prêtre[2], mais fort brave et fort bon homme[3], fut tué à deux pas derrière lui[4] : sur quoi le comte de Roucy disoit que ce pauvre abbé mourroit de joie, s'il pouvoit savoir qu'il a été tué[5]. Villiers[6] et la Bretonnière[7], maré-

1. Hardouin de Rouxel, oncle de M. de Médavy : tome VIII, p. 366.

2. A en croire Madame (recueil Brunet, tome I, p. 325), il avait un « petit sérail » et des bâtards. Aussi Monsieur ne put-il obtenir pour lui l'évêché de Séez (Gazettes du P. Léonard, ms. Fr. 10265, fol. 15 v°, 4 mai 1682). Cependant il travaillait activement et fructueusement à la conversion des protestants, comme on le voit dans notre tome VI, p. 429, note 8, et dans la *Gazette* de 1685, p. 720. Le *Mercure* de novembre 1694 a publié, p. 159-163, le discours qu'il prononça en présentant le cœur de Mlle de Valois au Val-de-Grâce.

3. *Mercure* de janvier 1703, p. 147. Il s'était si fort distingué au siège de Namur, en 1692, que le Roi lui fit l'honneur, inouï jusque-là, de l'admettre à sa table, comme le racontera notre auteur. Il avait aussi assisté au bombardement de Dieppe en 1694, et, lorsque l'abbé de Pomponne apprit qu'il était au siège de Turin, il écrivit à Dubois (10 juillet 1706) : « M. l'abbé de Grancey doit être bien aise de se trouver au milieu de la guerre, dans l'ennui que lui causoit la profonde paix de notre profession. »

4. *Dangeau*, p. 209; *Sourches*, p. 171. Il subit l'amputation de la cuisse, et mourut le lendemain aux Jésuites de Pignerol, où on l'inhuma. Quoique ses multiples bénéfices produisissent une soixantaine de mille livres, ses gages mêmes du Palais-Royal étaient saisis depuis 1705 : Arch. nat., arrêts du Conseil, E 1933, fol. 160. La sœur et le frère de l'abbé s'empressèrent de réclamer leur part de sa dépouille.

5. Le même mot est rapporté en 1721 dans *les Correspondants de la marquise de Balleroy*, tome II, p. 299-300. Le portrait que nous avons déjà eu du comte de Roucy (tome III, p. 193-194) finit par cette phrase : « Son grand mérite étoient ses inepties, qu'on répétoit, et qui néanmoins se trouvoient quelquefois exprimer quelque chose. »

6. Étienne Bérault de Villiers-le-Morhier, avec qui notre auteur a fait route à l'armée du Rhin, en 1696 (tome III, p. 119-120), venait d'être promu maréchal de camp et avait servi à Luzzara, à Verue et à Cassano. Il ne fut pas tué dans la bataille, comme on le crut d'abord (*Dangeau*, p. 205; *Sourches*, p. 175), mais, tombé aux mains de l'ennemi, fut échangé en juin 1707 (*Dangeau*, p. 401), et ne mourut qu'en mai 1709, de maladie. La terre dont il portait le nom est sur l'Eure, proche de Nogent-le-Roi.

7. Gilles de Botterel, comte de la Bretonnière, mousquetaire en

chaux de camp, Bonnelles, fils de Bullion, colonel d'infanterie[1], Kercado, mestre de camp du Dauphin-étranger[2], très bon sujet, et à qui j'avois vendu ma compagnie, lui jeune cornette dans le même régiment[3], et assez d'officiers y furent aussi tués, et Mursay, lieutenant général, mourut de Mort

1671, puis capitaine de cavalerie, a fait les campagnes de Turenne et les suivantes, jusqu'à la paix de Nimègue, dans le régiment du Plessis, puis celles de 1684 et 1688 dans le régiment d'Enghien, et a été nommé, le 20 décembre 1688, lieutenant-colonel du régiment du marquis de Saint-Simon Monbléru[a]. En cette qualité, il a fait les campagnes de 1690 à 1693 en Flandre, a reçu le gouvernement de Dinan à cette dernière date, a eu une commission de mestre de camp en 1694, et le grade de brigadier en 1704. Il ne fut pas plus tué que Villiers devant Turin, et n'était pas maréchal de camp, puisqu'il n'eut ce grade qu'en 1709, pour servir jusqu'à la paix en Espagne et en Roussillon (*Chronologie militaire*, tome VI, p. 603-604). La double erreur vient encore de Dangeau; au contraire, le *Mercure* annonça qu'il était prisonnier (volume d'octobre, p. 349-352).

1. Jean-Claude de Bullion, marquis de Bonnelles, né le 5 novembre 1678, lieutenant de Roi au pays Chartrain depuis 1692, mousquetaire, puis capitaine au régiment de cavalerie du comte de Toulouse, brigadier depuis 1705, pour sa belle conduite dans l'affaire de mai où périt Vaubecourt (*Gazette*, p. 296), commandait depuis 1702, non pas un régiment d'infanterie, mais le Royal-Roussillon, où notre auteur avait débuté. Il fut tué, non pas à la bataille, mais la surveille, auprès de Pianezza, conduisant le convoi qui fut pris par les ennemis : ci-dessus, p. 48, note 3. Selon le *Mercure* (septembre, p. 365, et octobre, p. 181-197), il était attaché au comte de Toulouse, très expert en plans et en fortifications, et se comportait fort bien en Italie.

2. Claude-Hyacinthe le Sénéchal, marquis de Carcado, de la branche aînée, et cousin du chevalier mort de ses blessures quelques jours auparavant (p. 36), avait vingt-sept ans (*Dangeau*, p. 212; *Mercure* d'octobre, p. 109-112, et de novembre, p. 331-335; *Mémoires militaires*, p. 659). Il commandait le régiment de cavalerie Dauphin-étranger depuis 1699, l'ayant payé quatre-vingt-quinze mille livres, avait été fait brigadier en 1704, et était désigné pour le grade de maréchal de camp.

3. Tout ce qui précède, depuis *Kercado*, a été ajouté en interligne et sur la marge. — Notre auteur n'a pas parlé de ce Carcado lorsqu'il s'est lui-même débarrassé de sa compagnie de cavalerie pour acheter un régiment gris, en 1693, tome I, p. 282-284.

[a] Il y a eu confusion avec le régiment de notre auteur dans notre tome II, p. 153, note 3.

de Mursay de ses blessures; fadaises sur lui par rapport à Mme de Maintenon. [*Add. St-S.* 699]

ses blessures prisonnier à Turin[1]. On n'y perdit pas plus de quinze cents hommes, mais beaucoup de blessés et de prisonniers[2]. Mursay[3] étoit frère de Mme de Caylus, aussi disgracié de corps et d'esprit que sa sœur avoit l'un et l'autre charmant; il étoit donc fils de Villette, lieutenant général de mer, cousin germain de Mme de Maintenon[4], et tous sous sa protection la plus particulière[5]. Celui[-ci] étoit brave, et point mauvais officier[6], mais gauche, bête, inepte au dernier point[7]. Il avoit avec nous, en Allemagne[8], un jeune valet qui le suivoit toujours, qu'il appeloit

1. Le 6 novembre : *Dangeau*, p. 205 et 250-251. Selon les *Mémoires de Sourches*, p. 171, 180 et 217, Mursay avait été « légèrement mordu au pouce » dans la bataille, et il mourut du pourpre. Mme de Maintenon annonça cette mort à la princesse des Ursins, qui répondit par les condoléances de rigueur, particulièrement pour la sœur, Mme de Caylus. Le *Mercure* du mois publia un article, p. 327-330.

2. Les correspondants de la *Gazette d'Amsterdam* (Extr. LXXXVII, LXXXXII et LXXXIV) firent monter les pertes de l'armée française à 12 670 hommes, ou même, plus tard, à 33 000 hommes, en comprenant les déserteurs et soldats débandés; mais les pertes de matériel surtout furent énormes : deux cent cinquante pièces de canon, dont cent quatorze de batterie, cent huit mortiers, sept mille huit cents bombes, quarante-huit mille boulets, quatre-vingt-six mille quintaux de poudre, les pontons, bagages et campements, les chevaux de treize régiments de dragons, quatre mille pistoles en espèces, quarante étendards et drapeaux, trois paires de timbales, quatre portraits du Roi.

3. Tome XI, p. 164. — 4. Tome XII, p. 217.

5. La lettre écrite par Mme de Maintenon à Mme de Caylus, sur cette mort, a été publiée dans le catalogue de la collection Morrison, tome IV, p. 38-39.

6. Ses services sont dans la *Chronologie militaire*, tome IV, p. 525-527. Il avait six mille livres de pension depuis le mois d'avril 1688.

7. En 1681, lorsque sa tante (à la mode de Bretagne), après l'avoir converti au catholicisme, le fit entrer à l'académie de Bernardi pour le préparer au service, elle le jugeait ainsi : « De l'esprit et du sens, doux, bien né, plein de bonnes intentions, hardi, ambitieux, rien de mauvais qu'une grande présomption, trop occupé de lui et point des autres, questionnant toujours, parlant trop, n'aimant pas la lecture, enfin tous les défauts d'un homme qui a été admiré.... » (Recueil Geffroy, tome I, p. 125.)

8. Dans les campagnes de 1694 à 1697, qu'il fit sous les maréchaux

Marcassin, et qui se moquoit de lui à [cœur de journée[1]. C'étoit l'année que Mme la duchesse de Bourgogne vint en France[2]; il arriva à Mursay trois grands malheurs, dont il se plaignit amèrement à toute l'armée : son cheval Isabelle étoit mort, Marcassin l'avoit quitté, et sa femme n'étoit point femme d'honneur; il vouloit dire dame du palais. Marivault[3] et Montgon[4] le faisoient valoir; c'étoit une farce continuelle de le voir avec eux, leurs questions, leurs moqueuses admirations, leurs panneaux, et ses sottises. Il avoit épousé la fille du lieutenant général de Chaumont-en-Bassigny[5]; il l'avoit menée à Strasbourg, où il avoit été employé, l'hiver, de brigadier. Elle étoit laide, sotte, et

de Lorge, de Joyeuse et de Choiseul, et où il se distingua, particulièrement à un fourrage (*Chronologie militaire*, tome IV, p. 526).

1. Littré a relevé cette expression sans en bien préciser l'étymologie. *L'Académie* de 1718 ne connaissait que se *donner au cœur joie de quelque chose*, signifiant, comme la première évidemment, se donner le plaisir d'en jouir, en passer son envie. Ici, nous avons l'équivalent de « faire quelque chose *à la journée*. »

2. En 1696.

3. Hardouin de l'Isle de Marivault, entré au régiment Colonel-général de la cavalerie en 1672, devint marquis par la mort d'un frère aîné tué à Seneffe, eut un régiment de son nom en 1676, le grade de brigadier en 1693, celui de maréchal de camp en 1702, celui de lieutenant général en 1704, et, ayant été pris à Hochstedt, ne fut pas échangé avant sa mort, 15 décembre 1709, à Paris. Il avait fait toutes les campagnes, de 1689 à 1697, sur le Rhin. — 4. Tome III, p. 120.

5. Jean-Baptiste le Moine, seigneur de Villiers, chevalier de l'ordre de Saint-Michel, parent de M. de Charmont et de l'abbé de la Rochejacquelein, lieutenant général aux bailliage et présidial de l'élection de Chaumont, avait eu d'une Marcillac Marie Louise le Moine, qui épousa Mursay par contrat du 2 avril 1695 (Cabinet des titres, *Pièces originales*, vol. 1977, dossier 45 420, pièce 21; Arch. nat., Y 265, fol. 138-142; *Dangeau*, tome V, p. 174 et 177-178), apportant cinquante mille écus d'argent comptant, autant en espérance, et la nourriture chez son père, qui avait quitté Chaumont pour vivre à Paris. Mme de Maintenon enleva l'affaire en allant faire visite chez lui, à toute la famille, à ce que raconte Mme Dunoyer (lettres x et LIII, tomes I, p. 99, et III, p. 33-34). Le mariage se célébra le jour où le contrat de notre auteur reçut la signature du Roi, et, tout aussitôt, le père de Mursay convola en

dévote à merveilles; il n'y avoit qu'un ménage de gâté[1]. Elle faisoit ses dévotions fort souvent, et, la veille, vouloit coucher seule; Mursay s'en plaignoit, et rendoit compte à tout le monde du calendrier de sa femme[2]. Il prioit à manger chez lui par grades, et un homme de grade différent des conviés qui s'y présentoit quelquefois pour s'en divertir étoit sûrement éconduit, et Mursay lui en disoit la raison. Tant de fadaises, et d'un Mursay, pourront surprendre ici; mais voici pourquoi je les ai mises : Mursay étoit un espèce de la Feuillade de Mme de Maintenon; elle le croyoit un homme merveilleux; il lui rendoit compte des choses et des personnes de l'armée, elle le consultoit sur ce qu'il pensoit qu'on devoit exécuter. Il montroit souvent de ses lettres, qui marquoient en effet une confiance qui faisoit pitié[3]. Il étoit craint et ménagé, et il a souvent servi et nui à bien des gens : de là on peut juger à qui on avoit affaire, et en grande partie de ce qu'étoit Mme de Maintenon[4].

Victoire de Médavy en Italie

Le 9 septembre, c'est-à-dire le surlendemain de la bataille de Turin[5], Médavy marcha avec neuf mille hommes

secondes noces avec la jolie Mlle de Marsilly. Mursay avait dû, neuf ans auparavant, épouser la galante Rambures (tome XIII, p. 431), puis, en mars 1695, Mlle de Villefranche.

1. Au lieu de deux, si chacun s'était marié de son côté avec un conjoint moins exactement assorti comme intelligence.

2. Allusion au conte de la Fontaine, *le Calendrier des vieillards :*

> On sait qui fut Richard de Quinzica,
> Qui mainte fête à sa femme allégua,
> Mainte vigile, et maint jour fériable,
> Et du devoir crut s'échapper par là.

3. Feu M. Geffroy a publié une de ces lettres (tome II, p. 81).

4. D'ailleurs Mursay était un bon militaire, et, l'hiver précédent, il avait voulu revenir à son poste en dépit de sa santé mal rétablie. Le P. Chérot vient de lui consacrer, ainsi qu'à sa femme, pénitente de Bourdaloue, quelques pages de son livre sur celui-ci, p. 136-143.

5. *Dangeau*, p. 202, 209, 210, 212 et 213; *Sourches*, p. 171-174 et 178-180; *Gazette*, p. 456 et 467-468; *Gazette d'Amsterdam*, nos LXXVII-LXXIX; *Mercure* de septembre, p. 339-351; *Journal de Verdun*, 2e partie, p. 299-300 et 329-330; *Nouveau siècle de Louis XIV*, tome III, p. 206-

sur le prince d'Hesse, depuis roi de Suède*; Médavy chevalier de l'Ordre; autres récompenses.

au secours de Castiglione-delle-Stiviere[1], que le prince héréditaire d'Hesse-Cassel assiégeoit avec douze mille hommes, lequel a depuis été roi de Suède[2]. Il laissa huit cents hommes dans la ville, qu'il avoit prise, leva ses quartiers de devant le château, et vint au-devant de Médavy dans une belle plaine, qui, de son côté, marcha aussi à lui[3]. Notre cavalerie, débordée par celle des ennemis, fut d'abord un peu en désordre; il fut augmenté par la fuite que prirent quatre régiments d'infanterie de Milanois et de Napolitains : Ceberet[4], qui commandoit une brigade en seconde ligne, alla les remplacer sans attendre d'ordre. Médavy fit mettre l'épée à la main à toute son infanterie; elle essuya toute la décharge de l'infanterie ennemie, la chargea ensuite, et la[5] défit entièrement. La cavalerie ennemie, voyant l'infanterie défaite, s'enfuit. On leur tua deux mille hommes, on leur en prit quinze cents[6], tout leur canon, et beaucoup d'étendards et de drapeaux[7]. Mé-

207; *Mémoires de Feuquière*, tome IV, p. 30-33; recueil de Lamberty, tome IV, p. 173-175; *Mémoires militaires*, p. 299 et 701-707; *Feldzüge des Prinzen Eugen*, tome VIII, p. 285-289; Guerre, vol. 1964, n°s 34, 35, 40-42, 51-53; Arch. nat., G^{7} 559, nouvelles à la main.

1. Tome XIII, p. 348. — 2. Tome XI, p. 300.

3. Dangeau dit qu'il offrit à Médavy un combat à forces égales.

4. Claude, marquis de Ceberet, fils d'un intendant de marine et d'abord garde-marine en 1687, mousquetaire en 1690, capitaine de dragons en 1692, colonel du régiment de Ponthieu infanterie depuis 1697, était à l'armée d'Italie depuis le commencement de la nouvelle guerre. Fait brigadier et colonel du régiment du Perche aussitôt après Castiglione, il alla servir en Flandre de 1708 à 1712, puis sur le Rhin en 1713. Inspecteur général de l'infanterie en 1716, maréchal de camp en 1718, lieutenant général en 1731, il eut plusieurs commandements en chef et gouvernements dans les Flandres, et mourut à Aire le 25 avril 1756, âgé de quatre-vingt-trois ans et demi. (*Chronologie militaire*, tome V, p. 107-111.) — Ici, *Cebret*.

5. *Les* corrigé en *la*. — 6. Lisez : *2500*.

7. Comparez le rapport de Médavy lui-même, dans l'Appendice des *Mémoires militaires*. Il présente certaines différences avec le texte que notre auteur emprunte à Dangeau.

* *Dep. R. de S.* a été ajouté après coup sur un blanc.

davy y perdit aussi du monde[1] : le chevalier de Vérac[2], Grammont de Franche-Comté[3], Renepont[4], du Cheilar[5], tous quatre mestres de camp, et d'Hérouville, colonel d'infanterie, blessé à mort[6]. Outre ces prisonniers, on eut les huit cents hommes laissés dans la ville. Médavy fit passer le Mincio au prince de Hesse, et le poursuivit jusqu'à l'Adige; il lui tua encore du monde, prit[7] des traîneurs dans cette poursuite, et reprit Goito[8]. Ce fut un étrange

1. *Dangeau*, p. 210; *Sourches*, p. 174.

2. Olivier de Saint-Georges, fils cadet du marquis de Vérac que nous avons vu mourir en 1704, avait été pourvu, le 26 octobre 1704, du régiment du chevalier de Broglie; mais les généalogies ne donnent la qualité de chevalier de Malte qu'à un troisième fils, nommé Louis, qui avait péri à la Marsaille.

3. Prosper-Ambroise-François des Granges, comte de Grammont-Fallon, fils du grand bailli de Dôle et frère de la belle-fille du maréchal de Rosen, avait eu gratis de celui-ci, en 1703, le régiment de cavalerie de Montpeyroux.

4. Dominique de Pons, deuxième fils du comte de Renepont qui s'était retiré en 1704 après avoir été promu maréchal de camp, était devenu alors colonel du régiment de cavalerie de leur nom et l'avait commandé à Cassano et à Calcinato. Un de ses frères, chevalier de Malte et capitaine-lieutenant de la compagnie colonelle, périt aussi à Castiglione, et l'aîné de tous avait été tué devant la Mirandole; c'étaient des parents de Mme de Maintenon (*Sourches*, tome X, p. 182).

5. Jean-Louis de Baschi de Pignan, connu sous le surnom de du Cayla (et non *du Cheilar*), dont étaient marquis les Baschi de la branche aînée, était né le 20 octobre 1685, et avait eu récemment le régiment de la Reine, qui fut conservé à un frère cadet, tandis que ceux des trois mestres de camp qui précèdent passèrent aux lieutenants-colonels.

6. Jacques-Antoine de Ricouart, marquis d'Hérouville, baptisé le 2 février 1682 et fils d'un maître d'hôtel ordinaire du Roi, d'abord page, puis mousquetaire et lieutenant au régiment du Roi, commandait le régiment d'infanterie des Vosges depuis 1704. Il revint des suites de sa blessure, quoiqu'elle fût considérable, et servit jusqu'à la fin de la guerre, fut fait brigadier en 1719, maréchal de camp en 1734, lieutenant général en 1738, s'illustra par la défense d'Egra pendant plus de six mois, en 1743, reçut en récompense le gouvernement du fort Barraux, se retira après Raucoux, et mourut le 27 août 1760 (*Chronologie militaire*, tome V, p. 205-207).

7. Avant *prit*, il a biffé *et*. — 8. Tout cela est emprunté à Dangeau.

contraste avec Turin, et un grand renouvellement de douleur sur la retraite en France au lieu de l'avoir faite en Italie[1]. Médavy en fut fait sur-le-champ chevalier de l'Ordre[2], Saint-Pater[3] et Dillon[4], ses deux maréchaux de camp, lieutenants généraux, Grancey[5], son frère[6], qui avoit ap-

1. Aussi le Roi voulut-il charger Médavy, avec M. de Vaudémont, d'assurer la conservation du Milanais. Le duc d'Orléans, jusqu'au dernier moment, compta le rejoindre (Guerre, vol. 1964, n° 138).

2. *Dangeau*, p. 213; *Sourches*, p. 181 et 204; *Mercure* d'octobre, p. 247-249. On prétendait qu'il eût bien préféré le bâton de maréchal, comme son aïeul, dont les preuves pour l'Ordre lui servirent; la vérité est que, M. de Vaudémont l'ayant demandé pour lui, il s'en défendit modestement. La lettre du Roi lui accordant le cordon bleu et le reste de la correspondance sont dans le volume Guerre 1964, n°s 96, 130-131, 135, 206 et 220.

3. Jacques le Coustelier, marquis de Saint-Pater, neveu de Beringhen, page en 1676, servit à partir de 1677 dans Dauphin-infanterie, eut le régiment de Vivarais en 1685, le grade de brigadier en 1696, et prit part à toutes les actions de l'armée d'Italie depuis 1700. Maréchal de camp le 10 février 1704, lieutenant général le 21 septembre 1706, il sera chargé de traiter pour l'évacuation de l'Italie, et nous le verrons ensuite défendre Toulon, puis servir sous Villars et Berwick jusqu'en 1712. Il obtint le gouvernement de Schlestadt en 1727, et mourut le 18 avril 1738, à soixante-dix-neuf ans (*Chronologie militaire*, tome IV, p. 621-622).

4. Arthur, comte Dillon, venu d'Irlande, avec le régiment de son père, en 1690, l'a commandé en Catalogne pendant la dernière guerre. Il a été créé brigadier après Luzzara, maréchal de camp après la prise d'Ivrée. Il commandera de 1709 à 1712 le camp de Briançon, fera les deux dernières campagnes à l'armée du Rhin, et mourra le 5 février 1733, âgé de soixante-trois ans, à Saint-Germain-en-Laye.

5. Médavy disait d'eux, dans son rapport : « Ils ont fait ce que peu d'officiers généraux ont fait depuis longtemps, et c'est à leur bonne conduite et fermeté que la meilleure partie du gain de cette bataille est due. »

6. François Rouxel de Médavy, marquis de Grancey, né le 10 octobre 1666, et d'abord destiné à l'Église, entra aux mousquetaires en 1688, devint colonel du régiment d'infanterie de son nom en 1693, fut blessé à Luzzara et nommé brigadier le 23 décembre 1702, eut son brevet de maréchal de camp le 21 septembre 1706, continua de servir sur les frontières de Piémont jusqu'à la fin de la guerre, obtint le gouvernement général de Dunkerque en 1714, à la place de son frère,

porté la nouvelle, maréchal de camp, et Ceberet, qui apporta le détail, brigadier[1].

Sur[2] ce succès, Vaudémont rassembla ce qu'il avoit de troupes, manda à Médavy de le venir joindre avec les siennes, fit mine de vouloir défendre le Tesin[3], s'en fit fête[4] par un courrier, et manda que c'étoit pour conserver la ville de Milan, qui prétend avoir droit de se rendre sans blâme à quiconque a passé cette rivière[5]. Vaudémont ajoutoit qu'il avoit voulu envoyer Colmenero[6] rendre compte de toutes choses, mais qu'il s'étoit trouvé mal sur le point de partir[7]. Colmenero n'avoit garde de venir; il avoit été[8] gouverneur du château de Milan[9], l'étoit d'Alexandrie alors[10], et ami intime de Vaudémont. Vendôme l'avoit fort vanté au Roi[11]; c'étoit un bon officier, mais dont l'âme étoit

passa lieutenant général en 1718, succéda encore à son frère, comme gouverneur d'Argentan, en 1725, et mourut le 30 juillet 1728.

1. Sur Ceberet, voyez le *Mercure* d'octobre, p. 250-252. Il eut le régiment du Perche et une pension de mille livres sur l'ordre de Saint-Louis (*Dangeau*, p. 236 et 238).

2. Ici, l'écriture change.

3. Ou Tessin, *Ticino*, rivière venant en partie du Saint-Gothard, passant à Pavie, et se jetant dans le Pô au-dessous de Turin.

4. *Se faire fête*, faire valoir son idée, son intention, plutôt hors de propos. Ne pas confondre avec la locution *se faire de fête*.

5. *Dangeau*, p. 213; *Sourches*, p. 181. — 6. Tome VII, p. 370-371.

7. *Dangeau*, p. 214. A défaut de cet envoyé, M. de Vaudémont rendit compte de la situation par deux lettres du 17 septembre, qui sont insérées dans les *Mémoires militaires*, p. 302-307.

8. *Avoit esté* est en interligne, au-dessus d'*estoit*, biffé.

9. Il n'était que général d'artillerie, avec un brevet de gentilhomme de la chambre (juillet 1702).

10. Les cinq derniers mots sont ajoutés en interligne, et l'auteur a biffé auparavant *et qui*. — C'est en octobre 1702 que Colmenero a remplacé le frère de l'Amirante, Jean Cabrera, au gouvernement d'Alexandrie (*Gazette d'Amsterdam*, nº XCI), et Philippe V lui a donné une commanderie de l'ordre de Saint-Jacques en novembre 1705 (*Gazette*, p. 580). En outre, depuis septembre 1704, il fait fonction de directeur de l'infanterie en Milanais (Dépôt de la guerre, vol. 1786).

11. En février 1704, il est venu de nouveau en mission à Versailles (*Sourches*, tome VIII, p. 297-298).

de la trempe de celle de Vaudémont, et qui le montra bien dans la suite[1]. Toutes ces fanfaronnades de Vaudémont ne servirent qu'à amuser le Roi, qui ne se lassa jamais d'en être la dupe[2]. Le prince Eugène, entré dans Turin, et M. de Savoie, au comble de sa joie la plus inespérée de se revoir dans Turin[3], ne s'amusèrent point aux réjouissances : ils ne pensèrent qu'à profiter d'un succès inouï. Ils[4] reprirent rapidement toutes les places du Piémont et toutes celles de Lombardie que nous occupions[5]; le château de Casal fut leur dernière conquête[6]. Vaudémont et Médavy, retirés dans Mantoue, ne purent empêcher ces fruits de la bataille de Turin et de la retraite de l'armée en France. Elle étoit pourtant encore de quatre-vingt-quinze bataillons, en bon état ceux qui venoient de Lombardie, mais ceux du siège fort délabrés; six[7] régiments de dragons, mais à pied, et, à l'égard de la cavalerie, quatre à cinq mille chevaux[8].

1. Il rendit Alexandrie le 21 octobre (*Dangeau*, p. 214, 228, 243, 244, 245 et 385; *Mémoires militaires*, p. 344-345), et l'on crut d'abord que les bourgeois l'y avaient contraint; mais, six ou sept mois plus tard, on apprit que l'Archiduc lui donnait, en récompense, le gouvernement du château de Milan, qu'il conserva jusqu'à sa mort, 25 octobre 1726, et le chevalier de Quincy, dans les Mémoires que publie M. Lecestre, dit que « ce coquin de Colmenero nous trahissoit; il étoit l'espion du duc de Savoie et du prince Eugène, et l'on ne s'en aperçut qu'un an après Cassano. M. de Vendôme avoit malheureusement une trop grande confiance en lui. » Aux yeux de M. de Vaudémont, Alexandrie était le pivot principal d'un retour offensif en Italie.

2. Mme de Maintenon aussi persistait à croire en la bonne foi de ce prince (*Lettres à Mme des Ursins*, tome I, p. 48). Selon l'intendant d'Andrezel (Guerre, vol. 1965, n°s 242, etc.), il se conduisit parfaitement bien, engagea sa vaisselle pour fournir aux nécessités urgentes, et donna le bon exemple à tous. On verra ci-après, p. 89, fin de note, qu'il fut de ceux qui demandèrent la rentrée en Italie.

3. *Se*, avant *revoir*, corrige *s'y*, et *dans Turin* est ajouté en interligne.

4. *Il*, au singulier, dans le manuscrit.

5. *Mémoires militaires*, p. 308 et suivantes; Extraordinaires LXXXIII et suivants de la *Gazette d'Amsterdam*.

6. Ci-après, p. 89-90. — 7. Lisez : *dix*.

8. Ce sont les chiffres donnés par Nancré le 17 septembre : *Dan-*

Jamais bataille ne coûta moins de soldats que celle de Turin, jamais de retraite plus tranquille de la part des ennemis, ni laissée plus à choix, jamais suites plus affreuses ni plus rapides. Ramillies, avec une perte légère, coûta les Pays-Bas espagnols, et partie de ceux du Roi[1], par la terreur et le tournoiement de tête du seul maréchal de Villeroy[2], et celle[3] de Turin coûta toute l'Italie[4] par l'ambition de la Feuillade, la servitude[5] de Marcin[6], l'avarice, les ruses, les désobéissances des officiers généraux contre M. le duc d'Orléans, qui, seul, voulut et s'opiniâtra à trois reprises à se retirer en Italie, ce qui étoit libre, aisé et d'une suite victorieuse à réparer[7] plus que le malheur qui venoit d'arriver, vaincu par l'artifice et le concert de la Feuillade et des officiers généraux, pour n'en rien dire de plus, dont l'audace et les moyens furent aidés par l'épuisement et les souffrances de la blessure de M. le duc d'Orléans. On assembla fort diligemment mille mulets en Provence et en Languedoc pour M. le duc d'Orléans; on lui envoya de l'argent, des chevaux, des armes, huit mille tentes[8].

Mmes de Nancré et

Nancré retourné vers M. le duc d'Orléans, qui avoit été extrêmement mal de sa blessure, la nouvelle Mme d'Ar-

geau, p. 211; comparez les *Mémoires militaires*, p. 294. Dès le mois suivant, on s'aperçut qu'il en fallait rabattre énormément.

1. Tome XIII, p. 383.

2. Comme Marcin à Blenheim : tome XII, p. 200. — 3. La bataille.

4. Voltaire commence ainsi son chapitre XXI du *Siècle de Louis XIV* (p. 373) : « La bataille d'Hochstedt avait coûté à Louis XIV la plus florissante armée et tout le pays du Danube au Rhin, elle avait coûté à la maison de Bavière tous ses États; la journée de Ramillies avait fait perdre toute la Flandre jusqu'aux portes de Lille; la déroute de Turin avait chassé les Français d'Italie, ainsi qu'ils l'ont toujours été dans toutes les guerres depuis Charlemagne.... »

5. Au sens de servilité, qui n'était pas dans *l'Académie*.

6. Les neuf derniers mots ont été ajoutés en interligne.

7. Jusqu'à réparer.

8. Cette dernière phrase est prise encore au même article du *Journal de Dangeau*, p. 211.

genton[1] et Mme de Nancré[2], veuve sans enfants du père[3] de celui dont je viens de parler, et dans l'intimité la plus étroite avec lui[4], s'en allèrent ensemble, chacune dans une chaise de poste, le plus secrètement qu'elles purent, à Lyon, et de là se cacher dans une hôtellerie à Grenoble[5]. M. le duc d'Orléans n'y étoit pas encore arrivé : il sut en chemin cette équipée; il en fut très fâché, et leur manda qu'il ne les verroit point, et de s'en retourner[6]. Être arrivées de Paris à Grenoble, et s'en retourner bredouille, étoit chose fort éloignée de leur résolution; elles l'attendirent. Savoir sa maîtresse si près de soi et lui tenir rigueur, l'amour ne le put jamais permettre : sur les sept ou huit heures du soir, les affaires du jour vuidées et la représentation[7] finie, il ferma ses portes, s'enfonça dans son appartement, et, par les derrières d'un escalier dérobé, arrivèrent les femelles, et soupèrent avec lui et deux ou trois de leurs plus familiers. Cela dura ainsi cinq ou six jours, au bout desquels il les renvoya; et repartirent[8]. Ce voyage ridicule fit grand bruit : le public en murmura,

d'Argenton à Grenoble.

1. Elle n'est toujours que Mlle de Séry : tome XIII, p. 455-463.

2. M.-A. de la Bazinière : tomes XII, p. 427, et XIII, p. 459-461.

3. *Du père* a été ajouté en interligne.

4. *Avec luy* a été ajouté en interligne.

5. *Dangeau*, p. 229, 15 octobre : « Mlle de Séry, qui a été fille d'honneur de Madame, et que M. le duc d'Orléans honore de ses bonnes grâces depuis longtemps, a feint un voyage en Normandie, et est partie avec Mme de Nancré; on les a trouvées en deux chaises de poste sur le chemin de Lyon. On ne doute pas que leur dessein ne soit d'aller trouver M. le duc d'Orléans. On croit que ce prince ne sait rien de leur voyage. » Le 1er octobre, sa femme avait demandé, mais sans l'obtenir, la permission d'aller l'y rejoindre : *Lettres de Mme de Maintenon à Mme des Ursins*, tome I, p. 46.

6. *Dangeau*, 21 octobre, p. 233 : « Mlle de Séry a passé à Lyon; on croit qu'elle a fait ce voyage-là sans la participation de M. le duc d'Orléans, qui ne la verra point, et on prétend même qu'il lui a envoyé ordre à Lyon de retourner à Paris. »

7. L'obligation de se tenir en représentation.

8. A la cour (*Dangeau*, p. 238), on dit que le prince n'avait couché qu'une nuit à Grenoble et était allé inspecter les troupes à Chambéry,

fâché véritablement de cette tache sur sa gloire personnelle, les envieux ravis de pouvoir rompre le silence qu'ils avoient été forcés de garder, parmi lesquels Monsieur le Duc et Madame la Duchesse se signalèrent. Quelque résolution que j'eusse prise de ne lui parler jamais de ses maîtresses, il m'avoit écrit avec trop d'ouverture, dès que sa blessure le lui avoit permis, pour qu'il me le fût de demeurer dans le silence quand tout crioit si haut. Il reçut ma lettre en même temps qu'une autre que Chamillart lui écrivit de la part du Roi, qui, par ménagement, n'avoit pas voulu le faire lui-même, pour lui conseiller de renvoyer ces femmes et l'avertir du mauvais effet de leur voyage[1]. Toutes deux ne furent reçues qu'après leur départ, lequel en fut toute la réponse[2].

On ne pense plus à repasser en Italie, qui se perd.

M. le duc d'Orléans visita ses troupes le plus qu'il put dans leurs quartiers, quoique mal rétabli encore, et y répandit avec choix beaucoup d'argent. Il travailla fort à examiner ce qui étoit possible pour rentrer en Italie, et envoya Bezons, bien instruit des moyens et des difficultés, pour en rendre compte au Roi et recevoir ses[3] ordres[4]. Le

1. L'année suivante, dans une longue diatribe sur Mlle de Séry, Mme de Maintenon disait encore à la princesse des Ursins (recueil Geffroy, tome II, p. 143) que cette fille s'était mise sur un trop mauvais pied pour mériter des distinctions, que le Roi avait été obligé d'en parler à son neveu, et que « le voyage qu'elle fit à Grenoble, et la foiblesse qu'il eut d'aller s'y enfermer avec elle, détruisit tout l'honneur qu'il s'étoit acquis à l'affaire de Turin, dont le malheur tomboit sur tous les autres, et point du tout sur lui. »

2. On ne trouve point la minute de cette lettre de Chamillart au Dépôt de la guerre, mais seulement (vol. 1967, n° 130) un billet autographe que le prince lui écrivit de Grenoble, le 24 octobre, en réponse aux reproches du Roi, une lettre pour le Roi lui-même (n° 128), et (n° 134) une lettre de Nancré du même jour : ci-après, p. 90-91. Comme le dit Dangeau (p. 245-246), l'un et l'autre protestaient que tout s'était fait en dehors d'eux; mais il n'en était pas dit mot dans la lettre du prince au Roi.

3. *Ces* corrigé en *ses*.

4. Tout cela est pris au *Journal de Dangeau*, p. 235-237; comparez les *Mémoires de Sourches*, p. 205. Les lettres du prince au Roi et à

fruit de ce voyage fut de ne plus songer à faire repasser l'armée de M. le duc d'Orléans en Italie, au moins jusqu'au printemps[1]. Bezons demeura, et un simple courrier porta cette résolution finale à M. le duc d'Orléans[2], qui, malgré toutes les difficultés qu'il y voyoit lui-même, ne laissa pas d'en[3] être fort touché[4]. Pendant ce temps-là l'Italie s'en alloit par pièces : Chivas, la ville de Casal, Pavie[5], Pizzighettone[6], Alexandrie, etc.[7], s'étoient rendues au duc de Savoie ou au prince Eugène, qui étoit dans Milan, déclaré gouverneur général du Milanois[8], et qui bientôt

Chamillart, sur le projet de rentrée, se trouvent au Dépôt de la guerre, vol. 1966, nos 465, 468 *bis* et 483 (25 et 29 septembre), et vol. 1967, nos 30 et 30 *bis* (7 octobre), avec des lettres de Chamillart à M. de Saint-Frémond et du Roi au prince, nos 10 et 11 (2 octobre), et à M. de Bezons, nos 16 et 17. Le volume 1966 renferme aussi, nos 412 et 425, un « Projet pour le retour au 1er décembre, » sur lequel Chamillart a écrit cette apostille : « Projet inutil (*sic*), » et un projet de Chamlay, daté du 16 septembre. Le duc de Vendôme, en Flandre, insistait pour que l'on donnât suite à ces desseins (Guerre, vol. 1939, nos 334 et 343-344; Esnault, *Michel Chamillart*, tome II, p. 138). Un plan de M. de Vaudémont, 30 septembre, aussi pour rentrer en Italie, est dans le volume Guerre 1964, n° 130, et, plus loin, nos 171-175, sont des mémoires sur les difficultés d'exécution, et, n° 196, l'opinion du Roi.

1. *Dangeau*, p. 241, 1er et 2 novembre.

2. Dangeau dit, au contraire : « On fit repartir le dernier courrier que M. le duc d'Orléans avoit envoyé, et M. de Bezons, qui repartira incessamment, portera à ce prince les derniers ordres du Roi. » La lettre que le Roi écrivit le 27 à son neveu est publiée dans les *Mémoires militaires*, p. 339-341. Voyez ci-après, appendice II.

3. *D'en* surcharge des lettres illisibles.

4. *Mémoires militaires*, p. 343-344.

5. C'est Colmenero qui rendit Pavie : Guerre, vol. 1967, nos 40 et 41, 8 octobre. La ville de Casal capitula le 17 novembre.

6. Ici, *Pizzighiton*. Cette ville forte, au N. O. de Crémone, près du confluent du Serio et de l'Adda, avait été la première prison du roi François Ier après Pavie. Elle capitula le 29 septembre.

7. *Etc.* a été ajouté en interligne.

8. Il entra dans Milan le 25 septembre. Son placard de prise de possession est dans le volume Guerre 1964, n° 126 *bis*. Une lettre de M. de Vaudémont sur cette évacuation se trouve dans le même volume, nos 112-114; ce prince était sorti de la ville le 18.

après fut maître des châteaux de Milan[1] et de Casal[2] et de Tortone[3]. On envoya les quartiers d'hiver pour l'armée de M. le duc d'Orléans[4], et ce prince arriva à Versailles le lundi 8 novembre, sur la fin du dîner du Roi, qui avoit pris médecine et dînoit dans son lit à deux heures et demie, comme il faisoit toujours les jours qu'il la prenoit[5]. On ne peut être mieux reçu du Roi qu'il le fut, et de tout le monde[6]. Il fut voir Monseigneur aussitôt après, à Meudon, et soupa avec le Roi à l'ordinaire[7]. Dès qu'il fut, ce jour-là même, débarrassé du plus gros, j'allai chez lui. Nancré me saisit en y entrant, et, sans me donner un instant, se mit à se disculper d'avoir conseillé et machiné

M. le duc d'Orléans à Versailles.

1. Vaillamment défendu par le vieux marquis de la Florida, le château de Milan ne capitula que par ordre, le 20 mars de l'année suivante (*Dangeau*, p. 305, 321, 323 et 345; *Sourches*, p. 236, 237, 271, 277 et 317; *Gazette d'Amsterdam*, 1707, Extr. xxv-xxviii et xxxiv; Quincy, *Histoire militaire*, p. 339-344; Du Mont, *Corps diplomatique*, tome VIII, 1re partie, p. 212; Rousset, *Histoire du prince Eugène*, tome II, p. 207-209).

2. Le château de Casal se rendit le 6 décembre après une mauvaise défense (*Dangeau*, p. 262, 264 et 270-271; *Sourches*, p. 236-237; Archives de Chantilly, registre S XIII, fol. 373-383; Dépôt des affaires étrangères, vol. *Mantoue* 43, fol. 369; *Mémoires militaires*, p. 361). Cette reddition a déjà été annoncée prématurément, ci-dessus, p. 85.

3. *Et de Tortonne* a été ajouté après coup en interligne. — Ce château, beaucoup mieux défendu que celui de Casal, se rendit cependant avant lui, le 29 novembre (*Dangeau*, p. 263, 264 et 269; *Sourches*, p. 237; *Mémoires militaires*, p. 359-361 et 730-746.

4. L'état en est dans le *Journal de Verdun*, 1706, 2e partie, p. 313-315.

5. *Dangeau*, p. 244; *Sourches*, p. 208. Comparez notre tome I, p. 134-135, le *Journal de Dangeau*, p. 328, et la suite des *Mémoires*, éd. 1873, tome XII, p. 183.

6. « Il ne resta pas longtemps dans le cabinet du Roi; mais il eut sujet d'être content, puisque le Roi lui dit que, si l'on avoit suivi ses avis, les affaires auroient mieux réussi, et qu'il lui préparoit une belle armée pour prendre sa revanche à la campagne prochaine » (*Sourches*, p. 208).

7. Le 9 : *Dangeau*, p. 245. Suivant Madame, le prince ne pouvait encore remuer que le pouce et le premier doigt; au bout de quinze jours, il se trouva en état de jouer de la flûte.

ce misérable voyage de ces deux femmes. Il suivit M. le duc d'Orléans, qui me menoit dans son entresol, et voulut encore s'en laver devant moi en sa présence. Je le croyois trop sensé pour l'avoir fait; mais le monde n'en avoit pas jugé de même[1]. Ce fut alors que M. le[2] duc d'Orléans me remercia avec effusion de cœur de la franchise avec laquelle je lui avois écrit sur ce voyage; il m'avoua que, fâché d'abord, puis tenté les sachant en même lieu que lui, il avoit succombé avec les précautions que j'ai rapportées. « Et voilà, Monsieur, lui répondis-je, la sottise! » en l'interrompant. — « Il est vrai, me répliqua-t-il; mais qui est-ce qui n'en fait jamais? » Nancré sorti, et la porte fermée, nous entrâmes bien avant en matière. Je le mis au fait des choses de la cour qui le regardoient, et de l'état présent du reste, que les lettres, bien que chiffrées, n'avoient pu comporter. Lui, ensuite, me parla en gros des choses principales d'Italie, parce que, réciproquement affamés, nous ne pouvions encore tomber aux détails, que nous discutâmes depuis. Il me fit une étrange peinture des officiers généraux de son armée, telle en tous points que j'ai tâché de la rendre, mais plus affreuse encore, et des malheurs,

1. Dangeau avait écrit d'abord, le 1er novembre (p. 241) : « Il arriva un courrier de M. le duc d'Orléans, qui est à Grenoble, où on lui a donné de grandes fêtes; ce prince y a vu Mlle de Séry, et on assure qu'elle est en chemin pour revenir. » Le 9, les intéressés, Nancré ou le duc d'Orléans, lui font faire cette rectification : « Il n'est point vrai qu'on ait donné aucunes fêtes à Mlle de Séry à Grenoble, comme on l'avoit dit; elle a toujours été fort renfermée durant le peu de séjour qu'elle y a fait, et le duc d'Orléans la fit repartir dès qu'il sut, par une lettre de M. de Chamillart, que le Roi le trouvoit à propos.... Il n'étoit point vrai que M. de Nancré eût attendu à Nevers Mlle de Séry, pour la conduire dans le voyage qu'elle a fait : au contraire, il avoit fait ce qu'il avoit pu auprès d'elle pour la détourner de ce dessein-là, sachant qu'elle le faisoit sans que M. le duc d'Orléans le sût. » Tout à l'opposé de son mari, suivant un correspondant de la marquise de Balleroy (tome I, p. 10), Mme de Nancré se glorifiait d'avoir conduit Mlle de Séry : « Preuve évidente que l'honneur des dames est où elles le veulent bien mettre! »

2. *M. le* corrige *ce P[rince]*.

pour en parler sobrement, qui, entassés les uns sur les autres, avoient causé tous ceux de Turin. Il me représenta la Feuillade comme un jeune homme impérieux, enivré de présomption[1] et d'ambition sans mesure, détesté des officiers généraux et particuliers, des troupes et du pays, plein d'esprit, de valeur, de fantaisies et de vues, qui, voyant beaucoup d'abord, étoit incapable aussi de rien voir au delà de ce premier coup d'œil, de souffrir aucun avis de personne, bien loin de se rendre jamais sur rien, par conséquent incapable d'apprendre jamais d'autrui, et fort peu de soi-même, parce [que] l'action, chez lui, précédoit toujours la réflexion; brillant sans nulle solidité, dangereux à l'excès à la tête de quelque chose, se piquant surtout de savoir mieux toutes choses que les gens du métier[2]. Ce prince ajouta qu'il le croyoit perdu de la manière dont le Roi lui en avoit parlé, et dont il lui paroissoit qu'il le connoissoit. Il me dit qu'il avoit fait son possible pour pallier ses fautes encore qu'elles fussent énormes, et telles que je les ai expliquées, et qu'il ne se fût pas mis en état de le mériter, mais qu'il avoit cru devoir rendre ce change[3] à son beau-père; que le Roi l'avoit même grondé de l'avoir trop excusé, et que cet article étoit le seul sur lequel il lui eût parlé d'un air aigre et sévère. Il ajouta qu'il avoit[4] laissé la Feuillade en Dauphiné dans l'espérance que ses lettres, soutenues de ses bons offices à son arrivée, lui en conserveroient le commandement[5]; que Chamillart, qui n'osoit trop en par-

Ce qu'il pense de la Feuillade et de ses officiers généraux.

La Feuillade perdu et rappelé.

1. Madame raconte à la duchesse de Hanovre (recueil Jaeglé, tome II, p. 50) que, le prince d'Elbeuf ayant surpris un jour la Feuillade à se mirer dans une glace et à se dire à lui-même : « Je suis bien fait, les dames m'aiment. Allons, Feuilladin, Feuilladin, la Feuillade! » ce sobriquet lui en était resté.

2. Ce portrait est à rapprocher de celui que nous avons eu en 1701, tome IX, p. 311-312.

3. Faire échange de bons procédés, comme « rendre son change. »

4. L'écriture change. Avant *avoit*, notre auteur a biffé le pronom élidé *l'*, et il a ajouté *la Feuillade* en interligne, après le verbe.

5. Ces très singulières lettres, écrites de Grenoble le 24 octobre et

ler au Roi, l'avoit prié d'y insister[1], mais qu'il n'avoit osé aller trop avant là-dessus après ce que le Roi lui avoit dit, de manière qu'il étoit persuadé que la Feuillade alloit être rappelé. Diverses autres conversations semblables m'instruisirent à fond, et je ne laissai pas de l'être aussi par quelques-uns des officiers généraux et particuliers, à leur arrivée de cette armée. Il faut achever tout de suite ce qui la regarde. On ne fut pas longtemps à quitter toute pensée de retour en Italie; on ne songea plus qu'à une défensive nécessaire vers les Alpes, et à grossir l'armée d'Espagne de ce qui se tireroit de celle-ci, pour essayer d'y recouvrer quelque supériorité. Peu de jours après ce retour[2], la Feuillade reçut ordre de revenir, et Gévaudan, lieutenant général[3], de commander en sa place en Savoie et en Dauphiné, avec deux maréchaux de camp sous lui, Vallière[4] à

les 24 et 26 novembre, et restées aux mains de Chamillart, ont été publiées dans le recueil Esnault, tome II, p. 141-145. Celles du mois précédent, 26, 27 et 28 septembre, au Roi et à Chamillart, sont au Dépôt de la guerre, vol. 1966, n°s 471, 472, 486 et 487.

1. Le copiste de la correspondance du duc de Vendôme dit que certaine lettre de Chamillart à ce prince, en date du 14 septembre, tendant à excuser la Feuillade (mss. Fr. 14 177, fol. 313-314, et 14178, fol. 44), avait été écrite à l'instigation de Mme de Maintenon. Elle finissait ainsi : « Voilà un étrange dénouement à la veille de la paix! Le Roi est bien à plaindre, et je suis bien malheureux d'avoir à me défendre du public dans une conjoncture comme celle-ci. Est-ce ma faute, est-ce celle de mon gendre? Le siège de Turin n'étoit-il pas résolu avant qu'il fût en Italie? »

2. *Dangeau*, p. 253, 22 novembre. — 3. Tome XII, p. 420. Il s'était distingué devant Turin. — Ici, *Givaudan*.

4. Jean-Urbain de Vallière, soldat de fortune, servant depuis 1663 dans le régiment de Piémont-infanterie, en était devenu lieutenant-colonel en 1689. Brigadier en 1693, après avoir fait toutes les campagnes de Flandre, il était allé commander à Suse, où il s'était fait fort aimer des gens du pays. En 1703 et 1704, promu maréchal de camp, il avait eu le commandement à Chambéry à côté de Gévaudan, et il y commanda en chef depuis 1705 jusqu'en juin 1710, mais mourut le 3 juillet suivant, du chagrin de n'être lieutenant général (*Sourches*). Son fils (1667-1760) fut un des plus fameux artilleurs du dix-huitième siècle. — Saint-Simon écrit : *Valiére*.

Chambéry, et Muret[1] à Fenestrelle[2]. Quelque peu d'apparence qu'il y eût à le laisser à Grenoble, cet ordre lui fut si amer, que, pour n'omettre aucune sorte de sottise, de folie et d'audace, il se mit dans la tête de le faire révoquer, dépêcha courriers sur courriers à son beau-père, et s'y cramponna quinze jours durant, jusque-là que le Roi [fut] outré de cette lenteur à lui obéir, et Chamillart, dans le dernier embarras, ne savoit plus que devenir[3]. Enfin un dernier courrier qu'il lui dépêcha le fit partir, au grand contentement de la ville et de la province, dont il n'avoit pas acquis les

1. Jean-François Lécuyer, comte de Muret, aide de camp du comte d'Auvergne en 1683, lieutenant au régiment Dauphin en 1686, capitaine en 1689, colonel du régiment d'Albigeois en 1692 et de celui de Beauvaisis en 1699, brigadier en 1702, maréchal de camp en 1704, cordon rouge en 1707, lieutenant général en 1710, quitta le Piémont pour l'Espagne en 1711, eut une grand'croix de l'ordre de Saint-Louis en 1730, le gouvernement de Thionville en 1731, se démit en 1733, et mourut le 30 septembre 1741, âgé de près de quatre-vingts ans, dans son comté du Soissonnais (*Chronologie militaire*, tome IV, p. 667-669). C'était un allié de Mme Chamillart (*Mercure* de janvier 1708, p. 293-294). Nous l'avons vu prendre part à la bataille de Turin avec la cavalerie de Royal-Roussillon et l'infanterie de la Marine.

2. Petit village dans les Alpes, sur le Cluzon, à six lieues N. O. de Pignerol, avec une citadelle bâtie par Louis XIV. On trouve sa description, à une date un peu antérieure, dans les *Mémoires de Catinat*, tome I, p. 162-163 et 398-400.

3. Le 26 novembre, la Feuillade écrivait encore (recueil Esnault, tome II, p. 144-145) : « La lettre que Mme de Coligny m'a écrite après la visite que l'abbé de la Proustière lui a rendue..., ne m'a nullement persuadé, et vous devez être bien convaincu que rien ne me fera changer d'avis. Tout ce que je puis faire pour me sacrifier pour vous et pour votre famille, c'est d'aller joindre M. de Médavy à Mantoue, ou à Naples, en cas qu'il y soit marché, comme le bruit en court ici. Quand je serois pris en chemin, et que je fus[se] prisonnier pendant le reste de la guerre, je trouverois mon sort beaucoup plus doux que de paroître à la cour après un affront aussi marqué que celui que je viens de recevoir.... » C'est sur cette lettre que Mme de Maintenon écrivit à Mme des Ursins le 5 décembre (recueil Bossange, tome I, p. 66) : « M. de la Feuillade ne veut plus revenir ici, il propose d'aller à Naples; c'est une tête un peu extraordinaire, et qui ressemble trop à celle de son père. »

La Feuillade et le cardinal le Camus.

cœurs. Dès en y arrivant la première fois[1], il s'étoit brouillé avec le cardinal le Camus, qui, sur une mascarade assez étrange qu'il donna, fut sur le point de l'excommunier dans toutes les formes solennelles; il fallut des ordres réitérés du Roi pour l'en empêcher, et, à la Feuillade, de se conduire d'une autre sorte[2]. Il fut plusieurs jours à Paris sans oser venir à Versailles. Chamillart obtint enfin du Roi la permission pour lui de le saluer, et même chez Mme de Maintenon, pour éviter la réception publique, et par un reste de traitement de général d'armée, desquels il arriva le dernier. Le lundi 13 décembre, Chamillart, allant travailler avec le Roi chez Mme de Maintenon, l'y mena. Sitôt que le Roi le vit entrer avec son gendre en laisse[3], il se leva, alla à la porte, et, sans leur donner le temps de prononcer un mot, dit à la Feuillade d'un air plus que sérieux : « Monsieur, nous sommes bien malheureux tous deux ! » et, dans l'instant, tourna le dos. La Feuillade, de dedans la porte, qu'il n'avoit pas eu loisir de dépasser, ressortit sur-le-champ sans avoir osé dire un seul mot[4]. Jamais depuis le Roi ne lui parla. Il fut longtemps même à permettre à Monseigneur de le mener à Meudon, et à souffrir qu'il allât

La Feuillade salue le Roi; très mal reçu. [*Add. StS. 700*]

1. Il avait succédé à son père le 11 octobre 1694, comme gouverneur, et nous l'avons vu recevoir le commandement en chef en novembre 1703.

2. Comparez la notice LA FEUILLADE, dans le tome VI des *Écrits inédits*, p. 388, et voyez, dans le recueil Esnault, tome I, p. 312-315 et 324, les lettres du duc datées de février 1704. Il eut aussi des difficultés avec l'intendant Bouchu, mais sut se faire bien venir de la noblesse et du Parlement (*Dangeau*, tome IX, p. 422; *Sourches*, tome VIII, p. 269-271). La relation imprimée de son entrée dans Grenoble et de sa réception au parlement se trouve au Dépôt de la guerre, vol. 1780, n° 83 *bis*. Voyez ci-après, Additions et corrections.

3. Il écrit toujours : *lesse*, ici comme dans le tome I, p. 50, et comme ci-après, p. 367.

4. Dangeau s'est borné à dire (p. 266) : « M. de la Feuillade est de retour, et M. de Chamillart l'a présenté ce soir au Roi, chez Mme de Maintenon. » Pas un mot dans les *Mémoires de Sourches*. On a vu plus haut, p. 17, note 2, que l'authenticité de l'apostrophe tout analogue au maréchal de Villeroy n'est rien moins que prouvée.

à Marly à cause de sa femme[1]. On remarquoit qu'il détourna toujours les yeux de dessus lui. Telle fut la chute de ce Phaéton[2]. Il vit bien qu'il n'avoit plus d'espérance : il vendit ses équipages[3] ; il dit assez publiquement, oubliant apparemment qu'il avoit voulu aller sous Médavy et ce qu'il avoit dit et écrit là-dessus[4], qu'après avoir commandé les armées, il ne pouvoit plus servir en ligne de lieutenant général, et toutefois, dans cet état de disgrâce, il n'y eut sorte de moyens qu'il ne tentât, de bassesses qu'il ne fît pour se raccrocher. Il eut celle de se plaindre de son sort et de faire son apologie à chacun, qui ne s'en soucioit guères, et, après s'être fait envier et craindre, il se fit mépriser sans faire pitié. Je ne crois pas qu'il y ait eu de plus folle tête, ni de plus radicalement malhonnête homme jusque dans les moelles des os. Retournons maintenant à ce qui est demeuré en arrière pour ne pas interrompre le récit de toute cette catastrophe d'Italie, qui suivit de bien près celle de Barcelone et de Flandres[5].

Électeur de Cologne *incognito* à Paris et à Versailles.

La fantaisie avoit pris à l'électeur de Cologne d'aller voyager à Rome. Il n'avoit plus d'États à lui où se tenir, il aimoit mieux se promener que le séjour de nos villes de Flandres[6] : il arriva donc à Paris au milieu de septembre[7],

1. On le voit figurer parmi les danseurs de Marly le 6 mars 1707 (*Dangeau*, p. 314), et sa femme dans une cavalcade, le 5 août suivant (p. 429) ; de même, en 1708 (*Dangeau*, tome XII, p. 64). Cette année-là, il vendit le régiment d'infanterie qu'il avait levé en Dauphiné, et, en 1709, n'ayant pas été autorisé à suivre Monseigneur à l'armée, il semble avoir renoncé à se faire inscrire pour Marly (*ibidem*, p. 364-385).

2. Foudroyé par Jupiter pour avoir voulu conduire le char du Soleil son père. — Saint-Simon a corrigé *Phaéton* en *Phaëton*.

3. « Comme un homme qui ne songe pas à servir la campagne qui vient » (*Dangeau*, p. 271).

4. Ces dix-neuf mots ont été ajoutés après coup en interligne et sur la marge, au moment de la rédaction des manchettes.

5. On en verra la conclusion ci-après, p. 444.

6. Nous l'avons laissé mis au ban de l'Empire et établi à Lille. On sut en août (*Dangeau*, tome XI, p. 183) qu'il projetait un séjour à Rome ; c'était pour recevoir les ordres de prêtrise : ci-après, p. 257.

7. Le 13 : *Dangeau*, p. 204.

tout à fait *incognito*[1], et logea chez son envoyé[2]. Dix ou douze jours après[3], il alla dîner chez Torcy à Versailles, puis attendre l'heure de son audience dans l'appartement de M. le comte de Toulouse. Il ne voulut point être accompagné de l'introducteur des ambassadeurs[4]. Torcy le mena dans le cabinet du Roi par les derrières, suivi des trois ou quatre de sa suite les plus principaux. Les courtisans ayant les entrées, qui voulurent[5], étoient dans le cabinet avec Monseigneur et Messeigneurs ses fils. Le Roi, toujours debout[6] et découvert, le reçut avec toutes les grâces imaginables, et, en lui nommant ces trois princes, ajouta : « Voilà votre beau-frère, vos neveux, et moi, qui suis votre proche parent[7]; vous êtes ici dans votre famille[8]. » Après un peu de conversation, il le mena par la galerie chez Mme la duchesse de Bourgogne, qui le reçut debout, et qu'il ne salua point à cause de la présence du Roi, devant qui elle ne baise personne[9]. Il fut ensuite chez Madame, qui s'avança au-devant de lui dans sa chambre; elle le baisa, et causa fort longtemps avec lui en allemand.

1. Sous le nom de marquis de Franchimont, qui était une terre de son évêché de Liège.

2. C'est Maximilien-Emmanuel Simeoni, le cadet des deux barons piémontais de ce nom, venu en janvier 1702 pour prendre les fonctions d'envoyé extraordinaire de cet électeur, de qui il était conseiller privé et premier maître d'hôtel, après avoir été président électoral. L'aîné, Charles, avait eu une pareille mission en Espagne; le cadet habitait rue Richelieu, vers le boulevard.

3. Le 26 : *Dangeau*, p. 217-218; *Sourches*, p. 183; registre de Desgranges, ms. Chantilly 427, p. 236-247; *Mercure* d'octobre, p. 354-384.

4. L'*incognito* ne le permettait pas; mais on avait passé outre pour le duc de Mantoue en 1704.

5. Les *Mémoires de Sourches* citent les maréchaux de Noailles et de Boufflers, l'abbé de Polignac.

6. *Debout* est en interligne, rajouté lors du placement des manchettes.

7. La mère de l'Électeur, fille de Victor-Amédée de Savoie et de Christine de France, était par conséquent petite-fille d'Henri IV.

8. Il était frère de la feue Dauphine.

9. Dangeau, à qui tout cela est pris, dit : « Il ne la baisa point, parce que, quand le Roi est présent, personne ne la salue. »

Il vit après Mme la duchesse d'Orléans dans son lit, qui le baisa ; la visite fut courte. Il ne s'assit nulle part. De là il alla faire un tour dans les jardins, et partit de chez Torcy pour s'en retourner à Paris. Huit jours après[1], il vint de Paris entendre la messe du Roi dans une autre travée de la tribune[2], et le vit après, seul, dans son cabinet avant le Conseil. Il se promena dans les jardins jusqu'au dîner chez Torcy. Il vit ensuite Mme la duchesse de Bourgogne, qui étoit au lit; Mgr le duc de Bourgogne s'y trouva, et, contre l'ordinaire de ces sortes de visites, la conversation fut vive et soutenue, toujours debout l'un et l'autre[3]. Peu de jours après[4], il vit encore le Roi dans son cabinet, se promena dans les jardins, s'amusa dans le cabinet des Médailles[5], dîna chez M. de Beauvillier, et s'en retourna à Paris. La semaine suivante[6], il revint voir le Roi dans son cabinet avant le Conseil. Le maréchal de Boufflers lui donna à dîner[7], d'où il alla chez Mme la duchesse de Bourgogne, et y eut une longue conférence avec Mgr le duc de Bourgogne, debout, en un coin de la chambre. Avant de

1. Le lundi 4 octobre : *Dangeau*, p. 223; *Sourches*, p. 187.

2. Ce détail de place n'est pas pris à Dangeau.

3. « Ils demeurèrent toujours debout; la conversation fut fort vive, fort gaie, et la visite fort courte » (*Dangeau*).

4. Le jeudi 7 : *Dangeau*, p. 225; *Sourches*, p. 189.

5. Cette collection de médailles et raretés antiques et modernes avait été séparée de la bibliothèque proprement dite en 1684 et installée dans une pièce des appartements de Louis XIV dont Dussieux donne la description (*le Château de Versailles*, tome I, p. 212-216). Le garde en était, en 1706, l'académicien Marc-Antoine Oudinet. La série des médailles, venue principalement de Gaston d'Orléans, s'était augmentée en 1699 de celles du sieur Habert (Arch. nat., O[1] 43, fol. 318 et 319 v°), et, quelques années auparavant, elle avait été mise en ordre par Rainssant, garde en titre, et décrite par le numismatiste suisse André Morell. Elle est réunie depuis la Révolution à la Bibliothèque nationale, et son histoire vient d'être résumée par M. Babelon en tête du *Catalogue des bronzes antiques* de ce département (1895).

6. Le 13 : *Dangeau*, p. 228-229; *Sourches*, p. 193.

7. On a vu plus haut (p. 21-22) quel tort ce maréchal causa plus tard aux ducs et pairs en faisant trop de concessions aux Électeurs.

retourner à Paris, il fut voir M. le duc de Berry. De ce voyage, il changea son dessein d'aller à Rome, où, pour son rang avec les cardinaux, et pour sa personne dans la situation où il étoit avec l'Empereur, et nos troupes hors d'Italie, au corps de Médavy près, il n'auroit[1] pu être que fort indécemment. Le Roi lui prêta pour une nuit[2] l'appartement du duc de Gramont, qui étoit à Bayonne[3]. Torcy, chez qui il avoit dîné à Paris[4], le mena voir Trianon et lui donna à souper à Versailles, puis le mena par le petit degré droit dans le cabinet du Roi, où il le trouva sortant de table avec ce qui, de sa famille, y étoit à ces heures-là, privance qui[5] n'avoit jamais encore été accordée à personne, et dont il fut fort touché. Le Roi lui dit qu'il vouloit qu'il le vît au milieu de sa famille, où il n'étoit point étranger[6], et dans son particulier. Il avoit à son cou une croix de diamants très belle, pendue à un ruban couleur de feu, qu'avant souper Torcy lui avoit présentée de la part du Roi[7]. Il prétendoit pouvoir porter l'habit des cardinaux comme archichancelier de l'Empire pour

1. L'abréviation *n'* surcharge *au[roit]*.

2. *Une nuit* est en interligne, au-dessus de *2 ou 3 jours*, biffé. Dangeau avait dit (p. 230) : « Le Roi donna l'appartement du duc de Gramont, pour deux jours, à l'électeur de Cologne, qui ne va plus à Rome; il retourne à Lille, et couchera ici aujourd'hui et demain. » Les choses se passèrent ainsi.

3. On avait placé là, en mai 1704, les dames et officiers de l'enfant dont la duchesse de Bourgogne devait accoucher (*Dangeau*, tome X, p. 7).

4. Le 17 : *Dangeau*, p. 231 ; *Sourches*, p. 196-197. Dangeau dit : « Il avoit dîné à Paris, et soupa ici, le soir, chez M. de Torcy. »

5. *Que* corrigé en *qui*. — 6. Ci-dessus, p. 97.

7. Dangeau a rapporté le petit discours du Roi en style direct, mais non celui-ci, que donnent les *Mémoires de Sourches* (p. 196) : « L'Électeur entra dans le cabinet, ayant au col la magnifique croix de cinq diamants que le Roi lui avoit envoyée le jour précédent, et, le Roi lui ayant dit en raillant : « Comment, Monsieur le marquis de « Franchimont, vous portez une croix à votre col comme un arche- « vêque? » il lui répondit : « Sire, je n'ai pas cru la devoir confier à « personne jusqu'à ce que je la remisse entre les mains de l'électeur « de Cologne. » Cette croix avait coûté tout près de trente mille livres.

l'Allemagne[1]. Il étoit vêtu de court, en noir, souvent avec une calotte rouge, quelquefois noire; les bas varioient de même[2]. Il étoit blond, avec une fort grosse perruque et assez longue, cruellement laid, fort bossu par derrière, un peu par devant, mais point du tout embarrassé de sa personne ni de son discours[3]. Il prit tout à fait bien avec le Roi, qui, le lendemain[4], le vit en particulier après la messe. Après, il suivit le Roi à la chasse. L'Électeur étoit[5] dans une calèche avec un de sa suite, le premier écuyer et Torcy. Il retomba après à Marly, où il prit congé du Roi pour retourner en Flandres[6]. Il alla voir l'électeur de Ba-

1. Aux termes de la Bulle d'or, l'archevêque de Mayence était grand chancelier pour l'Allemagne, et celui de Cologne pour l'Italie, mais sans fonctions. Le premier contestait au second, deuxième suffragant dans le collège électoral, le droit de sacrer l'Empereur.

2. Comparez l'habillement du cardinal de Médicis lors du voyage de Philippe V : tome X, p. 163. L'Électeur n'était pas encore ordonné prêtre : ci-après, p. 237.

3. Ni beau, ni bien fait, mais l'air noble, parlant bien, ni embarrassé ni embarrassant, dit Dangeau; petit bossu mal fait, avec un visage d'une aune et la lèvre autrichienne, selon l'annotateur des *Mémoires de Sourches*, tome VIII, p. 174, note 1. Mme de Maintenon s'exprime textuellement comme Dangeau (recueil Geffroy, tome II, p. 105) : « Toute la famille royale est charmée. Je ne les ai jamais vus pour un étranger comme pour celui-là. Ils prétendent que c'est le prince du monde le moins embarrassé et le moins embarrassant. C'est à qui l'aura. Le Roi le mène à la chasse demain. Il a marqué aussi beaucoup de goût dans tout ce qu'il a vu ici, et il donne le prix à la maison de Trianon et au jardin de Marly. Il ne peut se taire sur le Roi : il lui a dit à lui-même qu'il voudroit bien que tous ses ennemis le connussent tel qu'il est. Tout ce qui nous revient sur cet article nous fait voir en effet qu'on a d'étranges idées du Roi. » Mme de Maintenon fut seule à refuser de voir ce visiteur, au risque de faire mal interpréter ses motifs : voyez sa correspondance avec Mme des Ursins, tome I, p. 46, 51 et 61, et tome III, p. 372-373.

4. Lundi 18 octobre : *Dangeau*, p. 231 ; *Sourches*, p. 197.

5. Ces trois mots sont ajoutés en interligne, et, après *caleche*, Saint-Simon a biffé *où l'El^r estoit.*

6. « Fort aise de ne point aller à Rome, » dit Mme de Maintenon. On l'en avait détourné : Affaires étrangères, vol. *Cologne* 57, fol. 245 et 253. Les *Mémoires de Sourches* placent la chasse et l'audience de congé au 7.

vière[1] à Mons, et revint s'établir à Lille[2]. Il avoit, quelques jours auparavant[3], dîné à Meudon avec Monseigneur, qui seul eut un fauteuil, et l'Électeur vis-à-vis de lui, avec M. le prince de Conti au milieu des dames[4].

Mort de Saint-Pouenge. Chamillart grand trésorier de l'Ordre.

La mort de Saint-Pouenge[5] arriva tout à propos pour donner le plaisir au Roi de marquer que la disgrâce du gendre n'influoit point sur le beau-père. J'ai assez parlé ailleurs de Saint-Pouenge[6] pour n'avoir rien à y ajouter. Il étoit grand trésorier de l'Ordre[7]; le Roi décora Chamillart de cette charge[8].

Mort de Mme de Barbezieux. [Add. S^tS. 701]

Mme de Barbezieux mourut à Paris après une longue infirmité, et fort jeune[9]. Ses malheurs[10] n'avoient point

1. *Bavieres*, dans le manuscrit. — 2. *Dangeau*, p. 240.

3. Ces trois mots sont en interligne, et toute la phrase paraît avoir été ajoutée après coup dans le blanc qui restait.

4. Le 29 septembre : *Dangeau*, p. 220; *Mercure* d'octobre, p. 360.

5. Dans la nuit du 22 au 23 octobre, à soixante-quatre ans et sept jours : *Dangeau*, p. 235; *Sourches*, p. 204; *Gazette*, p. 527; *Mercure* du mois, p. 331-334. Il avait été frappé d'apoplexie en mai 1702, et envoyé aux eaux de Vichy et de Bourbon. On l'inhuma aux Capucines, à côté du tombeau de Louvois, avec une longue inscription panégyrique, qui a été reproduite en dernier lieu dans l'*Épitaphier du vieux Paris*, tome II, p. 138.

6. En dernier lieu, tomes VIII, p. 19-21, X, p. 110-112, et XI, p. 39 et 45. C'est à tort que certaines clefs des *Caractères de la Bruyère* ont placé le nom de Saint-Pouenge en regard de deux ou trois passages qui ne peuvent s'appliquer à lui.

7. Tomes VIII, p. 19, et X, p. 110-112.

8. Le matin même, avant d'entrer au Conseil. Les provisions, en date du 28, sont dans le recueil Esnault, tome II, p. 284; le serment fut prêté le 30 : *Dangeau*, p. 239; *Sourches*, p. 206; *Gazette*, p. 539. C'était aussi un Chamillart, Vilatte, qui remplaçait Saint-Pouenge dans les bureaux de la guerre depuis 1701. Son logement de Versailles fut donné à Mme de Bouzols, parce qu'il touchait celui de M. de Torcy. Chabanais, son fils unique, déjà mestre de camp, eut une pension de cinq mille livres.

9. Le 29 octobre : *Dangeau*, p. 239; *Gazette*, p. 540; *Mercure* de décembre, p. 55-60. Elle avait testé le 20 septembre, et son inventaire fut dressé le 10-11 novembre (minutier de Me Cocteau, à Paris).

10. Tomes VI, p. 55-58. Sa mère, dévote exaltée (tome VI, p. 57, note 4), l'avait emmenée en Flandre à la fin de 1703, et elles avaient vu Fénelon au passage (*Musée des Archives nationales*, n° 915).

cessé depuis son éclat avec son mari, dont la mort ne put la remettre dans le monde[1]. Elle ne laissa que deux filles, toutes deux mortes fort jeunes[2] : l'une, duchesse d'Harcourt, qui a laissé des enfants[3]; l'autre, troisième femme
[Add. St-S. 702] de M. de Bouillon père de celui d'aujourd'hui[4]. Elle laissa un fils unique, mort bientôt après[5] : de sorte que la duchesse d'Harcourt hérita presque de tout, et leur grand-père d'Alègre[6] de fort peu de chose.

Mort de Boisfranc.

Le vieux Boisfranc mourut aussi, à quatre-vingt-sept ou huit ans[7]. Il étoit beau-père du duc de Tresmes, avec qui il demeuroit[8]. J'ai dit ailleurs ce que c'étoit que ce riche financier[9].

1. On l'a vue (tome XIII, p. 309-310) se retirer au couvent pour échapper à deux prétendants.

2. Tome VI, p. 58, note 1. Le compte de tutelle de ces enfants est conservé à la Bibliothèque nationale, ms. Fr. 11 448.

3. Marie-Madeleine le Tellier, née en 1698, mariée le 31 mai 1717 à François, duc d'Harcourt (1689-1750), et morte le 10 mars 1735, laissa un fils, qui mourut sans alliance avant le père, et trois filles, qui furent mariées au marquis d'Hautefort, au prince de Croÿ-Solre et au comte de Guerchy.

4. Louise-Françoise-Angélique, dite Mlle de Culant, née en 1696, mariée le 4 janvier 1718, trop tardivement pour son honneur, à Emmanuel-Théodose, duc de Bouillon (1668-1730), et morte le 8 juillet 1719, dans sa vingt-troisième année. C'était le second mariage, et non le troisième, de ce duc, qui eut quatre femmes.

5. Godefroy-Géraud de la Tour-d'Auvergne, né le 2 juillet 1719, mort le 29 mai 1732. Le duc de Bouillon « d'aujourd'hui » est Charles-Godefroy (1706-1771), qui a été déjà désigné ainsi dans notre tome X, p. 276.

6. Yves, marquis d'Alègre : tomes II, p. 169, et XII, p. 403 et 463.

7. Le 23 septembre : *Dangeau*, p. 216; *Sourches*, p. 183; *Mercure* d'octobre, p. 281-285. Il avait quatre-vingt-neuf ans.

8. Il a été parlé de cette alliance dans notre tome X, p. 143. En reconnaissance de tant d'honneur, Boisfranc avait cédé à son gendre l'hôtel construit pour lui par l'architecte le Pautre, dans la rue Neuve-Saint-Augustin, en face des Duras.

9. Tomes VII, p. 132, et XI, p. 94-95. Rigaud avait peint son portrait en 1686. J'ai reproduit dans notre tome X, p. 144 et 604, des vers sur ce personnage, attribués à Louis XIV et inexactement cités par Voltaire.

Survivance de Mareschal à son fils; alarme des survivanciers. [Add. St-S. 703]

Le Roi donna à Mareschal la survivance de sa charge de premier chirurgien[1] pour son fils[2], qui travailloit dans les hôpitaux de l'armée[3] de Flandres[4]. C'étoit un paresseux qui ne promettoit pas d'approcher de son père[5]. Le Roi, qui le sentoit, ne[6] put s'empêcher de dire à ses valets que, si le fils ne se rendoit pas bien capable, cela ne l'empêcheroit pas de prendre un autre premier chirurgien, s'il perdoit le père. Cette parole, qui fut bientôt sue, fit grand peur à tous les survivanciers, à pas un desquels il n'est pourtant arrivé malheur, excepté à quelques secrétaires d'État[7], et, comme je l'ai dit, au fils de Congis pour les Tuileries[8].

Mme de la Chaise à Marly en l'absence de Mme la duchesse de Bourgogne

Il eut une complaisance pour le P. de la Chaise tout à fait marquée[9]. Ce Père, qui étoit gentilhomme, vouloit être homme de qualité[10]. Son frère, d'écuyer de l'archevêque de Lyon, puis de commandant son équipage de chasse, étoit devenu capitaine des gardes de la porte du Roi par le

1. Brevet du 25 octobre : O¹ 50, fol. 117 v°. Le Roi avait donné à Mareschal, six mois auparavant, une charge de maître d'hôtel, avec permission de la vendre, et avait promis d'avoir soin de ses fils (*Dangeau*, p. 85-86 ; *Sourches*, p. 64-65 ; Arch. nat., O¹ 367, fol. 127).

2. Georges-Louis Mareschal (ici, *Marechal* et *Maréchal*), seigneur de Bièvres, né à Paris en 1685, mort le 5 mai 1747, père du marquis de Bièvres connu pour sa passion du calembour.

3. Sur l'organisation des hôpitaux d'armée, on peut voir les *Mémoires de Feuquière*, tome I, p. 211-219, et l'*Histoire de Louvois*, tome I, p. 115-118, 250-251.

4. *Dangeau*, p. 236 ; *Sourches*, p. 205. Le père et le fils feront, deux mois plus tard, la grande opération au fils de Dangeau : ci-après, p. 131.

5. Ce fils, en effet, ayant eu une charge de gentilhomme ordinaire en 1716, vendit la survivance au chirurgien la Peyronie, en 1719, en conservant les entrées de la chambre et du cabinet (O¹ 60, fol. 65 v° et 66 v°), et il se fit fermier général en 1732, pour enrichir ses enfants ; très honnête homme d'ailleurs, dit la *Vie privée de Louis XV*, tome I, p. 310. La profession de chirurgien fut continuée par un autre Mareschal, cousin germain de celui-ci.

6. *Ne* surcharge des lettres illisibles. — 7. Le fils de Chamillart.

8. Tome XIII, p. 427-428.

9. *Dangeau*, p. 242 : « Il y a des gens à Marly qui n'y étoient jamais venus, comme Mme de la Chaise et M. le chevalier de Croissy. »

10. Déjà dit dans deux notices : tome VIII, Appendice, p. 439 et 455.

et de Madame.

confesseur, et son fils avoit eu sa charge après lui[1]. Il avoit épousé une du Gué-Bagnols[2], riche, d'une famille de robe de Paris[3]. Le P. de la Chaise se mouroit de douleur de ne pouvoir obtenir qu'elle allât à Marly, et le Roi, malgré son foible pour lui, ne se pouvoit résoudre à faire manger sa nièce avec Mme la duchesse de Bourgogne et à la faire entrer dans ses carrosses. Il arriva cette année que, le Roi voulant aller faire la Saint-Hubert[4] à Marly, la grossesse de Mme la duchesse de Bourgogne l'empêcha de pouvoir être du voyage[5], qui, à cause de cela, ne fut que du mer-

1. Déjà dit en 1697 : tome IV, p. 251-253 ; comparez le tome I, p. 48. Les provisions du père, en date du 26 novembre 1687, sont au registre de la Maison du Roi coté O[1] 31, fol. 243 ; comparez O[1] 274, fol. 26 v°, et le *Journal de Dangeau*, tome II, p. 32, 51, 60 et 71.

2. Françoise-Nicole du Gué de Bagnols, parente des la Chaise, fille unique d'un président des comptes et petite-fille d'un intendant de Lyon, avait été mariée à l'âge de douze ans, par contrat du 5 décembre 1693 (Arch. nat., Y 271, fol. 256 v°) et par cérémonie du 9, avec trois cent trente mille livres de dot, son époux devant avoir le marquisat, d'un rapport de quarante-cinq mille livres. C'est le prédicateur Boileau qui avait fait ce mariage (Arch. nat., M 762, tome I, fol. 33, et MM 825, fol. 70 v° ; *Dangeau*, tome IV, p. 402, 406-407 ; *Sourches*, tome IV, p. 292-293). Le marquis de la Chaise, ainsi marié et comblé des largesses du Roi, obtint la survivance de sa charge, avec la retenue de trois cent mille livres, pour son fils, le 24 avril 1718 ; mais ce fils mourut à quinze ans, le 12 mars 1723, et le père six mois plus tard.

3. L'aïeul, père du président et de Mme de Coulanges, réputé grand janséniste, était mort sous-doyen du Conseil, en 1685. C'était un beau-frère du chancelier le Tellier. Ils descendaient de bourgeois de Moulins.

4. Le 3 novembre. Sur la célébration de cette grande fête des chasseurs, voyez la *Gazette* de 1634, p. 494, et de 1673, p. 1082, la *Muse historique*, tome III, année 1662, p. 566, les *Caractères de la Bruyère*, tome I, p. 286, le *Journal de Dangeau*, tome VI, p. 221, le *Mercure* de janvier 1725, p. 83-94, et l'*Histoire critique des pratiques superstitieuses*, par le P. le Brun, tome II, p. 1-131. Pour la Saint-Hubert de 1686, à Fontainebleau, « Monseigneur commença à courre le cerf dès sept heures du matin ; il en prit deux avant midi, et ensuite le Roi vint à la chasse en calèche et en vit prendre encore deux. Monseigneur avoit quelque envie de courre le cinquième, pour la rareté du fait. » (*Dangeau*, tome I, p. 409.)

5. Ci-dessus, p. 32. « Mme la duchesse de Bourgogne, qui entre dans

credi au samedi, et qu'en même temps Madame se trouva si enrhumée, qu'elle n'y put aller. Le Roi trouva que c'étoit là son vrai ballot[1], qu'il ne trouveroit[2] de longtemps, et le saisit : il nomma donc Mme de la Chaise pour Marly, à qui, par conséquent, cela n'acquit aucun droit pour manger, ni pour les carrosses, et qui aussi n'y fut jamais admise; mais cette délicatesse n'étoit pas aperçue de tous, au lieu qu'aller à Marly se sut partout. Le P. de la Chaise fut ravi. Cette adresse fut un nouveau crève-cœur pour Saint-Pierre, dont la femme ne put, même en cette sorte, parvenir à aller à Marly, et un peu de dépit à Mme la duchesse d'Orléans de pouvoir moins pour la femme de son premier écuyer, si hautement portée par elle[3], que le P. de la Chaise pour sa nièce.

Dispute entre le duc de Tresmes et M. de la Rochefoucauld pour

Ce Marly produisit une querelle assez ridicule[4]. Il faisoit une pluie qui n'empêcha pas le Roi de voir planter dans ses jardins[5]; son chapeau en fut percé, il en fallut un autre. Le duc d'Aumont étoit en année, le duc de Tresmes servoit pour lui. Le portemanteau du Roi[6] lui donna le

le huitième mois de sa grossesse, demeurera à Versailles pendant le voyage de Marly » (*Dangeau*, tome XI, p. 242).

1. Nous avons déjà eu cette locution au tome I, p. 106. Comparez les *Contes de la Fontaine*, tome IV des *Œuvres*, p. 257, et l'Addition n° 354, dans notre tome VIII, p. 385.

2. Il a écrit : *trouverroit*. — 3. Tome XIII, p. 449-452.

4. Les deux récits se suivent dans le *Journal de Dangeau*, p. 242.

5. Nous verrons plus tard (éd. 1873, tome XII, p. 178-179) que, par un privilège unique, les courtisans, officiers ou gens des bâtiments qui suivaient les promenades à Marly devaient se couvrir aussitôt que le Roi avait dit : « Le chapeau, Messieurs ! » A Versailles, au contraire, et à Trianon, lorsque la cour y faisait un séjour, le Roi seul se couvrait. Il était d'ailleurs insensible aux intempéries.

6. Il faut plus de cinq pages de l'*État de la France* (année 1698, tome I, p. 170-175) pour énumérer les attributions multiples et les prérogatives des douze portemanteaux servant par quartier outre le portemanteau ordinaire. Pour ainsi dire, ils ne quittaient pas le Roi du matin au soir, devant, selon les occasions, mettre entre ses mains le chapeau, les gants, la canne, le manchon, le cor de chasse, les balles de paume, etc., donner ou ôter le manteau, changer le mou-

le chapeau du Roi.

chapeau; il le présenta[1] au Roi. M. de la Rochefoucauld étoit présent. Cela se fit en un clin d'œil. Le voilà aux[2] champs, quoique ami du duc de Tresmes : il avoit empiété sur sa charge; il y alloit de son honneur, tout étoit perdu. On eut grand peine à les raccommoder. Leurs rangs, ils laissent tout usurper à chacun, personne n'ose dire mot, et, pour un chapeau présenté, tout est en furie et en vacarme : on n'oseroit dire que voilà des valets. Pendant ce même Marly[3], Mgr le duc de Bourgogne cessa d'aller à la musique, quoiqu'il l'aimât fort[4], et vendit les pierreries qu'il avoit eues de feu Mme la Dauphine, et il en avoit beaucoup[5], dont il fit donner tout l'argent aux pauvres[6]. Il n'alloit plus à la comédie depuis quelque temps[7].

Piété de Mgr le duc de Bourgogne.

choir ou la cravate, garder l'épée royale tant que le Roi ne chaussait pas ses éperons, etc. Les portemanteaux avaient la qualité d'écuyer, servaient l'épée au côté, et montaient dans les carrosses.

1. Par mégarde, *présentau*. — 2. Par mégarde, *au*. — 3. *Dangeau*, p. 243.

4. Il n'aimait guère la musique à la Chapelle, mais cependant travaillait cet art avec Matho, et avait une préférence pour le chant italien : *Dangeau*, tome XIII, p. 444; *Sourches*, tome VI, p. 98 et 246; Geffroy, *Lettres inédites de Mme des Ursins*, p. 287; Proyart, *Vie du Dauphin père de Louis XV*, tome II, p. 176.

5. A la mort de la Dauphine, les pierreries avaient été partagées entre ses trois fils (*Dangeau*, tome VII, p. 436; *Sourches*, tome VI, p. 323), à l'exception de certains bijoux dont elle avait disposé par le testament qu'on trouvera ci-après, appendice III. La bibliothèque de l'Institut possède (ms. 483) un inventaire des pierreries provenant du duc de Bourgogne et de sa femme, dressé de 1715 à 1721.

6. Proyart, *Vie du Dauphin*, tome II, p. 241-242.

7. Cette dernière phrase a été ajoutée après coup, et l'écriture change ensuite. — C'est en 1698 que Monseigneur avait mené son fils pour la première fois à l'Opéra; mais, à mesure qu'il devenait plus dévot, comme le dit Dangeau, et plus scrupuleux, plus raisonnable (*Lettres de Mme de Maintenon*, éd. 1806, tome IV, p. 144), le prince se détournait de plus en plus des spectacles, sans oser les condamner tout à fait (Geffroy, *Mme de Maintenon*, tome II, p. 190), et il considérait les comédiens comme des gens inutiles à l'État (*Dangeau*, tome XIII, p. 392, note; *Vie du Dauphin*, par l'abbé Proyart, tome II, p. 176-177). Aussi, depuis trois ans, n'allait-il plus au spectacle que par politesse (*Dangeau*, tome IX, p. 304 et 311).

Le roi de Suède, victorieux en Saxe, y dicte la paix au roi Auguste; sa glorieuse situation et sa lourde faute.

Le roi de Suède, triomphant en Pologne, où il avoit fait un roi à son gré, écarté les Moscovites, et réduit l'électeur de Saxe à une abdication dans toutes les formes[1], mena son armée en Saxe, dont, outre la subsistance, il tira des trésors[2]. Dresde[3], Leipsick[4], toute la Saxe subit le joug; la souveraine[5] se retira à Baireuth[6] chez son père[7]. La paix signée en secret[8], le roi Auguste, forcé par le[9] reste de son parti en Pologne, à qui il n'avoit osé l'avouer, attaqua un corps de Suédois commandé par le général Mardefeld[10], fort inférieur, qu'il défit[11]. Mardefeld y perdit trois mille

1. Tomes XII, p. 157-158, note 3, et XIII, p. 165.

2. *Dangeau*, p. 211-212, 18 septembre, et p. 216 et 222; *Sourches*, p. 177-178; *Gazette*, p. 471, 484-485 et 490; *Gazette d'Amsterdam*, nos LXXVIII et suivants, articles de Hambourg; recueil de Lamberty, tome IV, p. 259 et suivantes.

3. Capitale de la Misnie, devenue considérable par la résidence des Électeurs, qui y avaient un palais et des jardins magnifiques.

4. *Leipzig*, aussi en Misnie, sur le Plaiss; ville importante par sa vieille université, ses foires et la bibliothèque Pauline. — Ici, *Leïpsic*.

5. Christine-Éberhardine de Brandebourg-Bareith (tome IV, p. 188) était protestante, tandis que son mari s'était converti en 1697 pour devenir roi de Pologne. Ils n'avaient qu'un fils.

6. Baireuth, Bayreuth, Bareuth ou Bareith, en Franconie, résidence des margraves de Brandebourg-Culmbach, qui y avaient une cour renommée.

7. Christian-Ernest (27 juillet 1644-10 mai 1712), qui succéda en 1655 à son aïeul, comme margrave de Brandebourg-Bareith, servit dans les armées de l'Empereur et des cercles, et arriva au grade de maréchal général.

8. *Dangeau*, p. 256-258, 262 et 274; *Sourches*, p. 227-231. Ci-après, p. 108, note 2. — 9. *Le* corrige *s*[*on*].

10. Gustave, baron de Mardefeld (1664-6 décembre 1729), feld-maréchal et gouverneur de la Poméranie, ministre de Prusse à Pétersbourg en 1726. Beaucoup d'historiens et de documents du temps confondent avec Meyerfeld.

11. *Dangeau*, p. 249 et 252; *Sourches*, p. 213 et 219-223; *Gazette d'Amsterdam*, nos XCII et CI, Extr. XCVI et XCVII; *Gazette*, p. 556, 569, 570, 577 et 591-592; *Journal de Verdun*, p. 417-418; *Theatrum Europæum*, année 1706, p. 340; *Moréri*, tome III, p. 519. Cette bataille fut donnée à Kalisch, le 29 septembre; les Saxons, Polonais, Cosaques, etc., avaient quarante mille hommes, contre dix mille Polonais

hommes et se retira en Silésie, dont l'Empereur n'osa se fâcher[1]. Là-dessus, le roi de Suède éclata comme contre un manque de foi insigne. C'est ce qui lui fit imposer au roi Auguste les conditions les plus humiliantes, et achever de ruiner ses pays par tout ce qu'il en exigea. Il dicta la paix[2], par laquelle, outre beaucoup d'autres détails, il le fit consentir à abandonner tout ce qu'il lui restoit de parti, et la Pologne, avec la Lithuanie, à Stanislas, à en quitter le titre et ne porter plus que celui de roi-électeur, de souffrir toute l'armée suédoise en Saxe, aux dépens du pays, jusqu'au mois de mai, c'est-à-dire six grands mois encore[3], de livrer ce qu'il avoit en Saxe de troupes moscovites, et de renoncer à toute alliance avec le Czar, de remettre en liberté les deux Sobieski, fils du feu roi de Pologne[4], enfin de lui envoyer pieds et poings liés le général Patkul, auquel, incontinent après, il fit couper publiquement la tête[5]. Ce Patkul[6] étoit passé en Pologne sur ce

Patkul, et sa catastrophe.

et Lithuaniens confédérés, unis au petit corps d'armée suédois de Mardefeld, qui, laissé avec quelques troupes en haute Pologne par Charles et Stanislas, était venu remplacer Rehnskiöld en septembre.

1. Mardefeld, fait prisonnier, ne put se retirer en Silésie; c'est Dangeau qui a dit : « Le général Mardefeld marche vers la Silésie, avec ce qu'il a pu rassembler de ses troupes. »

2. La paix déjà signée par les commissaires des contractants le 24 septembre, mais qui ne fut ratifiée par Auguste qu'à la fin d'octobre, à Altranstädt, et publiée à Dresde le 24 novembre. L'analyse en est donnée dans la *Gazette* de 1706, p. 591-592, le texte latin et la traduction dans le recueil de Lamberty, tome IV, p. 273-284 et 439-440, et dans le *Moréri*, éd. 1718, tome II, p. 274-275, art. CHARLES XII; comparez le *Corps diplomatique*, tome VIII, 1re partie, p. 204.

3. Jusqu'au mois de septembre 1707, la Saxe fut occupée par quarante-trois mille Suédois, qui d'ailleurs vivaient dans la plus stricte discipline.

4. Tome XII, p. 40. Les deux princes eurent une entrevue avec Charles XII et Stanislas, le 22 décembre.

5. Notre auteur prend ces détails dans le *Journal de Dangeau*, p. 257-258. Comparez les *Mémoires de Sourches*, p. 239-244, et la *Gazette*, p. 580, 591-592, 603, 613-615 et 625.

6. Jean-Reinhold Patkul, né en 1660, Livonien et sujet suédois d'origine, puis général au service du roi Auguste, avait été enfin général

qu'étant député à Stockholm de la noblesse de Livonie poussée à bout par la chambre des Revisions qui ruina la Suède sous le précédent règne et en anéantit l'ancienne noblesse, et dont les exactions et ceux qui les exerçoient étoient encore plus insupportables[1], il avoit parlé avec tant de liberté, qu'il avoit été obligé de s'enfuir[2]. C'étoit un homme de tête, de ressource et de grand courage, qui étoit fort suivi[3] et fort accrédité dans son pays, lequel étoit outré contre la Suède, et plus encore contre ses ministres. Patkul, n'espérant plus de sûreté sous cette domination, ne songea qu'à se venger de la Suède : il persuada au roi Auguste d'entrer en Livonie et d'y appeler les Moscovites[4]. Le succès répondit à ce qu'il s'en étoit proposé : aucun général ennemi ne nuisit plus que lui aux Suédois. Il en encourut une haine si personnelle, que le roi de Suède ne voulut point de paix qu'avec une condition expresse qu'il lui seroit livré[5] : il le fut; il lui en coûta la vie

au service du Czar et son ambassadeur auprès d'Auguste. Notre auteur prend sa biographie, établie d'après l'*Histoire du roi Charles XII* par Voltaire, dans le *Moréri* de 1735, tome II, 2e partie, p. 22-23.

1. Il a déjà été parlé de cette tyrannie du roi Charles XI et de la chambre des Revisions dans notre tome IV, p. 128-130. Comparez l'Introduction que feu M. Geffroy a mise en tête du recueil des *Instructions aux ambassadeurs en Suède*, p. LXXIV-LXXV.

2. Le récit est dans le *Moréri*. En 1698, Patkul vint en France pour obtenir que le Roi sollicitât sa grâce auprès de Charles XII.

3. Ce n'est pas le même sens que dans notre tome III, p. 114 : « peu suivi et peu d'accord avec soi-même, » mais plutôt celui qu'on a dans cette phrase de l'*Histoire universelle* de Bossuet : « Ceux qui étoient suivis étoient ceux qui enseignoient, etc. »

4. Notre auteur omet ce détail important que Patkul agissait alors comme ambassadeur et général du Czar.

5. Il omet également que Patkul, le 19 décembre 1705, avait été arrêté à l'instigation de ses adversaires le général Flemming et le chancelier de Saxe, partisans de la paix à tout prix entre Charles XII et leur maître, et qu'on l'avait enfermé à Königstein, comme coupable d'intelligences avec le Czar et l'Empereur (*Gazette* de 1706, p. 15, 28, 40, 52, 62, 64, 157 et 171). Un libelle parut en sa faveur au mois d'avril 1706; mais l'article XI du traité d'Altranstädt stipula qu'il serait livré à Charles XII.

sur un échafaud[1], et au roi de Suède un obscurcissement à sa gloire[2]. Elle lui avoit dressé un tribunal[3] en Saxe, qui imposa des lois à tout le Nord, à une partie très vaste de l'Allemagne, à l'Empereur même, qui n'osa lui rien refuser, et à qui il demanda des restitutions et d'autres choses fort dures[4]. Il étoit en posture d'être le dictateur de l'Europe, et de faire faire la paix à son gré sur la succession d'Espagne. Toutes les puissances en guerre avoient recours à lui; il étoit mieux avec la France et plus enclin à elle qu'à pas une des autres, qui toutes[5], malgré leurs succès contre la France, le craignirent ainsi placé en Allemagne, au point d'en passer par tout ce qu'il eût voulu, plutôt que de risquer de l'y voir avancer avec son armée et se déclarer contre elles[6]. Les plus grands rois sont malheureux : Piper[7] étoit son unique ministre qui l'avoit

1. Condamné le 14 février 1707, non à la décapitation, mais au supplice de la roue et de l'écartèlement, il ne fut exécuté que six mois plus tard, le 10 octobre (*Gazette*, p. 111 et 531; *Sourches*, p. 270 et 423; *Gazette d'Amsterdam*, Extr. LXXXV et LXXXVII; Lamberty, *Mémoires*, tome IV, p. 252, 292, 451-454, 456 et 459-461). Auguste, qui avait essayé de le faire évader avant qu'il fût remis à Charles XII, ne put que recueillir ses restes en 1713, et il les fit inhumer à Varsovie.

2. « La mort de Patkul n'a point fait d'honneur au roi de Suède, qui, par cette mort cruelle, avoit plus cherché à se venger qu'à punir » (*Moréri*). Voyez l'article Patkul dans l'*Allgemeine deutsche Biographie*.

3. Façon de parler métaphorique.

4. *Dictionnaire de Moréri*, éd. 1718, tome II, p. 273-274.

5. *Des* est en interligne, et *qui touttes* a été également ajouté au-dessus d'*et touttes les autres*, biffé.

6. Bonnac avait été chargé de l'entretenir dans les anciennes traditions d'alliance avec la France contre l'Allemagne et l'Autriche; mais, comme Charles XII ne voulait pas souffrir qu'aucun diplomate étranger le suivît dans ses expéditions hors de Suède, la situation après Altransdtät parut assez critique pour qu'on dépêchât secrètement un agent, en janvier 1707 (à défaut de Ricous, tombé malade, ce fut Besenval), en vue d'empêcher que des influences contraires ne le jetassent dans les bras des alliés et ne lui fissent évacuer l'Allemagne. C'est ce qu'on voit par l'instruction donnée à Ricous, que feu M. Geffroy a publiée dans le recueil des *Ambassadeurs en Suède*, p. 217-246.

7. Tome XIII, p. 318.

toujours suivi[1], il avoit toute sa confiance; tout occupé de troupes, de subsistances, de guerre, il ne donnoit aux affaires d'État qu'une attention superficielle, emporté par cette passion de héros et par l'amour de la vengeance[2]. L'Empereur et l'Angleterre gagnèrent Piper à force d'argent et d'autres promesses. Piper, vendu de la sorte, se servit de ces deux passions de son maître pour le tirer de Saxe, et le faire courir après le Czar pour le détrôner comme il avoit fait le roi Auguste[3]. Rien ne le put détourner d'une si hasardeuse folie. L'objet, et le péril qui y étoit attaché, fut pour lui un double attrait; Piper l'y nourrit et l'y précipita[4]. Le traître y périt dans les cachots des Moscovites, et son maître, qui ne s'en sauva que par des miracles, et qui en fit depuis du plus grand courage de cœur et d'esprit, ne fit que palpiter depuis, et ne figura plus en

1. Dans ses campagnes hors de Suède, qui duraient depuis 1700. Il ne revit jamais Stockholm, le Sénat ayant gouverné pendant cette absence de plus de dix-huit ans.

2. Voyez, dans le tome IV du recueil de Lamberty, son portrait en latin, p. 436-437, et en français, p. 437-439.

3. Cette influence de Piper, comme sa vénalité, sont clairement dénoncées dans les instructions françaises de septembre 1701 et de janvier 1707, p. 208-209, 226, 229-231 et 243, et dans celle qui fut donnée au comte de Croissy en 1715, p. 252-253. On lui avait promis trois cent mille livres, s'il maintenait l'alliance avec la France; mais, gagné par l'argent de l'Anglais, il refusa d'abord de proposer la médiation de son maître pour une paix générale, sous prétexte qu'elle pourrait être repoussée (janvier 1707), puis, huit mois plus tard, lui fit conclure une alliance avec l'Angleterre et la Hollande, une autre avec l'Autriche. Cette vénalité de Piper était connue de toute l'Europe.

4. Dans le volume précédent, nous avons dit que la responsabilité des dernières entreprises de Charles XII contre la Russie n'incombe pas à Piper, qui d'ailleurs disparut de la scène une fois pris par les Moscovites à Poltava, et que c'est le général Rehnskiöld qui entraîna Charles, de victoire en victoire, jusqu'à la chute finale. Ce fut Goërtz aussi, qui, après le retour de Bender, ayant hérité du crédit de Piper, enchaîna encore son roi aux ennemis de la France, ainsi que Voltaire le dit dans l'*Histoire de Charles XII*, éd. Beuchot, p. 157 et 198. Comparez, sur les « grands desseins » de Charles XII, les *Mémoires du marquis d'Argenson*, tome I, p. 24-33.

Stanislas reconnu roi par la France.

Europe, comme on le verra en son temps[1]. Bonnac, qui étoit à Dantzick chargé des affaires du Roi en Pologne, eut ordre d'aller reconnoître et complimenter de sa part le nouveau roi Stanislas[2], qui fut reconnu de l'Empereur et de presque toute l'Europe[3]. Cronström, envoyé de Suède[4], avoit donné part au Roi, de la part du roi de Suède et de celle du roi Stanislas, dont il avoit reçu une lettre de créance[5], de son avènement à la couronne de Pologne et de l'abdication du roi Auguste, électeur de Saxe[6].

Mécontents, et leurs progrès.

Les Mécontents inquiétoient toujours extrêmement l'Empereur[7], qu'ils pensèrent prendre à la chasse à deux lieues de Vienne[8], où ils brûlèrent des villages. Ils avoient pris Gran[9], qui fut repris sur eux sans qu'ils fissent pour cela une diversion moins embarrassante. Ils finirent l'année par battre le général Heusler[10] et lui tuer quatre mille hommes.

1. En 1708.

2. C'est Dangeau qui raconte cela, p. 274, 30 décembre. On comptait sur la coopération du nouveau roi Stanislas avec Charles XII pour entretenir une diversion au cœur même de l'Allemagne.

3. Après *Europe*, notre auteur a biffé *et*.

4. Daniel, baron de Cronström (ici, *Cromstrom*), nommé résident en place de Palmquist, avait eu sa première audience le 30 mai 1703 (*Mercure* de juin, p. 374-376), mais portait le titre d'envoyé, inusité jusque-là pour la Suède, depuis le 22 avril 1704. Il mourut en fonctions le 9 septembre 1719, ayant passé plus de trente ans à la cour de France.

5. *Dangeau*, p. 271, 273 et 346; *Sourches*, p. 240; *Gazette d'Amsterdam*, année 1707, n° I.

6. Tout cet article, depuis *Bonac*, etc., a été ajouté à la fin du paragraphe précédent et dans la marge; par suite, les deux manchettes suivantes ne se trouvent pas à la place qu'elles devraient occuper. Il sera reparlé plus loin, p. 257, du roi Auguste.

7. Dangeau donne en août, p. 197 et 200, un aperçu des forces de Rakoczy. Il y avait connexité entre ses mouvements et ceux de Charles XII.

8. Le 25 octobre : *Dangeau*, p. 246; *Gazette*, p. 557. Pareil événement s'est déjà produit en 1703, au même château de Laxenbourg, et il a été brûlé en 1706 (tomes XI, p. 370, et XIII, p. 364).

9. C'est à la date du 6 septembre que Dangeau a enregistré cette nouvelle, p. 200; comparez la *Gazette*, p. 436-437, 448 et 460, la *Gazette d'Amsterdam*, n°s LXXIII et LXXIV, etc.

10. Il y eut un général impérial du nom de Heusler, dont Villars

Mariage arrêté* de l'Archiduc avec une princesse de Wolfenbüttel. Facilité des princes protestants à se faire catholiques pour des avantages, et sa véritable cause. [*Add. St-S. 704*]

Le mariage de l'Archiduc fut arrêté, à la fin d'octobre, avec la princesse de Wolfenbüttel[1], de même maison que l'impératrice régnante lors, et que le duc d'Hanovre, depuis roi d'Angleterre. Elle étoit luthérienne, et on l'instruisit pour embrasser la religion catholique[2]. Les protestants croient que les catholiques se sauvent dans leur religion; ils l'ont avoué longtemps, et ne l'ont nié depuis que pour se dérober à la force de l'argument qui s'en tire contre eux. Quand je dis protestants, j'entends luthériens et calvinistes. C'est cette persuasion qu'ils conservent qui les rend faciles à embrasser et à faire embrasser la religion catholique à leurs enfants, quand ils y trouvent des avantages, principalement pour des mariages qui ne se pourroient pas faire autrement[3]; et la raison contraire fait qu'il n'y a point d'exemple d'aucun prince catholique qui se soit fait protestant, ni qui l'ait[4] souffert à ses enfants

avait envoyé le portrait en 1688 (ses *Mémoires*, tome I, p. 440), et dont Saint-Simon parlera plus tard; mais, ici, il s'agit du comte Annibal Heister (*Dangeau*, p. 260-261; *Sourches*, p. 235; *Gazette*, p. 604).

1. Élisabeth-Christine, fille de Louis-Rodolphe, duc de Brunswick-Wolfenbüttel et Blankenberg, née le 28 avril 1691, morte impératrice douairière le 21 décembre 1750.

2. *Dangeau*, p. 239, 30 octobre. On parlait de cela dès 1705 (*Dangeau*, tome X, p. 449), et il avait même été question que la jeune princesse suivît l'Archiduc en Espagne. Les événements ayant retardé la conclusion du projet (*Dangeau*, tome XI, p. 319 et 352), l'Archiduc déclara la princesse pour sa femme le 18 août 1707, étant alors à Barcelone (*Gazette d'Amsterdam*, 1707, n°s LXXVII, LXXX et LXXXVII, etc., articles de Vienne), la fit épouser par procureur à Vienne, le 23 avril 1708, et la reçut le 1er août à Barcelone, où leur mariage fut confirmé. Une liste imprimée des *mercedes* qu'il fit à cette occasion se trouve aux Affaires étrangères, vol. *Espagne* 170, fol. 109.

3. Une princesse d'Anspach avait cependant refusé, comme protestante, d'épouser l'Archiduc : *Correspondance de Madame*, recueil Jaeglé, tome II, p. 14. Madame elle-même s'était convertie pour s'unir avec le frère de Louis XIV; mais Mlle de Wassenaer, ayant épousé le comte d'Auvergne avec la permission du Roi, ne devint catholique qu'après coup, par les soins de Mme Chardon (tomes VI, p. 136-138, et XII, p. 256).

4. *Qui ait l'ait*, au manuscrit.

* *Arresté* est en interligne.

pour quelque mariage, ou pour quelque autre avantage[1] que ç'ait pu être.

Succès et séparation des armées en Espagne; secours d'argent à l'Archiduc; conférences refusées par les alliés sur la paix.

La campagne finit en Espagne[2], après beaucoup de petites places rendues ou emportées, par la prise de Carthagène[3]. La garnison, qui n'étoit que d'un régiment de cavalerie et un d'infanterie, avec trois mille paysans armés, sous un maréchal de camp espagnol, se rendit au duc de Berwick prisonnière de guerre, et la vie sauve seulement aux bourgeois. Il s'y trouva soixante-quinze pièces de canon, dont trente[4] de fonte, et trois mortiers[5]. Bay[6] prit quelques jours après Alcantara par escalade sur une garnison aussi nombreuse que ses troupes, dont il ne perdit que trois ou quatre soldats; il trouva tout le canon qu'on

1. *Aventage* (sic) est précédé d'un premier *avantag[e]* inachevé et biffé.

2. Voyez les *Mémoires de Berwick*, tome I, p. 327-378, ceux de *Noailles*, p. 196, le *Mercure* de septembre, p. 279-296, et d'octobre, p. 296-323, les volumes Guerre 1976-1977, et les lettres mêmes de Berwick au vieux maréchal de Noailles (aujourd'hui brûlées), dans le *Cabinet historique*, année 1872, 2e partie, p. 272-278. Beaucoup d'autres lettres sont citées dans le *Journal de Dangeau*, p. 191-246.

3. Le 17 novembre, après trois jours de tranchée : *Dangeau*, p. 253 et 259; *Sourches*, p. 231; *Gazette*, p. 594; *Gazette d'Amsterdam*, n° CI; Guerre, vol. 1978, nos 210-214; *Mémoires de Berwick*, tome I, p. 368-370; *Mercure* de décembre, p. 221-231; relation imprimée du temps.

4. Trente-cinq ou trente-six.

5. C'est le texte de la lettre de Berwick reproduite par Dangeau et résumée dans les *Mémoires de Sourches*.

6. Saint-Simon écrit : *Bey*, et Mme d'Huxelles : *Bé*. — Alexandre Maître de Bay, Franc-Comtois né vers 1650, et que notre auteur dira fils d'un cabaretier de Gray, mais à qui les généalogistes donnent pour père un gouverneur des forts de Salins, seigneur de Sornay, Hugier et Bay, était général-major au service de la Hollande lorsqu'il passa dans l'armée franco-espagnole de Flandre commandée par Bedmar et par le duc de Bourgogne en 1702, par Boufflers en 1703. A cette dernière date, il fut créé lieutenant général par Philippe V. Venu en Espagne, il reçut un titre de marquis en juillet 1704, le grade de directeur général de la cavalerie en septembre, et, quelques mois plus tard, la capitainerie générale d'Estramadure. En septembre 1706, il eut celle des deux Castilles, à la fin de 1707 l'ordre de la Toison d'or,

y avoit perdu[1]. Après ces exploits[2], les armées se séparèrent et entrèrent en quartier d'hiver[3]. Presque toutes ces conquêtes furent rançonnées, et valurent beaucoup d'argent comptant au roi d'Espagne. Peterborough[4], qui vol-

et il mourut le 14 novembre 1715, à Badajoz. Nous le verrons remporter jusqu'à la fin de la guerre de grands succès, mêlés de revers.

1. *Dangeau*, p. 273; *Sourches*, p. 240-241; *Gazette* de 1706, p. 632, et de 1707, p. 6; Guerre, vol. 1978, n°s 274 et 275. Cette ville, que nous avons vue tomber aux mains des alliés en avril (tome XIII, p. 361), fut surprise dans la nuit du 14 au 15 décembre, sans qu'il en coûtât plus de douze hommes, à ce que raconte une lettre de Mme des Ursins dont le fac-similé figure dans le *Catalogue de la collection d'autographes de M. Bovet*, n° 2065. La lettre de Philippe V à son grand-père, sur ce même succès, est au Dépôt de la guerre, vol. 1980, fol. 125 v°.

2. Campagne des plus singulières, où, après avoir redouté une ruine totale, on réussit partout, disent les *Mémoires de Berwick*.

3. Le volume *Espagne* 165 du Dépôt des affaires étrangères contient, fol. 339, une lettre de Chamillart à Berwick, sur la situation des choses en décembre, qui fut interceptée ou soustraite, et que les alliés firent imprimer en italien. L'Extraordinaire XIV de la *Gazette d'Amsterdam* en parle.

4. Charles Mordaunt, né en 1658, fils d'un pair anglais, avait été des premiers à solliciter la venue du prince d'Orange, qui le mit à la tête de la trésorerie avec un titre de comte de Monmouth; mais il quitta ce poste pour mener l'opposition contre le parti tory, et mérita, par sa violence, d'être enfermé quelque temps à la Tour de Londres. Devenu comte de Peterborough en 1697, la reine Anne l'appela, en 1702, à prendre le gouvernement de la Jamaïque et la direction des forces anglaises en Amérique, puis, en 1705, à commander l'armée envoyée en Portugal avec l'Archiduc et le prince de Hesse-Darmstadt. Ceux-ci lui ont dû la prise de Valence et de Barcelone, la défaite des Français dans leur tentative pour reprendre cette ville, et l'occupation passagère de Madrid. En septembre 1706, comme il ne s'entendait pas avec Gallway, la reine a échangé son commandement militaire contre un titre d'ambassadeur auprès de l'Archiduc, et il recevra plusieurs missions successives, au cours d'une desquelles, en 1713, il fera deux apparitions à Versailles, étant alors devenu colonel des horse-guards, lord-lieutenant du comté de Northampton et chevalier de la Jarretière. En avril 1714, il sera fait gouverneur de Minorque. Sous le règne de George Ier, il deviendra, pour le reste de sa vie, général des forces navales de l'Angleterre. Mort à Lisbonne le 5 novembre 1735 (*Gazette*, p. 607). Macaulay a dit que « ce fut, sinon le plus grand, du moins le plus extraordinaire caractère de cette époque, sans en excepter le roi

tigeoit souvent d'Angleterre en Espagne, en Italie, en[1] Portugal, et par toute l'Europe[2], porta en ce même temps un secours de cent cinquante mille pistoles à l'Archiduc, dans le royaume de Valence, des contributions que le prince Eugène venoit de tirer du Milanois et des pays voisins[3]. Le Roi, en ce même temps[4], fit entrer le duc d'Albe dans son cabinet après sa messe, avant le Conseil : il lui dit qu'il avoit cru devoir faire proposer des conférences aux ennemis pour établir une bonne paix, qu'ils les avoient refusées, qu'ainsi il ne falloit plus songer qu'à la guerre, et l'espérer plus heureuse la campagne prochaine qu'elle ne l'avoit été celle-ci. Le duc d'Albe, qui, dans la situation d'alors, craignoit fort ces conférences, sortit du cabinet du Roi extrêmement soulagé[5].

Villars et le duc de Noailles de retour*.

Ce qu'il y avoit d'Impériaux à Hagenbach, sous Thüngen, ayant repassé le Rhin à la mi-novembre, Villars sépara son armée pour entrer en quartiers d'hiver[6]. Il fit un tour

de Suède lui-même. » Voyez l'article du *Dictionary of national biography*, tome XXXVIII, p. 393-403.

1. *Italie* a été ajouté à la fin de la ligne, et le second *en* au commencement de la suivante.

2. Lui-même prétendait avoir vu plus de rois et de postillons que personne au monde. « Le repos lui était insupportable. Il aimait à courir autour de l'Europe plus vite qu'un courrier. Il était une semaine à la Haye, et à Vienne la semaine suivante; alors, il lui prenait fantaisie de voir Madrid, et à peine avait-il atteint Madrid, qu'il demandait des chevaux et partait pour Copenhague.... » (*Macaulay*.) Aujourd'hui beaucoup de ces exploits sont contestés, comme ne reposant que sur les mémoires du capitaine Carlton.

3. Nouvelle enregistrée par Dangeau dans les mêmes termes, le 29 décembre, p. 273; comparez le recueil de Lamberty, tome XIV, p. 281-284.

4. Le 23 novembre : *Dangeau*, p. 253-254; *Sourches*, p. 218 et 224.

5. « Il voyoit bien, dit Dangeau, que la paix, en l'état où sont les affaires, ne se pouvoit pas faire sans que la monarchie d'Espagne en fût démembrée. » J'ai dit dans le tome XIII quelles propositions Louis XIV s'était résigné à faire faire sous main, mais sans succès; le triumvirat continuait à repousser toutes les ouvertures.

6. *Dangeau*, p. 251.

* La première lettre de *retour* est une majuscule corrigée en minuscule.

sur la Sarre[1] pour en visiter les places, et arriva à la cour les premiers jours de décembre[2]. Le duc de Noailles revint en même temps de Roussillon[3].

Le Roi entretient le prince de Rohan sur la bataille de Ramillies.

Le prince de Rohan étant arrivé des premiers de Flandres[4], le Roi l'entretint longtemps dans son cabinet sur la bataille de Ramillies et ses suites. On ne put attribuer cette confiance qu'à sa qualité de fils de Mme de Soubise. Il s'y étoit comporté avec valeur[5]; mais c'étoit un homme à qui il n'en falloit pas demander davantage[6] : il savoit moins de guerre que de cour, où, avec un esprit fort médiocre, il avoit merveilleusement profité des leçons de son habile mère[7].

Surville et la Barre accommodés, le premier demeurant perdu.

Surville étoit sorti de la Bastille[8] à la fin du temps que les maréchaux de France avoient ordonné[9], et le Roi avoit mandé au duc de Guiche[10] de ramener la Barre de l'armée avec lui. Il le lui présenta en arrivant, et, tout de suite, le Roi le fit entrer dans son cabinet[11]. Là, il lui dit qu'il avoit eu un démêlé[12] avec Surville où il n'avoit aucun tort; que

1. *Saare*, au manuscrit.
2. *Dangeau*, p. 254 et 262.
3. *Ibidem*, p. 265, 12 décembre. Voyez les volumes du Dépôt de la guerre 1983 et 1984.
4. *Dangeau*, p. 238, 29 octobre; *Sourches*, p. 206. Cette date prouve que le prince n'était pas « arrivé des premiers. » Il était d'abord allé aux eaux pour soigner ses blessures et ses vapeurs.
5. Tome XIII, p. 378.
6. N'était-ce pas une justification de cette faveur?
7. Honnête homme et généreux, selon Spanheim, en 1700 (*Relation*, p. 423). Le Chansonnier (ms. Fr. 12 692, p. 207) dit que lui et la Chastre, tous deux fort bien faits, jouaient l'homme à bonnes fortunes, et étaient plutôt vains et menteurs, sur le chapitre de leurs propres aventures, que spirituels.
8. Le 2 septembre : *Dangeau*, p. 197; *Sourches*, p. 167.
9. Tome XIII, p. 222.
10. Comme colonel des gardes.
11. Le 11 novembre selon le *Journal de Dangeau*, p. 246 et le 12 selon les *Mémoires de Sourches*, p. 211.
12. *Une* a été corrigé en *un*, et *affaire* biffé et remplacé en interligne par *démeslé*.

Surville avoit été puni; que lui étoit un vieil officier dont la réputation étoit établie depuis fort longtemps; qu'ainsi il lui demandoit, comme à[1] son ami, qu'il lui sacrifiât son ressentiment, et, si cela ne suffisoit pas, comme roi et comme son maître, mais qu'il croyoit qu'il aimeroit mieux s'en tenir à la première partie, et qu'il desiroit qu'il le fît de bonne grâce lorsqu'ils seroient accommodés par les maréchaux de France. On peut juger quelle fut la réponse et la conduite de la Barre à un discours aussi rare dans la bouche d'un grand roi, et à un petit particulier de sa sorte[2]. Les maréchaux de France les accommodèrent huit jours après[3]; mais Surville demeura perdu[4].

Mme de Châtillon; sa famille, son caractère, sa conduite; quitte Madame et y demeure.

Mme de Châtillon, dame d'atour de Madame[5], demanda à se retirer[6]. Elle conserva mille écus de deux qu'elle avoit, ses logements du Palais-Royal et de Versailles, et une place de dame de Madame comme la maréchale de Clérambault et la comtesse de Beuvron en avoient eu depuis la mort de Monsieur[7]. Elle étoit sœur cadette de la duchesse d'Aumont[8], et se piquèrent toute leur vie d'une union intime; toutes deux du nom de Brouilly[9], filles du marquis de Piennes chevalier de l'Ordre en 1661, mort gouverneur de Pignerol en 1676[10], n'ayant laissé que ces

1. La préposition à, ajoutée en interligne, manquait dans le texte de Dangeau, où le discours du Roi est en style direct.

2. « La Barre se prosterna, et répondit que sa gloire et son honneur étoient de lui obéir » (*Dangeau*).

3. Le 18 novembre : *Dangeau*, p. 250; *Sourches*, p. 217.

4. Il fut cependant admis à saluer le Roi le jour même, comme lorsqu'il était sorti de la Bastille.

5. Tome II, p. 207.

6. *Dangeau*, p. 254, 255 et 257; *Sourches*, p. 211 et 226. Mme de Châtillon s'était déjà fait faire la grande opération en septembre 1704.

7. Tome X, p. 99-100. — 8. Tome II, p. 207.

9. La généalogie de Brouilly a été faite en dernier lieu dans le Supplément du tome IX de l'*Histoire généalogique*, 1re partie, p. 251.

10. Antoine de Brouilly, marquis de Piennes, servit en 1644 et 1645 à la tête du régiment de cavalerie de Mazarin, eut un brevet de maréchal de camp en 1646 et le gouvernement d'Ardres en 1648, le quitta

deux filles d'une Godet des Marais[1] : ce qui, dans la faveur de Monsieur de Chartres, Godet des Marais aussi[2] et leur oncle, leur servit fort auprès de Mme de Maintenon. C'étoient deux fort grandes personnes, les mieux faites de la cour, Mme d'Aumont plus belle, Mme de Châtillon, sans beauté, bien plus aimable; toutes deux mariées par amour[3]. M. de Châtillon, qui étoit l'homme de France le

en 1651 pour prendre celui de Pignerol, fut créé lieutenant général la même année, en même temps que mestre de camp en chef du régiment remis par le cardinal Mazarin, eut le cordon bleu dans la promotion du 31 décembre 1661, obtint en août 1668 l'érection de sa terre de Mesvillers en marquisat de Piennes (Arch. nat., X^{1A} 8667, fol. 134 v°), et mourut le 1er novembre 1676, âgé de soixante-cinq ans. L'état de ses services est dans la *Chronologie militaire*, tome IV, p. 95-96, et la copie de son portrait de l'Ordre dans le ms. Clairambault 1236, fol. 173 et 190. Il signait : Antoine de Brouly Piennes. Son rôle fut considérable, pendant la Fronde, entre Mazarin et Retz.

1. Le premier *a* de *Marais* surcharge un *e*. — Françoise, fille de Claude Godet des Marais, capitaine de la côte de Touques et explorateur au Canada, et de Jeanne Gravé, et tante paternelle de l'évêque de Chartres (tome II, p. 207), épousa en premières noces, vers 1646, Jean Gravé de Launay, dit Launay-Gravé, très riche partisan et trésorier des états de Bretagne, le perdit le 5 juin 1655, se remaria, par contrat du 14 février 1661 (Arch. nat., Y 199, fol. 229 v°) avec M. de Piennes (Bibl. nat., ms. Nouv. acq. fr. 3621, n° 7207), perdit encore ce second mari en décembre 1676, et mourut elle-même le 17 (?) avril 1678. Elle avait commencé par être « demoiselle » de la première femme de Launay-Gravé, sa parente (*Sourches*, tome I, p. 318). Ce fut une des dames excentriques de ce temps-là, très belle et fort grande, mondaine, précieuse, joueuse, galante. Colbert l'aima. Le ballet des *Romans* fut représenté chez elle. Voyez les *Historiettes de Tallemant*, tome VI, p. 352-376, la *Carte de la cour* de 1663, p. 70, et les *Mariages dans l'ancienne société*, par M. Bertin, p. 507-512.

2. *Aussy* est en interligne. — En s'occupant d'un découvreur du nom de Gravé, dans les *Documents sur la marine marchande* publiés pour la Société de l'Histoire de Normandie, en 1889, p. 93-98, M. Charles Bréard a signalé quelques détails intéressants de la généalogie des Gravé et des Godet antérieurs à Mme de Piennes, et bons à rapprocher de l'historiette consacrée à Françoise Godet par Tallemant, qui fut des premiers à la courtiser. Comparez aussi le *Mercure* du mois de mai 1703, p. 353-359.

3. Voyez la suite des *Mémoires*, éd. 1873, tome IX, p. 429.

mieux fait, et dont la figure fit sa fortune chez Monsieur[1], en obtint, malgré Madame, cette place de dame d'atour quand Mme de Durasfort[2] mourut, qui l'avoit été lorsque [Mme][3] de Gordon la quitta, qui l'avoit été auparavant de feu Madame[4], et, pour tout accommoder, le Roi permit que Madame eût une seconde dame d'atour, laquelle vouloit opiniâtrément Mlle de Châteautiers, une de ses filles d'honneur, que cette place fit appeler Madame[5]. L'amour

1. Tomes II, p. 206-207, et VIII, p. 327 et 342.

2. Marie de Durfort-Duras, qu'on appelait Mme de Durasfort quoique non mariée, était la dernière sœur des deux maréchaux de Duras et de Lorge, par conséquent tante de Mme de Saint-Simon. Née à Duras le 26 janvier 1648 et très fervente protestante, elle fit une éclatante conversion entre les mains de Bossuet, le 22 mars 1678 (Floquet, *Bossuet précepteur du Dauphin*, p. 381-396; comte de Baillon, *Henriette-Anne d'Angleterre*, p. 143-145). Elle mourut à Saint-Cloud, dans la nuit du 12 au 13 mai 1689, après avoir été longtemps et singulièrement malade (*Dangeau*, tome II, p. 358, 382, 386 et 391-393; *Sourches*, tome III, p. 41 et 89-90; *Notes tirées du cours d'opérations de Dionis*, p. 792). Femme de beaucoup d'esprit et de mérite, disent les contemporains.

3. Les huit derniers mots sont en interligne; mais le second *Mme* manque.

4. Henriette de Gordon-Huntley, de grande famille écossaise, d'abord fille d'honneur de la Reine. Il a été parlé d'elle dans l'appendice XXV de notre tome VIII, p. 625, note 1. Toute dévouée à Monsieur, elle était haïe et redoutée de la seconde Madame : voyez les *Lettres de Mme de Sévigné*, tome III, p. 181, les *Mémoires de Sourches*, tome I, p. 137 et 263, la *Correspondance de Madame*, éd. Brunet, tome I, p. 217, et éd. Jaeglé, tome I, p. 31-32, les *Lettres de Mme Dunoyer*, tome II, p. 276-277, le *Nouveau siècle de Louis XIV*, par Brunet, p. 80, etc.

5. La belle Bourguignonne Anne de Foudras (tome I, p. 72), qui, entrée dans les filles d'honneur en juillet 1679, fut alors considérée comme une future rivale de la Fontanges (*Correspondance de Bussy*, tomes IV, p. 419 et 424, et V, p. 126 et 128). C'est en mai 1689 (*Dangeau*, tome II, p. 394) que, pour elle, la charge de dame d'atour fut partagée en deux, comme ensuite celle de premier gentilhomme de Monsieur, en 1694, pour les deux Châtillon. Après la retraite de Mme de Châtillon, Mme de Châteautiers resta seule titulaire, et on augmenta le fonds de la garde-robe; mais Mme de Châtillon conserva les six mille livres d'appointements, dont elle avait grand besoin.

ne dura que peu d'années entre M. et Mme de Châtillon; ils se brouillèrent et se séparèrent avec éclat[1], et, quoique dans la nécessité de passer leur vie dans les mêmes lieux, par leurs charges, et de se rencontrer tous les jours, ils ne se raccommodèrent[2] jamais. Mme de Châtillon n'avoit jamais été trop bien avec Madame[3]. Elle étoit extrêmement du grand monde et importunée de l'assiduité. Avec un[4] esprit médiocre, elle prétendoit en avoir beaucoup, et devenoit ridicule en étalant du bien-dire et de l'écorce de science tant qu'elle pouvoit; flatteuse, moqueuse et méchante. Elle et sa sœur étoient bien avec Monseigneur, et fort des amies de Mme la princesse de Conti de tous temps. Jamais on ne vit un plus beau couple, ni de si grand air, que M. et Mme de Châtillon[5].

Mariage du fils de Livry avec une fille du

Livry, qui avoit déjà quatre cent mille livres de brevet de retenue sur sa charge de premier maître d'hôtel du Roi[6], en eut soixante mille livres d'augmentation[7], et la survivance de sa capitainerie de Livry[8] pour son fils[9], en

1. Déjà dit au tome II, p. 207.

2. *Racomodèrent* (sic) est écrit en interligne, au-dessus de *revirent*, biffé.

3. Madame n'eut jamais une grande amitié pour elle, au dire de Dangeau.

4. *Un* est en interligne, au-dessus de *de l'*, biffé.

5. A propos d'un legs de sa sœur d'Aumont qui lui revint en 1723, Mathieu Marais dit (tome III, p. 39) que Mme de Châtillon eut toujours des amants et fut longtemps la maîtresse du comte de Toulouse sans qu'on le sût.

6. Tome XII, p. 86.

7. Brevet du 7 décembre 1706 ajouté à celui du 13 janvier 1705 (Arch. nat., O[1] 49, fol. 5 v°, O[1] 50, fol. 142 v°, et O[1] 60, fol. 152 v°). Le premier avait déjà été considéré comme une grâce peu commune (*Sourches*, tome IX, p. 161).

8. Sur les limites de la capitainerie de Livry et Bondy en 1700, voyez Arch. nat., registres O[1] 44, fol. 457 v°, et O[1] 362, fol. 259. Livry père s'en démit le 2 mai 1707 : O[1] 51, fol. 98.

9. Louis Sanguin, comte de Livry, né le 13 décembre 1678, avait été baptisé par Bossuet le 5 avril 1679, ayant le Roi pour parrain, la Reine pour marraine. Mousquetaire en 1693, aide de camp de Villeroy

feu président Robert; grâces du Roi à cette occasion.

le mariant à la fille du feu président Robert[1]. Des Marets, grand fauconnier[2], avoit épousé l'autre. Ce président Robert, qui l'étoit de la Chambre des comptes[3], étoit fort proche parent de M. de Louvois[4], longtemps intendant d'armée, homme d'esprit, capable, et d'honneur, mais qui aima[5] tant son plaisir, que M. de Louvois n'en put rien faire[6]. C'étoit le plus gros et le plus noble joueur du monde,

en 1694, capitaine en 1695, mestre de camp en 1699, brigadier en 1704, survivancier de la charge de premier maître d'hôtel de son père en 1716, maréchal de camp en 1718, conseiller d'État d'épée et chevalier des ordres le 3 juin 1724, lieutenant général le 22 décembre 1731 (*Chronologie militaire*, tome V, p. 106-107), il mourut le 3 juillet 1741.

1. Marie-Madeleine-Françoise Robert de la Fortelle, mariée le 7 décembre 1706 (*Dangeau*, p. 257; *Sourches*, p. 228; Arch. nat., O[1] 50, fol. 142 v°; *Mercure* du mois, p. 321-325), avec cinq cent mille livres de bien acquis comme orpheline de père et de mère et, en plus, l'espérance d'hériter de ses oncles et de sa sœur, celle-ci n'ayant pas d'enfants encore.

2. Tome XIII, p. 6. — François Dauvet, comte des Marets, successeur de son père, comme gouverneur de Beauvais et grand fauconnier, en 1688, a épousé, par contrat du 22 juin 1701, Marie Robert, sœur aînée de la précédente. Elle mourut à Paris le 24 février 1765, âgée de soixante-douze ans, son mari étant mort le 24 février 1718, à trente-sept ans.

3. Louis Robert, seigneur de la Fortelle, baptisé le 22 février 1636, intendant de l'armée de débarquement confiée au prince Alméric de Modène en mars 1660, après avoir déjà rempli les mêmes fonctions en Italie, fut encore attaché à l'armée envoyée en Parmesan et en Modénais au mois de septembre 1663, accompagna également le corps d'armée de Coligny en Hongrie (1664), l'armée de Flandre en 1667, l'armée de Hollande en 1672-74, celle du maréchal de Luxembourg en 1678, etc. Pourvu d'un brevet de conseiller d'État dès le 22 septembre 1666, il acheta en 1679 une charge de président à la Chambre des comptes de Paris. Il a déjà été parlé (tome X, p. 331, note 3) de ses relations avec M. de Lorge, dont il était le voisin.

4. Par Mme le Tellier, Élisabeth Turpin.

5. Ce verbe semble surcharger un premier *aima*.

6. Louvois blâmait, sans les empêcher, ses exactions en pays conquis, mais le considérait comme un modèle d'intelligence et d'habileté : voyez le livre de Camille Rousset, tome I, p. 39, 40, 58, 75-76, 435-442 et 484, tome II, p. 11, 52, etc.

et l'homme de sa sorte le plus mêlé avec la meilleure compagnie[1]. Il étoit mort il y avoit longtemps[2].

M. de Beauvillier cède son duché, etc., à son frère, et le marie à la fille unique de feu Besmaus; conduite admirable de la duchesse de Beauvillier. [*Add. S^tS. 705 et 706*]

M. de Beauvillier avoit deux frères du second mariage de son père, qu'il avoit élevés avec ses enfants, et qui étoient tous quatre à peu près de même âge[3]. L'aîné[4] voulut être d'Église, et y voulut persévérer[5] lorsque les deux fils de M. de Beauvillier moururent[6]. Le cadet[7] étoit à Malte pour faire ses caravanes[8]; M. de Beauvillier, qui n'avoit plus que lui, l'en fit revenir pour en faire désormais son fils unique[9]. Il arriva : M. et Mme de Beauvillier conjointement lui firent de grandes donations, et M. de Beauvillier lui céda son duché[10], lui fit

1. C'est comme type du joueur qu'il a place dans les *Caractères de la Bruyère*, tome I, p. 269 et 505. On le voit perdre un jour, chez Lauzun, dix mille pistoles (*Dangeau*, tome I, p. 370), dépenser plus de quarante mille francs à la noce de chacune de ses filles, etc. Son bel hôtel de la rue Neuve-Saint-Augustin, décoré de trois plafonds peints par Jouvenet, était une maison de jeu (*Mémoires de Mademoiselle*, tome IV, p. 505), et sa fille Livry hérita de ce goût (*Mémoires de Mathieu Marais*, tome III, p. 43).

2. Il fut forcé, pour payer ses dettes, dit Dangeau, de se démettre de sa charge en décembre 1690, et il ne mourut que le 3 juillet 1706 (*Mercure* d'août, p. 152-154; voyez aussi les *Mémoires du marquis de Franclieu*, p. 17-18).

3. Déjà dit en 1703, tome XI, p. 4.

4. François-Honorat-Antoine de Saint-Aignan, né le 6 octobre 1682, fait abbé de Saint-Germer de Flaix à dix-neuf ans, en mai 1701, et évêque de Beauvais le 1er avril 1713, devint abbé de Saint-Victor de Marseille en donnant sa démission de Beauvais, en 1728, et fut relégué alors à Cîteaux, puis à Prémontré, où il mourut le 19 août 1751.

5. Ces deux mots sont en interligne, au-dessus d'*estoit deja engagé*, biffé.

6. Tome XIII, p. 177-179.

7. Paul-Hippolyte de Saint-Aignan, né le 25 novembre 1684, reçu chevalier de Malte le 14 mars 1685, avait passé l'année 1702 aux mousquetaires avant d'aller faire ses caravanes.

8. Tome VII, p. 42.

9. *Dangeau*, 23 février 1706, p. 41-42. La *Gazette d'Amsterdam* avait annoncé ce retour dès le mois de novembre 1705, n° XCIX.

10. « M. le chevalier de Saint-Aignan, qui étoit à Malte, en est

prendre[1] le nom de duc de Saint-Aignan, et le maria à la fille unique de Besmaus[2], extrêmement riche[3]. Sa mère étoit

revenu. M. et Mme de Beauvillier veulent qu'il ait la terre et le duché de Saint-Aignan, et y joignent même beaucoup de terres qu'ils ont acquises aux environs, et ils le rendront par là grand seigneur. » (*Dangeau.*) L'acte passé entre eux le 2 décembre 1706, et homologué par le conseil de famille, fut enregistré au Châtelet le 1er février 1707, reg. Y 279, fol. 122. Le Roi donna son autorisation le 5 décembre (Arch. nat., O¹ 50, fol. 131 v°), et M. de Beauvillier joignit encore au duché la baronnie de la Salle (*Dangeau*, p. 249 et 260-261; *Mercure* de janvier 1707, p. 351-353). Paul-Hippolyte avait fait la campagne de la Moselle comme simple capitaine et aide de camp de Marcin; il fit toutes les suivantes comme mestre de camp d'un régiment donné par M. de Beauvillier, fut installé duc et pair en 1711, avec une charge de premier gentilhomme du duc de Berry, eut la survivance du gouvernement de Loches en 1714, accompagna la nouvelle reine d'Espagne jusqu'à Madrid, et y resta comme ambassadeur extraordinaire et plénipotentiaire depuis le 1er avril 1715 jusqu'au 13 décembre 1718. Il avait été créé brigadier le 1er juillet 1717 et avait vendu son régiment au fils aîné de notre auteur; le duc d'Orléans lui donna une place au conseil de régence (novembre 1718) et le gouvernement général du Havre, sur la démission du duc de Mortemart (22 septembre 1719). Créé bailli du pays de Caux en octobre 1723 et chevalier des ordres le 3 juin 1724, élu membre de l'Académie française le 12 décembre 1726 et nommé membre honoraire de l'Académie des inscriptions et belles-lettres le 23 décembre 1732, désigné pour l'ambassade de Rome en octobre 1730, il arriva à ce poste le 13 mars 1732, le quitta le 18 septembre 1740, ayant été, dans l'intervalle, promu maréchal de camp (1734), lieutenant général (1738), et fut gouverneur de Bourgogne jusqu'à la majorité du prince de Condé (1740-1754). Il mourut à Paris, le 22 janvier 1776.

1. Ces trois mots sont en interligne, au-dessus d'*il prit*, biffé.

2. Marie-Geneviève de Monlezun de Besmaus, baptisée à l'église Saint-Paul le 10 septembre 1691, fut mariée au nouveau duc par contrat du 20 janvier 1707 (minutier de Me Blanchet) et par cérémonie du 22, et mourut à Rome le 15 octobre 1734. Il avait été question, au commencement de 1706 (*Gazette d'Amsterdam*, n° XXVII), que M. de Saint-Aignan épousât Mlle de la Fayette, celle que nous avons vu marier au prince de Tarente, puis (*Sourches*, p. 234) Mlle Mascranny ou Mlle de Guiscard. Devenu veuf, il se remaria, à soixante-treize ans, le 9 novembre 1757, avec une fille du prévôt des marchands Turgot.

3. Plus d'un million de bien échu, dit Dangeau, p. 266 et 289.

fille de Villacerf, son père étoit mort jeune[1]. Besmaus[2] père de celui-là[3] étoit un gentilhomme gascon[4] qui avoit été capitaine des gardes du cardinal Mazarin, et[5] depuis très longtemps gouverneur de la Bastille, où il s'étoit extrêmement enrichi[6]. Il avoit toujours conservé de la considération du

1. François-Jean-Baptiste de Monlezun, marquis de Besmaus, baptisé à Sceaux le 21 juillet 1680, ayant déjà seize ou dix-sept ans, et tenu sur les fonts par Colbert, figura au carrousel de 1685, acheta la charge de cornette des chevau-légers de la garde, servit dans la guerre suivante et devint premier cornette en décembre 1693, mais fut forcé par sa mauvaise santé de quitter le service, et mourut le 10 octobre 1696, ayant un brevet de mestre de camp. Il avait épousé, par contrat du 11 février 1688 (Arch. nat., Y 252, fol. 312 v°), Geneviève-Marguerite Colbert de Villacerf, fille aînée du premier maître d'hôtel et sœur de la marquise du Montal; elle mourut deux mois après lui, et fut inhumée à ses côtés, dans l'église Saint-Paul, le 27 décembre 1696.

2. Tome VI, p. 366.

3. Ces trois mots sont en interligne, l'auteur ayant biffé *son* avant *père*.

4. Ces Monlezun prétendaient descendre des comtes d'Astarac cadets des ducs héréditaires de Gascogne, et remonter de mâle en mâle à Garcie Sanche qui, en 904, unit à son duché le comté de Bordeaux. Courtilz de Sandras a dit du gouverneur, dans ses *Mémoires de M. d'Artagnan*, tome I, p. 46-47 : « Il portoit le nom d'une métairie plus chargée de taille qu'elle n'apportoit de revenu, et il fit porter le nom de marquisat à cette chaumière d'abord qu'il devint en fortune. Son nom de Monlezun étoit assez beau, à la vérité; mais tout le monde ne convenoit pas trop qu'il lui appartînt. » En un autre endroit, p. 184 et suivantes, le même Sandras dit qu'on avait payé deux mille louis à l'aîné des Monlezun pour qu'il permît de prendre ce nom. Le Cabinet des titres possède, dans le fonds d'Hozier, la copie des preuves fournies par Besmaus au juge d'armes en 1689, et remontant jusqu'à l'année 1378. Comparez son article nécrologique dans le *Mercure* de décembre 1697, p. 266-271.

5. *Et* est en interligne, au-dessus de *qui avoit esté*, biffé.

6. *Mémoires de M. d'Artagnan*, tome I, p. 306, et *Mémoires de J.-B. de la Fontaine*, par Courtilz de Sandras, p. 386; *Mémoires de Sourches*, tomes I, p. 246, et V, p. 372-373; *Journal de Dangeau*, tome VI, p. 249; Funck-Brentano, *la Bastille et ses dernières années* (1898), p. 15. Le père avait épousé (contrat du 3 octobre 1650, Y 191, fol. 408 v°) Marguerite de Peyrols, que Sandras a dépeinte jalouse et avare, et dont la mère était fille du célèbre écuyer Pluvinel.

Roi et de la confiance personnelle. Avant qu'être riche[1], il avoit marié sa fille à Saumery, sous-gouverneur des princes par la protection et le choix de M. de Beauvillier : c'est celle dont j'ai parlé à l'occasion de M. de Duras[2]. Sa nièce[3], héritière sans père ni mère, et le vieux Besmaus mort il y avoit longtemps, dépendoit de cette tante paternelle[4] et de Villacerf, premier maître d'hôtel de Mme la duchesse de Bourgogne, son oncle maternel. Le mariage fut donc bientôt fait. M. et Mme de Beauvillier les prirent chez eux à Versailles comme leurs enfants; Mme de Beauvillier les traita de même[5]. La conduite toujours suivie qu'elle eut avec eux fut le chef-d'œuvre de l'amitié conjugale. Elle se livra à cette éducation avec un courage héroïque : je l'ai vue bien des fois, étant seul avec elle les soirs, les envoyer chercher sur le point que le plus court et le plus intime particulier alloit arriver pour souper, que les grosses larmes lui tomboient des yeux, m'avouer ce que lui coûtoit le souvenir de la mort de ses enfants, renouvelé à tous moments par le fils et la belle-fille postiche[6], puis recogner ses larmes qu'on[7] ne s'en aperçût point, eux sur tous, me les louer, dire que ce n'étoit pas leur faute si elle avoit perdu ses enfants, que, si ce n'étoit pas une ressource pour elle, c'en[8] étoit toujours une pour M. de Beauvillier, ce qui étoit tout pour elle, et, dès qu'ils arrivoient, leur faire cent caresses et toutes les amitiés possibles. Elle les

1. En 1676 : tome VI, p. 366.
2. Tome XII, p. 296-297.
3. Ces deux mots sont en interligne, au-dessus de *Cette*, biffé.
4. Ayant d'abord écrit : *de cette Mᵉ de Saumery sa tante paternelle*, il a biffé *Mᵉ de Saumery*, mais a laissé par mégarde *cette* et *sa*.
5. Il oublie qu'il a parlé déjà de la duchesse dans le membre de phrase précédent. C'est dans le *Journal* qu'il lit, p. 266, en regard de l'Addition : « Le nouveau duc de Saint-Aignan épouse Mlle de Besmaus, qui a plus d'un million de bien échu, et Mme de Beauvillier la gardera auprès d'elle comme sa propre fille. »
6. Ce singulier est bien au manuscrit.
7. Afin, de telle manière qu'on.....
8. L'élision *c'* corrige *s'*.

traita toute sa vie comme[1] ses véritables enfants et les mieux aimés, avec un intérêt en eux et des soins qui ne se peuvent exprimer; M. de Beauvillier de même. Toutes ces dispositions se firent de concert avec M. de Mortemart et Madame sa mère, pour ne préjudicier point aux droits de sa femme, fille de M. et de Mme de Beauvillier, qu'ils ne conservèrent que trop scrupuleusement[2].

Bergeyck à Versailles; son caractère et sa fortune. [*Add. St S. 707*]

Bergeyck[3] arriva de Flandres sur la fin de novembre. Chamillart le logea et le défraya, et le présenta le soir au Roi chez Mme de Maintenon[4]. D'abord baron, puis comte, à dire vrai ni[5] l'un ni l'autre qu'à la mode de nos ministres, c'étoit un homme de Flandres, et de meilleure famille qu'ils ne sont d'ordinaire[6], qui avoit travaillé dans les finances des Pays-Bas sur la fin de Charles II, que l'électeur de Bavière y trouva fort employé, et qu'il y continua à la mort du roi d'Espagne[7]. Sa capacité et sa droiture donna confiance en lui; sa fidélité et son zèle y répondirent, avec beaucoup d'esprit, de sens, de lumière, de justesse, une grande facilité de travail et d'abord, beaucoup de douceur avec tout le monde et dans la ma-

1. *Co* surcharge *av[ec]*.
2. Les nouveaux mariés s'établirent à Vaucresson, où la jeune duchesse fut fort malade d'une esquinancie en mars 1707 (*Sourches*, p. 271).
3. Tome XIII, p. 377.
4. *Dangeau*, p. 255, 26 novembre; *Sourches*, p. 226. Mme de Maintenon ne résista pas au désir de le voir, quoiqu'elle eût refusé cette faveur à l'électeur de Cologne.
5. Avant *ny*, il a biffé *il n'estoit*.
6. Voyez l'article Brouchoven dans le *Nobiliaire des Pays-Bas*, par Herckenrode, tome I, p. 340-343, et dans la *Biographie nationale de Belgique*, tome III, p. 97-99. Le père, à la fois financier, administrateur et diplomate, breveté du titre de baron en 1665, par le roi d'Espagne, créé comte et chevalier de Saint-Jacques en 1676, joua un rôle considérable dans les négociations d'Aix-la-Chapelle et de Nimègue, et passa par la cour de France en 1677. Le fils fut créé baron de Leefdael le 15 juin 1679, comte en 1688. La terre de Bergeyck est située dans le Brabant septentrional.
7. Lors de l'ouverture des négociations de décembre 1696, l'Électeur le désigna pour son plénipotentiaire : *Dangeau*, tome VI, p. 43.

nière de gouverner, une grande modestie, un entier désintéressement et beaucoup de vues. Il se pouvoit dire un homme très rare, et qui avoit une connoissance parfaite, non seulement des finances, mais de toutes les affaires des Pays-Bas, et de tout ce qui y étoit et pouvoit y être employé. Avec tous ces talents, grand travailleur et fort appliqué, et qui avoit une exactitude et une simplicité en tout singulière[1]. Il fut bientôt mis au timon des affaires de ces pays-là pour l'Espagne. C'étoit un homme qui ne s'avançoit jamais, qui ne parloit jamais aussi contre sa pensée, mais[2] ferme dans ses avis, et qui les mettoit en tout leur jour, obéissant, après qu'il avoit dit toutes ses raisons, tout comme s'il les eût suivies, et non pas des ordres contraires ou différents de ce qu'il avoit cru et exposé comme meilleur. Il fut longtemps en première place. Il vécut plusieurs années content et retiré depuis l'avoir quittée, et ne se mêlant plus de rien. Fort homme de bien, point du tout riche, et n'ayant jamais rien fait pour sa famille. On auroit tiré de lui de grands et d'utiles services, si on l'avoit toujours cru, surtout sur les fins, et qu'on s'en fût servi jusqu'au bout de sa longue et intègre vie. Il fut peu à Versailles, et point à Paris, travailla fort avec Chamillart, et vit le Roi en particulier avec lui et tête à tête[3]. Chamillart l'aimoit fort, et tous nos ministres et

1. Comparez ce que Fénelon disait de lui en 1710 : *Correspondance*, tome I, p. 135 et 414-416.

2. *Mais* est en interligne.

3. *Dangeau*, 26 novembre : « M. de Chamillart travailla le soir avec le Roi, chez Mme de Maintenon, et lui présenta le baron de Bergeyck, qui a servi dignement le roi d'Espagne, son maître, en Flandre, où il étoit à la tête de toutes les affaires. M. de Chamillart le loge ici (à Versailles) chez lui, et il s'en retourne incessamment en Flandre, où il est fort nécessaire. » Selon les *Mémoires de Sourches*, p. 226, cette visite était en apparence pour régler les quartiers d'hiver; mais on soupçonnait quelque chose de bien plus important. S'agissait-il des négociations entamées en Hollande sur la base d'une cession de l'Espagne, des ouvertures faites à l'Électeur par le roi de Prusse, ou bien d'un projet de soulever les Flandres contre l'Archiduc,

nos généraux, et le Roi le traitoit avec amitié et distinction[1]. Il ne paroissoit point en public dans les divers voyages qu'il fit à la cour. Même dans sa retraite[2], il conserva beaucoup de considération en Flandres, où il fut universellement aimé, estimé, honoré et regretté. Ce[3] sont de ces trésors que les rois savent rarement connoître, et dont il est plus rare encore qu'ils ne se dégoûtent pas. Ses voyages ici étoient rares, et toujours fort courts[4].

M. de Vendôme[5], après avoir visité les places maritimes de Flandres et tout ce voisinage de la mer[6], arriva à Versailles les premiers jours de décembre[7], et entretint le Roi longtemps[8]. Il fut bien reçu parce qu'il étoit M. de Vendôme; mais la différence fut entière d'avec ses deux derniers retours[9]. Ce restaurateur[10] n'avoit rien redressé en

Vendôme de retour.

au lieu de rester sur la simple défensive, comme le conseillait Chamlay? Le général Pelet a inséré dans les *Mémoires militaires*, p. 585-594, un long mémoire que Bergeyck adressa à Chamillart dès son retour à Mons.

1. *Dangeau*, 28 novembre, p. 257 : « Le baron de Bergeyck est reparti pour la Flandre; le Roi est fort content de lui, et il est charmé du Roi. » Quelques jours plus tard, Mme de Maintenon écrivait à la princesse des Ursins (recueil Bossange, tome I, p. 67) : « Nous avons eu ici M. le comte de Bergeyck, sur les louanges duquel tout le monde s'accorde. Je suis si touchée de tout ce qu'on m'a dit de lui, que j'avois envie de le voir. Jugez par là du mérite que je lui crois. »

2. En 1714. A cette occasion, nous aurons un nouvel éloge de lui.

3. *Ce* est en interligne, au-dessus d'un premier *ce* biffé.

4. Nous le verrons reparaître à Marly en 1708. — 5. Ci-dessus, p. 16.

6. Voyez les *Mémoires militaires*, p. 133-134, les volumes 1939 et 1940 du Dépôt de la guerre, et un plan d'opérations, en date du 21 octobre, imprimé dans le recueil Esnault, p. 136-139.

7. Chamillart l'avait rappelé aussitôt après la dislocation des armées : ms. Fr. 14178, fol. 319 v°. La situation était surtout grave en raison des propositions d'accommodement faites sous main à l'Électeur, mais que le ministre connaissait.

8. Le 2 décembre : *Dangeau*, p. 260; *Sourches*, p. 232.

9. « Le Roi l'a entretenu assez longtemps; mais M. de Vendôme est si enrhumé, que le Roi avoit peine à l'entendre, à ce qu'il nous a dit à son coucher » (*Dangeau*). Voyez tome XIII, p. 291-296 et 345-347, et ci-dessus, p. 15-16.

10. *Restaurateur* « ne se dit que des grandes choses; son plus grand

Flandres; il y avoit laissé faire aux ennemis tout ce qu'ils avoient voulu[1]. On ne revenoit point d'Italie, et on revenoit de Flandres; ceux qui en arrivoient n'avoient point reconnu le héros auquel ils s'étoient attendus : ils n'y avoient trouvé que hauteur démesurée, propos en tout genre qui l'étoient encore plus, mais qui ne tenoient rien. une paresse qui alloit jusqu'à l'incurie, une débauche qui étonnoit les moins retenus. Réunis avec ceux qui revenoient d'Italie, ils ne se trouvèrent pas de différents avis, Le masque tomba[2]; mais, comme le Roi, toujours prévenu, et voulant encore plus l'être, donnoit le ton à tout, que les appuis de Vendôme étoient connus et craints, et que le nombre des sots et des gens bas est toujours le plus grand, Vendôme, déchu de tout en effet, demeura toujours héros en titre. Son frère[3] ne fut pas longtemps à Rome sans s'y ennuyer. Il n'y trouva ni complaisance ni considération; ses prétentions de rang l'écartèrent et le séparèrent[4], sa réputation, secondée de la vie qu'il y mena[5], et dont il ne pouvoit, et n'eût même daigné se défaire, le fit mépriser : il s'en alla à Gênes, où il espéra être mieux reçu, et vivre plus à son aise[6].

Grand Prieur à Gênes.

usage est dans le moral » (*Académie*, 1718). Le prince a été qualifié plus haut (p. 15) de *héros réparateur*, expression dont on peut rapprocher celle de *réparateur des torts* appliquée au roi Charles de Suède par un des auteurs du *Mercure* (septembre 1706, p. 369), avec cette observation : « s'il m'est permis de tenir le langage des anciens chevaliers. »

1. Par lettres du 29 septembre (Guerre, vol. 1939, n°s 409 et 410), on lui avait donné plein pouvoir de marcher sur la Haine ou sur la Sambre, pour empêcher le siège de Mons ou celui de Charleroy.

2. Même locution que dans le tome III, p. 90. — 3. Tome XIII, p. 347.

4. Arrivé à Rome le 5 avril 1706, il descendit d'abord chez le cardinal de Janson, puis s'établit à la porte Saint-Pancrace, dans l'ancienne maison de l'abbé Benedetti. Comme il ne voulait pas céder la droite aux cardinaux, il demanda à venir *incognito* chez le cardinal de la Trémoïlle; mais on le pria de s'en abstenir (Affaires étrangères, vol. *Rome* 464, fol. 193 v°, et vol. 465, fol. 62 v° et 64 v°).

5. La marquise de Richelieu venait d'arriver, et ils associèrent leurs deux existences.

6. *Dangeau*, p. 263, 7 décembre : « M. le Grand Prieur a quitté

Ridicule de Mme de Maintenon sur Courcillon.

Je me garderois bien de barbouiller ce papier de l'opération de la fistule[1] que Mareschal fit à Courcillon, fils unique de Dangeau[2], en sa maison de la ville à Versailles[3], sans l'extrême ridicule dont elle fut accompagnée[4]. Courcillon étoit un jeune homme fort brave, qui avoit un des régiments du feu cardinal de Fürstenberg, qui valoit fort gros[5]. Il avoit beaucoup d'esprit, et même orné, mais tout tourné à plaisanterie, à bons mots[6], à méchanceté, à impiété, à la plus sale débauche, dont cette opération

Rome depuis quelque temps. Il n'y voyoit point le Pape ni les cardinaux, à cause du cérémonial; il est présentement à Gênes. » On trouvera ci-après, appendice IV, deux lettres du duc du Maine sur cette situation.

1. C'est ce qu'on avait appelé le mal Saint-Fiacre au quinzième siècle, et ce qui était devenu le « mal du Roi » depuis l'opération pratiquée sur Louis XIV, en 1686, par Félix. Avant Michelet, Lémontey a prétendu que ce mal coupa le règne en deux périodes opposées : la vie héroïque et la vie subjuguée (*Essai sur l'établissement monarchique de Louis XIV*, p. 411). Ce qui est certain, c'est que la fistule et la grande opération devinrent choses fort communes depuis ce temps-là : voyez Alfred Franklin, *les Chirurgiens*, p. 134-143.

2. Ce fils unique, né le 19 juin 1687, ne s'appela d'abord que comte de Courcillon ou comte de Dangeau (Arch. nat., Y 263, fol. 51), puis reçut les prénoms de Philippe-Égon du cardinal de Fürstenberg, lorsque celui-ci le tint sur les fonts, le 3 mai 1697, avec la maréchale de Rochefort (Cabinet des titres, *Pièces originales*, vol. 884, fol. 51; *Gazette d'Amsterdam*, 1697, n° XXXVI). Mestre de camp de cavalerie en 1704, blessé à Malplaquet et amputé d'une cuisse, Courcillon fut promu brigadier le 30 mars 1710; mais, comme il ne pouvait plus servir à l'armée, son père lui céda le gouvernement de Touraine. Il mourut de la petite vérole le 20 septembre 1719.

3. Sur cette maison, voyez l'*Histoire de Versailles*, par J.-A. le Roi, tome II, p. 382.

4. *Dangeau*, tome XI, p. 271; *Sourches*, p. 239. Les deux Mareschal firent l'opération.

5. En janvier 1704 : *Dangeau*, tome I, p. LXVII-LXVIII, et tome IX, p. 416-417; *Sourches*, tome VIII, p. 267-268; *Mercure* de février, p. 358-360. Le Roi consentit que ce régiment, commandé depuis 1689 par le comte de la Marck, passât entre les mains de Courcillon, quoique allemand (Courcillon lui-même l'était par sa mère), et prit son nom; il devint définitivement français.

6. *Bon*, au singulier, et *mots*, au pluriel.

passa publiquement pour être le fruit[1]. Sa mère, dont j'ai parlé à l'occasion de son mariage[2], étoit dans la privance de Mme de Maintenon la plus étroite; toutes deux, seules de la cour et de Paris, ignoroient la vie de Courcillon. Mme de Dangeau, qui l'aimoit passionnément, étoit fort affligée et avoit peine à le quitter des moments : Mme de Maintenon entra dans sa peine[3], et se mit à aller tous les jours lui tenir compagnie au chevet du lit de Courcillon jusqu'à l'heure que le Roi alloit chez elle, et très souvent, dès le matin, y dîner. Mme d'Heudicourt, autre intime de Mme de Maintenon, et dont j'ai parlé aussi[4], y fut admise pour les amuser, et presque point d'autres. Courcillon les écoutoit, leur parloit dévotion, et des réflexions que son état lui faisoit faire : elles de l'admirer, et de publier que c'étoit un saint. La d'Heudicourt et le peu d'autres qui écoutoient[5] tous ces propos, et qui connoissoient le pèlerin[6], qui quelquefois leur tiroit un bout de langue à la dérobée, ne savoient que devenir pour s'empêcher de rire, et, au partir de là, ne pouvoient se tenir d'en faire le conte tout bas à leurs amis. Courcillon, qui trouvoit que c'étoit bien de l'honneur d'avoir Mme de Maintenon tous les jours pour garde-malade, et qui en crevoit d'ennui, voyoit ses amis quand elle et sa mère étoient parties les

1. On s'étonna, disent les *Mémoires de Sourches*, que l'opération fût nécessaire chez un jeune homme de vingt ans. Dangeau la mentionne seulement en une ligne. Il avait été très malade en mars 1704 (*ibidem*, tome VIII, p. 319).

2. Tome III, p. 187-192.

3. Le 25 décembre, elle écrivait à Mme des Ursins (recueil Bossange, tome I, p. 74) : « On fit hier la grande opération au fils de Mme de Dangeau, qui est un joli garçon et s'est fort distingué à la bataille de Ramillies. Madame sa mère fit pitié. »

4. Tome III, p. 213-221. — 5. Mot douteux.

6. « On appelle figurément *pèlerin* un homme fin, adroit, dissimulé : *vous ne connoissez pas le pèlerin* » (*Académie*, 1718). Voyez la locution dans une lettre de Tessé (notre tome IX, p. 370), dans les *Lettres de Peiresc*, tome III, p. 556, dans les *Œuvres de la Fontaine*, tome IV, p. 88, dans l'Addition n° 354 (notre tome VIII, p. 385), etc.

soirs, leur en faisoit ses complaintes[1] le plus follement et le plus burlesquement du monde, et leur rendoit en ridicule ses propos dévots et leur crédulité : tellement que, tant que cette maladie dura, ce fut un spectacle qui divertit toute la cour, et une duperie de Mme de Maintenon, dont personne n'osa l'avertir, et qui lui donna pour toujours une amitié et une[2] estime respectueuse pour la vertu de Courcillon, qu'elle citoit toujours en exemple, et dont le Roi prit aussi l'impression sans que Courcillon se souciât de cultiver de si précieuses bonnes grâces après sa guérison, sans qu'il en rabattît quoi que ce fût de sa conduite accoutumée, sans que Mme de Maintenon s'aperçût jamais de rien, sans que, pour ses négligences même à son égard, elle se refroidît des sentiments qu'elle avoit pris pour[3] lui. Il faut le dire : excepté le manège sublime de son gouvernement et avec le Roi, c'étoit d'ailleurs la reine des dupes[4].

Oublis.

Quelque[5] soin que j'aie pris jusqu'à cet endroit, non seulement de ne dire que la plus exacte vérité, mais de la ranger encore dans l'ordre précis des temps où sont arrivées les choses que j'estime mériter d'être écrites[6], il faut

1. Terme de pratique qui s'employait en matière bénéficiale.

2. *Un*, dans le manuscrit. — 3. L'abréviation *p^r* surcharge *de*.

4. On peut dire, au contraire, que c'est notre auteur qui était dupe de la sympathie de Mme de Maintenon pour Mme de Dangeau, comme le prouve la lettre qu'elle écrivit à cette dernière trois jours après l'opération (recueil Geffroy, tome II, p. 107-108) : ni l'une ni l'autre ne se faisaient illusion sur la légèreté, même la crapule de Courcillon; Mme de Maintenon dut en tomber à demi d'accord avec le Roi, qui déplorait une telle inconduite chez un homme de grand courage et à portée de tous les honneurs. « Si elle vantait Courcillon, » dit feu M. Geffroy (tome I, p. VIII-IX), ce n'était pas pour sa piété, mais pour son courage; si elle n'instruisait pas entièrement le Roi, ce n'était que par bonté et par indulgence. »

5. L'écriture change, comme s'il y avait eu une longue suspension du travail, pour préparer la double digression qui va suivre sur la maison de Rohan et sur celle de Bouillon.

6. C'est grâce à Dangeau qu'il retrouve les choses « qui méritent d'être écrites, » et qu'il les « range dans l'ordre précis des temps; » mais il n'aurait garde de l'avouer.

avouer qu'il m'en est échappé deux, l'une sur la maison de Rohan, l'autre sur la maison de Bouillon, la première de 1703, l'autre aussi de la même année[1]. Il faut donc, avant d'aller plus loin, réparer cette faute dès que je m'en aperçois[2].

Procès intenté par le prince de Guémené au duc de Rohan sur le nom et armes de Rohan.

On se souviendra de ce qui a été expliqué p. 149 et suivantes[3] sur la maison de Rohan, et les divers degrés d'art et de fortune qui l'ont portée au rang dont elle jouit. Maintenant il faut parler de la première érection du vicomté de Rohan en duché-pairie en faveur du célèbre duc de Rohan, gendre de l'illustre premier duc de Sully, du mariage de sa fille unique avec Henri[4] Chabot, et de la seconde érection de Rohan en faveur de cet Henri Chabot, enfin du procès intenté par la maison de Rohan au duc de Rohan, fils unique de ce mariage, pour faire[5] quitter à ses puînés le nom et les armes de Rohan, qui est l'oubli qu'il s'agit de réparer.

Matière de ce procès.

Le premier et célèbre duc de Rohan étoit mort en 1636[6]. Sa veuve le survécut jusqu'en 1660, parfaitement huguenots l'un et l'autre jusqu'à leur mort[7]. Henri IV érigea le vicomté de Rohan en duché-pairie en faveur de cet Henri de Rohan, en 1603, enregistré la même année aux parlements de Paris et de Bretagne. L'érection porta cette clause que, *la ligne masculine venant à manquer, la qualité de duc et pair demeureroit*

1. Ces cinq derniers mots sont ajoutés en interligne, au-dessus de *plus recente*, biffé. — Au lieu de *1703*, lisez *1704*.

2. C'est que d'autres recherches l'ont amené à revenir sur ses pas et à remonter plus haut dans le *Journal*, à l'endroit où il est parlé de l'affaire Rohan, qui lui rappellera ensuite l'affaire Bouillon.

3. Tome V, p. 182 et suivantes.

4. *H.*, en abrégé, dans le manuscrit, ici et dans la suite.

5. *Luy* corrigé en *faire*. — 6. Lisez : *1638*, comme au tome V, p. 217.

7. Cependant la duchesse abjura jusqu'à deux fois, la première à Sully, parce qu'on ne voulait la marier que catholique, après quoi elle se rétracta à Jargeau, et la seconde à Saint-Nicolas-des-Champs, pour obtenir du Pape la dispense de parenté et rendre le mariage plus solennel. Finalement, elle mourut protestante, quoique ses enfants fussent catholiques, et elle fut enterrée dans le cimetière des réformés, à Charenton.

éteinte[1]. Elle eut son effet par la mort de ce même duc de Rohan, qui ne laissa qu'une fille unique, née en 1617[2], qui étoit peut-être alors la plus grande héritière qui fût dans le Royaume. Cette raison, et celle de la religion dont elle étoit, fit toute la difficulté de son mariage du vivant de son père, et fort longtemps depuis. Le duc de Rohan, et, depuis lui, la duchesse sa veuve, ne la vouloient donner qu'à un huguenot comme eux : tantôt il ne se trouvoit point de parti sortable pour elle dans cette religion, tantôt ceux qui auroient été écoutés avoient l'exclusion du Roi, ensuite de la Reine régente[3], qui vouloient ôter ces grands établissements de terres en Bretagne à la religion prétendue réformée[4], dans une province si voisine de l'Angleterre, environnée de la mer de trois côtés, et à qui les temps permettoient encore d'être jalouse de ses privilèges. A ces difficultés il s'en étoit joint une autre, qui arrêta des prétendants : ce fut le procès de ce Tancrède qui se prétendoit son frère légitime de père et de mère[5],

1. Cette ligne et demie est soulignée dans le manuscrit, et imprimée en italique comme dans le texte des lettres d'érection que donne l'*Histoire généalogique*, tome IV, p. 202. Le parlement de Paris n'enregistra que sur une jussion expresse du Roi, en protestant contre l'oubli de la clause fondamentale de réunion au domaine de la couronne, à défaut d'hoirs masculins, que prescrivait l'ordonnance de 1568.

2. Marguerite de Rohan : tome V, p. 218. — 3. Anne d'Autriche.

4. Il a écrit : *Religion P. R.* L'usage était même d'écrire : *R. P. R.*

5. Tancrède devait être issu de la liaison de Mme de Rohan avec le duc de Candalle. Né clandestinement le 15 décembre 1630, et élevé d'abord en Normandie chez un maître d'hôtel des Sully, puis mené en Hollande à l'âge de sept ans, sa mère l'en rappela pour le faire reconnaître comme enfant né durant le mariage, légitime par conséquent et primant les droits de la fille unique. Cette affaire, qui « partialisa » tout Paris, fut plaidée au Conseil, ensuite à la grand'chambre (1645), et Mme de Rohan fut déboutée finalement par un arrêt du 26 février 1646. Cependant la Fronde aurait donné à Tancrède quelques facilités pour se faire recevoir duc de Rohan, s'il n'eût péri dans le combat dont il sera parlé plus loin. Le P. Griffet, l'historien de Louis XIII, a fait paraître à Liège, en 1767, sans nom d'auteur, une *Histoire de Tancrède de Rohan* écrite dans un sens favorable à celui-ci.

dont[1] le procès a été trop célèbre et trop connu pour s'arrêter ici à l'expliquer, et qui ne se termina que par sa mort, arrivée, sans avoir été marié, au combat du faubourg Saint-Antoine, en 1649[2]. Mlle de Rohan s'ennuyoit cependant d'un célibat auquel elle ne voyoit point de fin, sous l'aile d'une mère jalouse et sévère[3]. On étoit en 1645, au milieu des troubles de la Régence; elle avoit vingt-huit ans[4]. Elle trouva Henri Chabot, sieur de Sainte-Aulaye[5], fort à son gré, qui étoit un des hommes de France le mieux fait et le plus agréable[6], et qui n'avoit qu'un an plus qu'elle[7], arrière-petit-fils de Guy Chabot, seigneur de Jarnac[8], si

Il y a aussi un manuscrit sur le même sujet à la bibliothèque de Nantes, ms. 1897. Un exemplaire du manifeste publié par la duchesse en 1646 et un autre de l'arrêt du 26 février ont été placés par Saint-Simon dans le volume 31 de ses Papiers, aujourd'hui *France* 186, fol. 219-253. Comparez le ms. Fr. 22 344, fol. 211-230, et voyez aussi l'*Histoire des princes de Condé*, tome V, p. 35-39, 436 et 438-442.

1. Avant *dont*, il a biffé *et*.

2. Le 1er février 1649 : *Gazette*, p. 91. On lui éleva un mausolée funéraire à Genève, avec une magnifique épitaphe.

3. On avait pensé aux plus grands partis : Bouillon, Elbeuf, Soissons, Nemours, Longueville, Weimar, Tarente, comme le raconte Tallemant dans l'historiette de MESDAMES DE ROHAN, tome III, p. 418-451.

4. Tallemant prétend que Ruvigny était depuis longtemps son amant.

5. Tome V, p. 218. — Il y a bien ici *sr* (sieur), et non *sgr* (seigneur), comme trois lignes plus loin. — Sainte-Aulaye (ici, *S. Aulaye*) est proche de Ribérac.

6. Voyez l'historiette indiquée. Chabot, introduit dans la maison par ses parents Sully, évinça Ruvigny.

7. Tout ce qui précède, depuis *et qui*, est en interligne.

8. Guy Chabot, d'abord seigneur de Montlieu et guidon de la compagnie de l'Amiral, puis baron de Jarnac, Sainte-Aulaye, etc., chevalier de l'ordre de Saint-Michel, capitaine de cinquante lances, gentilhomme de la chambre, maire perpétuel de Bordeaux, gouverneur du pays d'Aunis et de la Rochelle, etc., vivait encore en 1584. Il s'était fait protestant vers 1560. Voyez un dossier bleu du Cabinet des titres, vol. 163, n° 4280, les articles de l'*Histoire généalogique*, tome IV, p. 566, et de *la France protestante*, nouv. éd., tome III, p. 988-989, et une étude de M. Denys d'Aussy, dans la *Revue des Questions historiques*, janvier 1895. Notre auteur a parlé aussi de Jarnac dans la notice de sa belle-sœur la galante duchesse d'Étampes (*Écrits inédits*, t. VII, p. 147).

connu par ce fameux duel auquel il tua François[1] de Vivonne, seigneur de la Châtaigneraie[2], en camp clos[3], 10 juillet 1547, en présence du roi Henri II et de toute sa cour[4]. Sainte-Aulaye étoit dans l'intime confiance de Gaston et de Monsieur le Prince, qui le servirent si bien dans un temps où ils pouvoient presque tout, qu'ils firent ce grand mariage malgré la duchesse de Rohan, qui n'avoit rien à dire sur l'alliance, mais qui se récrioit sur les biens et sur les établissements, dont en effet Sainte-Aulaye n'avoit aucuns[5], et qui étoit encore plus outrée de voir sa fille, qu'elle avoit si longtemps réservée à quelque grand parti de sa religion, épouser, avec tant de grands biens[6], un catholique dénué de tous ceux de la fortune. Elle eut beau crier et s'opposer : sa fille avoit vingt-huit ans ; appuyée de Monsieur, de Monsieur le Prince[7], et de l'autorité de la Reine régente, elle fit à sa mère des sommations respectueuses[8], et se maria[9].

1. *Fr.*, en abrégé, dans le manuscrit.

2. Filleul et favori du roi François Ier, non moins aimé d'Henri II.

3. « *Camp* se dit aussi des lices où l'on faisoit entrer les champions » (*Académie*, 1718). Dans la notice LA CHÂTAIGNERAIE (vol. *France* 189, fol. 79 v°), notre auteur avait écrit : « en *champ* clos. »

4. *Histoire généalogique*, tome IV, p. 566. Ce duel devenu proverbial a été raconté par Brantôme, qui était neveu du vaincu, et J. le Laboureur en a donné le procès-verbal dans ses Additions aux *Mémoires de Castelnau.*

5. D'Hozier déclarait les Chabot aussi bons que les Rohan (ms. Clairambault 719, p. 53) ; mais Mme de Motteville (*Mémoires*, tome I, p. 239-243), ainsi que notre auteur, considérait Sainte-Aulaye, si illustre que fût sa maison, comme « beaucoup inférieur aux princes que l'héritière de Rohan auroit pu épouser, » n'étant qu'un « simple gentilhomme, sans bien et sans aucun établissement. » Mme Cornuel disait (*Tallemant*, tome V, p. 142) : « Il est bien né, mais a été mal fouetté ; » et le cardinal de Retz (*Œuvres*, tome IV, p. 212), estimait qu'il n'était bon qu'à danser. C'était en effet un de ses talents.

6. Ces cinq mots, écrits d'abord après le substantif *catholique* qui suit, y ont été biffés, puis rétablis ici, en interligne.

7. Voyez l'*Histoire des princes de Condé*, tome V, p. 35-40 et 435-442, et les *Mémoires de Nicolas Goulas*, tome II, p. 87-88.

8. Ci-après, Additions et corrections.

9. Le contrat fut passé le 6 juin 1645, au Palais-Royal (Arch. nat.,

Les puissants protecteurs de cet heureux époux firent valoir ces fureurs de la mère et de plusieurs de ses proches, trop bien fondés[1] sur la nudité[2] de l'époux[3]. Par là ils lui procurèrent des lettres, en décembre 1648, d'érection nouvelle du duché-pairie de Rohan pour lui et pour les enfants mâles qui naîtroient de ce mariage[4]. Ils lui avoient aussi fait donner promesse du premier gouvernement de province qui viendroit à vaquer; il eut celui d'Anjou en 1647[5]. Cette érection[6] ne put être sitôt enre-

Y 184, fol. 323 v°), ratifié le 10, et le mariage célébré chez le duc de Sully, cousin germain et tuteur de l'épousée, par un prêtre qui revenait de Rome, tous les autres ayant reçu défense de le bénir. Mlle de Rohan s'était retirée depuis quelque temps chez sa tante paternelle Anne de Rohan, « bonne fille fort simple quoiqu'elle sût du latin et que, toute sa vie, elle eût fait des vers. » Walckenaer, dans ses *Mémoires sur Mme de Sévigné*, tome I, p. 398-401, et M. Bertin, dans ses *Mariages dans l'ancienne société*, p. 108-111, ont raconté les péripéties de cette union, et l'on a imprimé en 1862 des *Lettres en vers sur les mariages de Mlle de Rohan avec M. de Chabot, de Mlle de Rambouillet avec M. de Montausier, et de Mlle de Brissac avec M. Sabatier* (1645). Selon Tallemant (tome VII, p. 247), Mme de Villedieu fit un roman du premier.

1. Masculin s'accordant avec *ses proches*, et non avec *ces fureurs*.

2. Emploi déjà signalé dans notre tome IV, p. 192.

3. Il avait quitté l'état ecclésiastique à vingt-quatre ans pour les armes et avait fait plusieurs campagnes comme volontaire, mais sans arriver à plus qu'une pension de douze cents livres. En 1637, il n'était que gentilhomme de Monsieur, et assez mal dans ses affaires pour s'estimer heureux de prendre son ordinaire à la table de Goulas et de payer son écot en nouvelles du grand monde et en relations précieuses pour son hôte (*Mémoires de Mademoiselle*, tome I, p. 27, et de *Nicolas Goulas*, tome II, p. 453-454). Ensuite il eut la charge de premier maréchal des logis du prince.

4. Ces lettres d'érection (Arch. nat., X 1A 8658, fol. 26 v°), imprimées dans l'*Histoire généalogique*, tome IV, p. 550-555, sont naturellement toutes favorables aux Chabot. Le 25 mai 1645, en prévision du mariage, Mlle de Rohan s'était fait délivrer un brevet de conservation de son rang (ms. Fr. 22344, fol. 199).

5. Il en prêta serment en septembre 1649 et fut reçu le 29 mars 1650 (*Gazette*, p. 458). Nous avons vu (tome I, p. 201) que l'Anjou ne devint « grand gouvernement » que pour le comte d'Harcourt, en 1660.

6. Du nouveau duché de Rohan.

gistrée à cause des troubles de la cour et de l'État. Dans l'intervalle[1], la Reine et le cardinal Mazarin, mécontents de Gaston et de Monsieur le Prince, s'en prenoient, entre autres, au nouveau duc de Rohan[2], et empêchoient l'enregistrement. On sait de quelle façon cette affaire fut à la fin consommée malgré la cour, absente de Paris, au fort des troubles[3]. Un lundi 15 juillet 1652, Monsieur et Monsieur le Prince menèrent le duc de Rohan à la grand chambre, où ils avoient déjà fait deux fois la même tentative; mais, à cette troisième, ils vinrent à bout, avec autorité, de faire enregistrer l'érection, et de faire prêter le serment et prendre place à M. de Rohan tout de suite en qualité de duc et pair de Rohan[4]. Il n'en jouit pas longtemps, et mourut trois ans après, à trente-neuf ans, 27 février 1655[5], après avoir beaucoup figuré dans tous les troubles et les intrigues de son temps[6]. Il laissa un fils unique, qui est le

1. Ces trois mots, d'abord ajoutés par mégarde dans l'interligne précédent, y ont été biffés, et reportés ici.

2. Voyez les *Mémoires de Lenet*, p. 195, et *la Minorité de Louis XIV*, par Chéruel, tome III, p. 363-364.

3. *Journal de Dubuisson-Aubenay*, tome II, p. 254 et 257.

4. Notre auteur trouve ces procès-verbaux des séances du 20 mars et des 11 et 15 juillet dans l'*Histoire généalogique*, p. 555-556. Comparez les *Mémoires de Conrart*, p. 579-581, ceux de *Mlle de Montpensier*, tome II, p. 140-142, et *le Ministère de Mazarin*, par Chéruel, tome I, p. 227-228. Le duc d'Orléans nomma aussitôt le nouveau duc membre de son conseil de gouvernement.

5. Il mourut à Chanteloup, près de Châtres, le 27 (*Gazette*, p. 246-247, 272 et 295-296; *Muse historique*, tome II, p. 25-26), et son corps fut apporté à la paroisse Saint-Paul le 1er mars (Jal, *Dictionnaire critique*, p. 1074), puis inhumé aux Célestins, sous un monument sculpté par François Anguier, qui est maintenant au musée de Versailles, n° 1892, avec une pompeuse inscription (*Épitaphier du vieux Paris*, tome II, p. 404-406). La reine Anne fit faire ses condoléances à la veuve; celle-ci venait de se réconcilier avec sa mère (*Muse historique*, tome II, p. 23-24).

6. Voyez les *Mémoires de l'abbé Arnauld*, p. 533-537, ceux de *Lenet*, p. 545-546, ceux de *Mme de Motteville*, tome III, p. 461-462, et ceux de *Conrart*, p. 580-581, surtout *le Ministère de Mazarin*, par Chéruel, tome I, p. 120-130, et l'*Histoire des princes de Condé*, tomes V et VI,

duc de Rohan dont il s'agit ici[1], la belle et florissante Mme de Soubise, Mme de Coëtquen, et la seconde femme du prince d'Espinoy, grand mère du duc de Melun en qui cette branche s'est éteinte, et bientôt après cette grande et illustre maison de Melun[2].

Il falloit expliquer tout cela avant que venir au fait, et il est encore nécessaire de dire qu'outre que le duc de Rohan n'étoit pas d'humeur accorte et facile, comme on l'a vu à l'occasion de notre[3] procès de M. de Luxembourg[4], il avoit un ancien levain[5] contre Mme de Soubise, qui les a tenus mal ensemble toute leur vie, même dans les intervalles de leurs raccommodements. Leur mère, qui étoit Rohan, avoit toujours marqué une[6] prédilection fort grande pour[7] Mme de Soubise, sa fille aînée, et par amitié pour elle, et peut-être encore plus pour l'avoir mariée à M. de Soubise, Rohan comme elle. Outre la jalousie et les aigreurs que cette prédilection avoit fait naître, le duc de Rohan étoit persuadé que sa mère avoit fait à M. et à Mme de Soubise tous les avantages directs et indirects qu'elle avoit pu à ses dépens. M. de Soubise, dans ces temps-là, étoit fort pauvre; M. de Rohan devoit être extrêmement riche, et cela des biens de la maison de Rohan.

passim. Comme principal auteur de la rébellion d'Angers, le duc fut banni de Paris, après la rentrée de la cour, par la déclaration du 22 octobre 1652.

1. Louis, baptisé au Louvre le 3 novembre 1652 et tenu par le Roi et sa mère : *Gazette*, p. 1068 ; *Pièces justificatives pour servir à l'histoire de la maison de Nicolay*, tome I, n° 376.

2. Tomes V, p. 334, et XII, p. 259. Comparez les *Écrits inédits*, tome VI, p. 355-356.

3. *Co*[e] surcharge *a*, et, ensuite, *de n*[e], en abrégé, corrige *du*.

4. Tome II, p. 70, 71, 75, etc.

5. « Petit morceau de pâte aigrie qui, étant mêlée avec la pâte dont on veut faire le pain, sert à la faire lever, à la faire fermenter » (*Académie*, 1718). Nous avons déjà eu (tome X, p. 28) le même mot dans son acception figurée au sens d'élément de fermentation surexcitant les passions, et il se représentera encore ci-après, p. 447.

6. Il a écrit, par mégarde : *un*. — 7. *P*[r], en abrégé, surcharge *à*.

Sa mère en représentoit l'aîné, bien qu'elle ne la fût pas. Jean[1] II, pénultième vicomte de Rohan, d'aîné en[2] aîné, directs de la maison de Rohan, laissa deux fils et deux filles[3]. L'aîné, vicomte de Rohan après son père, mourut sans enfants de Françoise[4] de Daillon du Lude[5]; le second, déjà sacré évêque de Cornouaille, succéda au vicomté[6] de Rohan et à tous les biens[7]. Les deux filles épousèrent deux Rohans[8] : l'aînée, le second fils du[9] fameux maréchal de Gyé; la cadette, le seigneur de Guémené, dont la branche étoit aînée de celle de Gyé[10], mais qui, en biens, n'en fut que la cadette, parce que la belle-fille du maréchal[11] de Gyé, comme l'aînée de Mme de Guémené, emporta[12] le vicomté de Rohan[13] et tous les biens de la maison[14]. Or, l'arrière-petit-fils de ce mariage de l'héritière de la branche aînée de Rohan avec le second fils du maréchal de Gyé fut le duc de Rohan père de l'héritière qui épousa le Chabot, sieur de Sainte-Aulaye, père du duc de Rohan dont il s'agit, et qui, comme on l'a dit, n'avoit rien ou presque rien vaillant. Cette grande inégalité de biens avec cette grande héritière qu'il épousoit lui fit imposer la loi, par son contrat de mariage, que *les enfants qui en naîtroient porteroient*

1. *J.*, en abrégé. — 2. Il a écrit : *en en.*
3. Ce qui suit a déjà été dit au tome V, p. 192 et suivantes.
4. *Fr.*, en abrégé.
5. Jacques, dernier vicomte de Rohan, comte de Porhoët et sire de Léon, mourut en 1527. Sa veuve, n'ayant point d'enfants, se remaria avec Joachim Goyon de Matignon, comte de Torigny.
6. *Vic.*, en abrégé, comme six lignes plus loin.
7. Claude, élu à vingt ans évêque de Cornouaille ou Quimper, en juillet 1501, mourut au château de Guémené-Guingamp, le 8 juillet 1540.
8. Tome V, p. 193.
9. *Le 2d fils du* est en interligne, au-dessus de *du*, surchargeant un premier *le* et biffé.
10. *Histoire généalogique*, tome IV, p. 59-62 et 68-70.
11. *Belle-fille du* est en interligne, et *Mr* corrige *Mle*.
12. *Emporta* surcharge *avoit.* — 13. Long de douze lieues bretonnes.
14. Le comté de Porhoët, la principauté de Léon et la terre de Fontenay, dont ce rameau de Gyé prit le nom. Voyez la notice MONTBAZON, dans le tome VIII des *Écrits inédits*, p. 106.

à toujours, et leur postérité[1], *le nom et les armes de Rohan*, ce qui fut exécuté sans difficulté aucune jusqu'au temps dont je vais parler.

Cause ridicule de ce procès.

Immédiatement avant la rupture de l'Angleterre après l'avènement de Philippe V à la couronne d'Espagne, le duc de Rohan envoya ses deux aînés se promener en Angleterre[2] : l'aîné portoit le nom de prince de Léon[3], l'autre celui de chevalier de Rohan[4]. Ils firent à Londres une dépense convenable à leur qualité ; ils furent fort accueillis en cette cour, et y virent familièrement tout ce qui y étoit de plus distingué. En même temps le prince de Guémené[5] se trouva aussi à Londres, celui même dont j'ai fait mention à propos de notre procès contre M. de Luxembourg[6], ce qui me dispensera de le dépeindre ici de nouveau[7].

1. Ces cinq derniers mots, qui manquent dans l'*Histoire généalogique*, tome IV, p. 73, ont été ajoutés en interligne, et le tout est souligné.

2. En septembre 1699.

3. La principauté de Léon avait été abandonnée par la duchesse Marguerite à son fils unique le 20 mai 1667 : Arch. nat., Y 212, fol. 146. Le titre en passa à l'aîné des petit-fils, Louis-Bretagne (1679-1738) : tome VI, p. 84, note 3.

4. Guy-Auguste, né le 18 août 1683 et titré d'abord chevalier, puis comte de Chabot en se mariant (1729), mousquetaire en 1700, capitaine de cavalerie en 1702, mestre de camp de dragons en 1703, brigadier en 1709, maréchal de camp en 1719, lieutenant général en 1734 (*Chronologie militaire*, tome V, p. 142-143). Il mourut le 13 septembre 1760.

5. Charles III de Rohan (1655-1727).

6. Le *c* de *contre* surcharge un *d*, et *Luxembourg* est abrégé en *Lbg*.

7. Il a été parlé plusieurs fois de ce prince, à propos du procès (tome II, p. 16, 75, 101 et 237), mais point de son caractère. On a vu cependant, dans notre tome V, p. 264, dans la grande Addition sur l'Ordre (tome I, p. 320), et dans la notice sur la promotion de 1688 (tome V, p. 571-572), qu'il voulut être compris dans cette promotion à son rang de duc quoique son père, le fou Montbazon, ne se fût pas démis, mais qu'il « ne fut pas écouté. » Il a été parlé aussi, en 1699, de sa réception au Parlement (tome VI, p. 233-234). Enfin, dans la notice Montbazon (*Écrits inédits*, tome VIII, p. 161-163), on trouve son article avec une très singulière anecdote de chaise percée qui n'a pas passé dans les *Mémoires*. Lui et sa femme (tome XIII, p. 53) ont figuré au mariage de notre auteur (tome II, p. 477), et le prince

L'oisiveté, l'ennui lui avoient fait passer la mer pour acheter des chevaux[1]. Il vivoit à Londres, comme à Paris, dans l'avarice et l'obscurité, sans y voir qui que ce fût qui eût ni nom, ni emploi, ni figure. Le contraste du brillant du prince de Léon et du chevalier de Rohan le piqua à travers sa stupidité, sans toutefois vouloir rien faire de tout ce qui le pouvoit mettre dans une meilleure compagnie et le faire considérer. Il étoit l'aîné de la maison de Rohan; l'extrême bêtise n'empêche pas l'orgueil: il s'imagina que son nom de Guémené le faisoit ignorer tandis que celui de Rohan procuroit au chevalier de Rohan et à son frère toutes les prévenances dont il n'avoit éprouvé aucune, dans le souvenir qu'il supposa que les Anglois avoient du célèbre duc de Rohan et de la figure qu'il avoit faite dans les guerres de la Religion, et Soubise, son frère[2], mort chez eux. Plein de ce dépit, il repassa la mer, et conçut le dessein de faire quitter le nom et les armes de Rohan aux enfants du duc de Rohan. Il lui fallut du temps pour consulter ce projet[3], et pour le mettre en exécution. Il n'y a si mauvaise affaire qui ne trouve des avocats avides de gagner, et qui se soucient peu des suites: il ne manqua pas de ceux-là, et, quand il crut pouvoir commencer ce procès, il éclata en mauvaise humeur sur son voyage, et envoya un exploit au duc de Rohan, sans aucune civilité préalable[4]. Cet exploit concluoit à ce que ses enfants et leur postérité eussent à quitter le nom et les armes de Rohan, lui seul pouvant porter l'un et l'autre à cause de son titre de duc de Rohan, et, après lui,

avait été antérieurement un des membres du conseil de famille de Saint-Simon, en mai 1694 (*ibidem*, p. 140, note 2). Rigaud peignit son portrait en 1697.

1. La mode des chevaux anglais commençait seulement à se répandre en France.

2. Benjamin de Rohan : tome V, p. 220.

3. Nous avons eu *consulter* pris absolument, et *consulter à quelqu'un*, mais non *consulter quelque chose*, qui se trouve d'ailleurs dans les *Lettres de Mme de Sévigné*, tome III, p. 523. Le *Dictionnaire de l'Académie* donnait *consulter une affaire, une maladie*.

4. Le 28 juin 1700.

son fils aîné seulement, et ainsi successivement[1]. M. de Rohan ne s'attendoit à rien moins, et, avec la loi du contrat de mariage de son père, exécutée plus de soixante ans durant sans difficulté ni contradiction de personne, et[2] il avoit raison de se croire hors d'atteinte et de tout trouble à cet égard. Un homme plus raisonnable que lui, et qui eût senti moins gauchement sa grandeur originelle, auroit eu beau jeu en cette occasion. Les Chabots sont connus dès avant 1050[3] avec des fiefs et dans les fonctions des grands seigneurs d'alors. Leurs grandes terres, leurs grandes alliances actives et passives[4], leurs grands emplois jusqu'aux offices de la couronne inclusivement[5], se sont longuement soutenus[6] dans les diverses branches de cette maison, et, quelque illustre que soit celle de Rohan, il n'y avoit que des biens immenses pour un cadet Chabot[7], qui

Parti que le duc de Rohan devoit prendre.

1. *Dangeau*, tome VII, p. 333, 30 juin 1700 : « M. le prince de Guémené a fait donner une assignation à M. le duc de Rohan pour qu'il ait à faire quitter le nom de Rohan à sa fille et à un de ses enfants qu'il fait appeler le chevalier de Rohan. Il ne lui dispute pas le titre de duc de Rohan et la possession de la terre; mais il prétend qu'il ne peut porter d'autre surnom que celui de Chabot. » Il avait été dit en effet, dans le contrat du 15 juin 1645, que l'aîné seul de la descendance à venir porterait uniquement le nom de Rohan et les armes pleines.

2. Cet *et*, ajouté après coup, est de trop.

3. La notice de cette famille, dans l'*Histoire généalogique*, tome IV, p. 556 et suivantes, que notre auteur a sous les yeux, commence par un Guillaume Chabot[a] vivant en 1040. La maison estimait que ce Guillaume devait être fils d'un troisième enfant du duc d'Aquitaine Guillaume IV. Comparez le *Dictionnaire véridique des origines*, par Lainé, tome I, p. 148-149, une *Notice historique et généalogique sur la maison de Chabot* publiée en 1834, et le *Dictionnaire des familles nobles du Poitou*, par Beauchet-Filleau, 2e édition, tome II.

4. Masculines et féminines : *Écrits inédits*, p. 126-138, et ci-après, p. 172.

5. Un grand écuyer, un amiral, un cardinal, un grand prieur, des gouverneurs, etc.

6. Il a écrit, au féminin : *soustenues*.

7. *Chabot* a été ajouté en interligne.

[a] Les pièces originales prouvent que ce surnom ou nom de famille ne doit pas être précédé de la particule *de*. Un *Kaboldus* ou *Chaboldus*,

n'en avoit point, qui pût[1] le soumettre à quitter son nom pour aucun autre, car, pour les armes, ils ont toujours conservé au moins leurs chabots en écartelure[2]. M. de Rohan avoit donc un bon personnage à faire, beau et honnête à tout événement : c'étoit d'aller, avec sa plus proche famille et quelques amis pour témoins dignes de foi, chez M. de Guémené, lui témoigner sa reconnoissance du[3] joug de son nom dont il vouloit bien le délivrer, lui porter le contrat de mariage de son père, et lui dire que, ces contrats étant les lois fondamentales des familles, et celui-là, de plus, spécialement honoré de l'autorité du[4] Roi, ils n'étoient ni l'un ni l'autre parties capables d'y donner atteinte[5], mais qu'il étoit prêt de l'accompagner pour demander au Roi, conjointement, qu'il lui plût ratifier leur commun desir par un acte de sa puissance, et prêt encore de présenter à même fin, avec lui, soit au Roi, soit au Parlement, toutes requêtes pour y parvenir ; le presser ensuite d'en venir à l'effet, se[6] presser soi-même d'en obtenir le succès, et de se montrer en effet ravi d'espérer de pouvoir reprendre son nom et ses armes ; pousser même la chose jusqu'à faire biffer par autorité juridique le nom de Rohan de son contrat de mariage, et de celui de ses trois sœurs, et de tous les actes principaux[7] de lui et d'elles. Par cette conduite, point d'aigreur,

1. *Pust* est bien au singulier.

2. Tome V, p. 219, note 1. Les définitions du chabot dans nos lexiques modernes sont défectueuses : ce petit poisson à tête carrée plus grosse que le corps (*Académie*, 1718) n'a rien de commun avec le meunier, pas plus qu'avec le cabot de mer. — C'est de ces armoiries parlantes que vint l'application à Marguerite de Rohan, épousant Henri Chabot, du vers d'Horace :

Desinit in piscem mulier formosa superne.

3. *Du* corrige *de*. — 4. *Du* surcharge un premier *du*.

5. Les lettres *n* et *t* d'*atteinte* sont écrites l'une sur l'autre.

6. Avant *se*, il a biffé *de*.

7. Après *principaux*, il a, par inadvertance, ajouté un second *actes* en interligne.

chorévêque, aurait été martyrisé par les Sarrasins au temps de Charles-Martel.

point de procédés[1]; une hauteur accablante par son seul poids, et de laquelle pourtant[2] M. de Guémené, agresseur, ni les siens, ne se pouvoient plaindre. Si la chose réussissoit, joug ôté à M. de Rohan rendu à son nom et à ses armes, assez anciennes et illustres pour en être jaloux, et assez connues pour telles pour qu'au lieu de blâme, le monde lui en eût su gré avec un rejaillissement désagréable pour le nom et les armes qu'il se prêtoit si volontiers à secouer[3]. Si, au contraire, les liens de la loi du contrat de mariage étoient trouvés inextricables par le Roi et par les tribunaux, la honte de l'entreprise seroit retombée sur le seul M. de Guémené doublement, et pour l'avoir hasardée contre toute raison et possibilité, et pour avoir donné lieu à M. de Rohan de témoigner sans injure le peu de compte qu'il faisoit du nom et des armes de Rohan en comparaison d'être restitué au sien. Mais une hauteur tranquille, simple, sortie de la nature des choses, sans mélange d'humeur et de vanité mal placée, n'étoit pas pour naître de M. de Rohan : il aima mieux s'abaisser, et s'avilir même, en croyant[4] faussement se relever, et s'exposer à un affront véritable pour la fan-
xcuse du Roi taisie de crier faussement à l'affront[5]. Une autre considéra-

1. Au sens de procédures, comme dans notre tome XII, p. 230.

2. *Pourtant* est en interligne.

3. Les cadets des ducs et leurs descendants ne portèrent et ne portent encore que des titres de Chabot ou de Jarnac.

4. Le verbe *croyant* est en interligne au-dessus de *criant*, ajouté primitivement dans le même interligne au-dessus d'un premier *croyant* biffé.

5. C'est cependant ce qu'il aurait fait, si nous en croyons la *Gazette d'Amsterdam* de 1700, n° LIII, et les *Mémoires de Sourches*, tome VI, p. 269, 3 juillet 1700 : « En ce temps-là, le prince de Guémené, chef du nom et des armes de la maison de Rohan, fit un procès au duc de Rohan pour l'empêcher de porter le nom de Rohan; à quoi le duc de Rohan répondit qu'à la vérité il n'étoit point de la maison de Rohan, mais que son père avoit épousé l'héritière de cette maison à condition d'en porter le nom et les armes, et que le prince de Guémené lui feroit plaisir de le mettre en état de reprendre son nom de Chabot, qu'il trouvoit assez bon pour le porter, pourvu néanmoins que tous les biens de la maison de Rohan lui demeurassent. »

tion devoit encore venir à l'appui d'un parti si noble et si raisonnable. On a vu p. 153 et suivantes[1], et en d'autres endroits de ces *Mémoires*[2], quel étoit le crédit de Mme de Soubise. Elle et son frère se haïssoient parfaitement, et il ne pouvoit ignorer que le Roi ne l'aimoit pas mieux[3]. Outre le courant de la vie, où il avoit toujours essuyé des dégoûts[4], il ne pouvoit pas oublier[5] l'étrange déclaration du Roi au chapitre de l'Ordre de 1688 où les chevaliers de cette grande promotion furent nommés[6]. Le Roi, peiné de l'injustice qu'il faisoit aux ducs en faveur de la maison de Lorraine, mais dont l'engagement étoit pris de longue main, et pour parvenir à ce qu'il souhoitoit le plus, comme on l'a vu p. 5[7], voulut bien ne pas dédaigner de faire aux ducs une excuse publique des trois seuls d'entre eux ayant l'âge qu'il n'avoit pas compris dans la promotion, et d'en dire les raisons. C'étoient MM. de Ventadour, de Brissac, mon beau-frère et frère de la maréchale de Villeroy, et M. de Rohan. Du premier, le Roi dit qu'il n'avoit pas voulu exposer son Ordre[8] dans les cabarets et les mauvais lieux de Paris; du second, qu'il n'avoit pu se résoudre à le prostituer en des lieux encore plus infâmes, et cela en plein chapitre de l'Ordre[9]; de M. de Rohan enfin, que, pour celui-là, il n'y avoit rien à dire sinon qu'il ne l'avoit jamais aimé, et qu'il

en plein chapitre des trois seuls ducs ayant l'âge non compris dans la promotion de 1688; raisons de l'aversion du Roi pour le duc de Rohan.

1. Correspondant à notre tome V, p. 252 et suivantes.
2. En dernier lieu, dans nos tomes XII, p. 285, et XIII, p. 415.
3. « Le duc de Rohan étoit un des hommes de France que le Roi aimoit le moins, et pour lequel il se contraignoit le moins de le marquer » (tome IV, p. 300).
4. Ci-dessus, p. 140. — 5. *Oublier* surcharge un mot illisible.
6. Voyez, comme pour le prince de Guémené (ci-dessus, p. 142), l'Addition n° 6 (tome I, p. 318-320), la notice sur la promotion de 1688 (tome V, p. 570-571), et le tome VIII des *Écrits inédits*, p. 305-306. Comparez les *Mémoires de Sourches*, tome II, p. 295-296.
7. Page du manuscrit correspondant à notre tome I, p. 60-61.
8. L'initiale de ce mot est un *O* surchargeant un *o* minuscule.
9. Les cinq derniers mots sont en interligne, au-dessus de *présence de M. de Duras son beau frere*, biffé. C'est probablement celui-ci, oncle de Mme de Saint-Simon, qui aura raconté le fait à notre auteur.

falloit au moins lui en passer un. Cela fut net. Outre que le duc de Rohan étoit un homme d'un esprit et d'une humeur fort désagréable[1], le Roi, qui vouloit qu'on regardât les charges, surtout celles qui l'approchoient de plus près, comme le souverain bonheur, ne lui avoit jamais pardonné d'avoir rompu son mariage avec la fille unique du duc de Créquy[2] pour faire celui de la fille unique de Vardes[3]. Le [Add. St-S. 708] Roi aimoit fort le duc de Créquy[4], et lui avoit accordé la survivance de sa charge de premier gentilhomme de sa chambre pour son gendre, et Vardes étoit exilé en Languedoc depuis longtemps, pour avoir manqué personnellement

1. Nous avons vu, dans l'affaire Luxembourg (tome II, p. 120, 240, etc.), le duc de Rohan vif, aigre, irrésolu, peu considéré, et il a été de même dans l'affaire de sa femme en 1699 (tome VI, p. 84-86). Voici comment les Caractères de 1703 que j'ai publiés en 1897 le dépeignent (p. 39) : « Il est d'une taille ordinaire, mais d'une trempe extraordinaire pour un homme de qualité. C'est un génie fort médiocre. Il parle beaucoup, grand diseur de riens, et a des éclats de rire à faire pitié; fort propre à familiariser avec le bourgeois, dont il se voit plus considéré qu'il n'est à la cour; ne tenant rien du mérite de ses ancêtres. » Mme de Sévigné le traitait de petit aspic : *Lettres*, tome II, p. 481 et 484.

2. Celle qui a épousé en 1675 le duc de la Trémoïlle : tome I, p. 152.

3. Le capitaine des cent-suisses : ci-dessus, p. 23; tomes I, p. 215, VII, p. 464, et XIII, p. 135. La mésalliance d'un duc de Rohan avec une Vardes n'était pas si considérable, puisque celle-ci descendait par son père du maréchal du Bec qui accompagna saint Louis en Afrique, que le grand-père maternel de Vardes et la grand'mère de Condé étaient petits-enfants de François de la Trémoïlle, que la sœur de son père étoit la maréchale de Guébriant. Autre genre d'illustration : sa grand'mère Bueil, descendante d'un compagnon de Jeanne d'Arc surnommé *le Fléau des Anglais*, maîtresse attitrée du roi Henri IV, avait eu de lui le comte de Moret avant de se marier en justes noces.

4. On verra ailleurs (éd. 1873, tome XII, p. 42) le caractère de ce duc et sa familiarité avec Louis XIV. Au contraire, le duc de Rohan, se trouvant en lutte avec le duc de Chaulnes et n'espérant plus parvenir au grade de brigadier, avait quitté le service en 1676, et il fut loué railleusement, certain jour, devant le Roi, pour un *siège* en tapisserie qu'il venait de broder lui-même à l'intention de sa femme (*Lettres de Mme de Sévigné*, tome IV, p. 394, et tome VI, p. 37).

au Roi en chose essentielle, qui ne le lui pardonna jamais[1]. Mme de Soubise, de plus, n'avoit pas aidé à faire revenir le Roi pour son frère. Elle étoit toute Rohan, et enivrée du rang qu'elle avoit procuré à son mari et à ses enfants. Par toutes ces raisons, il n'étoit pas douteux qu'elle ne fût en cette occasion pour M. de Guémené contre son frère, et que ce crédit, de plus, sur le Roi, aussi mal disposé qu'il étoit, et sur les ministres, qui tous la craignoient et la ménageoient infiniment, ne devînt fort dangereux à la cause du duc de Rohan[2]. Mais le temps des chimères étoit arrivé; il Raison secrète

1. Cette disgrâce bien connue de Vardes sera racontée moins sommairement en 1712. Quant à ce qui concerne le duc de Créquy et le mariage de sa fille, on retrouve l'anecdote, beaucoup moins sommaire, évidemment racontée par Saint-Simon deux ans avant sa mort, dans les *Mémoires de Luynes*, tome XII, p. 470. D'autre part, nous voyons dans la correspondance de Bussy-Rabutin avec Mme de Sévigné, en 1678, comment se fit le mariage avec Mlle de Vardes : « Le Roi a permis à Mme de Rohan d'y penser. Rien n'est plus avantageux pour l'un et pour l'autre, surtout ayant été refusés de la faveur, la fille par le jeune Thiange, et le garçon par une d'Aumont, nièce de M. de Louvois.... » En effet, il avait été question que ce jeune duc, après avoir manqué en 1669 la fille de Colbert qui fut donnée au duc de Beauvillier (*Gazette de Bruxelles*, mars 1669, p. 155), épousât en 1677 Mlle d'Aumont; mais sa mère avait rompu ce dernier mariage de crainte, dit-elle à M. de Louvois, que l'espoir de sa nièce ne fût trompé. Mlle de Vardes, de son côté, avait dû successivement épouser le prince de Monaco, Seignelay et le fils de Mme de Thiange. Son mariage avec le duc de Rohan fut célébré à l'église Saint-Paul le 28 juillet 1678. (*Correspondance de Bussy*, tomes III, p. 351, et IV, p. 8-11, 69, 72, 112, 113, 123, 127, 133 et 138-139; *Lettres de Mme de Sévigné*, tome V, p. 454-455 et 459-460; *Mercure* d'août 1678, p. 77-93; Addition n° 51, dans notre tome I, p. 374; *Pièces justificatives pour servir à l'histoire de la maison de Nicolay*, tome I, p. 403-407.)

2. « Ils n'avoient jamais eu beaucoup d'amitié l'un pour l'autre, dit en 1708 l'annotateur des *Mémoires de Sourches* (tome XI, p. 93, note 1), à cause de la prédilection de la défunte duchesse de Rohan, leur mère, pour la princesse de Soubise, et, depuis, l'aigreur s'étoit augmentée parce que le duc de Rohan avoit été persuadé que le prince de Soubise avoit été le conseil du prince de Guémené dans le procès qu'il lui avoit fait pour obliger son fils le chevalier de Rohan à quitter ce nom. »

qui fait roidir le duc de Rohan à soutenir ce procès.

en étoit monté une dans la tête du duc de Rohan, qui ne se découvrit que quelque temps après, comme il sera remarqué en son lieu, qui, toute folle qu'elle pût être, l'entraîna dans le soutien du nom et des armes de Rohan pour ses enfants et leur postérité. Piqué de n'avoir point été chevalier de l'Ordre, il auroit voulu faire croire la fausseté de ce que Mme de Soubise avoit fait écrire sur les registres de l'Ordre au lieu de ce que le Roi avoit commandé qui y fût mis, et que j'ai remarqué p. 154[1], et persuader[2] qu'il avoit suivi le sort des Rohans[3]. De là, avec les années, il se mit peu à peu dans la tête de prétendre le même rang dont ils jouissent, parce que sa mère lui en avoit apporté tous les biens. Sa mère, étant fille, n'avoit jamais été assise; sa mère n'étoit l'aînée de la maison de Rohan que par les biens[4]. Avant la comédie de *Georges Dandin*, où M. et Mme de Sottenville prétendirent que le ventre anoblissoit[5], on n'en avoit jamais vu former de prétention; mais, comme l'expérience en plusieurs montre qu'en vieillissant les prétentions et les chimères avoient[6], de nos jours, fait fortune,

1. Page du manuscrit correspondant à notre tome V, p. 264.
2. *Faire croire* corrigé en *persuader*.
3. La princesse avait fait écrire sur le registre de M. de Châteauneuf que MM. de Soubise et d'Auvergne « n'avoient pas pris l'Ordre pour n'avoir pas voulu céder à des cadets de la maison de Lorraine. »
4. Ci-dessus, p. 140-141.
5. *George Dandin*, acte II, scène IV : « La maison de la Prudoterie, dont j'ai l'honneur d'être issue, maison où le ventre anoblit, et qui, par ce beau privilège, rendra vos enfants gentilshommes... » Saint-Simon, qui avait eu le théâtre de Molière dans ses livres d'étude (tome I, p. 488), et qui citera ci-après, p. 294, le *Tartuffe*, ailleurs *les Fâcheux*, possédait dans sa bibliothèque, n° 367 du catalogue, l'édition de 1697 en huit volumes in-douze, et il avait déjà intercalé le mot des Sottenville dans la notice, qui est encore inédite, sur la maison DES CARS (vol. *France* 189, fol. 64 v°). — Ce privilège de noblesse maternelle, particulier à la coutume de Châlons en Champagne, a été étudié de notre temps par MM. An. de Barthélemy, P. Biston et Paul Guilhiermoz.
6. Il avoit d'abord écrit : *co^e^ en vieillissant l'experience estoit que les pretentions et les chimeres dont plusieurs avoient.* Il a mis en surcharge *l'experience* sur *en*, a écrit en interligne : *en plusieurs de nos*

M. de Rohan espéra le même succès de la sienne, et ses enfants, comme nous le verrons, après lui. Jusqu'à présent elle n'a pas encore réussi[1].

Éclat du procès; conduite de Mme de Soubise, qui le fait évoquer devant le Roi.

Quoi qu'il en soit de ce qui conduisit le duc de Rohan, il se mit aux hauts cris[2] de l'injure qui lui étoit faite, et ne pensa qu'à la repousser, et à se maintenir dans le droit acquis par le contrat de mariage de son père. L'instance se lia avec le plus grand éclat et l'aigreur la moins ménagée. Au commencement de la rupture, Mme de Soubise conserva une sorte de pudeur; le nom qu'elle avoit pris dans son contrat de mariage et dans tous les actes où elle avoit parlé depuis jusqu'alors la fit[3] nager un temps entre deux eaux. Son frère ne se contentoit point de cette espèce de neutralité, qui, pour dire le vrai, n'en avoit que l'apparence : il se fâcha; les étoupes entre eux n'étoient pas difficiles à rallumer[4]. Mme de Soubise fit semblant d'être entraînée par l'autorité de son mari et par l'intérêt de ses enfants : elle leva le masque, se mit à la tête du Conseil de M. de Guémené, et fit avec lui cause commune à découvert. Son crédit engagea le Roi à évoquer l'affaire à sa propre personne[5], qui déclara en même temps qu'il joindroit le conseil des finances à celui de dépêches pour la juger en sa présence,

jours montrent qu'en vieillissant, au-dessus de *vieillissant l'experience estoit que*, biffé, et a biffé *dont plusieurs* avant *avoient*, puis *de nos jours* avant *montrent*, dans l'interligne.

1. Voyez ci-après, Additions et corrections.
2. « Il crioit les hauts cris » (*Dictionnaire de l'Académie*, 1718).
3. *Firent* corrigé en *fit*.
4. *Mettre le feu aux estoupes* , « échauffer les esprits, les exciter à la colère ou à l'amour » (*Académie*, 1718).
5. *Sourches*, tome VI, p. 269, 5 juillet 1700 : « On sut que tous les Rohan, c'est-à-dire, d'un côté le prince de Guémené, le duc de Montbazon et le prince de Soubise, et de l'autre le duc de Rohan, avoient fait tous leurs efforts pour engager le Roi à examiner la requête du prince de Guémené contre le duc de Rohan et la réponse que ce duc y avoit faite, mais que le Roi s'étoit toujours défendu d'entrer dans cette affaire. (*En note* : Il le refusa deux fois au prince de Soubise; mais il ne se rebuta point, et l'emporta par la persévérance.) »

et commit le bureau du conseil des parties de M. Daguesseau[1] pour l'instruire, et être ensuite des juges, dans son cabinet, avec les deux conseils[2]. Tout cela ne multiplioit guères les juges que de ce bureau; encore Daguesseau étoit-il du conseil des finances. Par là, Mme de Soubise n'avoit affaire qu'aux quatre secrétaires d'État pour le conseil de dépêches, au Chancelier et au duc de Beauvillier, qui étoient de tous, à Peletier de Souzy et à Daguesseau pour le conseil des finances, dont ils étoient conseillers, à Desmaretz et à Armenonville, qui y entroient comme directeurs des finances, aux trois conseillers d'État du bureau de M. Daguesseau[3], et au maître des requêtes rapporteur[4]. Tout étoit donc la cour, son pays et son règne, hors les trois[5] derniers, desquels encore elle espéroit bien qu'aucun ne voudroit déplaire au Roi, dont l'inclination étoit assez publique, surtout le rapporteur, qui, comme tous les maîtres des requêtes, avoit une fortune à faire, à obtenir une intendance, et, par ce chemin, à parvenir à une place de conseiller d'État, qui est le bâton de maréchal de France du

1. C'est-à-dire le bureau du conseil privé présidé par M. Daguesseau père, et qui recevait les instances des parties : voyez tome IV, appendice I, p. 423 et suivantes, et tome VI, p. 496.

2. *Dangeau*, tome VII, p. 346, lundi 26 juillet 1700 : « On parla à ce conseil (de dépêches) de l'affaire que M. de Guémené fait à M. le duc de Rohan.... Le Roi veut que cette affaire-là soit jugée devant lui, et on nommera six conseillers d'État pour commissaires et un maître des requêtes pour rapporter l'affaire devant S. M. » Comparez les *Mémoires de Sourches*, même date, tome VI, p. 276, et la *Gazette d'Amsterdam*, même année, nº LIII. L'arrêt est au registre du Conseil E 1912; il fut rendu conformément à la requête du duc de Rohan, sans opposition de ses adversaires, mis en demeure cependant par un premier arrêt.

3. Voysin, de Ribeyre et d'Argouges.

4. Courson, fils de Bâville. Primitivement, l'arrêt du 26 juillet 1700 avait désigné M. d'Angervilliers pour faire le rapport après en avoir communiqué avec les conseillers d'État Courtin, Pomereu, Daguesseau, Ribeyre, Voysin et d'Argouges; mais les deux premiers étaient morts, et M. d'Angervilliers avait été nommé à l'intendance d'Alençon.

5. Les quatre.

métier. Monseigneur et Mgr le duc de Bourgogne, qui entroient dans tous les conseils, devoient aussi être juges. Les écrits volèrent donc de part et d'autre; le public en fut avide, même les pays étrangers[1]. La maison de Rohan y perdit. Sans oser attaquer la maison Chabot, elle voulut s'élever au-dessus de toute noblesse, en princes qui étoient d'une classe[2] hors du niveau. Cette hauteur, destituée de toutes preuves, irrita et les véritables princes et ceux qui ne l'étoient pas, et donna un grand cours et une grande faveur aux mémoires du duc de Rohan, qui, sans attaquer aussi la maison de Rohan, mit sa chimère en pièces, et sans aucune réponse qui eût la moindre apparence, ni le plus léger soutien[3]. Il fallut avoir recours à des mensonges, à des contradictions, qui étoient incontinent et cruellement relevés, et qui augmentèrent la partialité et l'indignation publique. Beaucoup de gens, paresseux jusqu'alors d'approfondir et faciles à croire sur parole, virent clair sur cette princerie. Le plus fâcheux fut que Mgr le duc de Bourgogne, qui lisoit tout de part et d'autre avec l'application d'un homme qui veut s'instruire pour faire justice, fut mis au fait de ce qu'il importoit tant à l'état où les Rohans s'étoient élevés de laisser ignorer à un prince qui devoit régner, et qui aimoit l'ordre et la vérité, et que le Roi même ne laissa pas, dans le cours de l'affaire, d'être détrompé de

1. Une partie des factums sont réunis dans le volume 31 des Papiers de Saint-Simon (*France* 186), ainsi que dans les dossiers bleus 4280 et 15190, vol. 163 et 577-578 du Cabinet des titres, dans le ms. De Camps 88, fol. 109-149, dans le recueil de la Pairie (avec un mémoire de Clairambault), Arch. nat., KK 601, fol. 433-813, et dans la collection spéciale de la Bibliothèque nationale cataloguée par M. Corda, vol. 344 et 345.

2. Avant ce *classe*, il a biffé un premier *cla*[*sse*] surchargeant d'autres lettres.

3. Les mémoires du duc de Rohan étaient des œuvres, très remarquables selon Fénelon, de l'avocat et académicien Louis de Sacy, latiniste, littérateur, juriste, etc., qui les réunit lui-même, en 1724, dans son *Recueil de mémoires, factums et harangues*, t. I, p. 382-539. Guyenet signa ceux de M. de Guémené, et Georges le Roy ceux du prince de Soubise.

bien des choses essentielles que Mme de Soubise lui avoit de longue main peu à peu inculquées. Cependant toute la faveur pendant l'instruction fut pour Mme de Soubise. Il ne s'y fit pas un seul pas sans prendre l'ordre du Roi, qui pressa ou qui retarda l'affaire à son gré. Enfin, tout étant prêt, le Roi donna une après-dînée entière[1] au jugement de cette cause, où Monseigneur ne voulut pas se donner la peine de se trouver. Le coadjuteur de Strasbourg, depuis cardinal de Rohan[2], touché de la foiblesse de leurs écrits, en donna, sur la fin, un de sa façon, dont[3] il espéra des merveilles; il ne s'y trouva que du fiel peu mesuré, peu séant, et sans aucun nouvel appui, qui acheva de révolter le monde de tous états, qui ne cachoit plus sa partialité pour le duc de Rohan[4]. La veille du jugement, la maréchale de la Motte, grand mère de la princesse de Rohan, à la tête de toute cette famille, se trouva à la porte du cabinet du Roi au retour de sa messe[5], pour lui présenter un nouveau mémoire. Le coadjuteur se promenoit en attendant par la galerie, avec un grand air de confiance et de supériorité, en fils de la Fortune et de l'Amour dans la maison maternelle[6]. Il y débitoit, entre autres choses, qu'on ne devoit pas être surpris si ceux de sa maison, si fort relevés par leur naissance au-dessus de la noblesse du Royaume, étoient jaloux de leur nom, et le souffroient impatiemment à d'autres. La cour étoit fort grosse; le marquis d'Ambres[7],

1. Le 26 août 1704. — 2. Tome IX, p. 9-10.

3. *Dont* surcharge *et*.

4. M. Kerviler, qui a raconté ce procès dans *la Bretagne à l'Académie française*, 2e série, ch. v, p. 35-40, à propos du coadjuteur, n'a pu retrouver ou identifier le mémoire de celui-ci. Ce doit être la *Récapitulation du procès* datée de 1704 et signée de l'avocat Bégon : Bibl. nat., F³ 344, n° 14 498.

5. C'est là aussi, comme notre auteur l'a raconté (tome V, p. 257-258), et comme il le rappellera dans le prochain volume, que la belle princesse de Soubise venait présenter ses sollicitations au Roi.

6. « Fils des plus tendres amours » (tome VII, p. 83; comparez l'allégorie sur son sacre, tome IX, p. 10).

7. Tomes V, p. 146, et XII, p. 387.

qui l'écoutoit avec son silence ordinaire[1], n'y put enfin résister, et, de son ton de fausset et son air audacieux : « Cela s'appelle, lui dit-il, soutenir une odieuse cause par des propos encore plus odieux ; » et lui tourna le dos. Cette sortie publique, et si peu ménagée, que la contenance et l'air des nombreux assistants applaudirent, déconcerta tellement le jeune et beau prélat, qu'il ne répliqua pas une seule parole, et qu'il n'osa plus haranguer.

Le lendemain[2], le même cortège se présenta à l'entrée des juges, à[3] la porte du cabinet du Roi, et, vis-à-vis, le duc de Rohan, uniquement accompagné de la duchesse sa femme et de leur fils aîné. Le duc de Rohan avoit supplié le Roi que l'affaire, au moins, fût jugée sans milieu[4] et sans retour, et avoit eu pour réponse sèche qu'on lui feroit justice. A la connoissance qu'on avoit de tous les personnages qui devoient être juges, leurs opinions étoient déjà

1. Voyez son portrait en 1721 (tome XVII, p. 215).

2. Le 26 août 1704. Les *Mémoires de Sourches* (tome IX, p. 58) donnent ces huit lignes : « L'après-dînée, le Roi jugea le grand procès que le prince de Guémené et le prince de Soubise avoient contre le duc de Rohan, dont le chef principal étoit de savoir si les enfants cadets du duc de Rohan pourroient porter le nom de Rohan ou celui de Chabot. Il y eut d'abord six voix pour le prince de Guémené et huit contre lui, auxquelles le Roi s'étant joint suivant sa coutume d'être pour la pluralité des voix, le duc de Rohan gagna son procès dans tous ses chefs. » L'annotateur a ajouté : « Contre l'avis de tous les courtisans, qui ne doutoient pas du crédit du prince de Soubise, qui étoit partie contre son beau-frère le duc de Rohan. La chose fut fort débattue devant le Roi, qui se rangea du côté du plus grand nombre des voix suivant sa manière ordinaire. » Il n'y a rien de cette solution du litige dans le *Journal de Dangeau*, qui, chose surprenante, ne mentionne même pas le jugement[a], et cela explique pourquoi notre auteur (ci-dessus, p. 134) n'a pas placé à sa vraie date, en 1704, la grande digression que nous avons ici, ou du moins une mention de l'arrêt du 26 août.

3. *A* surcharge un *da*[*ns*] inachevé et effacé du doigt.

4. Tempérament transactionnel, parti moyen : *Littré*, art. MILIEU.

a Il dit même ce jour-là (tome X, p. 105) : « Le Roi travailla l'après-dînée avec M. de Pontchartrain, et puis alla tirer. » C'est chose bien rare que nous ayons à relever chez lui pareille erreur ou lacune.

conjecturées; on ne s'y trompa que de ce[1] qu'il fallut précisément pour former l'arrêt. On voyoit encore que celles qui seroient pour le duc de Rohan ne seroient que foiblement énoncées par des gens conduits par leur conscience, mais accoutumés à se tenir dans le terme étroit du devoir, sans s'affectionner[2] jamais, et moins encore vouloir prévaloir. Les juges entrés, le Roi alla à Chamillart, avec qui il avoit le plus de familiarité, et lui demanda tout bas pour qui il seroit[3]. Chamillart lui répondit à[4] l'oreille : « Pour Mme de Soubise; » car, depuis quelque temps, M. de Guémené étoit effacé, et cette affaire ne s'appeloit plus que celle du duc de Rohan et de Mme de Soubise. Dès que tous furent en place, avant que le rapporteur eût ouvert la bouche : « Messieurs, dit le Roi, je dois justice à tout le monde; je veux la rendre exactement dans l'affaire que je vais juger. Je serois bien fâché d'y commettre aucune injustice; mais, pour de grâce[5], je n'en dois à personne, et je vous avertis que je n'en veux faire aucune au duc de Rohan. » Et tout de suite, passant les yeux sur toute la séance[6], il commanda au rapporteur de commencer. On peut juger de l'impression de ce préambule si peu usité, et quel aussi en put être le dessein. L'affaire dura six heures de suite; le Roi avoit dîné exprès de fort bonne heure pour donner tout le temps, et n'avoir pas à y revenir. Le rapporteur parla deux heures avec une netteté et une précision dont ils furent tous charmés; il n'omit rien de part et d'autre, tout fut mis également dans le plus grand jour, et pesé de même[7]. La conclusion surprit fort

Conseil curieux où le procès se juge.

1. *Que ce ce*, au manuscrit. — 2. Au sens de se passionner.

3. C'est sans doute Chamillart lui-même qui a raconté ce colloque à notre auteur.

4. *A* surcharge *to[ut]*.

5. Même emploi de *pour de* que dans nos tomes VI, p. 366, et XIII, p. 236.

6. Toute l'assemblée. Cet emploi eût dû être relevé par Littré.

7. Le Chancelier écrivit, dès le lendemain, à M. de Bâville, père de Courson : « On ne peut rapporter avec plus d'ordre, plus de netteté, plus de précision, et en meilleurs termes. Le Roi en a été très

la[1] compagnie : elle fut entièrement en faveur du duc de Rohan. Les quatre conseillers d'État du bureau parlèrent ensuite, avec éloquence et véhémence. Il y en eut d'accusés de cacher avec art ce qu'il y avoit de foible dans leur raisonnement, qui ne laissa pas de balancer fort celui du rapporteur, et qui pensa entraîner tous les autres. Daguesseau, doux, foible, non de capacité ni d'expression, mais d'habitude, et naturellement fort timide et fort défiant de soi-même, avoit une conscience tendre, épineuse, qui émoussoit son savoir et arrêtoit la force de son raisonnement. Son opinion étoit donc toujours comme mourante sur ses lèvres, et peu capable d'en entraîner d'autres, quoique toujours parfaitement approfondie et judicieuse[2]. On ne doutoit donc pas qu'en cette occasion il ne se montrât plus timide encore qu'à l'ordinaire. La surprise fut[3] grande de voir cet homme si modeste, souvent jusqu'à l'embarras, pressé sans doute par sa conscience, et par la considération du danger du lieu pour ce qu'il croyoit juste, s'énoncer avec un poids nouveau et saisir une autorité inconnue, avec laquelle il soutint, cinq quarts d'heure durant, le droit du duc de Rohan, même avec des raisons qui avoient échappé au rapporteur. Il conclut par une péroraison qu'il adressa au Roi, sur ce que cette cause étoit la sienne,

satisfait, et me l'a marqué comme à lui. Quoiqu'il n'y ait rien en cela qui ne dût être et à quoi je ne m'attendisse bien, cependant, comme c'est la première fois qu'il a eu l'honneur de parler devant S. M., cela doit être regardé comme une action importante, et c'est aussi à ce titre seul que je vous en fais mes compliments. Son avis n'a pas été suivi dans la décision ; mais je suis engagé à soutenir que cela ne diminue rien de la beauté du rapport ni de la solidité de l'opinion, car j'ai été aussi de son avis comme plusieurs autres, et nous en serions encore, sans le respect et la soumission qui est due aux jugements que prononce S. M. » (Bibl. nat., ms. Fr. 21123, fol. 429.) La conclusion du rapport ne fut donc pas « entièrement en faveur du duc de Rohan, » comme il va être dit.

1. *La* surcharge une *f*.
2. Comparez son portrait en 1716 : éd. 1873, tome XIII, p. 190-191.
3. Après *fut*, il a biffé un second *donc*.

celle de la mémoire de la Reine sa mère, celle de la religion, sur la part que le Roi et la Reine mère avoient eue au choix de M. de Sainte-Aulaye par Mlle de Rohan, et à leur contrat de mariage, auquel, par cette raison, leur signature ne pouvoit être considérée comme un simple honneur ainsi qu'aux autres contrats de mariages, mais comme une autorisation formelle de toutes les clauses contenues en celui-ci, dont on ne pouvoit attaquer aucune sans contester la validité de l'autorité royale. Il fit souvenir le Roi des raisons d'État et de religion qui lui avoient fait prendre tant de part en ce mariage, et il finit en interpellant le Roi des vérités[1] qu'il avançoit. Le Roi convint à l'heure même de tout ce qu'il venoit de dire sur ce mariage, et loua succinctement le beau discours de Daguesseau. Les autres juges opinèrent ensuite, entre autres Chamillart, qui, à la grande surprise du Roi après ce qu'il lui avoit dit entrant au Conseil, fut pour le duc de Rohan, entraîné, comme il l'avoua au Roi au sortir de la séance[2], par la force et le torrent de Daguesseau. Le duc de Beauvillier opina succinctement pour le duc de Rohan, mais très fortement, contre[3] sa coutume. Jusque-là, tout se trouva tellement balancé, que le duc de Rohan ne l'emportoit que de deux voix : restoient à parler M. le Chancelier[4] et Mgr le duc de Bourgogne, et le Roi après à prononcer. La vérité me force à en dire une[5] que je voudrois taire, dont le fonds put n'être pas mauvais par l'intime persuasion, mais dont l'écorce au moins, et la façon de soutenir ce qu'on pense être juste, parut passer le but. Le Chancelier étoit ami intime de Mme de Soubise.

1. Nous avons déjà eu (tome XI, p. 280) : « L'Électeur interpella Villars de lui déclarer. »

2. Ce détail confirme notre supposition de récit fait par lui à Saint-Simon.

3. L'*r* de *contre* surcharge un second *t*.

4. Avant *M.*, il a biffé *Mgr le Duc de* et le commencement d'un *B*.

5. *Une* est en interligne, au-dessus d'*une vérité*, biffé, et *en* a été ajouté également en interligne.

Il considéra qu'opinant pour M. de Guémené, Mgr le duc de Bourgogne feroit l'arrêt; il résolut de l'emporter de vive[1] force : au lieu d'opiner en peu de mots sur une affaire si longuement débattue, et si fort discutée et éclaircie, il fit un long discours, avec tout l'esprit, la force, la subtilité possible, qui parut moins d'un chancelier que d'un avocat de réplique[2]. Puis, se rabattant peu à peu sur son dessein, il s'adressa par diverses questions au jeune prince, lui répétant souvent avec art : que peut-on objecter à ceci? que peut-on répondre à cela? quelle sortie de cet autre? pour étourdir sa conscience délicate en essayant d'étouffer ses lumières au cas qu'il ne fût pas de son avis, et peut-être encore, en le provoquant ainsi, l'accabler de l'embarras de lui répondre, et le réduire par l'insuffisance[3] d'entrer en lice contre lui. Il s'y trompa. Mgr le duc de Bourgogne avoit étudié à fonds les mémoires de part et d'autre, écouté attentivement le rapporteur, Daguesseau, toutes[4] les opinions; il s'étoit surtout appliqué à celle du Chancelier, qui dura une grosse heure. Quand il eut fini, le prince prit la parole, d'abord avec sa retenue ordinaire, mais, incontinent après, avec une décision précise qui sentoit l'indignation, et qui sembloit avoir pénétré la poitrine du Chancelier. Il suivit la route qu'il lui avait tracée en s'adressant à lui : « Ce que je vous répondrai, Monsieur, lui dit-il tout à coup, à ce que vous venez de dire, c'est que je ne trouve pas de question en ce procès, et que je suis surpris de la hardiesse de la maison de Rohan à l'entreprendre. » Passant ensuite un regard sur toute la compagnie[5], il reprit toute l'affaire avec exactitude, justesse et précision, et appuya sur les principaux

1. *Vive* est ajouté en interligne.

2. On appelait *réplique*, en termes de Palais, un écrit opposé par le demandeur aux défenses de son adversaire, et aussi la riposte orale de l'avocat qui, ayant parlé le premier, reprenait la parole après la plaidoirie de son confrère.

3. Il a écrit, par mégarde : *insuffisace*. — 4. Avant *touttes*, il a biffé *et*.

5. Comme le Roi lui-même, ci-dessus, p. 156.

points et les raisons principales de Daguesseau, du rapporteur[1] et des autres, en les citant, qui avoient opiné pour le duc de Rohan. Fixant ensuite un regard perçant sur le Chancelier, il discuta les raisons fondamentales de son avis, dont il mit en évidence le captieux[2] et les sophismes. Retombant après sur les nouvelles raisons que Daguesseau avoit apportées, et sur l'autorisation du contrat de mariage par la signature du Roi, il soutint les premières; mais il combattit cette dernière, et déclara qu'il ne croyoit point que l'autorité des Rois pût s'étendre jusque sur les lois des familles, qu'il ne tenoit pour inviolables que lorsque, d'un consentement mutuel, elles avoient été faites par elles-mêmes, comme il étoit arrivé en celles dont il s'agissoit, et, de plus, confirmées par une exécution aussi paisible et aussi longue. Il parla une heure et demie, et se fit admirer par la force et la sagesse de son discours, et par la profonde instruction qu'il y montra. Il le termina par les mêmes paroles qui l'avoient commencé, par quelques-unes sur la naissance illustre et ancienne des Chabots, et par quelque chose de plus animé contre les Rohans qu'il ne s'étoit permis dans toute son opinion. De cette manière il fit l'arrêt[3]. Restoit le Roi à

1. Avant *du*, qui corrige *des*, il a biffé *et*, et les deux premières lettres de *raporteur* (sic) surchargent *au[tres]*.

2. Il a écrit deux fois : *capsieux* (sic), et biffé le premier.

3. La lettre suivante, écrite le surlendemain au marquis de la Garde par Mme d'Huxelles, confirme les dires de notre auteur, sauf pour le rapporteur, et donne plus de détails que la lettre du Chancelier reproduite ci-dessus, p. 156, note 7 : « L'affaire de M. le prince de Guémené et de M. le prince de Soubise contre M. le duc de Rohan-Chabot fut jugée avant-hier devant le Roi. Elle dura depuis trois heures jusqu'à sept. M. le duc de Rohan gagna contre son opinion et celle de tout le monde. MM. le Chancelier, la Vrillière, d'Armenonville, Desmaretz, Voysin, de Courson, rapporteur, ne furent pas pour lui; mais il eut le Roi, qui dit deux voix, Mgr le duc de Bourgogne, Monseigneur n'y étant pas, M. le duc de Beauvillier, MM. de Chamillart, de Torcy, Daguesseau, de Ribeyre, le Peletier, d'Argouges. M. le Chancelier parla longtemps, et fort bien, pour soutenir son opinion, M. Daguesseau la même chose en faveur de la sienne, qui fit l'arrêt; car

prononcer, qui, depuis ce peu de mots à Daguesseau sur son opinion, avoit gardé un profond, mais très attentif silence. Personne n'avoit que voix consultative en sa présence; il avoit donc le choix de deux partis : l'un, de se rendre à la pluralité en deux mots, comme il avoit coutume de faire[1], laquelle n'étoit que de deux voix; l'autre parti, qu'il n'a pris que trois ou quatre fois au plus en sa vie, étoit d'user de sa pleine puissance, et de prononcer en faveur du prince de Guémené. Il ne fit ni l'un ni l'autre, et en prit un troisième pour la première fois. Au lieu de se tourner vers le Chancelier pour lui déclarer sa volonté, il regarda un moment en silence toute la compagnie, et fit un discours d'un quart d'heure, plein de dignité et de justesse. Il honora de son souvenir et de ses louanges le précis de l'avis des deux différentes opinions de ceux qu'il trouva avoir le mieux parlé, surtout du rapporteur et de Daguesseau, et marqua de la complaisance pour le discours de son petit-fils. Opinant ensuite en juge ordinaire, il exposa sommairement les raisons qui l'avoient le plus touché, blâma, mais avec une modération qui se sentoit de son penchant, l'entreprise de MM. de Rohan, insista sur la justice de la cause du duc de Rohan, et fit sentir que, lorsqu'il étoit question de justice, il étoit bien aise de la rendre. Enfin, se tournant au Chancelier, il lui commanda de dresser l'arrêt avec le duc de Rohan, de ne[2] lui

Mgr le duc de Bourgogne s'y rangea. Le prince parla aussi de son côté, en opinant, à surprendre. Il avoit fait venir chez lui les avocats pour s'instruire; enfin il n'y a pas de jour qu'il ne lise et ne s'applique à beaucoup de sciences, jusqu'aux généalogies des maisons de France, dont M. de Gaignières a l'honneur de l'entretenir souvent. »

1. On a vu cependant, dans notre dernier volume (tome XIII, p. 593), que Louis XIV s'était exprimé nettement, à propos de l'empereur Léopold, sur l'inconvénient et l'inconvenance de cette soumission passive à la pluralité, croyant, dit-il alors, qu'un grand monarque devait « digérer » les sentiments énoncés par ses conseillers, et choisir le meilleur. Comparez l'appendice sur les Conseils, dans notre tome VII, p. 436, et voyez, sur le mot *pluralité*, ci-après, Additions et corrections.

2. *Ne* est en interligne.

refuser rien de ce qui pouvoit le rendre plus net, plus décisif, le plus hors d'atteinte d'aucun retour en quelque sorte que ce pût être, et qu'à l'avenir il ne pût jamais se trouver ni lieu ni prétexte de plus ouïr parler de la question. Cette action du Roi surprit infiniment. On crut que, voyant en effet la justice et la cause y tourner, instruit qu'il se disoit tout haut que, Mme de Soubise l'ayant pour juge, il n'étoit pas possible qu'elle perdît, et ayant promis implicitement[1], le matin même, au duc de Rohan, que l'affaire seroit jugée sans milieu et sans retour[2], il avoit été bien aise de montrer qu'il ne faisoit acception de personne en justice; que lui-même la croyoit du côté du duc de Rohan; qu'il lui avoit voulu tenir[3] une parole si fraîchement donnée, épargner au rapporteur, qui naturellement devoit dresser l'arrêt, tout ce qu'il auroit à y essuyer de points et de virgules, et de pis encore de la part des Rohans, son parti pris, tenir le Chancelier de court après ce qu'il en avoit entendu en opinant, et se délivrer lui-même des demandes et de l'importunité de Mme de Soubise sur un arrêt où il ne vouloit plus toucher[4].

Pendant ce long conseil, les Rohans, séparément répandus, faisoient des visites dans Versailles, tenoient les plaids[5] chez la maréchale de la Motte, et le jeune coadjuteur, pour marquer une pleine confiance[6], jouoit tranquillement à l'hombre chez la Chancelière. Le duc de Rohan s'étoit retiré chez lui à la ville, sa femme dans un cabinet de Mme d'O au château[7]; leur fils aîné alloit et venoit. Il

1. Cet adverbe est en interligne. — 2. Ci-dessus, p. 155 et 159.

3. Avant cet infinitif, il a biffé *donner*.

4. Dans l'arrêt (Arch. nat., E 1929, 26 août), il est dit que le Roi, « sans avoir égard à la demande du sieur prince de Guémené,... dont il a été débouté, et s'arrêter à l'intervention du sieur prince de Soubise, maintient et garde le sieur duc de Rohan et ses enfants dans la possession en laquelle ils sont de prendre et signer le nom de Rohan, etc. »

5. *Tenir les plaids*, « dans les provinces et dans les justices inférieures, se dit pour tenir l'audience » (*Académie*, 1718).

6. Ci-dessus, p. 154. — 7. Au rez-de-chaussée.

étoit près de huit heures du soir quand le Conseil leva[1]. Le duc de Rohan étoit revenu chez le Roi, résolu d'essuyer l'événement; aucun des Rohans n'y parut : ils sentoient l'extrême révolte du public contre eux sur cette affaire, ils le craignirent. En effet tout l'appartement du Roi n'étoit qu'une foule que la curiosité intéressée y avoit assemblée; jusqu'à la cour de marbre en étoit remplie pour savoir l'événement, par les fenêtres qui étoient ouvertes, de ceux qui étoient dans les appartements. Mgr le duc de Bourgogne sortit le premier; M. de Rohan, qui étoit à la porte, lui demanda son sort. Comme il ne répondit rien, le duc lui demanda au moins s'il étoit jugé : « Oh! pour cela, oui, répondit le prince, et jugé sans milieu ni retour[2]; » et tout aussitôt, se tournant au Chancelier, qui le suivoit, lui demanda si on ne pouvoit pas dire le jugement. Le Chancelier ayant répondu qu'il n'y avoit nulle difficulté à le dire, le prince se retourna au duc de Rohan : « Puisque cela est, lui dit-il[3], Monsieur, vous avez gagné entièrement, et je suis ravi de vous l'apprendre. » Le duc s'inclina fort, par respect, et, en même temps, Mgr le duc de Bourgogne l'embrassa, et ajouta qu'il en étoit aussi aise que lui-même, et qu'il n'avoit jamais vu un si méchant procès. Au premier mot du jugement rendu, l'antichambre, et tout aussitôt le reste de l'appartement, retentit de cris de joie et de battements de mains, auxquels la cour de marbre répondit jusqu'à l'indécence vu le respect des lieux. On crioit tout haut : « Nous avons gagné; ils ont perdu! » Et cela se répéta sans nombre[4]. Le Roi devoit aller se promener à pied[5] dans ses jardins, et descendre par son petit degré dans la

Le duc de Rohan gagne entièrement son procès avec une acclamation publique.

1. Leva la séance. Cet emploi absolu ne semble pas avoir été relevé par les lexicographes.

2. Encore les termes mêmes dont le Roi s'était servi : p. 155 et 162.

3. Cet *il* est en interligne.

4. On en peut juger par deux billets que Desgranges et d'Hozier écrivirent aussitôt à Clairambault : Arch. nat., KK 604, p. 807 et 809.

5. Il a biffé *à pied* après *aller*, et l'a reporté après *se promener*.

cour[1] de marbre pour y aller[2]. A grand peine le duc de Rohan, quoique généralement peu aimé et considéré, put-il gagner ce petit degré à travers les embrassades et les félicitations, et les redoublements des cris de joie à mesure qu'il étoit aperçu. Le Roi reçut ses remerciements avec tout l'accueil et les grâces qu'il s'étoit bien proposées en opinant contre sa coutume comme il avoit fait. Le soir, M. de Rohan étant chez Mgr le duc de Bourgogne, où il y avoit grand monde, ce prince lui parla encore de son affaire. Il ne feignit point[3] de lui dire qu'il avoit été pour lui de tout son cœur, et, baissant un peu la voix, que c'étoit une chose indigne et odieuse. Le lendemain au soir[4], Mme de Soubise, supérieure aux événements et au cri public, vint attendre le Roi, peu accompagnée, comme il alloit passer chez Mme de Maintenon. Elle lui demanda que l'arrêt fût communiqué à M. de Guémené avant d'être signé, et l'obtint sur-le-champ nonobstant[5] les ordres qu'on vient de voir que le Roi, en décidant, avoit donnés au Chancelier. Il en résulta des discussions, où, à la fin, le duc de Rohan ne perdit rien. Rien n'égala l'amertume des Rohans. Ils ne la purent si bien contenir qu'il ne leur échappât des plaintes aigres contre le duc de Beauvillier, qui s'étoit, disoient-ils, rendu maître des voix de tous ses amis au Conseil, et qui avoit instruit Mgr le duc de Bourgogne à y faire un plaidoyer contre eux. La chose étoit bien éloignée de l'austérité des mœurs de M. de Beau-

1. Ici, *court*. — 2. Voyez notre tome VI, p. 225.

3. *L'Académie* de 1718 dit que *ne feindre pas de*, ainsi employé avec un verbe pour complément indirect, signifie ne point « hésiter à faire quelque chose, en faire des difficultés. » On le retrouve dans tous les bons auteurs, Brantôme, Molière, la Bruyère, Mme de Sévigné, et nous le rencontrerons plus d'une fois.

4. Ce ne peut être le soir du lendemain 27, puisque, à cette date, après avoir travaillé avec Chamillart, le Roi, précédé par les princes, se rendit pour trois jours à Meudon, où Monseigneur donnait une fête de nuit (*Dangeau*, tome X, p. 106; *Sourches*, tome IX, p. 60).

5. *Nonobstant* est en interligne, au-dessus de *malgré*, biffé.

villier; mais la vérité étoit que ses amis, excepté Desmaretz, avoient, par un hasard qui n'avoit de source qu'en leurs seules lumières, tous été pour le duc de Rohan. Cette licence, qui fut relevée, mit M. et Mme de Soubise et leurs enfants dans une grande peine : il fallut s'excuser, se dédire, en venir aux justifications, aux déguisements, aux pardons avec le prince et le gouverneur. Le soulèvement général les toucha profondément, surtout l'abandon des Bouillons, leurs semblables, qui ne voulurent point participer avec eux au déchaînement public, et les propos des Lorrains, qui, parents des Chabots[1], et toujours en dépit de similitude avec des seigneurs qui ne sont pas comme eux de maison souveraine, ne les épargnèrent pas en cette occasion. Il s'en présenta bientôt une[2] autre, qui les jeta dans un cruel embarras. Guémené relevoit en juveigneur[3] du duc de Rohan, qui, pour les biens, représentoit l'aîné de la maison[4]. Le prince de Guémené n'en avoit point rendu de foi et hommage[5], et jusqu'alors M. de Rohan l'avoit souffert[6]. A cet éclat, il saisit féodalement cette terre, qui est de quinze mille livres de rente. Nul moyen de s'y opposer, ni d'en empêcher l'effet, qui est la perte entière des fruits, c'est-à-dire de la totalité du revenu, que par rendre la foi et hommage. Pour la rendre, il falloit que le prince de Guémené allât en personne, en Bretagne, se mettre à genoux, sans épée ni chapeau,

Licence des plaintes des Rohans, qui les réduisent aux désaveux et aux excuses à Mgr le duc de Bourgogne et au duc de Beauvillier.

Le Roi sauve le prince de Guémené d'un hommage en personne au duc de Rohan, qui l'accorde au Roi par procureur pour cette fois.

1. Est-ce par l'alliance du prince d'Espinoy, fils de Pélagie de Rohan-Chabot et mari de Mlle de Lillebonne? D'autre part, au siècle précédent, Charles Ier de Lorraine, duc d'Elbeuf (1556-1605), grand-père des ducs de ce nom et des Armagnac, Harcourt et Lillebonne, avait épousé l'héritière du grand écuyer Léonor Chabot, comte de Charny.

2. *Un*, dans le manuscrit. — 3. Tome V, p. 186.

4. Ci-dessus, p. 141 et 150. — 5. Tome IX, p. 248.

6. Le 3 décembre 1703, le prince de Guémené avait obtenu délai jusqu'après jugement de l'instance pendante pour rendre à Pontivy la foi et hommage d'une terre qu'il venait d'acheter : Arch. nat., E 1926, fol. 74. S'agit-il ici de cette terre, ou de la principauté même de Guémené? Voyez notre tome V, p. 197, note 3.

devant le duc de Rohan, lui prêter foi et hommage en cet état, et, pour cette fois, n'en pas avoir la main chez lui[1]. C'est à quoi le duc de Rohan le voulut réduire, et y tint ferme, quoi qu'on pût employer auprès de lui. Dans cette presse, le Roi fut longtemps sollicité de les tirer de ce mauvais pas, et le Roi longtemps à s'en défendre sur ce qu'il ne se mêloit point d'affaires particulières. Mme de Soubise obtint pourtant que le Roi demandât quelques délais; mais c'étoit toujours à recommencer, c'étoit traîner le lien : il falloit une délivrance. A la fin, Mme de Soubise fit tant d'efforts, que le Roi fit pour elle ce qu'il n'avoit jamais fait : il s'abaissa à demander grâce au duc de Rohan pour le prince de Guémené, lui expliquant qu'il ne lui commandoit rien, qu'il n'exigeoit même rien, mais qu'il la lui demandoit comme feroit un particulier, et avec toutes sortes d'honnêtetés, comme un plaisir qui lui seroit sensible. Le duc de Rohan, après avoir bien expliqué au Roi ce dont il s'agissoit, et voyant qu'il insistoit toujours, accorda enfin[2] que l'hommage se rendroit pour cette fois[3] par procureur au sien, et répéta bien au Roi, et après à tout le monde, que c'étoit au Roi, non au prince de Guémené, qu'il l'accordoit[4].

Branche* du Gué-de-l'Isle ou du Poulduc, de la maison de Rohan,

Mme de Soubise, si heureuse et si accréditée en tout, ne l'étoit pas sur le nom de Rohan; elle auroit pu se souvenir de la leçon qu'elle avoit reçue là-dessus en Bretagne, pour s'épargner celle qui lui fut donnée à Versailles. Il y avoit en Bretagne une branche de la maison de Rohan[5]

1. Voyez, sur cet acte féodal, *l'Origine des dignités*, par Fauchet (1611), p. 61, le *Nouvel examen de l'usage général des fiefs en France* (1727), par Brussel, tome I, p. 18-38 et 92-120, le *Traité des fiefs*, par Guyot, tome IV, p. 330-437, et l'instruction du 8 février 1659 enregistrée à la Chambre des comptes de Paris : Arch. nat., P 2688, fol. 26.

2. Il a écrit : *enffin*. — 3. *Pr cette fois* est en interligne.

4. Il n'y a pas mention de ces faits dans le *Journal de Dangeau*.

5. *Histoire généalogique*, tome IV, p. 74-76.

* Au-dessus de *Branche*, il avait écrit : *Mre*, pour commencer une autre manchette, mais l'a effacé du doigt.

sortie d'Éon[1], cinquième fils d'Alain VI vicomte de Rohan et de Thomasse de la Roche-Bernard sa femme[2], connue sous le nom du Gué-de-l'Isle[3], dont Éon de Rohan avoit épousé l'héritière[4], puis du Poulduc[5], depuis que Jean[6] de Rohan, cinquième génération d'Éon, eut dissipé tous ses biens[7], dont les générations qui suivirent ne purent se relever[8]. Mme de Soubise, mariée en 1663, ne tarda pas à plaire, et, comme on l'a[9] vu p. 153 et suivantes[10], à faire par sa beauté son mari prince, dont la première femme[11] n'avoit jamais été assise ni prétendu l'être[12]. En faveur et en puissance de plus en plus, cette branche du Poulduc lui déplut fort. Sa chute de biens, et le médiocre état où elle se trouvoit réduite en Bretagne par des alliances pro-

attaquée par Mme de Soubise, maintenue par arrêt contradictoire du parlement de Bretagne.

1. Éon fit trois partages avec son frère aîné en 1311, 1314 et 1317.
2. « Alain VIe du nom, vicomte de Rohan, fut obligé, vers l'an 1300, par Jean II duc de Bretagne, de reconnoître que, selon la coutume de cette province, tous les juveigneurs de Rohan devoient être hommes-liges du duc de Bretagne, et qu'il avoit droit de retirer de leurs terres tous les émoluments et profits de fief qu'il pouvoit retirer de celles de ses autres sujets libres. Il mourut en 1304, âgé de soixante-douze ans. » (*Histoire généalogique*, p. 53.) N'ayant pas eu d'enfants mâles de sa première femme, Isabeau, fille du vicomte de Léon, il se remaria avec Thomasse de la Roche-Bernard.
3. Seigneurie située dans la paroisse de Plumieux, évêché de Saint-Brieuc, et où Éon fit bâtir un château.
4. Aliette, dame du Gué-de-l'Isle. La filiation de cette branche et du rameau du Poulduc, plus complète que dans l'*Histoire généalogique*, est donnée par D. Morice dans sa généalogie inédite : Arch. nat., MM 758, p. 645-661; les Preuves sont dans le registre MM 759.
5. Plus correctement *Pouldu*, mare noire; ci-après, p. 168.
6. *J.*, en abrégé.
7. Il « dissipa la plupart de ses biens avec sa seconde femme, » dit l'*Histoire généalogique*, p. 76. Le Poulduc lui était venu par un troisième mariage avec la veuve du seigneur de cette terre.
8. Tristan de Rohan « resta sans biens par la dissipation de ses père et mère, et prenoit en 1543 la qualité de seigneur du Poulduc » (*ibidem*).
9. *La*, sans apostrophe, au manuscrit.
10. Pages 252 et suivantes de notre tome V.
11. Catherine de Lionne (1633-1660) : tome V, p. 255. — 12. *Ibidem*.

portionnées à sa décadence[1], ne permettoient pas à la nouvelle princesse de songer à la poulier[2] au rang que ses beaux yeux avoient conquis. D'un autre côté, il étoit bien fâcheux, pour des princes de si nouvelle impression[3], de voir traîner en Bretagne leur nom et leurs armes à des gens qui n'avoient aucune distinction, et qui demeureroient en monument vivant de leur commune origine rien moins que souveraine, ni que supérieure aux premières maisons de leur pays, quelque[4] ancienne et illustre qu'elle fût. Isaac de Rohan, sieur[5] du Poulduc[6] dans la paroisse de Saint-Jean-de-Beverlay[7], diocèse de Vannes, quatrième descendant de celui qui s'étoit ruiné et neuvième descendant d'Éon puîné d'Alain VI vicomte de Rohan, étoit, depuis ce père commun de toute la maison de Rohan, c'est-à-dire depuis plus de trois cent cinquante ans, en possession paisible du nom et des armes de Rohan, reconnue[8] jusqu'alors par[9] tous ceux de cette maison pour en être ainsi qu'eux-mêmes, sans nulle difficulté en aucun temps, avec toute la Bretagne pour témoin de leur naissance. Cela étoit extrêmement incommode. Isaac de[10]

1. *Sa decadence* est en interligne, au-dessus de *son peu de bien*, biffé.
2. *Poulier*, « élever un fardeau au moyen d'une poulie » (*Académie*, 1718). Voyez, dans notre tome VI, p. 278, la note sur *pouiller*.
3. « On dit... « un gentilhomme, un noble *de nouvelle impression*, » pour lui reprocher la nouveauté de sa noblesse » (*Académie*, 1718).
4. *Quelle* corrigé en *quelque*. — 5. Ici encore, *s^r*, comme p. 136.
6. Le XVe et dernier degré de la filiation donnée par l'*Histoire généalogique*. Il est qualifié comte du Poulduc dans l'acte de mariage de son fils, 7 août 1690. Nous verrons ses deux petits-fils, compromis dans la conspiration de Pontcallec, se retirer en Espagne; le fils de l'un d'eux devint grand maître de l'ordre de Malte en 1775.
7. Aujourd'hui Saint-Jean-de-*Brévelay*, pour *Beverley*. Cette paroisse est située dans le département actuel du Morbihan, à peu près à mi-chemin entre Vannes et le château de Josselin, résidence héréditaire des ducs de Rohan. Ses registres anciens renferment les actes d'état civil des Poulduc, et quelques pièces des archives de ceux-ci sont citées dans les Preuves de la généalogie manuscrite de D. Morice.
8. *Reconnüe* s'accorde avec *possession*.
9. L'abréviation *p^r* (*pour*) a été corrigée en *par*. — 10. *De* surcharge une *S*.

Rohan, sieur du Poulduc, fils d'une Kerbalot, mari d'une Kerpoisson[1], se trouvoit sans appui comme sans biens et sans alliances : on crut, avec[2] de l'argent et du crédit, pouvoir lui enlever son état et le faire passer pour un bâtard, ou pour un usurpateur. Dans cette confiance, il fut attaqué sur son nom et ses armes. On espéra qu'il n'oseroit se défendre, ou qu'avec des moyens on l'induiroit à céder. On se trompa sur tous ces deux points, et on ne s'abusa pas moins sur un troisième, qui fut de s'être flatté de n'avoir affaire qu'à un homme sans secours. Le nom et le crédit de M. et Mme de Soubise eurent beau[3] paroître à découvert; ce fut un soulèvement général dans toute la Bretagne. La vérité y excita tout le monde, l'oppression attira l'indignation, tous les alliés de cette branche se démenèrent et attirèrent à eux tout le reste de la noblesse. Du Poulduc produisit ses titres devant le parlement de Bretagne, et y obtint, le 21 janvier 1669, un arrêt contradictoire[4], qui le maintint dans la possession de son état du nom, maison et armes de Rohan, depuis lequel cette branche n'y a plus été troublée, et y subsiste encore jouissant et usant de cette possession[5].

1. Son père Jérôme, selon D. Morice, avait eu l'occasion de faire la preuve de leur extraction contre le procureur fiscal du duc de Rohan comme seigneur de Porhoët, et avait obtenu une réparation d'honneur le 7 janvier 1610. Il se maria le 9 décembre suivant avec Julienne le Métayer, fille de Grégoire, seigneur de Kerbalot ou Kerbalo. Isaac, baptisé le 16 septembre 1614, épousa Aliénor de Kerpoisson, fille de Jean de Kerpoisson (ici, *Kerpoësson*), par contrat du 1er juin 1639, et non 1638. (Bibl. nat., ms. Fr. 22 344, fol. 160.)

2. Avant *avec*, il a biffé l'abréviation de *que*.

3. La première lettre de *beau* en corrige une autre, *f* ou *p*.

4. Arrêt cité dans l'*Histoire généalogique*, mais comme rendu par les commissaires à la réformation de la noblesse, et non par le parlement breton.

5. Cet épisode se trouve reproduit dans un des derniers écrits de notre auteur, daté de juin 1753 : *Matériaux pour servir à un mémoire sur les qualités prises par M. de Soubise* (tome IV des *Écrits inédits*, p. 413-414), et il avait dit un mot de la situation des Rohan-Poulduc, quarante-deux ans auparavant, dans les *Brouillons des projets concer-*

Persécution au P. Lobineau, bénédictin, et mutilation de son *Histoire*

Ces aventures ne découragèrent[1] point des gens qui, non contents du rang qu'ils avoient obtenu, vouloient absolument être princes. Ils avoient tenté une[2] descendance chimérique d'un Conan Mériadec qui n'exista jamais[3], prétendu roi de Bretagne dans les temps fabuleux[4]. Le nom

nant les ducs et pairs (tome III, p. 330). — M. du Poulduc, aux états de 1703, appuya violemment les partisans du duc de Rohan qui s'opposaient à ce que dom Lobineau reçût une subvention de vingt mille livres pour l'*Histoire* dont il sera parlé p. 173. En 1761, cette branche n'étant plus représentée que par le commandeur qui devait devenir grand maître de Malte, le duc de Rohan fit prendre à son fils aîné le titre de comte du Poulduc.

1. L'*u* de *découragèrent* a été ajouté après coup en interligne.

2. *Il*, au singulier, et *un*, au masculin, dans le manuscrit.

3. Ce prétendu Conan Mériadec, révélé par le chroniqueur Geoffroy de Monmouth (milieu du douzième siècle) et accepté même par les auteurs de l'*Art de vérifier les dates*, figurait, à côté des ducs de Bretagne et des rois de France, dans la suite de portraits d'ancêtres peinte pour la grande antichambre du palais Soubise. Le document du sixième siècle connu sous le titre de *Liber querulus de excidio Britanniæ*, par Gildas, et publié en 1525, suffirait à prouver que Conan n'exista jamais; mais, comme son histoire par le P. Toussaint de Saint-Luc (1664) continue même de nos jours à avoir cours en Bretagne, M. Arthur de la Borderie, qui avait déjà traité la question dans la *Biographie bretonne* de 1852, tome I, p. 406-428, puis dans le recueil de la Société archéologique d'Ille-et-Vilaine (tome XV, année 1881, p. 1-51), vient d'établir définitivement, dans le tome II de son *Histoire de Bretagne* (1898), p. 441-463, la réfutation de cette fable, réfutation qui, d'ailleurs, avait été commencée dès 1695 par dom Paul le Gallois, un des premiers rédacteurs de l'*Histoire de Bretagne* de Lobineau.

4. Ce Conan, fils d'un prince d'Albanie, soi-disant compagnon du tyran romain Maxime dans sa conquête des Gaules, aurait reçu de lui, en 383, un titre de duc des 2e et 3e Lyonnaises, de la Sénonaise et des deux Aquitaines, puis se serait maintenu souverain indépendant de l'Armorique jusqu'à sa mort, vers 429. On montrait son château de Castel-Mériadec auprès de Saint-Pol-de-Léon, son sarcophage dans la cathédrale de cette ville, et c'est par allusion à lui que les lettres d'érection du duché de Montbazon dirent, en 1588 : « La maison de Rohan, descendue du premier roi de Bretagne, née aussitôt que le nom de la province, par un grand heur et bénédiction, a toujours continué de mâle en mâle depuis douze cents ans, retenant le sang et mérite de son premier tige et érecteur, tellement qu'elle se peut justement

et les mâcles[1] de Rohan ne ressembloient en rien au nom ni aux armes de Bretagne[2], et aucun[3] titre qui les en pût approcher; nul moyen de sortir de la dernière race des *de Bretagne.*

dire avoir été autant honorée par tous les potentats de la Chrétienté que maison qui soit aujourd'hui, car, en la Bretagne, où ils étoient les plus connus, outre qu'ils ont toujours eu cet honneur particulier de couronner les rois du pays tant qu'ils ont duré, et, après eux, les ducs, qui recevoient d'eux la couronne avec actions de grâce, les mâles de ladite maison de Rohan ont, par plusieurs fois, épousé les filles de Bretagne.... » L'*Histoire généalogique*, qui donne ces lettres (tome IV, p. 46), ne prononce pas cependant le nom de Conan. Quant à la descendance de celui-ci et à l'extraction des Rohan, comme on l'a vu dans notre tome V, p. 183, note 4, elles ne ressortaient que d'une prétendue charte de 1088 rapportée par d'Argentré. La valeur de cette pièce est discutée dans le manuscrit de dom Morice, MM 759, fol. 5-10; elle était tirée d'un manuscrit, authentique à la vérité, le *Livre des osts du Duc*, conservé à la Chambre des comptes de Bretagne, mais dans lequel la phrase *vicecomes de Rohanno qui descendit de linea Conani, Britonum regis*, paraissant avoir été ajoutée après coup, on la biffa en 1680. En décembre 1682, le prince de Soubise et la princesse de Guémené obtinrent de démontrer l'authenticité du passage condamné au moyen d'une copie qui avait été délivrée au vicomte de Rohan, en 1587, par la Chambre, et de l'original de la *Chronique de Saint-Brieuc*, où la charte entière était reproduite. L'intendant Béchameil de Nointel, trop complaisant, se laissa convaincre, et, dix ans plus tard, en mars 1692, le Roi, étant en son Conseil, finit par ordonner que la phrase *vicecomes*, etc., fût rétablie dans le *Livre des osts*, avec adjonction de la copie de 1587, du procès-verbal de l'intendant et de l'arrêt du Conseil rendu en conformité. Néanmoins, il ressort d'une lettre de 1729 publiée par M. de la Borderie, que dom Morice lui-même se refusait à accepter la charte de 1088 en cet état; Monsieur de Strasbourg (ci-après, p. 173) lui ayant imposé par pure convenance de la défendre, le bénédictin persista à faire des réserves.

1. Tome V, p. 219. A propos du commentaire que j'avais placé en cet endroit, M. Kerviler a fait paraître une note dans le *Polybiblion* d'octobre 1886, p. 351. Les mâcles, dit-il, seraient des pierres particulières au pays breton; des cailloux du pays de Léon, selon le *Mercure* d'avril 1684, p. 191. Il y a aussi des mâcles à Carlsbad, en Bohême.

2. Un écu d'hermine plein. Les Soubise faisaient alterner une moucheture d'hermine avec la mâcle sur les reliures de leurs livres, tels que le manuscrit de dom Morice : Arch. nat., MM 758 et 759.

3. *Aucun* est en interligne, au-dessus de *nul*, biffé.

ducs issus par mâles de la branche de Dreux de la maison de France[1]. Celle de Rohan, si connue, si ancienne, si illustre en Bretagne[2], n'en étoit jamais sortie avant Louis XI, et on a vu, dans ce que j'en ai rapporté[3], qu'elle n'y a jamais eu de distinction ni d'avantages sur les autres grandes maisons du pays, ni par leurs aînés, ni par leurs cadets, que ceux du rang de la vicomté de Rohan aux états, plus que balancé par celui de Laval[4], ou plutôt de Vitré, c'est-à-dire rang de terre, non de naissance[5], quoique gendres et beaux-frères des ducs de Bretagne, et grandement établis en grands biens, en premiers emplois et en

1. Pierre de Dreux, dit *Mauclerc*, petit-fils de Robert de France, comte de Dreux, qui était troisième fils du roi Louis le Gros (tome X, p. 142), devint duc de Bretagne en épousant, en 1213, Alix de Bretagne, dernière héritière des comtes de cette province par sa mère Constance, fille de Conan IV; et de cette origine vint, au huitième degré, la duchesse Anne, qui apporta la Bretagne à la France par ses deux mariages successifs avec Charles VIII et Louis XII. Du Tillet a parlé de ce rameau de la dynastie française dans son *Recueil des rois de France*, p. 77-87, et André du Chesne a publié une *Histoire généalogique de la maison royale de Dreux*.

2. La première des maisons privilégiées, disait le cardinal de Retz, et d'Hozier, dans ses mémoires de 1706 (ms. Clairambault 719, p. 36) : « S'il n'est pas sûr que ce soit la descendance directe des ducs de Bretagne, c'est du moins le plus illustre et le plus noble sang de cette province, et l'un des premiers du Royaume, car tout est grand dans cette maison. »

3. Tome V, p. 189-191. Comparez le début de la notice du duché de MONTBAZON qui a été publiée, postérieurement à notre tome V, dans le tome VIII des *Écrits inédits*, p. 89 et suivantes.

4. Voyez les manuscrits de la bibliothèque de Laval cotés 87-90 dans le *Catalogue général des manuscrits*, tome IV, p. 364-365, et la publication commencée depuis 1895 par M. Bertrand de Broussillon : *la Maison de Laval*. Il sera longuement parlé des Laval dans notre tome XV.

5. Sur cette contestation des Rohans contre les la Trémoïlle, on peut voir les pièces indiquées dans notre tome V, p. 180, note 7, les factums imprimés en 1651, les papiers du président Lamoignon (ms. Rouen 2032), les *Historiettes de Tallemant des Réaux*, tome III, p. 443-444, les pièces de 1420, 1451, 1458 et 1477 rapportées dans les Preuves de dom Morice, MM 759, p. 549-550, 645-647, 682-684 et 741-747, et ce que notre auteur a dit dans sa notice MONTBAZON, p. 91.

hautes alliances[1]. Un bénédictin nommé Lobineau fit en ces temps-ci une *Histoire de Bretagne*[2]. Monsieur de Strasbourg y voulut faire insérer ce qu'il lui convenoit[3] : le moine résista[4], et souffrit une persécution violente, et même publique, sans qu'il fût possible de le vaincre; mais enfin, las des tourments et menacé[5] de pis encore, il vint à capitulation : ce fut de retrancher tout ce qui[6] pouvoit déplaire et nuire aux prétentions[7]. Ces retranchements furent in-

1. Le P. Griffet, en discutant les assertions de Fontenay-Mareuil et de Mme de Motteville dans son *Traité des preuves*, p. 417, 418, 422 et 423, a dressé un tableau de ces alliances avec les maisons princières et souveraines et représenté le train presque royal de la maison de Rohan, dont témoignent d'ailleurs les documents réunis par dom Morice (Arch. nat., MM 759, p. 753-766, 912-921, etc.); mais ensuite Griffet reproduisait les fausses légendes de Conan, de saint Mériadec et de saint Brieuc.

2. Guy-Alexis Lobineau, né à Rennes le 9 octobre 1667, entré dans la congrégation de Saint-Benoît en 1683, s'étant consacré entièrement aux travaux historiques, et particulièrement à la reconstitution des annales de sa province, les états bretons le choisirent pour leur historiographe le 2 décembre 1707. C'est alors que parurent aux frais de la province les deux volumes d'une *Histoire de Bretagne composée sur les actes et auteurs originaux* qui avait été commencée par dom le Gallois et achevée par Lobineau. Les théories de celui-ci sur l'époque de l'évangélisation du pays et sur sa mouvance du royaume de France l'entraînèrent dans des polémiques fort vives, où il n'eut point le dessus, Vertot étant allé jusqu'à le dénoncer comme coupable de pactiser avec la rébellion des Bretons contre le Régent. Lobineau mourut à l'abbaye de Saint-Jacut le 3 juin 1727. Un monument a été élevé récemment en son honneur auprès de l'abbaye, et M. de la Borderie a prononcé son éloge à cette occasion.

3. En 1704. — 4. Même contre ses supérieurs Mabillon et Ruinart.

5. Avant *menacé*, l'auteur avait écrit *craig[nant]*, puis l'avait surchargé en *mena[cé]*, et, finalement, il a biffé ce participe.

6. Il avait écrit d'abord : *que*, l'a corrigé en *qu'il*, et a biffé ce *qu'il* pour récrire ensuite *qui*.

7. Il dressa une généalogie des maisons de Rohan et de Porhoët pour la comprendre dans son *Traité des barons de Bretagne*, dont le manuscrit est à la bibliothèque de Rennes et à la Bibliothèque nationale, ms. Fr. 16 824, fol. 1-69, et, plus tard, son adversaire dom Morice plaça cette filiation en tête de sa propre *Histoire de Bretagne*.

finis : il les disputa pourtant pied à pied avec courage; mais, à la fin, il fallut céder, et insérer faussement du Mériadec malgré tout ce qu'il put dire et faire pour s'en défendre[1]. Il s'en plaignit à qui le voulut entendre; il fut bien aise, pour sa réputation, que la violence ouverte de ces mutilations et de ces faussetés ajoutées par force[2] ne fût pas ignorée[3]. Il en encourut pour toujours la disgrâce des Rohans, qui surent lui en faire sentir la pesanteur jusque dans le fonds de son cloître, et qui ne s'en sont jamais lassés[4]. L'abbé de Caumartin, mort évêque de Blois[5], à qui le moine disoit tout, me l'a conté dans le temps[6], outre que la chose devint publique[7]. Avec ces

1. Tout ce qui précède, depuis *et inserer*, est en interligne.

2. Les sept derniers mots sont en interligne.

3. N'ayant pu obtenir le rejet, pour « omission, inadvertance, manque de connoissances, ou autrement, » des deux volumes présentés aux états de 1707, les Soubise et Guémené réussirent du moins à y faire retrancher les attaques contre la fable de Conan, puis à empêcher le troisième volume de paraître, enfin à faire prendre la succession de Lobineau par leur généalogiste attitré, dom Hyacinthe Morice, et à enterrer l'ouvrage primitif sous une nouvelle histoire de Bretagne en deux volumes, avec trois volumes de pièces justificatives. C'est en 1731, à la requête du cardinal de Rohan, que dom Duval et dom Morice entreprirent le travail généalogique que j'ai souvent cité, et qui fut terminé vers 1740[a]. Le manuscrit autographe a été donné par feu L. Courajod, en 1880, à la bibliothèque de Nantes; l'exemplaire des Archives nationales vient des Soubise, et une partie des matériaux est conservée à la Bibliothèque nationale, mss. Fr. 22 337-22 344.

4. Tout l'historique de cette lutte a été reconstitué par M. de la Borderie, d'abord dans la *Revue de Bretagne et de Vendée* de 1880, 1er semestre, p. 266-269, puis dans la *Correspondance des bénédictins bretons* (1886). Elle reprit encore, trente ou quarante ans après dom Morice, entre le P. Griffet, l'abbé Georgel, familier des Rohans, et l'académicien Gibert, comme on l'a vu dans notre tome V, p. 183, fin de note.

5. L'académicien, qui ne mourut qu'en 1732.

6. C'est déjà lui qui a raconté à notre auteur les rages d'amour de Maulévrier (tome XIII, p. 327), et Saint-Simon se vantera, en 1717, de l'avoir fait enfin nommer évêque de Vannes.

7. Toute cette phrase a été ajoutée en interligne et sur la marge.

[a] Vers 1738, l'auteur de *Manon Lescaut*, alors bénédictin, fit transmettre

mutilations, l'ouvrage parut fort défiguré : sans quoi il n'eût jamais vu le jour. Ceux qui s'y connoissent trouvèrent que c'étoit un grand dommage, parce qu'ils[1] l'estimèrent excellent et fort exact d'ailleurs[2]. Venons maintenant à l'autre oubli, qui regarde MM. de Bouillon.

Chambre de l'Arsenal contre les faussaires.

On[3] a vu p. 279[4] qu'en 1702 Matignon avoit gagné un terrible procès au parlement de Rouen contre un va-nu-pieds qui en fut pendu, après lui avoir donné des années des plus cuisantes peines, qui se prétendoit son aîné, lui

1. *Il*, au singulier, dans le manuscrit.

2. En 1710, c'est-à-dire plus de trente ans avant de rédiger la digression qu'on vient de lire, notre auteur avait écrit ceci dans son *Mémoire sur les maisons de Lorraine, de Rohan et de la Tour* (imprimé dans les *Écrits inédits*, tome III, p. 276-277) : « Cette maison de Rohan, à l'imitation de celle de la Tour, connoissant bien son foible sur la principauté, et n'ayant pu se défaire de la branche du Poulduc solennellement reconnue par des arrêts bien solennels pour être de la maison de Rohan, ni la princiser comme les autres branches, cette maison, dis-je, a voulu sortir des anciens ducs de Bretagne et d'un Conan Mériadec si mal inventé qu'il n'est savant ni généalogiste qui n'en rie. Cependant, à la suite et à l'appui de la généalogie qui fait sortir MM. de Bouillon des ducs de Guyenne, comme il a été dit sur eux, il en a paru une de la maison de Rohan, qui, nonobstant toute vérité, toute apparence, force la barrière de leurs propres armes, et les fait venir des anciens ducs de Bretagne, non sans fonder une semence de prétention sur cette province pour valoir en son temps. Il y a plus. Un bénédictin célèbre ayant fait depuis peu une histoire de Bretagne, Monsieur de Strasbourg a épuisé les persécutions les plus violentes pour le forcer d'y mettre ce qui lui convenoit pour sa maison et sa descente des ducs de Bretagne, et, par autorité, s'il n'a pu gagner ce point, il a finalement fait ôter à cet auteur tout ce que bon lui a semblé de son ouvrage, qui n'a pu paroître qu'à grand peine même avec ces mutilations. Ce fait est si public, qu'il n'est homme de lettres dans Paris et ailleurs qui ne le sache et qui n'en soit indigné, sans que personne ait osé parler. » — M. de la Borderie a démontré que, s'il y eut persécution, au moins ce ne fut pas de la part du gouvernement royal, toujours favorable à l'œuvre du bénédictin.

3. L'écriture change.

4. Cette page du manuscrit répond à la page 77 de notre tome IX.

ses offres de services aux Soubise par Guillaume le Sueur, qui était attaché au cardinal de Rohan (Harrisse, *l'Abbé Prevost*, p. 42 et 283-284).

demandoit tout son bien sur des titres de tous les âges, qui avoient paru incontestables, et dont, à la fin, la fausseté fut reconnue, et par lui-même avouée à la potence. Il semble qu'il y ait dans de certains temps des modes de crimes comme d'habits. Du temps de la Voisin[1] et de la Brinvilliers[2] ce n'étoit qu'empoisonneurs, contre lesquels on fit une chambre expresse, qu'on appela *ardente* parce qu'elle les condamnoit au feu[3]. En celui dont je parle, ce

1. Catherine Deshayes : tome II, p. 44.

2. Marie-Madeleine Daubray, fille du lieutenant civil de Paris, née le 22 juillet 1630 (?), mariée le 20 décembre 1651 à Antoine Gobelin, marquis de Brinvilliers, ancien chevalier de Malte et mestre de camp du régiment de Normandie de 1653 à 1657, fut brûlée en place de Grève le 16 juillet 1676 (Jal, *Dictionnaire critique*, p. 283). Les pièces des deux procès de cette célèbre empoisonneuse et de la Voisin sont aux Archives nationales (interrogatoire exposé au musée, n° 871) et dans les archives de la Bastille conservées à la bibliothèque de l'Arsenal; un volume de fragments et la relation du confesseur de la Brinvilliers se trouvent au Cabinet des manuscrits, et il y a des factums imprimés à la Bibliothèque nationale, dont quelques-uns ont été reproduits dans les *Archives curieuses*. Le procès fut publié dès l'année même, sous le couvert de B. Van Dyck, à Cologne; cent ans plus tard, Richer l'a compris dans ses *Causes célèbres*, et il vient encore d'être le sujet d'un discours de conférence prononcé par M. Marcel Cornu le 15 décembre 1891. Feu M. Pierre Clément avait consacré aux Poisons une partie de sa *Police sous Louis XIV*.

3. Il est possible que cette appellation eût été primitivement donnée à des tribunaux spéciaux qui, pour juger des criminels de grande extraction, siégeaient dans une pièce toute tendue de noir et éclairée seulement par des torches, comme le prétend le *Mercure* d'avril 1679, p. 336; mais, si elle fut appliquée aussi à la chambre établie près le parlement de Paris, de 1540 à 1550, pour juger les fauteurs de l'hérésie nouvelle, puis à celle dont, en 1591 (*Journaux de P. de l'Estoile*, tome V, p. 128), le curé ligueur de Saint-Benoît réclama la formation « pour connoître du fait des hérétiques, fauteurs ou adhérents, traîtres et conspirateurs contre la religion, l'État et la ville de Paris, » et enfin à la commission dont parle ici notre auteur, c'est que celle-ci et les précédentes condamnaient leurs justiciables au supplice du feu, ainsi qu'il le dit. Toutefois, dans le siècle suivant, on appela encore de même des chambres de justice qui jugeaient des contrebandiers passibles seulement des galères. — Depuis le règne de Louis XIII, les «chambres ardentes » siégeaient à l'Arsenal comme les autres commissions extraor-

fut une veine de faussaires, qui devinrent si communs, qu'il fut établi une chambre composée de conseillers[1] d'État, de maîtres des requêtes et de conseillers au Parlement, qui tint ses séances à l'Arsenal, uniquement pour juger ces sortes d'accusations et de procès[2]. Cela suffira maintenant jusqu'à ce que j'aie expliqué ce qui en arriva à la maison de Bouillon, mais qu'il faut traiter de plus haut, et l'expliquer avec l'étendue uniquement nécessaire pour l'entendre[3].

dinaires, en raison de la proximité de la Bastille, et c'est là qu'avaient été jugés, dans le principal appartement proche le grand salon, le surintendant de la Vieuville en 1624, les ennemis du cardinal de Richelieu en 1628, Berthault et Ricous en 1653, Foucquet et ses coaccusés en 1663, le chevalier de Rohan en 1674. Les découvertes faites au cours du procès de Mme de Brinvilliers décidèrent Louis XIV à instituer, le 7 avril 1679, une chambre de justice spéciale, celle qu'on appelle la Chambre des Poisons, qui fonctionna à l'Arsenal jusqu'en juillet 1682 et jugea deux cent vingt-six accusés, dont trente-six furent pendus, décapités ou brûlés, le reste confinés en prison, exilés ou envoyés aux galères. L'histoire de cet énorme procès, où furent compris bien des personnages considérables de l'un et l'autre sexe, a été faite, de notre temps, par Paul Lacroix, par Pierre Clément, par A. Fouquier, par Fr. Ravaisson, par M. Loiseleur; mais les dossiers de la Chambre, transférés en 1765 seulement à la Bastille, aujourd'hui à l'Arsenal, n'ont pas encore été utilisés complètement, non plus que les papiers de M. de la Reynie : M. Fr. Funck Brentano vient d'en commencer l'étude dans la *Revue de Paris*. — Une *chambre ardente* fonctionna encore de 1687 à 1689, pour juger « les attentats au Roi et à son honneur, » et il y eut plusieurs exécutions. Enfin c'est à l'Arsenal, en 1692, qu'a eu lieu le simulacre de jugement du marquis de Saissac (notre tome V, p. 121, note).

1. L'initiale majuscule de *Cons*[rs] corrige le commencement d'une *M*.

2. Voyez ci-après, p. 242, note 6.

3. Comparez avec ce qui va suivre les pages écrites sur le même sujet, par Saint-Simon, dans son mémoire de 1710 sur les maisons de Lorraine, de Rohan et de la Tour, et dans les *Brouillons* de 1711 (*Écrits inédits*, tome III, p. 256-274 et 330-331). Un volume de ses Papiers, le n° 31, aujourd'hui *France* 186, est presque entièrement formé de pièces relatives aussi à ce sujet, et qu'il va employer. Les n°s 44 et 45 (*France* 199 et 200) contiennent également plusieurs mémoires faits par lui en diverses occasions. Les archives de la maison de Bouillon

Maison de la Tour.

La maison de la Tour[1], originaire de la province d'Auvergne, bonne, ancienne, bien alliée, heureuse en grandes successions de traverse[2], et en quelques mariages dont l'événement lui a donné un éclat de hasard, n'avoit jamais eu ni prétendu aucune distinction particulière, et avoit toujours roulé d'égal avec les Montboissiers[3], les Montmorins[4], les Saillans[5], et les premières maisons de leur commune province[6]. On a vu p. 56[7], à propos du dauphiné d'Auvergne que le Roi empêcha Monsieur de vendre au cardinal de Bouillon, ce que c'est[8] que cette

sont conservées, depuis l'année 1812, aux Archives nationales; un inventaire sommaire en a été donné, de 1870 à 1872, dans les tomes XVI-XX du *Cabinet historique*.

1. Au dix-septième siècle, on ne possédait, comme ouvrage de fond, que celui de Christophe Justel (1645) : *Histoire de la maison d'Auvergne justifiée par chartes, titres, ou autres preuves authentiques, enrichie de plusieurs sceaux et armoiries*. Le livre de Baluze ne parut qu'en 1708. L'étude la plus récente est celle que M. Stephen Leroy a imprimée à Sedan en 1896 : *Notice armoriale et généalogique sur la maison de Bouillon-la-Tour*. Le feu président Burin des Roziers avait publié, de 1887 à 1892, une *Histoire de la baronnie de la Tour-d'Auvergne et de ses seigneurs jusqu'à l'échange contre Sedan*.

2. Sur cet emploi, dérivé de « voie de traverse, » voyez TRAVERSE 2°, dans le *Dictionnaire de Littré*. Nous aurons (éd. 1873, tome XII, p. 441) « des jeunes gens de traverse. »

3. Devenus en 1511 comtes de Beaufort et marquis de Canillac.

4. Tige des marquis de Saint-Hérem dont il a déjà été parlé plusieurs fois; peut-être ayant même origine que les Montboissier, et remontant comme eux au dixième siècle.

5. Il y avait au moins deux terres et deux familles très anciennes de ce nom; la terre qui appartenait au diocèse de Saint-Flour est celle que la dernière héritière du chancelier du Bourg apporta en 1616 aux d'Estaing, que nous connaissons déjà (tomes I, p. 237, et III, p. 96), mais qui étaient originaires du Rouergue, et non de l'Auvergne, d'ailleurs de très ancienne noblesse, et jouissant, depuis Bouvines, disaient-ils, du privilège d'avoir mêmes armes et même livrée que le Roi. Le château d'Estaing existe encore au N. O. d'Espalion, sur le Lot.

6. Il en a dit autant des Rohan, p. 169. On verra ci-après, appendice V, ce que d'Hozier pensait, précisément en cette année 1706 où nous sommes, de l'ancienneté de la maison de la Tour.

7. Notre tome II, p. 202-205. — 8. *Estoit* corrigé en *est*.

terre[1], et ce que c'est aussi que le comté d'Auvergne, qui[2] a été plus d'une fois dans la maison de la Tour, et y est encore[3] : toutes deux terres toutes ordinaires et très distinctes de la province d'Auvergne[4].

Mlle de Limeuil.

François[5] III de la Tour, vicomte de Turenne, mort en 1557, ne prétendit pas plus que ses pères quoique gendre du connétable Anne de Montmorency[6]. Lui et Mlle de Limeuil[7] étoient enfants des deux frères[8]. Elle étoit fille d'honneur de la reine Catherine de Médicis, trop connue par le malheur qui lui arriva[9]. Je la cite ici pour montrer

1. L'académicien Lancelot, qui qualifiait l'*Histoire de Dauphiné*, par Chorier (1661 et 1672), de « ramas de romans, » dit, de la terre appelée Dauphiné d'Auvergne, que le nom ne s'en voit qu'à partir de 1220 dans la maison d'Auvergne, sans doute à cause du mariage d'une fille du premier comte d'Albon surnommé *Dauphin* avec un comte d'Auvergne, et que leurs descendants, « frappés de l'éclat qu'avoit pris dans le monde cette nouvelle dignité, se la donnèrent aussi » (*Histoire de l'Académie des inscriptions*, tome VIII, 1726, p. 708). Quant à la vente manquée en 1695, il existe dans les Papiers Bouillon, carton R² 66, aux Archives nationales, un mémoire du cardinal, avec une lettre par laquelle il priait M. de Pontchartrain père de mettre le mémoire sous les yeux du Roi, et qui confirme tout ce que Saint-Simon nous en a dit. On trouvera la lettre ci-après, appendice VI.

2. *Qui* surcharge *que M*, effacé du doigt. — 3. Depuis 1651.

4. L'*Histoire généalogique*, tome VIII, p. 47-57, et l'*Art de vérifier les dates*, tome II, p. 349-373, donnent la filiation des anciens dauphins, comtes et vicomtes d'Auvergne depuis le neuvième siècle.

5. *Fr.*, en abrégé.

6. Voyez notre tome V, p. 265-266, et l'*Histoire généalogique*, tome IV, p. 538. Il mourut de blessures reçues à la bataille de Saint-Quentin. Par sa femme, il se trouvait cousin au troisième degré du roi Henri III.

7. Limeuil est un château du Périgord proche de Sainte-Alvère.

8. François II, vicomte de Turenne (1497-1532), qui joua un rôle considérable dans les guerres comme dans les négociations diplomatiques (tome IV, p. 78, note 3), et Gilles de la Tour, à qui leur père donna Limeuil en 1527, et qui testa en 1566 : ci-après, p. 201.

9. Il a déjà été parlé de la belle Limeuil, Isabeau de la Tour, à propos de ses parents maternels, les la Cropte, dans l'Addition n° 442, tome X, p. 429. Mgr le duc d'Aumale a publié, pour la société anglaise Philobiblon, l'instruction dirigée contre cette demoiselle, en 1564, à propos d'un prétendu empoisonnement du prince de la Roche-sur-

par son emploi combien il étoit alors peu question chez MM. de la Tour des prétentions que les troubles de l'État, où ils ont toujours figuré contre les trois rois de la branche de Bourbon[1], leur ont fait prospérer, après avoir pris naissance dans la faveur et la protection d'Henri IV. Henri[2] de la Tour, vicomte de Turenne, fils de François III[3] et de la fille du connétable Anne de Montmorency[4], si connu sous le nom de maréchal de Bouillon[5], est le premier qui ait eu des chimères. Henri IV, qu'il avoit bien servi, le fit premier gentilhomme de sa chambre[6], charge dont il fit depuis sa cour[7] à Marie de Médicis, dans sa régence, en la vendant au maréchal d'Ancre[8], et en tirant des avantages. Henri IV, content de ses services de plus en plus, voulut

Vicomte de Turenne la Tour, dit le maréchal de Bouillon.

Yon, et le feu comte H. de la Ferrière lui a consacré un article dans ses *Trois amoureuses au seizième siècle* (1885). Le Louvre possède un portrait d'elle au crayon et au pastel. Une lettre d'amour qu'elle adressa au prince de Condé, son amant, a passé dans un catalogue d'autographes vendus par M. Étienne Charavay le 13 juillet 1878, n° 101; trois lettres passionnées de Condé avaient déjà été insérées dans l'Appendice du tome I de l'*Histoire des princes de Condé*, p. 543-550. Voyez ci-après, p. 202.

1. Ceux sur lesquels notre auteur écrira, quatre ou cinq ans plus tard, le *Parallèle des trois premiers rois Bourbons*.

2. *H.*, en abrégé, dans le manuscrit, comme *Fr.* ensuite.

3. Ci-dessus, p. 179.

4. Éléonore de Montmorency, mariée par contrat du 12 juin 1545, mourut avant son époux et fut inhumée aux Cordeliers de Senlis.

5. Henri de la Tour, vicomte de Turenne, maréchal et premier duc de Bouillon, né à Joze le 28 septembre 1555, filleul du roi Henri II, mort le 25 mars 1623 : nos tomes II, p. 126, V, p. 30, etc.; *Histoire généalogique*, tomes IV, p. 539, et VII, p. 361-362. Il fut gouverneur de Touraine. Notre auteur a parlé de lui dans le mémoire déjà indiqué de 1710 (*Écrits inédits*, tome III, p. 257) et dans le *Parallèle*, p. 131; il répétera encore en 1720 une partie de ce que nous avons ici.

6. C'est le 23 décembre 1584 qu'Henri de Navarre, devenu héritier présomptif de la couronne, prit pour premier gentilhomme son fidèle Turenne, en place de Miossens, démissionnaire.

7. Au-dessus de *sa*, il a ajouté en interligne, puis biffé *son profit et*.

8. Voyez une lettre de Malherbe, datée du 25 septembre 1610, dans ses *Œuvres*, tome III, p. 207, et le *Journal de J. Héroard*, tome II, p. 25.

faire sa fortune, et s'assurer en même temps d'une frontière jalouse[1] en la mettant entre les mains d'un de ses plus affidés serviteurs. Il ne réussit que trop pour ses intérêts à l'une, et fut cruellement trompé sur la suite qu'il en attendoit. Il fit le vicomte de Turenne maréchal de France[2] pour épouser l'héritière de Sedan, Bouillon, Raucourt et Jametz[3]. Le mariage se fit en octobre 1591[4]. Elle mourut à Sedan, 15 mai 1594, en couche d'un fils mort en naissant, et ne laissa aucuns enfants[5]. Le maréchal de Bouillon prétendit garder tout ce que possédoit sa femme en vertu d'un testament fait par elle en sa faveur, pièce qu'il ne montra jamais parce qu'elle n'exista jamais[6]. Henri IV, par

1. Ici, et plus loin, p. 186 et 240, c'est toujours l'acception relevée plusieurs fois depuis notre tome I, p. 55.

2. C'est le 9 mars 1592 que Turenne fut créé maréchal de France; on eut beaucoup de peine à faire enregistrer ses lettres en octobre 1594 (*Journaux de P. de l'Estoile*, tome VI, p. 232-235; Baluze, *Histoire de la maison d'Auvergne*, tome II, p. 792-793).

3. Jametz n'est plus qu'un petit village de la frontière, entre Montmédy et Longwy. Voyez l'abbé de Longuerue, *Description historique et géographique de la France*, 2e partie (1722), p. 203.

4. Charlotte de la Marck (tome V, p. 266) avait été instituée héritière universelle par un testament de son frère en date du 25 décembre 1587, mais à condition qu'elle restât protestante et se mariât, par les soins du Béarnais, dans la même religion. On voit, dans les *Lettres d'Henri IV*, tome IX, p. 334, qu'il visa tout de suite à assurer cette alliance à Turenne. Le contrat fut signé le 15 octobre 1591, et la célébration eut lieu le 19, avant donc la promotion de Turenne comme maréchal de France.

5. « Huit jours après être accouchée d'un fils qui mourut aussitôt après être né » (*Histoire généalogique*, tome IV, p. 539).

6. « On soutient que Charlotte de la Marck n'a jamais fait de donation au profit du maréchal de Turenne par aucun acte entre vifs, ni par testament. S'il y en avoit un, pourquoi ce maréchal ne l'a-t-il jamais montré? Et, quand même Charlotte en auroit fait un, il n'auroit pu subsister au préjudice de Charles-Robert de la Marck, son légitime héritier, puisqu'elle ne laissa point d'enfants. C'est pour cela que l'empereur Rodolphe II refusa toujours au maréchal le titre de prince de l'Empire. » (*Mémoires historiques et politiques d'Amelot de la Houssaye*, tome II, p. 113.) Vrai ou faux, nous avons des copies du testament, notamment dans le ms. Clairambault 1155, fol. 72-74; il est du 11 avril 1594, et constituait Turenne légataire des terres situées en

les mêmes raisons qui lui avoient fait faire ce mariage, soutint l'usurpation contre l'oncle paternel[1] de l'héritière, qui n'en put avoir justice[2]. On voit dans tous les Mémoires et les Histoires de ces temps[3] combien Henri IV lui-même eut à s'en repentir, et sa postérité après lui, et que l'époque de la souveraineté du maréchal de Bouillon[4] fut celle de son ingratitude et de ses perfidies, desquelles ses enfants héritèrent avec ces mêmes biens[5]. Il s'étoit fait huguenot de bonne heure[6]; il se remaria, 1595[7], à une fille du fameux Guillaume prince d'Orange[8], qui, fondateur de la répu-

pays de droit écrit, et Maulévrier, oncle de la testatrice, légataire des terres situées en France. Sully, dans ses *Œconomies*, raconte qu'il ne put voir cette pièce, et Baluze n'a pas même osé la mentionner.

1. *L'oncle* corrige *les oncles*, le pluriel a été effacé à *paternels*, *hérit.* est écrit en abrégé, et, plus loin, *put* corrige *purent*.

2. Ci-après, p. 199.

3. Ce Bouillon écrivit lui-même en 1610 des *Mémoires* qui furent publiés en 1666; mais ils ne vont pas jusqu'au temps de son mariage avec l'héritière de la Marck. Saint-Simon possédait son *Histoire* par Marsollier (1719). M. Auguste Laugel, en 1876 et 1877, lui a consacré une partie de son étude sur *la Réforme au seizième siècle*, et Ch. Moreau avait écrit une bonne biographie en tête de l'édition des *Mémoires* placée dans la collection Michaud et Poujoulat. Une partie de la correspondance subsiste aux Archives nationales, au Cabinet des manuscrits et en Angleterre.

4. Ci-après, p. 183 et suivantes.

5. Comparez les *Mémoires historiques et politiques d'Amelot de la Houssaye*, éd. 1731 et 1736, tome I, p. 446-451. Un des volumes de la collection Conrart (ms. Arsenal 5415) renferme, p. 399 et suivantes, une suite de pièces relatives aux intrigues et conspirations pour lesquelles Henri IV fut obligé de faire poursuivre le maréchal en 1602. Cela aboutit à des lettres d'abolition en avril 1606. Voilà pourquoi notre auteur, à plusieurs reprises, a qualifié le grand vicomte de Turenne de « félon héréditaire. »

6. En 1575 : tome V, p. 266, note 3. Le second duc revint au catholicisme en 1637; mais le temple érigé par son père à Sedan ne fut rétabli en église catholique qu'en 1692.

7. La date d'année a été ajoutée en interligne. Le contrat est du 16 février : Preuves de l'*Histoire* de Baluze, tome II, p. 796.

8. Isabelle ou Élisabeth de Nassau, princesse en Orange, fille puînée de Guillaume le Taciturne : tome X, p. 250. Elle mourut le 3 sep-

blique des Provinces-Unies[1], fut touché d'avoir un gendre puissant dans les Ardennes et dans le parti huguenot en France. Dans[2] cette posture, il se trouvoit beau-frère de Frédéric IV électeur palatin, qui avoit épousé une autre fille du même prince d'Orange en 1593[3], dont il eut le malheureux roi de Bohême[4], l'électrice de Brandebourg[5], et nombre d'autres enfants. Tant de moyens et d'élévations étrangères[6], jointes à tout l'esprit, la capacité, le courage, et l'ambition nécessaire à les faire valoir, lui firent trouver trop étroites les bornes de sujet et de particulier, et le jetèrent dans tous les complots dont les Histoires sont pleines. En même temps l'état de seigneur françois, quant au rang, ne lui déplut pas moins, et il forma là-dessus des prétentions qui ne lui furent pas heureuses. Elles ne pouvoient porter sur sa naissance, qui n'avoit jamais eu ni rang, ni distinction, ni préférence au-dessus des autres seigneurs sans dignités, ni imaginé d'en prétendre, non pas lui-même avant qu'il fût parvenu à cette fortune; il ne les pouvoit tirer de la maison de la Marck, dont il n'étoit pas,

tembre 1642, à Sedan, où son corps a été retrouvé deux cents ans plus tard, ainsi que celui de son mari. C'est d'elle qu'on a publié en 1875 des lettres à sa sœur la Trémoïlle.

1. La grande œuvre du Taciturne a été racontée par l'Américain J.-L. Motley.

2. Ici, l'écriture change.

3. Frédéric IV de Bavière, dit *le Sincère*, né le 5 mars 1574, comte et électeur palatin le 26 octobre 1576, épousa, le 14 juin 1593, Louise-Julienne de Nassau, fille aînée de Guillaume, laquelle mourut le 15 mars 1644 et a eu Frédéric Spanheim pour historien. Frédéric IV mourut le 9 septembre 1610.

4. Tome VIII, p. 258. C'est le duc de Bouillon qui, aidé de la jeune Palatine, força son neveu à accepter la couronne de Bohême, et, en janvier 1620, il écrivait que, si le roi de France créait des chevaliers du Saint-Esprit, lui même faisait un roi en Bohême à la barbe de toute la maison d'Autriche.

5. Élisabeth-Charlotte de Bavière, née le 7 novembre 1597, épousa, le 16 juillet 1616, Georges-Guillaume, électeur de Brandebourg, et mourut le 25 avril 1660.

6. *Elevation*, au singulier, et *estrangères*, au pluriel, dans le manuscrit.

et dont l'héritière ne lui avoit point laissé d'enfants : il essaya donc de les établir sur sa qualité de prince souverain de Sedan. Avant de voir combien peu elles lui réussirent, il est bon de voir quel fut l'état de ses prédécesseurs à Sedan[1].

Sedan, son état, ses seigneurs.

Adolphe, comte de la Marck, épousa, 1332, Marguerite[2] de Clèves, et devint par elle comte de Clèves. Il fit la branche aînée, qui se divisa en deux : les aînés furent ducs de Clèves et de Juliers, etc.; les cadets s'établirent en France, y furent ducs de Nevers et comtes d'Eu[3], et fondirent, par deux sœurs héritières, dans Gonzague, qui furent ducs de Nevers et, par la suite, durent l'héritage de Mantoue à la fermeté et à la valeur personnelle de la protection de Louis XIII, et dans Guise, qui eurent Eu[4].

Sedan acheté par Éverard III de la Marck.

Le frère cadet de cet Adolphe fut Éverard III de la Marck[5], qui épousa en 1410 Marie fille de Guillaume[6] de Braquemont, seigneur de Sedan et de Florenville[7], et de Marie de

1. Ici, comme dans une digression de la notice du duché de Nevers (*Écrits inédits*, tome V, p. 5-7), il va se servir de la filiation des comtes de la Marck donnée dans le tome VII de l'*Histoire généalogique*, p. 165 et suivantes. Comparez l'ouvrage indiqué de M. Stephen Leroy, p. 16-28, une histoire manuscrite de 1587, mss. Fr. 5392-5393, et surtout un factum du milieu du dix-septième siècle, dont je reproduirai le texte à l'Appendice, n° VII, en raison de certaines analogies frappantes avec le nôtre. Le baron J. de Chestret de Haneffe vient de publier à Liège, en 1898, une *Histoire de la maison de la Marck*.

2. *Marg.*, en abrégé.

3. « Adolphe II du nom, comte de la Marck, marié en 1332 à Marguerite de Clèves, d'où sont descendus les ducs de Clèves, qui seront rapportés dans l'histoire des Maisons souveraines de l'Europe, et les comtes de Nevers mentionnés au tome III de cette Histoire, p. 449 » (*Histoire généalogique*, p. 165). Adolphe II mourut en 1347.

4. Tout cela a déjà été dit, ou à peu près, dans notre tome VII, p. 109-110. Pour Mantoue, comparez tome I, p. 175, et ci-après, p. 451.

5. Éverard III, fils d'Éverard II et de la dame de Lumain, n'était que neveu d'Adolphe. Il mourut le 14 octobre 1440. Son nom, ici, est écrit tantôt *Evrard*, tantôt *Everard*.

6. *Guill.* est en abrégé, comme, à la ligne suivante, *M.*, pour *Marie*.

7. Il a écrit ici : *Florinville*, plus loin : *Florenville*, et l'*Histoire généalogique* : *Florenville*, ou, ailleurs (p. 819) : *Florainville*. Floren-

Campremy[1]. Marie[2] de Braquemont étoit veuve en premières noces de Louis d'Argies[3], seigneur de Betsencourt[4]. Elle avoit un frère, duquel Éverard III de la Marck, son mari, acheta en 1424 les seigneuries de Sedan et de Florenville, et fit commencer la forteresse de Sedan en 1446[5]. Jean[6], son fils, fit[7] achever la forteresse de Sedan, dont il avoit la seigneurie avec plusieurs autres, et fut un des[8] chambellans de Charles VII[9]. Son frère[10], Louis de la Marck, seigneur de Florenville, fut conseiller de René d'Anjou, roi de Sicile[11].

ville est un bourg à l'E. de Sedan, sur la frontière du Luxembourg, au-dessous de la lisière de la forêt de Bouillon et très près de l'abbaye d'Orval.

1. Ce Braquemont, chambellan et maréchal du duc d'Orléans, a un long article, et sa famille, d'origine normande, une filiation complète, dans l'*Histoire généalogique*, au chapitre des AMIRAUX DE FRANCE, tome VII, p. 816-820, et dans le *Moréri*.

2. *Me*, en abrégé. — 3. Ou plutôt *Dargies*.

4. *Betsencourt* est une faute d'impression de l'*Histoire généalogique*. Marie de Braquemont épousa, le 14 avril 1396, Jean, fils aîné du seigneur de Béthencourt-sur-Somme, comme il est dit dans la généalogie des Braquemont, *ibidem*, p. 819. Le contrat est aux Archives nationales, carton R² 5. Le ms. Joly de Fleury 2457 contient aussi beaucoup de pièces sur les Braquemont et les Béthencourt.

5. Il paraphrase l'article de l'*Histoire généalogique*, p. 166. Le frère qui vendit Sedan s'appelait Louis et fut échanson du Dauphin.

6. *J.*, en abrégé. — 7. Avant *fit*, il a biffé *la*. — 8. *Un des* est en interligne.

9. *Ch. VII*, en abrégé. — Charles, dit *le Victorieux*, né à Paris le 22 janvier 1403, succéda à son frère aîné, comme dauphin, en 1416, prit le titre de régent en 1418, recueillit la couronne en 1422, puis délivra le Royaume des Anglais, avec l'aide de Jeanne d'Arc, et mourut à Mehun-sur-Yèvre le 22 juillet 1461. — « Jean de la Marck, Ier du nom, seigneur d'Arenberg, de Sedan, d'Aigremont, et de Neufchâtel, de Lumain et de Braquemont, chambellan du roi Charles VII, fit achever la forteresse de Sedan en 1454, acquit la seigneurie de Daigny en 1462, et vivoit encore en 1480 » (*Histoire généalogique*).

10. Lisez : *fils cadet*.

11. René, second fils de Louis II d'Anjou, roi de Naples, né le 16 juillet 1408, devint duc de Bar en 1430, par suite de son mariage avec l'héritière de ce duché, mais en fut évincé par son compétiteur Vaudémont, hérita en 1434 des biens de son frère aîné (Anjou et Provence) et de ses droits sur Naples, où il alla régner quelques années, mais en fut dépouillé encore par Alphonse d'Aragon, de même qu'il le

Jusqu'ici nul vestige de principauté ni de souveraineté dans la seigneurie de Sedan ni de Florenville, qualifiées simplement de seigneuries, ni dans les seigneurs de Braquemont, ni dans ceux de la Marck qui l'achetèrent. On n'a jamais vu vendre ni acheter une souveraineté entre des particuliers. Sedan relevoit constamment[1] de Mouzon[2]; sa situation dans les Ardennes[3] et sur un bord jaloux de frontière, avec la forteresse qui y fut bâtie[4], mirent ses seigneurs en état de nager entre la France et la maison d'Autriche par le fait et la commodité du lieu[5], non par aucun droit d'indépendance[6]. Un souverain n'eût pas été un des chambellans de Charles VII, ni son frère un des conseillers d'un roi en peinture tel que fut le bon roi René, duc d'Anjou, un moment de Lorraine, et comte de Provence.

fut de l'Anjou par Louis XI, et il finit ses jours le 10 juillet 1480, étant réduit au seul comté de Provence.

1. Nous avons eu un pareil emploi de *constamment*, au sens de sans doute ni discussion possible, dans le tome II, p. 75; celui-ci reviendra ci-après, p. 190. Littré en a cité un exemple de J. de la Quintinye.

2. Voyez le n° 6 du carton K 1155, aux Archives nationales. — Mouzon, ville de Champagne placée sur la Meuse, dans une très forte situation, était un ancien fief des archevêques de Reims acquis par le roi Charles V, en 1379 : P. Dupuy, *Droits du Roi*, éd. 1655, p. 903-904; Longuerue, *Description historique*, 1re partie (1719), p. 49-51.

3. *Ardenne*, au singulier, malgré l'article *les*, dans le manuscrit.

4. C'est comme seigneur de Mouzon que Charles VII, en novembre 1455, autorisa Jean de la Marck à terminer cette forteresse : ms. Dupuy 56, fol. 340.

5. « Chétive souveraineté, grande comme la main, pot à moineaux, repaire de bêtes venimeuses, repaire des voleurs et des partis bleus des Ardennes, asile de tous les scélérats, souveraineté sur quelques sangliers, etc. » (*Écrits inédits*, tome III, p. 257, 258, 262 et 263).

6. Outre les histoires modernes de Sedan, nous avons un recueil des privilèges de cette souveraineté imprimé plusieurs fois au dix-septième et au dix-huitième siècle. Les titres originaux sont venus aux Archives nationales avec les Papiers de la maison de Bouillon, comme il a été dit ci-dessus, p. 177, note 3, et, en outre, une série d'actes se trouve dans les papiers de Conrart, à l'Arsenal, d'autres à la Bibliothèque nationale. Tous ces documents laissent indécise la question de l'origine et de la validité de la souveraineté.

Ce Jean[1] de la Marck eut trois fils, qui eurent postérité : Robert Ier[2], seigneur de Sedan, Florenges[3] et Jametz; Éverard[4], qui fit la branche d'Arenberg, éteinte en son petit-fils, fondue dans la maison de Ligne[5]; et le fameux Guillaume[6], dit *le Sanglier d'Ardenne*, un des chambellans de Louis XI, qui fit soulever les Liégeois contre Charles dernier duc de Bourgogne[7] et contre Louis de Bourbon évêque de Liège, qu'il tua, 1482[8]. Toutes ces guerres[9], où il s'étoit rendu redoutable, finirent l'année suivante, 1483, par le traité de Tongres[10] fait avec Jean de Hornes[11], évêque de

Bouillon acquis par MM. de la Marck.

1. *Ce* surcharge *Rob*[*ert*], et *J.* est en abrégé.
2. Robert fut tué au siège d'Yvoy, en 1489.
3. Floranges ou Fleuranges, et plutôt Florange ou Fleurange (allem. *Flöringen*), est à six kil. S.-O. de Thionville.
4. Mort le 14 juin 1506, ou plutôt le 19 juin 1496.
5. Robert, dernier mâle de cette branche, mourut en 1536, laissant, outre un fils qui finit sans enfants, deux filles, dont l'aînée, Marguerite, porta le comté d'Arenberg, sur le Rhin, au N. O. de Coblenz, dans la maison de Ligne-Barbançon, en 1547, et la seconde épousa en 1550 le landgrave de Leuchtenberg (*Histoire généalogique*, p. 170-171). Arenberg fut fait principauté en 1576, duché en 1644.
6. *Guill.*, en abrégé.
7. Charles, dit *le Téméraire*, né le 10 novembre 1433, fils et héritier de Philippe le Bon, auquel il succéda en 1467 après avoir pris une part active, sous le nom de comte de Charolais, à la ligue des princes contre Louis XI, périt dans une dernière bataille sous les murs de Nancy, le 5 janvier 1477.
8. Tout cela a été déjà dit dans notre tome VII, p. 112-113. Ici, de même que ci-contre, p. 186, nous avons *Ardenne*, au singulier, comme dans l'*Histoire généalogique*, p. 171, que notre auteur suit. Le *Dictionnaire de Moréri* dit que cette « grande et fameuse forêt de l'ancienne Gaule belgique » est appelée « tantôt *Ardenne*, au singulier, et tantôt *les Ardennes*, au pluriel,... de même que, dans l'usage commun, on dit... *l'Espagne* et *les Espagnes*, *la Gaule* et *les Gaules*. » Brantôme explique pourquoi le surnom de Sanglier des Ardennes fut donné à Guillaume.
9. *Guerres* surcharge des lettres illisibles.
10. Ville de la Gaule belgique, très importante au temps des Romains et située à dix-huit kil. N. de Liège. La paix s'y signa le 21 mai 1484.
11. *J.*, en abrégé. — Jean de Hornes, évêque de Liège en 1484, mourut le 19 décembre 1505, et fut remplacé par Éverard de la Marck, fils cadet de Robert Ier. Celui-ci signait : ERARDUS.

Liège, et les états du pays, qui, pour les dépenses qu'il avoit faites à leur défense, lui donnèrent en payement le duché de Bouillon, fief mouvant de Liège. Guillaume s'en accommoda avec son frère aîné, Robert Ier de la Marck, seigneur de Sedan[1]. Il tomba peu après entre les mains de Maximilien d'Autriche, depuis empereur[2], et grand-père de Charles V; Maximilien lui fit faire son procès à Maëstricht[3], où il eut la tête coupée en juin 1485[4]. Ce Sanglier d'Ardenne portoit le nom de seigneur de Lumain[5], qu'il laissa à sa branche. C'est l'unique qui subsiste aujourd'hui de toute cette grande, ancienne et illustre maison de la Marck. Le comte de la Marck d'aujourd'hui, connu par ses ambassades et chevalier de l'Ordre[6], est son sixième descendant en droite ligne.

Après avoir vu l'acquisition de Sedan, le marché et la donation de Bouillon, revenons à Jean[7] Ier de la Marck, seigneur de Sedan, qui eut le duché de Bouillon de Guillaume, son frère. Charles VIII[8] le prit sous sa protection, lui, son fils aîné et ses terres, contre Maximilien[9] Ier, archiduc d'Autriche, etc., par des lettres de 1486, qui, toutes honorables qu'elles lui sont, n'ont pas le moindre trait à souveraineté ni principauté[10]. Robert II, son fils, duc de Bouillon,

1. *Histoire généalogique*, p. 167.
2. Mort en 1519 : tome IX, p. 119. — Ici, en abrégé, *Max.*
3. Il écrit : *Mastricht;* dans l'*Histoire généalogique*, c'était *Mastrick.*
4. La date *1485* corrige *1685.* — Tout cela est emprunté à l'article de l'*Histoire généalogique*, p. 171; comparez la *Biographie nationale de Belgique*, tome XIII, col. 517-529.
5. Ou Lummen, au N. O. de Maëstricht, dans la province actuelle de Limbourg.
6. Louis-Pierre-Engilbert : tomes VII, p. 93, et ci-après, p. 207-208.
7. *J.*, en abrégé. Lisez : *Robert*, comme douze lignes plus haut.
8. Il a écrit, par mégarde : *Charles VII.* — 9. Encore *Max.*, en abrégé.
10. « Le roi Charles VIII, par lettres données au Bois-de-Vincennes le 3 juillet 1486, le prit sous sa protection, lui, son fils aîné, leurs terres et maisons, contre Maximilien Ier du nom, archiduc d'Autriche, ou autres qui leur voudroient faire la guerre, avec promesse de les « assister, secourir et favoriser comme les seigneurs de son sang et

seigneur de Sedan, Florenges, Jametz, fut chevalier de Saint-Michel, et compris dans les traités de paix entre Charles VIII et Maximilien Ier, roi des Romains, fait[1] à Senlis, 1493[2], et de Cambray, 1508[3], mais comme un seigneur de frontière[4], sans rien qui sente la souveraineté[5]. Depuis, ce Robert, après avoir bien servi en France, se tourna pour la maison d'Autriche. Il en fut plus mal content qu'il n'avoit été de la France; il s'y raccommoda, puis s'outrecuida[6] jusqu'à dénoncer la guerre à l'Empereur par un héraut, en pleine diète à Worms[7]. Charles V en rit, prit toutes ses places, le ruina, et Sedan ne fut sauvé que par la guerre qui s'alluma entre la France et l'Empereur[8]. Une pareille déclaration de guerre ne se prendra jamais pour un titre de souveraineté, quand il est seul, le pre-

Folle déclaration de guerre du seigneur de Sedan la Marck à Charles V.

« lignage, et de ne faire aucun traité ni appointement avec l'archiduc « d'Autriche ou autres, sans les y faire comprendre » (*Histoire généalogique*).

1. *Fait*, au singulier, ne s'applique, en idée, qu'au traité de Senlis.

2. Traité du 23 mai 1493, par lequel Charles VIII, qui visait déjà à conquérir l'Italie, restitua la Franche-Comté et l'Artois à Maximilien, comme héritier de Charles le Téméraire par sa femme.

3. Traité d'alliance contre les Vénitiens, conclu le 10 décembre 1508 entre Louis XII, Maximilien, Ferdinand le Catholique et le pape Jules II.

4. L'initiale de *frontiere* a été corrigée de majuscule en minuscule.

5. Son sceau ne portait alors, comme légende, que : « Robert de la Marck le jeune, seigneur de Fleurange; » ceux des autres membres de la famille : « seigneur de Sedan » ou « de Jametz. » Dans un acte du 29 août 1549, Fleurange s'intitule « seigneur de Sedan, Florange, Messancourt et Raucourt, terres souveraines que lui et ses prédécesseurs ont de toute ancienneté tenues en toute souveraineté de Dieu, ... et non d'autre vivant en terre » (*Cabinet historique*, tome XVII, 2e partie, p. 69).

6. Cet emploi comme verbe pronominal n'était pas reconnu par l'*Académie;* mais nous le retrouvons dans les *Écrits inédits*, tome IV, p. 187, et dans la suite des *Mémoires* mêmes. Littré l'a relevé dans Froissart.

7. L'initiale de *diette* surcharge un *g*, et il a écrit : *Wormes*, comme l'*Histoire généalogique*, qu'il ne fait qu'abréger. — Il s'agit de la célèbre diète de 1521 où Luther fut condamné.

8. Voyez les *Mémoires de Fleurange*.

mier, et fondé sur aucun autre titre[1]. Son fils et son petit-fils, tous deux du nom de Robert, tous deux ducs de Bouillon, seigneurs de Sedan, etc., furent tous deux maréchaux de France[2]. Le dernier des deux acheta Raucourt[3], en 1549, de Charles de Luxembourg, vicomte de Martigues[4], et, l'année suivante, il alla ambassadeur de France à Rome, auprès de Jules III[5]. Ce n'étoit pas l'emploi d'un souverain : aussi Bouillon étoit-il très constamment mouvant de Liége, et Sedan de Mouzon, comme on le voit encore par[6] les lettres patentes de Charles VII en 1454, comme souverain de Mouzon, d'où Sedan relevoit[7], et par le jugement des jugeurs de Mouzon rendu en 1455 en conformité de ces lettres[8].

Sedan mouvant de Mouzon.

Ce dernier maréchal étoit connu sous le nom de maré-

1. Tout ce texte est à comparer avec celui de l'abbé de Longuerue, ci-après, aux Additions et corrections.

2. Robert III et Robert IV (Florange) : tome VII, p. 111. Voyez la suite de l'article de la *Biographie nationale de Belgique*.

3. Bourg important, à quinze kil. S. de Sedan. M. Sécheret-Cellier a publié en 1896 des *Études historiques sur Raucourt et Haraucourt*. Le chevalier de Bouillon (ci-après, p. 218, note 3) s'appela d'abord le prince de Raucourt.

4. Ce Luxembourg, frère aîné de celui qui hérita du comté de Penthièvre, fut tué au siège d'Hesdin en 1553, sans laisser postérité de son mariage avec Claudine de Foix. Martigues, en Provence, n'était alors qu'une vicomté, que Charles IV, roi de Naples, avait donnée à leur grand-père en 1481 ; mais Henri III l'érigea en principauté, en 1580, pour le duc de Mercœur, qui venait d'épouser la nièce de Charles de Luxembourg, et Villars obtiendra une autre érection en juillet 1715.

5. Ici comme dans l'Addition, il a écrit : *Jules II*, copiant mal ce passage de l'*Histoire généalogique*, p. 193 : « Le Roi l'envoya en ambassade, en 1550, vers le pape Jules III, pour lui rendre l'obéissance filiale. » — Jules III, Jean-Marie del Monte, né à Rome en 1487, cardinal en 1536, élu pape le 8 février 1550, mourut le 23 mars 1555.

6. Avant *par*, il a biffé : *en ce mesme temps, c'est à dire en*.

7. Ci-dessus, p. 186, note 4.

8. C'est l'*Histoire généalogique* qui dit, en terminant l'article du maréchal de Fleurange ou Florange : « On a omis, dans la généalogie de la maison de la Marck rapportée ci-dessus, de faire mention des lettres patentes données l'an 1454, etc. » Mouzon conservait ses an-

chal de Florenges[1] plus que sous celui de maréchal de Bouillon. Il avoit épousé la fille aînée de la fameuse Diane de Poitiers et de son défunt mari Louis de Brezé, comte de Maulévrier, grand sénéchal de Normandie[2]. Il fut marié quatorze ans sans avoir aucun rang en France, non plus que ses pères. Henri II, dans le fort de ses amours et du crédit de Diane de Poitiers, la fit duchesse de Valentinois en 1548[3], et ce même crédit obtint, quatre ans après, le rang de duc en France au maréchal son gendre, duc de Bouillon, personnellement pour lui, et pour sa femme par

Rang personnel de duc obtenu par

ciennes institutions judiciaires, et ne fut assujetti à la coutume de Paris qu'en 1681, quoiqu'un bailliage y eût été créé dès 1631.

1. Avant *Florenges*, il a biffé *Fleuranges*.

2. Diane de Poitiers, née en 1499, fille du seigneur de Saint-Vallier, dont elle sauva la tête en 1523, épousa, le 29 mars 1515, Louis de Brezé, comte de Maulévrier, premier chambellan de François Ier, grand sénéchal de Normandie, grand veneur de France et capitaine de la bande des cent gentilshommes, veuf en premières noces de Catherine de Dreux. Restée veuve le 23 juillet 1531, Diane devint maîtresse du Dauphin qui fut le roi Henri II, mais se vit chassée en 1549 par la reine Catherine, et mourut le 26 avril 1566. De son mariage elle eut : Françoise de Brezé, comtesse de Maulévrier et baronne de Mauny, mariée à Robert IV de la Marck, le 19 janvier 1538, dans la chapelle du Louvre, et morte en 1574; et Louise, dame d'Anet, mariée le 1er août 1547 à Claude de Lorraine, duc d'Aumale.

3. Le comté de Valentinois était une très ancienne possession des Poitiers, abandonnée au Dauphin en 1419 pour qu'il en réunît la nue-propriété au Dauphiné, puis érigée en duché par Louis XII, en 1499, pour César Borgia, fils du pape Alexandre VI, et revenue enfin à la couronne en 1507. A raison des droits que Diane de Poitiers prétendait avoir sur les anciens biens de son père, Henri II lui abandonna à vie la jouissance du duché, et elle en porta depuis lors le titre (*Histoire généalogique*, tome V, p. 516 et 596-598). Le même duché devait être érigé encore deux fois, en 1642, pour le prince de Monaco, et en 1715, pour M. de Matignon, mari de l'héritière de la principauté. Saint-Simon a fait une notice du duché de VALENTINOIS (publiée dans le tome VII de ses *Écrits inédits*, p. 181-185), et, en outre, il a longuement parlé de la belle duchesse à propos de son gendre le duc d'Aumale (*ibidem*, tome V, p. 116-118) et de sa rivale la duchesse d'Étampes (tome VII, p. 144). Il a parlé aussi des Brezé dans la même notice AUMALE.

le maréchal de Florenges la Marck, seigneur de Sedan et Bouillon; son fils se donne le premier le titre de prince de Sedan.

conséquent[1]. Il mourut en 1556[2], Henri II en 1559, et la maréchale de Florenges[3], qui, depuis ce rang, ne s'appeloit plus que la duchesse de Bouillon, en 1574 : deux fils de ce mariage et plusieurs filles[4], dont l'aînée fut la première femme du dernier connétable de Montmorency, et mère des duchesses de Ventadour et d'Angoulême[5]; les deux fils furent le duc de Bouillon et le comte de Maulévrier[6], tous deux sans aucun rang ni prétention. Ce duc de Bouillon[7] est le premier des seigneurs de Sedan[8] qui en ait changé le titre en celui de prince, de son autorité particulière[9]. Il fut capitaine des cent-suisses de

1. « Le roi Henri II le fit maréchal de France en 1547.... Il reprit le château de Bouillon en 1552, et, peu de temps après, le Roi lui donna le rang de duc en France. » (*Histoire généalogique*, p. 193.)

2. Pris par les Espagnols dans Hesdin en 1553 et fort maltraité jusqu'à ce que la trêve de 1555 lui eût rendu la liberté, il mourut en 1556, « du poison qui lui avoit été donné avant sa sortie » (*ibidem*).

3. Ici, il a écrit : *Florange*, après avoir encore biffé *Fleuran*[*ges*].

4. Six filles, énumérées dans l'*Histoire généalogique*, p. 168-169.

5. Antoinette de la Marck, née le 25 mars 1542, épousa, le 26 janvier 1558, Henri de Montmorency, et mourut à Pezénas en 1591. Elle avait eu deux fils, morts avant elle, et deux filles, Charlotte et Marguerite. Celle-ci, mariée en 1593 à Anne de Levis, duc de Ventadour, mourut le 3 décembre 1660, dans sa quatre-vingt-huitième année; Charlotte, première femme du bâtard de Charles IX, Charles de Valois, duc d'Angoulême, mariée par contrat du 16 mai 1591, mourut à Paris, le 12 juillet 1636, dans sa soixante-quatrième année.

6. Henri-Robert et Charles-Robert de la Marck : tome V, p. 267.

7. Celui qui, ayant embrassé la réforme en 1562, a son article dans *la France protestante*, 1re édition, tome VI, p. 232-234. « Brave et vaillant seigneur, et sage et bien avisé, fort homme de bien et d'honneur, et de foi et de parole, » dit Brantôme.

8. *Sedant* corrigé en *Sedan*.

9. Du moins dans l'*Histoire généalogique*, p. 169. L'abbé de Longuerue dit (p. 135) : « Les princes de Sedan ne prirent jamais le titre de ducs de Bouillon jusqu'à l'an 1548, que le maréchal de la Marck, donnant un pouvoir pour régler les limites de Sedan et de Bouillon, y prit le titre de duc de Bouillon : ce que les Liégeois ne voulurent point souffrir, car ils rompirent le traité, et ils se pourvurent devant l'empereur Charles-Quint, qui condamna l'entreprise du maréchal par un décret du 29 décembre 1548. »

la garde du Roi, céda, avec protestation et promesse du Roi de récompense, le château de Bouillon à l'évêque de Liège, avec quelques dépendances, conformément au traité du Cateau-Cambrésis, 1559[1]. Il épousa, 1558, la fille aînée du premier duc de Montpensier[2], sœur de cette abbesse de Jouarre[3], défroquée et huguenote, 1572[4], qui épousa, 1574, le fameux prince d'Orange Guillaume tué à Delft, 1584, dont elle eut la seconde femme du maréchal

1. Longuerue, *Description de la France*, 1re partie, p. 136. L'*Histoire généalogique* ajoute : « Il remit au Roi le château de Bouillon, avec ses dépendances au delà de la rivière de Semoy, l'an 1559, pour satisfaire aux conditions du traité fait la même année au Cateau-Cambrésis, par lequel on étoit convenu qu'il seroit rendu à l'évêque de Liège sans préjudice des droits et actions du prince de Sedan; et le Roi, par ses lettres du 25 mars suivant, s'obligea d'en donner récompense à ce duc, qui protesta que la remise qu'il faisoit du château de Bouillon à la seule prière du Roi ne pourroit lui préjudicier à l'avenir, ni à ses successeurs, pour leurs droits sur le duché de Bouillon. Quelque temps après, il favorisa le parti des religionnaires de France; on lui ôta la compagnie des cent-suisses de la garde du Roi, qu'il avoit commandée pendant la prison de son père. » La stipulation relative à Bouillon n'était qu'une des clauses secondaires de l'important traité d'avril 1559, qui assurait les Trois-Évêchés à la France, mais au prix de l'évacuation de l'Italie. Une partie des pièces sont réunies dans le ms. Joly de Fleury 2459.

2. Louis II de Bourbon, dit *le Bon* (10 juin 1513-22 septembre 1588), créé duc de Montpensier en 1538, fut un des plus acharnés ennemis des huguenots, aussi bien que sa seconde femme, Catherine de Guise. De la première seule, Jacqueline de Longwy, il eut un fils et quatre filles. L'aînée de celles-ci, Françoise, épousa le duc de Bouillon par contrat du 7 février 1559, et mourut le 17 mai 1587.

3. Il a écrit : *Joüars*. — C'est la célèbre abbaye bénédictine fondée au septième siècle dans le voisinage de Meaux, et qui, durant plus de quatre cents ans, releva directement du saint-siège.

4. Charlotte de Bourbon, abbesse de Jouarre à treize ans, mais poussée vers le protestantisme par ses cousines Jeanne d'Albret et Jeanne Chabot, alla se faire huguenote à la cour de l'électeur palatin, en 1572, avec l'intention d'épouser Ludovic de Nassau, frère du Taciturne. Ce prince ayant été tué le 13 avril 1574, c'est Guillaume lui-même qu'elle épousa le 11 juin suivant, et elle mourut à Anvers le 6 mai 1582. Le feu comte de la Ferrière a écrit sur elle, en 1891, à propos du drame philosophique d'Ernest Renan, *Une véritable abbesse de Jouarre*. Sa sœur Louise lui succéda dans cette maison.

de Bouillon la Tour, veuf de l'héritière de Sedan[1]. Le duc de Bouillon mourut 1574[2], la princesse de Bourbon-Montpensier, sa femme, en 1587, dont il laissa deux[3] fils et une fille : le cadet mourut sans alliance en 1587, portant le nom de comte de la Marck[4]; l'aîné[5], duc de Bouillon et prince de Sedan, etc., mort[6] à Genève sans alliance, 1er janvier 1588, à vingt-six ans, ayant, par son testament[7], institué[8] sa sœur unique son héritière universelle, à laquelle il substitua le duc de Montpensier[9], frère de leur mère, et à celui-ci le prince de Dombes son fils, leur cousin germain[10]. Ainsi Charlotte de la Marck eut Bouillon, Sedan, etc.[11]. C'est elle à qui on fit épouser Henri de la Tour, vicomte de Turenne et maréchal de France, si connu sous le nom de maréchal de Bouillon[12]. Elle étoit née à Sedan à la fin de 1574, mariée à la fin de 1591, et mourut en 1594 sans enfants, comme il a été dit[13], à Sedan, d'où elle n'étoit jamais

1. Ci-dessus, p. 182. — 2. Le 2 décembre.
3. *Deux* est en interligne, au-dessus d'*un*, biffé.
4. Voyez les *Journaux de P. de l'Estoile*, tome III, p. 66. « Jean de la Marck, né le 4 mai 1564, prit le titre de comte de la Marck, et mourut sans alliance le 6 octobre 1587 » (*Histoire généalogique*, p. 169).
5. Guillaume-Robert : *ibidem*. Il naquit le 11 janvier 1563.
6. Avant *mort*, il a biffé *le Cadet, C. de Maulevrier*. Ci-après, p. 199.
7. On a, en imprimé du temps, le récit de sa mort et le texte de son testament. Il mourut le 11 janvier, nouveau style.
8. Avant *institué*, il a biffé *substitué*.
9. François de Bourbon, prince-dauphin d'Auvergne, puis duc de Montpensier, fidèle serviteur d'Henri III, puis d'Henri IV, né en 1542, mort à Lisieux le 4 juin 1592.
10. Henri de Bourbon (12 mai 1573-27 février 1608) porta du vivant de son père le titre de prince de Dombes, souveraineté qui avait été rendue par François Ier à son grand-père avec une partie des biens de la maison de Bourbon. Ce fut, comme son père, l'un des plus actifs lieutenants d'Henri IV.
11. *Histoire généalogique*, p. 169; Baluze, *Histoire de la maison d'Auvergne*, tome I, p. 438-439. Jametz fut cédé à M. de Montpensier en 1594, et les privilèges de Sedan furent confirmés le 9 mai 1596.
12. Au grand dépit des Bouillons, Mézeray a relevé ce fait qu'on donna le bâton à Turenne pour le rendre plus digne de ce mariage.
13. Ci-dessus, p. 181.

sortie. De cette courte analyse il résulte que, des huit générations de la Marck qui ont possédé Sedan, dont les six dernières ont eu Bouillon aussi, aucune n'a eu ni prétendu aucun rang ni distinction à ces titres, ni à[1] ceux de leur naissance; que le seul dernier maréchal, grand-père de l'héritière, a eu le rang personnel de duc par le crédit de sa belle-mère, et qu'ils ont eu des charges et des emplois que des princes, ou gens qui voudroient l'être, n'auroient pas acceptés; que Sedan est un fief mouvant du domaine de Mouzon; que c'est le père de l'héritière qui, le premier, a changé, sans titre aucun et de son autorité privée, le titre de seigneur de Sedan, que ses prédécesseurs avoient toujours pris, en celui de prince de Sedan, et que la folie qu'eut le père du premier maréchal de la Marck de déclarer la guerre à Charles V ne leur donne aucun droit de souveraineté, non plus que la protection accordée par lettres de nos Rois, ni la mention faite d'eux dans les traités de paix, comme de tous autres seigneurs particuliers des frontières qui[2] touchent les dominations différentes; que Sedan relevoit des archevêques de Reims, comme seigneurs de Mouzon, sans aucune difficulté, avant que le Roi se fût accommodé de ce domaine[3]; enfin, que Sedan, possédé par la maison de Jausse en Brabant, ensuite[4] par celle de Barbanson, seigneurs de Bossu, après par celle de Braquemont[5], fut enfin vendu à celle de la Marck, comme on a

1. Cet *à*, écrit en fin de ligne, est répété à la ligne suivante.

2. *Qui* corrige l'abréviation de *quę* surchargeant un *d*.

3. Sedan, déclaré indivis entre Liège et Reims par le traité de Francheval, fut cédé en échange à Charles V le Sage, en 1379.

4. *Ensuitte* est en interligne, au-dessus d'*après*, biffé.

5. Ci-dessus, p. 184-185. L'abbé de Longuerue avait exposé de même dans sa *Description*, 1re partie, Additions, p. 383, la succession des Jausse ou Jauche, des Barbanson-Bossu et des Braquemont; mais il eût dû indiquer que le Normand Guillaume de Braquemont était lieutenant général du duc Louis d'Orléans, en 1403, aux duché de Luxembourg et comté de Ligny, et que, ce duc ayant reçu Sedan en don de Charles VI, en 1400, son fils Charles le vendit à Guillaume de Braquemont. — Les Belges écrivent aujourd'hui : *Jauche*, *Bossut*, *Barbençon*.

vu plus haut. Voilà pour Sedan. Raucourt, Jametz, etc., n'eurent jamais rien de particulier; ce n'est pas la peine de s'y arrêter.

Bouillon; son état; point duché; mouvant de Liège, auparavant de Reims.

Bouillon est une ancienne seigneurie démembrée du comté d'Ardenne que le célèbre Godefroy de Bouillon eut de sa mère Ide[1]. Il étoit fils d'Eustache comte de Boulogne, et fut investi du duché de la Basse-Lorraine[2]. Comme il étoit duc, on l'appela le duc Godefroy de Bouillon, parce qu'on étoit accoutumé auparavant à le nommer Godefroy de Bouillon selon la mode du temps pour les cadets de leur partage[3], et cette terre n'a pas eu d'autre titre de passer et d'être dite le duché de Bouillon[4]. Godefroy, allant à la terre sainte, où il devint si célèbre, vendit Bouillon à Albert évêque de Liège, et Alberon, depuis son successeur, acquit en 1127, de Renaud archevêque de Reims, tout le fief que l'église de Reims avoit à Bouillon[5]. C'étoit

1. Ce n'est plus à l'*Histoire généalogique*, mais au *Moréri*, art. GODEFROY, que notre auteur emprunte cette nouvelle digression, et le *Moréri* lui-même l'avait prise dans l'*Historia Leodiensis* de Fisen (1735), tome I, p. 247-248, ou bien dans la *Description* de Longuerue, 2e partie, p. 134-135. — Godefroy de Bouillon, chef de la première croisade, fut proclamé roi de Jérusalem en 1099, mais mourut le 17 juillet 1100, revenant d'une expédition heureuse contre le sultan de Damas. Sa mère, Ide d'Ardenne, mourut en l'année 1113, en odeur de sainteté.

2. Plusieurs Eustache furent successivement, en ce temps-là, comtes de Boulogne-sur-Mer. Selon le précis que le *Moréri* en donne, Eustache II, dont la sœur avait épousé Frédéric d'Ardenne, duc de la Haute-Lorraine, se maria lui-même, en décembre 1059, avec Ide, fille de Geoffroy ou Godefroy d'Ardenne, duc de la Basse-Lorraine, aujourd'hui Brabant, et en eut : 1° Godefroy, qui devint duc de la Basse-Lorraine par donation de son oncle maternel; 2° Baudouin, qui fut aussi roi de Jérusalem; 3° Alix, femme de l'empereur Henri IV.

3. Ce membre de phrase, depuis *parce qu'on*, est ajouté en interligne et sur la marge.

4. Voyez, aux Additions et corrections, une citation d'Ozeray.

5. Le premier de ces évêques de Liège s'appelait Otbert et occupa le siège de 1092 à 1117; son second successeur, Alberon ou Adalberon, siégea de 1121 à 1128. Renaud de Martigné ou des Prés, ancien évêque d'Angers, fut archevêque de Reims de 1128 à 1138. Voyez ci-après, Additions et corrections.

apparemment la mouvance[1]. Au moins ne prétendra-t-on pas qu'une terre sans titre et démembrée du comté d'Ardenne fût une souveraineté[2]. On a vu ci-devant[3] comment elle a passé des évêques de Liège dans la maison de la Marck; mais cette église ni les états de Liège[4] n'ont jamais cédé, non seulement la mouvance, mais la propriété, et, à travers les guerres et les traités, jusqu'à celui de Ryswyk exclusivement, ils l'ont toujours revendiquée[5]. M. de Bouillon fils du maréchal et frère aîné de M. de Turenne, et petit-fils maternel du grand Guillaume prince d'Orange, se trouvant gouverneur de Maëstricht pour les

1. Tout cela peut être emprunté au texte de Longuerue, qui paraît faire quelque confusion entre les évêques Otbert et Alberon. Dans sa dernière édition de 1759, le *Moréri* présenta cette observation sur l'article de GODEFROY : « Plusieurs historiens, ne faisant pas attention que Godefroy n'étoit pas propriétaire du duché de Bouillon, qui formoit le patrimoine d'Ide sa mère, qui lui a survécu, ont avancé qu'il avoit vendu, donné ou engagé ce duché à Otbert, évêque de Liège; mais ils varient, tant sur le prix que sur la qualité du titre; aucun n'en cite la date, et ne le rapporte. Fisen, historien liégeois, assure même que, quelques recherches qu'il ait faites, il n'a pu en découvrir aucun instrument. »

2. La Chambre des comptes de Paris ne cessa de protester, notamment en 1547 et en 1609, contre la qualification de souveraineté. Cette souveraineté fut cependant reconnue encore le 5 mai 1616, par des lettres de protection (ms. Clairambault 1155, fol. 103 et suivants; Baluze, *Histoire de la maison d'Auvergne*, tome II, p. 801-802; *Mercure françois*, 1617, tome IV, p. 1-10). Le duc rendait des édits perpétuels et irrévocables, avec les formules « par la grâce de Dieu » et « de notre certaine science et pleine puissance, » et avec la conclusion : « Car tel est notre plaisir. » La qualification de « prince par la grâce de Dieu » continua à être admise, même dans les instruments diplomatiques, jusqu'en 1723, qu'on y mit enfin bon ordre (*Lettres de la duchesse de Lorraine à Mme d'Aulède*, p. 153 et 155; *Mémoires de Luynes*, tome II, p. 124-125; *Mathieu Marais*, tome III, p. 25).

3. Ci-dessus, p. 187-188.

4. *Ny les Estats de Liege* est ajouté en interligne. Ci-après, p. 198.

5. Affaires étrangères, vol. *France* 1056, fol. 267-284. Imhof (*Notitia S. R. Imperii*, p. 453-454) a résumé les mémoires que l'évêque de Liège produisit aux conférences de Nimègue et qui étaient conformes à ce qui vient d'être raconté. Voyez ci-après, p. 198, note 8.

Hollandois, se fit craindre des Liégeois[1], avec qui il traita en 1641 sans prendre la qualité de duc de Bouillon dans l'acte qu'il passa avec eux, et renonça à toutes prétentions sur Bouillon et ses[2] dépendances pour cent cinquante mille florins, qu'il acheva de toucher en 1658, sans avoir pourtant[3] cessé de porter le même nom[4]; et, au traité des Pyrénées, il ne se parla plus de Bouillon possédé par les Liégeois. Ils prirent parti pour l'Empereur, en 1676, contre le Roi; les François prirent Bouillon[5], que le Roi donna, en 1678, au duc de Bouillon, fils de celui dont on vient de parler, qui, sans aucun titre[6] de souveraineté possible, comme on vient de le voir, y établit une cour souveraine[7]. Cette entreprise fit une grande difficulté à la paix de Nimègue; mais, à la fin, les Liégeois cédèrent et protestèrent, et il fut dit que la possession demeureroit à M. de Bouillon, et que la question de la propriété seroit décidée par des arbitres[8]. Oncques depuis il n'en a été parlé. On voit donc combien Bouillon est éloigné de pouvoir être une souveraineté, et à quel étrange titre M. de

M. de Bouillon seigneur de Bouillon plus que très précaire.

1. Voyez la pièce imprimée en 1636 : *Discours des droits et prétention de Mgr Frédéric-Maurice de la Tour, duc de Bouillon, prince souverain de Sedan, contre l'évêque et le chapitre de l'église de Liège et les états et communautés dudit pays*, et la *Liste chronologique des édits et ordonnances de l'ancien duché de Bouillon*, qui a été publiée en 1865 à Bruxelles. En 1756, le duc de Bouillon d'alors méditait de racheter les droits ou les prétentions de l'évêque son voisin, comme le racontent les *Mémoires de Luynes*, tome XIV, p. 376.

2. *Et ses* surcharge *moy[ennant]*. — 3. *Pourtant* est en interligne.

4. Ce ne peut être Frédéric-Maurice qui « acheva de toucher en 1658, » puisqu'il était mort dès 1652. L'erreur doit venir d'une fausse interprétation du texte de Longuerue, ci-après, Additions et corrections.

5. Ce fut le maréchal de Créquy qui s'en empara le 30 septembre 1676.

6. Le second *t* de *tiltre* surcharge une *r*.

7. Ci-après, Additions et corrections.

8. Voyez les *Actes de la paix de Nimègue*, tome III, p. 308 et 542. Pomponne, dans son mémoire sur l'*État de l'Europe en 1680*, p. 217-219, résume les arguments présentés par le cardinal de Bouillon, lors des négociations de 1678, pour faire rendre la ville à son frère. La prise de possession pour celui ci se fit le 15 juin 1678 : *Gazette*, p. 583.

Bouillon en jouit. Il n'est pas nécessaire de s'y étendre davantage[1]. En aucun temps[2] depuis, les évêques, le chapitre et les états de Liège[3] auroient été mal reçus à disputer Bouillon, quoique payé tant de fois, et, de plus, de leur ancien domaine, au fils de celui à qui ils l'avoient si bien payé la dernière, à qui Louis XIV l'avoit donné après l'avoir pris sur eux, et qui lui a toujours accordé sa protection pour le garder[4]. La suite de ce qu'est devenu Bouillon, pour n'être pas interrompue, nous a conduits jusqu'à Louis XIV[5] et à son grand chambellan; avant de parler de la maison de celui-ci, il faut achever ce qui regarde celle de la Marck.

Comte de Maulévrier, oncle paternel de l'héritière, précède sa vie durant le maréchal de Bouillon partout. [*Add. St-S. 709*]

On a vu ci-devant[6] que l'héritière de Sedan et Bouillon avoit un oncle unique, frère cadet de son père[7]. Il portoit le nom de comte de Maulévrier[8], et prit le nom de duc de Bouillon après la mort de sa nièce, en 1594. Il n'eut jamais ni ne prétendit aucun rang, servit Charles IX et Henri III en leurs guerres, fut capitaine des cent-suisses de la garde et chevalier de l'Ordre le dernier décembre 1578[9], qui est la première promotion qui ait été faite[10]. Les ducs de Nevers Gonzague[11], Mercœur frère de la Reine femme d'Henri III[12],

1. Il reviendra sur ce point en 1710. — 2. *Temps* est en interligne.
3. Sur ces différents organes du gouvernement local, on peut voir la *Gazette* de 1676, p. 307, de 1678, p. 227, et de 1684, p. 583-584.
4. Ici, l'écriture va changer; il y a eu un temps d'arrêt.
5. Le nombre *XIV* a été ajouté en interligne. — 6. Ci-dessus, p. 192.
7. C'est Charles-Robert de la Marck (1541-1622) : tome V, p. 267.
8. Terre de Normandie, venant de la fille de Diane de Poitiers.
9. C'est le résumé de l'article de l'*Histoire généalogique*, p. 169, dont Saint-Simon avait fait une notice dans les *Chevaliers du Saint-Esprit*, vol. *France* 189, fol. 66 v°. — Maulévrier est qualifié par Brantôme d' « habile, sage et vaillant seigneur encore qu'il aime fort à rire, passer son temps, dire le mot et goguenarder. »
10. Addition n° 6, p. 307-309 de notre tome I. — 11. Tome VII, p. 110.
12. Philippe-Emmanuel de Lorraine, duc de Mercœur, né le 9 septembre 1558 et mort à Nüremberg le 19 février 1602, celui qui lutta si longtemps en Bretagne pour la Ligue; et sa sœur consanguine, Louise de Lorraine, née le 30 avril 1553, mariée à Henri III le 15 février 1575, morte sans postérité le 29 janvier 1601 (tome II, p. 25).

Uzès Crussol[1], et Aumale Lorraine[2] étoient en ce rang de leurs duchés à la tête de la promotion[3]. Le comte de Maulévrier y eut le vingt-quatrième rang[4], c'est-à-dire le vingtième parmi les gentilshommes, et n'en eut que trois après lui. Il marcha entre M. d'Estrées[5] père du premier maréchal[6] et de la belle Gabrielle, et M. d'Entragues[7] père de la marquise de Verneuil, c'est-à-dire entre les deux pères des deux trop fameuses maîtresses d'Henri IV. Il lutta longtemps contre le maréchal de Bouillon pour l'héritage de sa nièce. On a encore les[8] factums et les écrits qu'il publia sur l'usurpation qui lui étoit faite, et sur les incroyables dénis de justice et les[9] violences qu'il essuyoit par l'autorité d'Henri IV[10] et les artifices du maréchal[11]. De guerre lasse et désespérant de pouvoir obtenir de jugement en aucun tribunal, qui tous se trouvoient fermés

1. Jacques II de Crussol, né le 20 juin 1540, et d'abord connu dans le parti calviniste sous le nom de M. d'Acier, devint duc d'Uzès en 1573, par la mort sans enfants de son frère aîné, eut le gouvernement du Languedoc à partir de 1574, et mourut à Paris le 7 septembre 1584 (*Écrits inédits de Saint-Simon*, tome VIII, p. 11-12).

2. Charles de Lorraine, second de la branche des ducs d'Aumale, était né le 15 janvier 1555, de la seconde fille de Diane de Poitiers (ci-dessus, p. 191). Il fut fait grand veneur de France en 1573, après son père et son oncle, mais fut condamné en 1595 pour avoir attiré l'invasion espagnole en Picardie, dont il avait le gouvernement, sortit de France après la chute d'Amiens, et mourut à Bruxelles, en 1631.

3. Voyez le livre de Saint-Foix sur l'Ordre, 2e partie, p. 20-27, et le mémoire des princes lorrains en 1688, dans l'Appendice du tome II des *Mémoires de Sourches*, p. 325 et suivantes.

4. Addition n° 6, dans notre tome I, p. 308.

5. Antoine IV d'Estrées, marquis de Cœuvres, fut successivement gouverneur du Boulonnais, de la Fère, de Paris et de l'Ile-de-France, et eut la grande maîtrise de l'artillerie de 1597 à 1599.

6. Annibal-François Ier.

7. François de Balsac, gouverneur d'Orléans, qui eut pour seconde femme Marie Touchet : tome IX, p. 31.

8. *Ses* corrigé en *les*. — 9. *De* corrigé en *les*.

10. Pour plus de sûreté, Henri IV évoqua à lui l'affaire.

11. Voyez, entre autres, un factum de 1616 : ms. Clairambault 1155, fol. 75 105.

pour lui par une suite continuelle de violences, il transigea avec le maréchal de Bouillon, 25 août 1601[1], et l'une des conditions de la transaction, confirmée par le Roi[2], fut qu'il précéderoit en tous lieux le maréchal de Bouillon pendant sa vie : ce qui lui fut exactement tenu, et mieux que les articles pécuniaires, après lesquels il courut longtemps sans[3] succès[4]. Avec cette préséance sur le maréchal de Bouillon, et le nom de duc de Bouillon qu'il prit à la mort de sa nièce, il ne prétendit jamais aucun rang comme on l'a dit; il demeura parmi les gentilshommes dans les cérémonies de l'Ordre, comme il y avoit été reçu, et il mourut en septembre 1622, à quatre-vingt-quatre ans, ayant été ainsi quarante-quatre ans chevalier de l'Ordre. D'une Averton, sa première femme[5], il n'eut qu'une fille, mariée à Comblizy, fils du secrétaire d'État Pinart[6]. [De] sa seconde femme[7], fille de Gilles de la Tour, seigneur de Limeuil, et de Marguerite[8] de la Cropte[9], et sœur de

1. Transaction publiée dans les Preuves de l'ouvrage de Baluze, comme il a été dit dans notre tome V, page 267, note 1.

2. Ces quatre mots sont ajoutés en interligne.

3. *Sans* est en interligne, au-dessus d'*avec peu de*, biffé.

4. On voit dans une lettre de Malherbe (*Œuvres*, tome III, p. 516-517) qu'en 1615, les la Marck voulurent vendre leurs droits au marquis Spinola; mais leur lutte contre les usurpateurs de Bouillon continua même après Louis XIII, comme le prouvent les écrits énumérés dans le *Catalogue des factums de la Bibliothèque*, tome I, p. 251.

5. Jacqueline d'Averton, fille de M. de Saint-Bellin, mariée en 1570.

6. Claude Pinart, né à Blois, premier baron du Valois, d'abord secrétaire du maréchal de Saint-André, puis du roi Charles IX, secrétaire des finances en 1569, secrétaire d'État à la place de son cousin l'Aubespine, en 1570, disgracié en 1588 avec ses collègues, se retira alors dans son gouvernement de Château-Thierry, et mourut à Cramaille, le 14 septembre 1605. De Claude de l'Aubespine il eut Claude II Pinart, vicomte de Comblizy et marquis de Cramaille et de Louvois, gentilhomme ordinaire de la chambre, gouverneur de Château-Thierry, lequel épousa en premières noces Françoise de la Marck et se remaria avec Anne le Camus.

7. Antoinette de la Tour, veuve de Jean d'Avaugour, remariée en 1574.

8. *Marg.*, en abrégé.

9. Gilles de la Tour, ci-dessus, p. 179, épousa, le 21 novembre 1531,

Mlle de Limeuil fille d'honneur de Catherine de Médicis, qui la chassa pour être accouchée du fait du prince de Condé dans la garde-robe de cette reine, à Lyon, et de laquelle j'ai dit un mot plus haut[1], le comte de Maulévrier eut Henri-Robert de la Marck, comte de Braisne[2], Louis de la Marck, marquis de Mauny, Alexandre[3] de la Marck, abbé de Braisne et d'Igny[4], qui ne figura point, non plus qu'un quatrième mort sans enfants d'une Hennequin[5].

Comte de Braisne.

Le comte de Braisne prit, à la mort de son père, le nom de duc de Bouillon, et[6] poursuivit ses droits sur la succession de sa cousine aussi peu heureusement que son père[7]. Il fut aussi capitaine des cent-suisses de la garde. Il trouva dans les deux puissants et célèbres fils du maréchal de Bouillon, mort un an après son père, de quoi être tenu dans l'obscurité. Il mourut, depuis longtemps retiré en sa maison de Braisne[8], quelques mois après l'autre duc de Bouillon la Tour, la même année 1652, à soixante-dix-

Marguerite, fille unique de Bertrand de la Cropte, seigneur de Lanquais, laquelle testa en 1571.

1. Ci-dessus, p. 179. Il est parlé de la belle Limeuil, Isabeau de la Tour, et des autres enfants de son père, dans *la Confession de Sancy*. C'est en juillet 1564 qu'elle accoucha, à Dijon, non à Lyon, d'un fils issu de ses relations avec Louis de Bourbon, prince de Condé, mais qui mourut peu après (*Histoire généalogique*, tome IV, p. 527). Par la suite, elle se maria avec le riche financier italien Scipion Sardini, comme Brantôme l'a raconté dans ses Dames, sans dire les noms, et Bayle aussi, dans son *Dictionnaire*, art. Limeuil.

2. Ici, *H. Robert* : tome VII, p. 113. — 3. *Alex.*, en abrégé.

4. *Histoire généalogique*, p. 170. Cet abbé mourut le 17 septembre 1625, à Braisne, qu'il possédait depuis 1593. — Les abbés Péchenard et Lucot ont publié une histoire d'Igny-le-Jard en 1884.

5. Anne, dit le comte de Braisne, de qui Tallemant a parlé assez défavorablement (tome I, p. 225 et 233), s'était marié à Marie Hennequin, veuve d'un le Fèvre d'Eaubonne et fille du président de Boinville. Il joua un certain rôle dans les affaires de la Reine mère, en 1619.

6. *Et* surcharge un *d*.

7. Factums dans les Papiers de Saint-Simon, vol. 31 (*France* 186), fol. 64-67, dans le recueil Thoisy, vol. 56, fol. 408-485, et dans les Papiers Bouillon, R² 50.

8. C'est Braisne-sur-Vesle, en Soissonnais.

sept ans[1]. De Marguerite d'Autun, sa première femme[2], il ne laissa que des filles, qui finirent cette branche[3] : l'une épousa M. de Choisy l'Hospital[4], l'autre M. de la Boulaye Eschallart, dont les enfants héritèrent des biens de cette branche éteinte, en prirent le nom et les armes[5], et ont fini en la duchesse de Duras mère de la princesse de Lambesc et de la comtesse d'Egmont[6]. Je ne parle point

1. « Henri-Robert de la Marck, comte de Braisne, baron de Serignan, dit le duc de Bouillon, reçu capitaine des cent-suisses de la garde du Roi, en survivance de son père, le 1er août 1589, après la mort duquel il exerça cette charge, mourut en sa maison de Braisne, près de Soissons, le 7 novembre 1652, âgé de soixante-dix-sept ans, et fut enterré en l'église de l'abbaye de Braisne » (*Histoire généalogique*, p. 170).

2. *Marg.*, en abrégé. — Marguerite d'Autun ou d'Authun de Chanclos, qui mourut à Avignon le 21 février 1616, avait fait casser un premier mariage avec Nicolas d'Amerval de Liencourt, le mari de Gabrielle d'Estrées, et épousa M. de Braisne par contrat du 12 juillet 1607, sans qu'il fût fait mention de ce passé.

3. *Histoire généalogique*, p. 170.

4. Marie-Charlotte de la Marck, première femme de René de l'Hospital, marquis de Choisy-aux-Loges, qui n'eut d'elle que des filles.

5. Tome VII, p. 114, note 2. — Louise de la Marck, mariée par contrat du 23 janvier 1633, mourut à Paris le 17 mai 1668, âgée de cinquante-six ans. Elle figure dans la *Galerie des portraits de Mademoiselle*, ainsi que sa belle-mère, ci-dessous. Son mari est ce frondeur bien connu qui joua un rôle important à côté du duc de Beaufort.

6. Henri-Robert II Eschallart, dit le comte de la Marck, maréchal de camp, se distingua à la descente d'Afrique en 1664, à la défense de Wœrden en 1672, à Sinzheim, à Limbourg, et fut tué à Consarbrück, le 11 août 1675. Il laissait, d'une Saveuse (contrat du 24 juin 1657), Louise-Madeleine de la Marck, mariée le 7 mars 1689 à Jacques-Henri, duc de Duras (« étrange mariage de tous points » : tome IV, p. 256, note 7), laquelle mourut le 13 avril 1717, à cinquante-huit ans, étant veuve depuis 1697, et ayant pour filles : 1° Jeanne-Henriette-Marguerite de Duras, née en 1691, mariée le 22 mai 1709 à Henri de Lorraine, prince de Lambesc, et qui mourut le 4 août 1748; 2° Henriette-Julie, née en 1696, mariée le 25 novembre 1717 à Procope Pignatelli, comte d'Egmont, et morte à Paris le 20 janvier 1779. — Henri-Louis, frère cadet d'Henri-Robert II, avait cédé, en août 1679 (Arch. nat., Y 237, fol. 265), à leur sœur Marie-Françoise, qui épousa l'année suivante le comte de Lannion, une partie des sommes à revenir de la substitution faite à son profit par leur aïeul Henri-Robert Ier.

de la troisième femme du comte de Maulévrier[1], ni des deux dernières de ce comte de Braisne[2], qui n'ont point eu d'enfants.

Marquis de Mauny.

Le marquis de Mauny[3], frère puîné du comte de Braisne, fut chevalier de l'Ordre en 1619, le cinquante et unième[4] de la promotion, c'est-à-dire le trente-neuvième parmi les gentilshommes. Huit autres le suivirent, dont le quatrième fut le marquis de Marigny, depuis comte de Rochefort[5], Alexandre[6] de Rohan, frère cadet du duc de Montbazon[7], oncle paternel de la connétable de Luynes, depuis la célèbre duchesse de Chevreuse[8]. Le marquis de Mauny fut premier écuyer de la reine Anne d'Autriche et capitaine des gardes du corps de la dernière compagnie[9] en 1621, après M. de la Force[10], jusqu'en 1627, que M. de Brezé

1. Isabelle de Pluviers, veuve déjà deux fois, avait eu d'un premier mariage Marguerite d'Autun, ci-dessus, p. 203. Elle mourut en 1632.

2. Antoinette d'Albert de Luynes, sœur du connétable, veuve de M. du Vernet et dame d'atour depuis 1619, remariée le 14 avril 1628 avec le comte de Braisne (*Tallemant*, tome II, p. 10 et 83), morte le 22 mai 1644; et Françoise d'Harcourt-Beuvron, veuve du marquis de la Marzelière. Tallemant rapporte que ce fut le frondeur la Boulaye qui fit faire ce troisième mariage, 6 avril 1646, à son beau-père, parce qu'on était sûr qu'il n'en viendrait pas d'enfant. Françoise d'Harcourt, née à Caen le 17 octobre 1589, mourut à Paris le 1er août 1655.

3. Louis de la Marck : tomes V, p. 267, et VII, p. 111, note 4. Sa notice de chevalier du Saint-Esprit, que notre auteur va abréger, est dans le volume 34 des Papiers de Saint-Simon (*France* 189), fol. 106 v°.

4. *Le 51*, dans le manuscrit.

5. Tome V, p. 229, 239 et 267.

6. *Alex.*, en abrégé, dans le manuscrit.

7. Hercule de Rohan : tome V, p. 228.

8. Comparez l'Addition n° 6, dans notre tome I, p. 312-313.

9. Cette quatrième compagnie fut celle du duc de Lorge. Son histoire est dans la *Milice françoise* du P. Daniel, tome II, p. 124-126, et dans l'*Abrégé historique* de le Pippre, tome I, p. 265-336.

10. Jacques-Nompar de Caumont, né le 30 octobre 1558, protestant sauvé par miracle du massacre de la Saint-Barthélemy et serviteur fidèle du roi Henri IV, fut nommé capitaine des gardes en 1592, maréchal de France le 27 mai 1622, grand maître de la garde-robe le 28 octobre 1632, duc et pair de la Force en juillet 1637, et

Maillé lui succéda, qui étoit beau-frère du cardinal de Richelieu et fut maréchal de France[1], à qui M. d'Aumont[2], aussi maréchal de France depuis, succéda en 1632. Le marquis de Mauny mourut capitaine des gardes[3], sans enfants d'Isabelle Jouvenel, fille du baron de Traînel chevalier de l'Ordre[4].

Seigneurs de Lumain.

Toute cette branche éteinte, il ne resta plus, de toute la maison de la Marck, que celle de Lumain, plus haut expliquée[5], sortie du Sanglier d'Ardennes[6]; elle demeura aux Pays-Bas, de Liège et de Westphalie[7], et s'allia dans ces provinces, excepté Guillaume[8] de la Marck, second fils de ce fameux Sanglier, qui fut un des chambellans de

mourut à Bergerac, le 10 mai 1652. Ses *Mémoires* et ceux de deux de ses fils ont été publiés en 1843.

1. Urbain, marquis de Maillé-Brezé, fut fait successivement capitaine des gardes de la Reine mère, puis du Roi son fils (21 avril 1627), ambassadeur en Suède (1631), maréchal de France et gouverneur de Calais (1632), chevalier des ordres (1633), commandant de l'armée d'Allemagne avec le maréchal de la Force (1634), ambassadeur en Hollande et gouverneur d'Anjou (1635), vice-roi de Catalogne (1642), et mourut à Milly, le 13 février 1650, âgé de cinquante-trois ans. Il avait épousé en 1617 Nicole du Plessis, sœur puînée du cardinal de Richelieu.

2. Antoine, premier duc d'Aumont : tome XII, p. 418.

3. Nommé le 20 avril 1621. Il est parlé de lui dans le *Journal inédit d'Arnauld d'Andilly* et dans les *Mémoires de Fontenay-Mareuil.*

4. Christophe Jouvenel, « si plaisamment dit des Ursins, » baron de Traînel (tome II, p. 24), eut de Madeleine de Luxembourg-Brienne Isabelle Jouvenel, qui épousa en premières noces Mercure de Saint-Chamant, baron de Marigny, bailli de Château-Thierry, et, en secondes noces, le marquis de Mauny. Elle mourut le 10 juillet 1644. Son dernier mari avait eu d'Élisabeth Salviati, sa cousine, deux fils naturels, qui furent légitimés en avril 1640, avec leur sœur Marie (Bibl. nat., mss. Fr. 4595, fol. 427, et 4834, fol. 949), laquelle fut mère de l'évêque de Chartres Godet des Marais (ci-dessus, p. 119), comme le raconte Tallemant (*Historiettes*, tome VI, p. 361), et comme notre auteur l'a rappelé dans sa grande Addition sur l'Ordre (tome I, p. 312).

5. Ci-dessus, p. 188.

6. Ici, *Ardennes*, au pluriel. Ensuite, *elle* est en interligne.

7. Pays d'origine des la Marck. — 8. *Guill.*, en abrégé.

Louis XII et capitaine des cent-suisses de sa garde[1]. Lui, son fils unique et ses deux filles se marièrent en France, et son fils, qui n'eut point d'enfants, finit cette courte branche[2]. Ernest, cinquième[3] descendant direct du Sanglier, fut premier comte de Lumain[4]. Il eut un fils d'une Hohenzollern, mort longtemps après lui sans postérité; mais Ernest épousa en secondes noces Catherine[5] Richard d'Esche[6] : je ne sais même si ce put être de la main gauche, comme ils parlent en Allemagne[7], tant la naissance étoit disproportionnée[8]. Il en laissa deux fils et deux filles, l'une religieuse à Liège, l'autre mariée en fille de mère de fort peu[9]. Le cadet des deux fils mourut obscur, sans alliance. L'aîné redevint baron de Lumain par le triste mariage dont il étoit sorti; mais l'Empereur le réhabilita, et le fit même comte de l'Empire. Il mourut en 1680[10], et laissa trois fils de Catherine-Charlotte[11], fille du comte de

1. Ce Guillaume, chevalier de l'ordre de Saint-Michel, fut fait capitaine des cent-suisses le 19 octobre 1505, mourut le 20 mai 1516, et fut enterré à Sainte-Maure, en Poitou (*Histoire généalogique*, p. 172).

2. *Ibidem*. Comme fils, Guillaume n'eut qu'un bâtard, dont la fille unique épousa Villequier et fut tuée par lui en 1577; mais il avait trois filles légitimes, qui épousèrent un Sarrebruche comte de Roucy, un Rambures et un Hangest. Leur mère étoit Renée du Fou, fille d'un gouverneur de Touraine et veuve en premières noces de Louis III de Rohan, seigneur de Guémené et de Montbazon.

3. Le quatrième seulement : *ibidem*, p. 173.

4. Ernest, comte de Lumain, de Schleiden et de Manderscheit, avoué héréditaire de Franchimont, mourut le 17 février 1654, ayant relevé le titre de comte de la Marck.

5. *Cath.*, en abrégé. — 6. Déjà dit dans notre tome VII, p. 112.

7. Tome III, p. 189.

8. Catherine Reicherts (*sic*) était, dit-on, native du village d'Esch et simple servante.

9. L'*Histoire généalogique*, p. 173, dit simplement que le cadet Engilbert mourut sans avoir été marié, que la première fille, Marie-Madeleine, se maria et eut deux enfants, morts sans postérité, et que l'autre, Catherine-Françoise, mourut religieuse à Sainte-Agathe de Liège.

10. François-Antoine, baron de Lumain et de Seraing, comte du Saint-Empire, dit le comte de la Marck, mourut à Sassenbourg le 21 juin 1680.

11. *Cath. Ch.*, en abrégé.

Wallenrod, qui se remaria au comte de Fürstenberg neveu du cardinal de Fürstenberg[1]. C'est cette comtesse de Fürstenberg qui gouverna et pilla le cardinal de Fürstenberg tant qu'il vécut[2], qui en fit, après sa mort, une longue et sérieuse pénitence, et de laquelle j'ai parlé p. [212][3], sur la coadjutorerie de Strasbourg. Elle n'eut point d'enfants de son second mari. Venue et fixée en France avec le cardinal de Fürstenberg, qu'elle ne quitta jamais[4], elle amena deux de ses fils, et laissa le dernier en Allemagne, où il est devenu lieutenant-feld-maréchal des armées impériales[5]. L'aîné[6] mourut de bonne heure à Paris, sans alliance, ayant un régiment[7], qui fut donné au second[8], beau et bien fait, et qui ressembloit au cardinal de Fürstenberg comme deux gouttes d'eau[9]. C'est le comte de la Marck qui a épousé une fille du duc de Rohan, de la mort de laquelle j'ai parlé p. [520][10], qui étoit debout à la cour sans nulle prétention[11], et qui a laissé un fils[12]. Le comte de

Comte de la Marck.

1. Déjà dit au tome VII, p. 93. — 2. Tome XII, p. 53, note 2.
3. Nombre laissé en blanc; ce sont les pages 93-99 de notre tome VII.
4. En 1705, elle était surveillée comme espionne de l'Angleterre: Arch. nat., O¹ 366, fol. 93, 102, 111 v°, 118 v°, 126, 179, 183, 257 v°, etc.; notre tome VII, p. 96, note 5. On avait parlé, en avril 1704, de son mariage en troisièmes noces avec le maréchal de camp Manderscheit (*Sourches*, tome VIII, p. 337). Madame (recueil Rolland, p. 141) rapporte d'elle une histoire de revenants.
5. Nous connaissons déjà ces trois fils: tome VII, p. 93, 96 et 114.
6. Jean-Berthold-François (1672-1697).
7. Tome VII, p. 108. — 8. Louis-Pierre-Engilbert (1674-1750).
9. Déjà dit au tome VII, p. 95.
10. Nombre en blanc encore; c'est la page 242 de notre tome XIII. Comparez, sur le mariage, notre tome VII, p. 108 et suivantes.
11. Dans ses *Brouillons* de 1711 (*Écrits inédits*, tome III, p. 338), il raconte savoir « de bonne part et de pleine science que le comte de la Marck a pensé aussi au tabouret, et que son mariage avec la fille du duc de Rohan a été traité sur ce pied-là. »
12. Louis-Engilbert, comte de la Marck et marquis de Vardes, auquel s'arrête l'*Histoire généalogique*, p. 174, naquit le 21 décembre 1701, eut le régiment d'infanterie de son nom en 1719, devint brigadier en 1734, maréchal de camp en 1740, gouverneur de Cambray en 1744,

la Marck, fort employé aux négociations[1], étoit ambassadeur de France auprès du fameux roi de Suède, et dans son camp lorsqu'il fut tué[2]. Il est devenu lieutenant général, et fut fait chevalier de l'Ordre en 1724[3], le quarante-deuxième[4] de la promotion, c'est-à-dire le vingt-quatrième parmi les gentilshommes, dont il eut huit autres après lui[5]. Il alla longtemps depuis ambassadeur en Espagne[6], d'où il est revenu grand d'Espagne et chevalier de la Toison d'or à l'occasion du mariage de Madame, fille aînée du Roi[7], avec l'infant don Philippe, troisième fils du roi d'Espagne[8].

Sommaire jusqu'à MM. de la Tour.

En voilà assez, ce semble, pour demeurer persuadé que Sedan ni Bouillon ne furent jamais principautés, duchés, encore moins souverainetés; que l'un et l'autre sont demeurés à MM. de Bouillon la Tour très précairement, pour ne pas dire fort étrangement; qu'aucun[9] seigneur de ces deux terres n'a été, ni prétendu être souverain

lieutenant général en 1745, eut un brevet de duc jusqu'à ce que la grandesse lui échût par la mort de son père en 1750, et mourut à Fléville, près Nancy, le 6 octobre 1773. De sa première femme, une Bretonne, vint le comte de la Marck si connu comme ami de Mirabeau. Sa seconde femme, née Noailles, fut l'amie et la correspondante de Gustave III.

1. Ci-dessus, p. 188.

2. Nous verrons en 1717 à quelle occasion le comte de la Marck eut cette ambassade. Charles XII fut tué devant Frederikshall, en Norvège, dans la nuit du 11 au 12 décembre 1718.

3. Il a écrit, par mégarde : *1624*.

4. *Le 42*, dans le manuscrit.

5. *Histoire généalogique*, tome IX, p. 279. Ce cordon fut donné au comte de la Marck pour la part qu'il avait prise à la recherche d'une princesse pour le roi Louis XV, ayant été le confident du Régent, puis du duc de Bourbon : voyez *le Mariage d'un roi*, par M. Paul de Raynal, p. 66-68 et 89-90.

6. Proposé une première fois pour cette ambassade en octobre 1723, avant la mort du Régent, il n'y fut nommé que le 1er avril 1738, étant alors fort âgé, et revint au commencement de 1741.

7. Louise-Élisabeth de France, née le 14 août 1727, mariée le 20 août 1739, revint mourir à Versailles le 6 décembre 1759.

8. Mort duc de Parme : tome IX, p. 222.

9. Avant l'abréviation de *que*, il a biffé celle d'*et*.

jusqu'au père de l'héritière, et que pas un d'eux, ni avant, ni depuis, n'a eu de rang en France, ni[1] pas un de leur maison, ni n'en ont prétendu, si on excepte le seul maréchal de Fleuranges[2], qui, par le crédit de la duchesse de Valentinois maîtresse d'Henri II, sa belle-mère, eut personnellement rang de duc[3]. Tel a été l'état des choses à cet égard jusqu'au vicomte de Turenne, Henri[4] de la Tour, devenu maréchal de Bouillon. Aux pays étrangers, il n'a pas été différent, en aucun desquels Sedan ni Bouillon n'ont jamais passé ni pour souverainetés ni pour principautés; aucun de leurs seigneurs n'a été reconnu en aucune cour de l'Europe pour souverain, ni même pour prince, et n'a prétendu aucun rang ni aucune distinction comme tels en pas une[5]. Voyons maintenant ce qu'en a su faire le maréchal de Bouillon la Tour[6], et sa postérité.

Maréchal de Bouillon la Tour; titres qu'il prend, et ses deux infructueuses prétentions.

Les étranges moyens par lesquels ils sont parvenus au rang et aux biens dont ils jouissent, et aux grands établissements de toutes les sortes qu'ils ont su se procurer, remplissent nombre de volumes qui sont entre les mains de tout le monde[7]. Je me renferme ici à ce qui est de mon sujet, faits[8] qu'ils ont pris et prendront grand soin d'étouffer autant qu'il leur sera possible. Il n'y en a que deux du maréchal de Bouillon en France. Gendre du fondateur des Provinces-Unies, comme à la tête du parti huguenot en France, beau-frère de l'électeur palatin, oncle de ses enfants, par conséquent de l'infortuné roi de Bohême et de l'électrice de Brandebourg, tranchant par voies de fait de souverain de Sedan et de Bouillon par l'argent, la

1. Au-dessus de *ny*, il a écrit en interligne : *ny ailleurs*, puis l'a biffé.
2. Ainsi écrit ici. — 3. Ci-dessus, p. 191-192 et 195.
4. *H.*, en abrégé, dans le manuscrit.
5. Voyez ci-après, p. 224, une lettre de leur historiographe Justel.
6. Ci-dessus, p. 180-184 et 194.
7. On trouvera ci-après, appendice VII, le texte d'un mémoire ou factum du temps qui présente de grandes analogies avec toute la présente digression.
8. *Faits* est en interligne, au-dessus d'un *et* biffé.

faveur et toute la protection d'Henri IV, bientôt après[1] par ceux de ses ennemis contre ce monarque et contre son fils parmi des entreprises et des abolitions[2] continuelles, il voulut essayer de se procurer un rang qui répondît à tant de grandes choses. Il n'en eut jamais aucun en France, il n'y eut que les distinctions communes à tous les maréchaux de France. Il se trouva à l'assemblée des Notables à Rouen, où Henri IV étoit présent et en fit l'ouverture[3]. Le maréchal de Bouillon s'avisa de s'aller mettre dans le banc des ducs, qui l'en firent sortir[4]. Sa ressource fut[5] de s'aller placer à la tête de celui des maréchaux de France, dont il se trouva l'ancien; mais il sentit toute la mortification d'une tentative si peu heureuse[6]. L'autre fait arriva au baptême de Louis XIII, qu'Henri IV fit faire très solennellement[7]. Il nomma le ma-

1. Ces deux mots sont en interligne, au-dessus d'*ensuitte*, biffé.

2. L'*abolition* est « le pardon que le prince accorde d'autorité absolue pour un crime qui n'est pas rémissible par les ordonnances » (*Dictionnaire de l'Académie*, 1718 et 1878). Voyez les formules et la procédure dans le *Journal d'Olivier d'Ormesson*, tomes I, p. 272-273, et II, p. 425-427, et dans mon mémoire sur *la Rébellion d'Hesdin, Fargues et le premier président Lamoignon* (1897), p. 60. Les originaux des lettres d'abolition et de protection accordées au maréchal de Bouillon, en avril 1606, se trouvent aux Archives nationales, K 108, nos 72[2] et 73[2].

3. L'assemblée qui s'ouvrit le 4 novembre 1596 : Godefroy, *Cérémonial françois*, tome II, p. 382-386.

4. Quoique M. de Bouillon ne fût pas regnicole, Henri II lui avait accordé la jouissance des mêmes prérogatives qu'aux ducs français. Un brevet du 2 juin 1607, en complétant un autre du 14 août 1572, régla le rang de M. de Bouillon au-dessus de M. d'Uzès, le plus ancien des ducs et pairs : Arch. nat., K 98, n° 52[3], et K 108, n° 93[2].

5. L'initiale de *fut* corrige un *d*.

6. Cette anecdote, que Saint-Simon peut avoir empruntée aux *Œconomies de Sully*, tome II, p. 149, et la suivante aussi, se retrouvent dans son *Mémoire sur les maisons de Lorraine, Rohan et la Tour* (1710), au tome III des *Écrits inédits*, p. 261 (avec référence aux auteurs du temps), et dans la grande Addition sur l'Ordre : notre tome I, p. 320.

7. En 1606, le 14 septembre. Voyez les relations du temps dans les *Journaux de P. de l'Estoile*, tome IV, p. 383-387, dans le *Mercure françois*, tome I, fol. 110-112, dans le *Cérémonial françois* de Godefroy,

réchal de Bouillon, quoique huguenot, pour porter un des honneurs[1], car il n'y a point de difficulté avec les huguenots pour le baptême lorsqu'il ne s'agit pas d'être parrains. Le maréchal, qui se vit au rang de maréchal de France pour l'honneur qui lui étoit destiné à porter, se rabattit à supplier Henri IV de lui permettre de n'en porter aucun : ce qu'il obtint[2] fort aisément. Il se contenta de ces deux tentatives, et n'osa pas se commettre à en entreprendre davantage dans les intervalles qu'il passa à la cour. Il prit toujours dans ses titres la qualité de prince souverain de Sedan, de duc souverain de Bouillon[3], et ne signa jamais ni actes ni lettres que simplement : H. DE LA TOUR[4]. Pour sa femme, elle passa toute sa vie à Sedan, où il mourut en mars 1623[5], et elle en septembre 1642, aussi ambitieuse, et guères moins habile que son mari.

Leurs enfants[6] furent les deux célèbres frères le duc de Bouillon et le vicomte de Turenne, la duchesse de la Tré-

tome II, p. 173-192, et dans *le Cabinet historique*, année 1872, p. 226-231. Le volume 20 des Papiers de Saint-Simon, aujourd'hui *France* 175, contient (fol. 1-121) les relations de plusieurs baptêmes de princes.

1. Tome IX, p. 222 et 465. On voit dans la relation de M. de Loménie, rapportée par Godefroy, que les trois honneurs des « compères » furent portés par M. de Montpensier (le bassin), M. de Soissons (l'aiguière), M. de Conti (la serviette), et ceux de l'enfant par M. de Vaudémont (le cierge), par le chevalier de Vendôme (le chrémeau) et par le duc son frère (la salière). Il y eut deux autres disputes entre MM. de Vaudémont et de Vendôme, les ducs de Nevers et de Guise.

2. Avant *obtint*, il a biffé *luy perm*[*it*].

3. Ces titres figurent, à partir du duc Henri, sur les types monétaires de Bouillon (F. Poey d'Avant, *Monnaies féodales*, tome III, p. 303-315), et il est parlé de la monnaie de 1613 dans les *Lettres de Malherbe*, tome III, p. 311 et 326.

4. Voyez notamment, dans les Preuves de Baluze, p. 800, le testament du 17 mai 1613, qui est transcrit aussi au registre des Insinuations Y 271, fol. 86.

5. On a publié ses « Dernières paroles et consolations. »

6. Tomes IV, p. 41, V, p. 30-31, et VI, p. 431. Des lettres de naturalité pour ces enfants furent délivrées en février 1609 : ms. Arsenal 5415, fol. 471-478.

moïlle, la comtesse de Roucy la Rochefoucauld mère du comte de Roye mort retiré en Angleterre, la marquise de Duras mère des maréchaux de Duras et de Lorge et du comte de Feversham, Mme de la Moussaye, Goyon comme les Matignons, dont la branche s'est éteinte, et dont les filles furent Mmes de Montgommery et du Bordage[1], et Mlle de Bouillon, morte en 1662 sans alliance[2].

Duc de Bouillon, et son échange.

Les deux fils ne furent ni moins ambitieux, ni moins habiles, ni moins remuants que leur père. Leur vie, dont les histoires de leur temps sont remplies, ne furent de même qu'un cercle d'entreprises et d'abolitions[3], et leur union, leur concert, leur mutuel appui, incomparable. Ce qui devoit coûter la tête à M. de Bouillon lui procura ce qu'il n'eût pas eu en récompense, s'il eût sauvé l'État[4]. Le cardinal Mazarin voulut s'attacher deux frères de ce mé-

1. Tome VI, p. 429-431. Il y a ici une erreur : Henriette-Catherine de la Tour, mariée au marquis de la Moussaye (tome V, p. 30), eut bien deux filles; mais la seconde seule, Élisabeth, se maria, en juillet 1679, avec René de Montbourcher, marquis du Bordage, et elle mourut le 18 octobre 1701. L'aînée, Marie, refusa de se convertir lors de la Révocation, fut tenue quatre ans en prison, fut finalement expulsée du Royaume en mai 1691, et mourut en Hollande le 8 octobre 1707, sans s'être mariée. C'est leur frère Henri, marquis de la Moussaye et comte de Quintin, qui épousa une Montgommery-Ducey, et Saint-Simon a déjà parlé longuement (tome V, p. 30-35) de cette dame, remariée en 1698 au comte de Mortagne.

2. *Histoire généalogique*, p. 539; comparez le livre de M. Stephen Leroy, p. 42-53. Charlotte de la Tour, protestante très fervente, qui fut inhumée à Charenton en juillet 1662, était, selon Mme de Motteville (*Mémoires*, tome III, p. 175-176), « sœur et très bonne sœur du duc de Bouillon, » et elle partagea avec la duchesse, en 1650, la disgrâce dont il sera parlé plus loin. On a, aux Archives nationales, K 118, n° 20, les copies de lettres écrites à Mazarin et à Turenne par elle et par Mme de Bouillon, lors de leur défection, 16 février 1650.

3. Exactement comme celle de leur père : ci-dessus, p. 210.

4. Comparez le mémoire de 1710, dans les *Écrits inédits*, tome III, p. 262-264, et ce rappel, dans les CONSIDÉRATIONS PRÉLIMINAIRES (notre tome I, p. 11) : « Se taira-t-on... M. de Turenne et ses proches, pour ne pas voir les plus insignes perfidies les plus immensément récompensées? »

rite[1]. Il eut peur de celui du cadet, qu'il ne tenoit pas, et de ses alliances étrangères, s'il livroit l'aîné au supplice[2]; il le changea aux plus grands honneurs et aux plus solides biens, et se les acquit par de si prodigieux bienfaits, qu'il sacrifia à l'appui qu'il en espéroit contre les puissants ennemis[3] qui, sous l'aveu de Gaston et de Monsieur le Prince, le vouloient chasser pour toujours du Royaume. Il fit donc faire un échange de Sedan et de Bouillon[4], dont

1. Avant Mazarin, Richelieu avait voulu parer aux intrigues que le duc de Bouillon menait en Hollande (1631-1632) en renouvelant l'acte de protection de Sedan et en donnant un régiment au jeune Turenne, son frère cadet. Voyez une lettre de la duchesse douairière, dans le *Musée des Archives nationales*, n° 811, et les papiers Bouillon, R² 55.

2. En juillet 1642, le cardinal de Richelieu vivant encore, ce fut l'intervention du prince d'Orange qui sauva M. de Bouillon son neveu et fit commuer la peine de mort en celle de la prison perpétuelle : voyez une note des *Mémoires de Turenne*, éd. Michaud et Poujoulat, p. 323-325, les *Lettres de Richelieu*, tome VII, p. 144-146, et le livre de Baluze, aux Preuves, tome II, p. 806-813. Quant au cadet, Mazarin, dans les carnets dont des extraits ont été traduits et publiés par V. Cousin, note en 1643 que ce vicomte de Turenne, « le plus humble et le plus accommodant » du temps de Richelieu, se considère maintenant et est considéré par les protestants comme « un soleil naissant, » et que, malgré la promesse du bâton, il se montre inquiet, « fait des pointilleries, » et affecte de parler de la grande faveur qu'il daigne faire à la Régente, et de regretter le temps du défunt cardinal. Mazarin s'efforçait de le calmer par de bonnes paroles : voyez sa correspondance, tome I, p. 298-299 et 594-596.

3. Les Frondeurs et les Espagnols.

4. Notre auteur passe sous silence les préliminaires de cet échange, c'est-à-dire la cession que Richelieu, en septembre 1641, avait arrachée au duc de Bouillon prisonnier et passible de la peine de mort pour sa participation à la rébellion du comte de Soissons. C'est Mazarin que le cardinal chargea de signer le traité et d'aller prendre possession de Sedan; en retour, le duc eut des lettres d'abolition (Arch. nat., R² 55, et K 114, n°s 42[1-12] et 74; ms. Arsenal 5417, p. 507-558; *Mémoires du cardinal de Retz*, tome I, p. 154 et suivantes, de *Puységur*, tome I, p. 273-283, et de *Chouppes*, tome I, p. 49-60; *Gazette*, p. 605-608 et 620; *Bulletin de la Société de l'Histoire de France*, année 1835, 2e partie, p. 34-44; recueil Thoisy, vol. 56, fol. 389-401, etc.). Il est vrai que, dès l'année suivante, Frédéric-Maurice se compromit de nouveau dans la conspiration de Cinq-Mars, et qu'il

M. de Bouillon se[1] réserva l'utile, et ne céda que la souveraineté, qui[2] n'exista jamais que de fait, et depuis si peu, et qu'il n'étoit plus en situation de soutenir, au lieu de laquelle il eut le comté d'Évreux avec les bois et les dépendances, qui valoient plus de trois cent mille livres de rente[3], et les duchés d'Albret et de Château-Thierry[4] avec la dignité de duc et pair[5] et le rang nouveau des princes étrangers en France[6]. Il eut ainsi les apanages de deux fils de France, et celui qu'avoit Henri IV avant d'être roi de France[7]. Quelque ordinaire que fût la terre qui porte le nom

eût probablement partagé le sort de celui-ci, si sa femme, par une attitude énergique, n'avait obtenu pour lui une nouvelle amnistie (ms. Arsenal 5415, p. 559-566), dont la première conséquence fut Sedan remis aux mains du Roi; mais, aussitôt Richelieu mort, le duc se hâta de protester contre une cession qu'il n'avait faite que contraint et forcé, et de réclamer au moins une compensation (pièce du 10 janvier 1643, dans le *Musée des Archives nationales*, n° 835).

1. *Ne* ou *en* corrigé en *se*. — 2. *Que* corrigé en *qui*.

3. Ce duché, érigé pour le duc d'Alençon et réuni au domaine royal après sa mort, en 1584, rapportait deux cent cinquante mille livres sous Louis XV, selon le duc de Luynes (tome II, p. 87).

4. Il a déjà parlé (tome II, p. 61) de la « chimère d'ancienneté » de ces deux duchés, qui ne dataient que de 1556 et 1566, et il en avait fait une notice dans son *Abrégé des duchés-pairies et vérifiés existant en 1725* (vol. *France* 206, fol. 85-86). M. Paul Labrouche a publié un mémoire sur le duché d'Albret dans la *Revue des Basses-Pyrénées et des Landes*, en janvier 1883. Les procès-verbaux d'évaluation des domaines échangés se trouvent dans les Papiers Bouillon, aux Archives nationales.

5. Voyez notre tome V, p. 250, note 1. Le contrat, daté du 20 mars 1651, et les lettres d'érection, du mois de février 1652, se trouvent aux Archives nationales, cartons K 545, n° 1, et 616, n° 8. Sur l'exemplaire du tome III du *Recueil des traités* imprimé à Amsterdam en 1700, que possède la bibliothèque des mêmes Archives, les pièces de l'échange portent des annotations marginales qui semblent être de l'écriture du cardinal de Bouillon.

6. Le brevet de prince étranger était du 15 février 1652; les pièces imprimées, de 1647 à 1652, sont au Cabinet des titres, dossier bleu 639, fol. 193-200.

7. Voyez le préambule de la notice du nouveau duché dans l'*Histoire généalogique*, tome IV, p. 505, suivi du texte des actes.

de comté d'Auvergne, et quelque distincte, et totalement, qu'elle fût de la province d'Auvergne, dans laquelle elle est située, M. de Bouillon la voulut avoir, et le cardinal Mazarin eut la complaisance de la retirer des mains où elle étoit pour la comprendre dans l'échange[1]. Il fut fait en mars 1651, lors des plus grands troubles, et M. de Bouillon mourut à Pontoise, à la suite de la cour, où il pouvoit tout sur la Reine et sur le cardinal Mazarin, 9 août 1652[2], étant dans le conseil le plus intime, et sur le point d'être déclaré surintendant des finances[3]. Il n'avoit pas encore cinquante ans; son père en avoit vécu soixante-huit. Sa femme, belle, vertueuse, courageuse, ambitieuse et fort habile, fille du comte de Bergh, gouverneur de Frise, ne le survécut que de cinq ans[4]. C'est ce duc de

1. Ci-dessus, p. 179. M. Desbouis a publié en 1859, dans les *Mémoires de l'Académie de Clermont-Ferrand*, p. 21-140, le procès-verbal de l'évaluation qui fut faite alors des terres du comté d'Auvergne et de la baronnie de la Tour. Cette baronnie patronymique de la maison était jadis tombée par héritage aux mains de Catherine de Médicis et de la reine Marguerite, puis avait été donnée par cette dernière à Louis XIII; mais la conclusion d'un procès plus que séculaire la fit passer aux Rochechouart-Chandenier, issus d'une sœur du dernier comte d'Auvergne, et il n'en était resté au Roi que la seule seigneurie : ce fut celle-ci que le duc de Bouillon fit comprendre dans l'échange. Il avait été question d'abord d'y joindre le comté de Clermont; mais l'opposition fut telle, qu'on substitua à ce domaine ceux d'Albret, de Château-Thierry et d'Évreux. L'évaluation, en raison des droits de souveraineté, fut faite sur le pied du denier soixante.

2. Différentes Vies de lui et des oraisons funèbres se retrouvent, ainsi que ses papiers militaires, dans les Papiers Bouillon, R² 55 et 56.

3. Loret, *Muse historique*, tome I, p. 272; Baluze, *Histoire de la maison d'Auvergne*, tome I, p. 455; Chéruel, *Ministère de Mazarin*, tome I, p. 246-247. Priolo dit que ce duc mourut *destinatus in regimine secunda cervix*. Deux mois et demi après sa rentrée au service du Roi, il avait obtenu un brevet de ministre d'État (16 avril 1652), dont l'original est aux Archives nationales, K 118, n° 43⁴.

4. *Histoire généalogique*, tome IV, p. 540; *Écrits inédits*, tome III, p. 262-264; *Baluze*, tome I, p. 443-455. Frédéric, comte de Bergh en Zutphen et marquis de Berghes-sur-le-Zoom, sénéchal d'Artois, puis de Gueldre et de Frise, chevalier de la Toison d'or, né le 28 août 1550,

Bouillon qui a commencé à être prince en Italie avant que l'être devenu en France par son échange. Il y commanda les troupes du Pape[1], dont il obtint à Rome le traitement
[Add. SᵗS. 710] de souverain, et eut un tabouret devant lui[2]. Il sut bien faire valoir depuis cette grande distinction ailleurs, où elle lui aplanit beaucoup de choses[3]; mais toutefois, le parle-

mort le 3 septembre 1618, eut pour fille Éléonore-Catherine-Fébronie de Bergh, qui, après avoir dû épouser le comte de Bucquoy en 1633 (*Gazette*, p. 80), se maria avec le duc de Bouillon le 1er février 1634, à Boxmeer (*Lettres de Peiresc aux frères Du Puy*, tome III, p. 696), fut naturalisée Française en août 1636, mourut à Paris, le 14 juillet 1657, âgée de quarante-deux ans, et fut inhumée avec son mari à Évreux, puis transférée à Cluny, où sa statue existe encore. Son testament est dans les Preuves du livre de Baluze, tome II, p. 867-869, et nous avons une oraison funèbre publiée en 1663. « Cette dame, dit Mme de Motteville, a été illustre par l'amour qu'elle a eu pour son mari, par celui que son mari a eu pour elle, par sa beauté, et par la part que la fortune lui a donnée aux événements de la cour. » Espagnole de cœur, elle prit une part active à la Fronde, fut arrêtée en mars 1650, s'évada, fut reprise avec sa belle-sœur, et resta à la Bastille jusqu'après la paix de Bordeaux. Un lot de lettres qu'elle adressa alors à son mari a passé dans une vente faite par Eugène Charavay le 23 avril 1890, n° 26 du catalogue. Le *Journal du voyage de deux jeunes Hollandais à Paris* parle d'elle (p. 202-203) tout autrement que Mme de Motteville : « Femme dissimulée et artificieuse plus que toutes celles des siècles passés et du présent, qui, pour être extrêmement belle, n'a jamais rien enfanté de bon ni de beau. » Ces étrangers protestants lui en voulaient de ce qu'après avoir épousé M. de Bouillon contre le gré de toute la maison, elle le fit convertir au catholicisme, et lui fit perdre le gouvernement de Maëstricht, puis la seigneurie de Sedan. Le retour au catholicisme avait été promis dès le mariage, à ce que rapporte Bayle; mais, pour faire croire aux ministres protestants que c'était une question de conscience, le duc traîna l'affaire pendant cinq ou six ans.

1. Urbain VIII. C'est le sujet du frontispice du livre vᵉ de Baluze.

2. Ce séjour à Rome, de 1644 à 1647, est raconté, au point de vue du cérémonial, dans le tome I de l'*Histoire de la maison d'Auvergne*, p. 447-454, avec frontispice p. 367, d'après la relation du lieutenant des gardes du prince; une autre relation, plus brève, avait été insérée par le géographe P. du Val à la suite de son *Voyage d'Italie* (1660).

3. Mme de Motteville et Olivier d'Ormesson s'expriment de même que notre auteur. Nous avons vu que, par un premier brevet du 20 mars 1647, le traitement de prince fut assuré aux deux frères, et

ment de Paris, épouvanté de l'immensité de l'échange, et qui d'ailleurs ne connoît de princes que ceux du sang, ne put se résoudre d'en faire l'enregistrement, qui n'est pas encore consommé aujourd'hui[1]; mais, en attendant, MM. de Bouillon ont toujours joui depuis des biens et des honneurs.

M. de Turenne.

M. de Turenne[2], dont les actions, la réputation et les menées avoient tant contribué à porter sa maison jusqu'où elle étoit à la mort de son frère aîné, singulièrement modeste sur ses grandes qualités jusqu'à l'affectation,

que Mazarin, en 1649, fit reconnaître la souveraineté de Bouillon et des principautés de Sedan et de Raucourt, par exception aux promesses faites à l'assemblée de la noblesse. Néanmoins, le duc Frédéric-Maurice et son frère furent les chefs les plus actifs des soulèvements de 1649-1650 et de la guerre de Bordeaux, en 1652 : il fallut donc les gagner par l'intérêt, c'est-à-dire leur maintenir la préséance sur les ducs et pairs, leur assurer une belle compensation pour Sedan, et préparer le mariage d'une nièce du cardinal avec l'héritier de Bouillon.

1. Cela a déjà été dit dans nos tomes V, p. 250, et X, p. 252, et sera répété en 1710; cependant on finit par obtenir l'enregistrement sur jussion expresse du Roi. Les textes, de 1652 à 1662, sont dans l'*Histoire généalogique*, tome IV, p. 514-523, et dans le *Corps diplomatique*, tome VI, 2e partie, p. 189. Dans l'exemplaire du tome III du *Recueil des traités* de 1700 indiqué ci-dessus (p. 214, note 5), à côté de la page 607 et en regard de l'arrêt primitif d'enregistrement de la Chambre des comptes (13 mars 1651), où les magistrats avaient tenu à spécifier le « prétendu » droit de souveraineté, le cardinal de Bouillon a intercalé, en un feuillet imprimé tout exprès, l'arrêt sur jussion arraché au Parlement le 21 août 1657, et il a ajouté de sa propre main cette note marginale : « Modifications dudit contrat d'échange, dont plusieurs furent levées en 1657, et, entre autres, celle du mot *le prétendu droit de souveraineté*, le mot pur et simple de *souveraineté* y ayant été mis, ce qui est d'autant plus à l'avantage de la maison de Bouillon que le parlement de Paris n'a pas reconnu la souveraineté des autres princes étrangers établis en France. » Le nouveau duc de Bouillon fut installé le 2 décembre 1665, conformément à l'arrêt de 1652 (*Journal d'Ol. Ormesson*, tome II, p. 414-415).

2. La partie historique et chronologique qui va suivre sur Turenne est empruntée à sa notice de l'*Histoire généalogique*, tome VII, p. 535, quoique d'ailleurs notre auteur possédât les livres écrits sur lui par Courtilz de Sandras (1688), Ramsay (1735) et l'abbé Raguenet (1738).

suprêmement glorieux, délicat et attentif sur sa prétendue qualité de prince[1], et la cachant toutefois sous une simplicité d'habits, de meubles et d'équipages dont l'ombre faisoit sortir davantage le tableau[2], n'oublia rien, dans la suite de sa vie, pour confirmer de plus en plus cette nouvelle principauté et augmenter les établissements de sa famille. Son frère avoit laissé cinq fils et quatre filles[3]; c'étoit bien des princes et des[4] princesses pour l'être si nouvellement. M. de Turenne, dont les services et la capacité militaire et politique avoient porté la considération et le crédit au comble, les sut bien pourvoir pour la plupart. Il acheva le mariage, projeté dès le vivant du cardinal Mazarin, d'une des Mancini, ses nièces, avec le duc de Bouillon, son neveu, qu'il appuya ainsi du duc de Vendôme[5], de la comtesse de Soissons[6], de chez qui le Roi ne bougeoit lors et qui étoit le centre de la cour, de l'alliance si proche du prince de Conti[7] et, aux pays étrangers, du duc de Modène[8] et du connétable Co-

1. Dans le remarquable portrait de Turenne que renferment les *Mémoires de Bussy-Rabutin* (éd. Lalanne, tome I, p. 344-348), il y a toute une page des plus curieuses sur ce goût de princerie.

2. « Il étoit modeste en habits, et le paroissoit même en expressions à ceux qui n'y faisoient pas assez d'attention; mais il avoit dans le cœur une vanité sans égale » (*ibidem*, p. 345).

3. Le duc de Bouillon, le comte d'Auvergne, le cardinal, le prince de Raucourt, ensuite chevalier de Bouillon (Constantin-Ignace, né le 10 mars 1646, reçu à Malte le 17 juillet 1662, mort des suites d'un duel, à Belle-Isle, le 3 octobre 1670, ayant été capitaine de vaisseau, général des galères de la Religion et grand-croix), et Henri-Maurice, d'abord duc de Château-Thierry, puis chevalier de Bouillon (né le 2 février 1650, reçu chevalier de Malte le 2 mai 1671, tué en duel le 20 février 1675, à Colmar); cinq filles, et non quatre : la duchesse d'Elbeuf, la duchesse de Bavière, Mlle de Bouillon (Louise-Charlotte), née à Sedan en 1658, morte à Évreux le 16 mai 1683, et deux autres, mortes carmélites.

4. Ici, *de*, dans le manuscrit.

5. Le duc de Mercœur, marié à Laure Mancini : ci-après, p. 386.

6. Olympe Mancini.

7. Marié à Anne Martinozzi, autre nièce du cardinal.

8. Marié en 1655 à Laure Martinozzi. C'était Alphonse IV d'Este, né

lonne[1], avec de grands biens[2]. Le duc de Joyeuse[3], père du dernier duc de Guise qui eut l'honneur d'épouser Mlle d'Alençon[4], étoit mort en 1654, ne laissant que ce fils, âgé de quatre ans, et les charges de grand chambellan et de colonel général de la cavalerie vacantes. C'étoit alors le fort de l'autorité de M. de Turenne à la cour[5]. Il la venoit de sauver à Bléneau des mains de Monsieur le Prince, accouru secrètement de Guyenne, et qui enlevoit subitement le Roi, la Reine et le cardinal Mazarin sans la diligence et la profonde science militaire de M. de Turenne[6]. Il[7] chassa d'autour de Paris, et enfin[8] de Paris même, Monsieur le Prince, par le combat du faubourg Saint-Antoine[9], qui fut

le 13 février 1634, devenu duc le 13 octobre 1658, et mort le 16 juillet 1662, père du duc François II et de la reine d'Angleterre.

1. Marié à Marie Mancini.

2. Comparez les *Écrits inédits*, tome III, p. 263.

3. Louis de Lorraine, duc de Joyeuse (tome III, p. 61), né le 11 janvier 1622, grand chambellan en 1644, colonel général de la cavalerie en 1653 et duc d'Angoulême par succession de son beau-père, mourut le 27 septembre 1654, à Paris, de blessures reçues au siège d'Arras.

4. Tomes II, p. 96, et III, p. 59-63.

5. Après s'être livré aux Espagnols, en juin 1650, et les avoir amenés jusqu'au cœur du Royaume, il se sépara de Condé l'année suivante, et obtint « d'immenses récompenses pour les plus insignes perfidies, » comme notre auteur l'a déjà dit dans ses CONSIDÉRATIONS PRÉLIMINAIRES (ci-dessus, p. 212, note 4) et dans plusieurs endroits des *Mémoires*.

6. Condé, qui venait de battre l'armée royale à Bléneau, sur le Loing, le 7 avril 1652, fut repoussé le jour suivant par Turenne. Voyez les *Mémoires de Retz*, tome IV, p. 173-177, et surtout le récit fait par Mgr le duc d'Aumale dans l'*Histoire des princes de Condé*, tome VI, p. 133-149; comparez les réflexions de Voltaire sur l'importance de cette victoire, dans *le Siècle de Louis XIV*, p. 78-79.

7. Avant cet *Il*, notre auteur a biffé ces mots : *Il prit en 1653 Rethel et Mouzo*[*n*], qui reviendront plus loin.

8. *Enfin* a été ajouté en interligne.

9. Tome I, p. 127, et ci-dessus, p. 136. Voyez, sur cette journée, la *Gazette* de 1652, p. 657-660, les *Mémoires de Retz*, tome IV, p. 273-277, ceux de *Monglat*, p. 270-271, de *Gourville*, tome I, p. 78-79, de *Mme de Motteville*, tome IV, p. 17-24, etc., et, dans les écrivains modernes, *le Ministère de Mazarin*, par Chéruel, tome I, p. 211-218, et l'*Histoire des princes de Condé*, tome VI, p. 182-207.

réduit à se retirer en Flandres, et dont le parti tomba tout à fait dans le Royaume. La gloire de M. de Turenne s'accrut de nouveau en 1653 par la prise de Rethel et de Mouzon[1]. Enfin, en 1654, il força les lignes d'Arras, où Monsieur le Prince étoit en personne, qui eut grand peine à se retirer, et qui laissa toute l'artillerie, les munitions et les bagages qu'il avoit menés à ce siège[2]. En ce point de gloire[3] et de nécessité qu'on se crut avoir de lui, il voulut la dépouille du duc de Joyeuse, et le cardinal Mazarin la lui donna. Il prit pour soi la charge de colonel général de la cavalerie[4], et pour le duc de Bouillon celle de grand chambellan, qui n'avoit alors que treize ans[5]. On peut juger si M. de Turenne sut faire en entier sa charge dans la cavalerie et s'y rendre le maître[6]. Pour son neveu, outre la grandeur de l'appui de l'office de la couronne qu'il lui procura, qui, par la place qu'il[7] donne partout jusque dans les lits de justice auprès du Roi, le tiroit d'embarras partout avec son idée de prince souverain, dont il prenoit toujours la qualité, quoique cédée au Roi par l'échange,

1. Turenne enleva au prince de Condé Rethel d'abord, le 8 juillet 1653, puis Mouzon, le 27 septembre suivant, avec l'aide du maréchal de la Ferté (Chéruel, *Ministère de Mazarin*, tome II, p. 94-95; *Gazette*, p. 693-696, 997-1002 et 1026).

2. Les 24-25 août 1654. Voyez la *Gazette* de 1654, p. 661-976, *passim*, le *Ministère de Mazarin*, tome II, p. 170-181, les *Mémoires de Gourville*, tome I, p. 107-111, l'*Histoire des princes de Condé*, tome VI, p. 401-414, etc.

3. On ne saurait oublier que l'*Histoire du vicomte de Turenne*, par Ramsay, était au nombre des cinquante et un volumes qui composaient la bibliothèque de Sainte-Hélène, et que Napoléon y puisa la matière d'un *Précis des guerres du maréchal de Turenne*.

4. Le prince de Conti l'ayant demandée, Mazarin répondit qu'il s'était engagé à la donner à M. de Turenne (*Mémoires de Bussy*, tome I, p. 398-399). Le frère aîné de celui-ci en avait fait les fonctions en 1635 et 1639. Turenne, dit-on, n'en tira que sept mille deux cents livres par an.

5. M. de Bouillon fut pourvu le 2 avril 1658. Étant né en juin 1640, à Sedan, il avait tout près de dix-huit ans.

6. Il ne fut pourvu en titre que le 24 avril 1657.

7. *Elle*, dans le manuscrit.

une charge si intime, et qui approche le Roi de si près en tous lieux et à toutes les heures les plus particulières, étoit d'un grand usage à un homme de l'âge de M. de Bouillon et qui n'avoit que trois ans moins que le Roi, et nous verrons bientôt[1] qu'elle a sauvé MM. de Bouillon du naufrage. M. de Turenne, si magnifiquement récompensé, continua ses exploits. Il prit le Quesnoy, Landrecies, Condé, Saint-Guillain en 1655[2]. L'année 1656 parut encore plus savante, quoique avec moins de brillant[3]. En 1657, le Roi assiégeant Dunkerque[4], et Monsieur le Prince et D. Juan d'Autriche ayant amené toutes leurs forces pour délivrer[5] cette importante place, M. de Turenne les défit à la bataille des Dunes[6], dont la prise de Dunkerque[7] et d'autres suites encore[8] furent le prix. Il fallut une nouvelle récompense à de nouveaux services, et si importants. L'épée de connétable[9] étoit bien le but du modeste héros; mais la

1. Ci-après, p. 243.

2. Le Quesnoy fut pris le 6 septembre 1654 (*Gazette*, p. 957-959), Landrecies le 14 juillet 1655 (*ibidem*, p. 732-733, 737-744, 759-780 et 832), Condé le 18 août suivant (*ibidem*, p. 934-936, 961-972), Saint-Guillain le 25 (*ibidem*, p. 994-995).

3. Après avoir échoué devant Valenciennes, Turenne prit la Capelle le 27 septembre.

4. Ce siège de Dunkerque eut lieu en 1658 : *Gazette*, p. 489-496, 509-510, 529-532, 537-543, 556-559 et 569-571; *Mémoires de Bussy-Rabutin*, tome II, p. 53-70; Chéruel, *Ministère de Mazarin*, tome III, p. 145-153, etc.

5. Avant *delivrer*, il a biffé *la*.

6. Cette bataille, du 14 juin 1658, avait été conseillée par Mazarin; mais la victoire fut toute due à Turenne, dit Voltaire. Voyez la *Gazette*, p. 544-548 et 573-584, le *Ministère de Mazarin*, tome III, p. 154-161, l'*Histoire des princes de Condé*, tome VII, p. 11-23, *Deux campagnes de Turenne en Flandre*, par le colonel Bourelly, p. 189-220, etc.

7. Dunkerque se rendit le 24 juin, et le Roi y entra le jour suivant (*Gazette*, p. 572, 585-604 et 613), mais pour le rendre aux Anglais ainsi qu'on en était convenu par le traité de mars-mai 1657.

8. *Encore* est en interligne.

9. Depuis le onzième siècle, le connétable avait été le chef suprême de l'armée en temps de guerre, le premier conseiller sur les affaires militaires en temps de paix, et le juge suprême de tous les démêlés

timidité du cardinal Mazarin ne put se résoudre à la mettre entre des mains si puissantes et si habiles. Le souvenir de ce qu'avoient pu les derniers connétables de Montmorency et leurs prédécesseurs, le souvenir même de M. de Lesdiguières faisoit encore peur à la cour[1]. Elle en sortit par renouveler en faveur de M. de Turenne la charge de maréchal général des camps et armées de France[2] imaginée et créée[3] pour M. de Lesdiguières lorsque le duc de Luynes, abusant de la jeunesse de Louis XIII, qui n'avoit lors que dix-sept ans et n'avoit encore pu voir le jour, par l'éducation qu'on lui avoit donnée, que par le trou d'une bouteille[4], se fit connétable[5]. Ce fut à Montpellier, le 7 avril 1660, que M. de Turenne reçut cette charge de la main du Roi, qui y étoit avec la Reine sa mère, le cardinal et toute sa cour, allant à Bordeaux pour son mariage[6]. Alors M. de Turenne, supérieur aux maréchaux de

Change

qui survenaient entre gens d'épée; mais cette dignité avait fini par rester souvent vacante, et il n'y fut plus pourvu depuis la mort de Lesdiguières. Cependant nous verrons Boufflers la demander, et Villars fut sur le point de l'obtenir en 1714. Notre auteur avait l'*Histoire des Connétables* par D. Godefroy (1658), leur *Armorial* par Jean le Féron (1628), et leur suite dans le tome VI de l'*Histoire généalogique* (1730).

1. La religion de Turenne ne permettait pas de l'élever à cette dignité.

2. Tome XIII, p. 296 et 345. — 3. *Crée*, dans le manuscrit.

4. Voyez, sur cette locution, nos tomes XI, p. 165, et XIII, p. 218, et comparez les *Lettres de Mme de Sévigné*, tome XI, p. 87, et les *Lettres de Madame*, éd. Jaeglé, tome III, p. 10.

5. « M. de Luynes, qui sentit le poids d'un tel concurrent (Lesdiguières) à l'épée de connétable, le fit sonder; le vieux et rusé capitaine donna les mains à tout, et il en résulta que, par M. de Luynes même, qui fut fait connétable, le duc de Lesdiguières le devint plus que lui par le rare titre de maréchal général des camps et armées » (*Écrits inédits*, tome VI, notice Lesdiguières, p. 5).

6. Voici comment tous ces faits (p. 220-222) ont été résumés dans l'*Histoire généalogique*, que notre auteur a sous les yeux : « Il se retira de la cour, prit le parti des Princes pendant les troubles qui agitoient le Royaume, et perdit, le 15 décembre 1650, la bataille de Rethel. La bonté du Roi et son propre mérite le rappelèrent; il eut le commandement des armées de S. M. durant les troubles de l'année 1652. Les combats de Bléneau, du faubourg Saint-Antoine, et la

France, qu'il commandoit tous[1], cessant de l'être lui-même, mais n'étant pas connétable et ne pouvant en porter les marques[2], ne voulut plus de celles de maréchal de France, dont il quitta les bâtons à ses armes, et le titre de maréchal, qu'il avoit toujours portés[3] depuis plus de dix-sept ans qu'il l'étoit, pour reprendre celui de vicomte de Turenne, qu'il avoit porté avant d'être maréchal de France[4]. Il signa tout court : TURENNE, ou : H. DE LA

adroitement donné sur le titre de maréchal ou de vicomte de Turenne.

retraite qu'il fit devant l'armée des Princes à Villeneuve-Saint-Georges lui acquirent beaucoup de gloire et d'honneur; il n'en eut pas moins à la prise de Rethel et de Mouzon, en 1653, et à la levée du siège d'Arras l'année suivante, où il força les lignes des Espagnols. En 1655, il prit le Quesnoy, Landrecies, Condé et Saint-Guillain, en Flandres. L'année suivante, il fit une retraite honorable au siège de Valenciennes, ne laissa pas d'emporter la Capelle et faire lever le siège de Saint-Guillain. Le secours d'Ardres, la prise de Saint-Venant et du fort de Mardyck furent ses exploits en 1657. L'année suivante lui fut encore plus glorieuse par le fameux combat des Dunes, près de Dunkerque, où il remporta la victoire sur les Espagnols, avec cette importante place. Tant de grands services lui acquirent avec justice la charge de maréchal général des camps et armées du Roi, qui lui fut donnée à Montpellier le 7 avril 1660.... » Cette date est inexacte, puisque, comme il a déjà été dit aux tomes I, p. 132, et V, p. 278, les provisions originales sont du 5 avril. Le lendemain, Turenne écrivit à sa femme une lettre qui a été publiée en 1875, dans le *Bulletin de la Société de l'Histoire du Protestantisme français*, p. 123-125. Mazarin avoit promis cette nomination depuis le mois de février précédent, comme on le voit par les lettres de Turenne reproduites dans l'*Histoire des princes de Condé*, tome VII, p. 127-128. C'est dans les Papiers de notre auteur (aujourd'hui *France* 167, fol. 80-84) que se trouve l'original de la lettre de Jean du Bouchet, sur cette nomination, que j'ai citée (tome XIII, p. 296, note 3) comme ayant été publiée en 1884 par le comte de Cosnac; Ludovic Lalanne l'avait déjà donnée en 1858, dans la *Correspondance de Bussy*.

1. Le règlement pour précéder tous les maréchaux est imprimé dans les *Œuvres de Louis XIV*, tome III, p. 124.

2. L'écu accosté de deux dextrochères mouvant d'un nuage et armés d'une épée haute et nue.

3. Ce pluriel a été ajouté après coup.

4. C'est ce qui a déjà été dit au commencement des *Mémoires*, tome I, p. 132. Tout au contraire de Turenne, Bussy-Rabutin, furieux de ne point obtenir le bâton et se considérant comme maréchal *in*

Tour, dans tous les temps de sa vie[1]; ainsi il n'y changea rien. Dans les suites on prit le change, et MM. de Bouillon y ont donné cours tant qu'ils ont pu[2]. On se persuada qu'il avoit toujours méprisé l'office de maréchal de France[3], qu'il n'en avoit point pris ni le nom ni les marques à ses

petto, quitta le titre de comte, ainsi qu'il l'explique à sa cousine dans la lettre du 9 janvier 1676 (*Lettres*, tome IV, p. 329-330); mais, dans ses *Mémoires*, tome I, p. 346, il confirme ce que notre auteur dit de Turenne : « Le bâton de maréchal, que M. de Turenne avoit autrefois souhaité comme la borne de son ambition, lui parut alors au-dessous de sa naissance. Il en témoigna un si grand mépris, qu'on l'appeloit *Monsieur le maréchal* quand on vouloit lui dire une injure, et cette ridicule vanité étoit fondée sur ce qu'il prétendoit que ses prédécesseurs avoient été souverains de Boulogne et comtes d'Auvergne, et que la principauté de Sedan appartenoit à sa maison par sa mère : toutes lesquelles prétentions étoient mal fondées. » Ce qui est certain, et nous en avons son ami d'Ormesson pour garant (*Journal*, tome I, p. 124), c'est que, lors de sa réception au Parlement, le 16 novembre 1643, il demanda à être traité comme prince en Allemagne, pour précéder les autres maréchaux, et que le Parlement le lui refusa, « attendu la minorité du Roi. » Ses soldats eux-mêmes ne se servaient que du terme de *vicomte* pour le désigner.

1. Comme son père : ci-dessus, p. 211. Par une lettre de Christophe Justel, du 29 décembre 1634, publiée dans le *Musée des Archives nationales*, n° 815, on voit que le duc Frédéric-Maurice signait de son titre de duc en Hollande, parce que c'était l'usage du pays, mais que, pour la France, il gardait « le nom de sa famille, qui est assez illustre, » quitte, s'il en était besoin, à ajouter au-dessous son titre de dignité. Justel lui donnait cette consultation : « Ceux qui écrivent de leurs seigneuries, comme il y en a même en France, le font parce que leur famille n'est assez relevée; mais la vôtre a de trop nobles marques de grandeur. En toutes vos expéditions de guerre, il ne faut mettre que : Le duc de Bouillon. Quand feu Mgr votre père écrivoit à des princes en Allemagne, il mettoit le nom de sa famille et, au-dessous : Duc de Bouillon. Je dis, étant à Sedan, à Madame, que par delà vous pouvez mettre, et à Sedan : Par la grace de Dieu duc de Bouillon, mais qu'il n'étoit pas à propos aux expéditions qui viendront en France. » Le n° 835 du même *Musée*, qui est une protestation contre la cession de Sedan en 1641, est simplement signé : Frédéric-Maurice de la Tour.

2. Schonberg disait : « M. de Turenne n'est point prince, et il veut l'être; il est maréchal de France, et ne le veut pas être. » (Bibl. nat., ms. Fr. 22 239, fol. 11.)

armes, comme étant au-dessous du rang et de la qualité de prince[1]. Il n'y avoit pourtant qu'à se souvenir du maréchal de Bouillon son père, souverain d'effet et de fait, sinon de droit, et des deux maréchaux de la Marck et de Florenges père et fils, tous deux seigneurs[2] de Sedan et de Bouillon; mais le gros du monde ne va pas si loin, et, pour peu qu'on ait lu quelques pages, on est étonné des idées qu'on voit prendre pied. M. de Turenne obtint pour le vicomté de Turenne[3], qui avoit déjà de grands droits, de nouveaux privilèges, qu'il fit augmenter par degrés[4]. Sous prétexte de l'inimitié ouverte qui étoit entre lui et M. de Louvois, déjà fort puissant par lui-même outre l'appui du Chancelier son père[5], il délivra ce vicomté de tout logement et de tout passage de gens de guerre[6], et, par la connivence de M. Colbert, son ami, de tout le pouvoir des maltôtiers, même des intendants[7]. En un mot, ces droits devinrent des droits régaliens[8], que sa mémoire a

Vicomte de Turenne.

1. Vingt-cinq ans après la mort de Turenne, le Roi ordonna à l'Académie des inscriptions (séance du 11 janvier 1701) de ne le qualifier que du titre de maréchal dans la description des médailles de l'*Histoire métallique.*

2. L'initiale de *sgrs* corrige le commencement d'un *p.*

3. Tomes IV, p. 77, et XII, p. 4. — Ici, *vicomté* est du masculin, et, douze lignes plus loin, du féminin.

4. Il fut imprimé un recueil des *Libertés et franchises de la vicomté* en 1640 et 1658, et le Cabinet des manuscrits en possède un aussi, ms. Fr. 8676, à côté d'une *Histoire abrégée* des vicomtes. Comparez les Papiers Bouillon, aux Archives nationales, R 2 451 et 489-500, et MM 711.

5. Il a été parlé de cette inimitié plusieurs fois, et, en dernier lieu, dans notre tome XII, p. 294.

6. De même, la vicomté jouissait du privilège de cultiver le tabac, et l'on ne put le supprimer, sous Louis XV, que moyennant une pension de douze mille livres (*Mémoires de Luynes*, tome III, p. 155).

7. Nous voyons, dans les *Mémoires de Foucault*, p. 30, en 1674, Louvois faire surcharger les terres de Turenne, et Colbert les exonérer.

8. « Droits attachés à la souveraineté » (*Académie*, 1718). Justel, dans son *Histoire de la maison de Turenne*, p. 15-17, et de même le *Dictionnaire de Moréri*, énumèrent les droits de battre monnaie, de concéder des fiefs et des lettres de noblesse, de délivrer des sauvegardes,

toujours maintenus[1], mais si à charge au dedans du Royaume, et si voisins de la souveraineté, que le Conseil de Louis XV, profitant du désordre[2] des affaires de M. de Bouillon et de son mécontentement des principaux de sa vicomté[3], l'ont achetée quatre millions de lui, et ont cru[4] avec raison qu'il faisoit une mauvaise affaire, et le Roi une fort bonne[5].

Époque du changement de style des secrétaires d'État et avec les secrétaires d'État.

Parlant de M. de Louvois, voici une anecdote dont M. de Turenne sut profiter[6]. Les secrétaires d'État avoient toujours écrit aux ducs *Monseigneur*, et c'est aux soins et à l'autorité de ceux de cette époque qu'est due l'adresse de l'avoir fait réformer dans les[7] lettres imprimées. Le pur

d'ériger des communes et des consulats, de faire des lois et statuts, de juger les délits commis sur la voie publique et toutes les affaires civiles en première appellation et premier ressort, etc.

1. Voyez un important mémoire dans le dossier bleu 17 024 (vol. 641 du Cabinet des titres), fol. 17-72, et dans le ms. Clairambault 1155, fol. 1-41, et un autre, de 1722, aux Archives nationales, U 978, signé de l'avocat Cochin. Comparez les publications modernes de l'abbé Marche (1880), de M. Ph. de Bosredon (1880 et 1881), de M. de Bellefeu (1882), de M. R. Fage (1894), etc., ayant presque toutes paru sous les auspices des deux Sociétés du département de la Corrèze.

2. *Desordres*, au pluriel, dans le manuscrit.

3. Comme nous l'avons dit au tome XII, les habitants de la vicomté perdaient tout à leur réunion au Royaume.

4. Les deux verbes sont bien au pluriel malgré le sujet singulier *Conseil*.

5. En 1738 : *Luynes*, tomes I, p. 260 et 402, II, p. 86-88, III, p. 155 ; *Lettres du commissaire Dubuisson au marquis de Caumont*, p. 427 et 439. C'est seulement vers l'année précédente, 1737, que le duc de Bouillon avait enfin renoncé à la mouvance des terres de Noailles et Noaillac de façon qu'elles pussent être érigées en duché (*Luynes*, tome I, p. 175). La somme de quatre millions deux cent mille livres payée par le Roi, sur le pied du denier soixante du revenu, dut être appliquée au remboursement des dettes de M. de Bouillon. Ainsi fut consommée la réunion à la couronne du dernier subsistant des grands fiefs.

6. Anecdote déjà placée sous l'année 1699, tome VI, p. 126-131, et dont j'ai alors indiqué une rédaction antérieure dans la notice du duché de VALENTINOIS.

7. Cet article *les* est répété deux fois.

hasard a laissé en existence trois[1] lettres, des 2 novembre 1663, 13 septembre 1665, 5 février 1666, de M. Colbert, alors ministre et contrôleur[2] général des finances, qui avoit le même cérémonial que les secrétaires d'État, et qui le fut en 1669[3], à mon père à Blaye, qui lui écrit *Monseigneur* dessus, dedans et au bas, en marquant son nom. M. de Louvois, monté au comble de crédit et d'orgueil, fit entendre au Roi que ce style ne pouvoit convenir à ceux qui, par leurs charges, donnoient ses ordres et écrivoient en son nom : il le changea donc; mais il n'osa toucher à la maison de Lorraine, toute brillante du grand mariage de M. de Guise[4], de la mémoire toute récente du comte d'Harcourt, de la faveur de Monsieur le Grand son fils, ni s'exposer aux cris de Mlle de Guise[5], si haute et si considérée, moins encore à ceux de Monsieur, possédé par le chevalier de Lorraine. Ce fut un des fruits des quatorze érections de duchés-pairies[6] de 1663, et des quatre autres de 1665[7], et[8] du peu de concert et de force des ducs an-

1. *Trois* est en interligne, au-dessus de *deux*, biffé, la date *5 fr 1666* ayant été ajoutée également à la ligne suivante.

2. Après avoir écrit : *Ministre et Secr. d'Estat et Contr.*, i a biffé *Secr. d'Estat*, mais a laissé par mégarde les deux *et*.

3. Tout ce qui précède, depuis *qui avoit*, a été encore ajouté en interligne. — Notre auteur a voulu préciser exactement, mais sans y parvenir tout à fait, comme je l'ai fait observer en regard de la première rédaction de cette anecdote, tome VI, p. 126 et 127. A la date des deux premières lettres, Colbert n'était pas encore contrôleur général, mais seulement conseiller d'État et intendant des finances au département de la marine. Pour ministre, j'ai lieu de croire qu'il avait pris place au conseil d'en haut dès septembre 1661, et au moins en fut-il à partir de 1664, puisqu'il est qualifié ministre d'État dans le « dessus » d'une lettre de Chapelain du mois de juin et dans un acte de baptême du 14 janvier 1665 (Jal, *Dictionnaire critique*, p. 397).

4. Ci-dessus, p. 219.

5. Marie, sœur du duc, qui ne mourut que dix-sept ans après lui.

6. Au manuscrit, *Duchéz-pairie*.

7. Choiseul, Aumont, la Ferté et Montausier, reçus ensemble le 2 décembre 1665.

8. *Et* est en interligne.

ciens et nouveaux. M. de Turenne, averti à temps de cette entreprise, fut trouver le Roi, et cria si haut et avec tant d'autorité contre un complot fait par son ennemi pour l'humilier, et de l'exception de la maison de Lorraine, à l'égalité du rang et des honneurs de laquelle il avoit été élevé[1], qu'il obtint que sa maison conserveroit le *Monseigneur* des secrétaires d'État[2] : ce que celle de Rohan n'eut pas, quoique en pareil rang que MM. de Bouillon[3], et, quelque crédit qu'ait eu Mme de Soubise, jamais dans la suite elle ne l'a pu emporter[4].

Pour achever l'anecdote[5] des secrétaires d'État, M. de Louvois n'en demeura pas en si beau chemin : le même prétexte de flatterie, quelque grossière qu'elle fût, lui fit obtenir du Roi que tout ce qui ne seroit ni duc, ni prince, ni officier de la couronne, lui écriroit *Monseigneur :* ce qui, de lui, passa aux autres secrétaires d'État; et le rare fut qu'il ne le prétendit que des gens de qualité[6], et point du clergé ni de la robe. Beaucoup de gens distingués le refusèrent[7], et furent perdus[8] : M. de Louvois les poursuivit partout, et le Roi y ajouta toutes les marques de disgrâce.

1. *Elevé*, est en interligne, au-dessus d'*egalé*, biffé.

2. Voyez notre tome VI, p. 129, note 3. En 1659, Colbert recommandait à son frère l'intendant d'Alsace de ne pas manquer d'écrire : « A Son Altesse Monseigneur de Turenne » (*Lettres*, tome I, p. 328).

3. Tome VI, p. 129, note 5.

4. Au-dessous de ce paragraphe, il a écrit sur la marge intérieure : *Na à la pre ligne de la page suivante.* En effet, le paragraphe qu'on va lire maintenant ne se trouve qu'après celui qui viendra ensuite, qui finit la page 580 du manuscrit, et en tête de la page 581.

5. Le *d* d'*anecdote* surcharge une *n*.

6. « De tout ce qui n'étoit point titré, » a-t-il dit dans la première rédaction, tome VI, p. 130, comme ici d'ailleurs, sept lignes plus bas.

7. On peut voir, dans *Une province sous Louis XIV*, par M. Thomas, p. 203, note, comment s'en tira M. de Quincey parlant au nom des états de Bourgogne, en 1682. Un neveu de l'évêque de Noyon, obligé de se conformer à l'usage, ajoutait cette supplication à Louvois : « Au nom de Dieu, ne montrez pas ma lettre à mon oncle, car il me déshériteroit » (*Mémoires d'Amelot de la Houssaye*, tome II, p. 358).

8. Comparez les *Projets de gouvernement du duc de Bourgogne*, p. 139.

Ces exemples, qui n'en manquèrent aucun, soumirent enfin tout le monde, et il n'y eut plus personne qui ne portât ce joug, auquel les secrétaires d'État ajoutèrent encore[1] l'inégalité des souscriptions pour tout ce qui n'étoit pas titré[2]. Cela a duré jusqu'à l'éclipse des secrétaires d'État à la mort de Louis XIV[3].

M. de Turenne maria le comte d'Auvergne, son neveu, à la fille unique et seule héritière du prince de Hohenzollern, marquis de Berg-op-Zoom par sa femme[4]. Cette grande terre en Hollande, avec beaucoup d'autres biens[5], avec une alliance étrangère entée sur celle de la mère et de la grand mère[6], parut au vicomte un établissement, pour son neveu cadet, qui pouvoit en son temps avoir de grands avantages. Il ne tarda pas à lui faire accorder ses survivances de la charge de colonel général de la cavalerie et de son gouvernement de Limousin[7]. On[8] a vu p. 155[9] avec quelle adresse lui et son troisième neveu[10] mirent le Roi en situation de leur offrir pour lui sa nomination au cardinalat, et de s'en croire quitte à bon marché en la lui donnant, et[11] la charge de grand aumônier deux ans après : c'est-à-dire qu'il fut cardinal à vingt-cinq ans, et grand

1. *Encore* est répété deux fois, à la fin de la ligne et au commencement de la suivante.

2. Comparez tome VI, p. 130-131. Quand Pomponne souscrivait une lettre à Bussy de la formule : *Votre très humble et très obéissant serviteur*, au lieu de celle des secrétaires d'État : *Votre très humble et très affectionné*, c'est qu'il écrivait « en billet, » avec familiarité (*Correspondance de Bussy*, tome IV, p. 364 et 374). Au rapport de Foucault (*Mémoires*, p. 320), le maréchal de Joyeuse se plaignait que M. de Châteauneuf se servit de cette formule avec lui.

3. Ici, en marge : *N^a au d^r alinea de la page précedente.*

4. Tome VI, p. 31. — 5. Tome X, p. 249. — 6. Bergh et Nassau-Orange.

7. Le comte d'Auvergne conserva ce gouvernement jusqu'à sa mort, mais sans brevet de retenue. Selon Dangeau, le produit atteignait presque cinquante mille livres.

8. Avant *On*, il avait écrit, puis a biffé *Parmi tant de prospe*[*rité*], surchargé en *On a*.

9. Correspondant aux pages 277 et suivantes de notre tome V.

10. Le futur cardinal de Bouillon. — 11. *Et* semble surcharger *il*.

aumônier à vingt-sept. Tels furent les établissements que M. de Turenne procura à sa maison, à ses trois neveux, et à soi-même. Mais, parmi tant de splendeur, il reçut quelques déplaisirs : ses deux derniers neveux, enflés d'une situation si brillante, furent[1] tous deux tués en duel[2], et il eut la douleur que, mariant leur sœur à M. d'Elbeuf[3], jamais MM. de Lorraine ne voulurent passer à la future ni aux siens les qualités de prince et de princesse; le mariage en fut rompu, puis renoué, mais avec la même opiniâtreté de la part des Lorrains[4]. A la fin, M. de Turenne céda, et conclut le mariage avec la douleur du bruit que cela fit dans le monde[5]. Il trouva depuis le moyen de marier son autre nièce, sœur de celle-ci, à un frère de l'électeur de Bavière, l'un et l'autre morts sans enfants[6]. Je ne sais si la maison de Bavière eut la même délicatesse que la maison de Lorraine[7], ni si celle-ci l'a soutenue au contrat de mariage de M. de Bouillon père de celui-ci[8] avec sa

Qualité de prince absolument refusée à MM. de Bouillon au contrat de mariage de M. d'Elbeuf avec Mlle de Bouillon.

1. Avant *furent*, il a biffé *et*. — 2. Ci-dessus, p. 218.

3. Charles III de Lorraine, duc d'Elbeuf (1620-1692), devenu veuf d'une Lannoy en 1654, se remaria le 20 mai 1656 avec Élisabeth de Bouillon, qui mourut à Paris, le 23 octobre 1680, âgée de quarante-cinq ans, et il convola une troisième fois, comme nous l'avons vu, avec une Navailles.

4. L'intitulé du contrat, daté du 15 mai 1656, a été donné par Baluze, dans le tome II de son ouvrage, p. 825; le texte intégral est dans le ms. Baluze 198, fol. 140-145. Comme Lorrains, on n'y voit figurer que le duc François et son fils le prince Ferdinand. Loret raconta la signature et les cérémonies du mariage dans sa *Muse historique*, tome II, p. 194-195.

5. Une mention de ce fait reviendra en 1709; cependant le texte de Baluze donne aux Bouillons, ainsi qu'à MM. de Lorraine, la qualification de très haut et très puissant prince, et c'est sans doute pour cette raison que, comme le raconte Mlle de Montpensier (*Mémoires*, tome III, p. 96), les Lorrains refusèrent de signer, ne voulant point « faire des gentilshommes princes pour qu'ils voulussent s'égaler à eux. »

6. Comme nous l'avons vu dans nos tomes XII et XIII.

7. Dans les Preuves de Baluze (tome II, p. 826), les parents de l'épousée ont la qualification de hauts et puissants princes et princesses.

8. Emmanuel-Théodose (1668-1730), père de Charles-Godefroy (1706-1771) : tome X, p. 276, et ci-dessus, p. 102.

troisième femme, fille du comte d'Harcourt dit depuis le comte de Guise[1].

Qualité de prince au tombeau de M. de Turenne défendue par le Roi; pourquoi point d'épitaphe, ni de nom.

M.[2] de Turenne acheva sa vie avec la même gloire et la même autorité auprès du Roi, et la termina comme chacun sait[3]. La majesté de ses obsèques et de sa sépulture n'eut aucun rapport à sa naissance, ni à tout ce qu'il avoit acquis d'extérieur; ce fut la récompense de ses vertus militaires, et de la mort qui les couronna par un coup de canon à la tête de l'armée[4]. Le Roi défendit même très expressément que la qualité de prince fût employée nulle part à Saint-Denis[5], et c'est ce qui a fait que ses neveux, qui lui ont fait faire dans cette église un superbe mausolée dans une chapelle magnifique[6], n'y ont fait mettre

1. Emmanuel-Théodose, qui n'est encore que duc d'Albret, deviendra veuf en 1717 de Marie-Armande-Victoire de la Trémoïlle, et se remariera le 4 janvier 1718 avec Louise-Françoise-Angélique de Barbezieux, qui mourra le 8 juillet 1719; puis il convolera, pour la troisième fois, le 26 mai 1720, avec Mlle de Simiane, qui mourra le 8 août 1722, et, pour la quatrième fois, le 21 mars 1725, avec Louise-Henriette-Françoise de Lorraine, qui mourra le 31 mars 1737, veuve depuis sept années et âgée de trente ans, fille du comte d'Harcourt que nous avons vu épouser Mlle de Montjeu en 1705 (tome XIII, p. 1-8) et qui deviendra comte ou prince de Guise.

2. Ici, au début de la page 581 du manuscrit, vient le paragraphe sur Louvois qui a été reporté plus haut selon l'indication de l'auteur.

3. Tome X, p. 331-333; *Gazette* de 1675, p. 580, 582 et 616.

4. Voyez l'*Histoire des princes de Condé*, tome VII, p. 611-624, et les lettres de condoléance de Louis XIV au duc de Duras et à Monsieur le Prince, dans le tome IV de ses *Œuvres*, p. 14-18. Dangeau rapporte (*Journal*, tome III, p. 202) qu'en 1690 Monseigneur alla respectueusement voir l'arbre au pied duquel le maréchal était mort, et que les paysans des environs « y faisaient force croix. »

5. Louis XIV ordonna, le 25 août, que le corps du maréchal fût reçu à l'abbaye de Saint-Denis et déposé dans la chapelle Saint-Eustache en attendant la construction de celle qu'il projetait pour la sépulture des Bourbons : Arch. nat., K 119, n° 32; *Musée des Archives nationales*, n° 870; Bibl. nat., ms. Fr. 10 206, fol. 35-41. La translation eut lieu le 29 (*Lettres de Mme de Sévigné*, tome IV, p. 67-68, 99 et 105-106), et les neveux de Turenne firent élever un monument provisoire.

6. Notre auteur le voit à chaque anniversaire de Louis XIII.

aucun épitaphe[1], en sorte qu'à[2] voir ce tombeau, on ne peut conjecturer que c'est celui de M. de Turenne que par sa figure, qui ressemble à tous ses portraits[3], et par ses armes, qui n'ont d'autre ornement que la couronne de duc et des trophées[4]. Il n'y a même aucuns vers, aucune louange, parce qu'on n'a osé mettre cette précieuse qualité de prince, et qu'on n'a pas voulu montrer qu'on l'évitoit[5].

1. *Épitaphe* était aussi bien du masculin que du féminin.

2. Avant *à*, il a biffé *on ne peut conjecturer*, pour le récrire plus loin en interligne, au-dessus de *que c'est.*

3. Les plus célèbres portraits sont la gravure de Nanteuil d'après Philippe de Champaigne, faite pour les *Hommes illustres* de Perrault, et le buste de Coyzevox, au musée du Louvre. Le comte G. de Talhouët-Roy possède un buste en marbre, qui doit venir du château de Navarre.

4. Michel Félibien a donné dans son *Histoire de l'abbaye de Saint-Denis* (1706), p. 513-514 et 569-570, une description de ce tombeau, œuvre de Tuby et de Demarsy, et une estampe de Simonneau, que Baluze reproduisit dans son *Histoire*, avec les pièces relatives à l'inhumation. Nous verrons en 1710 comment Louis XIV, ayant à sévir contre le cardinal qui venait de passer à l'ennemi, ordonna de faire disparaître tout ce que les Bouillons avaient ajouté à la décoration primitive de cette chapelle funéraire, et qui pouvait « sentir le moins du monde le prince, » mais « en laissant cependant en son entier le mausolée, en sorte qu'il reste avec la décence convenable pour marquer à la postérité l'honneur que les services du maréchal de Turenne lui ont attiré de notre part après sa mort. » Mme de Maintenon écrivait alors au duc de Noailles : « On rompt, on efface les fleurs de lis et les armes que le cardinal de Bouillon a fait mettre à Saint-Denis, dans la chapelle d'Évreux, pour confondre quelque jour le nom de Bourbon avec le sien. On laisse seulement les armes de M. de Turenne sur son tombeau. Plus on approfondit tout ce qui a rapport à ce Pantalon suisse, plus on trouve de preuves de son incroyable vanité. » De même, à Cluny, où le cardinal se complaisait depuis 1695 à préparer un fastueux monument qui devait rappeler l'attache de sa maison avec les ducs d'Aquitaine du dixième siècle, fondateurs de la célèbre abbaye, l'érection de ce mausolée fut suspendue par un arrêt de 1711, et jamais achevée. Il n'en reste que l'estampe insérée dans le livre de Baluze.

5. En racontant la profanation de cette sépulture par les révolutionnaires de 1793, et le transfert de ce qui resta des reliques de Turenne et du monument même dans l'église des Invalides (22 septembre 1800), le feu baron de Guilhermy a reproduit (*Inscriptions de*

Époque et raison du mot Auvergne ajouté au nom* de la Tour.

C'est du temps de ces deux fameux frères que le nom d'Auvergne a peu à peu été joint à celui de la Tour[1]. Il y a en Limousin, en Dauphiné, et en d'autres provinces, des maisons de la Tour qui ne sont point de celle-ci, et qui toutes ont des armes différentes les unes des autres[2], et n'ont aucune parenté entre elles[3]. Ce mot d'Auvergne s'ajouta d'abord[4] comme pour distinction, et pour montrer de laquelle on parloit; après, cela devint équivoque : l'attachement[5] à ce mot pour s'en faire un nom découvrit le projet. Le cardinal de Bouillon se prétendit sorti par mâles des anciens comtes de la province d'Auvergne

la France, tome II, p. 679) le texte de l'inscription qui avait été fixée sur le cercueil même : « Ici est le corps de sérénissime prince Henri de la Tour-d'Auvergne, vicomte de Turenne, maréchal général des camps et armées du Roi, colonel général de la cavalerie légère de France, gouverneur du haut et bas Limousin, etc., lequel fut tué d'un coup de canon le 27 de juillet l'an 1675. »

1. Voyez ci-après, aux Additions et corrections, p. 636, une citation du mémoire de 1710 publié dans les *Écrits inédits*.

2. Toutes armoiries parlantes, dont le meuble principal était une tour, avec des additions, brisures ou écartelures variées. On peut voir les modifications successives de l'écu de la Tour-d'Auvergne soit dans les sceaux que Baluze a fait graver pour son livre, soit dans le recueil formé par Clairambault, ms. 1155, fol. 46-66.

3. La Tour de Juzes, de Saint-Paulet et de Montauriol, en Lauraguais; la Tour-Châtillon, en Valais; la Tour-du-Pin, en Dauphiné; la Tour-de-Lieux, en Cominges, etc. C'est l'*Histoire généalogique* qui dit (tome IV, p. 524) que le nom de la Tour est trop commun dans toutes les provinces, particulièrement en Guyenne et à la cour des anciens comtes de Toulouse, et qu'il y a trop peu de sûreté dans la filiation des premiers degrés. On trouve un relevé de nombre de ces maisons homonymes dans les dossiers du Cabinet des titres et dans ceux de Gaignières et de Clairambault. En Auvergne même, nous verrons le cardinal refuser de reconnaître pour ses parents des la Tour de Murat et d'Apchier, parce qu'ils avaient pris femme chez les Sainctot et étaient pauvres, tandis que le duc de Bouillon vivant sous Louis XV finit par accepter cette consanguinité, aussi bien que celle des la Tour-du-Pin; cette dernière avait été admise par Baluze.

4. *D'abort* surcharge d'autres lettres. — 5. Avant l'article, il a biffé *et*.

* *Au nom* est en interligne, au-dessus d'*à celuy*, biffé.

cadets des ducs de Guyenne[1], et n'omit rien pour trouver à Cluny, qui est de la fondation de ces princes[2], de quoi appuyer cette chimère. Elle lui venoit sans doute de plus loin. On a vu[3] l'affectation avec laquelle ils voulurent avoir, par l'échange, cette terre particulière qui a été ailleurs plus d'une fois expliquée, et qu'on appelle le comté d'Auvergne. Le second fils du duc de Bouillon qui fit l'échange[4] en porta le nom[5]. Ils espérèrent la confusion, dans l'esprit du gros du monde, du titre d'une terre médiocre, ordinaire, et tout à fait sans distinction et particulière, avec celui du titre de la province même, et persuader ainsi leur origine des anciens[6] comtes de la province d'Auvergne, puisqu'ils en portoient le nom et le titre[7], comme la plupart des gens sont infatués que les Montmorencis sont les premiers barons du Royaume parce qu'ils prennent le titre de premier baron de France, c'est-à-dire de la France proprement dite comme province, qui est grande comme la main, autour de Montmorency et de l'abbaye de Saint-Denis, dont Montmorency relevoit, et que, de sa situation, on appelle Saint-Denis-en-France[8]. C'étoit donc, non plus simple-

1. Ou plutôt d'Aquitaine première. On a la liste, depuis l'an 760 environ, des comtes d'Auvergne, devenus héréditaires cent vingt ans plus tard; mais rien n'est établi sûrement.

2. Cluny fut fondé en 910 par Guillaume, dit *le Pieux*, duc d'Aquitaine, comte d'Auvergne et marquis de Nevers, qui fonda aussi le monastère de Sauxillanges en 917.

3. Ci-dessus, p. 179. — 4. L'échange de Sedan, en 1651.

5. Le comte d'Auvergne que nous verrons mourir à la fin de 1707.

6. *Des anciens* corrige *de l'a.*

7. Et le blason aussi, car le père du maréchal de Bouillon, sous prétexte que sa mère était héritière d'un rameau cadet des la Tour qui avaient fait, au quinzième siècle, la seconde lignée de comtes d'Auvergne, joignit à ses armes, déjà écartelées de Turenne, le gonfanon qui était l'emblème de ces comtes depuis la fin du douzième siècle, et le maréchal, puis son fils le duc Frédéric-Maurice, finirent par le placer en cœur sur l'écartelure de leur écusson, à l'endroit le plus honorable.

8. Voyez ce qui en a déjà été dit dans notre tome II, p. 237-238, et comparez le début de la notice du duché de MONTMORENCY, dans le tome V des *Écrits inédits*, p. 122-123. C'est, dit-on, en 1390 que

ment déplaire, mais offenser le cardinal de Bouillon et les siens, que de parler de leur maison sous le seul nom de la Tour, comme leurs pères l'avoient toujours pris et signé unique partout; il fallut dire : la Tour *d'*Auvergne, jouant sur le mot, et se garder surtout de l'expression trop claire de la Tour *en*[1] Auvergne, qui ne se pardonnoit point. Ils avoient enfin compris le peu de sûreté d'un rang qui se peut ôter comme il a[2] pu être donné, avec la différence que le dernier est justice et raison, d'un rang sans prétexte de naissance, puisque leurs pères n'y avoient jamais prétendu et n'avoient jamais été distingués de tous les autres seigneurs qui n'avoient ni dignité ni office de la couronne. Ils ne pouvoient se dissimuler à eux-mêmes[3] que la possession, même légitime, de Sedan ni de Bouillon n'avoit jamais donné ni fait prétendre aucun rang ni distinction en France, et nulle part en Europe; qu'ils ne sortoient pas même des possesseurs légitimes; enfin[4], de quelle façon leurs père et grand-père les avoient eus. Le grand parti de rang qu'ils en avoient su tirer leur paroissoit donc mal assuré dans un temps ou dans un autre, et, quoique ce rang, même pour les maisons vraiment souve-

Jacques Ier de Montmorency fit exposer au Parlement qu'à l'époque où Robert le Fort s'empara du duché de France, le baron de Montmorency fut le premier à lui prêter serment; mais, en 1624, l'historiographe de cette illustre maison, André du Chesne, prétendit, dans son chapitre v, p. 37-50, que l'appellation de premier baron rappelait un certain Lisbius, premier Gaulois converti par l'apôtre Denis, ou bien un chevalier Lisoie baptisé le premier après Clovis. Cette légende se perpétua, avec quelques variantes (*Mercure* de décembre 1711, 1re partie, p. 49-96). Le cri de guerre de la maison était : DIEU AIDE AU PREMIER BARON CHRÉTIEN! La qualification de premier baron de France, consacrée par les lettres d'érection en duché-pairie de 1551 et par les monuments de la numismatique, est plus acceptable, surtout dans le sens indiqué ici par notre auteur, pour la seconde fois, et qu'il avait développé plus longuement au début de sa notice MONTMORENCY. — Du Chesne et l'abbé Lebeuf ne sont pas d'accord quant à la mouvance de Saint-Denis.

1. Il a souligné les prépositions *d'* et *en*. — 2. *A* surcharge un *p*.
3. *Mesme*, sans accord, au manuscrit. — 4. *Enfin* est en interligne.

raines, fût inconnu en France jusqu'aux Guises, à qui il fallut tant d'adresse, de puissance et de degrés pour l'établir, par conséquent très susceptible d'y tomber, c'en étoit tout un autre danger pour des seigneurs particuliers, distingués depuis si peu, et à si peu de titre, ou plutôt de prétexte, et qui, bien loin de voir encore aujourd'hui l'aîné de leur maison un véritable souverain depuis tant de siècles, comme est le duc de Lorraine, n'en pouvoient montrer la moindre apparence chez eux en aucun temps[1].

Cartulaire de Brioude.

Dans cette angoisse, une fortune inespérable[2] les vint trouver. Un vieux cartulaire de l'église de Brioude[3] enterré

1. La branche aînée des seigneurs de la Tour (aujourd'hui Latour-d'Auvergne, arr. Issoire) avait recueilli la succession des comtes d'Auvergne et de Boulogne du chef de Marie d'Auvergne, mariée en 1390 à Bertrand V de la Tour et morte en 1437; mais, cette branche étant tombée en quenouille au bout de quatre générations, sa succession passa à la mère de Catherine de Médicis. C'est alors, en mai 1501, que le chef de la branche cadette, dite d'Olliergues, détachée de la tige commune dès la fin du treizième siècle, et qui, par la dernière Beaufort, venait d'hériter de la vicomté de Turenne, releva le titre de baron de la Tour sous prétexte que cette terre était substituée aux mâles à l'exclusion des filles, et fit disparaitre la brisure de ses armes. On a vu plus haut, p. 234, note 7, que le mariage conclu à la génération suivante avec la dernière des la Tour-Montgâcon autorisa, ou du moins entraîna les la Tour-Turenne à relever aussi les armoiries des anciens comtes, comme descendant d'eux par une femme. Non content de cette prétention, le duc Frédéric-Maurice chargea son surintendant Christophe Justel d'établir les preuves d'une descendance directe par mâles; Justel fit paraître en 1644 un *Stemma Arvernicum*, en 1645 l'*Histoire* dont il sera parlé dans l'appendice VIII, p. 534, et qui rattachait ses clients à un fils cadet de l'auteur de la seconde lignée de comtes d'Auvergne. L'addition de ce nom à celui de la Tour trouvait ainsi sa justification.

2. *Dans cette angoisse* a été ajouté en fin de ligne et en marge, et *inesperable* corrige *incsperée*.

3. L'église Saint-Julien de Brioude, en basse Auvergne, sur l'Allier, possédait, depuis le neuvième siècle, un chapitre noble de trente-huit chanoines-comtes. M. Doniol a publié le principal cartulaire de cette antique église en 1863; mais la production de textes du dixième siècle qui fut faite en 1695, par les soins du cardinal et pour prouver la parenté directe d'un Géraud de la Tour avec les Acfred ducs d'Aquitaine et comtes d'Auvergne, se composait uniquement de feuillets détachés

dans l'obscurité de plusieurs siècles fut présenté au cardinal de Bouillon; ce titre avoit les plus grandes marques de vétusté, et contenoit une preuve triomphante de la descendance masculine de la maison de la Tour des anciens comtes d'Auvergne cadets des ducs de Guyenne[1]. Le cardinal de Bouillon fut moins surpris que ravi d'aise d'avoir entre ses mains une pièce de si bonne mine, car c'étoit là le point, plus que ce qu'elle témoignoit. De longue main, pour sa réputation d'abord, après pour sa chimère, il s'étoit attiré tout ce qu'il avoit pu de savants en antiquités. De tout temps les jésuites lui étoient dévoués, comme[2] lui à eux, sans mesure, et, parmi tous les démêlés que son abbaye de Cluny lui avoit causés avec ses religieux[3], il avoit eu grand soin de ménager les savants des trois congrégations françoises de l'ordre de Saint-Benoît[4]. Baluze[5], [*Add. St-S.* 711]

d'un autre cartulaire dont on ne pouvait prouver l'existence réelle, d'extraits d'un petit cartulaire qui disparut immédiatement, et de passages interpolés ou altérés dans le grand cartulaire, dans l'obituaire de la même église, enfin dans le cartulaire du prieuré bénédictin de Sauxillanges. C'est ce qui sera raconté sommairement dans l'appendice VIII, ainsi que le procès du faussaire qui avait fourni ces textes, et que la préparation du livre de Baluze, d'où résulta la disgrâce de ce savant en 1710.

1. Tout ce qui vient d'être dit dans ces dernières lignes est transcrit presque textuellement du mémoire sur les maisons de Lorraine, de Rohan et de la Tour que notre auteur avait composé dès 1710, et qui est compris dans le tome III de ses *Écrits inédits*. Voyez ci-après, Additions et corrections, p. 636.

2. *Co^e* est en interligne, au-dessus d'un *et* biffé.

3. Voyez, en dernier lieu, nos tomes XI, p. 77-79, et XIII, p. 45 et 202.

4. Cluny, Saint-Vanne et Saint-Maur. Ces trois congrégations se consacraient, à l'envi l'une de l'autre, aux travaux d'érudition et de critique historique, comme le font leurs représentants actuels.

5. Étienne Baluze, né à Tulle, le 24 novembre 1630, d'une famille de magistrature locale, prit les ordres mineurs et fut pourvu, comme clerc tonsuré et grâce à la protection de Colbert, de divers prieurés et canonicats, même d'une charge d'aumônier du Roi (9 août 1679), mais se donna entièrement à la publication des textes historiques et à l'enseignement du droit canon dans la chaire du Collège de France dont il fut pourvu le 31 décembre 1689, et mourut à Paris, le 28 juillet 1718. On a son portrait à mi-corps, gravé par S. Thomassin d'après Rigaud.

qui avoit formé la belle et immense bibliothèque de M. Colbert, qui protégea toujours les lettres et les sciences[1], s'étoit fait un grand nom en ce genre et beaucoup d'amis par avoir été souvent l'introducteur des savants auprès de ce ministre, et le canal des grâces[2]. Il avoit soutenu sa réputation, depuis la mort de son maître[3], par plusieurs ouvrages qu'il avoit donnés au public[4]. Le cardinal de Bouillon se l'étoit attaché par des pensions et par des bénéfices[5]. Son fort étoit de démêler l'antiquité historique et généalogique, et ses découvertes et sa critique étoient

1. L'histoire de la bibliothèque de Colbert a été reconstituée par M. Léopold Delisle dans le tome I du *Cabinet des manuscrits*.

2. D'abord secrétaire de l'archevêque de Toulouse Montchal, et ensuite de son successeur le savant Marca, qui lui légua ses manuscrits, puis de l'archevêque d'Auch la Motte-Houdancourt, c'est vers 1667 que Baluze s'attacha à Colbert, qui lui fit donner aussitôt une des pensions attribuées aux gens de lettres, et, outre les services qu'il rendit au ministre pour les acquisitions de livres et de manuscrits précieux, il composa pour son fils Seignelay des traités sur les décimes et sur les subventions extraordinaires du clergé. Il resta garde de la bibliothèque Colbertine jusqu'en 1700 et eut la direction du Collège de France de 1707 à 1710. Pierre Clément a publié une très petite partie de sa correspondance avec le ministre dans le tome VII du recueil des *Lettres et instructions*. Sa Vie, dont lui-même avait laissé une esquisse, a été racontée à plusieurs reprises par les historiens limousins, et, lorsqu'il mourut, ses collections manuscrites devinrent la propriété de la Bibliothèque du Roi, aujourd'hui Bibliothèque nationale.

3. *Maistres*, au pluriel, corrigé en *maistre*, au singulier.

4. La bibliographie des œuvres de Baluze a été faite en dernier lieu par M. Ernest Rupin et par M. René Fage, ses compatriotes. Parmi les ouvrages qu'il fit paraître après la mort de Colbert, il faut citer la *Conciliorum nova collectio* (1683), les *Vitæ paparum Avenionensium* (1693), que l'Index censura lorsque fut mort son protecteur Casanata, et quelques-uns des volumes de *Miscellanea*. Disgracié en 1710, Baluze ne s'occupa plus que de l'histoire de Tulle, sa patrie, d'une édition critique des écrits de saint Cyprien, et d'un recueil sur le concile de Bâle. Saint-Simon ne possédait que son édition célèbre des *Capitularia regum Francorum* et un exemplaire de l'*Histoire de la maison d'Auvergne*.

5. On trouvera ci après, p. 556-557, ce que le cardinal fit pour Baluze soit dans le cours de son travail, soit après la disgrâce de 1710.

estimées[1]. Ce n'étoit pas qu'on le crût à toute épreuve. Sa complaisance pour cet autre maître le déshonora : il fit une généalogie de la maison d'Auvergne, c'est-à-dire de la Tour, dont le nom peu à peu se supprimoit pour faire place au postiche, et il la fit descendre de mâle en mâle des anciens[2] comtes d'Auvergne cadets des ducs de Guyenne. La fausseté veut être bien concertée ; mais il est dangereux qu'elle la soit trop : il faut attraper un milieu avec adresse pour tromper avec un dehors de simplicité qui surprenne, et qui impose. Ce fut l'écueil contre lequel toute cette belle invention se brisa. Rien de plus semblable au cartulaire que cette nouvelle généalogie par ses découvertes ignorées jusqu'alors, et, quoique cette pièce la dût être[3] entièrement pendant la composition de l'ouvrage, [puis]qu'elle ne devoit pas encore être trouvée, l'un et l'autre se montra[4] prêt en même temps[5]. Néanmoins, il fut jugé plus expédient de produire le cartulaire le premier, et d'en attendre le succès avant de publier l'*Histoire de la maison d'Auvergne*[6]. Pour le mieux assurer, le cardinal de Bouillon joua le modeste, et fit difficulté d'ajouter foi à une pièce si décisive. Il en parla en confiance à ce qu'il put de savants, avec doute, en les priant de bien examiner et de ne le laisser pas prendre pour dupe ; et toutefois ajoutoit, avec un air de desir et de complaisance, que cette descendance étoit de tout temps l'opinion et la tradition de sa maison, quoique, et voilà une belle contradiction[7], jusqu'au maréchal de Bouillon, elle ne fût pas tombée dans la

Histoire de la maison d'Auvergne par Baluze.

Le cardinal de Bouillon fait faire le cartulaire et cette histoire

1. *Estoit* a été corrigé en *estoient*, et le pluriel ajouté à *estimée*.
2. Avant *anciens*, il a biffé un premier *anci[ens]*, surchargeant *C[omtes]*.
3. Ces cinq derniers mots sont en interligne. Ensuite, Saint-Simon a biffé *ignoré* après *entierement*, et, plus loin, avant *puisqu'elle*, il a biffé aussi *co• il devoit l'estre*, et même, par mégarde, *puis*.
4. *Monstra* est en interligne, au-dessus de *trouva*, biffé.
5. On verra, p. 554-556, que ceci n'est pas exact.
6. Ci-après, p. 241 et 244.
7. Ces cinq mots d'incidence ont été ajoutés en interligne.

pensée d'aucun d'eux, et que, si elle étoit née pour la première fois dans celles de son père et de son oncle, comme il y a lieu de le soupçonner par leur affectation d'avoir cette terre appelée le comté d'Auvergne et la jonction du mot d'Auvergne au nom de la Tour, au moins n'avoient-ils[1] osé s'en laisser entendre avec toute la splendeur, la gloire, le crédit, l'autorité dont ils avoient joui[2]. D'autres sortes de savants subalternes et mercenaires, aussi consultés pour avoir lieu de les faire admettre à l'examen de la pièce par les premiers et avec eux, furent bien endoctrinés par Baluze à dire ce qu'il falloit à propos, et lui-même, à découvert, paya du poids de sa réputation et de toute l'adresse de son esprit, dès longtemps préparées sur une matière si importante et si jalouse[3]. Soit que les véritables examinateurs y fussent trompés, soit qu'ils se fussent laissé séduire, soit, comme il y a plus d'apparence, qu'ils vissent bien ce qui en étoit, mais qu'ils ne voulussent pas se faire un cruel ennemi du cardinal et de toute sa maison pour chose qui, au sens de ces gens obscurs qui ne connoissent que leurs livres, ne blessoit personne et n'importoit à personne, ils prononcèrent en faveur du cartulaire, et le P. Mabillon[4], ce bénédictin si connu dans toute l'Europe par sa science et par sa candeur, laissa entraîner

1. *Ils* est en interligne.

2. Cependant c'est sous l'inspiration des deux frères qu'avaient paru les publications de Christophe Justel dont il a été parlé ci-dessus, p. 236, note 1. La filiation était tout établie depuis un demi-siècle; Baluze et les nouveaux documents ne firent que confirmer et justifier sur certains points, modifier en certains autres l'œuvre de Justel et de quelques généalogistes venus depuis lui. Voyez ci-après, p. 534-537.

3. Si délicate, si exposée à la critique des jaloux: ci-dessus, p. 186.

4. Jean Mabillon, religieux de la congrégation de Saint-Maur, né à Saint-Pierremont, près de Vouziers, en 1632, venu à Paris en 1667, seconda son maître dom Luc d'Achery pour la rédaction du *Spicilegium*, fut chargé par Colbert d'aller recueillir des documents en Allemagne, alla également en Italie, en 1689, aux frais du Roi, mais ne voyagea plus depuis que pour l'abbaye Saint-Germain-des-Prés, tout entier à ses célèbres ouvrages sur l'ordre de Saint-Benoit, la liturgie, la diploma-

son opinion par les autres. Avec de tels suffrages, que ce dernier couronnoit, le cardinal de Bouillon ne feignit plus[1] de parler à l'oreille de ses amis de sa précieuse découverte, et surtout de bien[2] étaler tout ce qu'il avoit fait et toutes les précautions qu'il avoit prises pour n'y être pas trompé. Par ce récit, il comptoit d'en constater entièrement la vérité; et, de ses amis, la nouvelle en gagna d'autres, et bientôt la ville et la cour, comme il se l'étoit bien proposé. Chacun lui fit des compliments d'une si heureuse découverte, la plupart pour se divertir de la mine qu'il leur feroit : ce fut un chaos, plutôt qu'un mélange de la vanité la plus outrée et de la modestie la plus affectée, et d'une joie immodérée qui éclatoit malgré lui. Il falloit, pour la vraisemblance, garder quelque interstice entre la publication de cette découverte et celle de l'*Histoire d'Auvergne*[3], pour en rompre la cadence autant qu'il se pourroit aux yeux du public. Le malheur voulut que de Bar[4], ce va-nu- De Bar

tique, les études monastiques, les documents des temps primitifs. En juillet 1701, le Roi le fit entrer comme honoraire à l'Académie des inscriptions. Il mourut à l'Abbaye, le 27 décembre 1707. On a son éloge dans le tome I de l'*Histoire de l'Académie*, p. 355-368, sa Vie par dom Ruinart (1709), par Chavin de Malon (1843), par M. Henri Jadart (1878), par le prince Emmanuel de Broglie (1888). Notre auteur, qui ne reparlera plus de l'illustre religieux, ne possédait de lui, dans sa bibliothèque, que le traité *De la sainteté et des devoirs de la vie monastique* (1683) et celui des *Études monastiques* (1691), avec la réponse de l'abbé de Rancé. On verra ci-après, p. 538-539, comment Mabillon et son confrère dom Thierry Ruinart furent adjoints à Baluze pour attester l'authenticité des documents produits en 1695.

1. Ci-dessus, p. 164. — 2. *De bien* surcharge *d'en*.

3. *Histoire généalogique de la maison d'Auvergne, justifiée par chartes, titres, histoires anciennes*, etc., en deux volumes in-folio, chez A. Dezallier, 1708. Un exemplaire figure dans le catalogue de la bibliothèque de notre auteur, n° 995. Dans l'appendice VIII, je dirai brièvement ce qui s'était passé entre la production des documents suspects en 1695 et la mise au jour, treize ans plus tard, de l'ouvrage de Baluze.

4. Jean-Pierre de Bar, ancien auxiliaire du généalogiste du Bouchet, et qui, depuis la mort de celui-ci, avait été gouverneur d'un fils Caumartin et travaillait pour d'Hozier aux preuves des demoiselles de

arrêté pour faussetés.

pieds[1] qui avoit, disoit-on, déterré ce cartulaire, et qui l'avoit présenté au cardinal de Bouillon[2], fut arrêté dans cet intervalle et mis en prison pour faussetés par ordre de la Chambre de l'Arsenal[3]. Cet événement fit quelque bruit, qui intrigua les Bouillons, mais qui[4] rendit leur cartulaire fort suspect et fit mettre force lunettes pour l'examiner. Des savants sans liaison avec les Bouillons le contestèrent, et tant fut procédé, que de Bar, arrêté pour d'autres faussetés, fut poussé sur celle-ci. La Reynie, si redoutable aux vrais criminels par ses lumières et sa capacité, et par l'expérience des prisonniers de la Bastille et de Vincennes dans sa charge de lieutenant de police si longtemps mais si intègrement exercée, et en[5] magistrat des anciens temps, présidoit en chef à la Chambre de l'Arsenal[6], et fit subir à de Bar divers interrogatoires sur le cartulaire de Brioude[7]. Il se défendit le mieux qu'il put; mais il laissa échapper des choses délicates qui le firent resserrer et presser de nouveau. Alors l'alarme se mit dans la maison de Bouillon, prête à[8]

Bouillons sollicitent*

Saint-Cyr, ainsi que pour le chapitre de Brioude et pour divers particuliers. Voyez ci-après, p. 537-538.

1. Comme celui des Matignon : ci-dessus, p. 175.

2. Ci-après, p. 543-545.

3. On verra ci-après, p. 544, comment de Bar fut compris dans les poursuites contre les faussaires dont il a été parlé p. 177, et arrêté le 15 août 1700, temps où le cardinal était encore à Rome.

4. *Qui* est en interligne.

5. *Et en* est en interligne, au-dessus d'un premier *et en*, surchargeant *mais*.

6. Cette chambre ne fut constituée que par lettres du 12 juin 1701 (Arch. nat., O[1] 45, fol. 109 v° et 136 v°). Elle se composait de M. du Buisson, conseiller d'État et intendant des finances, de trois autres conseillers d'État : Fourcy, Amelot, Voysin ; de sept maîtres des requêtes : Jassaud, le Camus, de la Boutière, Pontcarré, le Guerchoys, Foullé, Doujat, et de M. Robert, agissant comme procureur général; mais il n'y avait pas de conseillers au Parlement comme notre auteur l'a dit p. 177.

7. L'instruction et les interrogatoires ne furent pas menés par la Reynie, mais par M. du Buisson, sous la direction du ministre Chamillart.

8. *Preste* corrige *pres*, et *à* est en interligne au-dessus de *de*, biffé.

* Il a écrit par mégarde : *sollicent*.

voir éclater la fourberie. Il n'est rien qu'ils ne fissent pour en parer le coup, d'abord sourdement, par la honte de paroître; mais, voyant que le tribunal ne relâchoit rien de la rigueur de l'examen, la douleur et le bruit des savants qu'ils avoient trompés, et le cri public, ils se mirent à solliciter ouvertement pour de Bar, et à y employer tout leur crédit. A la fin, l'inflexibilité de la Reynie, et l'indignation qui échappoit aux autres magistrats de la Chambre de l'Arsenal, les réduisit à un parti extrême. M. de Bouillon, que le Roi aimoit, lui avoua qu'il ne voudroit pas répondre que son frère le cardinal n'eût été capable, à leur insu à tous, d'essayer à constater de[1] faits incertains, et, prenant le Roi par ce qui le touchoit[2] le plus, qui étoit la confiance, il ajouta que, se mettant ainsi entre ses mains sur une chose si délicate, il le supplioit d'arrêter cette affaire par bonté pour ceux qui n'y avoient point trempé, qui n'étoient coupables que d'une crédulité trop confiante pour un frère, et de leur faire au moins la grâce de les sauver de la flétrissure d'y être nommés en rien. Le Roi, avec plus d'amitié pour M. de Bouillon que de réflexion à ce qu'il devoit de réparation à l'injure publique, voulut bien prendre ce parti. Cependant l'abbé d'Auvergne, longtemps[3] depuis cardinal au scandale public le plus éclatant et le plus éclaté[4], sollicitant de toutes ses forces, n'eut pas honte de dire aux juges, pour les toucher, à peu près ce que M. de Bouillon dit au Roi[5]. De Bar enfin, atteint et convaincu d'avoir fabriqué ce cartulaire de l'église de Brioude, ne fut point poussé par delà l'aveu qu'il en fit en plein tribunal[6], pour éviter, par ordre du Roi à la Reynie, qu'il ne parlât du cardinal, et peut-être de quelques autres Bouillons[7]. Le

pour de Bar.

Aveu du duc de Bouillon au Roi pour arrêter l'affaire, et de l'abbé d'Auvergne aux juges.

De Bar, convaincu, s'avoue en plein tribunal fabricateur du cartulaire,

1. Il a biffé l'*s* à *des*. — 2. Le *c* de *touchoit* surcharge un *p*.
3. La lettre initiale de *longtemps* surcharge *d[epuis]*.
4. Singulier emploi du même verbe *éclater* en adjectif verbal et en participe passé.
5. On verra ci-après, p. 550-553, à quoi se réduisit l'intervention de MM. de Bouillon.
6 et 7. On verra aussi, p. 546-547, que ceci n'est pas exact.

qui est déclaré faux, et lui faussaire. Cause et singularité de la peine infligée à de Bar.

cartulaire fut déclaré faux et fabriqué par ce faussaire, et, par la raison susdite, de Bar, par le même arrêt[1], ne fut point condamné à mort, mais à une prison perpétuelle, parce que les autres faussetés sur lesquelles il fut d'abord arrêté n'étoient rien en comparaison de celle-ci[2]. On peut comprendre que cette aventure fit un grand éclat; mais ce qui ne se comprend pas si aisément, c'est que MM. de Bouillon, qui en devoient être si embarrassés, osèrent, quinze mois après[3], demander à M. le Chancelier l'impression de l'*Histoire de la maison d'Auvergne*, et que M. le Chancelier l'accorda[4]. Les réflexions seroient trop fortes et m'écarteroient de mon sujet : il en est seulement de dire que le monde en fut étrangement scandalisé, et qu'un aussi gros ouvrage, et si recherché, dont le fondement unique étoit ce cartulaire[5], qui parut aussi promptement après l'éclat[6], ne sembla à personne avoir été fait et achevé

Histoire de la maison d'Auvergne, par Baluze*, publiée aussitôt après.

1. Arrêt du 11 juillet 1704 : ci-après, p. 550.

2. Cette phrase ne se comprend guère. De Bar ne fut condamné ni à mort ni à la prison perpétuelle, mais au bannissement pour neuf ans, et c'est le Roi qui, de sa propre autorité, ordonna de le retenir à la Bastille. Saint-Simon dira que J.-P. de Bar finit par se casser la tête dans sa prison. Il fait confusion avec un des autres faussaires, Chassebras de Cramaille, mort de cette manière dès le 19 octobre 1700, avant même que son affaire eût pu être instruite; de Bar ne mourut à la Bastille que le 28 mars 1714.

3. Ces trois mots sont en interligne.

4. Une dernière déclaration du 2 octobre 1701 avait fait défense à tous libraires de vendre un livre sans en avoir obtenu le privilège au grand sceau de la Chancellerie. Ce privilège, qui, en outre, protégeait l'auteur contre les reproductions, s'imprimait en tête ou à la fin du livre. Celui de l'*Histoire* de Baluze fut délivré par le chancelier Pontchartrain le 8 février 1705, l'abbé J. Galloys, secrétaire perpétuel de l'Académie des inscriptions, ayant donné, le 25 janvier, comme censeur, ce certificat : « Je n'ai rien trouvé qui puisse en empêcher l'impression ; je crois, au contraire, que le public en retirera de l'utilité. » Mais le livre ne parut qu'en 1709, avec la date de 1708.

5. Ceci est singulièrement exagéré.

6. *Après l'eclat* est en interligne.

* Les deux mots *par Baluze* ont été ajoutés en interligne, après coup.

qu'avec le cartulaire même, et par conséquent aussi faux que lui. C'est le jugement qui en fut universellement porté, qui déshonora Baluze jusqu'à faire rompre avec lui beaucoup de savants et plusieurs de ses amis, et qui mit le comble à la confusion de cette affaire[1]. On verra en son temps[2] ce que ce beau livre devint.

Après avoir réparé ces deux oublis, l'un sur la maison de Rohan, l'autre sur celle de Bouillon, revenons d'où nous sommes partis[3].

La situation pressée[4] des affaires, qui avoit fort augmenté les dépenses de la guerre par tout ce qu'on avoit perdu de troupes et de terrain, avoit[5] obligé le Roi, depuis deux ou[6] trois ans, à diminuer, puis à retrancher les étrennes qu'il donnoit aux fils et[7] aux filles de France, qui se montoient fort haut[8]. Le Trésor royal lui apportoit tous les premiers jours de l'an, pour les siennes, trente-cinq mille louis d'or, de quelque valeur qu'ils fussent[9]. Cette

1707. Retranchement d'étrennes et de partie* de la pension de Mme de Montespan. [*Add. St-S. 712*]

1. Ci-après, p. 275 et 316. — 2. En 1710. — 3. Ci-dessus, p. 133.

4. Cet emploi de *pressé* peut se rapprocher, comme sens, de la locution *être en presse*, que nous avons eue au tome XIII, p. 405.

5. *Avoie[nt]*, au pluriel, corrigé en *avoit*.

6. *Ou* est en interligne, au-dessus d'*et*, biffé. — 7. *De* surchargé en *et*.

8. Voyez les *Mémoires de Sourches*, tome III, p. 188. En 1704 (*Dangeau*, tome IX, p. 394), sur quarante-deux mille pistoles de dix livres, le Roi en avait donné quatre mille au Dauphin, deux mille à Mme la duchesse de Bourgogne, et autant à Madame. Dans la guerre précédente, en 1690 (*ibidem*, tome III, p. 48), les parts du Dauphin, de sa femme et de Monsieur avaient été réduites de moitié, et Madame n'avait rien eu.

9. Le louis d'or (tome II, p. 274) ne variait pas moins souvent de valeur que les autres espèces; il se trouvait à treize livres cinq sols en janvier 1707, et atteignit jusqu'à vingt livres en 1709, pour redescendre après la guerre finie; mais ici, au 1er janvier 1707, Dangeau (p. 274) ne parle que de pistoles (monnaie de compte équivalant à dix livres), et dit que le Roi n'a voulu en recevoir que vingt-cinq mille (deux cent cinquante mille livres) au lieu de trente-cinq mille (trois cent cinquante mille livres) que le Trésor lui versait d'ordinaire.

* *Et de partie* est en interligne, au-dessus d'un premier *et* non biffé.

année 1707, il s'en retrancha dix mille. La cascade[1] en tomba sur Mme de Montespan. Depuis qu'elle eut quitté la cour pour toujours[2], le Roi lui donnoit douze mille louis d'or tous les ans, sur quelque pied qu'ils fussent[3]; d'O étoit chargé de lui en porter trois mille tous les trois mois[4]. Cette année, le Roi[5] lui manda par le même qu'il ne pouvoit plus lui en donner que huit mille[6]. Mme de Montespan n'en témoigna pas la moindre peine; elle répondit qu'elle n'en étoit fâchée que pour les pauvres, à qui, en effet, elle donnoit avec profusion[7]. D'Alègre en eut de meilleures[8] : ce fut une des trois lieutenances générales de Languedoc, vacante par la mort subite de Cauvisson[9], sans enfants, sortant de dîner chez Monsieur le Grand à

Mort de Cauvisson; sa dépouille.

1. Nous avons déjà rencontré plusieurs fois cet emploi de *cascade* au figuré.

2. Allusion, non pas à la rupture passagère de 1685 à 1687, mais à celle de 1691 et à la retraite définitive de Mme de Montespan au couvent de Saint-Joseph. Voyez notre tome VII, p. 50 et suivantes.

3. *Dangeau*, tome XI, p. 284. Là, il est bien parlé de louis.

4. Ce détail de M. d'O, dont la fille avait été attachée à Mme de Montespan, n'est pas donné par Dangeau.

5. *Le Roy* est en interligne, au-dessus d'*il*, biffé.

6. « Il a diminué cette année des deux tiers, à cause de la rareté de l'argent » (*Dangeau*). Ce ne serait donc plus que quatre mille louis.

7. C'est ce qui sera raconté en détail dans le prochain volume, à l'occasion de sa mort.

8. De meilleures étrennes. C'est Dangeau qui raconte cela immédiatement après l'article de celles du Roi (tome XI, p. 275; comparez *Sourches*, tome X, p. 242) : « Le Roi a donné au marquis d'Alègre la lieutenance générale de Languedoc qu'avoit M. de Cauvisson; il a déjà le gouvernement de Saint-Omer, que le Roi lui donna il y a quelque temps. » Nous avons vu, en 1705 (tome XIII, p. 79 et 601), ce marquis pris à l'affaire des lignes d'Heylissem. En décembre 1706, il se préparait à venir passer six mois en France; mais le gouvernement anglais, inquiet de l'affluence des gens qui l'allaient visiter, et sans doute des négociations qu'il menait en secret (voyez notre tome XIII, p. 607-610), lui retira son laisser-passer (*Dangeau*, p. 270; *Sourches*, p. 241). La lettre de remerciement qu'il adressa de Nottingham au ministre Chamillart est au Dépôt de la guerre, vol. 2021, n° 107.

9. Après ce nom, notre auteur a biffé *mort subitem[t]*.

Versailles[1]. J'ai parlé de lui lorsque M. du Maine lui fit donner cette charge[2].

Survivance de secrétaire d'État au fils de Chamillart.

Chamillart en eut encore de plus considérables[3] : ce fut la survivance de sa charge de secrétaire d'État[4] pour son fils unique de dix-huit ans[5]. Le prétexte fut d'épargner au père trois ou quatre heures de signatures par jour[6]; mais, dans le fait, le Roi étoit aussi libéral des survivances de ces importantes charges qu'avare de toutes les autres : il ne vouloit être servi par de fort jeunes gens que dans ses principales affaires, et croyoit montrer qu'il n'avoit besoin que de soi-même pour les gouverner. Cette même

1. Le 31 décembre : *Dangeau*, p. 274; *Sourches*, p. 242; *Mercure* de janvier 1707, p. 170-173 et 301-303.

2. Tome VII, p. 147-149, en 1700. — Là, *Calvisson*.

3. Le 3 janvier : *Dangeau*, p. 276; *Sourches*, p. 243-244; *Mercure* du mois, p. 201-221; *les Correspondants de la marquise de Balleroy*, tome I, p. 23.

4. De la guerre.

5. Michel II, dit le marquis de Chamillart, puis de Cany : tome VI, p. 302. On a de ce jeune homme une jolie gravure, faite en 1704, dans le ms. Clairambault 1174, fol. 120. Élevé par l'abbé de Malherbe, il avait passé ses thèses de philosophie au collège d'Harcourt (*Mercure* des mois de juillet 1704, 1er volume, p. 325-346, et d'avril 1705, p. 257-258; *Mémoires de Sourches*, tome IX, p. 28, 143 et 215). Depuis, c'est lui qui avait apporté la nouvelle de la prise d'Haguenau en mai 1706 (*Dangeau*, tome XI, p. 102); il avait alors pour gouverneur un ancien lieutenant-colonel de dragons nommé d'Astron (*Sourches*, tome X, p. 92). Outre la survivance du 3 janvier 1707, il reçut des lettres de conseiller d'État, l'autorisation de signer, et le brevet d'assurance des vingt mille livres de pension de ministre fut mis au nom de sa mère : Arch. nat., O^1 51, fol. 2 v° à 6, et O^1 278, fol. 150-165.

6. Chamillart écrivait de sa maison de l'Étang, quatre mois auparavant, le 27 août 1706 (lettre autographe communiquée par M. Étienne Charavay) : « Je ne suis guerre plus tranquil, Monsieur, dans ma campagne, que vous l'este à trois lieues des ennemis, c'est une belle place que celle de secrétaire d'Estat de la guerre, s'il ne faloit point d'argent pour la faire, et s'il n'arivoit pas des revolutions capables de faire tourner la teste aux hommes les plus sages; Dieu veuille nous donner la paix je voudres bien pendant quelque temps essayer de ce genre de vie pour voir si je m'en accomoderes mieux que de celle que je mene depuis pres de sept ans.... »

raison lui fit faire d'étranges choix en ce genre, indépendamment des survivances, dont les suites ont été cruelles pour l'État et pour lui. Cette grâce fut un surcroît de disgrâce pour le maréchal de Villeroy, qui non seulement n'avoit pas voulu voir Chamillart à son retour, et avoit rompu hautement avec lui[1], mais avoit défendu au duc de Villeroy de le voir, dont Chamillart avoit été peiné, et le Roi l'avoit trouvé très mauvais[2]. Dans l'esprit de lui plaire, Monseigneur et M. le duc de Berry allèrent, l'après-dînée, voir Mme Chamillart et faire compliment à toute la famille, et Mme la duchesse d'Orléans, qui, fort mal à propos, comme je l'ai remarqué ailleurs[3], ne faisoit plus de visite, quitta cette morgue pour cette fois, et alla aussi voir Mme Chamillart[4]. Bientôt après[5], le fils de Chamillart alla visiter les places frontières de Flandres et d'Allemagne. Le comte du Bourg, longtemps depuis maréchal de France[6], n'eut pas honte[7] [de] s'offrir, et fut accepté, pour lui servir de mentor en ce voyage[8]. On ne lui en pouvoit choisir un meilleur. La merveille fut que tous les honneurs, pareils ou plus grands que ceux qu'auroit reçus un prince du sang, ne tournèrent point cette jeune cervelle, qui conserva toute sa raison, et cet écolier, pour le bien dire, revint

Visites inusitées chez Chamillart.

Bassesse de du Bourg.

1. Ci-dessus, p. 17-19. — 2. Ci-après, p. 309-313.

3. Tome XII, p. 5 et suivantes.

4. C'est Dangeau qui fait cette observation que ni les princes ni la duchesse d'Orléans ne faisaient guère souvent cet honneur aux dames. L'auteur des *Mémoires de Sourches* parle, en outre, d'un « prodigieux concours de toutes sortes de personnes. »

5. Cela fut su le 6 janvier, aussitôt que le jeune ministre eut prêté serment et pris la signature; mais il ne se mit en route qu'à la fin de mars : *Dangeau*, p. 277 et 327; *Sourches*, p. 278-279.

6. Il n'est encore que lieutenant général, mais d'ancienne date, et l'un des directeurs de la cavalerie.

7. Ces quatre derniers mots sont en interligne; ensuite, *s'offrir* corrige *s'offrit*, mais sans addition du *de* nécessaire auparavant.

8. On a vu (tome IV, p. 35-36) que Jérôme de Pontchartrain commença de même, par des tournées sous la direction de Vauban, son apprentissage de la marine.

doux, modeste, officieux et respectueux comme s'il n'eût pas été fils du ministre favori, et secrétaire d'État lui-même ; il se fit aimer partout[1].

La mort du roi de Portugal[2] fit un deuil de six semaines[3]. Il n'avoit eu qu'une fille, morte sans alliance devant lui, de sa première femme[4]. L'histoire de leur mariage et de la catastrophe du roi son frère est si connue, que je n'en dirai rien ici[5]. Il laissa plusieurs enfants de sa seconde femme[6], sœur de l'Impératrice et fille et sœur[7] de l'électeur palatin duc de Neubourg[8].

Mort du roi de Portugal.

1. Notre auteur parlera toujours favorablement de l'héritier de son ami ; mais les rapports de M. de Vendôme, de du Bourg et des intendants (Guerre, vol. 2018, 2021 et 2024) ne sont pas moins élogieux.

2. Le 9 décembre 1706, à moins de cinquante-huit ans : *Dangeau*, tome XI, p. 276 ; *Sourches*, p. 262 ; *Mercure* de janvier 1707, p. 270-281 ; *Gazette d'Amsterdam*, 1706, n° cv, et 1707, n° v ; Ottieri, *Istoria delle guerre*, tome IV, p. 151-152 ; Du Mont, *Corps diplomatique*, Supplément, tome V, p. 386-387, etc. Sur cette mort, le roi d'Espagne écrivit à son grand-père une lettre, datée du 20 décembre, et l'Archiduc lança un manifeste, qui se trouvent l'une et l'autre au Dépôt des affaires étrangères, vol. *Espagne* 165, fol. 368 et 376. A Versailles, on espéra tout d'abord (*Sourches*, p. 250 et 254) que le nouveau roi romprait avec les alliés, ou qu'il se produirait des dissensions intestines.

3. Comme l'expliquent Dangeau (p. 302-303, avec Addition de Saint-Simon) et les *Mémoires de Sourches* (p. 262), le Roi n'était point parent du défunt, et n'avait eu que trop à se plaindre de lui ; mais il prit le violet « simplement pour faire honneur aux têtes couronnées. » D'ailleurs, D. Pierre était, par sa première femme, Mlle de Nemours, grand-oncle de la duchesse de Bourgogne.

4. Tome VI, p. 240-242.

5. Il l'a d'ailleurs résumée en 1699 (tome VI), et, une seconde fois, à propos du duc de Cadaval (tome VIII). Le roi D. Pierre, comme son frère et prédécesseur, était sujet à des accès terribles de mélancolie noire.

6. Marie-Sophie-Élisabeth de Bavière-Neubourg : tome VI, p. 239-240. L'aîné des quatre fils qui lui restaient monta sur le trône sous le nom de Jean V. Amelot se mit alors en rapports avec le duc de Cadaval.

7. *Et sœur* a été ajouté après coup en interligne.

8. Elle était fille de Philippe-Guillaume, duc de Bavière et de Neubourg (25 octobre 1615-2 septembre 1690), devenu électeur du Rhin en 1685, et qui, après avoir brigué deux fois la couronne de Pologne

Mort et famille du prince Louis de Bade.

Un moindre prince, mais de plus grande réputation, mourut en même temps[1] : le prince Louis de Bade, à cinquante-deux ans[2]. Il étoit fils de Ferdinand-Maximilien, marquis de Bade, qui ne fit jamais parler de lui[3], et de la fille de la princesse de Carignan, dernière princesse du sang de la branche de Bourbon-Soissons[4]. Maximilien-Ferdinand[5] l'avoit épousée à Paris en 1653[6], et en eut, deux ans après, le prince Louis de Baden, dont le Roi fut le parrain[7]. La princesse de Baden fut dame du palais de la

sous les auspices de la France, devint chef du Conseil de l'empereur Léopold et l'un des plus actifs fauteurs de la ligne d'Augsbourg. « Quoiqu'il ne portât pas la couronne, dit le *Moréri*, il ne s'est guère trouvé de prince qui ait marié un si grand nombre de filles (cinq) à tant de rois et de monarques. » Celle qui devint reine de Portugal avait dû épouser le prince Louis de Bade en 1680. L'aîné des fils dont il est parlé ici, Jean-Guillaume-Joseph, qui devint électeur du Rhin après le père, mais ne laissa pas d'enfants, est celui dont le procès avec Madame a été jugé en 1702 (tome X, p. 125-128).

1. A Rastadt, le 4 janvier. Le prince était atteint depuis plusieurs années d'une maladie vénérienne (*Sourches*, tomes VIII, p. 66, et IX, p. 296). La nouvelle arriva en cour le 10 : *Dangeau*, p. 283 ; *Sourches*, tome X, p. 247 ; *Gazette*, p. 35 ; *Gazette d'Amsterdam*, n° VII ; *Mercure* du mois, p. 281-289. Voyez la Vie de ce grand général dans J.-D. Schœpflin, *Historia Zaringo-Badensis*, tome III (1765), p. 181-269.

2. *A 52 ans* a été ajouté après coup en interligne.

3. Ferdinand-Maximilien (ici, *Ferd. Max.*), né le 23 septembre 1625, mourut le 8 octobre 1669, avant le margrave son père : ci-contre, p. 251, note 8.

4. Louise-Christine de Savoie-Carignan, dite la princesse Louise, dont il a été parlé, en dernier lieu, dans notre tome X, p. 257 et 260. Un article sur sa mort parut dans le *Mercure* d'août 1689, p. 75-104.

5. Ici, *Max. Ferd.*, en interligne, au-dessus d'*Il*, biffé.

6. Ce sont les accordailles qui eurent lieu en 1653, le 15 mars ; le mariage par procureur se fit le 15 février suivant, 1654, à l'hôtel de Soissons, et le marquis arriva pour la consommation le 20 juin (*Gazette*, p. 176 et 635 ; *Muse historique*, tome I, p. 314 et 408).

7. Le prince Louis naquit neuf mois après la consommation du mariage (tome X, p. 261) ; c'est le baptême qui ne se fit que dans le mois de janvier suivant, à Bade, Louis XIV y étant représenté par le gouverneur de Brisach (*Gazette* de 1655, p. 400, et de 1656, p. 160 ; *Muse historique*, tome II, p. 37 et 159).

Reine plusieurs années, sans prétention ni distinction d'avec les duchesses et les princesses établies en France, et n'en eut jamais[1], et faisant sa semaine et son service auprès de la Reine[2] comme les autres dames du palais titrées[3], et roulant avec elles. Elle fut à la fin chassée, avec la princesse de Carignan sa mère, pour des intrigues trop anciennes pour avoir place ici[4]. Le prince de Bade[5], médiocrement content de sa femme, se retira dans ses États en 1658[6], y emmena son fils[7], et y mourut l'année suivante d'un coup de fusil qui lui cassa le bras comme il s'appuyoit dessus[8]. Le prince Hermann[9] de Bade, son frère cadet[10], s'étoit attaché à l'Empereur[11] : il devint premier commissaire impérial à la diète de Ratisbonne[12], gou- [Add. S^t^S. 718]

1. Ces cinq mots sont en interligne.

2. L'initiale de *Reine* est une minuscule surchargée en majuscule.

3. *Tiltrées* est ajouté en interligne.

4. Tout cela a déjà été raconté, presque en mêmes termes, dans notre tome X, p. 260-261.

5. Titre qu'on lui donnait par courtoisie, son père, titulaire du margraviat, vivant encore.

6. Le père l'avait rappelé dès la fin de 1655 en Allemagne et avait obtenu pour lui le poste de capitaine des archers de la garde de l'Empereur (*Gazette* de 1655, p. 1272 et 1403, et de 1656, p. 1017).

7. Ces quatre mots sont ajoutés en interligne.

8. Il y a ici erreur de dix ans. En octobre 1667, le prince avait été blessé dans un duel contre M. de Conflans (*Gazette*, p. 1285); il se blessa lui-même à la chasse le 24 septembre 1669, et mourut le 8 octobre suivant (*Gazette*, p. 1036 et 1060). Il était prodigieusement gros (*Sourches*, tome III, p. 115, note 3).

9. Ici, *Herman*.

10. Né le 12 octobre 1628, jumeau d'un autre fils qui mourut, lui aussi, d'un accident de chasse, en 1652.

11. Comme son frère jumeau, il commença par être chanoine, à Cologne et à Paderborn, avant de prendre le métier des armes; en mai 1679, l'empereur Léopold le fit capitaine de ses gardes, ainsi que l'avait été le fils aîné.

12. Depuis 1662 jusqu'en 1741, la diète ou assemblée des états de l'Empire, composée de trois collèges : électeurs, princes de l'Empire, villes impériales, se réunit à Ratisbonne, sur la convocation de l'Empereur, mais après entente préalable avec les Électeurs. Voyez le Sup-

verneur de Javarin, maréchal de camp général, président du conseil de guerre[1], la meilleure tête et le plus autorisé du conseil intime de l'Empereur[2]. Ce fut l'émule du fameux duc de Lorraine[3], qu'il barra[4], abaissa, et tint éloigné en Tyrol[5] tant qu'il put[6]. Il ne fut point marié, et mourut en 1691[7]. Ce fut lui qui prit soin de son neveu, et qui l'attacha à l'Empereur. Il devint maréchal de camp général comme son oncle[8], et gagna sur les Turcs, en Hongrie, les importantes batailles de Jagodina, de Nissa, de Vidin et de Salankemen[9], où le grand vizir[10] Cu-

plément du *Corps diplomatique*, tome IV, p. 702-703. On y passait des mois entiers, dit un libelle du temps reproduit dans l'*Histoire de Louvois*, tome III, p. 26, à examiner un passeport, et quatre ou cinq autres à décider si l'on parlerait latin, allemand ou français. C'est en 1687 que Hermann de Bade fut nommé principal commissaire.

1. Après Montecuculli, mort en 1681.

2. Quoique instruit et laborieux, Hermann finit par perdre tout crédit, et son envoi à la Diète, en 1687, fut à la fois une disgrâce et une retraite, comme le disent les *Mémoires de Villars*, tome I, p. 89, 97 et 381, et ceux de *Sourches*, tome II, p. 108. Comparez le recueil des *Instructions données aux ambassadeurs en Autriche*, p. 107 et 119.

3. Le prince Charles.

4. Voyez tome VI, p. 318, note 6.

5. Le comté de Tyrol faisait partie de l'apanage héréditaire de la branche de la maison d'Autriche arrivée à l'Empire en 1618, et sa capitale Innsbrück était une des résidences favorites des Archiducs (tome X, p. 79). — Notre auteur a écrit ici : *Tirol*.

6. Où prend-il ce détail? Il n'y en a rien dans l'article Bade du *Moréri* de 1718, ni de l'édition de 1735.

7. Le 2 octobre, à Ratisbonne : *Gazette*, p. 614; *Journal de Dangeau*, tome III, p. 420, avec l'Addition placée ici.

8. Général-major en juin 1679, feld-maréchal-lieutenant en février 1682, général de l'artillerie et de la cavalerie en novembre 1683, maréchal de camp général en décembre 1686, commandant de l'armée de Hongrie et gouverneur de la Croatie en 1689.

9. Notre auteur suit l'article du *Moréri*. Les dates sont : Jagodina, 29 et 30 août 1689; Nissa, 24 septembre suivant; Vidin ou Widdin, 14 octobre; Salankemen, en Esclavonie, 19 août 1691.

10. Mustapha Kupruly ou Koprogli, fils et frère de deux grands vizirs, était kaïmakan lorsque Soliman III monta sur le trône en 1689, et, le 7 novembre, il fut appelé à la même dignité. Politique habile et rigide

progli et plus de vingt mille Turcs[1] demeurèrent sur la place[2]. Il commanda[3] presque toujours depuis les armées impériales sur le Rhin[4], et passa justement pour un des plus grands capitaines de son siècle[5]. Il avoit épousé

à l'intérieur, il battit les Impériaux en Albanie, prit Belgrade et d'autres villes en 1690, fit proclamer le sultan Ahmed, mais fut battu et tué par un boulet à Salankemen.

1. *Turs* corrigé en *Turcs*.

2. Le vainqueur reçut le gouvernement de Raab en place de son oncle Hermann.

3. Avant *commanda*, il a biffé *a p[resque]*.

4. A partir de la campagne de 1693. Ce sont les cercles qui le demandèrent (*Dangeau*, tome IV, p. 272; *Gazette*, p. 111, 122, 135, 170, 207, etc.), et l'Empereur lui donna alors la Toison, dont Eugène de Savoie fut chargé de l'investir.

5. Telle était l'opinion de Villars (*Mémoires*, tome I, p. 312-314, 327 et 436-437); mais, après avoir eu à lutter contre le grand crédit de Charles de Lorraine, Louis de Bade, étant courtisan malhabile, ne put l'emporter sur Eugène de Savoie et arriver à la présidence du conseil de guerre. Ce fut toutefois comme une espèce de connétable, armé de pouvoirs inconnus jusque-là pour disposer de tout dans les places de l'Allemagne, et même des Pays héréditaires, sans en référer au chancelier de la cour. En 1697, le Brandebourg, la Hollande et Guillaume III soutinrent sa candidature au trône de Pologne. Nous avons vu (tome VII, p. 359-360) qu'au début de la nouvelle guerre, très ardent dans son opposition au neuvième électorat, il avait « mis le marché à la main sur sa charge de feld-maréchal général des armées de l'Empereur et de celles de l'Empire, » et qu'ensuite il ne vécut pas en meilleure entente avec Marlborough qu'avec les ministres de Léopold. Dans cette période d'hésitation, Villars eut carte blanche pour le gagner, mais sans obtenir d'autres résultats que de procurer au prince, par contre-coup, des conditions un peu meilleures que ne les avait faites d'abord l'avare Léopold : voyez les *Mémoires de Villars*, tome I, p. 312-330, et notre tome VII, p. 360, note 1. Par suite, des bruits coururent qu'il était acheté par Louis XIV (*Sourches*, tome VIII, p. 244); mais, quant à la lettre du 6 juillet 1702 qui a été reproduite en fac-similé dans les *Mémoires de Catinat*, tome III, p. 165-171, comme prouvant que le prince eut des relations secrètes avec ce maréchal, c'est une lettre autographe du duc de Bourgogne, et non de Louis de Bade. Un recueil de ses dépêches d'État et de guerre pendant la guerre de la Succession d'Espagne a été publié à Carlsruhe, par le baron Ph. Röder de Diersburg, en 1850, et M. Schülte vient de faire

en 1690[1] une des deux filles du dernier des ducs de Saxe-Lauenbourg, sœur de la veuve du dernier des grands-ducs de Toscane Médicis[2], qui, pour le dire en passant, étoit la première et la plus ancienne maison d'Allemagne[3]. Il[4] en laissa deux fils et une fille[5]. L'aîné[6] accordé à notre reine[7], et le mariage près d'être célébré[8], la princesse de Bade

paraître en 1892 un ouvrage intitulé : *Markgraf Ludwig-Wilhelm von Baden, und der Reichskrieg gegen Frankreich.*

1. La reine d'Espagne Neubourg eût préféré l'épouser plutôt que le roi Charles II, à ce que dit Madame (recueil Jaeglé, 1re éd., tome I, p. 81).

2. Déjà dit dans le précédent volume, p. 352.

3. On faisait remonter la maison primitive de Saxe, qui fournit plusieurs empereurs à l'Allemagne, jusqu'à Ludolf, peut-être un neveu de Witikind, que Louis le Germanique investit du duché au milieu du neuvième siècle; mais la branche de Lauenbourg avait été écartée du duché de Saxe par la maison de Misnie. Le dernier duc de Saxe-Lauenbourg dont il est question ici est Jules-François, catholique, né à Prague le 16 septembre 1641, devenu duc à la place de son frère aîné le 30 juillet 1666, général de la cavalerie de l'Empire, maréchal de camp général en décembre 1683, mort sans enfants mâles le 29 septembre 1689, en Bohême. Voyez sa carrière et sa succession dans le *Moréri*, dans le *Mercure* de décembre 1689, p. 157-167, dans la *Gazette* de la même année, p. 510 et 521-631, *passim*, dans l'*Historia Zaringo-Badensis*, tome III, p. 272-277, etc.

4. *Il* surcharge un *d*.

5. Comparez les *Mémoires de Luynes*, tome XIV, p. 23. Le prince avait laissé la tutelle de ces enfants au duc de Lorraine.

6. Louis-Georges-Simpert (*alias* Guillaume-Georges-Bernard-Simpert-Philippe-de-Néri), né le 6 septembre 1703, devenu l'aîné par la mort prématurée de quatre premiers enfants, avait cinq ans quand il hérita du margraviat. Il fut général d'artillerie de l'Empereur et de l'Empire, et reçut la Toison d'or le 29 novembre 1731. N'ayant plus qu'une fille de son mariage avec la princesse de Schwarzenberg, ci-dessous, il se remaria, le 10 juillet 1755, avec Marie-Josèphe de Bavière, fille de l'empereur Charles VII, et mourut le 22 octobre 1761, sans laisser d'enfants.

7. Marie Leszczynska. Elle n'est pas même désignée dans la rédaction primitive de cette historiette intercalée par notre auteur au milieu de la notice du comte de Soissons (*Écrits inédits*, tome VII, p. 270).

8. Voyez *le Mariage d'un roi* (Louis XV), par M. Paul de Raynal, 2e édition, 1887, p. 130. Avant ce mariage rompu, le petit-fils de Louvois, Courtenvaux-Estrées, eût obtenu la main de la modeste héri-

apprit la mort du fils unique du prince de Schwarzenberg, qui, par un cas fort rare en Allemagne, laissoit sa sœur unique héritière de fort grands biens[1]. Notre reine fut congédiée après avoir demeuré quelque temps auprès de la princesse de Bade pour la former à son gré comme sa future belle-fille, son mariage rompu, et celui de la fille de Schwarzenberg fait. Quelque temps après sa célébration, la princesse de Bade, qui étoit dévote, alla voir le prince de Schwarzenberg, et fit si bien auprès de lui, qu'elle lui fit reprendre sa femme, avec qui il étoit fort mal depuis longtemps, et qui vivoit hors de chez lui. De ce raccommodement vint un fils[2], qui réduisit la jeune princesse de Bade à l'état ordinaire, pour les biens, de toutes les filles des bonnes maisons d'Allemagne, dont sa belle-mère eut grand mal au cœur. Le cadet du jeune prince de Bade fut destiné à l'Église[3], et

tière de l'ancien roi de Pologne, si le duc d'Orléans n'avait refusé d'accorder un titre de duc et pair qui faisait condition.

1. Adam-François-Charles, prince de Schwarzenberg, né le 25 septembre 1680, riche de sept ou huit cent mille livres de rente, grand maréchal de la cour à l'avènement de l'empereur Charles VI, devint grand écuyer en avril 1722, duc de Krunelau en septembre 1723, mais fut tué à la chasse par l'Empereur son maître le 9 ou le 12 juin 1732 (*Mémoires de Villars*, tome V, p. 348 et 429). Il avait épousé, le 6 décembre 1701, Marie-Erneste-Joséphine, princesse de Lobkowitz, qui était née le 20 juin 1681, et qui mourut à Vienne le 5 mai 1741. Le fils issu de cette alliance, mort vers 1721, n'est pas mentionné dans les généalogies à côté de la fille, Marie-Anne-Christine, née le 25 décembre 1706, fort jolie, mariée au margrave de Bade le 17 mars 1721, et morte le 12 janvier 1755, à Rastadt.

2. Joseph-Adam-Jean-Népomucène, etc., prince de Schwarzenberg, né le 15 décembre 1722, fut grand maréchal de la cour, puis conseiller intime et grand maître, et eut pour petit-fils le prince qui a joué un rôle considérable dans les relations de l'Autriche et de la France sous Napoléon Ier.

3. Auguste-Guillaume-Georges-Simpert, prince de Bade, né le 4 janvier 1706, fut chanoine de Cologne et d'Augsbourg, mais se maria en 1735 à une fille du duc d'Arenberg, devint maréchal de camp général de la cavalerie de l'Empire, eut la Toison d'or en 1762, et mourut le 22 octobre 1771. L'État de Bade passa alors aux mains de la branche de Bade-Dourlach.

leur sœur épousa M. le duc d'Orléans[1], et est morte en couche de M. le duc de Chartres[2]. Elle s'étoit extrêmement fait aimer, et fut fort regrettée[3]. Sa vie en ce pays-ci, malgré sa douceur, son esprit et sa vertu, n'avoit pas été heureuse.

Grandeurs de Marlborough.

En ce même commencement d'année, le duc de Marlborough, à qui l'Empereur avoit donné une belle et riche terre en Allemagne, et qu'il avoit fait prince de l'Empire[4], fut déclaré vicaire général de l'Archiduc aux Pays-Bas[5]. Cela surprit fort à cause de la différence de sa religion[6], et de la part de la maison d'Autriche, qui se pique si fort d'être catholique zélée, et qui couvre tant de desseins et d'exécutions de ce manteau. Mais[7] Marlborough refusa, et ne voulut pas donner cette prise sur lui en Angleterre pour

1. Tomes VI, p. 73, et XIII, p. 352.

2. Louis-Philippe Ier d'Orléans, né le 12 mai 1725, fait chevalier des ordres le 5 juin 1740, maréchal de camp le 2 juillet 1743, lieutenant général le 2 mai 1744, gouverneur du Dauphiné le 8 novembre 1747, succéda au titre de duc d'Orléans en 1752, et, après avoir pris une part active à nombre de campagnes, finit dans la retraite, et mourut le 18 novembre 1785. C'est le grand-père du roi Louis-Philippe.

3. Sa mort prématurée, au bout de deux ans d'union, fut une des causes qui décidèrent le fils du Régent à quitter la cour pour une retraite pieuse.

4. Notre auteur racontera plus tard, en 1712 (tome IX de 1873, p. 377), que Marlborough « étoit prince de l'Empire, ou plutôt de l'empereur Léopold, qui lui avoit donné le titre de prince de Mindelen (*sic*) sans la principauté, mais de l'argent pour acheter des terres en Souabe, auxquelles on devoit donner le titre et le nom de Mindelen; mais il avoit gardé l'argent, et n'avoit point acquis de terres. » C'est en 1704, à la suite de la victoire d'Hochstedt, que Léopold a attribué cette récompense au chef de l'armée alliée (tome XII, p. 205, note 7). La terre de Mindelheim, dans le cercle de Souabe, venait d'arriver entre les mains de l'Empereur par la mort du duc Maximilien de Bavière; elle fit retour à la Bavière après la paix.

5. *Dangeau*, p. 284, 10 janvier; *Gazette*, p. 21.

6. « Malgré la différence de religion, chose qui scandalise fort les Flamands, qui sont bons catholiques » (*Dangeau*).

7. Phrase ajoutée en interligne.

un emploi si passager[1]. On eut lieu de l'être bien davantage de l'entrevue qu'eurent ensemble, près de Leipsick, les rois de Suède et de Pologne, que le premier venoit de forcer à abdiquer, et de reconnoître le roi Stanislas Leszczynski à sa place, et qui[2] vivoit en souverain à ses yeux en Saxe, dont il tiroit des trésors[3]. Ce ne fut pas tout; pour combler l'étonnement, il y eut incontinent après une autre entrevue entre ces deux rois de Pologne[4].

Entrevues étranges.

L'électeur de Cologne[5], qui n'avoit aucuns ordres[6], voulut enfin les recevoir : l'archevêque de Cambray le vint trouver à Lille[7], et, en cinq jours de suite, lui donna

Électeur de Cologne sacré, etc.

1. *Dangeau*, p. 295; *Sourches*, p. 255; *Gazette*, p. 59. Selon les *Mémoires de Sourches*, les Hollandais faisaient opposition.

2. Le premier, le roi de Suède. — 3. Ci-dessus, p. 107-108.

4. En effet, Stanislas avait fait notifier à Versailles que toute la Pologne le reconnaissait pour roi, et le bruit suivant courut en cour, le 7 janvier (*Dangeau*, p. 278) : « On mande de Saxe que le roi Stanislas est allé voir le roi Auguste et qu'ils se sont fait beaucoup d'amitiés; l'union entre le roi de Suède et ces deux rois-là fait faire de grands raisonnements dont on espère quelque chose qui nous sera avantageux.... » Mais cette nouvelle d'entrevue était fausse, et notre auteur eût dû en voir la réfutation à la date du 25 janvier (*Dangeau*, p. 291) : « Le roi Stanislas n'est point encore retourné en Pologne; le roi Auguste ne l'a point voulu voir jusqu'ici, quelques instances que lui en a faites le roi de Suède. » Les *Mémoires de Sourches* n'ont enregistré que la première nouvelle, avec addition des détails les plus précis (p. 243). En fait, il n'y eut aucune entrevue entre les deux concurrents. Stanislas se fit proclamer roi le 28 janvier; mais les confédérés ne tardèrent pas à reprendre les hostilités. De son côté, Charles XII, bien installé en Saxe, ne retourna en Pologne qu'au mois de septembre 1707, avec le dessein d'expulser définitivement les Moscovites.

5. Ci-dessus, p. 96-101.

6. Daniel de Cosnac n'en avait aucun non plus, pas même le sous-diaconat, lorsqu'il fut fait évêque de Valence. Il a été question, en 1688, que l'Électeur se mariât avec la princesse de Conti et cédât Cologne au cardinal de Fürstenberg (*Sourches*, tome II, p. 312).

7. Fénelon, qui préparait depuis deux ans cette ordination, trouva qu'elle aurait plus d'éclat, si elle se faisait à Lille ou dans les environs, puisque le prélat y avait fixé sa résidence depuis nos défaites, que s'il venait à Cambray même (tome V de la *Correspondance*, p. 333-342). L'Électeur notifia au Roi, le 15 août 1706, sa résolution de recevoir les

les quatre moindres[1], le sous-diaconat[2], le diaconat, le fit prêtre, et le sacra évêque[3]. Il se plut fort après aux fonctions ecclésiastiques, surtout à dire la messe[4], et à officier pontificalement[5].

Naissance du second duc de Bretagne.

Mme la duchesse de Bourgogne[6] accoucha d'un duc de Bretagne[7], fort heureusement et fort promptement, le samedi[8] 8 janvier, un peu avant huit heures du matin[9]. La joie fut grande; mais le Roi, qui en avoit déjà perdu un, défendit toutes les dépenses qui avoient été faites à sa naissance, et qui avoient infiniment coûté[10]. Il écrivit au duc de Savoie pour lui donner part de cet événement

ordres, et on le détourna d'aller, pour cet effet, à Rome, comme il a été dit ci-dessus, p. 100, note 6.

1. Portier, exorciste, lecteur, acolyte.

2. « On répute irréguliers ceux qui ont reçu en un même jour les ordres mineurs et le sous-diaconat » (*Dictionnaire de Trévoux*). Ce sera le cas de Dubois en 1720.

3. Le 1er mai 1707 : *Gazette*, p. 223-224; *Mercure* de septembre, p. 238-242. La lettre latine par laquelle Fénelon rendit compte du sacre au Pape est imprimée dans le tome III de sa *Correspondance*, p. 138-139, et le discours qu'il y avait prononcé, dans le recueil de ses *Œuvres*.

4. Il dit sa première messe à Lille le 1er janvier (*Dangeau*, p. 278; *Gazette*, p. 21; *Mercure* du mois, p. 175-199), demanda à l'Académie des inscriptions de composer un type de médaille qui consacrât ce souvenir et celui de son sacre, et en fit frapper plusieurs milliers à la Monnaie de Lille.

5. C'est ce qu'on verra surtout en 1711. — 6. Ci-dessus, p. 32 et 104.

7. Ce prince, appelé Louis comme celui qu'on avait perdu en 1705, et titré de même, devait mourir le 8 mars 1712, dix-huit jours après avoir succédé à son père comme Dauphin.

8. Avant *samedy*, il a biffé *vendredy*.

9. *Dangeau*, p. 278-279; *Sourches*, p. 245-246; *Gazette d'Amsterdam*, n° v; *Mercure* du mois, p. 309-335.

10. Tome XII, p. 164 et 203-204. Cette fois, Louis XIV souhaita que « la joie des peuples ne parût que par leurs prières » (*Dangeau*, p. 280). Il y eut toutefois des compliments d'apparat, des pièces de vers surtout, une ode de J.-B. Rousseau, un discours du recteur de l'Université, une pièce latine de l'académicien Boutard, etc. Voyez le *Mercure* de février, p. 5-20, 127-164 et 301-312, et celui de juin, p. 6-26. On tira aussi des horoscopes à l'italienne, qui se trouvent au Dépôt des affaires étrangères, vol. *France* 413, fol.16-20, ainsi qu'un

malgré la guerre et l'excès des mécontentements[1], et il en reçut une réponse de conjouissance[2] et de remerciement[3].

Mort de Saint-Hermine

Saint-Hermine, frère de la comtesse de Mailly dame d'atour de Mme la duchesse de Bourgogne, mourut à Versailles, et fut regretté[4]. Il étoit bon officier, maréchal de camp et inspecteur[5]. Cela donna lieu à séparer la cavalerie des dragons pour les inspections, comme le maréchal de Tessé et le duc de Guiche l'avoient toujours souhaité tandis qu'ils étoient colonels généraux des dragons. Coigny, en cela, fut plus heureux qu'eux[6].

Genethliacon, seu Parnassia exultatio, sur cette naissance, vol. *Espagne* 167, fol. 45-49.

1. On en avait fait autant pour la naissance du premier prince.

2. *Conjouissance*, qui parut pour la première fois en 1718 dans le *Dictionnaire de l'Académie*, et qui s'y maintient encore, quoique vieilli, est la « marque que l'on donne à quelqu'un de la joie que l'on a d'un bonheur qui lui est arrivé; il n'a guère d'usage qu'en ces phrases : *Compliments de conjouissance, Lettre de conjouissance.* » On le rencontre souvent dans la *Gazette*, et nous aurons aussi le verbe *se conjouir*.

3. *Dangeau*, p. 298; *Gazette d'Amsterdam*, Extr. XIII.

4. Le 7 janvier : *Dangeau*, p. 278; *Sourches*, p. 244-246. Ce n'était pas le frère de Mme de Mailly, c'est-à-dire Élie, troisième du nom, marquis de Saint-Hermine (tome I, p. 87-88), mais le fils de celui-ci, le comte Louis-Henri, marié à une Morel de Putanges, colonel de dragons en 1690, brigadier en 1695, inspecteur général de la cavalerie et des dragons en 1700, maréchal de camp en 1702, lieutenant général depuis le 26 octobre 1704, employé à l'armée de Villars. La *Chronologie militaire* (tome IV, p. 604-605) se trompe aussi sur son nom, et, de plus, le fait mourir le 13 janvier. Mme de Maintenon écrivait à la comtesse de Caylus, le 6 (recueil Geffroy, tome II, p. 108) : « J'ai laissé votre cousin de Saint-Hermine à l'extrémité; il meurt si bien disposé et si tranquille, que je le trouve bien plus heureux que nous. »

5. Il a été parlé des directeurs généraux des troupes et des inspecteurs ou visiteurs en 1694 : tome II, p. 209-216. Comparez le *Journal de Dangeau*, tome I, p. 277-278, les *Mémoires de Sourches*, tomes I, p. 149-150, et IV, p. 405-407, et ceux de *Villars*, tome II, p. 275. Les appointements d'inspecteur avaient été portés à huit mille livres en 1699, c'est-à-dire à la moitié de ceux des directeurs généraux.

6. Les régiments de dragons, troupe d'avant-garde destinée à mettre pied à terre quand l'occasion le demandait, étaient peu recherchés des

Mort de Mme de Montgon; Mme de la Vallière dame du palais. [*Add. St-S. 714*]

Mme de Montgon, dame du palais de Mme la duchesse de Bourgogne[1], mourut en Auvergne, où elle étoit allée faire un tour dans la famille et les biens de son mari[2]. Elle étoit fille de Mme d'Heudicourt, desquelles[3] j'ai assez parlé lorsqu'on fit la maison de Mme la duchesse de Bourgogne[4], pour n'avoir rien à y ajouter, sinon qu'elle étoit flatteuse, insinuante, amusante, méchante et moqueuse, et qu'elle divertissoit[5] fort le Roi, Mme de Maintenon et Mme la duchesse de Bourgogne, qui en furent fâchés[6]. Elle ne laissoit pas d'avoir des amis, qui la regrettèrent[7]. Sa place fut desirée de tout ce qui s'en crut à portée. Les Noailles

gens de qualité; mais, depuis 1689, ils roulaient avec les régiments de cavalerie, en laissant la droite à ceux-ci, et c'est seulement aux sièges qu'ils roulaient avec l'infanterie. En annonçant que l'inspection de Saint-Hermine a été partagée en deux et ne s'occupera plus que des dragons, Dangeau ajoute (p. 281, 9 janvier) : « Les colonels généraux des dragons avoient toujours souhaité que les inspecteurs des dragons fussent séparés de la cavalerie; le maréchal de Tessé et le duc de Guiche, pendant qu'ils avoient ces charges-là, ne l'avoient pu obtenir, et on l'a accordé à M. de Coigny, ce qui rend sa charge encore plus agréable. » Comparez les *Mémoires de Sourches*, p. 246.

1. Tome III, p. 213, et Addition n° 165, p. 359.

2. Elle mourut à Clermont le 5 janvier : *Dangeau*, p. 278 et 281; *Sourches*, p. 246; *Mercure* du mois, p. 294-297.

3. La mère et la fille.

4. Tome III, p. 220-223, et ci-dessus, p. 132.

5. *Divertissoit* est en interligne, au-dessus d'*amusoit*, biffé.

6. Voyez le Chansonnier, mss. Fr. 12689, p. 613, 12692, p. 474, et 12693, p. 164 (vers de Coulanges), et de nombreuses mentions dans le *Journal de Dangeau* et dans la correspondance de Mme de Maintenon. Elle dansait, suivait la chasse, jouait la comédie, etc.

7. « Le Roi, dit Dangeau (p. 334), avoit beaucoup d'amitié pour elle, » et, comme elle lui avait recommandé son fils par une lettre fort touchante, il donna une pension de mille écus. Mme de Maintenon l'aimait aussi, et se servait d'elle comme secrétaire; nous avons deux lettres écrites ainsi à Desmaretz, dans les Papiers du Contrôle général, G[7] 556, 13 janvier et 16 mars 1705. Aussi voulut-elle que, contre l'usage, son amie Heudicourt reçût les condoléances en cérémonie : *Sourches*, p. 246; *Lettres de Mme des Ursins*, éd. Bossange, tome III, p. 382.

enfin l'emportèrent pour leur fille Mme de la Vallière[1], qui avoit seule plus d'esprit, de tête et d'intrigue que tous les Noailles ensemble, aimable quand elle vouloit, mais pleine d'humeur, et naturellement brutale, beaucoup plus que son père, qui ne l'étoit pas peu[2].

Mariage de Gondrin avec une fille du maréchal de Noailles.

Ils firent, en ce même mois de janvier[3], un sixième mariage, qui eut de grandes suites pour les deux familles, de leur sixième fille[4] avec Gondrin[5] fils aîné de d'Antin, qui lui donna Bellegarde[6] pour dix[7] mille livres de rente, et

1. Tome V, p. 299, et tome XIII, p. 329. Cette nomination se fit le 13 mars : *Dangeau*, p. 318; *Sourches*, p. 273. Plus tard (tome VIII de 1873, p. 2), notre auteur racontera que le Roi avait tardé dans l'espérance que les Noailles se désisteraient et qu'il pourrait donner le poste à Mme de Saint-Simon, désirant l' « approcher de sa cour particulière. »

2. A la fin de ce paragraphe, il a biffé successivement *Ils firent*, et *Me la Pse de Conti donna gros à la Valière.*

3. Le 25 : *Dangeau*, p. 291; *Sourches*, p. 255; *Mercure* du mois, p. 389-392; *Lettres de Mme de Maintenon à la princesse des Ursins*, tome I, p. 76-77; Bertin, *les Mariages dans l'ancienne société*, p. 248-254, etc.

4. Marie-Victoire-Sophie de Noailles, née le 6 mai 1688, mariée le 25 janvier 1707, devint veuve en 1712, se remaria avec le comte de Toulouse le 2 février 1723, perdit encore ce second mari le 1er décembre 1737, et mourut le 30 septembre 1766.

5. Louis de Pardaillan d'Antin, marquis de Gondrin, mousquetaire en 1699, colonel d'infanterie depuis 1703, avait été blessé à l'armée de Flandre, où il servait toujours. Il fut encore blessé à Malplaquet, passa brigadier d'infanterie en mars 1710, remplaça son père, comme menin du Dauphin, en avril 1711, et mourut le 5 février 1712, à Versailles, âgé de vingt-trois ans et sept mois. Il avait été élevé par l'abbé Bayard qui fut ensuite instituteur des enfants de France et qui publia un abrégé mnémotechnique de l'histoire de France en vers (*Luynes*, tome XVI, p. 346). Gondrin était un des meilleurs acteurs de la troupe de Sceaux et de Clagny.

6. C'est la terre de Choisy-sur-Loire, en Orléanais, sur laquelle le frère aîné de son bisaïeul, mort sans enfants en 1687, avait fait reporter le titre du duché de Bellegarde, parce que le siège primitif, Seurre-Bellegarde en Bourgogne, avait été racheté par le prince de Condé (*Tallemant*, tome I, p. 67; *Dangeau*, tome II, p. 35; notre tome V, p. 327).

7. *Pr dix* surcharge *avec*.

Mme de Montespan cent mille francs en pierreries[1]; les Noailles donnèrent cent mille écus en diverses choses, et dix ans de nourriture[2]. La conduite de la duchesse de Noailles les embarrassoit fort. Ils la tenoient extrêmement recluse; sa tête tenoit fort de celle de son père[3], sa place étoit une occasion continuelle de chagrins entre la laisser aller quelquefois, et l'en empêcher beaucoup plus souvent. Mme de Maintenon en étoit importunée[4] : ils l'obligèrent donc de la céder à sa belle-sœur[5]. Qui eût dit au Roi que cette nouvelle dame épouseroit un jour M. le comte de Toulouse, et qu'elle feroit, sous son successeur, le personnage que nous voyons[6]?

Mort du comte de Gramont; son caractère. [Add. St-S. 715 et 716]

Le comte de Gramont[7] mourut à Paris, où il n'étoit presque jamais, à la fin de ce mois de janvier[8], à plus de quatre-vingt-six ans[9], ayant toujours eu, jusqu'à quatre-vingt-cinq ans[10], une santé parfaite et la tête entière, et

1. C'est Mme de Montespan, la grand'mère, qui avait, depuis plus d'un an, préparé cette alliance (*Sourches*, tome IX, p. 430).

2. Détails pris à Dangeau. Comparez les *Mémoires de Sourches*, p. 249, et le contrat de mariage : Arch. nat., Y 279, fol. 316 v°. Il y a des vers sur la célébration par le cardinal-archevêque dans le Chansonnier, ms. Fr. 12 694, p. 19.

3. Charles d'Aubigné.

4. Comparez notre tome XI, p. 121, et la suite des *Mémoires*, éd. 1873, tome IX, p. 145.

5. Mme de Maintenon l'annonça en ces termes à la princesse des Ursins (éd. 1826, tome I, p. 77) : « Voilà un tour de bonne parente; mais que ne ferois-je pas pour faciliter un mariage qui plaît à Mme de Montespan? »

6. En 1742, la comtesse de Toulouse a toute prépondérance dans l'entourage de Louis XV, le reçoit chaque soir à souper, à Versailles ou à Choisy, l'emmène à Rambouillet, dirige tout dans les petits cabinets, s'entremet entre les légitimés et les princes du sang, etc.

7. Philibert : voyez, en dernier lieu, notre tome XI, p. 109-110.

8. Dans la nuit du 29 au 30 : *Dangeau*, p. 293-294; *Sourches*, p. 237-238 et 256; *Gazette*, p. 60; *Gazette d'Amsterdam*, n° XI; *Mercure* de février, p. 189-196; *Lettres de Mme des Ursins à Mme de Maintenon*, tomes I, p. 69, et III, p. 410; Geffroy, *la Princesse des Ursins*, p. 290-292.

9. Les *Mémoires de Sourches* disent : « près de quatre-vingt neuf ans. »

10. Il a corrigé *80* en *85*.

encore depuis[1]. Il étoit frère de père du maréchal de Gramont[2], duquel la mère étoit fille du maréchal de Roquelaure[3], et celle du comte de Gramont[4] étoit sœur de Bouteville décapité à Paris pour duels, père du maréchal-duc

1. A soixante-treize ans d'abord, en 1692, puis à quatre-vingt-quatre, en 1702-1703, il s'était assez bien relevé de deux longues maladies pour reparaître à la cour (*Dangeau*, tome IV, p. 206-207, avec l'Addition placée ici, et p. 274, tomes VIII, p. 494 et 496, et IX, p. 129); mais une apoplexie le frappa en décembre 1706. Nous avons, dans le ms. Clairambault 1163, fol. 19, une copie au lavis de son portrait de l'ordre du Saint-Esprit, dont il est parlé dans les lettres d'Horace Walpole publiées par le comte de Baillon, p. 89 et 92. Selon Bussy, c'était un homme aux épaules voûtées, avec les yeux riants, le nez bien fait, la bouche belle, une fossette au menton, la physionomie fine; mais le Chansonnier (ms. Fr. 12 689, p. 377; *Nouveau siècle de Louis XIV*, tome IV, p. 235) est beaucoup moins flatteur :

> Toujours le comte de Gramont
> D'un galant aura la figure, etc.

2. Leur père était Antoine II, comte de Gramont, fils de la belle Corisande, chevalier des ordres en 1619, vice-roi de Navarre et gouverneur de Bayonne, qui servit Louis XIII contre les huguenots et contre les Espagnols, fut créé duc et pair par brevet de la Régence en date du 31 décembre 1643, et mourut en août 1644.

3. Louise de Roquelaure, qui épousa Antoine II de Gramont par contrat du 1er septembre 1607 et fut peut-être mise à mort par lui en 1610 (*Historiettes de Tallemant*, tome III, p. 175 et 183; *Cabinet historique*, tome V, 1re partie, p. 300), était fille d'Antoine de Roquelaure, sénéchal et gouverneur des pays de Rouergue et de Foix, grand maître de la garde-robe en 1589, chevalier des ordres en 1595, lieutenant général de la haute Auvergne, sénéchal et gouverneur de Guyenne, maire perpétuel de Bordeaux et maréchal de France en 1615, qui mourut le 9 juin 1625, à quatre-vingt-deux ans. Tallemant des Réaux a fait son historiette, ainsi que celle de son fils. Son portrait de l'Ordre est au musée de Versailles, n° 4179.

4. Claude de Montmorency-Bouteville, née à Senlis, fille du bailli-gouverneur de cette ville, devint la seconde femme d'Antoine II par contrat du 29 mars 1618; mais, comme il fut reconnu par la suite, quand il était né déjà des enfants, qu'il y avait parenté entre eux au quatrième degré, on obtint du Pape une bulle pour faire publier de nouveau les bans à Notre-Dame de Senlis, en décembre 1621, et pour renouveler le mariage avec dispense. De cette union vinrent le comte de Toulongeon mort en 1679, le comte Philibert, les marquises de Saint-

de Luxembourg[1]. Il s'étoit attaché à Monsieur le Prince, qu'il suivit en Flandres, s'alla promener après en Angleterre, et y épousa Mlle Hamilton, dont il étoit amoureux avec quelque éclat, et que ses frères, qui en furent scandalisés[2], forcèrent d'en faire sa femme malgré qu'il en eût[3]. C'étoit un homme de beaucoup d'esprit[4], mais de ces esprits de plaisanterie, de reparties, de finesse et de justesse à trouver le mauvais, le ridicule, le foible[5] de chacun, de le peindre en deux coups de langue irréparables et ineffaçables, d'une hardiesse à le faire en public en présence, et plutôt devant le Roi qu'ailleurs[6], sans que mérite, grandeur, faveur et places en[7] pussent garantir hommes ni femmes quelconques. A ce métier, il amusoit et il instruisoit le Roi de mille choses cruelles, avec lequel il s'étoit acquis la liberté de tout dire, jusque de ses ministres[8]. C'étoit un chien enragé à qui rien n'échappoit. Sa poltronnerie connue le mettoit au-dessous de toute suite de ses morsures. Avec cela, escroc avec impudence, et fripon au jeu à visage découvert, et joua gros toute sa vie; d'ailleurs prenant à toutes mains, et toujours gueux, sans que les bienfaits du Roi, dont il tira toujours beaucoup d'argent, aient pu le mettre tant soit peu à son aise. Il en avoit eu pour rien le gouvernement de la Rochelle[9] et pays d'Aunis à la mort de M. de Navailles[10], et l'avoit vendu depuis fort

Chaumont, de Feuquière, de Lons, et l'abbesse du Ronceray, qui ne mourut qu'en 1714.

1. Tome II, p. 33-35.

2. *Scandalisés* surcharge des lettres effacées du doigt.

3. Voyez ci-après, appendice IX, le commentaire et les notices de ces frères Hamilton.

4. « Un original qu'on ne peut imiter, » disait la princesse des Ursins.

5. *Foibble* corrigé en *foible*.

6. Tel le mot sur Urtebise que j'ai reproduit, d'après Pellisson, dans notre tome X, p. 344, note 3.

7. Avant *en*, il a biffé *quelconque* au singulier ou non achevé.

8. Mme de Sévigné en cite plusieurs cas, et nous l'avons vu tome XIII, p. 624) dénoncer Créquy.

9. La 3e lettre de *Rochelle* surcharge une *h*. — 10. Tome VII, p. 26 et 32.

cher à Gacé, depuis maréchal de Matignon[1]. Il avoit les premières entrées, et ne bougeoit de la cour[2]. Nulle bassesse ne lui coûtoit auprès des gens qu'il avoit le plus déchirés, lorsqu'il avoit besoin d'eux[3], prêt à recommencer dès qu'il en auroit eu ce qu'il en vouloit; ni parole ni honneur en quoi que ce fût, jusque-là qu'il faisoit mille contes plaisants de lui-même et qu'il tiroit gloire de sa turpitude, si bien qu'il l'a laissée à la postérité par des *Mémoires* de sa vie qui sont entre les mains de tout le monde, et que ses plus grands ennemis n'auroient osé publier[4]. Tout enfin lui étoit permis, et il se permettoit tout. Il a vieilli sur ce pied-là. J'ai parlé quelquefois de lui, et encore plus de sa femme, et j'ai raconté le compliment cruel dont il accabla le duc de Saint-Aignan lorsque le duc de Beauvillier, son fils, fut chef du conseil royal des finances[5]. Il ne dit pas un mot moins assommant à l'archevêque de Reims, qu'il rencontra sortant du cabinet du Roi, la tête fort basse, de son audience sur l'affaire du moine d'Hautvillers que j'ai expliquée p. 391[6] : « Monsieur l'archevêque, lui dit-il[7] tout haut avec un air d'insulte, *verba*

1. En 1687 : *Dangeau*, tome II, p. 5 et 79; *Sourches*, tome II, p. 3; Arch. nat., provisions du 10 janvier, X[1A] 8681, fol. 104.

2. Le Roi, dit Madame (recueil Brunet, tome II, p. 96), se plaisait à l'avoir auprès de lui, l'admettait à tous les voyages de Marly, etc.; et cependant il l'avait tenu un temps en disgrâce, l'ayant rencontré sur son chemin dans ses premières amours.

3. *D'eux* a été ajouté en interligne, l'auteur ayant biffé *en* avant *avoit*.

4. Quoique cette assertion soit encore plus affirmée dans les deux Additions, je rappellerai, l'ayant déjà dit dans le tome XI, p. 100, que les *Mémoires de la vie du chevalier de Gramont* ne sont pas de lui, mais de son beau-frère Hamilton, et celui-ci paraît (*Œuvres*, tome I, p. 469) avoir trop peu regretté sa disparition en 1707 pour qu'on s'étonne qu'il l'ait si mal traité dans cette prétendue autobiographie.

5. Il n'avait raconté ce trait que dans l'Addition au *Journal de Dangeau* (tome I, p. 263) que nous plaçons ici; mais il le fera rentrer plus tard dans les *Mémoires*, en 1711 (éd. 1873, tome X, p. 281).

6. Correspondant aux pages 119-121 de notre tome XI.

7. *Il* est ajouté en interligne.

volant; mais *scripta manent*[1]. Je suis votre serviteur. » L'archevêque brossa[2], et ne répondit pas un mot. Une autre fois, le Roi, parlant d'un envoyé du Nord qui étoit venu faire un compliment et quelque autre chose encore, dont il s'étoit fort mal acquitté, et qui venoit de s'en retourner, ajouta qu'il en comprenoit pas comment on envoyoit des gens comme étoit celui-là. « Vous verrez, Sire, dit le comte de Gramont, que c'est quelque parent de ministre[3]. » Il n'y avoit guères de jours qu'il ne bombardât ainsi quelqu'un. Étant fort mal à quatre-vingt-cinq ans[4], un an devant sa mort, sa femme lui parloit de Dieu. L'oubli entier dans lequel il en avoit été toute sa vie le jeta dans une étrange surprise des mystères; à la fin, se tournant vers elle : « Mais, comtesse, me dis-tu là bien vrai? » Puis, lui entendant réciter le *Pater*[5] : « Comtesse, lui dit-il, cette prière est belle; qu'est qui[6] a fait cela[7]? » Il n'avoit

1. Allusion aux papiers trouvés chez le sous-prieur.

2. Au propre, « courre à cheval et à pied à travers les bois les plus épais et les plus forts » (*Académie*, 1718 et 1878). On disait aussi : *brousser*.

3. Mathieu Marais, dans une lettre de 1725 au président Bouhier (*Journal et Mémoires*, tome III, p. 320), raconte que la source d'un mot analogue de Gramont, qui se disait « très humble serviteur du ministre qui seroit nommé, » se trouve dans l'*Avis aux réfugiés*, qu'on attribuait à Bayle ou à Michel de la Roque.

4. Il a corrigé *80* en *85*, comme ci-dessus, p. 262.

5. La prière « que Jésus-Christ a dictée et composée pour notre usage, pour nous être la formule ou le modèle de toute prière » (*La Bruyère*, tome II, p. 593, 4e dialogue sur le Quiétisme).

6. On trouve assez souvent cette forme abrégée de la locution interrogative *qui est-ce qui*.

7. Madame, dans une lettre du 24 avril 1696 (recueil Jaeglé, tome I, p. 128), a rapporté tout autrement la scène : « L'histoire que vous me racontez me rappelle celle du comte de Gramont. Quand, il y a deux ans, il était à la mort, on lui lut la Passion. De sa vie il ne l'avait entendue en français; aussi ne la connaissait-il pas. Quand on arriva à l'endroit où les apôtres abandonnent N.-S. Jésus-Christ, le comte de Gramont se mit à pleurer et dit : « Ah! les traîtres! Mais « aussi pourquoi prenait-il des marauds pour le suivre, et des com- « munes gens comme des pêcheurs? Que ne se faisait-il suivre par

pas la moindre teinture d'aucune religion[1]. De ses dits et de ses faits[2], on en feroit des volumes, mais qui seroient déplorables, si on en retranchoit l'effronterie, les saillies, et souvent la noirceur. Avec tous ces vices sans mélange d'aucun vestige de vertu, il avoit débellé[3] la cour et la

« des gentilshommes gascons? Ils ne l'auraient jamais trahi ni abandonné. » Puis il appela sa femme, et lui dit : « Comtesse, tout ce « qu'on vient de me lire là, cela est-il bien vrai? » La comtesse de Gramont me l'a raconté elle-même, et j'ai demandé au comte si c'était vrai : il en convint. » Ailleurs, on trouve cet autre mot : « Le *Pater* est beau, belle comtesse; mais vous m'avouerez que l'*Ave* est un peu ginguet. » La correspondance de Fénelon avec la comtesse, qu'il dirigeait très pieusement, prouve (tome VI, p. 257-261) que cette conversion du mari eut lieu dans une grave maladie de 1692 (*Sourches*, tome IV, p. 136 et 146), non dans celle de 1706-1707, et que Gramont ne craignit pas ensuite, à Marly même (*Correspondance de Fénelon*, tome VI, p. 277), de se déclarer pour Fénelon disgracié. D'autre part, notre auteur a déjà cité une autre naïveté sur l'origine du *Pater* en la mettant au compte du baron de Breteuil (tome VI, p. 42), tandis que la Bruyère, dans une lettre antérieure à la maladie de Philibert de Gramont, l'attribue à le Nostre (notre tome VII, p. 192, note 5). Quelle que soit la version authentique, cela rappelle l'anecdote qui se lit dans la correspondance de *Mathieu Marais*, tome III, p. 590-592, du joueur Maurin qui n'avait jamais connu autre chose que les cartes.

1. Au contraire, Mme de Gramont, élevée à Port-Royal, était restée fidèle aux doctrines de la maison et ne craignait pas, nous l'avons vu, de les professer publiquement et d'en prendre la défense. Aussi est-ce par une double malice, sur la dévotion de la comtesse et sur le libertinage ou l'ignorance de son mari, que le Roi chargea un jour ce dernier, jadis homme d'Église, ou tout au moins bénéficier, de lire le livre de Jansénius et de vérifier si les cinq propositions s'y trouvaient bien réellement : à quoi Gramont répondit que, si elles y étaient, ce ne pouvait être qu'*incognito* (Sainte-Beuve, *Port-Royal*, tome II, p. 107-110).

2. On s'étonnera peut-être que notre auteur n'ait pas rappelé ici l'anecdote du coup de pied à Béchameil qu'il a racontée précédemment (tome XI, p. 97).

3. Ce verbe, tiré du latin *debellare*, a déjà passé dans une Addition (tome XII, p. 506, n° 596). *L'Académie* de 1718 ne l'admettait pas, ou ne l'admettait plus; mais nous le retrouvons dans les *Lettres de Mme de Sévigné*, dans le *Typhon* de Scarron, et, plus tard, dans les *Mémoires du marquis d'Argenson*, tome I, p. 46. Il reviendra encore.

tenoit en respect et en crainte : aussi se sentit-elle délivrée d'un fléau que le Roi favorisa et distingua toute sa vie. Il étoit chevalier de l'Ordre de la promotion de 1688[1].

Mort de la Barre.

La Barre mourut en ce même temps[2], celui dont il a été tant parlé à propos de l'affaire qu'il eut avec Surville, et qui perdit ce dernier[3].

Mort de Mme de Frontenac ; sa famille, etc. [Add. St-S. 717]

Mourut aussi[4] Mme de Frontenac dans un bel appartement que le feu duc du Lude, qui étoit fort galant, lui avoit donné à l'Arsenal étant grand maître de l'artillerie[5]. Elle avoit été belle et ne l'avoit pas ignoré. Elle et Mlle d'Outrelaize[6], qu'elle logeoit avec elle, donnoient le ton à la meilleure compagnie de la ville et de la cour sans y aller jamais[7]. On les appeloit *les Divines*[8]. En effet elles exigeoient l'encens

1. Les *Mémoires de Sourches*, tome II, p. 290, note 5, racontent comment il y fut compris. Ses preuves, remontant jusqu'à 1318, sont au Cabinet des titres, dossier bleu n° 3522.

2. Le 4 février, selon *Dangeau*, p. 296 ; le 6 seulement, selon *Sourches*, p. 258.

3. Ci-dessus, p. 117-118.

4. Le 30 janvier : *Dangeau*, p. 295-296 ; *Sourches*, p. 257 ; *Mercure* de février, p. 168-174 ; Jal, *Dictionnaire critique*, p. 622-623.

5. Tomes V, p. 90, et VI, p. 169-170. La duchesse du Maine prit cet appartement pour elle-même.

6. Tomes V, p. 89, et VI, p. 169-170.

7. Mlle d'Outrelaize n'était allée loger à l'Arsenal que depuis la mort de la comtesse de Fiesque, qui complétait avec les deux amies un tribunal « dont il falloit avoir l'approbation. » Mme de Luynes, qui connut encore Mme de Frontenac, racontait à son mari, en 1748 (*Luynes*, tome IX, p. 251-252), que cette dame et Mlle d'Outrelaize avaient été très intimement liées avec Mme Scarron, et que c'est même chez Mme de Frontenac que la future marquise de Maintenon aurait reçu la prédiction « qu'elle serait un jour une grande dame, » de la bouche d'un chiromancien nommé Masson. Il n'en reste pas moins acquis que les lettres de Mme de Frontenac comprises dans le recueil de la Beaumelle sur Mme de Maintenon sont falsifiées.

8. Comme nous l'avons vu dans la première rédaction (tome V, p. 90), ce surnom avait d'abord appartenu à Mlle d'Outrelaize, et c'est en souvenir de celle-ci que le mari de Mme de Frontenac, étant gouverneur du Canada, appela *Divine* la rivière des Illinois (*Lettres de Mme de Sévigné*, Additions et corrections, tome XII, p. 52 .

comme déesses, et ce fut toute leur vie à qui leur en prodigueroit. Mlle d'Outrelaize étoit morte il y avoit longtemps[1]. C'étoit une demoiselle de Poitou de parents pauvres et peu connus[2], qui avoit été assez aimable, et qui perça par son esprit, beaucoup plus doux que celui de son amie, qui étoit impérieux[3]. Celle-ci étoit fille d'un maître des comptes qui s'appeloit la Grange-Trianon[4]. Son mari[5], qui, comme elle, avoit peu de bien, et, comme elle aussi, beaucoup d'esprit et de bonne compagnie, portoit avec peine le poids de son autorité[6]. Pour l'en dépêtrer et lui donner de quoi vivre, ils[7] lui procurèrent

1. Six mois auparavant, le 16 août 1706 : ms. Nouv. acq. fr. 3620 n° 6957. La marquise d'Huxelles écrivait, le 5 avril 1704 : « La pauvre Mlle d'Outrelaize, ayant été poussée aux Célestins, est tombée, s'est démis le poignet, et fait un trou à la tête. Vous pouvez juger de l'état de Mme de Frontenac. »

2. Non pas de Poitou, mais de Normandie : tome V, p. 89, note 5. Elle était fille de Jacques Blondel, chevalier, seigneur châtelain de Tilly, Hotot, Outrelaize, etc., lieutenant particulier au bailliage de Caen, et de Marie du Moulin (Arch. nat., Y 238, fol. 103), et, d'après les commentateurs de Tallemant des Réaux (tome IX, p. 510), un grand-père avait été président à la Chambre des comptes de Rouen.

3. Sur les agréments et l'esprit de Mlle d'Outrelaize, et sur ses relations avec les gens de lettres de son temps, on peut ajouter aux références données dans notre tome V un couplet publié dans le commentaire de Tallemant des Réaux (tome IX, p. 473) et les vers qu'elle adressa au poète Lambert (*Dictionnaire des Précieuses*, tome II, p. 262-263; ms. Arsenal 4129, p. 403). Plusieurs lettres d'elle, de M. et de Mme de Frontenac, de la maréchale de Schonberg, etc., ont été imprimées dans un factum de leur homme d'affaires (ms. Clairambault 1163, fol. 100-105).

4. Charles de la Grange, seigneur de Trianon : tome VI, p. 169.

5. Louis de Buade, comte de Frontenac : tome VI, p. 166 et 600. Leur contrat de mariage, du 27 juin 1648, est dans le registre des Insinuations du Châtelet coté Y 193, fol. 146 v°.

6. Il a déjà dit, en 1699, à propos de la mort du comte, qu' « un si aimable homme et une femme si merveilleuse ne duroient pas aisément ensemble. » D'après le *Segraisiana*, p. 197, Mme de Frontenac serait la marchande mariée à un soldat dont il est question dans *la Princesse de Paphlagonie*.

7. Leurs amis, leurs relations.

en 1672 le gouvernement du Canada, où il fit si bien longues années, qu'il y fut renvoyé en 1689, et y mourut à Québec à la fin de 1698[1]. Son grand-père étoit premier maître d'hôtel et gouverneur de Saint-Germain; il fut chevalier de l'Ordre en 1619[2]. Il avoit marié son fils[3] à une fille de Raymond Phélypeaux, secrétaire d'État après son père et son frère[4], ayant été auparavant trésorier de l'Épargne. Cela fit Frontenac, père du gouverneur de Canada, beau-frère de MM. d'Humières[5] et d'Huxelles[6]. Il falloit pourtant que ce ne fût pas grand chose, car on trouve avec les mêmes nom et armes[7] un Roger de Buade[8], huissier de l'Ordre en 1641, sieur de Cussy[9], après

1. Notre tome VI, p. 166, note 4, et Ravaisson, *Archives de la Bastille*, tome VIII, p. 85-92. Sur les bonnes relations de Frontenac avec les Iroquois, sur son administration et sur ses opérations militaires, on peut voir le *Mercure* de mars 1702, p. 141-147, une lettre qu'il adressa à Mme d'Huxelles en 1696, et qui a été publiée dans la *Revue rétrospective*, 2e série, tome II, p. 181-182, l'ouvrage de M. Rameau de Saint-Père sur *l'Acadie*, tome I, p. 212 et suivantes, les études de Mme Th. Bentzon sur le Canada, et surtout les tomes I et II de la *Collection de manuscrits relatifs à l'histoire de la Nouvelle-France*. On trouvera son oraison funèbre prononcée à Québec, le 19 décembre, dans le ms. Fr. 13516, fol. 163-197.

2. Tome VI, p. 167-168 et 609. Il est très souvent parlé de ce personnage et de ses enfants dans le *Journal de Jean Héroard*, comme étant des serviteurs familiers du roi Henri IV et de son successeur.

3. Henri de Buade, comte de Palluau et de Frontenac, tenu sur les fonts, le 23 juin 1606, par le connétable Montmorency et par Mlle de Vendôme, fut mestre de camp du régiment de Navarre de 1621 à 1622.

4. Phélypeaux d'Herbault : tome VI, p. 269.

5. Louis III de Crevant, marquis d'Humières, premier gentilhomme de la chambre et capitaine des cent gentilshommes de la maison du Roi, mort à quarante-deux ans, le 20 mars 1648, avait épousé, le 18 juillet 1627, la sœur cadette de Mme de Frontenac, Isabelle Phélypeaux, dont Jal a retrouvé l'acte de baptême, 13 août 1611, et qui mourut en 1642.

6. Jacques du Blé, baron d'Huxelles, marié à Claude Phélypeaux : tome XI, p. 35 et 36.

7. D'azur à trois pattes de griffon d'or. — 8. L'*ü* de *Büade* surcharge un *a*.

9. C'était un neveu du grand-père de M. de Frontenac : tome VI, p. 167, note 4, et ci-après, Additions et corrections — Il y eut aussi

Paul[1] Aubin; ce Roger sieur de Cussy mourut en 1655, et Jean Aubin, fils de son prédécesseur, rentra dans la charge[2]. Mme de Frontenac étoit extrêmement vieille[3] et voyoit encore chez elle force bonne compagnie[4]. Elle n'avoit point d'enfants[5], et peu de bien, que, par amitié, elle laissa à Beringhen, premier écuyer[6].

un Buade aventurier et voyageur sous le règne de François II (*Négociations relatives au règne de François Ier*, par L. Paris, p. 506; *Antoine de Bourbon et Jeanne d'Albret*, par le baron de Ruble, tome II, p. 104-106), un capitaine Buade, ancien page du prince d'Orange, décapité en 1665 pour ses intelligences avec les ennemis de l'État (*Mémoires d'Amelot de la Houssaye*, tome II, p. 222-223), etc.

1. *Paul* est en interligne, au-dessus de *luy*, biffé.

2. C'est dans l'*Histoire généalogique*, tome IX, p. 349-350, mais sans renvoi à l'article du Buade chevalier de l'Ordre (*ibidem*, p. 151), que notre auteur trouve ces trois huissiers : Paul Aubin, qui remplaça en 1625 le fameux écuyer Benjamin; Roger de Buade, sieur de Bourgneuf, qui, ayant épousé Louise Aubin, fille de Paul, fut pourvu sur la nomination de sa belle-mère et mourut en 1655; Jean Aubin, qui fut pourvu alors, sur la démission de son beau-frère et la nomination de sa mère, et eut pour successeur, en juillet 1656, le conseiller Vincent Lebret de Flacourt, père et aïeul des intendants de Provence, sur la démission du titulaire et de Louis de Buade. Ci-après, Additions et corrections.

3. Les *Mémoires de Sourches* lui donnent plus de quatre-vingt-sept ans; mais l'acte d'inhumation, mentionné par Jal, ne parle que de soixante-quinze, ce qui mettrait sa naissance en 1632 ou 1633.

4. En 1680, comme on lui proposait la place de dame d'honneur de la princesse de Conti, elle avait refusé, préférant son repos et sa Divine (*Lettres de Mme de Sévigné*, tome VI, p. 172; *Correspondance de Bussy-Rabutin*, tome V, p. 33).

5. Elle avait eu un fils, François-Louis de Buade, né le 7 mai 1651, et qui, étant mestre de camp au service de Münster, fut tué en 1672.

6. Notre auteur suit le *Journal de Dangeau*. La situation pécuniaire des époux Frontenac avait été longtemps embarrassée, à ce point que, le 24 septembre 1664, ils durent abandonner tout à leurs créanciers; mais, depuis, Mme de Frontenac avait pu obtenir sa séparation de biens, et, ayant racheté la terre de l'Ile-Savary, près de Châtillon-sur-Indre, qui rapportait quatre mille livres de rente (Arch. nat., E 1876, arrêt du Conseil du 13 juillet 1693), et cédé cette terre à Mlle d'Outrelaize, le 16 août 1680, en place d'une rente viagère de mille livres qu'elle lui avait consentie en 1678, Mlle d'Outrelaize lui avait abandonné, les 8 février et 31 juillet de la même année, contre six mille

Mort de Mlle de Goëllo; sa famille.

Mlle de Goëllo mourut peu de jours après, à plus de quatre-vingts ans[1], à l'hôtel de Soubise[2], où elle avoit logé toute sa vie. Elle étoit sœur de la mère de M. de Soubise, qui avoit une grande confiance en elle[3], et qui en eut trois cent mille livres[4]. C'étoit une créature de tête et d'esprit[5]. Elle étoit des bâtards de Bretagne[6], sœur du père[7] du comte de Vertus d'aujourd'hui, dernier de ces bâtards. Sa sœur aînée, mère de M. de Soubise, étoit[8] cette belle duchesse de Montbazon qui figura tant dans les troubles de la minorité

livres de rente viagère, tout ce qui pouvait lui revenir en valeurs mobilières de la succession de ses père et mère (Arch. nat., Y 238, fol. 103, 455 et 476 v°). Cette rente étant éteinte par la mort de Divine en 1706, la terre de l'Île-Savary avait dû revenir à Mme de Fontenac pour la même cause; ce fut sans doute ce qu'elle laissa au premier écuyer. Les *Mémoires de Sourches* parlent de cinquante mille écus.

1. Anne de Bretagne-Avaugour, baptisée à Sainte-Croix d'Angers le 11 avril 1625, morte à Paris le 10 février 1707, avait par conséquent près de quatre-vingts ans, et non quatre-vingt-six (si toutefois le baptême avait immédiatement suivi la naissance) comme le dit le *Journal de Dangeau*, p. 301. Goëllo était une terre de Cornouaille qui, ainsi qu'Avaugour, avait été donnée en apanage au bâtard du duc François II, en 1465. — Notre auteur en écrit le nom tantôt sans et tantôt avec tréma sur l'*e*.

2. Non pas l'hôtel ci-devant de Guise (tome VII, p. 76), mais celui que les Soubise avaient habité à la place Royale jusqu'en 1700.

3. Cette intimité entre une prude avérée et la galante duchesse de Montbazon semblait étrange, à ce que raconte Tallemant (tome IV, p. 482). Il faut donc croire que le *qui* employé ici par Saint-Simon se rapporte à « la mère de M. de Soubise, » et le *qui* suivant à ce dernier.

4. C'est Dangeau qui parle de ce legs.

5. Mme de Sévigné parle de dîners donnés aux beaux-esprits.

6. La filiation et la descendance de ces bâtards issus du duc François II et d'Antoinette de Maignelay sont établies dans l'*Histoire généalogique*, tome I, p. 467-472; comparez nos tomes V, p. 230, et VII, p. 80-81. — La terre de Vertus dont ils furent pourvus était en Champagne et venait de Marguerite d'Orléans, mère du duc François.

7. Claude II de Bretagne, baron d'Avaugour et comte de Vertus et de Goëllo, né en 1629, marié à une fille de M. le Lièvre de la Grange, président au Grand Conseil, et mort le 7 mars 1699; père d'Henri-François (1685-1746) qui a figuré dans notre tome V, p. 230.

8. *Estoit* surcharge *cette*.

de Louis XIV, belle-mère de la fameuse duchesse de Chevreuse et du mari de cette belle et habile princesse de Guémené qui, à leur aide[1], accrocha le tabouret comme je l'ai raconté p. 153[2]; et toutes trois commencèrent le rang dont jouit la maison de Rohan, que la beauté de Mme de Soubise a si bien su achever. La mère de M. de Soubise et Mlle de Goëllo, et plusieurs autres frères et sœurs[3], eurent[4] pour mère la fille du fameux la Varenne[5], marmiton[6], puis cuisinier, après portemanteau, ensuite le mercure d'Henri IV, enfin employé par[7] ce prince en affaires secrètes en Espagne et ailleurs, et parvenu à parier[8] avec ses ministres, à se faire compter par les plus grands seigneurs, et à faire rappeler les jésuites et partager la Flèche avec eux[9]. Sa fille fut donc grand mère de M. de Soubise, et c'est ce quartier qui eût empêché son fils d'être admis dans le chapitre de Strasbourg, conséquemment d'en devenir évêque, sans le change qui fut donné dans les

1. Avec leur aide.
2. Tome V, p. 240 et suivantes.
3. Un fils aîné était mort en 1669, sans enfants, quoique marié deux fois, et un second était mort jeune; mais il y avait eu six filles : l'abbesse de Nidoiseau, Mlle de Clisson morte en 1695, Mlle de Chantocé morte en 1694, une religieuse, une abbesse de Malnoue, qui ne mourut que le 31 mars 1711, à quatre-vingt-trois ans, et la plus célèbre, Catherine-Françoise, demoiselle de Vertus, amie de Mme de Longueville et de Mme de Sablé, morte à Port-Royal le 21 novembre 1692, après y avoir passé vingt-deux ans. Cousin et Sainte-Beuve ont raconté sa vie.
4. *Eurent* est en interligne, au-dessus d'*estoient*, biffé.
5. Catherine Foucquet de la Varenne : tome V, p. 230.
6. *Mariton*, au manuscrit.
7. L'initiale de *par* surcharge un *c* ou bien *av[ec]*.
8. Aller de pair. Les lexicographes ne citent que des exemples de cet emploi pris chez notre auteur; cependant l'abbé de Choisy en fournit un aussi dans ses *Mémoires*, tome II, p. 155.
9. Saint-Simon a déjà raconté cela en 1697 et en 1700 (nos tomes IV, p. 326-328, et VII, p. 78); il le répétera encore en 1712. Des histoires de la Flèche, de ses seigneurs et de son collège ont été publiées par M. de Montzey en 1877, par le baron A. du Casse en 1883, par le P. de Rochemonteix en 1887.

preuves, que j'ai expliqué p. 221[1], de supprimer le nom de Foucquet, qui étoit celui de cet heureux aventurier, pour ne produire que celui de la Varenne, qu'il portoit, et, de ce dernier nom, en donner le change avec une ancienne maison de Poitou, de ce nom de la Varenne, avec qui MM. de Rohan n'ont jamais eu d'alliance, et dès lors éteinte depuis fort longtemps.

Mort du chevalier de Gacé.

Gacé, depuis maréchal de Matignon, avoit un second fils[2], qui fut tué à Lille vers ce temps-ci, chez une femme où il alloit souvent, dont le mari s'enfuit aussitôt après[3]. Le père obtint le régiment de cavalerie qu'avoit ce cadet pour son troisième fils, qui étoit dans la marine[4]. C'est aujourd'hui le marquis[5] de Matignon, chevalier de l'Ordre, comme son frère[6], de la façon de Monsieur le Duc, dont la femme a été dame du palais[7], et la fille[8], à qui elle a donné

1. Non pas p. 221, mais p. 211 de son manuscrit, correspondant aux pages 77-81 de notre tome VII.

2. N., chevalier de Matignon ou comte de Gacé, avait levé, le 27 novembre 1705, un régiment de cavalerie au titre étranger.

3. Dangeau et Sourches annoncent cette mort au 19 février et parlent d'assassinat; mais, d'après la correspondance du père avec Chamillart (Guerre, vol. 2021) et d'après le journal d'Élie Richard, avocat au Parlement (*Bulletin du Comité des travaux historiques*, 1890, p. 198), le chevalier, ne pouvant parvenir à ses fins, aurait voulu faire semblant de se tuer devant la femme qu'il aimait, et se serait blessé légèrement au bas-ventre; n'ayant pas soigné sa blessure, il serait mort le 17 février, d'une hémorragie. La dame s'appelait de la Mairie et était de bonne famille.

4. Marie-Thomas-Auguste, né en 1684, appelé d'abord le chevalier de Gacé, était lieutenant de vaisseau lorsqu'il reçut le régiment de son frère, qui, après la paix, fut incorporé dans Dauphin-étranger. Il devint brigadier en 1719, et prit le nom de marquis de Matignon. Chevalier du Saint-Esprit en 1724, il mourut le 13 juin 1766.

5. *M.* corrige *C.*, dans le manuscrit.

6. Son frère aîné, Louis-Jean-Baptiste : tome XIII, p. 427.

7. Edmée-Charlotte de Brenne, fille du comte de Bombon, mariée le 12 mai 1720, dame du palais le 27 avril 1725, démissionna en faveur de sa fille, ci-dessous, en février 1741, et mourut le 27 juillet 1756, à Orly, à cinquante-six ans.

8. Victoire-Louise-Sophie de Goyon-Matignon, baptisée le 16 août

sa place, a épousé le duc de Fitz-James[1]. Cette fortune, qui n'a pas été loin d'être poussée plus haut, ne s'est pas faite sans beaucoup de manèges et d'intrigues dans sa propre famille et dans le monde; mais ces temps dépassent ceux que je me suis proposés.

Mines inutilement cherchées aux Pyrénées.

La nécessité, qui fait chercher des ressources aux rois comme aux particuliers, avoit mis en besogne[2] un chercheur de mines nommé Roddes[3], qui crut ou qui fit accroire avoir

1722, mariée au duc de Fitz-James le 1er février 1741, prit les fonctions de dame du palais de la Reine le 15 du même mois, sur la résignation de sa mère. En juin 1770, elle fut choisie comme dame de la Dauphine. Ci-après, p. 434, note 1.

1. Charles Fitz-James, quatrième fils du maréchal de Berwick et de sa seconde femme Anne Bulkeley, né le 4 novembre 1712, d'abord mestre de camp d'un régiment de cavalerie de son nom (1733), gouverneur du Limousin (1734), devint duc de Fitz-James en juillet 1736, sur la démission de son frère l'abbé de Saint-Victor. Brigadier de cavalerie le 1er janvier 1740, maréchal de camp le 10 mai 1748, il commanda successivement en Languedoc (1761), en Guyenne (1766) et en Bretagne (1770), et reçut le bâton de maréchal de France le 24 mars 1775. Il était chevalier des ordres depuis 1756, et mourut le 23 mars 1787.

2. Cette locution a été maintenue encore dans le *Dictionnaire de l'Académie* de 1878 comme dans celui de 1718.

3. Charles-Nicolas Richer, sieur de Roddes (ici, *Rodes*), était fils d'un avocat au Parlement originaire du Mans. D'abord traitant pour les vivres de l'armée d'Italie, il devint directeur des hôpitaux militaires de Piémont et trésorier des gendarmes. A la paix de 1696, il se rendit adjudicataire des fermes de Savoie, et mit celle des gabelles sur un si bon pied, que les fermiers de France, qui fournissaient beaucoup de sel à ce pays-là, demandèrent son rappel; il n'évita même un procès que grâce à la protection de M. de Tessé. Ayant mal réussi dans la ferme du droit sur les chapeaux à Paris, il alla établir en Limousin des forges d'acier (Arch. nat., MM 827, fol. 68, notes du P. Léonard), y échoua encore, et même subit une condamnation. Il s'occupait également de commerce maritime (arrêt du Conseil du 12 juillet 1702, E 1920). Dès cette époque, il étudiait les questions minières et avait fait de prétendues découvertes de filons de plomb chez le duc de la Feuillade (*Journal de Trévoux*, 1703, p. 1518-1519). Étant passé en Espagne pour y établir des manufactures, il y retrouva Tessé, qui, tout en le traitant de « petit ragot de banqueroutier, » le reconnaissait

trouvé beaucoup de veines d'or[1] dans les Pyrénées. Il manda en ce temps-ci à Chamillart qu'elles étoient tellement abondantes, que, moyennant dix-huit cents[2] travailleurs qu'il lui demandoit, il fourniroit un million par semaine. Cinquante-deux millions par an étoit une belle augmentation de revenu; la flatterie des gens du pays confirma une si folle avance. On y prêta ses espérances, qui ne durèrent pas longtemps : on en fut pour de la dépense, on s'y opiniâtra; elle demeura enfin en pure perte, et on n'en parla plus[3].

Retour et personnage de

J'ai parlé plus haut[4] de l'exil à Paris de Mme de Caylus, et de la pension qu'elle eut pour quitter la direction du P. de la Tour. Tant qu'elle dura, ce fut un ange, qui ne

pour « très industrieux, » et le proposa à Chamillart, sans succès d'ailleurs, pour diriger les hôpitaux de l'armée d'Espagne, en 1704. L'année suivante, Tessé recommanda encore au ministre un projet de compagnie de commerce à établir en Espagne élaboré par Roddes. En 1706 et 1707, on le chargea de la fourniture des vivres en Aragon. C'est alors qu'il se livra à des recherches de mines dans les Pyrénées. Il avait écrit un petit traité sur les métaux, et prétendit même faire trouver à Chamillart une mine d'étain dans la butte de Montmartre; mais il avait partout ruiné ses commanditaires.

1. Et d'argent surtout.

2. Il a écrit : *1800 cens*.

3. Notre auteur copie presque textuellement l'article de Dangeau du 11 janvier (tome XI, p. 284). Dès le mois d'octobre 1706, Roddes sollicitait à Paris des subsides pour cette entreprise (*ibidem*, p. 223); il finit par obtenir un privilège pour l'exploitation des mines du pays d'Urt (*Gazette d'Amsterdam*, n° VIII). Jusqu'en septembre 1707, on espéra une réussite; mais, les fontes de minerai, faites en grand à Dax, à Bayonne et à Paris, n'ayant point donné un résultat satisfaisant, l'affaire fut abandonnée (*Dangeau*, p. 285, 291, 292, 308, 312, 335, 359; *Sourches*, p. 249 et 307). Une estampe de la collection Hennin, n° 7101, représente *Le plus grand vendeur de joyaux de l'Europe, ou le Chercheur de mines d'or en France*, etc. Toute la correspondance de Roddes avec Chamillart et Desmaretz est dans les Papiers du Contrôle général, cartons G[7] 142 et 1421; une partie de celle de l'intendant de Bordeaux a été analysée dans la *Correspondance des Contrôleurs généraux*, tome II, n° 1176.

4. Tome XII, p. 331 et 407-411.

Mme de Caylus à la cour. [Add. St-S. 718]

se lassoit point de prières[1], d'austérités, de toutes sortes de bonnes[2] œuvres, d'une solitude qui lui faisoit pleurer amèrement le temps qu'elle croyoit perdu en des délassements avec des personnes de la plus grande piété, qui auroient pu passer pour un temps bien employé, et auxquels[3] elle se laissoit aller si rarement. Lorsqu'elle[4] fut en d'autres mains, l'ennui succéda au goût de la prière, de la solitude et des bonnes œuvres : elle se laissa aller à des rendez-vous en bonne fortune[5] avec Mme de Maintenon, à Versailles ou à Saint-Cyr[6], mais sans découcher de Paris, qu'elle avoit jusqu'alors constamment refusés, puis à aller passer quelque temps à Saint-Germain avec le duc et la duchesse de Noailles[7]. A la fin, Mme de Maintenon, contente de son obéissance, la fit revenir : elle l'avoit toujours aimée, elle fut ravie d'avoir lieu de finir son éloignement[8]. Elle eut un logement[9]; mais elle demeura enfermée chez Mme de Maintenon ou chez Mme d'Heudicourt. Peu à peu elle s'élar-

1. *Prier* corrigé en *prieres*.
2. Le *b* de *bonnes* surcharge un *p*.
3. *Auquel* corrigé au pluriel.
4. La première lettre de *Lorsqu'* corrige un *d*, et l'auteur, ayant écrit ainsi la conjonction à la fin d'une ligne, a ajouté cependant *qu'elle* au commencement de la ligne suivante.
5. Secrètement, avec mystère, comme en bonne fortune de galanterie.
6. Après *S. Cyr*, Saint-Simon a biffé un second *avec Me de Maintenon*, et, plus loin, il a corrigé *refusée* en *refusés*.
7. La très belle maison qu'ils y occupaient avait coûté plus de cinquante mille écus (*Sourches*, tome X, p. 368; *Mercure* de juillet 1704, tome I, p. 189-194), et nous en avons les plans et coupes dressés par Mariette. Le parc était très vaste et joignait la forêt. La duchesse de Bourgogne y soupa le 1er août 1707.
8. Ce fut le 10 février qu'elle reparut au souper du Roi, qui s'était étonné de ne plus la voir à la cour, puisqu'elle n'en avait pas été chassée : *Journal de Dangeau*, tome XI, p. 299, avec l'Addition placée ici; A. Geffroy, *Mme de Maintenon d'après sa correspondance authentique*, tome II, p. 111; lettres à la princesse des Ursins, dans le recueil Bossange, tome I, p. 96, 119 et 257.
9. C'est seulement en octobre 1708 qu'elle eut le logement devenu vacant par la mort de Mme de Beuvron : *Dangeau*, tome XII, p. 230.

git[1] chez les Noailles, à des heures solitaires, puis de même chez M. d'Harcourt, dont la femme et feu Caylus étoient enfants des deux sœurs[2]; sa beauté, ses agréments, son enjouement revinrent. Harcourt[3], trouvant en elle un instrument très propre à l'aider auprès de Mme [de] Maintenon, la servit auprès d'elle pour la faire nager en plus grand eau[4]. Elle fut des Marlis et des particuliers du Roi : ce fut une grande complaisance de la part du Roi pour Mme de Maintenon. Jamais il n'avoit aimé Mme de Caylus : il avoit cru s'apercevoir qu'elle s'étoit moquée de lui[5]; quelque divertissante qu'elle fût, il n'étoit point à son aise avec elle, et elle, qui avoit senti cet éloignement, étoit aussi en brassière en sa présence. Néanmoins, elle fut admise à tout[6]; la[7] conduite de la duchesse de Noailles lui fut confiée, la compassion de sa captivité la lui fit adoucir, et peu à peu la remettre sur le pied des autres femmes de la cour. Bientôt[8]

1. S'étendre, se mettre au large, en plus grande liberté; voyez *Littré*, ÉLARGIR 5°.

2. Tomes XII, p. 261, note 2, et XIII, p. 51, note 3.

3. La première lettre d'*Harcourt* surcharge *on*.

4. *Grd eau*, dans le manuscrit. Nous avons déjà eu cette expression dans notre tome XI, p. 318.

5. Saint-Simon a déjà parlé de son talent dans l'art de contrefaire : tome XII, p. 330. Au cours de l'été de 1707, elle souleva contre elle une terrible tempête à propos d'une poupée que Mme de Maintenon l'avait chargée de faire habiller pour la petite-fille de Mme de Noailles en singeant les modes exagérées de certaines jeunes femmes. Mme de Maintenon regardait alors comme impossible de la faire nommer dame du palais. (Recueil Bossange, tomes I, p. 80, 96, 165 et 195, III, p. 404, et IV, p. 109-110.)

6. Mme de Maintenon écrivait, le 13 février 1707 (*ibidem*, tome I, p. 91) : « Enfin, Madame, votre Mme de Caylus a reparu à la cour, non sans quelque confusion pour elle et pour moi; mais elle y a été très bien reçue. » Dangeau mentionne, le 27 avril (tome XI, p. 356), qu'elle a accompagné Mme de Maintenon à la promenade du Roi à Trianon, et que Louis XIV l'a ramenée dans son carrosse; ce fait significatif fut annoncé à Mme des Ursins (recueil Bossange, tomes I, p. 119, et III, p. 479).

7. Avant *la*, le manuscrit porte *on*, biffé, et *la* semble corriger *lu[y]*.

8. *Bientost* est en interligne, au-dessus de *peu à peu*, biffé.

la chambre de Mme de Caylus devint un rendez-vous important; les gens considérables frappoient à cette porte, et se trouvèrent heureux d'y entrer quelquefois[1]. La dévotion enfin écoulée devint la matière des plaisanteries de Mme de Caylus. Elle revit Madame la Duchesse et ses anciennes connoissances, avec qui elle déplora la tristesse avec laquelle sa jeunesse s'étoit passée, dont elle faisoit mille contes sur elle-même, en se moquant de toutes ses pratiques de dévotion[2]. Toujours attachée au duc de Villeroy, et lui à elle[3], ils se voyoient sans que Mme de Maintenon le trouvât mauvais, tant elle l'avoit subjuguée, et, à la fin, elle se fit une cour, les matins, de généraux, de ministres, et de la plupart des importants de la cour, par ricochet vers Mme de Maintenon. Au fonds, elle se moquoit d'eux tous, ne pouvoit rien, et, si elle pouvoit quelquefois insinuer à sa tante certaines choses, elle se réservoit toute pour M. d'Harcourt et pour tous ses desseins, auxquels elle demeura livrée sans réserve privativement à tout le reste, parce qu'après ce qui lui étoit arrivé, elle n'osa rien hasarder en faveur des Villeroy que plusieurs années après ce retour[4].

1. L'abbé Dubois écrivait à son maître, en juillet 1707 (recueil Seilhac, tome I, p. 342) : « Elle plait (à Marly) aux hommes dévots et non dévots, et est accusée par les femmes d'être trop grosse. Mme de Vaudémont y a été chargée de lui en faire les honneurs. » La princesse des Ursins qui, [illegible], lui voulait beaucoup de bien, eût désiré que Mme de Maintenon la prît auprès d'elle comme conseillère, et, dans une lettre du 22 février, elle dit : « Le tabac me paroît une horreur; je ne le puis même souffrir au joli nez de Mme de Caylus, je veux croire que son directeur lui a ordonné d'en prendre pour la rendre moins aimable » (recueil Bossange, tomes III, p. 404, et IV, p. 110).

2. Il y a des vers sur les pénitentes du P. de la Tour dans le Chansonnier, ms. Fr. 12694, p. 5.

3. Tome XII, p. 410-411. Le duc avait été son amant autrefois, avant qu'elle eût quitté la cour.

4. Saint-Simon reviendra encore à différentes reprises sur Mme de Caylus, sur sa faveur, sa liaison avec Harcourt, etc., notamment à la date de 1709.

Union de l'Écosse avec Angleterre.

Ce fut en ce temps-ci que les Anglois parvinrent à consommer la grande affaire qu'ils se proposoient depuis tant d'années, à laquelle le prince d'Orange avoit échoué : ce fut ce qu'ils appelèrent l'union de l'Écosse, et ce que, plus exactement, les Écossois appelèrent réduire l'Écosse en province[1]. Son indépendance de l'Angleterre dura tant que durèrent ses parlements[2]. A force de menées, d'argent et de persévérance[3], le parlement d'Écosse consentit, en ce commencement d'année, à être abrogé, et à ne faire plus qu'un seul parlement pour les deux royaumes avec celui d'Angleterre, moyennant certains privilèges particuliers maintenus[4], et que l'Écosse seroit représentée aux parlements

1. L'acte d'union fut signé le 22 juillet-2 août 1706 : *Corps diplomatique*, tome VIII, 1re partie, p. 199. Les deux royaumes d'Écosse et d'Angleterre étaient réunis en un seul, sous le nom de Grande-Bretagne, avec un parlement unique composé de deux chambres, haute et basse. L'égalité des impôts et des droits civils et politiques, l'identité des monnaies et des poids et mesures, l'unification du système des douanes sur les côtes et l'abolition des douanes intérieures y étaient proclamées. M. James Mackinnon a publié, en 1896, sur cet événement, un ouvrage intitulé : *The union of England and Scotland.* On peut voir aussi *The parliamentary history of England* (1810), tome VI, p. 534-543, 551-583, Ottieri, *Istoria delle guerre*, tome IV, p. 152-160, la *Gazette d'Amsterdam*, 1707, nos VIII, XI-XV, XXI, XXIV, Extr. XXIV, nos XXV et XXVI, le *Journal de Verdun*, 1706, 2e partie, p. 265 et 421-425, etc. Le pamphlétaire Daniel Defoë, auteur du *Robinson Crusoé*, fut employé dans cette affaire, et il en écrivit l'histoire. Sa correspondance vient d'être publiée par la Commission des archives anglaises, dans le tome II des *Manuscripts of the duke of Portland.*

2. Les actes de ces parlements ont été publiés de 1814 à 1844.

3. Il y eut bien des oppositions : *Dangeau*, tome XI, p. 239, 261 262 et 300; *Sourches*, tome X, p. 225 et 233. Le traité, accepté définitivement, le 27 janvier, par le parlement écossais, ne dut avoir son effet qu'à partir du 1er mai 1707. Par suite, dit Dangeau (p. 335), la reine Anne songea à prendre le titre d'impératrice de la Grande-Bretagne.

4. Exemption des gabelles pendant sept ans et des droits sur le papier timbré, sur les fenêtres et sur le charbon, maintien de toute l'organisation judiciaire, des droits et privilèges des bourgs royaux, des charges héréditaires et à vie. Tous les navires existant en Écosse au moment de l'union, considérés comme construits dans le pays, ne seraient point soumis à la taxe des bâtiments construits en pays étranger.

d'Angleterre par douze pairs d'Écosse élus par les pairs de ce royaume, qui s'assembleroient, pour cette élection seulement, à Édimbourg, sous la présidence d'un pair écossois nommé par le roi, alors par la reine Anne[1]. Ce nombre, si inférieur à celui des pairs anglois[2], et dans Londres, n'étoit pas en état de rien balancer de ce qui se proposeroit dans les parlements. On les leurra de l'influence qu'ils auroient, comme les pairs anglois, sur ce qui regarderoit l'Angleterre même, et, à la fin, cela passa sous la condition que le parlement, désormais, ne s'appelleroit plus que le parlement de la Grande-Bretagne[3]. Ainsi plus d'embarras du côté de l'Écosse pour le commerce, ni pour aucune partie du gouvernement, dont les Anglois devinrent entièrement les maîtres, sans qu'on puisse comprendre comment une nation si fière, si ennemie de l'angloise, si instruite par ce qu'elle en avoit éprouvé dans tous les temps, si jalouse de sa liberté et de son indépendance[4], put baisser la tête sous ce joug[5].

1. Non pas douze pairs, mais seize, qui devaient être désignés par le conseil d'Écosse, lequel devait aussi faire élire quarante-cinq députés pour prendre séance dans la Chambre des communes. Les fonctions de membre de la Chambre des lords étant héréditaires, la désignation, une fois faite par le conseil d'Écosse, n'avait pas à être renouvelée. L'acte d'union ne parle pas de la présidence du conseil d'élection par un pair que désignerait le souverain.

2. A cette époque, la Chambre des lords d'Angleterre comprenait environ cent quatre-vingt-dix membres; en 1713, deux cent huit, y compris les seize pairs écossais (Glasson, *Histoire des institutions de l'Angleterre*, tome V, p. 426).

3. Le premier parlement de la Grande-Bretagne fut convoqué à Westminster pour le 3 novembre : *Gazette d'Amsterdam*, n°s LI et XC; *Parliamentary history of England*, tome VI, p. 590 et suivantes.

4. En 1705, on avait pu croire que des difficultés sérieuses allaient s'élever à propos de la succession de la reine Anne : *Dangeau*, tome X, p. 235 et 242.

5. Les derniers chapitres de l'ouvrage de M. Mackinnon montrent que l'union ne fut pas acceptée avec enthousiasme par tous les Écossais, et que, pendant de longues années, il se produisit dans les rapports des deux peuples des tiraillements de tout genre. En outre, les

Marquis de Brancas et de Bay.

Le marquis de Brancas[1], qui servoit en Espagne, vint rendre compte au Roi de l'état des troupes et des affaires militaires de ce pays-là, et recevoir ses ordres sur la campagne prochaine[2]. Il étoit destiné à servir en Castille dans le corps séparé que le marquis de Bay y devoit commander[3], lequel marquis de Bay[4], pour le dire en passant, étoit un Franc-Comtois, fils d'un cabaretier. C'étoit un homme d'esprit et de valeur qui avoit su profiter de la rareté des sujets militaires en Espagne pour s'y pousser promptement par son application et par de petits succès, et il parvint jusqu'au grade de capitaine général, qui est le plus élevé de tous en Espagne dans les armées, et, ce qui est énorme, à l'ordre de la Toison d'or. D'ailleurs il devint capable, bon général, et servit fort utilement[5].

Port-Mahon repris pour Philippe V.

Tout à la fin de janvier le frère du maréchal de Villars[6] entra au Port-Mahon[7] avec trois vaisseaux de guerre et

jacobites ne restaient point inactifs, et leurs menées contribuèrent à agiter le pays.

1. Louis de Brancas-Céreste : tome IX, p. 220.

2. Guerre, vol. 2048, n°s 6, 38, 39 et 50-54; Affaires étrangères, vol. *Espagne* 72, fol. 32.

3. C'est presque textuellement l'article de Dangeau du 31 janvier (tome XI, p. 294), jour où M. de Brancas arriva; il repartit le 28 février, après avoir obtenu deux mille livres de pension sur l'ordre de Saint-Louis : *Dangeau*, p. 291, 294, 296, 304 et 309; *Sourches*, p. 257.

4. Ci-dessus, p. 114.

5. Tessé lui attribuait autant de présomption qu'à Villadarias, et n'avait pas confiance en ses talents. Nous le retrouverons bientôt (p. 428).

6. Armand, chevalier puis comte de Villars (tome XI, p. 89), volontaire dans la marine le 26 mars 1672, enseigne de vaisseau le 25 janvier 1675, rayé des cadres dans le courant de la même année, a été néanmoins promu lieutenant de vaisseau le 20 janvier 1678. Capitaine le 11 janvier 1684, il a obtenu le grade de brigadier en mai 1703, avec la permission de servir sur mer ou sur terre, et, après avoir accompagné son frère en Allemagne, il s'est distingué au siège de Gibraltar, et a reçu en récompense le grade de chef d'escadre le 1er novembre 1705.

7. Mahon ou Port-Mahon, aujourd'hui capitale de l'île de Minorque, possède un excellent port sur la côte orientale. Le cardinal de Retz

neuf cents soldats, mit pied à terre sous un gros feu de canon qu'il essuya, prit cinq cents hommes qui étoient dans la place, et, avec ces quatorze cents hommes, en alla attaquer cinq mille, presque toutes milices du pays, força plusieurs retranchements qu'ils avoient devant eux, et[1] leur tua cinq cents hommes. Le reste s'enfuit dans leurs villages, d'où presque tous envoyèrent leurs armes. Il y avoit plusieurs moines parmi eux, qui se distinguèrent par leur opiniâtreté : ceux qu'on prit, on les fit tous passer par les armes, personne n'ayant voulu servir de bourreau pour les pendre. Ainsi toute l'île de Minorque rentra sous la domination du roi d'Espagne. Cent cinquante Castillans de la place firent merveilles contre les rebelles[2]. Trois mois après, on y découvrit une conspiration du major de la place, qui la vouloit livrer aux partisans de l'Archiduc. Le gouverneur espagnol[3], qui s'y conduisit fort bien, aidé de deux bataillons françois qui étoient dans l'île, marcha aux rebelles, les dissipa, fit pendre le major et plusieurs de ses complices, et prit plusieurs moines qui étoient du complot, dont il fit passer quelques-uns en France[4].

(*Mémoires*, tome IV, p. 559-560) en a donné une description enchanteresse. C'était le seul point de l'île qui n'eût pas été envahi par les Anglais à la suite de l'occupation de Majorque : tome XIII, p. 411.

1. Avant cet *et*, il a biffé *les força*.

2. Saint-Simon copie l'article de Dangeau du 13 février, tome XI, p. 301-302. Mahon était assiégé par les partisans de l'Archiduc, secondés d'un corps de troupes anglaises et portugaises et de milices venues de Majorque. Le comte de Villars arriva dans le port le 1er janvier, et débloqua la ville le 5 par un combat heureux; en trois semaines, toute l'île fut soumise : *Sourches*, p. 201; *Gazette*, p. 54; *Mercure* de février, p. 198-223; *Gazette d'Amsterdam*, Extr. XVI; Quincy, *Histoire militaire*, p. 452-458. — En avril, le comte de Villars défit encore plusieurs vaisseaux anglais dans la rivière de Gênes.

3. Don Diègue-Léonard d'Avila, qui fut tué à Almanza.

4. La conspiration devait éclater le 28 mars, avec l'aide de Majorque. Le 22, le juge de police de Mahon ayant tenu des propos séditieux, le gouverneur le fit arrêter et l'obligea à dévoiler le complot, qui se trouva avoir pour chef le major de Ciudadella, capitale de l'île. Il partit aussitôt pour cette ville, fit quelques exécutions sommaires en

Envoi d'argent de Mexique par le duc d'Alburquerque.

Peu de jours après la réduction de l'île de Minorque, il arriva à Brest un vaisseau du Mexique dépêché par le duc d'Alburquerque, vice-roi de ce pays[1], chargé de beaucoup d'argent pour le roi d'Espagne et pour les Espagnols[2]. Il fit[3] partir ce secours ayant appris la nouvelle que le roi d'Espagne étoit errant hors de Madrid. Ponchartrain, qui en eut l'avis, dit un million d'écus pour le roi d'Espagne, et trois millions d'écus pour les particuliers[4]. En même temps le comte de Toulouse eut avis de deux vaisseaux

route, força le major à faire désarmer les habitants et à brûler les armes, puis le fit arrêter avec ses principaux complices, dont les uns furent pendus, les autres envoyés aux galères : *Gazette*, p. 215-216 et 227; *Gazette d'Amsterdam*, n° XXXVIII; *Dangeau*, p. 360; *Sourches*, p. 307; Dépôt de la guerre, vol. 2051 ; Marine, vol. B⁴ 32; Affaires étrangères, vol. *Espagne* 156 et 172. En juillet suivant, les affaires de l'île furent attribuées au conseil d'Italie. Les Anglais la reprirent en 1708.

1. François Fernandez de la Cueva, X° duc d'Alburquerque, grand de la première classe, commandeur de Guadalcaval dans l'ordre de Saint-Jacques, gentilhomme de la chambre de Charles II, capitaine général de la côte d'Andalousie en janvier 1695, avait obtenu la vice-royauté du Mexique le 5 avril 1702, par la protection d'Ubilla, son ancien domestique. En avril 1707, il reçut la Toison en récompense du don dont il va être parlé. Accusé cependant d'avoir amassé des biens immenses, il fut remplacé en 1709 par le duc de Linarès, mais ne revint qu'en 1713, et fut alors taxé à un million. Il mourut le 23 octobre 1733, à soixante-six ans. Il avait épousé, le 7 février 1684, une fille du duc de Medina-Celi. Saint-Simon, l'ayant cultivé beaucoup pendant son séjour à Madrid, fera de lui le portrait le plus étrange.

2. *Dangeau*, p. 311-312; *Sourches*, p. 267; *Gazette*, p. 120; *Gazette d'Amsterdam*, n°° XX-XXII; *Lettres de Mme des Ursins à Mme de Maintenon*, tome III, p. 421.

3. Il a biffé *a* et corrigé *fa*[*it*] en *fit*.

4. « Le comte de Pontchartrain, disent les *Mémoires de Sourches* au 3 mars, vint trouver le Roi pour lui apprendre qu'un vaisseau espagnol de cinquante-quatre pièces de canon étoit arrivé de la Havane à Brest,... et qu'il apportoit au roi d'Espagne un présent d'un million d'écus de la part du duc d'Alburquerque, vice-roi du Mexique, dont on ne pouvoit trop louer la fidélité, car, ayant déjà envoyé au roi son maître un semblable présent depuis la guerre, il n'eut pas plus tôt appris que l'Archiduc étoit maître de Madrid et que la reine avoit été obligée d'en sortir, que, jugeant que, dans une semblable conjoncture,

espagnols, au lieu d'un, chargés de trente et un millions en argent, dont un peu plus de trois pour le roi d'Espagne, et quelque argent et force marchandises précieuses sur deux petits vaisseaux françois qui les convoyoient[1]. On ne démêla point, entre ces deux avis, lequel étoit le vrai; j'avoue aussi que je ne suivis pas fort curieusement cette nouvelle[2]. Six semaines après, du Quesne-Mosnier[3], sorti de Brest avec son escadre, rencontra quinze bâtiments anglois escortés de deux vaisseaux de guerre, qui s'enfuirent dès qu'ils l'aperçurent. Du Quesne coula un de ces bâtiments bas, et envoya les quatorze autres à Brest. Ils étoient chargés de poudre, de fusils, de selles, de brides, en un mot de tous les besoins des troupes angloises qui étoient en Espagne, qui manquoient de tout, et ne pouvoient rien tirer de ces choses du Portugal, ni des pays qu'ils avoient conquis ou qui s'étoient donnés à l'Archiduc en Espagne[4].

Prise considérable en mer sur les Anglois.

Le maréchal de Noailles[5] étoit malade dès le commencement de février[6]; son énorme grosseur et les accidents de

Duc de Noailles

le roi d'Espagne auroit besoin d'argent, il avoit pris le parti sur-le-champ de lui envoyer ce présent si considérable. »

1. *Dangeau*, p. 313; *Sourches*, p. 268.

2. On trouvera l'explication ci-après aux Additions et corrections.

3. Tome XI, p. 166.

4. *Dangeau*, p. 320-321; *Sourches*, p. 275; *Gazette*, p. 144; *Gazette d'Amsterdam*, nos XV, XVI, XXV et XXVI. C'est Dangeau qui met ce fait d'armes sur le compte de du Quesne-Mosnier; les *Mémoires de Sourches* et la *Gazette d'Amsterdam* disent : du Quesne-Guiton, qui était un autre neveu du grand marin; la *Gazette* dit : le sieur du Quesne. Un passage du tome II d'*Abraham du Quesne*, par Jal, p. 573-574, semble prouver que c'est Dangeau qui avait raison. Je n'ai pu trouver la solution de cette contradiction aux archives de la Marine.

5. L'initiale de *Noailles* surcharge une même initiale minuscule.

6. « Le 14 février, disent les *Mémoires de Sourches* (p. 261), on sut que le maréchal de Noailles, qui étoit incommodé depuis quelques jours, ayant pris un remède d'un certain Italien, s'en étoit si mal trouvé, qu'on ne croyoit pas qu'il pût achever son quartier auprès du Roi. » En janvier 1703, il avait été soigné pour une tumeur à la gorge (*Sourches*, tome VIII, p. 13), et il avait eu une grave maladie en décembre 1704 (*Dangeau*, tome X, p. 202).

capitaine des gardes sur la démission de son père.

sa maladie firent peur à sa famille. Le Roi étoit inexorable sur les survivances, excepté pour les secrétaires d'État[1]; toute la faveur des Noailles, celle même[2] de Mme de Maintenon n'avoient osé rien tenter là-dessus en faveur du duc de Noailles. La charge de capitaine des gardes du corps avoit, à cet égard, l'inconvénient de plus que le Roi n'y vouloit que des maréchaux de France[3]. La compagnie de Noailles étoit l'écossoise, la première, la distinguée[4], et le duc de Noailles n'avoit que vingt-sept ans. Ils se mirent donc tous après le maréchal de Noailles pour l'engager à donner sa démission, et tâcher, en levant l'obstacle de la survivance, de faire passer sa charge à son fils. Ce ne fut pas chose facile à persuader[5]; mais, à force d'y travailler, ils arrachèrent sa démission et une lettre au Roi en conséquence, plutôt qu'ils ne l'obtinrent. Tout étoit de concert avec Mme de Maintenon. Le Roi reçut l'une et l'autre le 17 février, revenant de se promener à Marly, et passa à son ordinaire chez Mme de Maintenon. Un peu après qu'il

1. Ci-dessus, p. 103.

2. La première *m* de *mesme* surcharge *d*[*e*].

3. Sur les gardes du corps et les charges de capitaines, on peut voir notre tome XII, Additions et corrections, p. 610-613, et la notice insérée dans le Supplément du *Corps diplomatique*, tome IV, p. 447-448.

4. Cette première compagnie, la seule portant des bandoulières blanches, avait été formée sous Charles VII. Elle ne se recrutait plus d'Écossais depuis que son capitaine Montgommery avait tué Henri II; mais elle conservait l'habitude de répondre à l'appel : *Hamir*, qui signifie *me voici* en dialecte des highlanders. Voyez notre tome II, p. 365, note 1, et le P. Daniel, *Histoire de la milice françoise*, tome II, p. 117-121. C'est peut-être de l'origine de cette première compagnie qu'était venu le bonnet à l'anglaise, orné d'une plume de coq, que les gardes du corps portaient encore au temps d'Olivier d'Ormesson (son *Journal*, tome II, p. 589).

5. En 1683, Mme de Sévigné écrit (*Lettres*, tome VII, p. 205) que M. de Noailles, malade, « a été contraint de quitter le bâton, ce bâton objet de son amour, ce bâton qu'il est revenu prendre de si loin, ce bâton qui fait la récompense de tous les autres services! Il faut croire qu'il est bien mal quand il le donne lui-même à M. de Luxembourg. »

y fut entré, il envoya querir le duc de Noailles, et lui dit d'aller apprendre à son père que, suivant son desir, il lui donnoit sa charge[1]. Dès le lendemain matin il prêta son serment, prit le bâton, et acheva le quartier, qui étoit le sien[2]. Ce même jour, qui étoit un vendredi, et ces jours-là point de conseil, Puysieulx, revenu de Suisse faire un tour, eut une audience du Roi, à la fin de laquelle il lui demanda une place de conseiller d'État d'épée qui n'étoit pas remplie depuis fort longtemps[3]. Le Roi la lui donna sur-le-champ, et lui dit qu'il la lui destinoit depuis deux ans[4]. On a vu plus haut, p. 470[5], quel étoit Puysieulx et comment il s'étoit mis sur le pied de ces retours de Suisse et de ces audiences, que nul autre ambassadeur n'obtenoit, et combien il en sut profiter.

Puysieulx conseiller d'État d'épée.

Mme de Mailly[6], sœur de l'archevêque d'Arles depuis

Curiosités

1. *Dangeau*, p. 304; *Sourches*, p. 263; *Mercure* de février, p. 357-364; *Gazette d'Amsterdam*, n° XVII; *Lettres de Mme de Maintenon à Mme des Ursins*, éd. Bossange, tome I, p. 92-93; *Lettres de Mme des Ursins* (à la maréchale de Noailles), éd. Geffroy, p. 303-304, etc. Les provisions, datées du 18 février, sont aux Archives nationales, registre O¹ 51, fol. 38 v°.

2. « Le 18 au matin, le duc de Noailles se présenta pour en prêter le serment, et, le Roi ayant témoigné être surpris que cela fût déjà prêt, et ayant dit au secrétaire d'État de Pontchartrain qu'il pouvoit y avoir encore quelque difficulté pour le brevet de retenue de quatre cent mille livres que le maréchal avoit sur sa charge, le comte de Pontchartrain lui répondit que le brevet de retenue étoit au profit du duc de Noailles; et ainsi le Roi reçut le serment du duc de Noailles, qui, sur-le-champ, prit le bâton » (*Mémoires de Sourches*, p. 263). Un brevet analogue de cinq cent mille livres fut expédié, le jour suivant, 19 février, en faveur du nouveau capitaine : O¹ 51, fol. 34 v°; *Dangeau*, p. 305; *Sourches*, p. 264.

3. Voyez notre tome IV, appendice I, p. 394-395.

4. Dangeau, en annonçant (p. 304) cette nouvelle, dit que, depuis qu'il était conseiller d'État, il n'avait pas vu les trois places de conseiller d'épée remplies; le seul, avec lui, était M. Phélypeaux d'Herbault. Les provisions de Puysieulx sont du 19 février : O¹ 51, fol. 41.

5. Notre tome XII, p. 316-322.

6. Jeanne-Charlotte-Rose de Mailly avait pris le voile à Poissy le 22 mars 1681, et avait fait profession le 14 mai 1682.

sur Poissy et ses deux dernières abbesses.

cardinal de Mailly, eut en ce même temps[1] le beau et riche prieuré ou abbaye de Poissy[2], au bout de la forêt de Saint-Germain, dont elle était professe. Cette nomination[3] avoit été longtemps contestée : les religieuses se prétendoient avoir droit d'élection, et, pour en dire le vrai, elles en avoient conservé[4] la possession depuis le Concordat[5]. Le voisinage de la cour, qui demeuroit à Saint-Germain, la[6] tenta de disposer d'une si belle place. En dernier lieu, le Roi y avoit nommé une sœur du duc

1. Le 19 mars : *Dangeau*, p. 321; *Sourches*, p. 275-276; *Gazette*, p. 168; *Écrits inédits de Saint-Simon*, tome VI, p. 44. Dès 1706, le Roi avait fait demander les portraits des religieuses pour choisir une prieure dans le cas où Mme de Chaulnes, qui était fort âgée, viendrait à manquer subitement : Arch. nat., O[1] 367, fol. 56 v°.

2. Cette abbaye, ou plutôt ce prieuré avait été fondé en juillet 1304 par Philippe le Bel, sous le vocable de saint Louis, dont la canonisation était toute récente, et sur l'emplacement du château royal où était né ce roi. Il y établit des religieuses de l'ordre de Saint-Dominique, et commença la construction d'une église, qui ne fut dédiée que le 12 février 1330 et devint un des plus beaux et grands monuments de France, surtout à l'intérieur. En 1707, le revenu temporel était de trente-quatre mille livres, pour soixante-seize religieuses. L'église et le couvent ont été démolis en 1802; il n'en reste que l'enceinte et quelques débris. Outre l'excellente notice de Piganiol de la Force, on peut consulter l'*Histoire de la ville de Poissy*, par M. Octave Noël (1869), deux mémoires de 1704 et 1709, dans le volume *France* 1129 du Dépôt des affaires étrangères, fol. 302-304, et un autre dans le *Mercure* de septembre 1707, p. 215-221.

3. La nomination de la prieure par le Roi, et non pas, en particulier, celle de Mme de Mailly.

4. *Elle* est au singulier, et *en* et *conservé* sont en interligne.

5. Concordat conclu entre François Ier et Léon X, le 16 août 1516, pendant la tenue du cinquième concile de Latran, pour remplacer la Pragmatique sanction de Charles VII. L'original de ce traité est exposé au musée des Archives nationales, n° 156 des Documents étrangers, et l'on en trouve le texte dans les collections de conciles. Le titre sixième accordoit au Roi, sous certaines conditions, et avec l'agrément du souverain pontife, la nomination aux abbayes et prieurés vacants; mais le suivant réservait le droit d'élection aux maisons qui en jouissaient en vertu de privilèges reconnus et authentiques.

6. *La* est en interligne.

de Chaulnes l'ambassadeur[1]. Le Pape ne s'y étoit pas opposé[2]; mais les religieuses fermèrent les portes à la Reine, qui l'y avoit conduite elle-même : tellement que les gardes les enfoncèrent. Ce fut un vacarme horrible que cette installation, des cris, des protestations, des insultes à l'abbesse, beaucoup de grands manques de respect à la Reine, force religieuses chassées et mises en d'autres couvents[3]. Malgré tout cela Mme de Chaulnes fut bien des années sans être paisible. C'étoit aussi une grosse créature qui faisoit peur, et qui ressembloit de taille et de visage à son frère comme deux gouttes d'eau[4], plus abbesse, plus glorieuse, plus impertinente que toutes les abbesses ensemble[5], et qui, à force d'avoir été tourmentée en arrivant, s'étoit mise à faire enrager ses religieuses. Pour s'en faire plus respecter, elle s'étoit avisée[6] de se faire annoncer par quelque tourière[7] affectionnée tantôt M. Col-

1. Charlotte d'Albert, fille du premier duc de Chaulnes, avait d'abord été religieuse et maîtresse des pensionnaires à l'Abbaye-aux-Bois; elle fut pourvue du prieuré de Poissy en janvier 1669 (Arch. nat., O[1] 13, fol. 309), à la place de Marguerite de Cossé-Brissac, qui, après sept ans de procès contre ses religieuses, n'avait pu s'installer. Elle mourut le 1er mars 1707, à quatre-vingt-deux ans. C'est elle qui avait élevé à l'Abbaye la célèbre abbesse de Fontevrault.

2. Grâce au duc de Chaulnes, le Pape avait confirmé la nomination par le Roi presque aussitôt, et il renouvela cette confirmation en 1673 : *Écrits inédits*, tome VI, p. 43-44; *Mémoires de Luynes*, tome IV, p. 112.

3. C'est seulement le 21 décembre 1669 que la Reine, accompagnée de Madame, conduisit à Poissy la nouvelle prieure et réussit à faire procéder à son installation (*Gazette*, p. 1234-1235). Le R. P. Chapotin a raconté la lutte soutenue par Mmes de Brissac et de Chaulnes dans ses *Études historiques sur la province dominicaine de France*, sous le titre de *Guerre de la Succession de Poissy, 1660-1707*.

4. M. de Chaulnes l'ambassadeur avait « la corpulence, l'épaisseur, la pesanteur et la physionomie d'un bœuf » (notre tome II, p. 114; comparez son portrait dans les *Écrits inédits*, tome VI, p. 46).

5. Dans une Addition au *Journal de Dangeau*, tome XII, p. 331, il la représente « folle d'orgueil. »

6. Les mots *elle s'estoit avisée* ont été ajoutés en interligne.

7. Nous avons déjà vu ce terme dans notre tome VIII, p. 363, et Saint-Simon le répétera encore à propos des filles de Sainte-Marie,

bert, tantôt M. de Louvois ou M. le Tellier, dans un temps où elle étoit avec toute la communauté, où la portière la venoit avertir. Elle faisoit la surprise, après l'importunée, car les visites étoient fréquentes : elle alloit s'enfermer dans son parloir, d'où pas une religieuse n'osoit approcher pendant ces importants entretiens, qui duroient le temps qu'elle jugeoit à propos ; puis, toute fatiguée de consultations et d'affaires de la cour et du monde, qu'elle n'avoit pas quitté, disoit-elle, pour y perdre son temps dans l'état qu'elle avoit embrassé, elle revenoit se reposer avec ses religieuses de tant de soins dont elle auroit[1] voulu n'ouïr jamais parler, et n'être point distraite des devoirs d'abbesse. A la fin ces ministres revenoient si souvent, et occupoient si longtemps Madame l'abbesse, que quelque religieuse, plus avisée que les autres, commença à se[2] douter du jeu. A la première visite de ces Messieurs, trois ou quatre montèrent en lieu de voir dans les cours et les dehors, où elles n'aperçurent point de carrosse. Après cette épreuve, le doute se fortifia, et se communiqua de plus en plus par le redoublement de la même épreuve, et il demeura constant parmi toutes que jamais aucun de ces ministres n'avoit mis[3] le pied à Poissy. A la fin l'abbesse, qui se vit découverte, également honteuse et furieuse, n'osa plus continuer la tromperie ; mais elle en fit payer chèrement la découverte. Son règne fut également dur et long. Sur la fin elle prit en aversion, et bientôt en persécution, celles qu'elle crut lui pouvoir succéder, Mme de Mailly sur toutes, qui, par son mérite et sa parenté, sembloit y avoir plus de part, et la réduisit à chercher ailleurs un repos qu'elle ne pouvoit plus goûter à Poissy :

dans le tome IX de 1873, p. 199. « Si j'étois hors de la cour, écrivait Mme de Maintenon à l'abbé Gobelin le 8 janvier 1680, je serois en tourière » (recueil Geffroy, tome I, p. 111). Ces « tourières du dehors, » dit le *Dictionnaire de Trévoux*, non seulement recevaient les visiteurs, mais faisaient toutes les affaires du couvent à l'extérieur.

1. *Auroit* surcharge *voudroit*. — 2. *Ce* corrigé en *se*.
3. *Mis* surcharge un *p*.

elle se retira à Longchamp[1], et elle y étoit lorsqu'elle fut nommée[2]. Pour y parvenir après Mme de Chaulnes sans rumeur et sans dispute, le Roi profita d'un accident qui étoit arrivé à ce beau monastère quelque temps avant la mort de Mme de Chaulnes : le tonnerre avoit enfoncé la voûte du chœur et mis le feu à l'église[3]; la fonte du plomb qui la couvroit empêcha tout secours, en sorte que ce dommage fut extrêmement grand, et à l'église, qui est magnifique, et aux lieux du monastère qui en étoient voisins[4]. Dans l'impossibilité où la maison se trouva de le réparer même en partie[5], le Roi s'en chargea à condition qu'elle lui céderoit pour toujours ses prétentions d'élire, que le Pape en feroit une abbaye, et qu'il en donneroit la collation au Roi. Cela fut fait ainsi au grand regret des religieuses, qui n'osèrent pas résister, et le Pape accorda tout[6]. Cepen-

1. Abbaye de religieuses clarisses fondée en 1260, dans le bois de Rouvray ou de Boulogne, par Isabelle, sœur de saint Louis. L'abbé Lebeuf a donné une notice sur ce couvent dans son *Histoire du diocèse de Paris*, et les titres de la maison sont aux Archives nationales.

2. Selon les *Mémoires de Sourches* (tome X, p. 275, note), c'est à l'Abbaye-aux-Bois qu'elle s'était retirée depuis quelque temps.

3. Il s'agit de l'église du couvent, longue de quarante-trois toises et large de vingt et demie, et non de l'église paroissiale Notre-Dame, très peu éloignée de là. Celle-ci subsiste encore et est un monument remarquable.

4. Ce fut dans la nuit du 20 au 21 juillet 1695 que la foudre incendia la charpente en bois de châtaignier, qui datait du treizième siècle (*Dangeau*, tome V, p. 244; *Sourches*, tome V, p. 13; *Mercure* d'août, p. 167-175; relation imprimée du temps; Oct. Noël, *Histoire de Poissy*, p. 231 et suivantes; le P. Chapotin, *op. cit.*, p. 144 et suivantes).

5. Sur le premier moment, les dégâts avaient été évalués à cinq cent mille livres. En 1700, on établit un devis de réparation que Mansart arrêta à cent quatre-vingt mille livres : Dépôt des affaires étrangères, vol. *France* 340, fol. 16. Le réfectoire où s'était tenu le fameux colloque de septembre 1561 n'avait pas été atteint par le feu.

6. L'indult du pape Clément XI ne fut accordé que le 5 juin 1705, et enregistré au Parlement que le 28 août. Aussi, dans l'intervalle, les religieuses avaient-elles proposé, en guise de compromis, que le Roi nommât la prieure pour trois ans sur une liste de trois noms présentée par la communauté (Papiers du P. Léonard : Arch. nat., M 757,

dant on ne se pressoit pas, de la part du Roi, de réparer les désordres du feu; on ne s'y mit que lorsque la santé de Mme de Chaulnes fit craindre des difficultés sur cette non-exécution : alors on l'entreprit, et elle a coûté près d'un million[1]. Néanmoins, Mme de Mailly trouva beaucoup d'opposition[2] : toutes l'aimoient et l'estimoient, protestoient qu'elles l'auroient préférée dans l'élection, mais ne pouvoient souffrir la nomination. La vertu, la patience, la douceur, l'esprit, l'art du gouvernement parurent avec éclat et succès dans la nouvelle abbesse. Elle laissa sortir les plus opiniâtres, et gagna les autres par ses talents, son grand exemple et sa bonté; mais, pour n'y pas revenir, dès que le Roi fut mort, les protestations, jusque-là cachées, parurent, et il se forma un véritable procès entre Mme de

p. 185-186). L'indult, dont nous avons une impression de 1716, suivie de la liste des prieures depuis 1364, est muet sur la question de transformation en abbaye.

1. Antérieurement à l'indult, le Roi avait autorisé les religieuses, selon un expédient très usité dès lors, à émettre une loterie pour subvenir aux réparations; mais les profits en furent médiocres. Suivant l'arrêt du Conseil cité ci-après, p. 293, on exécuta de 1705 à 1716 la reprise des piliers, des bas-côtés et de la voûte, la réfection complète des deux pignons, de la couverture en ardoise, et du grand et du petit clocher, avec leur revêtement en plomb. Le *Mercure* de janvier 1724, p. 145-146, dit que la dépense pour le Roi fut de quatre cent mille livres. Les cloches nouvelles ne furent installées que le 23 décembre 1723.

2. Ce fut seulement le 3 septembre 1707 que Mme de Mailly, escortée de sa parenté et du secrétaire d'État la Vrillière, son beau-frère, qui l'avait présentée au Roi la veille, se transporta à Poissy pour y être reçue comme prieure. Les religieuses se décidèrent avec peine à lui ouvrir leur portes, mais refusèrent toutes, sauf trois, de signer l'acte de prise de possession, malgré les représentations du provincial des dominicains. Le Roi exila par lettre de cachet les deux plus entêtées, mais leur pardonna deux jours après, quoique Pontchartrain, envoyé à Poissy le 5 septembre comme commissaire du Roi, n'eût pas réussi mieux que la Vrillière à leur faire signer le procès-verbal de prise de possession. Ces faits sont longuement racontés, non pas dans le *Journal de Dangeau*, mais dans les *Mémoires de Sourches*, p. 392-393; le *Mercure* du mois (p. 202-212) dissimula ce qui avait été inconvenant.

Mailly et les prétendantes au droit d'élire, opprimées, disoient-elles, par l'autorité du feu Roi. La plupart de celles qui étoient à Poissy, et qui avoient le plus goûté le gouvernement de leur abbesse, s'y joignirent; elle demeura la même à leur égard. Nous jugeâmes ce procès au conseil de régence; Mme de Mailly le gagna : il n'étoit pas possible qu'elle le pût perdre avec toutes les précautions qui avoient été prises ici et à Rome pour assurer cette nomination pour toujours[1]. A la fin, les religieuses, vaincues par la douceur, le mérite et la conduite de Mme de Mailly envers toutes, l'ont aimée comme la meilleure mère, et vivent là plus heureuses, à ce qu'il en revient même de toutes parts par elles-mêmes, qu'aucunes religieuses du Royaume[2].

Mort de Roquette évêque d'Autun; son caractère. [*Add. St-S. 719*]

Il mourut alors[3] un vieux évêque qui, toute sa vie, n'avoit rien oublié pour faire fortune et être un personnage : c'étoit Roquette[4], homme de fort peu[5], qui avoit attrapé l'évêché d'Autun, et qui, à la fin, ne pouvant mieux, gouvernoit les états de Bourgogne[6] à force de souplesses et de

1. On trouvera dans le *Catalogue des factums de la Bibliothèque nationale* dressé par M. Corda, tome IV, p. 484-485, l'indication de toute une série de pièces de procédure relatives à cette affaire. L'arrêt du conseil d'État dont parle Saint-Simon est du 6 février 1719 (Arch. nat., E 2004; *Mercure* de septembre 1719, p. 111-117). A la tête des opposantes, dont les plus opiniâtres furent dispersées dans différents monastères, se trouvait une parente du président de Maisons.

2. Mme de Mailly ne mourut que le 18 février 1742. La présente rédaction est donc antérieure à cette date.

3. Le 23 février, à Autun : *Gazette*, p. 108; *Dangeau*, p. 312.

4. Gabriel de Roquette : tome VI, p. 131. Démissionnaire depuis le 22 juillet 1702, il avait quatre-vingt-quatre ans.

5. Il appartenait à une famille parlementaire de Toulouse dont plusieurs membres furent capitouls. Voyez ci-après, Additions et corrections.

6. Voyez l'incident de 1699 raconté dans notre tome VI, p. 131-134. Même démissionnaire, Roquette prétendit encore présider ces états; mais le conseil d'État le débouta par un arrêt du 30 mai 1703 (Arch. nat., E 1922, n° 84; *Sourches*, tome VIII, p. 97-98), et le droit de son successeur fut maintenu par un autre arrêt (E 1938, fol. 88-96).

manège autour de Monsieur le Prince[1]. Il avoit été de toutes les couleurs : à Mme de Longueville, à M. le prince de Conti son frère[2], au cardinal Mazarin; surtout abandonné aux jésuites; tout sucre et tout miel[3], lié aux femmes importantes de ces temps-là[4], et entrant dans toutes les intrigues; toutefois grand béat[5]. C'est sur lui que Molière prit son Tartuffe[6], et personne ne s'y méprit[7]. L'archevêque de

1. Il aurait voulu être tout-puissant dans cette maison : *Mémoires de Gourville*, tome II, p. 49. C'est lui qui, en 1686, conduisit le corps du Grand Condé à Vallery et son cœur à l'église des Jésuites : *Dangeau*, tome I, p. 434-436.

2. Étant alors grand vicaire des abbayes du prince de Conti, il avait reçu de sa main deux gros prieurés, et, en 1651, s'était chargé d'aller postuler pour lui à Rome le chapeau qui fut donné au frère de Mazarin. A cette même date, il était devenu prédicateur ordinaire du Roi.

3. « On dit qu'un homme est *tout sucre et miel*, pour dire qu'il est fort doucereux » (*Académie*, 1718). Cette expression a déjà passé dans notre tome XI, p. 429, et nous la retrouverons. — Lenet (p. 220) peint Roquette avec une mine douce et dévote, mais reconnaît qu'il ne manquait pas d'esprit. C'était le rival de Daniel de Cosnac.

4. Dans sa jeunesse, disent les mêmes *Mémoires de Lenet*, il avait eu pour quelques dames de la cour une tendresse « qu'on a vue depuis éclater avec scandale. » Comparez les *Souvenirs du président Bouhier*, p. 23, et *les Amours de M. l'abbé Roquette*, par l'abbé le Camus (1667).

5. Nous avons déjà eu l'expression de *béate* dans notre tome VIII, p. 79. *Béat* se trouve dans Peiresc (*Lettres*, tome II, p. 195), dans la Fontaine (*Œuvres*, tomes IV, p. 200, et V, p. 293), dans l'abbé Arnauld (*Mémoires*, p. 542), etc. Saint-Simon s'en servira plus d'une fois.

6. C'est le 12 mai 1664 que les trois premiers actes de cette comédie furent joués à Versailles; la pièce entière ne passa que le 5 février 1669. Chacun sait quelles difficultés Molière eut à surmonter.

7. A propos de l' « original » de Tartuffe, on peut voir, outre la notice de l'édition des Grands Écrivains, tome IV, p. 299 et suivantes, un article de M. Brunetière, dans la *Revue des Deux Mondes* du 1er août 1890, p. 664-675. C'est sur les dires de Daniel de Cosnac que l'abbé de Choisy, puis Saint-Simon y ont vu le portrait de M. de Roquette. Une pièce du dossier bleu 15275, vol. 581 du Cabinet des titres, le qualifie « chef de ces faux dévots connus sous le nom de Tartuffes, » et d'Hozier (note dans le dossier 8138 du fonds Chérin) prétend qu'on l'appelait ainsi « à cause de ses liaisons avec Mlle de Guise, dont il gouvernoit les affaires. » M. H. Pignot, dans son livre déjà cité de 1876, tome II,

Reims[1] passant à Autun avec la cour[2], et admirant son magnifique buffet[3] : « Vous voyez là, lui dit l'évêque, le bien des pauvres. — Il me semble, lui répondit brutalement l'archevêque, que vous auriez pu leur en épargner la façon[4]. » Il remboursoit[5] accortement[6] ces sortes de bourrades ; il n'en sourcilloit pas, il n'en étoit que plus obséquieux envers ceux qui les lui avoient données, mais alloit toujours à ses fins sans se détourner d'un pas. Malgré tout ce qu'il put faire, il demeura[7] à Autun, et ne put faire une plus grande fortune[8]. Sur la fin il se mit à courtiser le roi et la reine d'Angleterre[9] : tout lui étoit bon à espérer, à se

p. 539-570, 628-630, a discuté et finalement repoussé cette assimilation.

1. Charles-Maurice le Tellier.

2. Est-ce en 1674, au voyage de Franche-Comté ? Je n'en vois pas trace.

3. Le mot buffet « se prend ordinairement pour la table où l'on met une partie de la vaisselle qui doit servir au repas, avec le pain, les verres et le reste ; il signifie aussi la vaisselle même : *un beau buffet, un buffet d'argent ciselé, de vermeil doré* » (*Académie*, 1718). En 1740, le « buffet » de l'hôtel de ville de Paris comprenait une nef, deux corbeilles, cinq bassins, six flambeaux, deux fontaines, deux barils, une pompe, quatre vases en burettes, quatre coupes couvertes, quatre salières ; le tout pesant 481 marcs 2 onces 2 gros (Arch. nat., H 1858, fol. 389 v°).

4. M. H. Pignot (tome II, p. 530) a réfuté cette anecdote, mais en ajoutant cependant que le prélat possédait cent soixante-quinze marcs d'argenterie (p. 531 et 533).

5. Nous avons déjà eu (tome IV, p. 300) *rembourser des sottises*, et nous retrouverons encore cet emploi.

6. *L'Académie* ne donne pas cet adverbe. Littré a cité cependant des exemples du seizième siècle, et M. Hatzfeld veut bien m'en signaler un dans la *Suite du Menteur* de Corneille, acte IV, scène II.

7. Le *d* de *demeura* surcharge *n*[*e*].

8. Le bruit avait couru en 1680 qu'il allait avoir l'archevêché de Bordeaux (*Correspondance de Bussy-Rabutin*, tome V, p. 120 et 127). En 1678, il avait obtenu du Pape le pallium, qui était fréquemment donné aux évêques d'Autun comme premiers suffragants de Lyon (*Gazette*, p. 932-933).

9. Sur les relations de Monsieur d'Autun avec le roi et la reine d'Angleterre, on peut voir ses lettres à la supérieure de la Visitation de Chaillot : Arch. nat., K 1302, n°s 202-203, et 1303, n°s 65-67.

fourrer, à se tortiller[1]. Monsieur de Bayeux, Nesmond[2], les[3] courtisoit d'une autre façon : il ne les voyoit guères, leur donnoit dix mille écus tous les ans, et fit si bien, qu'on ne l'a jamais su qu'après sa mort[4]. Monsieur d'Autun, pour achever par ce dernier trait, avoit une fistule lacrymale[5]. Peu après la mort du roi d'Angleterre il s'en prétendit miraculeusement guéri par son intercession. Il l'alla dire à la reine d'Angleterre, à Mme de Maintenon, au Roi. En effet son œil paroissoit différent; mais, peu de jours après, il reprit sa forme ordinaire, la fistule ne se put cacher[6] : il en fut si honteux, qu'il s'enfuit dans son diocèse, et qu'il n'a presque point paru depuis[7]. Les restes de son crédit et

1. Nous avons eu déjà (tome XI, p. 297) *tortiller une idée* et *tortillage* (tome VI, p. 320); notre auteur prend *se tortiller* dans son Addition, et nous aurons, dans le prochain volume, *se tortiller en prétentions.*

2. François-Théodore de Nesmond, second fils du premier président, né le 1er septembre 1629, d'abord prieur de la Voulte, abbé de Mauléon (1646) et de Chézy (1647), reçut l'évêché de Bayeux au mois de mars 1661, et mourut, doyen des évêques de France et des docteurs de Sorbonne, le 16 juin 1715.

3. *Les* corrige *la*, ou plutôt *le*, et il en est de même à la ligne suivante, pour le *les* qui précède *voyoit.*

4. Saint-Simon racontera cette générosité avec plus de détails en 1715, lors de la mort de l'évêque.

5. Il écrit *lachrymale*, comme alors le *Dictionnaire de l'Académie.*

6. Nous avons déjà reproduit dans notre tome IX, p. 442, une lettre du cardinal de Bouillon à M. de Roquette sur cette guérison miraculeuse, en citant les articles de la *Gazette de Rotterdam* qui l'avaient annoncée. La *Gazette d'Amsterdam* de 1701 en donna aussi la nouvelle (Extraord. XCI), et l'on trouve dans le carton L 728 des Archives nationales, n° 1, un « Mémoire de la guérison miraculeuse d'une fistule lacrymale qu'avoit M. de la Roquette, évêque d'Autun, » daté du 7 novembre 1701. Comparez le livre de M. Pignot, tome II, p. 506-509.

7. Il semble que les dires de Saint-Simon sur le caractère de l'évêque d'Autun, s'ils sont exagérés, contiennent néanmoins un fond de vérité, et les appréciations élogieuses ne se trouvent que dans l'article nécrologique du *Mercure* (avril 1707, p. 216-224) ou dans une note de l'*Histoire des princes de Condé* par Mgr le duc d'Aumale, tome VII, p. 250, qui est, sur cela, en contradiction avec feu M. Allaire (*La Bruyère dans la maison de Condé*, tome II, p. 317-328). Roquette avait

de ses manèges trompèrent vilainement l'abbé Roquette son neveu[1], qui étoit fourré dans le grand monde, qui prêchoit, et qui avoit passé sa vie avec lui[2]. Il obtint sa coadjutorerie pour un autre neveu[3], et l'abbé Roquette, avec ses

eu de grands succès comme prédicateur et avait prononcé les oraisons funèbres du duc de Candalle (1659), de la reine Anne d'Autriche (1666), de la princesse de Conti Martinozzi (1674), de Mme de Longueville (1680); mais on prétendait que ses sermons n'étaient pas de lui (*Muse historique* de Loret, tome II, p. 99 et 439; *Gazette* de 1659, p. 191 et 882, et de 1666, p. 47 et 219; *Mémoires de Mme de Motteville*, tome IV, p. 103; *Lettres de Mme de Sévigné*, tome VI, p. 352-353; *Correspondance de Bussy-Rabutin*, tome V, p. 103 et 107; *Lettres de Duguet*, tome VII, p. 178-192; notice du P. Léonard : Arch. nat., L 728, n° 1). Il avait fait construire à Autun, avec l'aide du Roi (Arch. nat., X^{1A} 8666, fol. 184 v°, et 8685, fol. 10; G^7 989, placet de 1686; Joseph Rosny, *Histoire de la ville d'Autun*, p. 264-265), un magnifique petit séminaire, dont le fronton porte encore ses armes, avec des vers latins de Santeul, mais qui est maintenant une école d'enfants de troupe. Le jardin fut dessiné par le Nostre.

1. Henri-Emmanuel de Roquette, docteur de Sorbonne, abbé de Saint-Gildas-de-Ruis depuis le mois de juin 1681, abbé de Gimont en mars 1693, député à l'assemblée du clergé en 1701, élu à l'Académie française le 12 décembre 1720, mourut à Paris le 4 mars 1725.

2. Cet abbé prêcha plusieurs fois devant le Roi (*Dangeau*, tome II, p. 130 et 369; *Sourches*, tome III, p. 69), et prononça, en 1702, l'oraison funèbre de Jacques II (notre tome IX, p. 294, note 2). En 1695 aussi, il avait adressé au Roi une éloquente harangue sur la misère de la Bourgogne, dont il était député (*Dangeau*, tome V, p. 283), et c'est lui qui assista Santeul mourant, en 1697. De même que son oncle, il était en relations avec la cour de Saint-Germain et les Visitandines de Chaillot (K 1302, n° 204). D'Alembert a fait son éloge comme académicien (*Histoire des membres de l'Académie françoise*, tome IV, p. 347-376). — Un autre abbé de Roquette, petit-neveu de l'évêque, se distingua, en 1742, par sa propagande anticonstitutionnaire, et eut six mois de Bastille.

3. Bernard de Senaux, fils d'une sœur de l'évêque et d'un conseiller au parlement de Toulouse, était depuis longtemps grand chantre et grand vicaire, mais non coadjuteur d'Autun. Le Roi venait de lui donner l'évêché de Saintes, en juin 1702, lorsque la démission de son oncle en sa faveur, 22 juillet 1702, lui procura l'autre (*Dangeau*, tome VIII, p. 426 et 459; *Sourches*, tome VII, p. 288 et 331). Il mourut au commencement de mai 1709, âgé de soixante-deux ans.

sermons, son intrigue, ses cheveux blancs et tant d'espérance, n'a pu parvenir à l'épiscopat[1]; il a fini chez Mme la princesse de Conti fille de Monsieur le Prince[2], dont il se fit aumônier, et son frère son écuyer[3].

Bals à la cour. Comédies à Sceaux et à Clagny.

Il y eut tout l'hiver force bals à Marly[4]. Le Roi n'en donna point à Versailles; mais Mme la duchesse de Bourgogne alla à plusieurs chez Madame la Duchesse, chez la maréchale de Noailles et chez d'autres personnes, la plupart en masque[5]. Elle y fut aussi chez Mme du Maine[6], qui se mit de plus en plus à jouer des comédies avec ses domestiques et quelques anciens comédiens[7]. Toute la cour y alloit; on ne comprenoit pas la folie de la fatigue de s'habiller en comédienne, d'apprendre et de déclamer les plus grands rôles, et de se donner en spectacle public sur un théâtre. M. du Maine, qui n'osoit la contredire de peur que la tête ne lui tournât tout à fait[8], comme il s'en expliqua une fois nettement à Madame la Princesse en présence de Mme de Saint-Simon[9], étoit au coin d'une

1. Ci-après, Additions et corrections. A la suite de la nomination de M. de Senaux, il y eut, entre l'abbé de Roquette et son oncle, une brouille passagère, dont nous trouvons l'écho dans les lettres du vieil évêque à la supérieure de Chaillot (Arch. nat., K 1303, n° 65 et 66).

2. Marie-Thérèse de Bourbon-Condé : tome IV, p. 189 et 533.

3. Henri-Auguste-Louis, mort prématurément en 1694. — Tout ce qui précède, depuis *il obtint*, a été ajouté à la fin du paragraphe et sur la marge.

4. Les 2, 4, 6 et 8 mars (*Dangeau*, p. 311, 312, 314 et 315; *Sourches*, p. 265, 266, 269 et 271). Mme de Saint-Simon dansa au bal du 6.

5. *Dangeau*, p. 307 et 309. Le 8 mars, disent les *Mémoires de Sourches* (p. 271), ce fut un « bal sérieux, » sans mascarade.

6. Il y eut bal masqué à Sceaux les dimanche et mardi gras; on y compta, le premier jour, plus de six cents carrosses de masques, et, le second, plus de huit cent cinquante (*Dangeau*, p. 314 et 315).

7. Il a déjà été question des fêtes données par cette princesse dans notre tome XIII, p. 2 et 186. Le 21 février, la duchesse de Bourgogne alla à Clagny, pour une représentation où Mme du Maine tenait un rôle (*Dangeau*, p. 306; *Mercure* du mois, p. 374-377).

8. Tome XIII, p. 186.

9. *S. Simon* est en interligne, au-dessus de *Maintenon*, biffé.

porte, qui en faisoit les honneurs. Outre le ridicule, ces plaisirs n'étoient pas à bon marché[1].

Généraux d'armée : Tessé en Italie, battu par le parlement de Grenoble; Villars sur le Rhin; Vendôme en Flandres; Berwick resté en Espagne sous M. le duc d'Orléans; duc de Noailles en Roussillon. [*Add. StS. 720*]

Ce pendant le Roi régla les généraux et les officiers généraux de ses armées[2]. Le maréchal de Tessé fut déclaré dès le commencement de février pour le commandement de l'armée destinée à repasser en Italie[3]. Il partit bientôt après pour le Dauphiné avec une patente de commandant en chef dans cette province. Il y prétendit du parlement les mêmes honneurs dont y jouit le gouverneur de la province, qui sont, entre autres, d'être visité par une nombreuse députation du parlement, traité de *Monseigneur* dans le compliment, et de seoir au-dessus du premier président dans le coin du Roi[4]. Cela lui fut disputé : le parlement de Grenoble députa à la cour, où ses raisons furent si bien expliquées, qu'il gagna l'un et l'autre point et d'autres moindres, dont le maréchal de Tessé eut le dégoût entier[5]. Le maréchal de Villars fut destiné pour l'armée du Rhin, et M. de Vendôme à celle de Flandres, sous

1. Mme de Maintenon trouvait aussi ce genre de divertissement trop coûteux; mais encore l'estimait-elle plus innocent et plus spirituel que de se ruiner au lansquenet ou de perdre sa santé à boire, manger et fumer (*Lettres à Mme des Ursins*, tome I, p. 81).

2. Nous avons au Dépôt de la guerre, vol. 2055, un plan général de campagne pour 1707, dressé par Chamlay et daté du 17 janvier. Une nouvelle levée de milices fut fixée à vingt et un mille hommes, dont quinze mille pour l'Italie, et six pour l'Espagne.

3. Dangeau l'annonce le 23 janvier (p. 289); mais la commission n'est que du 31 (Affaires étrangères, vol. *France* 405). Il prit congé le 9 février.

4. Au parlement de Paris, on appelait « coin du Roi » l'angle du fond de la grand'chambre où le souverain prenait place comme notre auteur le dira plus tard, et comme il l'a indiqué sur le plan joint à un mémoire spécial (*Écrits inédits*, tome III, p. 463-472) et aux *Mémoires* mêmes (éd. 1873, tome X, p. 432).

5. *Dangeau*, p. 320. Le conseil d'État rendit, le 13 mars, un arrêt (Arch. nat., E 1939) ordonnant que le parlement de Grenoble enregistrerait sans restriction les patentes du maréchal, « sans néanmoins que celui-ci pût prétendre, en vertu d'icelles, de présider en ladite cour de parlement. » C'est qu'il n'était que commandant, et non gouverneur comme le duc de la Feuillade, ci-dessus, p. 95.

l'électeur de Bavière[1]. Le maréchal de Berwick étoit demeuré en Espagne[2]. M. le duc d'Orléans, qui ne vouloit pas demeurer sur sa mauvaise bouche d'Italie[3], et qui voyoit peu d'apparence d'y faire rentrer[4] une armée, desira d'aller en Espagne[5]; il n'auroit pu obéir à l'électeur de Bavière, qu'on ne vouloit pas mécontenter en lui proposant ce supérieur. Villars avoit, comme on l'a vu[6], fait ses preuves de ne pas vouloir servir sous ce prince; il étoit trop bien soutenu pour lui être sacrifié : il ne resta donc que l'Espagne, aux dépens du duc de Berwick, sur lequel l'expérience funeste de ce qui étoit arrivé avec le maréchal de Marcin fit donner au prince l'autorité absolue. Ce fut une grande joie pour lui que de continuer à commander une armée[7], et de la commander, non plus en figure, mais en effet[8]. Il fit donc ses préparatifs[9]. Le Roi lui demanda qui il menoit en Espagne[10]; M. le duc d'Orléans lui nomma

Mot étrangement plaisant

1. Le manuscrit porte *Bavières*. — 2. Ci-dessus, p. 114-115.

3. *Demeurer sur sa bonne bouche*, c'est s'en tenir à ce qu'il y a de meilleur et de plus exquis dans un repas. Ce terme s'emploie aussi au figuré, dit le *Dictionnaire de l'Académie* de 1718, qui ne donne pas l'expression « demeurer sur sa mauvaise bouche. »

4. *Renter*, au manuscrit.

5. Le bruit courut qu'après avoir pensé à retourner en Italie avec Tessé (*Dangeau*, p. 289 ; *Mercure* de janvier, p. 337-343), il demandait à aller commander en Espagne (*Dangeau*, p. 298, 8 février). Le Roi ayant fait quelques difficultés à cause de Philippe V, M. d'Orléans sollicita l'appui de Mme de Maintenon par une lettre sans date qui est insérée dans l'Appendice des *Mémoires de Noailles*, p. 403-404. La déclaration de destination fut faite le 12 ou le 13 mars (*Dangeau*, p. 317; *Sourches*, p. 273).

6. Ci-dessus, p. 1-2.

7. *Lettres de Madame* (recueil Brunet), tome I, p. 293. Il faisait plus cas de la vraie gloire que de sa naissance, dit Berwick.

8. En apparence, virtuellement, ou effectivement, comme ci-après, p. 308. Le *Dictionnaire de l'Académie* de 1718 donne seulement l'adverbe *figurément*.

9. *Dangeau*, p. 298, 315, 317 et 329; *Sourches*, p. 262, 264, 273, 278 et 293.

10. Saint-Simon, qui avait déjà placé l'anecdote suivante dans la partie de la notice de Noirmoutier consacrée à Mme des Ursins (notre

parmi eux Fontpertuis[1]. « Comment, mon neveu! reprit le Roi avec émotion; le fils de cette folle[2] qui a couru M. Arnauld partout[3], un janséniste? je ne veux point de cela avec vous. — Ma foi! Sire, lui répondit M. d'Orléans, je ne sais point ce qu'a fait la mère; mais, pour le fils, être janséniste! il ne croit pas en Dieu. — Est-il possible, reprit le Roi, et m'en assurez-vous? Si cela est, il n'y a point de mal; vous pouvez le mener. » L'après dînée même, M. le duc d'Orléans me le conta en pâmant de rire[4]. Et voilà

du Roi sur Fontpertuis. [*Add. St-S. 721*]

tome V, p. 507), la répétera encore en 1708 (tome V de 1873, p. 400-401), lorsque passera sous ses yeux l'Addition à l'article de Dangeau du 23 février, que nous plaçons ici.

1. Louis-Augustin Angran, vicomte de Fontpertuis, baptisé le 14 avril 1669, servit d'abord sur mer (1694), puis devint, en 1695, bailli et capitaine des chasses d'Orléans, Baugency et Sologne pour le duc d'Orléans, et mourut à Paris le 11 juin 1747, ayant écrit une histoire financière de la minorité de Louis XV. Son grand-père avait fait ériger Fontpertuis en vicomté en mars 1650 (Arch. nat., X^{1A} 8660, fol. 263).

2. Angélique Crespin du Vivier, mariée à Jacques Angran, conseiller au parlement de Metz et fils d'un greffier aux requêtes du Palais, avait été en « intimissimes » relations avec les principaux jansénistes, Arnauld, Nicole, Pontchâteau, et s'était trouvée compromise dans une affaire de brochures suspectes (Ravaisson, *Archives de la Bastille*, tome VIII, p. 41 et 44, note). Le P. de la Tour l'avait comptée aussi au nombre de ses pénitentes, mais avait fini par rompre avec elle (notre tome XII, p. 407, note 4; *Annales de la cour*, tome II, p. 115). Il est beaucoup parlé d'elle dans le *Port-Royal* de Sainte-Beuve.

3. C'est précisément parce qu'elle avait traversé les armées pour aller voir Arnauld en Flandre que le P. de la Tour rompit avec elle.

4. Madame (recueil Brunet, tome II, p. 368) la rapporte dans une lettre de 1722, mais sans nommer Fontpertuis. Elle semble donc authentique, quoique Henri Martin (*Histoire de France*, tome XIV, p. 602) ait taxé d'exagération le récit de notre auteur. En voici d'ailleurs l'équivalent dans une lettre de Fénelon au duc de Chevreuse (*Correspondance*, tome I, p. 484-485) : « Je vous conjure de ne laisser point faire un premier président favorable au Parti. Un impie de bon sens et de vie réglée est beaucoup moins à craindre qu'un janséniste dans cette place. L'impie sensé n'oseroit montrer son impiété et attaquer l'Église pour établir l'irréligion; mais le dévot janséniste insinuera, appuiera, colorera la nouveauté, et énervera l'autorité de l'Église sous le prétexte des libertés gallicanes. »

jusqu'où le Roi avoit été conduit, de ne trouver point de comparaison entre n'avoir point de religion et le préférer à être janséniste, ou ce qu'on lui donnoit pour tel! M. le duc d'Orléans le trouva si plaisant, qu'il ne s'en put taire; on en rit fort à la cour et à la ville, et les plus libertins[1] admirèrent jusqu'à quel aveuglement les jésuites et Saint-Sulpice pouvoient pousser[2]. Le rare fut que le Roi n'en sut nul mauvais gré à M. le duc d'Orléans, qu'il ne lui en a jamais ni parlé ni rien témoigné, et que Fontpertuis le suivit en toutes ses deux campagnes en Espagne[3]. Il étoit débauché et grand joueur de paume[4], avec de l'esprit, fort ami de Nocé[5], de M. de Vergagne[6], et d'autres gens avec qui M. le duc d'Orléans vivoit quand il étoit à Paris : tout

1. C'est ici le second des deux sens donnés de ce mot par *l'Académie* de 1718 (notre tome X, p. 210, note 4) : « Celui qui fait profession de ne point s'assujettir aux choses de la religion. »

2. Tous les contemporains s'accordent à reconnaître l'horreur de Louis XIV pour ce qui touchait au jansénisme; nous en avons déjà vu de nombreux exemples, et il s'en retrouvera par la suite. « Dans l'idée du Roi, disait Racine (*Œuvres*, tome VII, p. 246), un janséniste est tout ensemble un homme de cabale et un homme rebelle à l'Église. » Saint-Simon racontera (tomes X de 1873, p. 19 et 32, et XII, p. 104) que le Roi regardait les jansénistes comme des républicains, hostiles à la royauté et à la forme monarchique.

3. C'est même dans celle de 1708 que sera répétée cette anecdote.

4. Tome XII, p. 109, note 4.

5. Charles de Nocé, seigneur de Fontenay, était fils d'un ancien sous-gouverneur du duc d'Orléans et d'une fille de l'académicien le Roy de Gomberville. Attaché longtemps sans aucun titre au duc d'Orléans, il deviendra maître de sa garde-robe le 6 avril 1717, puis, en 1719, premier gentilhomme de sa chambre. Nous le verrons alors jouer un certain rôle parmi les « roués, » faire une assez grosse fortune dans le Système, et, après avoir été intimement lié avec le cardinal Dubois, il sera exilé par lui en 1722. Il mourut à Saint-Germain, le 27 mai 1739, à soixante-quinze ans. Il avait épousé, le 7 mars 1690, Marguerite Rambouillet de la Sablière, fille de l'amie de la Fontaine et veuve de M. de la Mésangère, conseiller au parlement de Rouen. Le duc de Luynes lui a consacré deux pages pleines de détails curieux : *Mémoires*, tome II, p. 441-443.

6. Ou duc de Donzy : tome IX, p. 282, et ci-après, p. 394.

cela l'avoit fait goûter à ce prince. Le duc de Noailles en chef en Roussillon, avec trois maréchaux de camp sous lui[1]

Exclusion du duc de Villeroy de servir; curieuse anecdote.

Parmi les officiers généraux nommés pour les armées, le duc de Villeroy fut oublié, qui fut un rude coup de poignard pour lui et pour son père. C'est un fait qui mérite d'être un peu expliqué[2], pour réparer ce que j'ai trop croqué[3] en parlant du retour et de la disgrâce du père, et j'ai estropié la curiosité en faveur de la brièveté[4] : il faut donc retourner un moment sur mes pas.

Le maréchal de Villeroy, qui, toujours frivole, vouloit faire le jeune et le galant, avoit à Paris une petite maison[5] écartée, mode assez nouvelle des jeunes gens. Ce fut là qu'il arriva tout droit de Flandres avec défenses expresses à la maréchale de Villeroy de l'y venir voir[6], et à tous ses amis de l'y venir chercher, et, par ce bizarre procédé, fit craindre quelque dessein plus bizarre à sa famille. Harlay, premier président, dont je n'ai eu que trop occasion de parler[7], étoit son parent[8], et s'en honoroit fort avec tout son orgueil, et de tout temps son ami intime. Il hasarda de forcer la barricade[9]; il perça : après quoi il n'y eut pas

1. *Dangeau*, p. 329.
2. *Expliquer*, à l'infinitif, a été corrigé en *expliqué*, avec une virgule.
3. Mme de Sévigné a dit : « Je gâte même cette pièce par la grossièreté dont *je la croque.* » C'est ne pas achever un ouvrage, n'y pas mettre la dernière main (*Académie*, 1718).
4. Tome XIII, p. 304.
5. Ce terme ne se trouve pas dans les dictionnaires antérieurs au milieu du siècle dernier. La maison du maréchal de Villeroy était au faubourg Saint-Honoré, sur la paroisse de la Madeleine de la Ville-l'Évêque, et, dès 1698 (Édouard de Barthélemy, *la Marquise d'Huxelles*, p. 175-176), Coulanges y allait fréquemment souper en brillante compagnie. Une petite porte de derrière donnait sur une rue écartée.
6. *Venoir voir*, dans le manuscrit.
7. Et sur lequel il va revenir longuement p. 368-379.
8. Par Jacqueline de Harlay : tome XIII, p. 193. Comparez la suite des *Mémoires*, tome XVII, p. 213-214.
9. Nous rencontrerons plusieurs fois cet emploi de *barricade* au figuré. On trouve dans les *Mémoires du maréchal de Gramont*, p. 294, « repoussé à la barricade. »

Rage du maréchal de Villeroy; ses artifices.

moyen de refuser la maréchale de Villeroy. Il leur avoua qu'il avoit dans sa poche les démissions de sa charge et de son gouvernement[1] toutes signées, prêt à les envoyer au Roi dans la résolution de ne le voir jamais. Ce sont de ces extrémités où le dépit emporte, et contre lesquelles la volonté réclame intérieurement. Sans cette pause ridicule dans un lieu de Paris écarté, qui n'étoit bon qu'à s'y faire chercher, il étoit tout court d'envoyer ses démissions tout droit de sa dernière couchée, de traverser Paris sans s'y arrêter, et d'aller à Villeroy : c'étoit là être chez soi à la campagne, à portée d'y recevoir qui il eût voulu et point d'autres, éloigné de dix lieues de Paris et de quatorze de la cour, dans la bienséance d'un homme outré qui s'éloigne, et dans la décence de ne se tenir pas tout auprès des lieux d'où il attendroit des nouvelles dans l'espérance que ses démissions lui seroient renvoyées. Mais c'étoit un homme à éclats, et à rien de sage, de suivi, ni de solide : il se fit donc beaucoup tirailler, puis jeta ses démissions au feu, et s'en alla à Versailles, où il fut reçu comme je l'ai raconté[2]. Sa conduite sur Chamillart, que j'ai aussi rapportée[3], aigrit le Roi de plus en plus. Le maréchal, de plus en plus enragé de voir sa disgrâce s'approfondir, se mit à montrer au plus de gens qu'il put des morceaux de lettres du Roi et de Chamillart[4] pour appuyer ce qu'il avoit déjà répandu, savoir qu'il n'avoit rien fait que sur des ordres exprès, et qu'il étoit cruellement dur de porter l'infortune d'une bataille à laquelle il avoit été excité, même d'une façon piquante, et qu'on lui eût encore moins pardonné de n'avoir pas donnée[5]. Ces propos spécieux, soutenus de ces frag-

1. La charge de capitaine des gardes, et le gouvernement de Lyon.

2. Ci-dessus, p. 17-18. — 3. *Ibidem*.

4. J'ai donné des fragments de cette correspondance dans les Additions et corrections du tome XIII, p. 619-620. Une copie des lettres du Roi, en partie transcrites de la main de Chamillart lui-même, forme série à part dans le volume 1933 du Dépôt de la guerre, fol. 36-54, et celles du maréchal sont dans le volume 1936.

5. Notre tome XIII, p. 368. Une lettre de Mme des Ursins à Mme de

ments de lettres qu'il ne montroit qu'avec un apparent mystère pour leur donner plus de poids, commencèrent enfin à persuader que Chamillart, abattu des mauvais succès, s'en prenoit à qui n'en pouvoit répondre, et qu'embarrassé d'avoir conseillé la bataille, il écrasoit celui qui l'avoit perdue sous prétexte de l'avoir hasardée de son chef, et abusoit ainsi de sa toute-puissance de ministre favori pour perdre un général qui avoit en main de quoi le confondre pour peu qu'il pût être écouté. Quelque ami que je fusse de la maréchale de Villeroy[1], jamais je n'avois pu m'accommoder des airs audacieux de son mari, dont jusqu'aux caresses étoient insultantes. Il m'étoit quelquefois arrivé, les matins, au sortir de la galerie, de dire que j'allois chercher de l'air pour respirer, parce que le maréchal, qui y faisoit la roue, en avoit fait aussi une machine pneumatique[2]. J'étois d'ailleurs ami intime de Chamillart, et je devois l'être pour les services qu'il m'avoit rendus et la confiance avec laquelle il vivoit avec moi. Alarmé donc du progrès des discours du maréchal de Villeroy, j'en parlai, à l'Étang, à Chamillart, qui, ému contre son ordinaire, me dit qu'il étoit bien étrange que le maréchal, non content d'avoir tant démérité de l'État, du Roi, et de soi-même, puisqu'il s'étoit perdu sans raison, voulût encore entreprendre des justifications qu'il ne pouvoit douter qui ne lui tournassent à crime pour peu qu'elles fussent approfondies, et qu'il osât le pousser assez pour l'obliger d'en demander justice au Roi, qui savoit tout; qu'il vouloit cependant être plus sage que le maréchal, mais qu'il me vouloit faire voir à moi les pièces justificatives des faits, dont il me demandoit le secret, et me les montreroit dès que nous serions à Versailles. En effet, à peine y fûmes-nous de retour, que j'allai chez lui un soir qu'il soupoit seul dans sa chambre,

Mon éloignement pour le maréchal de Villeroy.

Maintenon (recueil de 1826, tome III, p. 408) fait allusion aux déclamations du maréchal contre le ministre.

1. Tomes VI, p. 67, X, p. 413, et XIII, p. 198.

2. Déjà dit, en mêmes termes, dans notre tome X, p. 414.

avec du monde familier autour de lui, comme il avoit accoutumé. Dès qu'il me vit, il me pria de m'approcher de lui, et me dit qu'il alloit me tenir parole. Là-dessus il me donna la clef de son bureau, me dit où je trouverois les dépêches dont il m'avoit parlé, et me pria de passer dans son cabinet et de les lire avec attention. J'en trouvai trois : deux minutes du Roi au maréchal, et une du maréchal au Roi, celle-là[1] en original et signée de lui. La première du Roi portoit[2] : « Que la prudence et la circonspection trop grande dont les généraux de ses armées avoient usé depuis quelque temps en Flandres avoient enflé le courage à ses ennemis, et leur avoient laissé croire qu'on craignoit de se commettre avec eux; qu'il étoit temps de les faire apercevoir du contraire, et de leur montrer de la vigueur et de la résolution; que, pour cela, il avoit mandé au maréchal de Marcin de se mettre en marche de l'Alsace avec le détachement de l'armée du maréchal de Villars (qui étoit là détaillé) et de le joindre; qu'il lui ordonnoit de l'attendre, et, après leur jonction, d'aller ensemble faire le siège de Lewe, de telle sorte qu'il fût formé des troupes de Marcin, et, si elles ne suffisoient pas, d'un détachement des siennes, le tout commandé par le maréchal de Marcin, tandis qu'avec les siennes il[3] (le maréchal de Villeroy) observeroit les ennemis; que[4], pour peu qu'ils fissent mine de s'approcher trop du siège, il ne les marchandât pas, et que, s'il ne se trouvoit pas assez fort pour les combattre, il[5] ne laissât au siège que le nécessaire, et qu'avec le reste il donnât bataille. » Voilà exactement le contenu de cette première lettre que le maréchal mon-

1. Ou plutôt *celle-ci*.
2. La lettre dont notre auteur va donner la substance doit être celle du 6 mai qui a été publiée dans l'ouvrage du général Pelet, tome VI, p. 17-19.
3. Les mots *les siennes il* ont été ajoutés sur la marge, à la fin d'une ligne, quoiqu'*il* se trouvât déjà au commencement de la ligne suivante.
4. Avant *que*, Saint-Simon a biffé *et*.
5. Avant cet *il*, le manuscrit porte l'abréviation de *que*, biffée.

troit par morceaux, s'avantageant du commencement, qu'il ajustoit à sa mode, sur ce qu'il s'y[1] prétendoit piqué d'honneur, incité vivement aux partis vigoureux ; mais il se gardoit bien d'en montrer le reste, qui faisoit voir si clairement que cette vigueur ne lui étoit ni prescrite ni conseillée qu'au cas que les ennemis entreprissent de troubler le siège de Lewe, bien moins de leur prêter le collet[2] sans cette raison, et encore[3] sans avoir reçu le renfort du maréchal de Marcin. La seconde lettre du Roi ne consistoit qu'en raisonnements de troupes, revenant en deux mots au projet susdit, qu'elle confirmoit tel qu'il vient d'être exposé[4]. La lettre du maréchal de Villeroy étoit datée de la veille de la bataille[5]. Elle contenoit le détail de sa marche et de celle des ennemis, ne parloit d'aucun dessein de les combattre, et finissoit en marquant seulement que, *s'ils s'approchoient si fort de lui, il auroit peine à se contenir*[6]. Ce mot ne marquoit rien moins qu'un dessein formé de combattre ; il montroit seulement une excuse prématurée de ce qui pouvoit arriver, bien éloignée de l'exécution d'un ordre qu'il prétendoit l'avoir dû piquer d'honneur. Ainsi, bien loin d'avoir reçu celui[7] de donner bataille dans le temps et dans la circonstance qu'il livra celle de Ramillies, quelque victoire qu'il y eût remportée ne l'eût pas dû garantir du blâme d'avoir hasardé le projet du siège par un événement douteux, et de n'avoir attendu ni l'occasion seule où la bataille lui étoit prescrite, ni le renfort qui le devoit joindre, sans lequel il

1. *S'y* a été ajouté en interligne.
2. Expression qui a déjà passé dans notre tome XII, p. 199.
3. La première lettre d'*encore* surcharge une *s*.
4. Ce peut être une des lettres des 11, 12 et 18 mai : Dépôt de la guerre, vol. 1936, nos 135-136, 141, 180-181.
5. Du 21 mai, avant-veille de la bataille.
6. Ces mots sont soulignés dans le manuscrit. Dans la lettre du 21 (Guerre, vol. 1936, n° 196), le maréchal disait : « Je vous avoue, Sire, que je serai bien tenté de proposer à l'Électeur de marcher en avant, même avant l'arrivée de M. le maréchal de Marcin, si j'apprends que les ennemis demeurent dans la situation où ils sont. »
7. Le *c* de *celuy* surcharge un *d*.

ne lui étoit pas permis de rien entreprendre. Il le sentit si bien lui-même, que, dans le dessein qu'il avoit conçu de combattre sans l'occasion du siège qui lui étoit ordonné, surtout sans le renfort que lui amenoit Marcin, pour vaincre par ses seules forces, même à l'insu de l'électeur de Bavière[1], auquel il étoit subordonné en toutes manières[2] comme au gouverneur général des Pays-Bas, au milieu desquels il étoit, et comme généralissime et en faisant effectivement la fonction[3], il faisoit d'avance des excuses obscures, obscures, dis-je, pour ne pas découvrir son dessein arrêté, excuses pour qu'elles se trouvassent faites avant l'événement, mais desquelles il n'auroit pas eu besoin, si, comme il voulut le prétendre depuis, il eût agi conformément aux ordres qu'il avoit reçus. Avec un peu de sens, il devoit se contenter d'une désobéissance aussi formelle, et devenue aussi funeste que ses fautes, et lors de la bataille[4], et dans toutes ses suites, la rendirent, et se contenir dans le silence, puisqu'il ne pouvoit douter de ce qu'il avoit à perdre par le plus facile éclaircissement. Je fus surpris jusqu'à l'indignation d'un procédé si peu droit; je rapportai les clefs à Chamillart, et lui dis à l'oreille ce qu'il m'en sembla. Je lui en reparlai une autre fois plus à mon aise, parce que ce fut tout haut, tête à tête. Et alors je connus que le Roi, tout piqué qu'il étoit contre le maréchal, ou par son ancien goût d'habitude, ou par la constante protection de Mme de Maintenon, ne vouloit pas l'exposer à ce que méritoit une si étrange conduite; que, par cette raison, il la vouloit ignorer, et que Chamillart en étoit lui-même si persuadé, que, quelque desir qu'il eût de pousser le maréchal à bout là-dessus, il n'osa l'entreprendre, quoique l'ayant si belle[5], ou que, s'il l'hasarda, ce fut sans

Foiblesse du Roi pour le maréchal de Villeroy et pour ses ministres*.

1. *Bavières*, au pluriel. — 2. *Toutles manière*, dans le manuscrit.
3. Déjà dit au tome XIII, p. 368-370. — 4. Il a écrit : *bataillis*.
5. Comparez *attendre sa belle* (tome II, p. 50), *trouver sa belle* (tome VI, p. 346), *prendre sa belle* (tome VIII, p. 29).

* *Et pour ses ministres* semble avoir été ajouté après coup.

succès, et qu'il cacha l'un ou l'autre sous l'apparence[1] du mépris, que je sentis bien n'être qu'un voile à l'impuissance. Dans cette situation, plus je les vis tous deux irréconciliables, plus je me mis en soin du duc de Villeroy, devenu de mes amis par sa femme, dont je l'étois depuis longtemps[2]. Je sondai Chamillart, je leur parlai ensuite, et ce fut alors que je sus d'eux que le père avoit défendu au fils de voir le ministre. Un homme de guerre, quel qu'il fût, n'en[3] pas voir le ministre, se rompoit le col[4] sans ressource auprès du Roi, quelques talents et quelques[5] services qu'il eût, et ne pouvoit espérer de continuer à servir, encore moins les récompenses ni le chemin militaire[6]. Ils me prièrent d'en parler à Chamillart, et de tâcher à lui faire passer cela le plus doucement qu'il me seroit possible. Je le fis deux jours après, et j'y mis tout ce qu'il me fut possible. Je trouvai un homme doux, poli, sensible aux avances, mais, sur la visite, ministre, et qui me dit nettement que, si le duc de Villeroy n'en franchissoit le pas[7], il ne serviroit point. J'eus beau représenter à Chamillart la situation du fils avec le père, la déraison et l'autorité de ce père, la délicatesse du fils, qui n'en avoit éprouvé que des duretés dans sa splendeur, à ne le pas choquer dans sa disgrâce : rien ne put vaincre Chamillart. Il me chargea pour le duc de Villeroy de tous les compliments du monde, de tous les offres[8] de services possibles hors sur la guerre, et il n'y avoit que sur la guerre où il

1. *L'apparence* surcharge *le voile du*.
2. Tome X, p. 413.
3. Ne pas voir le ministre de la guerre. *N'en* est en interligne, au-dessus de *ne*, biffé.
4. Nos tomes IX, p. 79, et XII, p. 500, Addition n° 588.
5. Les deux *quelques* sont sans accord dans le manuscrit.
6. *Militaires*, au pluriel, corrigé au singulier.
7. Littré a relevé cette locution dans Bossuet et dans Bourdaloue.
8. Le *Dictionnaire de l'Académie* de 1718 faisait *offre* du féminin ; mais on le trouve au masculin dans Chapelain (*Lettres*, tome II, p. 438) et dans Racine, comme dans notre tome VIII, p. 436 et 583, dans le tome VII de 1873, p. 84, dans les *Écrits inédits*, tome III, p. 258, etc.

pût lui en rendre. Faute de mieux, il me fallut contenter d'avoir rapproché les choses[1], dans l'espérance qu'elles se pourroient raccommoder tout à fait. J'allai souper en tiers avec le duc et la duchesse de Villeroy, qui s'affligea amèrement d'une réponse si dure parmi tant de compliments. Son mari la sentit vivement. Je lui représentai son âge, ses services, son grade de lieutenant général, et ce à quoi l'un et l'autre le devoient tout naturellement conduire; je lui parlai du bâton et du commandement des armées; je lui représentai[2] qu'il rendroit douteux l'espèce de droit qu'il pouvoit prétendre de succéder à la charge de capitaine des gardes de son père, à laquelle l'exemple du duc de Noailles[3] lui frayoit un chemin assuré; que l'éclat qui avoit fait chasser Mme de Caylus avoit fait une impression qui n'étoit effacée que pour elle[4], et qui subsistoit contre lui en Mme de Maintenon, comme il n'en pouvoit douter malgré son amitié pour le maréchal de Villeroy; enfin, que son père avoit travaillé trop peu solidement pour lui, et lui avoit toute sa vie trop durement appesanti le joug, pour que, sciemment et volontairement, il se perdît sur une chose inutile, vaine, de pur travers[5], et de pure fantaisie, que son père même ne devoit jamais exiger de lui. En un mot, je n'oubliai rien, ni sa femme non plus; mais tout fut inutile. Le duc de Villeroy avoit promis à son père, qui avoit exigé sa parole : accoutumé à trembler devant lui comme un enfant, il n'osa la refuser; il ne put se résoudre à en manquer, même en ne voyant Chamillart qu'en secret, ce que je me faisois fort de faire passer au ministre[6]. Il fallut donc se réduire à essayer qu'il

1. Nous avons eu *rapprocher quelqu'un* dans le tome VII, p. 99.

2. *Reprent[ay]* corrigé en *representay*.

3. Ci-dessus, p. 285-286.

4. Ci-dessus, p. 279.

5. *Travers*, bizarrerie, caprice, irrégularité d'esprit et d'humeur, dit le *Dictionnaire de l'Académie* en 1718. Voyez ci-après, p. 312.

6. *De faire passer* est en interligne, au-dessus de *d'obtenir*, et est suivi d'un second *de faire*, biffé avant *au ministre*, aussi en interligne.

se contentât d'un compliment du duc de Villeroy chez le Roi sur ce qu'il ne le voyoit point chez lui. J'en parlai à Chamillart de toute mon affection; mais il me répondit que ce qui eût été bon d'abord venoit trop tard après deux mois de retour[1]. J'eus recours à la maréchale de Villeroy, de laquelle j'avois reçu cent fois de vives plaintes[2] sur toute cette affaire: je la reconnus si éloignée de s'adoucir, que je n'osai pousser mon projet. Toutefois, la solide piété qui étoit en elle lui fit faire quelques réflexions; d'elle-même elle permit à son fils de tâcher à fléchir son père. Le fils n'y gagna rien; il trouva son père plus entêté et plus furieux que jamais[3]. Le vrai motif de cette rage fut l'énoncé de la patente de M. de Vendôme pour aller commander l'armée de Flandres en sa place. Véritablement il appesantissoit la honte du maréchal, et sans nécessité, et[4] la rendoit immortelle. Ses amis en furent avertis à temps de l'arrêter, ce qui en augmenta le bruit, et Monsieur le Grand, ami de Chamillart, obtint de lui que cet endroit de la patente seroit réformé et changé. Elle étoit déjà scellée lorsque Chamillart l'envoya retirer du Chancelier sous prétexte que ses commis l'avoient mal dressée. Le Chancelier, ami du maréchal, et scandalisé pour lui, ne fit pas difficulté de la rendre, ni le commis de lui avouer que cet énoncé injurieux étoit l'ouvrage de son maître, auquel un subalterne comme lui n'eût pas osé attenter. De cette sorte fut expédiée une autre patente, sans que l'injure de la précédente pût s'effacer du cœur du maréchal, qui ne manqua pas de prétextes différents, et moins humiliants, pour colorer sa haine[5]. S'il eût su céder au temps et embrasser de

Cause intime de l'extrême haine du maréchal de Villeroy pour Chamillart.

Peu de sens

1. Après deux mois écoulés depuis le retour du père. — *Deux* est en interligne, au-dessus d'un premier *deux*, biffé, qui surchargeait *un*.

2. *De vive* (au singulier) *plaintes*, dans le manuscrit.

3. Ci-dessus, p. 10 et 248. — 4. *Et* est en interligne.

5. On a vu dans notre tome XIII, p. 389, note 1, combien la patente était flatteuse pour Vendôme. Il est difficile de savoir s'il y eut en effet deux rédactions successives, et si la première fut atténuée sur l'intervention du comte d'Armagnac. Le texte des lettres définitives

du maréchal de Villeroy.

bonne grâce le sauve-l'honneur[1] que nous avons vu le Roi lui présenter[2] avec tant de bonté et d'affection après toutes ses fautes, il fût revenu à la cour plus puissant et plus en faveur que jamais[3]. On a vu p. 370[4] qu'au retour de sa prison de Gratz, il ne tint qu'à lui d'entrer au Conseil en quittant la guerre, et le salutaire conseil que lui en donna son ami le chevalier de Lorraine, et avec quel travers insensé il le refusa : la maréchale de Villeroy me l'a avoué depuis avec une douleur amère. Le bon est qu'il est certain que, sans qu'il ait été depuis nulle mention de lui communiquer aucune affaire étrangère, il voulut quitter la guerre l'hiver qui précéda la bataille de Ramillies, et c'étoit alors la quitter pour rien; qu'il fit tout ce qu'il put pour engager le Roi à disposer du commandement de l'armée de Flandres et lui permettre de demeurer auprès de lui, et qu'il ne put jamais l'obtenir[5]. C'est ainsi que la plus haute faveur montre ce que vaut celui qui la possède, et se trouve toujours inférieure à quelque peu de sens que ce soit. La fin de tout ceci fut que le duc de Villeroy ne servit plus, et que Chamillart se rabattit sur le fils, n'ayant pu pousser à

était encore suffisamment blessant, et le journaliste hollandais sut bien le faire remarquer : elles font dire au Roi que « la nécessité de mettre incessamment à la tête des armées de Flandres un chef qui s'attire la confiance des officiers et des soldats, et qui redonne aux troupes cet esprit de force et d'audace si naturel à la nation françoise, et la connoissance que nul autre n'est plus capable de remplir sur cela son attente que M. de Vendôme, l'ont déterminé à le rappeler d'Italie. »

1. Nous avons déjà eu, dans notre tome VII, *un sauve-l'honneur* (p. 119) et *un salve-l'honneur* (p. 167). Dans une lettre du duc de Gramont publiée dans le *Cabinet historique*, tome XI (1865), p. 350, c'est *salve-l'honor*, à l'espagnole.

2. *Presenter* corrige *presentoit*.

3. Notre tome XIII, p. 385-388 et 393-394.

4. Correspondant à notre tome X, p. 377-378.

5. D'après une lettre de Mme d'Huxelles du 22 février 1705 (notre tome XIII, p. 12, note 9), le maréchal de Villeroy trouva mauvais, à cette époque, qu'on le soupçonnât de n'aller commander l'armée de Flandre qu'à contre-cœur.

bout le père. Il en coûta, dans la suite, au duc de Villeroy le bâton de maréchal de France, qu'il vit donner à de ses camarades qui ne l'avoient pas mieux mérité que lui et qui n'en étoient pas plus capables[1], mais qui avoient toujours continué à servir[2].

Accablement, vapeurs, instances de Chamillart pour être soulagé; sa manière d'écrire au Roi, et du Roi à lui; réponse étonnante.

Chamillart, accablé du double travail de la guerre et des finances[3], n'avoit le temps de manger ni de dormir. Des armées détruites presque toutes les campagnes par des batailles perdues, des frontières immensément rapprochées tout à coup par le tournement de têtes[4] des généraux malheureux, épuisoient toutes les ressources d'hommes et d'argent. Le ministre, à bout de temps à en chercher, et à vaquer cependant au courant, avoit plus d'une fois représenté son impuissance à suffire à deux emplois qui, dans des temps heureux, auroient même fort occupé deux hommes tous entiers[5]. Le Roi, qui l'avoit chargé de l'un et de l'autre pour se mettre à l'abri des démêlés entre la

1. Le *p* de *capables* surcharge un *b*.

2. Notamment MM. de Bezons, de Médavy, du Bourg et d'Alègre, lieutenants généraux de la même promotion que le duc de Villeroy, et qui devinrent maréchaux de France, le premier dès 1709, les autres en 1724. M. de la Feuillade, fait aussi maréchal dans cette dernière année, n'était lieutenant général que depuis 1704.

3. Ci-dessus, p. 247. Le 5 décembre 1706, Mme de Maintenon écrivait à la princesse des Ursins (recueil Bossange, tome I, p. 66) : « Le pauvre M. de Chamillart.... est bien véritablement malheureux, et par le poids dont il est chargé, et par les chagrins domestiques.... M. Chamillart n'a point un cœur de ministre; il est tendre, sensible, et le meilleur homme du monde.... »

4. Nous avons déjà eu, au figuré, la locution *tournoiement de tête* (tome XII, p. 200, et ci-dessus, p. 88). C'était la seule que reconnût le *Dictionnaire de l'Académie*, où l'on ne trouve celle de *tournement* ni au propre, ni au figuré, bien que le mot, et même l'expression *tournement de tête*, fussent dès 1632 dans le *Cotgrave* français-anglais, et se retrouvent plus tard dans le *Dictionnaire de Trévoux*. Nous aurons encore, douze lignes plus bas, *tournement de tête*, au sens propre.

5. En 1708, lorsque Chamillart se sera enfin déchargé des finances sur Desmaretz, le *Mercure* de février, p. 324-336, donnera une explication détaillée de son double fardeau.

finance et la guerre qui l'avoient si longuement fatigué du temps de MM. Colbert et de Louvois, ne put se résoudre à décharger Chamillart des finances[1]. Il fit donc de nécessité vertu; mais, à la fin, la machine succomba : il lui prit des vapeurs, des éblouissements, des tournements de tête[2]; tout s'y portoit, il ne digéroit plus, il maigrit à vue d'œil[3]. Toutefois il falloit que la roue marchât sans interruption, et, dans ces emplois, il n'y avoit que lui qui pût la faire tourner. Il écrivit au Roi une lettre pathétique pour être déchargé : il ne lui dissimula rien de la triste situation de ses affaires et de l'impossibilité où leur difficulté le mettoit d'y remédier, faute de temps et de santé; il le faisoit souvenir de plusieurs temps et de plusieurs occasions où il les lui avoit exposées au vrai par des états abrégés, il le pressoit par les cas[4] urgents et multipliés[5] qui se précipitoient les uns sur les autres, et qui, chacun, demandoient un travail long, approfondi, continu, assidu, auquel, quand sa santé le lui permettroit, la multitude de ses occupations, toutes indispensables, ne lui laissoit pas une heure à s'y appliquer. Il finissoit que ce seroit bien mal répondre à ses bontés et à sa confiance, s'il ne lui disoit franche-

1. L'abbé Esnault a publié (*Michel Chamillart*, tome II, p. 154-164) une lettre du ministre datée du 22 septembre 1707, qui montre combien Chamillart était désespéré de l'état des finances. « Je commence, disait-il, à travailler à l'impossible; Dieu me donne assez de lumières pour en faire quelque chose! » Aussi est-il étonnant que cet homme de finance ne cherchât pas à se débarrasser du détail de la guerre. Mme des Ursins l'en plaisanta lui-même dans une lettre du 22 mai 1707 (recueil Geffroy, p. 305). On trouvera ci-après, appendice X, une lettre de M. de Vendôme sur le même sujet, et la réponse du ministre.

2. « M. de Chamillart est incommodé depuis quelques jours de vapeurs, qui ne l'empêchent pourtant pas de travailler » (*Dangeau*, p. 317).

3. « Il n'avoit, comme il l'avouoit lui-même, le temps ni d'être malade, ni de se bien porter » (*Mémoires de Sourches*, tome VIII, p. 341, note), imitant en cela l'exemple du Roi, qui, malade ou goutteux, et même à la suite d'opérations chirurgicales, présidait le Conseil de dedans son lit (notre tome VII, p. 437).

4. Par l'exemple des cas. — 5. *Multipliées* corrigé au masculin.

ment que tout alloit périr, s'il n'y apportoit ce remède. Il écrivoit toujours au Roi à mi-marge, et le Roi apostilloit à côté, de sa main, et lui renvoyoit ainsi ses lettres. Chamillart me montra celle-là après qu'elle lui fut revenue; j'y vis avec grande surprise cette fin de la courte apostille de la main du Roi : *Hé bien! nous périrons ensemble*[1]. Chamillart en fut également comblé et désolé; mais cela ne lui rendit pas les forces[2]. Il manqua des conseils, et surtout il se dispensa de ceux de dépêches, lorsqu'il pouvoit éviter d'y rapporter; ou, s'il y avoit des affaires, le Roi lui donnoit d'abord la parole, qui d'ailleurs va par ancienneté entre les secrétaires d'État, et, dès qu'il avoit fait, il s'en alloit[3]. La raison étoit qu'il ne pouvoit demeurer debout, et qu'au conseil des dépêches, tous les secrétaires d'État, même ministres, demeurent toujours debout tant qu'il dure[4]. Il n'y a que les princes qui en sont, c'est-à-dire Monseigneur, Mgr le duc de Bourgogne, Monsieur lorsqu'il vivoit, le Chancelier[5], et, s'il y a des ducs, comme M. de Beauvillier, qui en étoit[6], assis. Aux autres conseils, tous ceux qui en sont s'asseoient, excepté s'il y entre, comme il arrive quelquefois, des maîtres des requêtes qui viennent rapporter quelque procès au conseil de finances, où ils ne s'asseoient jamais, et y entrent en ces occasions avec les conseillers d'État du bureau où le même maître des requêtes avoit auparavant rapporté la même affaire. Alors les conseillers d'État de ce bureau opinent immédiatement après lui, assis, et coupent par ancienneté de conseillers d'État les ministres, les secrétaires d'État et le

Personnes ici assises et debout aux conseils. [*Add. St S. 722*]

1. Voyez ci-après, appendice XI.
2. Notre auteur expliquera en 1709 (tome VI de 1873, p. 424-425) pour quels motifs il croit que le Roi tenait tant à conserver Chamillart.
3. On peut voir ce qui a été dit dans la notice sur le conseil des dépêches dans notre tome V, p. 471-472.
4. En 1742, le cardinal de Fleury obtint un siège à dos à cause de son grand âge (*Revue rétrospective*, 1re série, tome V, p. 44-45).
5. J'ai dit dans le tome V, p. 471, d'où venait ce privilège.
6. En qualité de chef du conseil des finances.

contrôleur général; et les uns et les autres y[1] cèdent en tout aux ducs et aux officiers de la couronne, lorsqu'il s'en trouve au conseil, comme M. de Beauvillier, qui étoit de tous, et les deux maréchaux de Villeroy avant et après lui[2].

Impôts sur les baptêmes et mariages; abandonnés par les désordres qu'ils causent.

La nécessité des affaires avoit fait embrasser toutes sortes de moyens pour avoir de l'argent[3]. Les traitants en profitèrent pour attenter à tout, et les Parlements n'étoient plus en état, depuis longtemps, d'oser même faire des remontrances. On établit donc un impôt sur les baptêmes et sur les mariages sans aucun respect pour la religion et pour les sacrements, et sans aucune considération pour ce qui est le plus indispensable et le plus fréquent dans la société civile[4]. Cet édit fut extrêmement onéreux et odieux. Les suites, et promptes, produisirent une étrange confusion : les pauvres et beaucoup d'autres petites gens baptisèrent[5] eux-mêmes leurs enfants sans les porter à l'église, et se marièrent sous la cheminée[6], par le consentement réciproque devant témoins, lorsqu'ils ne trouvoient point de prêtre qui voulût les marier chez eux et sans formalité. Par là plus d'extraits baptistaires, plus de certitude des baptêmes, par conséquent des naissances, plus d'état pour les enfants de ces sortes de mariages qui pût

1. Le *t* d'*autres* surcharge un *d*, et *y* est en interligne.

2. Également comme chefs du conseil des finances : tome VI, p. 490-491 et 493.

3. On trouvera un aperçu sommaire des « affaires extraordinaires » de cette époque dans Forbonnais, *Recherches et considérations sur les finances*, tome II, p. 112, et des documents dans Depping, *Correspondance administrative*, tome III, p. 319-330, ou dans le tome II de la *Correspondance des Contrôleurs généraux*, année 1707. On prétend que, de 1691 à 1709, il fut créé plus de quarante mille offices.

4. Voyez ci-après, Additions et corrections.

5. *Baptisoient* corrigé en *baptisèrent*.

6. Comme les juges rendaient un arrêt sous la cheminée de la salle du Conseil, et non régulièrement (tome II, p. 68), ou comme la Feuillade fut fait maréchal de camp par son beau-père (tome X, p. 98); voyez aussi tome XIII, p. 422.

être assuré[1]. On redoubla donc de rigueur et de recherches contre des abus si préjudiciables, c'est-à-dire qu'on redoubla de soins, d'inquisition et de dureté pour faire payer l'impôt. Du cri public et des murmures on passa à la sédition en quelques lieux : elle alla si loin à Cahors, qu'à peine deux bataillons qui y étoient purent empêcher les paysans armés de s'emparer[2] de la ville, et qu'il y fallut envoyer des troupes destinées pour l'Espagne, et retarder leur départ et celui de M. le duc d'Orléans; mais le temps pressoit, et il en fallut venir à mander à le Gendre[3], intendant de la province, de suspendre l'effet[4]. On eut grand peine à dis-

1. Ces inconvénients étaient reconnus, et dans les mêmes termes, par des personnages de la première importance, tels que le procureur général Daguesseau et le cardinal le Camus : voyez la *Correspondance des Contrôleurs généraux*, tomes II, n° 1213, et III, n° 328.

2. Le manuscrit porte *de se s'emparer*.

3. Gaspard-François le Gendre, seigneur de Lormoy, baptisé le 15 février 1668, d'abord conseiller au Châtelet (1687), puis au Parlement (17 août 1689), obtint une dispense pour être reçu maître des requêtes le 18 mars 1693, passa ensuite intendant à Montauban (8 novembre 1699), à Pau (29 mars 1716) et à Tours (7 mars 1718), obtint en juillet 1721 un brevet d'expectative de conseiller d'État qui n'eut point d'effet, et mourut le 22 ou le 23 juin 1740.

4. Depuis la fin de l'année précédente, différents désordres s'étaient produits dans la généralité de Montauban, dont le Quercy faisait partie. Le 6 mars, des bandes de paysans armés de fourches et de faux emmanchées à rebours se réunirent dans les villages des environs de Cahors : l'intendant le Gendre s'efforça de les calmer; mais il fallut que le maréchal de Montrevel envoyât des troupes, qui les dispersèrent en en tuant quelques-uns (*Dangeau*, p. 322-324; *Sourches*, p. 282; *Gazette d'Amsterdam*, n°s XXX et XXXIV, et Extraord. XXXVIII; *Correspondance des Contrôleurs généraux*, tome II, n°s 1203 et 1213). Le Roi écrivait alors à M. Amelot (recueil Girardot, tome I, p. 192, 11 avril) : « Je n'ai jamais douté de la fidélité de mes peuples, et je suis persuadé que les artifices de mes ennemis ne la pourront ébranler; mais, plus elle est constante, plus on doit juger de la peine qu'ils souffrent à supporter le poids de la guerre, puisque cette peine est assez grande pour les pousser à des extrémités aussi contraires à leurs véritables sentiments et à l'obéissance naturelle à la nation. » En 1696 (*Sourches*, tome V, p. 106), un impôt analogue sur les enterrements avait amené des troubles à Amsterdam.

siper le mouvement du Quercy et les[1] paysans armés et attroupés, et à les faire retirer dans leurs villages[2]. En Périgord, ils se soulevèrent tous, pillèrent les bureaux, se rendirent maîtres d'une petite ville et de quelques châteaux, et forcèrent quelques gentilshommes de se mettre à leur tête[3]. Ils n'étoient point mêlés de nouveaux convertis; ils déclaroient tout haut qu'ils payeroient la taille et la capitation, la dîme à leurs curés, les redevances à leurs seigneurs, mais qu'ils n'en pouvoient payer davantage, ni plus ouïr parler des autres impôts et vexations[4]. A la fin[5] il fallut laisser tomber cet édit d'impôt sur les baptêmes et les mariages, au grand regret des traitants, qui, par la multitude, et bien autant par les vexations, les recherches inutiles et les friponneries, s'y enrichissoient cruellement[6].

Mort de du Chesne, premier

Du Chesne[7], fort bon médecin, charitable et homme de bien et d'honneur, qui avoit succédé auprès des fils de

1. Avant *les*, Saint-Simon a biffé un second *en dissiper*.

2. Le comte de Durfort de Boissières, de la famille des maréchaux de Duras et de Lorge, s'y employa avec l'influence qu'il possédait dans la province, et reçut en récompense un régiment de cavalerie.

3. *Dangeau*, p. 334 et 342; *Sourches*, p. 297, 300 et 324; *Gazette d'Amsterdam*, n° XXXIV. Les documents du Contrôle général et ceux des dépôts locaux ont été réunis en 1887, par M. Cangardel, dans une brochure intitulée : *les Tard-avisés*, surnom pris par les insurgés.

4. C'est ainsi que s'exprime Dangeau. Selon une lettre du premier président de la Cour des aides de Montauban, les mutins répondirent à l'intendant « qu'ils ne vouloient faire de mal à personne, qu'ils étoient bons sujets du Roi, mais qu'étant réduits à une extrême misère, ils ne vouloient payer que la taille au Roi et la rente au seigneur..., et la capitation, s'ils le pouvoient. » Des bandes criaient : « Vive le Roi sans gabelle! » En somme, ils se plaignaient moins des taxes que du recouvrement, et Chamillart recommanda de les soulager.

5. Sous la Régence seulement : ci-après, Additions et corrections.

6. L'édit ne pouvait être d'un grand produit ni pour les traitants, ni pour l'État; il donnait quelques centaines de mille livres par an.

7. Pierre du Chesne, d'abord médecin à Sézanne, avait été placé par Louvois dans le service médical des armées, des Invalides, de la Bastille, de Vincennes et de l'Amirauté; amené à la cour, il avait

France à Fagon lorsque celui-ci devint premier médecin[1] du Roi[2], mourut à Versailles à quatre-vingt-onze ans[3], sans avoir été marié[4], ni avoir amassé grand bien. J'en fais la remarque parce qu'il conserva jusqu'au bout une santé parfaite et sa tête entière en[5] soupant tous les soirs avec une salade et ne buvant que du vin de Champagne[6]. Il conseilloit ce régime. Il n'étoit ni gourmand ni ivrogne; mais aussi il n'avoit pas la forfanterie de la plupart des médecins[7].

médecin des enfants de France.

Mézières[8], capitaine de gendarmerie[9] estimé pour son

Mariage

obtenu une charge de médecin de Monseigneur et avait soigné la Dauphine dans sa dernière maladie (*Dangeau*, tome III, p. 85). Lorsque le Roi lui accorda des lettres d'anoblissement, en novembre 1700, ce fut en considération de trente-deux campagnes ou sièges où il s'était trouvé, dont plusieurs à la suite de Monseigneur. Depuis 1698, il avait une pension de douze cents livres pour lui et sa famille.

1. *Medecin*, en interligne, dans le manuscrit.

2. Le brevet de Pierre du Chesne est du 8 novembre 1693, avec huit mille livres d'appointements : Arch. nat., O[1] 37, fol. 233 v°; *Dangeau*, tome IV, p. 403; *Mercure* du mois, p. 285-287.

3. Le 17 mars, au matin : *Sourches*, p. 246-274; *Dangeau*, p. 320; *Mercure* d'avril, p. 165-171.

4. C'est une erreur : il s'était marié en 1641 et avait eu seize enfants, dont deux, Jacques du Chesne, capitaine au régiment de Louvigny-infanterie et major de Philippeville, et Antoine, capitaine au régiment de la Marine, furent anoblis en même temps que lui. Voyez le *Mercure*.

5. *En* surcharge *et*.

6. Comme Louis XIV lui-même jusqu'en 1694; mais Louis XIV mangeait prodigieusement.

7. Il fut remplacé par Poisson, médecin par quartier et apothicaire du corps du Roi.

8. Eugène-Marie de Béthisy, dit le marquis de Mézières, né le 10 mai 1656, d'abord cornette de cavalerie (1674), puis capitaine (1676), sous-lieutenant des chevau-légers de Bourgogne (1690), mestre de camp le 25 avril 1691, capitaine-lieutenant des gendarmes anglais le 1er novembre 1693, brigadier le 3 janvier 1696, maréchal de camp le 26 octobre 1704, deviendra lieutenant général le 29 mars 1710. Il s'est démis des gendarmes en février 1706, mais, pour sa belle conduite à Ramillies, a obtenu le gouvernement d'Amiens et de Corbie. Saint-Simon reparlera de lui au moment de sa mort, 24 avril 1721.

9. Comme on vient de le voir, il avait un brevet de maréchal de camp.

de Mézières avec Mlle Oglethorpe; leur famille, leur fortune, leur caractère. [*Add. St-S.* 723 et 724]

courage et pour son application à la guerre[1], épousa[2] une Angloise dont il étoit amoureux, qui étoit catholique; elle s'appeloit Mlle Oglethorpe[3]. Elle étoit bien demoiselle[4]; mais sa mère avoit été blanchisseuse de la reine femme du roi Jacques II[5], et M. de Lauzun m'a dit souvent l'avoir vue et connue dans cette fonction à Londres. Elle avoit beaucoup de frères et de sœurs[6], dans la dernière pauvreté[7]. Elle

1. Ses très brillants services sont exposés dans la *Chronologie militaire*, tome IV, p. 648-650.

2. Par contrat du 4 mars 1707 : *Dangeau*, p. 317-318; *Sourches*, p. 278.

3. Il écrit ici : *Oglthorp*. — Éléonore-Marie-Thérèse Sutton était fille de Théophile Sutton d'Oglethorpe, dans le Yorkshire (1650-1702). Après la mort de son mari, elle se retira à Poussay, auprès d'une de ses filles (*Mémoires de Luynes*, tome IV, p. 125). Elle était naturalisée depuis 1706.

4. Son père, brigadier général et principal écuyer de Jacques II, ayant fait sa soumission en 1698, devint député et fut inhumé à Westminster. Il avait épousé Éléonore Wall de Rathkenny, d'une famille considérable d'Irlande, et dont le père se qualifiait baronnet, seigneur de Westbrook, Draubold et Godalming. Elle-même est connue comme protectrice de Swift; elle mourut à Londres le 1er juillet 1732.

5. Nous avons déjà constaté plusieurs fois que les renseignements fournis par Lauzun étaient sujets à caution; cependant il n'est pas impossible que la mère eût une charge dans la chambre de la reine Marie, et, dans le passage d'une lettre de Mathieu Marais qui sera citée plus loin, passage mal imprimé d'ailleurs, il est dit que l'austère marquis de Bassompierre alla, en 1733, « déterrer la sœur de Mme de Mézières au milieu de sa *blanchirie* » pour l'épouser.

6. Le manuscrit porte *sœur*, au singulier. — M. et Mme d'Oglethorpe eurent sept enfants, dont un fils, Théophile, aide de camp du duc d'Ormonde et membre de la Chambre des communes en 1713, et une fille, qui marqua à la cour de la reine Anne et rejoignit plus tard, avec son frère, les jacobites de France. Deux autres sœurs de Mme de Mézières épousèrent en 1717 ou 1719 le marquis de Bellegarde d'Antremont, en 1733 le marquis de Bassompierre.

7. M. de Mézières avait fait élever cette demoiselle d'Oglethorpe dans un couvent, par charité, avant de l'épouser, disent los *Mémoires de Sourches*. Avec l'aide de Fénelon, lui et elle firent pensionner, en 1713, une autre Oglethorpe qui venait de se convertir, sans doute celle qui devint marquise de Bellegarde (*Correspondance de Fénelon*, tomes III, p. 200-202, et IV, p. 331, 347, 360-362 et 371-372).

avoit beaucoup d'esprit insinuant et se faisant tout à tous, méchante au dernier point, et intriguante également infatigable et dangereuse. Elle a eu des filles de ce mariage[1], qui ne lui ont cédé sur[2] aucun de ces chapitres, dont elles et leur mère[3] ont rendu et rendent encore des preuves continuelles avec une audace[4], une hardiesse, une effronterie qui se prend à tout et n'épargne rien, et qui a mené loin leur fortune[5]. Mézières étoit un homme de fort peu, du nom de Béthisy, dont on voit l'anoblissement assez récent[6]. Il y

1. Quatre filles : Catherine-Éléonore-Eugénie, née le 2 décembre 1707, dame du palais de la Reine, mariée au prince de Montauban (ci-après, p. 323) le 23 septembre 1722, morte le 29 août 1757; Henriette-Anne-Eugénie, née le 17 avril 1710, mariée au marquis de Moy, puis prince de Ligne (ci-après, p. 323), le 11 décembre 1729, dame du palais de la reine d'Espagne jusqu'en juillet 1740, morte à Paris le 4 janvier 1787; Éléonore-Thérèse, née le 14 septembre 1711, chanoinesse de Poussay, qui se tua à la chasse en avril 1742; Marie-Catherine, abbesse de Saint-Remy-des-Landes, puis de Penthemont en 1743, morte en 1794. — Ils eurent aussi trois fils, dont Saint-Simon ne fera mention qu'à la mort de leur père (tome XVII, p. 238) : Eugène-Éléonor, marquis de Mézières (1709-1781), qui devint lieutenant général en 1748 et gouverneur de Longwy; Charles-Théophile (1713-1788), et Théophile-Charles (1716-1753), tous deux chevaliers de Malte, le premier lieutenant général et gouverneur de Dunkerque, le second mestre de camp de cavalerie.

2. *Sur* surcharge *en*. — 3. *Leurs mères*, au pluriel, dans le manuscrit.

4. *Un audace*, dans le manuscrit.

5. Il parle de la princesse de Montauban et de la princesse de Ligne. Sur les lubies de la première, voyez les *Mémoires de Luynes*, tome XVI, p. 154-155. En 1732, Mathieu Marais, racontant au président Bouhier le mariage Bassompierre (ci-dessus, p. 320, notes 5 et 6), dit : « M. de Bassompierre est frère de Mme de Stainville et de Mme de Ligny, qui vont être bien fâchées; mais cette Mme de Mézières n'en fait point d'autres, et c'est dommage qu'elle ne soit pas convulsionnaire. » (*Mémoires*, tome IV, p. 377.) En qualité d'Irlandaise, Mme de Mézières était ardente jacobite, et, selon le duc de Luynes (tome V, p. 343), c'est elle qui prépara, en 1743-1744, le projet d'une expédition en Écosse au profit du Prétendant. Nous la verrons, en 1720, jouer un rôle actif dans l'affaire des bâtards de Montbéliard.

6. En 1721 (tome XVII, p. 238), notre auteur dira que c'est Boulainvilliers qui lui a affirmé que cette noblesse était récente.

a eu une maison de Béthisy[1] avec qui il ne le faut pas confondre, qui peut-être n'est pas encore[2] éteinte[3]. Avec cette naissance, la figure en étoit effroyable : bossu devant et derrière à l'excès, la tête dans la poitrine au-dessous de ses épaules, faisant peine à voir respirer; avec cela, squelette, et un visage jaune qui ressembloit à une grenouille comme deux gouttes d'eau. Il avoit de l'esprit, encore plus de manège, une opinion de lui jusqu'à se regarder au miroir avec complaisance, et à se croire fait pour la galanterie. Il avoit lu et retenu[4]. Je pense que la conformité d'effronterie et de talent d'intrigue fit un mariage si bien assorti. Sa sœur étoit[5] mère de M. de Levis[6] gendre de

1. Celle de Hugues de Béthisy, chancelier de France sous Philippe-Auguste, qui semble s'être terminée à Philippe de Béthisy, grand maître des eaux et forêts vers le milieu du quatorzième siècle.

2. *Encore* surcharge une *m*.

3. Pol Potier de Courcy, dans son Supplément à l'*Histoire généalogique* du P. Anselme (tome IX, 2e partie, p. 386-390), a donné une généalogie des Béthisy de Mézières qui tend à les rattacher à la famille du Chancelier; mais cette filiation est incomplète et paraît fort douteuse : ni Lainé (*Origine des familles nobles*, tome I, p. 73), ni même la Chenaye des Bois ne l'avaient admise. Quant à l'anoblissement des Béthisy de Mézières, il remontait au moins au seizième siècle, puisque cette famille fit des preuves pour Malte en 1628, et même le chevalier de Courcelles (*Histoire généalogique des pairs de France*, tome I) dit qu'en 1710 ils purent établir leur filiation jusqu'en 1346.

4. Le même portrait se retrouve dans les deux Additions placées ici, et Saint-Simon le répétera encore en annonçant la mort de M. de Mézières (tome XVII, p. 238). Le duc de Luynes (*Mémoires*, tome XVI, p. 155) en confirme les principaux traits : « MM. de Mézières sont de Picardie; leur nom est Béthisy. M. de Mézières, officier très estimé, avoit beaucoup d'esprit; mais sa figure n'étoit pas agréable, il étoit extrêmement bossu. Il épousa par amour Mlle Ogletorp (*sic*), Angloise parfaitement bien faite et d'une figure noble et agréable; il en a eu deux ou trois garçons et deux filles, tous très bien faits.... » — « Bien bossu, mais bien brave, » dit en 1693 l'annotateur des *Mémoires de Sourches*.

5. *Estoit* surcharge un premier *estoit*.

6. Marie-Françoise-de-Paule de Béthisy avait épousé en l'année 1668 Charles-Antoine de Levis, comte de Charlus, gouverneur du Bourbonnais en 1680, qui mourut le 22 avril 1719, et elle le 30 janvier pré-

M. le duc de Chevreuse[1]; il en sut tirer parti. Sa fortune[2], qui lui donna un gouvernement et le grade de lieutenant général[3], le rendit impertinent au point de prétendre à tout, et de le montrer. Il en demeura là pourtant, avec tous ses charmes, et se fit peu regretter des honnêtes gens. Sa femme, depuis, a bien fait des personnages, et, à force d'artifices, a su marier ses filles hautement, et bien faire repentir leurs maris[4] de cette alliance.

Livre du maréchal de Vauban sur la Dîme royale; livres de Boisguilbert sur la même matière; mort

On a vu p. 379[5] quel étoit Vauban à l'occasion de son élévation à l'office de maréchal de France. Maintenant nous l'allons voir réduit au tombeau par l'amertume de la douleur pour cela même qui le combla d'honneur, et qui, ailleurs qu'en France, lui eût tout mérité et acquis. Il faut se souvenir, pour entendre mieux la force de ce que j'ai à dire, du court portrait de cette page 379, et savoir en même temps que tout ce que j'en ai dit et à en dire[6] n'est

cédent, à quatre-vingt-deux ans. La mère de ces Béthisy, Anne Perdrier ou Perdriel, devenue veuve, s'était remariée à Roger de Levis, comte de Charlus, père de Charles-Antoine et déjà veuf deux fois; c'est ce qui fit le mariage des enfants.

1. Nous avons vu ce mariage se faire en 1698 : tome IV, p. 224.

2. M. de Mézières et sa femme surent « se bien nantir au Mississipi, » dira notre auteur en 1721 (tome XVII, p. 238).

3. Ci-dessus, p. 319, note 8.

4. Charles de Rohan-Guéméné, prince de Montauban, né le 7 août 1693, mousquetaire en 1710, capitaine de cavalerie en 1711, guidon des gendarmes en 1716, mestre de camp du régiment de Picardie en 1717, gouverneur de Nîmes en 1722, brigadier le 8 mars 1734, maréchal de camp le 18 octobre de la même année, lieutenant général le 20 février 1743, marié le 23 septembre 1722 à Catherine-Éléonore-Eugénie de Béthisy (ci-dessus, p. 321), mort le 25 février 1766; et Claude-Lamoral-Hyacinthe-Ferdinand, marquis de Dormans, dit le marquis de Moy, puis le prince de Ligne, né le 20 janvier 1690, chevalier de Saint-Hubert en 1744, qui vendit en avril 1750 son marquisat de Dormans au prince de Condé, et mourut le 30 août 1755, sans enfants de son mariage (11 décembre 1729) avec Henriette-Anne-Eugénie de Béthisy (ci-dessus, p. 321).

5. Cette page du manuscrit correspond aux pages 27-30 de notre tome XI.

6. Et *ai* à en dire.

du premier, exil du second. Origine de l'impôt du dixième. [Add. St-S. 725]

que d'après ses actions, et une réputation sans contredit[1] de personne, ni tant qu'il a vécu, ni depuis, et que jamais je n'ai eu avec lui, ni avec personne qui tînt à lui, la liaison la plus légère[2]. Patriote[3] comme il l'étoit, il avoit toute sa vie été touché de la misère du peuple et de toutes les vexations qu'il souffroit. La connoissance que ses emplois lui donnoient de la nécessité des dépenses, et du peu d'espérance que le Roi fût pour retrancher celles de splendeur et d'amusements, le faisoit gémir de ne voir point de remède à un accablement qui augmentoit son poids de jour en jour. Dans cet esprit il ne fit point de voyage, et il traversoit souvent le Royaume de tous les biais[4], qu'il ne prît partout des informations exactes sur la valeur et le produit des terres, sur la sorte de commerce et d'industrie des provinces et des villes, sur la nature et l'imposition des levées, sur la manière de les percevoir[5]. Non content de ce qu'il

1. Voyez notre tome III, p. 61, note 10.

2. Pour ce qui va suivre sur Vauban et sur Boisguilbert, je donnerai ci-après, appendice XII, le résumé d'un mémoire présenté par moi à l'Académie des sciences morales et politiques, et que complète un autre mémoire imprimé en 1875, sous le titre de : *la Proscription du Projet de dîme royale et la mort de Vauban.*

3. On a dit que ce mot de *patriote* avait été créé, ici même et dans l'Addition, par notre auteur, pour Vauban, qu'il a déjà qualifié de *Romain* (tome XIII, p. 159). Effectivement, nous ne le trouvons pas dans le *Dictionnaire de l'Académie* de ce temps-là, mais bien dans des livres imprimés peu après l'époque où Saint-Simon l'employait, par exemple dans les *Considérations sur les mœurs*, par Duclos (1751), p. 27, et le duc de Luynes l'appliquait au maréchal de Belle-Isle en 1757 (*Mémoires*, tome XVI, p. 489). Il entra enfin dans l'édition du *Dictionnaire* qui parut en 1762. Littré dit l'avoir trouvé au seizième siècle, mais n'indique pas sa référence.

4. On a toujours dit : *aller de biais*, ou *traverser de biais;* mais il faut remarquer ici que nous avons le pluriel, précédé de *de tous les.*

5. Quoique le livre du *Projet de dîme royale* (ci-dessous, p. 331) ne figure pas dans le catalogue de la bibliothèque de Saint-Simon, on peut croire qu'il a pris dans la préface ce bref aperçu des recherches économiques de Vauban. Celui-ci s'y exprimait ainsi : « La vie errante que je mène depuis quarante ans et plus m'ayant donné occasion de voir et de visiter plusieurs fois et de plusieurs façons la plus grande partie des provinces de ce royaume, tantôt seul avec mes domestiques,

pouvoit voir et faire par lui-même, il envoya secrètement partout où il ne pouvoit aller, et même où il avoit été et où il devoit aller, pour être instruit de tout, et comparer les rapports avec ce qu'il auroit connu par lui-même[1]. Les vingt dernières années de sa vie, au moins, furent employées à ces recherches, auxquelles il dépensa beaucoup[2]. Il les

tantôt en compagnie de quelques ingénieurs, j'ai souvent eu occasion de donner carrière à mes réflexions et de remarquer le bon et le mauvais du pays, d'en examiner l'état et la situation, et celui des peuples, dont la pauvreté, ayant excité ma compassion, m'a donné lieu d'en rechercher les causes. »

1. Une lettre de Vauban à Catinat, en 1687, qui figure dans le catalogue de la collection Morrison, tome VI, p. 182, prouve qu'il demandait ainsi à Catinat des notions sur l'Italie, sa population, etc.

2. C'est ce que dit aussi Fontenelle dans l'éloge de Vauban qu'il prononça à l'Académie des sciences le 4 mai 1707 : « M. de Vauban n'épargnoit aucunes dépenses pour amasser la quantité infinie d'instructions et de mémoires dont il avoit besoin, et il occupoit sans cesse un grand nombre de secrétaires, de dessinateurs et de copistes. » — L'œuvre politique et économique de Vauban a été l'objet d'un grand nombre d'études spéciales, parmi lesquelles je citerai celles de P. Clément (*Colbert, Louvois et Vauban*, 1870), de Daire (dans la collection des *Principaux économistes français*, 1843), de M. Joseph Chailley (dans la *Petite bibliothèque économique*), de M. André Liesse (dans son *Traité d'économie politique*), de M. Georges Renaud (*les Martyrs de l'économie politique*, 1870), de M. A. Mercier (dans la *Nouvelle bibliothèque de vulgarisation*), de M. Georges Michel, de M. Ferdinand Dreyfus, de M. Marcel Poullin, etc. A l'occasion d'un concours jugé en 1891 par l'Académie des sciences morales et politiques, Léon Say a résumé les principaux traits de la question en un lumineux rapport. Enfin le docteur Frédéric Lohmann a publié le travail le plus récent à Leipzig, en 1895, dans le tome XIII des *Staats und Socialwissenschaftliche Forschungen*. Mais il reste encore à attendre que MM. de Rosanbo veuillent bien ouvrir le chartrier privé où sont renfermés depuis plus d'un siècle tous les papiers et manuscrits du maréchal. Jusqu'à présent, dans l'ordre d'idées que va indiquer notre auteur, et en dehors du livre même de *la Dîme royale*, on ne connaît qu'un projet de capitation présenté en 1694 (*Correspondance des Contrôleurs généraux*, tome I, p. 561-565), puis la *Description de l'élection de Vézelay* (janvier 1696), que j'ai reproduite, en dernier lieu, d'après un manuscrit de la Bibliothèque nationale, dans l'Appendice du *Mémoire de la généralité de Paris* (1881), les *Descriptions et statistiques du Dauphiné et de la*

vérifia souvent avec toute l'exactitude et la justesse qu'il y put apporter, et il excelloit en ces deux qualités. Enfin il se convainquit que les terres étoient le seul bien solide, et il se mit à travailler à un nouveau système. Il étoit bien avancé, lorsqu'il parut divers petits livres du sieur de Boisguilbert, lieutenant général au siège de Rouen[1], homme de beaucoup d'esprit de détail et de travail, frère d'un conseiller au parlement de Normandie[2], qui[3], de longue main touché des mêmes vues que Vauban, y travailloit aussi depuis longtemps. Il y avoit déjà fait du progrès avant que le Chancelier[4] eût[5] quitté les finances[6]. Il vint exprès le trouver, et, comme son esprit vif avoit du singulier, il lui demanda de l'écouter avec patience, et, tout de suite, lui dit que d'abord il le prendroit pour un fou, qu'ensuite il verroit qu'il méritoit attention, et qu'à la fin, il demeureroit content de son système. Pontchartrain, rebuté de tant de donneurs d'avis qui lui avoient passé par les mains, et qui étoit tout salpêtre[7], se mit à rire, lui répondit brus-

Provence dont le colonel de Rochas a donné des fragments, en 1875, dans le *Bulletin de la Société de statistique de l'Isère*, p. 284-289, les mémoires sur la Révocation et sur Paris publiés depuis longtemps, un questionnaire sur les Flandres, et un aperçu des *Pensées et mémoires politiques*, inséré en 1882 dans le *Journal des économistes*, par le colonel de Rochas, qui prépare un recueil de la correspondance complète du maréchal.

1. Pierre le Pesant de Boisguilbert : ci-après, appendice XII.

2. Nicolas le Pesant, aussi seigneur de Boisguilbert, frère puîné de Pierre, baptisé à Rouen le 22 mars 1647, pourvu d'un office de conseiller au parlement de Rouen le 25 avril 1675, en exerça les fonctions pendant soixante-deux ans, et mourut doyen de la grand'chambre en 1737. Il était un des douze capitaines de la milice bourgeoise. Notre auteur dira plus loin comment il connut les deux frères.

3. Ce *qui* ne se rapporte pas au second Boisguilbert, mais au premier.

4. Pontchartrain père. — 5. *Eust* surcharge *quitt* [*ast*].

6. Pontchartrain les dirigea de septembre 1689 à septembre 1699.

7. « On dit d'un homme bilieux qui s'échauffe, qui se met en colère aisément, que *ce n'est que salpestre, que du salpestre*. On dit aussi, figurément et dans le même sens : *Il est tout salpestre, tout pétri de salpestre.* » (*Académie*, 1718.)

quement qu'il s'en tenoit au premier, et lui tourna le dos[1]. Boisguilbert, revenu à Rouen, ne se rebuta point du mauvais succès de son voyage; il n'en travailla que plus infatigablement à son projet, qui étoit à peu près le même que celui de Vauban[2] sans se connoître l'un l'autre[3]. De ce

1. On trouvera dans l'appendice XII la confirmation de ce récit, que nous ne connaissons que par Saint-Simon. Il est vrai que, lors de l'établissement du dixième de 1710, que l'on considéra comme une « dîme royale, » Dangeau a écrit ceci (tome XIII du *Journal*, p. 248) : « M. le duc de Sully en parle dans ses *Mémoires*. Boisguilbert avoit travaillé sur cela et en avoit parlé à M. le Chancelier pendant qu'il étoit contrôleur général; depuis ce temps-là, feu M. le maréchal de Vauban avoit fait imprimer un livre dans cet esprit-là, et où il étoit entré dans de plus grands détails; » et que le duc de Luynes a ajouté en forme de note, sur son exemplaire de Dampierre : « Ce Boisguilbert vint trouver M. de Pontchartrain, alors contrôleur général, et, en lui présentant son livre intitulé : *Détail de la France*, il lui dit : « Vous me prendrez d'abord « pour un fou; ensuite vous m'écouterez, et vous finirez par m'approu- « ver. » M. de Pontchartrain lui répondit : « Je m'en tiens au premier. » C'est bien la même anecdote que nous avons ici; mais notre auteur, l'ayant sue d'original, l'avait-il racontée au duc de Luynes, ou bien l'a-t-il prise à celui-ci lorsque l'exemplaire du *Journal* fut mis entre ses mains en 1729? La première supposition est plus vraisemblable.

2. Une première formule d'imposition unique fut émise par Vauban dans le projet de capitation qu'il présenta en 1694, et que j'ai publié dans le tome I de la *Correspondance des Contrôleurs généraux avec les intendants des provinces*, Appendice, p. 561-565, puis une seconde dans la *Description de l'élection de Vézelay*, qui est de 1696, comme je l'ai dit plus haut. Dans la première de ces deux pièces, antérieure à l'adoption du système de Bâville, le maréchal demandait un impôt personnel par tête, « judicieux et légalement répandu sur tous les sujets en état de le payer, » et il disait : « Bonne partie de ce que je mets en avant roule sur la connoissance que j'ai des gages et appointements du grand nombre d'hommes et d'officiers de toutes espèces qui servent le Roi, et les autres sur des proportions tirées de quantité d'expériences que j'ai faites de différentes façons. » Dans la *Description* de 1696, il fixait l'imposition proportionnelle « sur tout ce qui porte revenu et fait profit, sans exception de bien ni de personne, » au vingtième des revenus de toute espèce, et demandait à en faire l'essai sur une petite élection. On verra (appendice XII) que le projet de Boisguilbert était bien loin d'être « à peu près le même que celui de Vauban. »

3. Les deux patriotes se connaissaient. Par la correspondance de

travail naquit un livre savant et profond sur la matière[1], dont le système alloit à une répartition exacte, à soulager le peuple de tous les frais qu'il supportoit et de beaucoup d'impôts, qui faisoit entrer les levées directement dans la bourse du Roi, et conséquemment ruineux à l'existence des traitants, à la puissance des intendants, au souverain domaine des ministres des finances[2]. Aussi déplut-il à tous ceux-là autant qu'il fut applaudi de tous ceux qui n'avoient pas les mêmes intérêts. Chamillart, qui avoit succédé à Pontchar-

Boisguilbert lui-même, on voit que Vauban eut occasion de se rencontrer avec lui, une première fois, en 1694, c'est-à-dire au temps où il proposa sa capitation, et il est très vraisemblable que les questions économiques qui faisaient le principal souci de l'un et de l'autre furent traitées dès lors entre eux, à Rouen, avec l'assistance de certains amis, tels que le banquier Thomas le Gendre, qui aidait Boisguilbert à faire ses calculs. C'est peu de temps après cette rencontre de 1694, et après l'établissement de la première capitation (15 janvier 1695), que Vauban écrivit à l'un des frères le Peletier : « Je ne vois qu'une seule chose qui puisse être meilleure que cela ; ce seroit une dîme royale sur toutes les natures de revenus, quels qu'ils puissent être. Elle seroit incomparablement plus égale et d'un plus grand revenu ; mais, pour cela, il faudroit reculer la dîme ecclésiastique au delà du vingtième. Il faut que je vous montre un jour ce que j'ai pensé sur cela. » Ceci est tiré d'une très longue lettre dont Fourcroy publia des fragments, en 1786, dans le *Journal général de France*, p. 275 et 399, avec la date du 28 janvier *1698*, qu'il faut corriger en *1695*, puisque le texte roule sur la nouveauté de la capitation, que cet impôt fut supprimé aussitôt après la paix faite, par une déclaration du 17 septembre 1697, et que d'ailleurs Vauban n'était pas, en 1698, sur la frontière du Nord d'où la lettre est datée. C'est entre 1697 et 1700 qu'il termina la rédaction de son *Projet de dîme royale*, tel qu'il le présenta alors au Roi et à ses ministres, et tel que nous l'avons, en brouillon et en mise au net, dans les mss. Fr. 7758 et 16629, tandis que le livre de Boisguilbert avait été imprimé cinq ans auparavant.

1. Le *Détail de la France*, publié en 1695 : ci-après, appendice XII. Notre auteur semble l'avoir lu, ou du moins feuilleté, aussi bien que le *Projet* du maréchal de Vauban

2. Boisguilbert, dans sa correspondance avec les ministres comme dans son *Détail*, ne se lassait pas de revenir sur les traitants, ce « feu qui ne s'attache à un sujet que pour le dévorer, » et de la suppression desquels dépendaient uniquement, selon lui, « et le salut présent de

train, examina ce livre[1]; il en conçut de l'estime : il manda Boisguilbert deux ou trois fois à l'Étang, et y travailla avec lui à plusieurs reprises, en ministre dont la probité ne cherche que le bien. En même temps, Vauban, toujours appliqué à son ouvrage, vit celui-ci avec attention, et quelques autres du même auteur qui le suivirent; de là il voulut entretenir Boisguilbert[2]. Peu attaché aux siens[3], mais ardent pour le soulagement des peuples et pour le bien de l'État[4], il les retoucha et les perfectionna sur ceux-ci, et y mit la dernière main. Ils convenoient sur les choses principales, mais non en tout[5]. Boisguilbert vouloit laisser quelques impôts sur le commerce étranger et sur les denrées, à la manière de Hollande, et s'attachoit principalement à ôter les plus odieux, et surtout les frais immenses, qui, sans entrer dans les coffres du Roi, ruinoient les peuples à la discrétion des traitants et de leurs employés, qui s'y enrichissoient sans mesure, comme cela est encore aujourd'hui, et n'a fait qu'augmenter sans avoir jamais cessé depuis[6]. Vauban,

la France et son rétablissement. » Vauban, de même, demandait que les peuples ne fussent plus exposés « aux mangeries des traitants, non plus qu'à la taille arbitraire, aux aides et aux douanes, aux friponneries des gabelles, etc., etc. »

1. Chamillart, ayant été intendant à Rouen pendant quatorze mois, de 1689 à 1690, avait eu souvent l'occasion de s'entretenir avec Boisguilbert, qui, tout de suite après sa nomination au Contrôle général, engagea un nouveau commerce avec le ministre. Voyez ci-après l'appendice XII.

2. Avant de présenter son projet en 1700, Vauban alla de nouveau chercher à Rouen des observations importantes; mais c'est seulement en 1707 que Boisguilbert produisit une autre publication : *le Factum de la France*, puis divers petits traités. Voyez ci-après le même appendice XII.

3. Il a écrit, par mégarde : *au*, quoique *siens* soit au pluriel.

4. Voltaire a dit (*Siècle de Louis XIV*, p. 366) que c'était « le seul peut-être qui aimât mieux l'État que soi-même. »

5. Il s'en fallait du tout au tout, on va le voir.

6. Déjà, en 1687, les ministres de Louis XIV avaient chargé des commissaires d'aller étudier dans les provinces le moyen d'empêcher des exactions si ruineuses, et, notamment de substituer à la gabelle

d'accord sur ces[1] suppressions, passoit jusqu'à celle des impôts mêmes : il prétendoit n'en laisser qu'un unique, et, avec cette simplification, remplir également leurs vues communes sans tomber en aucun inconvénient. Il avoit l'avantage sur Boisguilbert de tout ce qu'il avoit examiné, pesé, comparé et calculé lui-même, en ses divers voyages, depuis vingt ans, de ce qu'il avoit tiré du travail de ceux que, dans le même esprit, il avoit envoyés depuis plusieurs années en diverses provinces[2], toutes choses que Boisguilbert, sédentaire à Rouen, n'avoit pu se proposer, et l'avantage encore de se rectifier par les lumières et les ouvrages de celui-ci : par quoi il avoit raison de se flatter de le surpasser en exactitude et en justesse[3], base fonda-

un débit du sel par voie directe (*Dangeau*, tome II, p. 40-41 ; *Sourches*, tome II, p. 44). Vingt-cinq ans plus tard, en 1712, notre auteur, presque à la première page de ses *Projets de gouvernement résolus par Mgr le duc de Bourgogne* (éd. Mesnard, p. 3), disait : « Le malheur des peuples accablés par toutes sortes d'impôts, la manière de les lever, s'il se peut, encore plus dure, les sommes immenses qui, de ces levées, n'entroient point dans les coffres du Roi, le prodigieux nombre d'hommes employés tant à la perception des deniers qu'à veiller aux fraudes des droits, les vexations que ce peuple de maltôtiers exerce, l'insolence et les richesses de leurs supérieurs, et la diminution incroyable d'ouvriers de toute espèce causée par cette armée d'employés, fut le premier objet qui attira les réflexions de ce prince.... » Suivait une comparaison avec le système de perception de l'Angleterre et de la Hollande, où l'on ne connaissait « ni fermiers généraux, ni rien de tout ce qui forme le formidable corps de finance. » Dans un livre sur Boisguilbert intitulé : *l'Économie politique avant les Physiocrates* (1868), feu J.-E. Horn a résumé (p. 320-322) la comparaison que Boisguilbert faisait avec la situation de ces deux États, toute à leur avantage.

1. *Ses* corrigé en *ces*. — 2. Ci-dessus, p. 324-325.

3. Dans une lettre à Chamillart, du 13 juin 1700, Boisguilbert dénonça le *Projet de dîme royale* comme ridicule dans la proposition et impossible dans l'exécution, faute au maréchal et à son collaborateur le chanoine Ragot de Beaumont, homme fort mal noté et relégué à Rouen, d'avoir aucune teinture du commerce de la campagne. De son côté, Vauban accusait Boisguilbert d'être « un peu éveillé du côté de l'entendement » et de promettre à la légère monts et merveilles, mais d'ailleurs le reconnaissait capable de donner un bon avis et digne

mentale de pareille besogne[1]. Vauban donc[2] abolissoit toutes sortes d'impôts[3], auxquels il en substituoit un unique, divisé en deux branches, auxquelles il donnoit le nom de *dîme royale*[4] : l'une sur les terres, par un dixième de leur produit[5]; l'autre, léger[6], par estimation, sur le commerce et l'industrie, qu'il estimoit devoir être encouragés[7] l'un et l'autre, bien loin d'être accablés[8]. Il prescrivoit des règles très simples, très sages et très faciles pour la levée et la perception de ces deux droits suivant la valeur de chaque terre et par rapport au nombre d'hommes sur lequel on peut compter avec le plus d'exactitude dans l'étendue du Royaume. Il ajouta la comparaison de la répartition en usage avec celle qu'il proposoit, les inconvénients de l'une et de l'autre, et réciproquement leurs avantages, et conclut par des preuves en faveur de la sienne, d'une netteté et d'une évidence à ne s'y pouvoir refuser. Aussi cet ouvrage reçut-il les applaudissements publics, et l'approbation des personnes les plus capables de ces calculs et de ces comparaisons, et les plus versées en toutes ces matières, qui en admirèrent la profondeur, la

d'être écouté. Les économistes modernes mettent le magistrat rouennais bien au-dessus du maréchal.

1. On peut le considérer comme un précurseur en matière de démographie.

2. *Doc* corrigé en *donc*.

3. Le *Projet de dîme royale* laissait subsister l'impôt sur le sel, les taxes indirectes, l'enregistrement, les domaines, les postes, les douanes extérieures.

4. Par opposition à la dîme ecclésiastique que les bénéficiers levaient sur les biens fonciers. Le sixième chapitre du *Projet* contenait une comparaison de la dîme ecclésiastique avec la taille dans l'élection de Rouen, c'est-à-dire dans le pays de Boisguilbert, et dans l'élection de Vézelay, pays de Vauban.

5. A percevoir en nature. — 6. A percevoir en argent.

7. Il a écrit, par mégarde : *encourgés*.

8. Réal, qui a consacré un bref article à la *Dîme royale* dans sa *Science du gouvernement*, tome VIII (1764), p. 331-334, dénonçait la dîme de l'industrie comme une des parties les plus inapplicables du système.

justesse, l'exactitude et la clarté[1]. Mais ce livre avoit un grand défaut : il donnoit, à la vérité, au Roi plus qu'il ne tiroit par les voies jusqu'alors pratiquées, il sauvoit aussi les peuples de ruine et de vexations, et les enrichissoit en leur laissant tout ce qui n'entroit point dans les coffres du Roi, à peu de choses près; mais il ruinoit une armée de financiers, de commis, d'employés de toute espèce[2], il les réduisoit à chercher à vivre à leurs dépens, et non plus à ceux du public, et il sapoit par les fondements ces fortunes immenses qu'on voit naître en si peu de temps. C'étoit déjà de quoi échouer. Mais le crime fut qu'avec cette nouvelle pratique tomboit l'autorité du contrôleur général, sa faveur, sa fortune, sa toute-puissance, et, par proportion, celles des intendants des finances, des intendants[3] de provinces, de leurs secrétaires, de leurs commis, de leurs protégés, qui ne pouvoient plus faire valoir leur capacité et leur industrie, leurs lumières et leur crédit, et qui, de plus, tomboient du même coup dans l'impuissance de faire du bien ou du mal à personne[4]. Il n'est donc pas surprenant que tant de gens si puissants en tout genre, à qui ce livre

1. Il y eut, au contraire, beaucoup de critiques, analogues à celles de Boisguilbert, sur les difficultés insurmontables que présentait une pareille révolution, et même sur les calculs dont Vauban l'appuyait.

2. Nombre d'ouvrages du temps, et surtout de manuscrits, donnent le dénombrement de cette « armée » et des « affaires extraordinaires » dont elle faisait son profit et sa raison d'être. Je signalerai, entre autres, deux manuscrits de la bibliothèque de l'Institut, dont l'un, ms. 269 in-quarto, est un état des financiers et gens d'affaires et de leurs traités en 1694, et l'autre, ms. 302 in-folio, est un recueil des affaires extraordinaires auxquelles le ministère eut recours de 1706 à 1712. D'ailleurs, Forbonnais a énuméré les affaires faites chaque année dans le tome II de ses *Recherches et considérations sur les finances de la France* (1758), et tous les dossiers existent aux Archives nationales, dans les Papiers du Contrôle général.

3. *Int^{ts}*, en abrégé, a été corrigé en *intend^{ts}*, de peur de confusion.

4. Notre auteur, plus tard, à l'occasion de l'essai de dîme royale fait sous le nom de *dixième*, reviendra (éd. 1873, tomes VIII, p. 135-136 et 144, IX, p. 222, et XIV, p. 303) sur l'immensité des frais de perception et sur la nécessité de les simplifier.

arrachoit tout des mains, ne conspirassent contre un système si utile à l'État, si heureux pour le Roi, si avantageux aux peuples du Royaume[1], mais si ruineux pour eux. La robe entière en rugit pour son intérêt : elle est la modératrice[2] des impôts par les places qui en regardent toutes les sortes d'administration, et qui lui sont affectées privativement à tous autres, et elle se le croit en corps, avec plus d'éclat, par la nécessité de l'enregistrement des édits bursaux[3]. Les liens du sang fascinèrent les yeux aux deux gendres de M. Colbert, de l'esprit et du gouvernement duquel ce livre s'écartoit fort[4], et [ils] furent trompés par les raisonnements vifs et captieux de Desmaretz, dans

1. Boisguilbert disait : « Ce sont les peuples mêmes qui parlent dans ces mémoires, au nombre de quinze millions, contre trois cents personnes, au plus, qui s'enrichissent de la ruine du Roi et des peuples ».

2. Féminin que n'a jamais admis le *Dictionnaire de l'Académie.*

3. Cette expression d'*édit bursal* désignait les actes du pouvoir souverain par lesquels étaient émises les impositions nouvelles, les créations de charges, ou les autres affaires extraordinaires auxquelles on avait recours pour suppléer à la détresse financière. Elle se trouve déjà, au seizième siècle, dans la *Satire Ménippée.* — On a vu dans notre tome V, p. 271, et l'on verra encore ci-après, p. 436, ce qu'était l'enregistrement de ces édits par les Cours.

4. Boisguilbert surtout faisait remonter à l'année 1660, c'est-à-dire à Colbert, le principe de la décadence financière et économique, comme une suite fatale des entraves mises alors au commerce des grains. C'est ce que Voltaire a contesté en ces termes, dans *le Siècle de Louis XIV*, p. 508 : « Un Bois-Guillebert, lieutenant général au bailliage de Rouen, fit imprimer le *Détail de la France* en deux petits volumes, et prétendit que tout avait été en décadence depuis 1660. C'était précisément le contraire. La France n'avait jamais été si florissante que depuis la mort de Mazarin jusqu'à la guerre de 1689, et, même dans cette guerre, le corps de l'État, commençant à être malade, se soutint par la vigueur que Colbert avait répandue dans tous ses membres. L'auteur du *Détail* prétendit que, depuis 1660, les biens-fonds du Royaume avaient diminué de quinze cents millions. Rien n'était ni plus faux, ni moins vraisemblable; cependant ces arguments captieux persuadèrent ce paradoxe ridicule à ceux qui voulurent être persuadés. » En tout cas, Boisguilbert avait tort de ne tenir aucun compte des autres progrès réalisés par le grand ministre. Voyez Félix Cadet, *les Précurseurs : Boisguilbert, Vauban, Quesnay, Turgot* (1869), p. 33-39.

la capacité duquel ils avoient toute confiance comme au disciple unique de Colbert son oncle, qui l'avoit élevé et instruit. Chamillart, si doux, si amoureux du bien, et qui n'avoit pas, comme on l'a vu, négligé de travailler avec Boisguilbert, tomba sous la même séduction de Desmaretz. Le Chancelier, qui se sentoit toujours d'avoir été, quoique malgré lui, contrôleur général des finances, s'emporta. En un mot, il n'y eut que les impuissants et les désintéressés pour Vauban et Boisguilbert, je veux dire l'Église et la noblesse[1]; car, pour les peuples, qui y gagnoient tout, ils ignorèrent qu'ils avoient touché à leur salut, que les bons bourgeois seuls déplorèrent[2]. Ce

1. Ni l'un ni l'autre ordre ne paraissent s'être émus, ni même avoir prêté aucune attention à ces nouveautés; mais Vauban avait prévu l'insuccès de ce côté, n'attendant que « l'approbation des véritables gens de bien et d'honneur désintéressés et un peu éclairés, parce que la cupidité de tous les autres se trouverait lésée. » En revanche on voit dans la *Correspondance de Madame* (recueil Jaeglé, tome II, p. 109-110) que la *Dîme royale* eut un lecteur du premier rang en Russie, le czar Pierre lui-même. Bien mieux, il paraît qu'en Espagne, un exemplaire apporté par le chevalier du Bourk aux conseillers de Philippe V, ou à ce roi lui-même, provoqua la suppression d'une série de petits impôts dont le recouvrement était onéreux (Fr. Combes, *Lectures faites en Sorbonne*, tome II, p. 86 et 128-129).

2. Et pourtant un représentant de ces « bons bourgeois, » l'avocat Mathieu Marais, écrivait au président Bouhier, en 1725, à propos du cinquantième établi sur les revenus pour douze ans (*Journal et Mémoires*, tome III, p. 342) : « M. de Vauban eût mieux fait de fortifier des places toute sa vie, eût-il dû fortifier Saint-Denis et Vaugirard, que d'aller imaginer cette *Dîme*, dont on a pris l'utile et laissé l'onéreux. Il y a plus de vingt ans que j'entendis un grand magistrat blâmer ce projet par l'abus qu'on en pourroit faire. Tout le monde se plaint.... » Et, trois ans plus tard (p. 533) : « Ce M. de Vauban auroit bien pu ne point écrire; je vois qu'il a plus nui que servi par sa *Dîme royale.* » Quant aux intendants, une lettre au duc de Noailles (*Mémoire de la généralité de Paris*, Appendice, p. 486) montre ce que Bâville en pensait : « J'ai fort examiné autrefois le plan de M. le maréchal de Vauban, et... j'avoue que j'ai été persuadé que ce seroit un coup bien hardi de le mettre en œuvre. J'ai considéré que les peuples payent par habitude, qu'ils n'ont presque point de répugnance pour

ne fut donc pas merveilles si le Roi, prévenu et investi de la sorte, reçut très mal le maréchal de Vauban lorsqu'il lui présenta son livre, qui lui étoit adressé dans tout le contenu de l'ouvrage[1]. On peut juger si les ministres

les anciennes impositions...; mais, si c'est un nouvel impôt, quoique beaucoup plus léger, ils ne peuvent le supporter.... Si, par cette raison, on suivoit un nouveau plan, comme celui de M. de Vauban ou quelque autre semblable, il seroit très à craindre que les peuples n'en prissent que la moitié, c'est-à-dire de ne plus payer suivant les anciennes manières d'asseoir les impositions, et qu'à l'égard des nouvelles, ils ne fissent beaucoup de difficultés.... » Bâville s'exprimait ainsi dans un temps où le nouveau conseil des finances se préparait à mettre en essai le système de taille proportionnelle dont notre auteur racontera l'insuccès complet par le fait même des peuples, de même que, en 1710, il montrera que la création de l'odieux impôt du dixième se fit sous le couvert de l'autorité de Vauban et sous le nom même de dîme royale. Il en fut ainsi de toutes les tentatives inspirées plus ou moins du *Projet de dîme royale*, jusqu'à la Révolution. — Quant aux gens du métier, ils critiquèrent unanimement les plans de Vauban, sinon ses principes fondamentaux, et nous pourrions citer, dans les livres des économistes du dix-huitième siècle, ou dans les traités manuscrits sur les finances, une série d'observations qui, tout au moins sous le rapport de la mise en œuvre du projet, ne laissaient pas d'être fondées. Toutefois, personne ne méconnut le généreux patriotisme du maréchal; à sa mort, l'Académie des sciences, non seulement fit célébrer un service solennel, mais chargea son secrétaire perpétuel, Fontenelle, de prononcer un éloge, où se lisent ces mots : « L'attention de M. de Vauban à procurer le bien des particuliers ne se bornoit pas aux gens de guerre; il compatissoit aussi aux misères publiques, et il s'est appliqué toute sa vie à y chercher des remèdes. Il consumoit une partie de ses loisirs à imaginer des moyens propres au soulagement des peuples, à les réduire en pratique, à calculer les deniers publics, et à chercher par d'actives et continuelles supputations le rare secret de remplir les coffres du Roi et de soulager le pays.... » On trouvera ci-après, dans l'appendice XIII, le jugement, désintéressé sans aucun doute, que porta sur la *Dîme*, mais aussi sur l'inopportunité de cette publication, un simple curé du bourg de Lyons.

1. Comme je l'ai déjà dit, c'est à la fin de 1699 que le maréchal avait présenté le *Projet*, encore manuscrit, et sans les modifications dernières, au Roi et à son entourage immédiat. Seul, le duc de Bourgogne avait témoigné sa sympathie pour l'œuvre et pour son auteur[a]. Ce-

[a] La *Gazette d'Amsterdam* de 1712, n° LIX, en racontant qu'on avait

à qui il le présenta lui firent un meilleur accueil[1]. De ce

pendant, comme le bâton de maréchal, puis le cordon bleu, avaient été donnés depuis ce temps-là à Vauban, qu'on en appelait à sa science et à son dévouement en toute occurrence, que même, en dernier lieu, le commandement de la frontière menacée lui avait été confié en 1706, qu'il avait fourni des mémoires pour la prochaine campagne (Guerre, vol. 2017) et travaillait assidûment à son traité de la *Défense des places*, il pouvait croire que la publication du *Projet*, modifié et achevé en 1704, serait tout au moins tolérée. Toutefois, il le fit composer dans une des imprimeries de Rouen qui travaillaient clandestinement en dépit des rigueurs de la police, il ne mit pas son nom sur le titre, et il supprima le dernier chapitre intitulé : « Raisons secrètes et qui ne doivent être exposées qu'au Roi seul, qui s'opposeroient à l'établissement du système, » lequel n'a été publié qu'en 1843, dans l'édition des *Principaux économistes français*. Cette première édition de 1707, de format in-4°, avait pour titre : *Projet d'une dîme royale qui, supprimant la taille, les aides, les douanes d'une province à l'autre, les décimes du clergé, les affaires extraordinaires et tous autres impôts, onéreux ou non volontaires, et diminuant le prix du sel de moitié et plus, produiroit au Roi un revenu certain et suffisant, sans frais et sans être à charge à l'un de ses sujets plus qu'à l'autre, qui s'augmenteroit considérablement par la meilleure culture des terres*. Le maréchal, qui était revenu de la frontière en novembre 1706, se borna à distribuer à ses amis des exemplaires de ce livre; la Bibliothèque nationale possède celui qu'il offrit aux Petits-Pères de la place des Victoires, et auquel notre P. Léonard joignit la copie des arrêts de condamnation. Le nom de Vauban ne parut que sur les éditions faites après sa mort, qui sont en assez grand nombre, et dont une, de 1708, est précédée de son éloge par Fontenelle. Une traduction anglaise fut imprimée dans cette dernière année.

1. En novembre 1699, Chamillart, nouvellement nommé contrôleur général au moment où le maréchal distribua les exemplaires manuscrits de sa première rédaction, crut devoir consulter les intendants sur ce « projet de capitation et de taille réelle, » comme on le voit dans les *Mémoires de Foucault*, p. 333, et une lettre de Boisguilbert,

trouvé le traité du Dixième, ou Mémoire concernant la *Dîme royale*, dans les papiers du duc de Bourgogne, ajoutait : « On dit qu'il remarque quelques erreurs que M. de Vauban a faites dans son livre sur le même sujet. On sait néanmoins que ce prince a toujours témoigné qu'il faisoit beaucoup cas de ce livre. » L'abbé Proyart, dans la Vie du même prince (tome II, p. 3 et 34), a reproduit une lettre où celui-ci écrivait : « J'aime à entendre raisonner Vauban sur l'agriculture; ses spéculations peuvent être quelquefois un peu outrées, mais elles offrent de bien bonnes idées dont on peut faire usage, etc.; » et une autre lettre, de 1709, à Desmaretz, sur les impôts et les abus vexatoires du recouvrement.

moment[1], ses services, sa capacité militaire, unique en son genre, ses vertus, l'affection que le Roi y avoit mise jusqu'à croire se couronner de lauriers en l'élevant[2], tout disparut à l'instant à ses yeux : il ne vit plus en lui qu'un insensé pour l'amour du public, et qu'un criminel qui attentoit à l'autorité de ses ministres, par conséquent à la sienne; il s'en expliqua de la sorte sans ménagement[3]. L'écho en retentit plus aigrement encore dans toute la nation offensée[4], qui abusa sans aucun ménagement de sa victoire[5], et le malheureux maréchal, porté dans tous les

très jaloux de l'accueil fait à son concurrent, nous apprend qu'il fut question de faire un essai.

1. *Ce* corrige *cet*, et *moment*, en interligne, remplace *instant*, biffé.

2. Tome XI, p. 29-30.

3. Les gazettes hollandaises de 1699 (*Amsterdam*, n° XLVII, et *Leyde*, correspondance de Paris, 8 juin) rapportent qu'à cette époque, le P. Pini, dominicain très estimé, ayant écrit au Roi une lettre où il lui représentait l'horrible situation de ses sujets, S. M. en exprima son mécontentement à l'archevêque de Paris, en ces termes : « Envoyez-le querir et recommandez-lui de prier Dieu pour moi; mais qu'il ne s'avise plus de m'écrire des lettres sur la prétendue misère de mon peuple! » Ce trait peut bien n'être qu'une invention des ennemis de Louis XIV, comme la légende du mémoire de 1698 amenant la disgrâce et la mort de Racine (notre tome VI, appendice VIII, p. 529-530).

4. Les traitants, financiers, magistrats, etc.

5. Saint-Simon ne dit pas quelles mesures furent prises contre le livre de la *Dîme*, sinon contre son auteur, et cela sans doute parce que Dangeau ne lui en fournissait pas l'indication. Le livre ayant été imprimé sans privilège ni permission, et même introduit clandestinement à Paris, le chancelier Pontchartrain et le lieutenant général de police d'Argenson agirent avec la même rigueur qu'ils déployaient alternativement contre les *Maximes des saints* ou contre le *Télémaque*, contre les romans historiques de Courtilz de Sandras et contre les pièces obscènes. Dans l'Addition n° 725, notre auteur prétend, avec son exagération habituelle, que les « magistrats des finances » réclamèrent la Bastille pour le maréchal et le bourreau pour son livre, qui cependant finissait par cette invocation toute loyale : « Je n'ai plus qu'à prier Dieu de tout mon cœur que le tout soit pris en aussi bonne part que je le donne ingénûment et sans autre passion ni intérêt que celui du service du Roi, le bien et le repos de ses peuples. » En fait, nous voyons que le maître des requêtes Turgot de Saint-Clair fut chargé de préparer un

cœurs françois, ne put survivre aux bonnes grâces de son maître, pour qui il avoit tout fait, et mourut peu de mois après[1], ne voyant plus personne, consommé[2] de douleur et d'une affliction que rien ne put adoucir, et à laquelle le Roi fut insensible jusqu'à ne pas faire semblant de s'apercevoir qu'il eût perdu un serviteur si utile et si illustre[3]. Il n'en fut pas moins célébré par toute l'Europe, et par les

arrêt pour le conseil privé, où ne siégerait point d'autre ministre que le contrôleur général, et, en faisant passer cet arrêt à la séance du 14 février, le Chancelier le corrigea lui-même. Comme le *Projet* ne portait ni nom d'auteur, ni lieu d'impression, l'arrêt put seulement ordonner que tous les exemplaires saisis fussent mis au pilon, avec interdiction aux libraires de le débiter, comme contenant « plusieurs choses contraires à l'ordre et à l'usage du Royaume. » Postérieurement, un second arrêt, du 14 mars, confia à d'Argenson le soin de rechercher de quelle imprimerie parisienne ce livre était sorti, et quels libraires continuaient à le débiter. Le commissaire Nicolas Delamare, l'auteur du *Traité de la police*, fut chargé de cette enquête, et, comme il faisait timidement observer que « toute la preuve retomberait sur M. de Vauban, » d'Argenson lui ordonna de procéder à l'exécution des ordres du Roi sans « prévoir les conséquences. » Le maréchal n'avait même pas connu l'arrêt du 14 février, à la veille duquel il soumettait encore au contrôleur général un mémoire sur la canalisation de la Durance.

1. Atteint d'une ancienne affection de poitrine qui était devenue plus grave et l'avait forcé à revenir de l'armée (notre tome XIII, p. 394, note 6), le maréchal était déjà fort malade quand, le 24 mars, il apprit les poursuites commencées par la police, et son premier soin fut de retirer les exemplaires qui étaient encore à la reliure et de consulter ses meilleurs amis pour savoir si, en le composant, il avait rien « fait contre sa conscience. » Il mourut, non pas « peu de mois après, » comme le dit notre auteur, mais seize jours après le second arrêt, c'est-à-dire le mercredi 30 mars, sur les neuf heures trois quarts du matin. Son collaborateur Beaumont s'était sauvé; seul, son valet de chambre fut emprisonné au Petit-Châtelet et y resta un mois.

2. Littré a cité de nombreux exemples pour prouver que *consommer* s'employait en ce sens aussi bien que *consumer*.

3. Au contraire, Dangeau a noté (p. 330-331) que, le lundi 28, au dîner, Fagon étant venu dire au Roi que le maréchal, à l'extrémité, demandait Boudin, premier médecin de Monseigneur, « le Roi ordonna qu'il partit sur l'heure, et parla de M. de Vauban avec beaucoup d'estime et d'amitié; il le loua sur plusieurs chapitres, et dit : « Je perds « un homme fort affectionné à ma personne et à l'État. » N'est-il pas

ennemis mêmes, ni moins regretté en France de tout ce qui n'étoit pas financier, ou suppôts de financiers[1].

Boisguilbert, que cet événement auroit dû rendre sage, ne put se contenir[2]. Une des choses que Chamillart lui avoit le plus fortement objectées étoit la difficulté de faire des changements au milieu d'une forte guerre : il publia donc un livret fort court[3], par lequel il démontra que M. de Sully, convaincu du désordre des finances qu'Henri IV lui

étonnant que notre auteur, ayant ce texte sous les yeux, ose dire que Louis XIV « ne fit pas semblant de s'apercevoir qu'il eût perdu un serviteur si utile et si illustre » ?

1. Dangeau ne parle ni du livre ni de sa proscription, tandis que nous trouvons cet article dans les *Mémoires du marquis de Sourches*, p. 291 : « On apprit, le 29, que le maréchal de Vauban étoit à l'extrémité, ayant donné à l'État la dernière marque de son zèle par un livre qu'il avoit fait imprimer à ses dépens, par lequel il prétendoit donner les moyens au Roi pour tirer de son royaume tout l'argent nécessaire pour le défendre sans fouler ses peuples; mais le Roi, après l'avoir fait soigneusement examiner, avoit ordonné qu'on en supprimât tous les exemplaires. » La mort du maréchal fut enregistrée, sans un mot de plus, par la *Gazette*, p. 156; le *Mercure* fit paraître deux articles nécrologiques, en avril, p. 174-187, et en mai, p. 240-248. Jal nous a conservé, dans son *Dictionnaire critique*, p. 1234-1236, l'acte des obsèques à Saint-Roch, celui de l'inhumation à Bazoches, et le procès-verbal de transport du cœur du maréchal, ramené aux Invalides, en 1804, par ordre de l'empereur Napoléon Ier. Une statue a été élevée en 1870, non à Bazoches, dont Vauban était seigneur, mais à Avallon, ville principale de son pays de Morvan, et les Sociétés du département ont consacré nombre d'études historiques à leur glorieux compatriote. — Sur la vie privée du maréchal et sur sa descendance, on trouvera une note ci-après, aux Additions et corrections.

2. On verra ci-après, appendice XII, que notre auteur ne connaît pas la chronologie des faits. La dernière publication de Boisguilbert fut condamnée dans les mêmes conditions que la *Dîme royale*, et le jour même où d'Argenson recevait ordre d'exécuter la condamnation prononcée contre celle-ci.

3. Il ne s'agit donc pas du *Factum de la France*, imprimé à Rouen à la fin de 1706, paraphrase extrêmement violente du *Détail* de 1695, et aussi considérable comme étendue, mais bien d'un livret de douze pages intitulé : *Supplément du Détail de France*, qui dut aussi être imprimé, comme l'avait été le *Factum*, à Rouen, sans nom d'auteur ni d'éditeur, au commencement de 1707.

avoit commises, en avoit changé tout l'ordre au milieu d'une guerre autant ou plus fâcheuse que celle dans laquelle on se trouvoit engagé, et en étoit venu à bout avec un[1] grand succès[2]; puis, s'échappant sur la fausseté de cette excuse par une tirade de *Faut-il attendre la paix pour*[3], etc., il étala avec tant de feu et d'évidence un si grand nombre d'abus, sous lesquels il étoit impossible de ne succomber pas, qu'il acheva d'outrer les ministres[4], déjà si piqués de la comparaison du duc de Sully, et si impatients d'entendre renouveler le nom d'un grand seigneur qui en a plus su en finance que toute la robe et la plume[5]. La vengeance ne tarda pas : Boisguilbert fut exilé au fond de l'Auvergne[6]. Tout son petit bien consistoit en sa charge;

1. L'initiale d'*un* surcharge un *d*.

2. C'était une des thèses favorites de Boisguilbert, et il en avait assiégé jusqu'à lassitude le contrôleur général, prônant particulièrement l'ordonnance de 1597 pour la juste répartition des tailles.

3. « Faut-il attendre la paix pour faire labourer les terres dans toutes les provinces, où la plupart demeurent en friche? pour faire payer les propriétaires des fonds par ceux qui les font valoir? Faut-il attendre la paix pour faire cesser d'arracher les vignes, pour ordonner que les tailles seront justement réparties dans tout le Royaume?... » Voyez la suite, soit dans les éditions des œuvres de Boisguilbert publiées en 1707, soit dans le livre de J.-E. Horn, p. 329-334. Michelet, qui a consacré des pages enflammées, mais, comme toujours, pleines d'inexactitudes, aux deux « patriotes » Vauban et Boisguilbert, dit de la préface du *Factum*, ou peut-être du *Supplément* : « On ne lit rien de si éloquent dans les hommes de 1789. Il y a là à la fois l'amertume du grand inventeur méconnu, l'âpreté désespérée de la sibylle qui revient une dernière fois; ce sont les accents de Cassandre, mais avec la sombre menace du temps nouveau qui vient vengeur. »

4. *Ministre*, au singulier, par mégarde.

5. Un économiste du règne de Louis XV a appliqué la même comparaison à d'autres temps, dans un manuscrit conservé à la bibliothèque de Rouen, n° 1893, sous ce titre : « L'esprit de Sully sur le gouvernement des finances de la France, tiré des *Mémoires de Sully*; ensemble le tableau du malheureux état de la France en 1769, depuis M. de Machault jusqu'à ce jour. » Ici, notons que notre auteur souligne la qualité de « grand seigneur » dans le ministre d'Henri IV.

6. Ci-après, appendice XII.

cessant de la faire, il tarissoit. La Vrillière, qui avoit la Normandie dans son département, avoit expédié la lettre de cachet; il l'en fit avertir, et la suspendit quelques jours comme il put. Boisguilbert en fut peu ému, plus sensible peut-être à l'honneur de l'exil pour avoir travaillé sans crainte au bien et au bonheur public, qu'à ce qu'il lui en alloit coûter[1]. Sa famille[2] en fut plus alarmée, et s'empressa à parer ce coup. La Vrillière, de lui-même, s'employa avec générosité : il obtint qu'il fît le voyage, seulement pour obéir à un ordre émané qui ne se pouvoit plus retenir, et qu'aussitôt après qu'on seroit informé de son arrivée au lieu prescrit, il seroit rappelé. Il fallut donc partir. La Vrillière, averti de son arrivée, ne douta pas que le Roi ne fût content, et voulut en prendre l'ordre pour son retour; mais la réponse fut que Chamillart ne l'étoit pas encore. J'avois fort connu les deux frères Boisguilbert lors de ce procès qui me fit aller à Rouen, et que j'y gagnai comme je l'ai dit en son temps[3]. Je parlai donc à Chamillart; ce fut inutilement : on le tint là deux mois, au bout desquels enfin j'obtins son retour. Mais ce ne fut pas tout : Boisguilbert, mandé en revenant, essuya une dure mercuriale, et, pour le mortifier de tous points, fut renvoyé à Rouen suspendu de ses fonctions, ce qui toutefois ne dura guères. Il en fut amplement dédommagé par la foule de peuple et les acclamations avec lesquelles il fut reçu[4]. Disons tout, et rendons justice à la droiture et aux bonnes

1. Ses lettres à Chamillart, que j'ai publiées, prouvent le contraire.

2. On lui connaît trois fils, dont l'un continua la descendance, encore subsistante aujourd'hui, et deux filles.

3. Dans notre tome XIII, année 1705. Là, nous avons vu quelle gratitude notre auteur conçut pour les magistrats qui lui avaient fait gagner son grand procès contre les Brissac et les d'Aumont, et il a déjà raconté comment les le Guerchoys ou autres bénéficièrent de cette gratitude.

4. Le nom de Boisguilbert reparaissant le 23 juillet sur le registre des audiences du bailliage, il ne fut donc point suspendu à son retour; d'autre part, on ne peut croire que ses administrés lui aient fait une rentrée triomphale, étant données les mauvaises relations qu'il eut de tout temps avec les magistrats et avec les corporations de Rouen.

intentions de Chamillart. Malgré sa colère, il voulut faire un essai de ces nouveaux moyens[1]; il choisit pour cela une élection près de Chartres, dans l'intendance d'Orléans, qu'avoit Bouville[2]. Ce Bouville, qui est mort conseiller d'État, avoit épousé la sœur de Desmaretz[3]. Bullion avoit là une terre, où sa femme fit soulager ses fermiers[4]. Cela fit échouer toute l'opération, si entièrement dépendante d'une répartition également et exactement proportionnelle[5]. Il en

1. Il y avait déjà deux ans que cet « essai » s'était fait, au cours de l'été de 1705, comme on le verra dans l'appendice XII.

2. Michel-André Jubert de Bouville, né en juillet 1645, fils d'un conseiller au parlement de Rouen et neveu du premier président Novion, nommé avocat général en la Cour des aides de Paris dès le 5 avril 1664, maître des requêtes le 20 mars 1674, avait occupé l'intendance de Limoges en 1676, celle de Moulins en 1678, celle d'Alençon en 1682, et celle de Limoges, de nouveau, en 1689, avant d'être envoyé à Orléans (1694). Il était conseiller d'État semestre depuis le mois d'octobre 1696 et ne quitta Orléans qu'en 1709, pour venir remplacer M. de la Reynie comme conseiller d'État ordinaire. Il s'était fait nommer gouverneur des ville et château de Vernon le 18 mai 1697, possédant dans le proche voisinage le beau château de Bizy, dont les *Mémoires* parleront. Il mourut en novembre 1720. C'était un homme très désireux de bien faire et d'améliorer l'état des choses, et nous le verrons plus tard seconder son beau-frère le contrôleur général. On a de lui une lettre écrite à Chamillart, du cabinet même de M. d'Armenonville à Rambouillet, et au milieu de leurs conférences avec Boisguilbert (22 septembre 1705); il y reconnaît que tous les raisonnements sont fort justes, que rien n'est plus souhaitable, et que le seul obstacle pourrait venir des intéressés qui auront à payer une double capitation en remplacement des affaires extraordinaires.

3. Françoise-Nicole Desmaretz, mariée par contrat du 1er décembre 1664.

4. Nous connaissons déjà (tome V, p. 133 et 137) Charles-Denis, marquis de Bullion, ainsi que sa femme, une Rouillé « altière, glorieuse, impérieuse, etc., » et nous avons vu dernièrement (tome XIII, p. 312) leur fille épouser le duc d'Uzès. Leur très grande fortune foncière était dans le pays Chartrain.

5. Cette habitude d'obtenir des dégrèvements, presque générale parmi les gens bien appuyés, est précisément un des abus que Boisguilbert a visés dans son *Factum de la France* comme dans le *Détail;* mais c'est ainsi que, dans cette même année 1707 et dans une inten-

résulta de plus que ce que Chamillart avoit fait à bon dessein se tourna en poison, et donna de nouvelles forces aux ennemis du système[1]. Il fut donc abandonné[2]; mais on n'oublia pas l'éveil qu'il donna de la dîme, et, quelque temps après, au lieu de s'en contenter pour tout impôt suivant le système du maréchal de Vauban, on l'imposa sur tous les biens de tout genre en sus de tous les autres impôts[3]; on l'a renouvelé[4] en toute occasion de guerre, et, même en paix, le Roi l'a toujours retenu sur tous les ap-

dance limitrophe, celle d'Alençon, notre auteur lui-même usa de Desmaretz pour faire favoriser ses terres par l'intendant le Guerchoys dans une réduction de taxe : voyez notre tome XIII, p. 588, note 2. J'ai d'ailleurs expliqué cela, avec preuves à l'appui, et en citant Boisguilbert, dans l'appendice XXV du tome III, p. 510-515.

1. Il se peut que M. de Bullion eût fait « soulager ses fermiers; » mais Boiguilbert lui-même a raconté tout autrement les choses dans deux lettres à Desmaretz, du 30 août et du 16 septembre 1708 (*Correspondance des Contrôleurs généraux*, tome III, n° 153 et p. 653). On y voit qu'au moment où l'essai de 1705 était près d'aboutir grâce au travail assidu de M. de Bouville et de Chamlay, et avec « l'agrément des peuples, » ce fut le premier président Harlay qui « sapa le fondement auprès du Roi en empêchant formellement que l'on n'établit et maintint un prix aux blés qui permît de labourer toutes les terres en satisfaisant sans pertes à toutes les charges. Comme c'étoit, de tous points, *conditio sine qua non*, il fallut tout abandonner. » Effectivement, le premier président, ayant la haute police sur l'approvisionnement de Paris, avait ordonné au magistrat de Chartres que, « quand le blé ne vaudroit qu'un sol le setier, il ne souffrît pas que les laboureurs et marchands pussent remporter leurs sacs du marché. » En outre, les lettres de 1705 même prouvent que, malgré la bonne volonté et les avis favorables de Bouville, de Chamlay, même de M. d'Armenonville et des officiers de l'élection de Chartres, une coalition de MM. d'Argenson, le Camus, Amelot et de Harlay avec Pontchartrain l'emporta. Vers le 10 novembre 1705, Chamillart finit par déclarer que, toutes réflexions faites, il ne pouvait plus s'engager qu'à ménager les peuples sur le chapitre des affaires extraordinaires, mais qu'il continuerait à faire sa ressource principale du crédit, c'est-à-dire des traitants.

2. Ci-après, appendice XII.

3. Il s'agit de l'établissement du dixième, qui sera d'ailleurs raconté et commenté en son temps.

4. Au masculin, parce qu'il pense à *dixième*, et non à *dîme*.

pointements, les gages et les pensions[1]. Voilà comment il se faut garder en France des plus saintes et des plus utiles intentions, et comment on tarit toute source de bien ! Qui auroit dit au maréchal de Vauban que tous ses travaux pour le soulagement de tout ce qui habite la France auroient uniquement servi et abouti à un nouvel impôt de surcroît, plus dur, plus permanent, et plus cher que tous les autres? C'est une terrible leçon pour arrêter les meilleures propositions en fait d'impôts et de finances.

Mort du marquis de Lezignem; sa maison.

Il[2] mourut[3] un autre homme, de plus haut parage assurément, et de bien loin, mais bien inférieur en tout le reste : ce fut M. de Lezignem[4], de la branche de Lezay[5], sortie d'Hugues VII sire de Lezignem[6] par Simon, son quatrième

1. Le dixième fut supprimé en 1718, au moins pour les biens fonciers; mais notre auteur a vu fonctionner ensuite le cinquantième, de 1725 à 1727, un nouveau dixième, de 1733 à 1737, et un troisième enfin, qui vient d'être créé en septembre 1741, avec cette aggravation que les commerçants et les gens qui font profiter leur argent y sont taxés arbitrairement, se transformera en vingtième au mois de mai 1749, sans limitation de durée.

2. L'écriture change après un temps d'arrêt.

3. Le 5 avril : *Dangeau*, tome XI, p. 337; *Sourches*, tome X, p. 295; *Gazette*, p. 80; *Mercure* du mois, p. 171-172.

4. Ici, *Lezignem*, et plus loin, *Lezignan* et *Lezignen*, mais jamais *Luzignan* ou *Lusignan*, orthographe qui a prévalu dans l'histoire, et que l'usage avait déjà introduite en 1707, dit le *Mercure*. Claude-Hugues de Lezignem, comte des Marais et marquis de Lezay, de qui il s'agit ici, signait : DE LUZIGNEM DE LEZAY. — Notre auteur va suivre la notice consacrée à cette maison dans l'*Histoire généalogique*, tome III, p. 75-92.

5. Du rameau des seigneurs des Marais, séparé dès le treizième siècle de la branche de Lezay, qui s'était éteinte au quatorzième. Ce rameau avait conservé une partie de la terre de Lezay, mais ne portait pas le titre de marquis avant Claude-Hugues. L'*Histoire généalogique* ne qualifie même marquis de Lezignem (*sic*) que son fils. Jusque-là, Lezay (ici, *Lézay*) était le seul nom patronymique, venant d'un bourg situé au S. O. de Poitiers, près de la ville de Lusignan, première baronnie de Poitou.

6. Hugues VII, dit *le Brun*, sire de Lezignem, dont un travail récent place la naissance avant 1084 et la mort avant le 3 avril 1149, à la croisade de Louis VII. Son sceau est décrit dans l'*Histoire généalo

fils[1], vers l'an 1100, que c'étoient déjà de fort grands seigneurs[2], mais dans la maison desquels les comtés de la Marche[3], d'Angoulême et d'Eu, ni les couronnes de Chypre et de Jérusalem, n'étoient pas encore entrés[4]. Cette branche de Lezay subsistoit seule de toute cette grande maison[5], et cette branche même étoit restreinte en ce marquis de Lezignem, son frère l'évêque de Rodez[6], et ses deux fils[7]; sa famille, sa fortune, son caractère. [Add. S^tS. 726]

gique, tome III, p. 76, et sa mort y est reportée après 1151, conformément aux Preuves de l'*Histoire de Poitou*, par Besly (1647).

1. Nommé dans un acte passé par son père en 1144 (*Histoire généalogique*, p. 85).

2. *Ibidem*, p. 75 : « Entre les plus anciennes maisons de France, une des plus grandes de la province de Poitou étoit celle de Lezignem, qui a joui de toutes les marques qui peuvent rendre une maison illustre. Elle a eu des rois de Jérusalem, d'Arménie et de Chypre. Elle a tiré son nom d'une petite ville située à cinq lieues de Poitiers. » La filiation qui suit est entièrement empruntée aux Preuves de Besly, et, sans doute, ne doit être adoptée que sous toutes réserves.

3. Petite province divisée en haute et en basse Marche, avec Guéret et Bellac pour capitales, et réunie définitivement au domaine en 1527.

4. C'est à la fin du treizième siècle que Hugues IX, comme mari de l'héritière du dernier Taillefer comte d'Angoulême, prétendit à la propriété de ce comté et de celui de la Marche. Le comté d'Eu vint à Raoul, frère de Hugues IX, par son mariage avec l'héritière du comte Henri II; sa petite-fille et héritière unique épousa Alphonse de Brienne. Un troisième frère, Guy, fut roi de Jérusalem de 1184 à 1187, comme mari de Sibylle, fille du roi Amaury d'Anjou, et, ayant perdu ce royaume, acheta des Templiers, en 1192, l'île de Chypre, où lui et son frère Amaury fondèrent la dynastie royale dont le feu comte de Mas-Latrie a reconstitué l'histoire. Brantôme (*Œuvres*, tome V, p. 15-20) parle longuement du château de Lusignan ou Luzignan, rasé en 1574, de la légende de la fée Mélusine qui y était attachée, et de « ces braves et généreux princes qui, par leur valeur, se firent rois de Cypre, etc. » Comparez le *Mercure* de mars 1722, 2e volume, p. 28-37.

5. Les branches aînées s'étaient éteintes du treizième siècle au quatorzième; le royaume de Chypre passa en 1267 aux princes d'Antioche. La branche principale des seigneurs de Lezay finit en 1384.

6. Paul-Louis-Philippe, docteur de Sorbonne, abbé de Saint-Barthélemy de Noyon (1668), nommé évêque de Rodez en mai 1684, ne fut sacré que le 15 novembre 1693, et mourut le 25 février 1716. Ce fut un ardent persécuteur des protestants.

7. Ci-après, p. 347, notes 4 et 5.

il avoit aussi une sœur, mariée à M. de la Roche-Aymon[1]. M. de Lezignem étoit un fort honnête homme, et qui n'auroit pas été sans talents, si l'extrême misère ne l'avoit pas abattu[2]. Il avoit été lieutenant des gendarmes écossois[3]. Mme de Maintenon, qui l'avoit connu en province lorsque Mme de Neuillan la retira chez elle arrivante des Îles de l'Amérique[4], et qui, depuis sa fortune, vouloit avoir l'honneur de lui appartenir[5], lui procura quelque subsistance, mais petitement, à sa manière[6]. Il fut envoyé extraor-

1. Marie, mariée le 7 février 1652 à Antoine, comte de la Roche-Aymon, qui mourut en février 1697, et sa femme le 26 juillet 1701.

2. Dangeau lui reconnaît du mérite (tome IX, p. 289); mais l'annotateur des *Mémoires de Sourches* (tome II, p. 43) dit, au moment de sa nomination comme envoyé extraordinaire à Vienne : « Il se disoit de l'illustre maison de Luzignan (*sic*); mais il y avoit bien des gens qui croyoient qu'il n'en étoit pas; peut-être aussi que ceux qui croyoient en être mieux issus que lui n'en étoient point du tout, et la plupart des courtisans croyoient que cette maison étoit éteinte. D'ailleurs, c'étoit un très beau et très honnête gentilhomme, qui avoit très bien servi dans les armées, mais que peu de gens croyoient capable de l'emploi auquel on le destinoit. » A sa mort, en 1707 (tome X, p. 295), il le qualifie d' « homme vertueux qui avoit soutenu une longue suite de malheurs avec une constance héroïque. »

3. Ayant acheté la sous-lieutenance en 1667 et obtenu le grade de brigadier en 1674, il vendit en 1675. La compagnie écossaise, rétablie dans sa splendeur par le bailli d'Hautefeuille et plus ancienne peut-être que les gardes du corps, avait le premier rang dans la petite gendarmerie et passait même avant les mousquetaires. (Daniel, *Milice françoise*, tome II, p. 231-247; *Dangeau*, tome I, p. 93.)

4. Voyez nos tomes VII, p. 21-22, et XII, p. 227.

5. Théodore-Agrippa d'Aubigné, aïeul de Mme de Maintenon, avait épousé, le 6 juin 1583, une Suzanne de Lezay, fille d'Ambroise de Lezay, seigneur de Surimeau, et de Renée de Vivonne; mais cette Lezay ne se retrouve pas plus dans la généalogie des Lezay-Lusignan ou Lezignem, que sa tante qu'on donne pour mère à M. de Neuillan. En revanche, une fille issue du premier mariage de Mme de Neuillan épousa le marquis de Laval-Lezay, d'une tout autre famille, qui mourut en 1670.

6. Il reçut une pension de mille écus en septembre 1703, et une lettre de Mme de Maintenon parle d'une aumône de dix pistoles en 1705 (Lavallée, *Correspondance générale*, tome V, p. 313, 331 et 338).

dinaire à Vienne, où on en fut content[1], puis à la cour de Lünebourg[2]. Sa femme étoit Bueil[3]. Son frère de Rodez fut un étrange évêque. M. de Lezignem mourut fort pauvre, à soixante-quatorze ans, et laissa deux fils : le cadet[4], prêtre avec une petite abbaye, fut grand vicaire de son oncle, et ne valut pas mieux; l'aîné, marié à une la Rochefoucauld de la branche d'Estissac, n'a jamais rien fait[5]. S'il n'a point eu d'enfants[6], toute cette maison de Lezignem est éteinte, car ceux qui en prennent le nom ne sauroient en montrer de jonction. Les Saint-Gelais aussi, qui s'en sont

1. Nommé en mai 1687, il ne partit qu'en novembre, et eut sa première audience le 10 février 1688. Au mois de novembre suivant, comme l'Empereur ne voulait plus le recevoir, il eut ordre de revenir, partit de Vienne le 22 décembre, après la déclaration de guerre, fut arrêté à Bregenz, en janvier 1689, pour s'être écarté de la route marquée sur son passeport, et ne fut relâché qu'au mois de mai (*Dangeau*, tome II, p. 40, 215, 230, 312 et 362; *Sourches*, tomes II, p. 43 et 316, et III, p. 31; *Gazette* de 1688, p. 112, et de 1689, p. 15 et 52; *Mémoires de Villars*, tome I, p. 108-111; *Recueil des instructions données aux ambassadeurs en Autriche*, p. 117-124).

2. Lünebourg, dans le cercle de basse Saxe, au N. du duché de Brunswick, était un duché particulier qui appartint à une branche de cette maison jusqu'au jour où le duc Ernest-Auguste, devenant électeur de Hanovre en 1692, le joignit à cet électorat. Je ne trouve pas trace de la mission de M. de Lezignem.

3. Françoise de Bueil, fille de René, comte de Sancerre, d'une très ancienne noblesse de Touraine, et de Françoise de Montalais, épousa en 1665 Claude-Hugues de Lezay et mourut en avril 1674.

4. Hugues-Philippe, grand archidiacre et doyen de Rodez, nommé abbé de Bonnecombe le 23 avril 1707.

5. Henri-Joseph, dit le comte puis le marquis de Lezay, épousa Marie-Jeanne de la Rochefoucauld d'Estissac, petite-nièce du premier duc de cette maison, mais ne marqua pas plus que son frère à la cour de Louis XV.

6. Il eut un fils, Hugues-François, dit le marquis de Lusignan, qui mourut en 1738, laissant, de son mariage avec une nièce de Mlle de Châteautiers, une fille qui épousa le marquis de Turpin-Crissé, et un fils qui devint maréchal de camp en 1762. Un fils de ce dernier fut aussi maréchal de camp (1790), marqua aux états généraux comme député de la noblesse de Paris, et mourut dans la retraite le 10 février 1814. Le marquis de Lusignan, qui joua un rôle considérable dans

avisés, n'en sont point, et ne peuvent le montrer[1]; le premier d'eux à qui cette imagination vint[2] est Louis de Saint-Gelais[3], baron de la Motte-Sainte-Héraye[4], et, par sa femme, seigneur de Lansac[5], qui fut un personnage en son temps[6], chevalier d'honneur de Catherine de Médicis, capi-

la Fronde de Bordeaux était d'une autre famille, d'Agenois, proche Clérac, et son titre passa aux du Lau.

1. Cette maison de Poitou, originaire du bourg de Saint-Gelais, qui faisait partie des anciens domaines des Lusignan, n'a jamais établi son extraction, quoique la *Généalogie des soixante-sept très nobles maisons*, etc., publiée en 1586, par « Étienne de Chypre, de la royale maison de Lusignan, » l'indique, fol. 66 v° à 75; mais les ouvrages de cet auteur sont pleins de fictions. Il existe un grand nombre d'autres généalogies de la famille, notamment au Cabinet des titres, où la question pourrait être élucidée. On verra ci-après, par l'Addition n° 726, qu'au premier abord, notre auteur avait cru avoir affaire ici à un Saint-Gelais, et non à un Lezay.

2. Après la Thaumassière, J. le Laboureur l'a raconté ainsi dans ses Additions aux *Mémoires de Castelnau*, tome II, p. 647-648. Il en avait été question dans les preuves faites par M. de Lansac, en 1580, pour l'Ordre.

3. Saint-Simon a donné une notice sur ce personnage dans les *Chevaliers du Saint-Esprit* (Affaires étrangères, vol. *France* 189, fol. 68 v°). On a son portrait au Louvre, peint par un peintre de l'école des Clouet, et une partie de sa correspondance à la Bibliothèque nationale.

4. En Poitou, aujourd'hui chef-lieu de canton de l'arrondissement de Melle. Cette terre passa par la suite dans la maison de Beaudéan. M. le docteur Prouhet en a donné une notice dans ses *Paysages et monuments du Poitou*.

5. Louis de Saint-Gelais épousa : 1° en 1545, Jeanne, fille de Philippe, baron de la Roche-Andry; 2° en 1565, Gabrielle de Rochechouart. C'est son père, Alexandre de Saint-Gelais, qui avait épousé Jacquette de Lansac, comme on le voit dans la notice de l'*Histoire généalogique*, tome IX, p. 66, que suit mal notre auteur, et où il est dit que Louis de Saint-Gelais « est le premier de la famille qui a pris le nom de Lezignem. »

6. C'est le *bonhomme Lansac* de qui Brantôme a recueilli bien des souvenirs de ses ambassades et de la cour de François Ier; aussi ne paraît-il pas douter que les Saint-Gelais ne soient sortis de ces « braves seigneurs portant le nom de Luzignan » (*Œuvres*, tome V, p. 16). Ce fut un serviteur tout dévoué de la Reine mère, et il mourut neuf mois après elle. J. le Laboureur a parlé assez longuement de lui dans ses Additions aux *Mémoires de Castelnau*.

taine de la seconde compagnie des cent gentilshommes de la maison du Roi[1], ambassadeur à Rome en 1554[2], chevalier du Saint-Esprit en la seconde promotion, 1579, mort en 1589, à soixante-seize ans[3], dont le petit-fils fut M. de Lansac[4] gendre du maréchal de Souvré[5], mari de la gouvernante de Louis XIV[6].

Peu après[7] mourut Pointis, si connu par sa brave et heureuse expédition de Carthagène[8], par d'autres actions[9], et par beaucoup d'esprit, de valeur et de capacité dans son métier[10]. C'étoit un homme à aller dignement à tout, et

Mort de Pointis.

1. En 1568, selon l'*Histoire généalogique*. Voyez notre tome V, p. 381.

2. Et au concile de Trente, en 1563, comme le raconte Brantôme.

3. *Ans* a été ajouté en interligne.

4. Ici, *Lanssac*, et la lettre *n* surcharge un *a*. — « Artus de Luzignan de Saint-Gellays, » qui signait ainsi, fils de Guy et petit-fils de Louis, fut gentilhomme ordinaire et gouverneur de Bourg en Guyenne.

5. Nommé dans nos tomes I, p. 84, et XII, p. 18.

6. Françoise de Souvré, mariée à Artus de Saint-Gelais de Lansac, le 3 juin 1601, fut nommée gouvernante du futur Dauphin par provisions du 25 juillet 1638 (Arch. nat., O[1] 9, fol. 21); mais, ayant manqué de respect à Anne d'Autriche, elle fut remplacée le 10 juin 1643 par Mme de Senecey, comme il a été raconté dans nos tomes I, p. 190-191, V, p. 248, et XI, p. 290. Elle fit une chute terrible au commencement de juin 1657, dut subir l'opération du trépan, et mourut le 28, à soixante-quatorze ans. Un tableau qui la représente avec les deux enfants royaux se trouve au musée de Versailles, n° 3370, et Saint-Simon lui a consacré, comme gouvernante des enfants de France, une notice imprimée dans les *Écrits inédits*, tome IV, p. 468-471. Son fils unique mourut au siège de Dôle en 1636, sans enfants mâles, et ses petites-filles devinrent la marquise de Vassé et la duchesse de Créquy.

7. Le 24 avril, à Champigny : *Dangeau*, p. 352; *Sourches*, p. 303; *Gazette*, p. 203; *Gazette d'Amsterdam*, n° XXXVII; *Mercure* de juin, p. 116-122.

8. Tome IV, p. 212-216.

9. Expédition d'Irlande en 1689, conquête de la Jamaïque en 1697, répression des corsaires salétins et bombardement de Tanger en 1700, défense de Dunkerque en 1702. Il fut beaucoup moins heureux lors du siège de Gibraltar (tomes XII, p. 223 et 384, et XIII, p. 25), mais fit une dernière campagne en 1706.

10. En 1685, il avait inventé une machine pour descendre les troupes à terre (Dépôt de la marine, B[2] 54, fol. 94), et c'est à lui, selon

utilement pour l'État dans la marine; mais il n'étoit plus jeune, et mourut pour s'être sondé lui-même et blessé. Il s'étoit puissamment enrichi, et n'avoit ni femme ni enfants[1].

Mort du chevalier d'Aubeterre; comte d'Aubeterre, son neveu; sa fortune, son caractère; leur extraction.

Le chevalier d'Aubeterre le suivit de près[2]; il avoit quatre-vingt-douze ans[3], dont il abusoit pour dire toutes sortes d'ordures et d'impertinences. Il étoit le plus ancien lieutenant général de France[4]. Il s'étoit démis depuis peu du gouvernement de Collioure[5], et l'avoit fait donner à son neveu[6], dont le plus grand mérite étoit ici d'être le complaisant et le courtisan des garçons bleus et des principaux commis[7] des ministres, qu'il régaloit souvent chez lui, et, à l'armée, d'être le plus bas valet de M. de Vendôme, qui le fit faire lieutenant général, et de M. de Vaudémont, qui

les *Mémoires de Sourches*, tome III, p. 44, que l'on dut le succès du bombardement d'Alger par des bâtiments de son invention; il était alors sur la galiote *la Cruelle*, avec le petit Renau, et fit une relation de cette entreprise : Jal, *Abraham du Quesne*, tome II, p. 422-433.

1. Il jouissait de plus de cinquante mille livres de rente, dit Dangeau, que suit notre auteur, mais parce qu'il avait placé en viager une partie des gains immenses dont il a été parlé en 1697.

2. *Dangeau*, tome XI, p. 356; *Sourches*, tome X, p. 305; *Gazette*, p. 203; *Mercure* d'avril, p. 282-283, et de juillet, p. 74. Léon d'Esparbès de Lussan d'Aubeterre, baptisé le 17 octobre 1620, chevalier de Malte de minorité le 2 juin 1628, d'abord lieutenant (1635), puis capitaine au régiment de la Marine (1640), à celui d'Aubeterre (1644), enfin à celui du cardinal Mazarin (1648), devint mestre de camp d'un régiment de cavalerie le 10 avril 1651, maréchal de camp le 15 septembre suivant, et lieutenant général le 16 juin 1655, reçut les gouvernements de Collioure, de Port-Vendres et du fort Saint-Elme le 26 mars 1656, n'eut pas d'emploi actif pendant le ministère de Louvois, mais commanda en Roussillon durant l'absence de M. de Noailles, de 1689 à 1698, et mourut le 27 avril 1707.

3. Dangeau, le *Mercure* et la *Gazette* disent quatre-vingt-douze; à ne compter que de son baptême, ce serait quatre-vingt-sept et demi.

4. Et le quatorzième chevalier de Malte de son nom.

5. Petit port du Roussillon cédé à la France par le traité des Pyrénées. Le gouvernement rapportait douze à treize mille livres.

6. Le comte d'Aubeterre : ci-dessus, p. 6-7.

7. On trouvera ci-après, aux Additions et corrections, la note sur les commis principaux.

lui valut bien de l'argent, qu'il fricassa en panier percé qu'il étoit. Ses bas manèges le firent chevalier de l'Ordre en 1724; son mérite ne l'y auroit pas porté. Pour sa naissance, il n'y avoit rien à dire, surtout dans une pareille promotion[1]. Le plus triste état que j'aie guères connu étoit celui d'être sa femme[2] ou son fils[3]. Leur nom n'est point Aubeterre, c'est Esparbès[4]. Le maréchal d'Aubeterre, mort en 1628 et maréchal de France en 1620[5], étoit gouverneur de Blaye[6]; il épousa la fille unique et héritière de David Bouchard, vicomte d'Aubeterre[7], chevalier du Saint-Esprit,

1. Notre auteur ne manque jamais de protester contre cette promotion.

2. Julie-Michelle de Sainte-Maure, fille du comte de Jonzac, et de Suzanne Catelan, mariée en août 1678 (*Mercure* de septembre, p. 237), morte le 6 octobre 1726, à soixante-cinq ans. Son grand-père, Léon de Sainte-Maure, avait épousé une fille du maréchal d'Aubeterre, tante de son mari.

3. Louis-Pierre-Joseph, dit le comte de Jonzac, mousquetaire en 1708, aide de camp de son père, puis capitaine de cavalerie en 1709, entra dans la gendarmerie en 1711, eut en 1713 la compagnie du Dauphin, en 1714 la lieutenance générale de Saintonge et Angoumois, en 1734 le grade de brigadier, et celui de maréchal de camp en 1738, se démit de sa province en 1747, et mourut le 3 juin 1750, à cinquante-neuf ans (*Chronologie militaire*, tome VII, p. 149-150).

4. Il écrit : *Esparbéz*. C'est le nom d'une terre du pays d'Armagnac (dép. Gers, arr. Lectoure), tandis que le château d'Aubeterre, dont il reste encore quelques ruines, était en Angoumois.

5. François d'Esparbès de Lussan, vicomte d'Aubeterre, fidèle serviteur d'Henri IV, qui le fit gouverneur de Blaye en 1590, devint, sous la régence suivante, sénéchal et gouverneur d'Agenois et de Condomois (1612), se déclara du parti de la Reine mère et abandonna Blaye pour le bâton de maréchal de France (18 septembre 1620), servit sous Mayenne en 1621, fut nommé chevalier du Saint-Esprit en 1622, mais mourut avant d'avoir été reçu, dans le mois de janvier 1628. Il y a eu un autre maréchal du même nom sous Louis XVI.

6. L'*Histoire généalogique* a imprimé, par erreur : *Blois*. Saint-Simon corrige, comme étant un des successeurs médiats du maréchal.

7. David Bouchard, vicomte d'Aubeterre, de qui Brantôme a parlé beaucoup comme mari de sa nièce Renée de Bourdeille, était né à Genève dans la religion réformée, mais abjura en rentrant en France. Son beau-père avait résigné en sa faveur la charge de sénéchal et gouverneur de Périgord en 1582; il reçut le collier des ordres à la

gouverneur de Périgord[1], dont leurs enfants[2] prirent le nom et les armes, mais sans quitter les leurs[3]. Le chevalier d'Aubeterre dont je viens de dire la mort étoit le cinquième fils de ce mariage, dont le second fils[4] fut père du chevalier de l'Ordre duquel aussi je viens de parler. Il commença extrêmement tard à servir[5].

Beringhen, premier écuyer, enlevé entre Paris et Versailles par un parti

Un événement aussi étrange que singulier mit le Roi fort en peine, et toute la cour et la ville en rumeur. Le jeudi 7 mars[6], Beringhen, premier écuyer du Roi, l'ayant suivi à sa promenade à Marly et en étant revenu à sa suite à Versailles, en partit à sept heures du soir pour aller cou-

promotion du 31 décembre 1585. D'abord ligueur et adversaire acharné du duc d'Épernon, il se rallia ensuite à Henri IV, mais fut blessé au siège de l'Isle, en Périgord, en juillet 1593, et mourut le 10 août. Saint-Simon a fait sa notice dans les *Chevaliers du Saint-Esprit* (vol. *France* 189, fol. 78). Son héritière, Hippolyte, vicomtesse d'Aubeterre, épousa François d'Esparbès par contrat du 12 avril 1597.

1. Les sept derniers mots ont été ajoutés en interligne. — Ce gouvernement particulier était exercé par le sénéchal des trois sénéchaussées, sous les ordres du gouverneur général de Guyenne et Gascogne.

2. Ils n'en eurent pas moins de douze, sept fils et cinq filles.

3. Les armes des Esparbès étaient : d'argent à la fasce de gueules, accompagnée de trois merlettes de sable ; celles des Aubeterre : écartelé aux un et quatre de gueules à trois léopards d'or, armés et lampassés d'argent ; aux deux et trois, losangé d'or et d'azur au chef de gueules. Voyez la notice donnée dans l'*Histoire généalogique*, tome VII, p. 448-462, d'après les preuves du maréchal, et une autre généalogie manuscrite conservée aux Archives nationales, carton M 267.

4. François Bouchard d'Esparbès de Lussan, marquis d'Aubeterre, colonel d'un régiment d'infanterie de son nom (20 mars 1635), gouverneur et sénéchal d'Agenois et Condomois (1er février 1650), maréchal de camp le 26 juin de la même année, désigné comme chevalier des ordres par brevet du 27 septembre 1651, lieutenant général le 10 juillet 1652, se démit de son gouvernement en 1657, en faveur d'un de ses frères, et ne servit plus. Il mourut le 28 février 1683, à soixante-quinze ans.

5. Au contraire, tous ces Aubeterre avaient servi dès leur première jeunesse, comme on le voit dans la *Chronologie militaire*. Le chevalier était lieutenant à quinze ans.

6. Lisez : *24 mars*. — *Dangeau*, p. 324-327 ; *Sourches*, p. 279-283.

cher à Paris, seul dans son carrosse, c'est-à-dire un carrosse du Roi, deux valets[1] de pied du Roi derrière, et un garçon d'attelage portant le flambeau devant lui, sur le septième cheval. Il fut arrêté dans la plaine de Billancourt, entre une ferme qui est sur le chemin[2] assez près du bout du pont de Sève[3], et un cabaret dit le Point-du-Jour[4]. Quinze ou seize[5] hommes à cheval l'environnèrent et l'emmenèrent. Le cocher tourna bride, et remena le carrosse et les deux valets de pied à Versailles, où, dans l'instant de leur arrivée, le Roi en fut informé[6], qui envoya ordre aux quatre secrétaires d'État, à Versailles, à l'Étang et à Paris, où ils étoient[7], d'envoyer à l'instant des courriers partout sur les frontières, avertir les gouverneurs de garder les passages sur ce qu'on avoit su qu'un parti ennemi étoit entré en Artois, qu'il n'y avoit commis aucun désordre, et qu'il n'étoit point rentré[8]. On eut peine d'abord à se persuader

ennemi, et recous. [*Add. St-S.* 727]

1. L'*e* de *valets* surcharge un *t*.
2. Appartenant à l'abbaye Saint-Victor, dit Dangeau.
3. Ce pont de bois, construit en 1684, et fermé aux deux bouts par des barrières avec portiers, était composé de vingt et une arches et embrassait les deux bras de la Seine, séparés par une île; l'architecte Claude Perrault, auteur de la colonnade du Louvre, eût voulu le faire d'une seule arche de trente toises d'ouverture, en dix-sept assemblages de pièces de charpente (*Piganiol de la Force*).
4. Selon certains historiens modernes, ce nom de lieu ne remonterait qu'au duel qui eut lieu en cet endroit, le 4 mars 1748, entre le prince de Dombes et le comte de Coigny. Le seul fait qu'il est mentionné par Dangeau (à qui Saint-Simon le prend) en 1707 fait remonter le lieudit bien au delà de l'époque où l'on en voudrait placer l'origine.
5. Douze ou quinze, dit Dangeau.
6. Selon une relation de Clairambault (ms. 1151, fol. 1), le duc de la Rochefoucauld, prévenu par les valets, alla gratter à la porte de la chambre de Mme de Maintenon, et le Roi, se doutant qu'il y avait quelque événement extraordinaire, vint ouvrir lui-même, demanda aussitôt Torcy, etc.
7. Chamillart était à l'Étang, suivant sa coutume, pour la fin de la semaine, Torcy à Paris, Pontchartrain et la Vrillière à Versailles.
8. Tous ces détails sont empruntés à Dangeau; ils sont plus circonstanciés dans les *Mémoires de Sourches*.

que ce fût un parti[1]; mais la réflexion que Monsieur le Premier n'avoit point d'ennemis, que ce n'étoit point un homme en réputation d'argent bon à rançonner, et qu'il n'étoit arrivé d'accident de ce genre à pas un de ces gros financiers, fit qu'on revint à croire que ce pouvoit être un parti. C'en étoit un en effet. Un nommé Guethem[2], violon de l'électeur de Bavière lors de la dernière guerre[3], qu'il faisoit alors avec les alliés contre la France, s'étoit mis dans leurs troupes, où, passant par les degrés, il étoit devenu très bon et très hardi partisan, et par là étoit monté au grade de colonel dans les troupes de Hollande[4]. Causant un soir avec ses camarades, il paria qu'il enlèveroit quelqu'un de marque entre Paris et Versailles. Il obtint un passeport des généraux ennemis et trente hommes choisis, presque tous officiers[5]. Ils passèrent les rivières déguisés en mar-

1. C'est-à-dire un détachement de l'armée des alliés qui était alors en Flandre, sous les ordres de Marlborough.

2. Ce nom est écrit *Guestin* par Dangeau, et notre auteur en avait fait *Guestein* dans son Addition. Ici, il a écrit : *Guetem*, ce qui est presque l'orthographe exacte, tandis que les autres relations du temps ont défiguré le nom jusqu'à le rendre méconnaissable. Le véritable nom est Pierre Guethem, comme on le verra plus loin. Guethem était natif de Tourcoing, où le souvenir de sa téméraire entreprise lui vaut encore aujourd'hui une certaine célébrité.

3. *Guerre* est ajouté en interligne, et, ensuite, *avec* surcharge *dans*.

4. Les cinq derniers mots ont été ajoutés en interligne. — Dans la guerre de la ligue d'Augsbourg, Guethem avait d'abord été capitaine de la compagnie franche de l'Électeur. Dans celle de la Succession d'Espagne, il a primitivement servi l'Empereur en Hongrie, comme lieutenant-colonel (*Gazette de Bruxelles*, 1703, p. 820; *Gazette* de 1704, p. 100), puis est revenu en Hollande et a été chargé de lever dans le pays de Liège un régiment de dragons et de fusiliers destiné à faire la course de partisans, avec un major français nommé la Motte (*Gazette d'Amsterdam*, 1706, n°s XXII, XXIII, XXXIV et LXVI). Guethem avait commencé par être valet de pied chez le prince de Conti, lors du voyage de Hongrie, avant de servir comme chasseur et comme violon l'Électeur, qui était grand amateur de musique symphonique et jouait du violoncelle. On conserve à Tourcoing un guidon de soie jaune pris par lui sur les Turcs, en Hongrie.

5. Un capitaine, six lieutenants, deux maréchaux des logis, tous

chands : ce qui leur servit à poster leurs relais. Plusieurs d'eux avoient resté sept ou huit jours à Sève, à Saint-Cloud, à Boulogne; il y en eut même qui eurent la hardiesse d'aller voir souper le Roi à Versailles[1]. On en prit un de ceux-là le lendemain, qui répondit assez insolemment à Chamillart, qui l'interrogea, et un des gens de Monsieur le Prince en prit un autre dans la forêt de Chantilly, par qui on sut qu'ils avoient un relais et une chaise de poste à la Morlière[2], pour y mettre le prisonnier qu'ils feroient; mais alors il avoit déjà passé l'Oise[3]. La faute qu'ils firent fut d'abord de n'avoir pas emmené le carrosse, avec Beringhen dedans, tout le plus loin et le plus vite qu'ils auroient pu à la faveur de la nuit, tant pour éloigner l'avis de sa capture, que pour le ménager pour le chemin à lui faire faire à cheval[4], et se donner plus de temps pour leur retraite. Au lieu d'en user de la sorte, ils le fatiguèrent au galop et au trot. Ils avoient laissé passer le Chancelier, qu'ils n'osèrent arrêter en plein jour[5], et manquèrent le soir M. le duc d'Orléans, dont ils méprisèrent la chaise de poste[6]. Lassés

montés sur leurs chevaux ordinaires. Ils venaient de Courtray, et s'étaient séparés en trois bandes, à Chantilly, Saint-Ouen et Sèvres.

1. Les détails que contient cette phrase ne sont pas pris à Dangeau.

2. Dangeau avait correctement écrit : *la Morlaye*, et il est étonnant que notre auteur défigure le nom d'une localité si voisine, non seulement de Chantilly, mais de son gouvernement de Senlis et de l'ancienne terre de son père et de ses ancêtres, le Plessis-Chamant (tome I, p. 138, etc.). La Morlaye est une paroisse contiguë au domaine de Coye, du président Rose (tome VIII, p. 26), sur la grand'route entre Luzarches et Chantilly, à treize kilomètres de Creil, un peu plus de Senlis.

3. C'est le résumé du récit de Dangeau. L'homme, interrogé par Chamillart, puis mis à la Bastille, s'appelait Bostal : *Archives de la Bastille*, tome XI, p. 368-369. Cinq avaient logé dans une auberge de Passy, à l'enseigne de *l'Empereur dans la lune*. Leur intention était de se saisir de quelque gros seigneur, sinon du « principal de la cour. »

4. Il avait cinquante-cinq ans et était d'une santé trop délicate, dit Dangeau, pour faire grande diligence.

5. Selon les *Mémoires de Sourches*, p. 279, ils dédaignèrent le marquis de Brancas passant dans leur embuscade.

6. Ces détails, non plus, ne viennent pas de Dangeau. Ce que la

d'attendre, et craignant d'être reconnus, ils se jetèrent sur ce carrosse, et crurent avoir trouvé merveilles quand [ils] virent, à la lueur du flambeau, un carrosse du Roi[1] et ses livrées, et dedans un homme avec un cordon bleu par-dessus son justaucorps, comme le Premier le portoit toujours[2]. Il ne fut pas longtemps avec eux sans apprendre qui ils étoient et leur dire aussi qui il étoit[3]. Guethem lui marqua toute sorte de respect et de desir de lui épargner tout ce qu'il pourroit de fatigue. Il poussa même ses égards si loin, qu'ils le firent échouer : ils le laissèrent reposer jusqu'à deux fois, ils lui permirent de monter dans la chaise de poste dont j'ai parlé, ils manquèrent un de leurs relais, ce qui les retarda beaucoup. Outre les courriers aux gouverneurs des frontières, on avoit dépêché à tous les intendants et à toutes les troupes dans leurs quartiers[4]; on avoit détaché après eux plusieurs gardes du Roi du guet même[5], et toute la petite écurie, où le Premier étoit fort aimé, s'étoit débandée de tous côtés. Quelque diligence qu'on eût faite pour garder tous les passages, il avoit traversé la Somme, et il étoit à quatre lieues par delà Ham,

lecture plus attentive du *Journal* eût dû faire remarquer à notre auteur, c'est que, quatre heures auparavant, le parti aurait pu, comme c'était son but, s'emparer de Monseigneur et du duc de Berry, qui, venus pour prendre un loup dans la plaine même de Billancourt, s'en étaient retournés sans escorte (*Dangeau*, p. 324; *Sourches*, p. 280).

1. L'*o* de *Roy* surcharge un *y*.

2. Il a déjà été parlé plusieurs fois des deux manières de porter le cordon bleu : tome I, p. 95 et 297, et tome XI, p. 215 et 484-485.

3. Les partisans avaient commencé par lui dire, à sa grande stupéfaction, qu'ils l'arrêtaient au nom du Roi, et que ses gens n'avaient rien à faire pour lui.

4. Les pièces sont au Dépôt de la guerre, vol. 1998, 2017, 2021, etc., et quelques-unes ont été imprimées dans les *Archives de la Bastille*, tome XI, p. 368-373.

5. Il a écrit : *gué*. — C'est le service de nuit que les cent-suisses, gendarmes, chevau-légers et mousquetaires partageaient avec les gardes du corps, comme on le voit dans l'*État de la France*, année 1698, tome I, p. 410, 414, 417-418, 427-429, 445-446, 452, etc., et dans la suite de nos *Mémoires*, tome XIV de 1873, p. 109-110.

gardé par trois officiers sur sa parole de ne point faire de résistance, tandis que les autres s'étoient mis en quête d'un de leurs relais, lorsqu'un maréchal des logis arriva sur eux, suivi à quelque distance d'un détachement du régiment de Livry[1], puis d'un autre : de manière que Guethem, ne se trouvant pas le plus fort, se rendit avec ses deux compagnons, et devint le prisonnier du sien. Monsieur le Premier, ravi d'aise de sa recousse[2], et fort reconnoissant d'avoir été bien traité, les mena à Ham, où il se reposa le reste du jour, et, à son tour, les traita de son mieux. Il dépêcha à sa femme et à Chamillart ; le Roi, fort aise, lut à son souper les lettres qu'il leur écrivoit[3]. Le mardi 29[4], le Premier arriva à Versailles sur les huit heures du soir, et alla tout droit chez Mme de Maintenon, où le Roi le fit entrer, qui le reçut à merveilles et lui fit conter toute son aventure. Quoiqu'il eût beaucoup d'amitié pour lui, il ne laissa pas de trouver mauvais que tout fût en fête à la petite écurie[5], et qu'il y eût[6] un feu d'artifice préparé ; il envoya défendre toutes ces marques de réjouissance, et le feu ne fut point tiré : il avoit de ces petites jalousies, il vouloit que tout lui fût consacré sans réserve et sans partage. Toute la cour

1. Régiment de cavalerie que le marquis de Livry possédait depuis 1699, et qui avait figuré à Hochstedt. Le détachement, sorti de Ham sur l'ordre de M. de Canisy, était conduit par un capitaine nommé de Montaigu et par le maréchal des logis Grandpré.

2. Nous avons eu le participe *recous* dans la manchette, vieux mot qui s'employait encore au dix-septième siècle (*Journal de Dubuisson-Aubenay*, tome I, p. 152 ; *Gazette* de 1645, p. 766) ; seul, le substantif *recousse* se trouve dans le *Dictionnaire de l'Académie* de 1718, au sens de « délivrance, reprise des personnes, du butin et autres choses enlevées ou emmenées par force. »

3. *Dangeau*, p. 327 ; *Sourches*, p. 282-283.

4. *Dangeau*, p. 330 ; *Sourches*, p. 291. Cela est rapporté par Dangeau sous la date du 29, mais remontait à la veille, lundi 28.

5. Celle des deux belles constructions élevées par Mansart en face du château qui est entre l'avenue de Paris et l'avenue de Sceaux, aujourd'hui caserne du corps du génie.

6. *Eut*, dans le manuscrit.

prit part à ce retour, et le Premier eut tout lieu, par l'accueil public, de se consoler de sa fatigue[1]. Il avoit envoyé Guethem et ses officiers chez lui à Paris, attendre les ordres du Roi, où ils furent traités fort au-dessus de ce qu'ils étoient. Beringhen obtint pour Guethem la permission de voir le Roi, et de le mener à la revue ordinaire que le Roi faisoit toujours de sa maison, à Marly, avant la campagne[2]. Le Premier fit plus, car il l'y présenta au Roi, qui le loua d'avoir si bien traité le Premier[3] et ajouta qu'il falloit toujours faire la guerre honnêtement[4]. Guethem, qui avoit de l'esprit, répondit qu'il étoit si étonné de se trouver devant le plus grand roi du monde, et qui lui faisoit l'honneur de lui parler, qu'il n'avoit pas la force de lui répondre[5]. Il demeura dix ou douze jours chez le Premier, pour voir Paris, l'Opéra et la Comédie, dont il devint lui-même le spectacle. Partout on le couroit[6], et les gens les plus distingués n'en avoient pas honte, dont il reçut les applaudissements d'un trait de témérité qui pouvoit passer pour insolent. Le Pre-

1. Ces huit ou neuf lignes ne sont empruntées en rien à Dangeau.

2. Cette revue eut lieu le jeudi 31, au Trou-d'Enfer : *Dangeau*, p. 332-333. Les *Mémoires de Sourches*, p. 292, ne parlent pas de la présence de Guethem. Ce jour-là, il n'y avait que les quatre compagnies des gardes du corps et celle des grenadiers à cheval ; le vendredi, elles furent encore inspectées plus en détail, et, quinze jours plus tard, ce fut le tour des gendarmes, chevau-légers et mousquetaires. Louis XIV aimait beaucoup manifester ainsi sa sollicitude et ses connaissances militaires, et notre auteur, à ses débuts comme mousquetaire, a noté (tome I, p. 33) que le Roi passa de pareilles revues à Compiègne les 5 et 6 mars 1692.

3. Dangeau met ce petit discours en style direct, comme la réponse du partisan.

4. On fit savoir en Flandre que, n'eût été cette honnêteté, la troupe de Guethem, qui s'était introduite par groupes de quatre ou cinq contrairement aux ordonnances militaires, aurait été traitée en conséquence, comme un « parti bleu », sans commission ni aveu.

5. A noter que le prétendant d'Angleterre, Monseigneur et ses deux fils suivaient le Roi.

6. Nous avons déjà eu ci-dessus, p. 301, comme dans notre tome XIII, p. 290, le verbe *courir* ainsi employé, et on le trouve dans Corneille.

mier le régala toujours chez lui, lui fournit des voitures et des gens pour l'accompagner partout, et, en partant, d'argent et de présents considérables[1]. Il s'en alla sur sa parole à Reims, rejoindre ses camarades en attendant qu'ils fussent échangés, ayant la ville pour prison[2]; presque tous les autres s'étoient sauvés. Leur projet n'étoit rien moins que d'enlever Monseigneur ou un des princes ses fils[3].

1. Ces neuf dernières lignes ne sont point prises à Dangeau. — On s'étonna de cet excès de courtoisie pour des gens de rang inférieur, de simples partisans (*Lettres de Mme des Ursins à Mme de Maintenon*, éd. Bossange, tome III, p. 477-478); dans l'*Histoire de l'Académie des inscriptions*, tome V, p. 429-430, de Boze dit, au cours de l'éloge de Beringhen : « Monsieur le Premier employa tout son crédit. On ne les punit point : ils ne furent retenus que par des fêtes et des spectacles, où l'on couroit en foule pour les voir eux-mêmes, et comme pour s'assurer davantage du retour de Monsieur le Premier. Enfin ils repartirent avec de bons passeports, et chargés de présents qui excédoient une simple rançon. »

2. On l'interna à Troyes, et non à Reims. Voici comment toute cette terminaison de l'affaire fut racontée par le correspondant de la *Gazette d'Amsterdam*, n° XXIX : « Le colonel de Guethem, chef du parti qui a enlevé le marquis de Beringhen, premier écuyer, reçoit toutes sortes de bons traitements à la cour, en reconnoissance des grands égards qu'il a eus pour sa santé sur la route. Il a été présent aux revues des gardes du corps et des grenadiers à cheval que le Roi a faites durant le dernier voyage de Marly, où il a eu l'honneur de saluer S. M., qui lui a parlé en termes fort obligeants. Le duc de Vendôme, qui s'est souvenu de l'avoir vu en Italie dans une pareille expédition, lui a fait aussi un très bon accueil. Monsieur le Premier l'a toujours fait loger et traiter à Versailles, aussi bien qu'à Paris. On lui a donné le choix de la ville qu'il voudroit pour prison, et il a demandé d'aller à Troyes, s'étant engagé de n'en sortir que du consentement du Roi. On lui a donné deux cents louis d'or pour son voyage. On croit que les deux autres qui sont aussi venus sur leur parole iront avec lui. »

3. Les Parisiens pouvaient se souvenir encore de la pointe hardie faite un demi-siècle auparavant, jusque dans le bois de Vincennes, par le marquis de la Frette et les Condéens de la garnison de Rocroy, ainsi que de l'enlèvement du financier Girardin par Barbezières. Du temps de la conspiration du chevalier de Rohan et de Latréaumont, on leur avait prêté un projet d'enlever Monseigneur pour le conduire en Angleterre, et, en 1705, il y avait eu une embuscade préparée dans

Cette ridicule aventure[1] donna lieu à des précautions qui furent d'abord excessives, et qui rendirent le commerce fatiguant aux ponts et aux passages. Elle fut cause aussi qu'assez de gens furent arrêtés[2]. Les parties de chasse des princes devinrent pendant quelque temps plus contraintes[3], jusqu'à ce que, peu à peu, toutes ces choses reprirent leur cours ordinaire; mais il ne fut pas mal plaisant de voir pendant ce temps la frayeur des dames[4], et même de quelques hommes de la cour qui n'osoient plus marcher qu'entre

la forêt de Fontainebleau à l'occasion du séjour de ce prince : Arch. nat., O[1] 367, fol. 247 v°, 258 et 313 v°. En 1719, un autre partisan entreprendra de se saisir du Régent lui-même dans la traversée du bois de Boulogne.

1. En dehors de la relation de Dangeau suivie par notre auteur, de celle des *Mémoires de Sourches* et de celle de Clairambault, écrite aussi sur le moment même (ms. 1151, fol. 1-2), nous avons celles de la *Gazette d'Amsterdam*, n°s XXVII-XXXI, du *Mercure* du mois de mars, p. 397-408, de l'*Histoire militaire* de Quincy, tome V, p. 274-276, de la *Vie du duc de Bourgogne*, par l'abbé Proyart, tome I, p. 177-181 (rectification du *Siècle de Louis XIV*); puis, les chansons: ms. Fr. 12694, p. 59-60, et *Nouveau siècle de Louis XIV*, tome III, p. 251, les lettres de Mme de Maintenon à Mme des Ursins (éd. Bossange, tome I, p. 103-104 et 118, et recueil Geffroy, tome II, p. 118), les pièces du Dépôt de la guerre indiquées ci-dessus, etc.

2. Ci-après, p. 361.

3. On donna douze gardes à cheval, au lieu de huit, à Monseigneur et au roi d'Angleterre, et huit, au lieu de quatre, aux deux petits-fils du Roi (*Sourches*, p. 324, note 3). A Versailles même, la garde de nuit fut installée dans une nouvelle salle dont parle le duc de Luynes en 1752 (*Mémoires*, tome XI, p. 361-362); c'est sans doute ce que Dangeau a rapporté en ces termes, à la date du 8 avril 1707 : « On fait coucher présentement dans le grand appartement du Roi douze gardes du corps et un brigadier. »

4. Le 27, Mme de Maintenon écrivait à la princesse des Ursins (recueil Geffroy, tome II, p. 118) : « Vous croyez bien, Madame, que l'idée de voir un de nos princes enlevé a mis les François dans quelque émotion. La fièvre me prit une demi-heure après cette nouvelle; Mme la duchesse de Bourgogne eut un frisson qui lui dura vingt-quatre heures, car elle est sensible, tendre et peureuse. Elle nous dit pourtant hier, avec une simplicité qui charme, qu'elle aimeroit assez à être prise, pour savoir ensuite tout ce qu'on auroit fait et dit. »

deux soleils[1], encore avec peu d'assurance, et qui s'imaginoient des facilités merveilleuses pour être pris partout.

Cherbert à la Bastille.

Cherbert[2] et six de ses prétendus domestiques furent arrêtés et conduits à la Bastille. C'étoit un colonel suisse au service du Roi, qui l'avoit quitté[3] pour celui de Bavière, où il étoit devenu lieutenant général; le Roi n'avoit pas voulu qu'il roulât avec les siens. Il étoit furtivement revenu, et il fut pris à Saint-Germain, où il se croyoit caché[4].

Duc de Bouillon gagne

L'accommodement de M. de Bouillon avec son fils n'avoit pas tenu; ils s'étoient rebrouillés : ils allèrent plaider à

1. C'est-à-dire entre le soleil levant et le soleil couchant (*Dictionnaire de l'Académie*, 1718).

2. Jacques Schelberg ou Schellenberg, originaire de Zurich, colonel d'un régiment suisse au service de France en 1690, brigadier en 1694, blessé au siège de Barcelone en juillet 1697, réformé en février 1698, se mit alors à pratiquer le commerce des blés et fut accusé d'en avoir accaparé de grandes quantités pour les faire passer à l'étranger en un temps où l'on craignait la disette. Arrêté le 29 novembre 1698, il fut mis à la Bastille, mais relâché le 6 juin 1699 (*Dangeau*, tome VI, p. 469; *Sourches*, tome VI, p. 11 et 96; Arch. nat., O[1] 42, fol. 209 v°, 215 v° et 243, et G[7] 429, lettre du 20 novembre 1698). Au commencement de la guerre de la Succession d'Espagne, il rentra dans l'armée, fit merveille à Friedlingue (notre tome X, p. 580; M. de Vogüé, *Villars d'après sa correspondance*, tome II, p. 205), et passa ensuite au service de l'électeur de Bavière, qui lui donna le gouvernement d'Ulm et le grade de lieutenant général (*Sourches*, tome X, p. 283, note). Très bon et capable officier au témoignage de Villars.

3. *Quitté* a été ajouté en interligne.

4. Il avait reparu à Saint-Germain, avec cinq hommes qu'il faisait passer pour ses domestiques, disent les *Mémoires de Sourches* (tome X, p. 283-284), « changeant souvent de cabaret et s'informant de tous côtés si le roi d'Angleterre montoit souvent à cheval, s'il menoit des gardes avec lui, si Monseigneur couroit tous les jours le loup et s'il étoit bien escorté, si le duc de Vendôme reviendroit bientôt d'Anet et s'il seroit bien accompagné. » Au lendemain de l'affaire de Guethem, cela sembla suspect, et tous furent arrêtés le 26 mars (*Dangeau*, p. 327; Arch. nat., O[1] 51, fol. 66 v°). Le colonel prétendit n'être venu en France que pour solliciter l'appui de M. de Vendôme, et celui-ci chercha à le disculper. Il fut néanmoins gardé en prison; mais on relâcha, dès la fin de mai, trois de ses compagnons. Pour lui, il resta à la Bastille

son procès contre son fils.

Dijon[1]. Le cardinal de Bouillon s'y trouva, les rapatria[2], et fit en sorte qu'ils plaidèrent honnêtement. Le père gagna son procès en plein, en fort peu de séjour qu'il fit en Bourgogne, où le cardinal demeura toujours avec eux[3].

Mariage du comte d'Évreux avec la fille de Crozat.

L'orgueil de cette maison céda immédiatement après au desir des richesses. Le comte d'Évreux[4], troisième fils de M. de Bouillon, avoit trouvé dans les grâces du Roi, procurées par M. le comte de Toulouse[5], et dans la bourse de ses amis, de quoi se revêtir de la charge de colonel général de la cavalerie du comte d'Auvergne, son oncle[6]; mais il n'avoit ni de quoi les payer, ni de quoi y vivre, et M. de Bouillon ni le cardinal n'étoient pas en état ou en volonté de lui en donner. Il se résolut donc à sauter le bâton de la mésalliance[7], et de faire princesse par la grâce du Roi la fille de Crozat[8], qui, de bas commis, puis de petit

jusqu'au 28 novembre 1714, très mal traité, et on ne l'en fit sortir que pour l'expulser du Royaume. Il mourut peu après en Bavière. Son princial confident, qui était devenu fou en prison, y resta jusqu'au 10 septembre 1715 (Ravaisson, *Archives de la Bastille*, tome XI, p. 372-376; Bibl. Arsenal, dossier 10 578; *Dangeau*, tome XI, p. 333; *Sourches*, tome X, p. 292).

1. Nous avons vu que l'affaire était renvoyée devant ce parlement depuis le mois de mars 1700 : tome XIII, p. 316-317.

2. Réconcilier. C'est le seul sens que donnât le *Dictionnaire de l'Académie* de 1718, et Littré a cité des exemples, art. RAPATRIER 2°.

3. *Dangeau*, p. 276, 309, 346-347 et 360. Saint-Simon copie l'article du 18 avril. Le jugement avait été rendu le 15, portant que rien, dans le testament allégué, ne constituait une substitution qui pût enlever au père la libre disposition du patrimoine. Une partie de la correspondance et de la procédure se trouve aux Archives nationales, cartons R² 62 et 63, et des factums imprimés existent dans le ms. Clairambault 915, fol. 240-266, et dans d'autres collections de la Bibliothèque.

4. Henri-Louis de la Tour-d'Auvergne : tome VII, p. 54.

5. Il était aussi un des protégés de M. de Vendôme.

6. Tomes XI, p. 58-61, et XII, p. 413, note 5, et ci-dessus, p. 229.

7. En 1705, on avait parlé de quelque riche héritière de la magistrature ou de la finance, Mlle Bouchu ou Mlle Mascranny (Éd. de Barthélemy, *la Marquise d'Huxelles*, p. 194; notre tome XII, p. 413, note 5).

8. Marie-Anne Crozat, mariée le 2 avril 1707, à douze ans, morte le 11 juillet 1729, était fille d'Antoine Crozat dont il a été parlé dans

financier, enfin de caissier du clergé[1], s'étoit mis aux aventures de la mer et des banques, et passoit avec raison pour un des plus riches hommes de Paris. Mme de Bouillon, qui vint nous en donner part[2], nous pria instamment d'aller voir toute la parentèle[3] nombreuse et grotesque pour être assimilée aux descendants prétendus des anciens ducs de Guyenne[4]. Elle nous en donna la liste, et nous fûmes chez tous, que nous trouvâmes engoués de joie. Il n'y eut que la mère de Mme Crozat[5] qui n'en perdit pas le bon sens : elle reçut les visites avec un air fort respectueux, mais tranquille, répondit que c'étoit un honneur si au-dessus d'eux, qu'elle ne savoit comment remercier de la peine qu'on prenoit, et ajouta à tous qu'elle croyoit mieux marquer son

notre tome VI, p. 198, et sur lequel notre auteur reviendra lorsqu'il achètera la charge de trésorier de l'Ordre.

1. Au temps où Pennautier, receveur général du clergé, le prit comme premier commis, puis comme caution.

2. Il fallait agir comme Mme de Maintenon dans l'affaire du mariage Villette : ci-dessus, p. 79, note 5.

3. *Parentelle* (sic) était donné par le *Dictionnaire de l'Académie* de 1718 comme terme vieilli ; cependant on le trouve dans J.-B. Rousseau aussi bien que dans Paul Scarron et dans J. de la Fontaine.

4. Ci-dessus, p. 234. Des généalogistes font du père de Crozat un capitoul de Toulouse ; les pamphlétaires, au contraire, prétendaient que ce n'était qu'un cocher marié à la fille d'un riche bedeau parisien :

> Crozat joint au comte d'Évreux
> Ne doit point causer de surprise ;
> On voit du côté de tous deux
> D'illustres parents dans l'Église :
> L'un est doyen des cardinaux,
> L'autre est le doyen des bedeaux.

Toujours est-il que le duc de Bouillon essaya d'empêcher ce mariage (Arch. nat., R² 75). Une lettre du cardinal à son secrétaire le Fèvre, sur ce mariage, se trouve au Cabinet des manuscrits, ms. Nouv. acq. fr. 6677, fol. 32.

5. Antoine Crozat avait épousé, le 10 juin 1690, Marguerite le Gendre d'Arményy, fille cadette de François, secrétaire du Roi, et de Marguerite le Roux ; celle-ci mourut le 11 décembre 1726, à quatre-vingt-huit ans, et Mme Crozat, sa fille, le 7 septembre 1742, à soixante-douze ans (dossiers bleus 5755 et 7855 du Cabinet des titres, vol. 226 et 309).

respect en ne retournant point remercier, que d'importuner des personnes si différentes de ce qu'elle étoit, lesquelles ne l'étoient déjà que trop de l'honneur qu'elles lui vouloient bien faire; et n'alla chez personne[1]. Jamais elle n'approuva ce mariage, dont elle prévit et prédit les promptes suites[2]. Crozat fit chez lui une superbe noce, et logea et nourrit les mariés[3]. Mme de Bouillon appeloit cette belle-fille son petit lingot d'or[4].

Harlay quitte la place de premier président.

On gémissoit cependant sous le poids des impôts et de l'immensité des billets de monnoie, sur lesquels on perdoit infiniment[5]. Malgré cet accablement public, celui des nécessités de la guerre avoit entassé un grand nombre de nouveaux édits bursaux[6] pendant les vacances du Parle-

1. *Et n'alla chez personne* a été ajouté en interligne. — Au contraire, la *Gazette d'Amsterdam*, n° XIX, annonça que Mme Crozat était allée chez tous les princes et princesses de la maison.

2. Saint-Simon dira en 1715 que ce mariage devint pour Crozat « le repentir et la douleur de tout le reste de sa vie » (tome XII de 1873, p. 223). Le comte d'Évreux ne témoigna à sa femme que de la froideur, et la délaissa pour la chasse ou pour les maîtresses. Une séparation judiciaire intervint enfin; il rendit la dot, après l'avoir fait fructifier au temps de Law, et la comtesse retourna chez son père (*Mémoires de Mathieu Marais*, tome II, p. 345); mais la séparation fut cassée.

3. Ce fut dans l'hôtel construit par le financier sur la place de Vendôme qu'eut lieu la « superbe noce, » avec une dépense « prodigieuse. » Crozat donnait à sa fille deux millions d'argent comptant. (*Dangeau*, p. 286 et 334; *Sourches*, tome X, p. 294; *Mercure* d'avril, p. 187-188; Bertin, *les Mariages dans l'ancienne société*, p. 584-586; *Nouveau siècle de Louis XIV*, tome IV, p. 335; Chansonnier, ms. Fr. 12694, p. 55-58 et 325.) Le lendemain du mariage, le noble gendre trouva sur sa toilette un habit à la mode garni de boutons d'or, avec une bague de mille pistoles (lettre de la marquise d'Huxelles, du 8 janvier 1710). Il paya aussitôt cent mille écus au comte d'Auvergne sur sa charge de colonel général de la cavalerie légère, et donna mille écus de pension au chevalier de Bouillon son frère (*Gazette d'Amsterdam*, n° XXX).

4. Ce mot, qui semble ajouté après coup, est confirmé par Marais. On dit que la duchesse avait reçu un pot-de-vin de cinquante mille livres au moment du mariage (*Mélanges d'histoire nobiliaire*, 1882, p. 508).

5. Voyez ci-après, appendice XIV, un mémoire sur ces billets.

6. Ci-dessus, p. 333.

ment, qu'il avoit été question d'enregistrer à sa rentrée. Harlay, premier président, parla en cette occasion avec éloquence; mais, déchu de toutes espérances du côté de la cour, il s'y expliqua avec une liberté dont il n'avoit jamais usé jusqu'alors. Parlant de ce grand nombre d'édits bursaux qui se présentoient tous à enregistrer, il s'étendit sur la nécessité de le faire. Il ajouta qu'il n'en falloit rien craindre pour leur conscience ni pour leur honneur, puisque ce n'étoit plus un temps où aucun examen ni aucune remontrance fût[1] admise; qu'il n'étoit donc point à propos d'entrer dans aucun détail sur ces édits, d'en discuter les motifs, les prétextes, l'équité, puisque le Parlement n'étoit plus chargé de rien de tout cela, mais seulement de les vérifier en baissant la tête, qui étoit la seule chose qui lui fût commandée. Un discours si peu usité ne manqua pas de faire grand bruit[2]. Le premier président en fut averti : il en écrivit aux ministres, et, peu de jours après, il tâcha de se justifier auprès du Roi. Partout il fut reçu à merveilles, caressé des ministres, fort bien traité du Roi. Il s'en retourna fort content; mais, peu après, on[3]

1. *Fut*, à l'indicatif, dans le manuscrit.

2. La rentrée du Parlement se faisait le lendemain de la Saint-Martin, 12 novembre (tome XIII, p. 205, note 5), après la messe rouge. En 1706, selon le *Mercure* du mois, p. 257-258, M. de Harlay prononça une harangue sur les devoirs respectifs du magistrat et de l'avocat; mais l'audience solennelle n'eut lieu que le 26, et le procès-verbal et les minutes de cette séance (Arch. nat., X[1A] 8423 et X[1B] 8891) ne font connaître que l'enregistrement de quelques créations nouvelles sans importance : union à la ferme des aides et entrées du droit de vingtième qui avait été attribué aux officiers, création d'un guidon dans la compagnie du lieutenant de robe courte et d'un conservateur des domaines aliénés dans chaque province ou généralité, attribution de droits aux quarante-huit jaugeurs des boissons de Paris, création de cent soixante contrôleurs-courtiers de la volaille, etc. Le procès-verbal mentionne, en outre, la mercuriale que prononçait de règle, en ce jour-là, le procureur général, mais point de discours du premier président, et au lieu de la rentrée de 1706, on verra ci-après, p. 384, note 3, qu'il doit s'agir de la séance qui précéda les vacances de Pâques 1707.

3. *On* surcharge *il*.

commença à se dire à l'oreille que ce cynique[1] ne demeureroit pas longtemps en place. Il dura pourtant encore quatre mois; mais, à la fin, il fallut céder pour sortir par la belle porte, en faisant semblant de vouloir se retirer[2]. Il convenoit[3] à un hypocrite par excellence de sortir de place comme il y avoit toujours vécu : il fut donc à Versailles demander miséricorde comme font les généraux des chartreux[4] à tous leurs chapitres généraux[5], mais qui seroient enragés d'être pris au mot, et qui ne manquent pas de prendre les plus justes mesures pour que leur déposition ne soit pas reçue; mais, ici, la chose étoit décidée sans retour. Il vint donc à Versailles un dimanche, 10 avril[6], débarquer dès le matin chez le Chancelier, avec la rage qu'on peut imaginer dans un homme de cette humeur et

1. Qualification que notre auteur aime spécialement (tome II, p. 54) à appliquer au premier président.

2. C'est le 9 avril 1707 que Dangeau (p. 339) a enregistré la grande nouvelle : « M. le premier président s'est enfin déterminé à quitter sa charge, sentant que ses incommodités augmentent tous les jours, quoique son esprit ne s'en ressente point encore. » Il y avait donc des raisons de santé, dont notre auteur a tenu compte dans l'Addition, mais non ici : dès 1695, M. de Harlay a eu une attaque d'apoplexie, qui nécessita plusieurs voyages à Vichy et à Bourbon, comme en 1705, après de nouvelles atteintes du mal, qui l'ont beaucoup changé et abattu (*Sourches*, tomes IV, p. 485, et IX, p. 306; *Lettres de Mme de Sévigné*, tome X, p. 301-302; *Correspondance de Fénelon*, tome III, p. 123-125; Papiers du P. Léonard, Arch. nat., MM 825, fol. 81 v°, etc.)

3. *Convenoit* surcharge *fu[t]*, effacé du doigt.

4. Cet ordre religieux fut fondé en 1084 par saint Bruno dans les montagnes du Dauphiné, en un lieu appelé Chartreuse, qui donna son nom à l'ordre. On peut voir, au sujet de cette fondation et de l'histoire des chartreux, l'ouvrage du P. Hélyot, tome VII, chap. 51-53, celui de Colombi, *De initio Cartusianorum*, et la règle de 1228 imprimée en 1581. Le généralat de l'ordre entier revenait au prieur de la Grande-Chartreuse de Dauphiné, et c'est là que se tenait chaque année le chapitre général de tous les prieurs des autres maisons.

5. D'après l'article 34 du chapitre XXII de la seconde partie des statuts, dans la *Nova collectio statutorum ordinis Cartusiensis*, 1736.

6. *Dangeau*, p. 342; *Sourches*, p. 297; *Gazette*, p. 192; *Gazette d'Amsterdam*, n° XXXII.

de cette ambition, qui avoit eu la parole formelle de cet office de la couronne de la bouche du Roi, même plus d'une fois, comme je l'ai raconté à l'occasion des bâtards[1], qui le[2] voyoit dans un autre par qui il falloit passer même pour sa démission, et qui avoit le crève-cœur de ne pouvoir ignorer qu'il ne l'avoit manqué que par la faveur et les cris de M. de la Rochefoucauld, qui ne s'en étoit pas caché, en juste rétribution de ses iniquités à notre égard dans notre procès de préséance avec M. de Luxembourg[3]. Harlay, réduit à devenir le suppliant de celui qui jouissoit, au lieu de lui, de cette grande place, mena son fils[4] en laisse, dans le desir de le faire son successeur. Il étoit conseiller d'État[5], et j'aurai occasion de parler ailleurs de cet autre genre de cynique épicurien[6]. De chez le Chancelier il alla chez le Roi, qu'il vit en particulier avant le Conseil : il avoit préparé son compliment pour saisir ce moment précieux de toucher le Roi, et d'obtenir sa place pour son fils; mais cet homme si adroit, si artificieux, si prompt et si fécond à la repartie, si rompu à prendre ses tours et ses détours, se trouva si touché de cette espèce de funérailles, peut-être encore si piqué, si outré, si confus, qu'il n'en put proférer une parole, et qu'il sortit du cabinet du Roi plus mal content de soi que de sa démission même. Il eut la foiblesse de revenir trouver le Chancelier, et de le conjurer de raccommoder ce qu'il venoit d'omettre[7]. Il ne vit à Versailles que ceux de ses plus intimes amis qu'il ne put évi-

1. Notre tome II, p. 56 et 107-108.

2. *La*, dans le manuscrit. — 3. Tome VI, p. 256-258 et 451-452.

4. Achille IV de Harlay : tomes II, p. 118, et IV, p. 27.

5. Depuis le mois de février 1697.

6. En 1711, et surtout lors de sa mort, en 1717.

7. Ce fils, qui n'avait pas trente-neuf ans accomplis, et qui s'était « déshonoré tous les jours dans sa charge d'avocat général, » ne pouvait occuper le poste de premier président. Cependant son père demanda la succession pour lui par une supplique du 16 novembre 1706 et un mémoire de janvier 1707; le Chancelier lui notifia le refus du Roi le 17 janvier. Comme compensation, le brevet de retenue, qui avait déjà

ter, et qui, eux-mêmes, surent bien l'éviter dans la suite, n'en ayant plus rien à craindre ni à espérer, et s'en retourna à Paris plongé dans l'amertume[1].

Caractère de Harlay. [Add. St-S. 728]

Harlay étoit un petit homme maigre à visage en losange, le nez grand et aquilin, des yeux de vautour qui sembloient[2] dévorer les objets et percer les murailles[3], un rabat et une perruque noire mêlée de blanc, l'un et l'autre guères plus longs que les ecclésiastiques les portent[4], une calotte, des manchettes plates comme les prêtres et le Chancelier; toujours en robe, mais étriquée; le dos courbé; une parole lente, pesée, prononcée; une prononciation an-

été porté à trois cent soixante mille livres le 9 septembre 1705 (Arch. nat., O¹49, fol. 124 v°), fut élevé à cinq cent mille le 18 avril 1707 (O¹ 51, fol. 82 v°), avec maintien de la pension de neuf mille livres, et celle de vingt mille livres qui était assurée à M. de Harlay, comme aux ministres, depuis le 17 novembre 1703 (tome IV, p. 27), fut réduite de moitié, mais contre versement d'une somme de deux cent mille livres comptant par le Trésor.

1. Il alla habiter, rue de l'Université, la maison que M. Laugeois d'Hymbercourt avait achetée de la chancelière d'Aligre, et c'est là qu'il mourra le 28 juillet 1712.

2. *Sembloient* surcharge *dévoroient*.

3. Ce portrait au physique est la répétition de celui que Saint-Simon a déjà fait en 1693 (tome II, p. 55). Le Chansonnier (ms. Fr. 12691, p. 253) dit que Harlay portait une barbe grise fort extraordinaire, qui lui faisait au menton un toupet comme la barbe d'un bouc. Coysevox avait sculpté son buste; un autre en marbre, par Bougron, se trouve à la bibliothèque Sainte-Geneviève, et a été reproduit en plâtre et en marbre pour le musée de Versailles, n°s 642 et 2849.

4. Comme le président Rose, qui portait « un rabat presque d'abbé » (tome VIII, p. 383, Addition n° 349). Plus court que celui des gens de robe, le rabat des ecclésiastiques était tout uni, et leur perruque aussi beaucoup plus courte, en vertu d'une prescription spéciale (*Mémoires de D. de Cosnac*, tome I, p. 395; *Lettres de Tessé à la duchesse de Bourgogne*, p. 36; Quicherat, *Histoire du Costume*, p. 514; Bastard d'Estang, *les Parlements de France*, tome I, p. 179-181); c'est pourquoi notre auteur a remarqué (ci-dessus, p. 100) que l'électeur de Cologne, avec son costume irrégulier, avait une perruque fort grosse et assez longue. La perruque avait même été interdite au clergé d'Italie, par Innocent XII, comme un objet de luxe. — Il est parlé de celle de Harlay dans les *Lettres de Mme Dunoyer*: ci-après, Additions et corrections.

cienne et gauloise, et souvent les mots de même; tout son extérieur contraint, gêné, affecté; l'odeur hypocrite[1], le maintien faux et cynique, des révérences lentes et profondes; allant toujours rasant les murailles[2], avec un air toujours respectueux, mais à travers lequel pétilloient[3] l'audace et l'insolence, et des propos toujours composés, à travers lesquels sortoient toujours l'orgueil de toute espèce et, tant qu'il osoit, le mépris et la dérision[4]. Les sentences et les maximes étoient son langage ordinaire, même dans les propos communs; toujours laconique, jamais à son aise, ni personne avec lui; beaucoup d'esprit naturel, et fort étendu, beaucoup de pénétration, une grande connoissance du monde, surtout des gens avec qui il avoit affaire, beaucoup de belles-lettres, profond dans la science du droit, et, ce qui malheureusement est devenu si rare, du droit public[5], une grande lecture et une grande mémoire, et, avec une lenteur dont il s'étoit fait une étude, une justesse, une promptitude, une vivacité de reparties surprenante, et toujours présente; supérieur aux plus fins procureurs dans la

1. Emploi au figuré du mot *odeur* fréquent dans les livres saints.

2. Les cinq derniers mots sont en interligne et remplacent *et allant rasant les murailles*, biffé après *respectueux*. — On lit dans le recueil d'ana de Gaignières, ms. Nouv. acq. fr. 4529, p. 51 : « M. le duc d'Uzès, voyant M. de la Briffe, nouvellement procureur général (à la place d'Harlay), qui passoit au milieu de la cour de Versailles suivi de quatre laquais et levant le nez, alla à lui et lui dit : « Monsieur, « comme votre serviteur, je suis bien aise de vous dire que ce n'est « pas comme cela que doit marcher un procureur général pour par- « venir. Il faut qu'il aille tout le long des murailles, baissant la tête « et les yeux, comme faisoit votre prédécesseur. »

3. *Petilloit*, au singulier, dans le manuscrit.

4. Voyez quelques notes sur ce portrait dans l'appendice XV.

5. De là cette magnifique collection de documents historiques et administratifs, correspondances, etc. (notre tome II, p. 54), passée en 1755 dans la bibliothèque de l'abbaye Saint-Germain-des-Prés, dont Harlay cultivait les religieux, et venue ensuite à la Bibliothèque de la rue Richelieu. Ses père et grand-père en avaient déjà réuni les premiers éléments; il la compléta avec beaucoup de soin et de goût. Voyez *le Cabinet des manuscrits*, par M. Léopold Delisle, tome II, p. 100-103.

science du Palais[1], et un talent incomparable de gouvernement, par lequel il s'étoit tellement rendu le maître du Parlement, qu'il n'y avoit aucun de ce corps qui ne fût devant lui en écolier, et que la grand chambre et les enquêtes assemblées n'étoient que[2] des petits garçons en sa présence, qu'il dominoit et qu'il tournoit où et comme il le vouloit, souvent sans qu'ils s'en aperçussent, et, quand ils le sentoient, sans oser branler devant lui, sans toutefois avoir jamais donné accès et aucune liberté ni familiarité avec lui à personne sans exception; magnifique par vanité aux occasions, ordinairement frugal par le même orgueil, et modeste de même dans ses meubles et dans son équipage, pour s'approcher des mœurs des anciens grands magistrats[3]. C'est un dommage extrême que tant de qualités et de talents naturels et acquis se soient trouvés destitués de toute vertu, et n'aient été consacrés[4] qu'au mal, à l'ambition, à l'avarice, au crime. Superbe, venimeux, malin, scélérat par nature, humble, bas, rampant devant ses besoins, faux et hypocrite en toutes ses actions, même les plus ordinaires et les plus communes[5]; juste avec exactitude entre Pierre et Jacques pour sa réputation[6], l'iniquité la plus consommée, la plus artificieuse, la plus suivie, suivant son intérêt, sa passion, et le vent surtout de la cour et de la fortune. On en a vu d'étranges preuves en faveur de

1. Légistes devenus officiers ministériels depuis 1620, les procureurs se chargeaient de procéder en justice pour leurs clients, comme nos avoués d'aujourd'hui, et, généralement, ils n'étaient pas moins renommés pour leur rapacité que pour leur habileté en chicane. Il y en avait quatre cents au Parlement.

2. Avant *que*, il a biffé *devant luy*.

3. Saint-Simon, ayant d'abord écrit : *de celle des anciens grds magistrats*, a commencé à mettre *mo[eurs]* après *des*, puis l'a biffé, pour corriger *de* en *des* et écrire *mœurs* en interligne, au-dessus de *celle*, biffé. — Dans le *Parallèle* (p. 99), il appelle Harlay une « mascarade de sénateur des plus heureux temps. »

4. *Esté consacrés* est en interligne, au-dessus de *servi*, biffé.

5. Aussi est-ce un de ceux qu'on voulut reconnaître dans Tartuffe.

6. Les mots *pr sa réputation* ont été ajoutés en interligne.

M. de Luxembourg contre nous[1]. Quelque temps après sa décision, dont notre récusation l'avoit exclus[2], le Roi voulut savoir son avis de cette affaire : il répondit que les ducs avoient toute la justice et toute la raison pour eux, et qu'il l'avoit toujours cru de la sorte[3]. Tel est l'empire de la vérité, qu'elle tire les aveux les plus infamants de la bouche même de ceux qui la combattent. Après ce que ce juge avoit fait dans ce procès, pouvoit-il lui-même se déshonorer davantage? On a vu p. 107[4] avec quelle infamie il s'appropria le dépôt que Ruvigny, son ami, lui avoit confié[5]. De ces traits publics on peut juger de ce qui est plus inconnu. Une âme si perverse étoit bourrelée, non de remords, qu'il ne connut jamais, ou du moins qu'il n'a jamais laissé apercevoir qu'il en eût senti aucun, mais d'une humeur qui se pouvoit dire enragée, qui ne le quittoit point, et qui le rendoit la terreur, et presque toujours le fléau de tout ce qui avoit affaire à lui : comme elle ne l'épargnoit pas, elle n'épargnoit personne, et ses traits étoient les plus perçants et les plus continuels[6]. Ce fut

1. En 1693-1694 : tome II, p. 57-61, 72-75, 113-116, etc.

2. Tome II, p. 122 et 238-242. — 3. Déjà dit : tome III, p. 111.

4. Tome IV, p. 25-28. — 5. Cette accusation a été réfutée.

6. « Quoique sans mine ni prestance, il avoit un air qui imprimoit de la crainte et du respect. C'étoit un petit homme, d'un génie élevé, d'une grande intégrité, qui savoit le droit public, nos mœurs et nos libertés, qui parloit avec gravité sans avoir rien de pédantesque. Tout sentoit en lui son grand magistrat, hors peut-être un peu trop d'humeur : tous les hommes en ont plus ou moins; mais on convenoit que M. de Harlay en avoit beaucoup plus qu'un autre. On se plaignoit encore qu'il étoit sujet à se laisser prévenir, et que difficilement il revenoit de ses préventions. Quoiqu'il eût toujours le sourcil froncé, c'étoit un homme à sarcasmes, qui ne pouvoit retenir un bon mot, y allât-il de se brouiller avec son meilleur ami. » (*Mémoires de l'abbé le Gendre*, p. 31.) — « Il étoit fort médisant et fort malin, dit Clairambault, et, comme le tempérament l'emportoit souvent sur le soin qu'il prenoit de se contrefaire, il brocardoit souvent les gens qui le venoient solliciter, et cela avec beaucoup de sel et d'esprit, en telle sorte que tout étoit plein de ses bons mots; mais les pauvres plaideurs ne lui demandoient rien moins que les brocards qu'ils rempor-

aussi une joie publique lorsqu'on en fut délivré, et le Parlement, accablé sous la dureté de son joug, en disputa avec le reste du monde. C'est dommage[1] qu'on n'ait pas fait un *Harleana*[2] de tous ses dits, qui caractériseroient ce cynique, et qui divertiroient en même temps, et qui, le plus souvent, se passoient chez lui en public, et tout haut en pleine audience; je ne puis m'empêcher d'en rapporter quelques échantillons[3].

Quelques dits du premier président Harlay.

Montataire[4], père de Lassay que Madame la Duchesse fit faire chevalier de l'Ordre en 1724[5], avoit épousé en secondes noces une fille de Bussy-Rabutin[6] si connu par son *Histoire amoureuse des Gaules*, qui le perdit pour le reste de ses jours[7]. Le mari et la femme, que j'ai connus tous deux, étoient tous deux grands parleurs, et on disoit grands chicaneurs[8]. Ils allèrent à l'audience du premier

toient souvent pour tout fruit. Il étoit bizarre et sujet à sa mauvaise humeur, dont il convenoit devant ses amis : cela faisoit qu'il accabloit quelquefois de civilités des gens de néant et traitoit mal des gens de la première qualité. » (Chansonnier, ms. Fr. 12 691, p. 174-175.) Ravaudeur et faiseur de méchants cancans, disait Mme de Maintenon. Saint-Simon a comparé ses défauts à ceux de don Manuel Arias, dans le *Portrait de la cour d'Espagne en 1701* (notre tome VIII, p. 531).

1. *Domage* (sic) surcharge peut-être *ma[lheureux]*.

2. Comme *Segraisiana*, *Menagiana*, *Pithœana*, *Casauboniana*, *Longueruana*, etc., etc. L'*Encyclopédie méthodique* de 1781-1832 comprend un volume, qui a paru en 1791, intitulé : *Encyclopediana ou Dictionnaire encyclopédique des Ana*, et M. L. Mohr a publié à Bruxelles, en 1882, une *Bibliographie des Ana*.

3. Les anecdotes qui vont suivre ont été reproduites par Anquetil dans sa *Galerie de l'ancienne cour* (1788), tome II, p. 48-52, et, à la suite (p. 52-54), il en a donné qui ne se trouveront pas ici. Notre manuscrit ne présente pas un seul alinéa; cependant il nous paraît nécessaire de séparer les anecdotes les unes des autres.

4. Louis de Madaillan : tome III, p. 30, et p. 343-344, Addition 143.

5. *Ibidem* et suite des *Mémoires*, tome VIII, p. 229.

6. Anne-Marie-Thérèse de Rabutin, chanoinesse de Remiremont, mariée en septembre 1682, morte le 18 avril 1729, à soixante-seize ans.

7. Tomes III, p. 73, et XIII, p. 6.

8. La femme, au moins, était une plaideuse expérimentée, comme on le voit dans la correspondance de Mme de Sévigné.

président. Il vint à eux à leur tour : le mari voulut prendre la parole; la femme la lui coupa, et se mit à expliquer son affaire. Le premier président écouta quelque temps: puis, l'interrompant : « Monsieur, dit-il au mari, est-ce là Madame votre femme? — Oui, Monsieur, répondit Montataire, fort étonné de la question. — Que je vous plains, Monsieur! » répliqua le premier président, haussant les épaules d'un air de compassion; et leur tourna le dos. Tout ce qui l'entendit ne put s'empêcher de rire. Ils s'en retournèrent outrés, confondus, et sans avoir tiré du premier président que cette insulte. Mme de Lillebonne, qui, outre son rang, sa considération et son crédit, et celui de ses filles[1], alla un jour, avec elles, à cette audience[2]; les réponses furent si cruelles, qu'elles sortirent fondantes en larmes de colère et de dépit.

Les jésuites et les Pères de l'Oratoire sur le point de plaider ensemble[3], le premier président les manda et les voulut accommoder. Il travailla un peu avec eux; puis, les conduisant : « Mes Pères, dit-il aux jésuites, c'est un plaisir de vivre avec vous; » et se tournant tout court aux[4] Pères de l'Oratoire : « et un bonheur, mes Pères, de mourir avec vous[5]. »

Le duc de Rohan, sortant mal content de son audience, vif et brusque comme il étoit, l'avoit prié de ne le point conduire, et, après quelques compliments, crut avoir réussi. Dans cette opinion, il descend le degré, disant rage

1. Phrase incomplète, où il faudrait un verbe après *son rang*.

2. Peut-être à l'occasion de son procès, en 1680, contre Mlle de Montpensier et le prince de Condé, pour la succession de Mlle de Guise (*Dangeau*, tome II, p. 367-368 et 381).

3. La rivalité qui existait entre les jésuites et les oratoriens a déjà été signalée dans notre tome XII, p. 407 et 411.

4. Le manuscrit porte *au*, au singulier.

5. Notre auteur a répété plusieurs fois cette anecdote, d'abord dans l'Addition placée ci-dessus (n° 728), ensuite, en 1709, au compte de Monsieur le Prince mourant (tome VI de 1873, p. 336), enfin à celui de la reine d'Espagne (Addition au *Journal de Dangeau*, tome XV,

et injures de lui à son intendant, qu'il[1] avoit mené avec lui. Chemin faisant, l'intendant tourne la tête, et voit le premier président sur ses talons; il s'écrie pour avertir son maître. Le duc de Rohan se retourne, et se met à complimenter pour faire remonter le premier président. « Oh! Monsieur, lui dit le premier président, vous dites de si belles choses, qu'il n'y a pas moyen de vous quitter; » et en effet ne le quitta point qu'il ne l'eût vu en carrosse et partir[2].

La duchesse de la Ferté alla lui demander l'audience[3], et, comme tout le monde, essuya son humeur. En s'en allant, elle s'en plaignoit à son homme d'affaires, et traita le premier président de vieux singe; il la suivoit, et ne dit mot. A la fin elle s'en aperçut; mais elle espéra qu'il ne l'avoit pas entendue; et lui[4], sans en faire aucun semblant, il la mit dans son carrosse. A peu de temps de là, sa cause fut appelée, et tout de suite gagnée. Elle accourt chez le premier président, et lui fait toutes sortes de remerciements. Lui, humble et modeste, se plonge en révérences; puis, la regardant entre deux yeux : « Madame, lui répond-il tout haut devant tout le monde, je suis bien aise qu'un vieux singe ait pu faire quelque plaisir à une vieille guenon; » et de là, tout humblement, sans plus dire un mot, se met à la conduire, car c'étoit sa façon de se défaire des gens, d'aller toujours, et les laisser là d'une

p. 85), qui, comme Monsieur le Prince et comme sa sœur la duchesse de Bourgogne, quitta, à l'article de la mort, son confesseur jésuite pour en prendre un d'un autre ordre, ainsi que, selon Madame (recueil Jaeglé, t. II, p. 210), Victor-Amédée le lui avait recommandé en l'envoyant en Espagne : « Vivez avec les jésuites; mais n'y mourez. » Une lettre de la marquise d'Huxelles, du 17 avril 1709, citée par les éditeurs du *Journal de Dangeau* (tome XII, p. 385), confirme l'attribution au prince Henri-Jules de Condé.

1. *Qu'il* corrige *qui*.
2. Comparez encore l'Addition n° 728.
3. « Le président lui a promis *l'audience* » (*Académie*, 1718).
4. *Luy* a été ajouté en interligne.

porte à l'autre[1]. La duchesse de la Ferté eût voulu le tuer, ou être morte. Elle ne sut plus ce qu'elle lui disoit, et ne put jamais s'en[2] défaire, lui toujours en profond silence, en respect et les yeux baissés, jusqu'à ce qu'elle fût montée en carrosse.

Les gens du commun, il les traitoit de haut en bas, et il ne se contraignoit pas de dire à un procureur[3], à un homme d'affaires, que des gens de considération amenoient à son audience pour expliquer leur fait mieux qu'ils ne l'eussent pu eux-mêmes : « Taisez-vous, mon ami ; vous êtes un bel homme pour me parler ! je ne parle pas à vous. » On peut croire, après ces sorties, comme le reste se passoit. Il ne traitoit guères mieux certains conseillers[4]. Les deux frères Doublet[5], tous deux conseillers, et dont l'aîné avoit du mérite, de la capacité et de l'estime, avoient acheté les terres de Persan et de Croÿ, dont ils prirent les noms[6]. Ils allèrent à l'audience du premier président. Il

1. Il a déjà été parlé de sa manière de reconduire : tome II, p. 117.

2. Avant *s'en*, Saint-Simon a biffé *sans*, corrigé en *s'en*.

3. Gayot de Pitaval, dans ses *Saillies d'esprit*, p. 48, raconte une algarade qu'il fit au procureur Nibobet.

4. Comparez, dans notre tome VII, p. 195, ses brocards contre le procureur général la Briffe, et voyez, dans le livre du prince Emmanuel de Broglie : *les Portefeuilles du président Bouhier*, p. 64, une boutade à certain conseiller embarrassé de son « harnais. » On en trouvera deux ou trois autre ci-après, aux Additions et corrections.

5. Nicolas Doublet, seigneur de Persan, né en février 1659, conseiller au Parlement (15 décembre 1683), maître des requêtes en 1718, mort le 15 novembre 1728 ; et Pierre Doublet, seigneur de Crouy et de Saint-Aubin, baptisé le 29 octobre 1667, conseiller au Parlement (27 avril 1690), maître des requêtes (20 juin 1711), mort le 31 juillet 1739. On prétendait qu'ils descendaient d'un laquais (*Mémoires de Mathieu Marais*, tome II, p. 288 ; *Journal de Barbier*, tome I, p. 218-219). Rigaud avait peint le portrait de M. de Persan en 1692.

6. Persan, près de Beaumont-sur-Oise, et Crouy, près de Soissons. La première terre avait été acquise des Vaudetar par le père des deux conseillers, receveur général des finances à Caen (fils d'un avocat et petit-fils d'un procureur), qui en prit le nom. Quant à Crouy ou Croÿ, cette seconde terre est différente de celle de Picardie d'où nous

les connoissoit très bien; mais il ne laissa pas de demander qui ils étoient. A leur nom, le voilà courbé tout bas en révérences; puis, se relevant, et les regardant comme les reconnoissant avec surprise : « Masques, leur dit-il, je vous connois! » et leur tourna le dos[1].

Pendant les vacances, il étoit chez lui à Grosbois[2]. Deux jeunes conseillers qui étoient dans le voisinage l'y allèrent voir. Ils étoient en habit gris de campagne, avec leurs cravates tortillées et passées dans une boutonnière, comme on les portoit alors[3]. Cela choqua l'humeur du cynique; il appela une manière d'écuyer, puis, regardant un de ses laquais : « Chassez-moi, lui dit-il, ce coquin-là tout à cette heure[4], qui a la témérité de porter sa cravate comme Mes-

verrons que la maison de Croÿ a tiré son nom. Déjà en 1682, Doublet de Crouy avait acquis des Sevin la terre de Bandeville, qui fut érigée de nouveau en marquisat en sa faveur, en mai 1705 (Arch. nat., P 122, n° 715 *bis*, et X^{1A} 8699, fol. 378 v°).

1. Cette anecdote, déjà racontée dans l'Addition n° 728, reviendra en 1711. Mme de Sévigné (*Lettres*, tome X, p. 279) attribue le même mot à M. de Poissy, dans une circonstance analogue, et elle l'admirait franchement.

2. Cette terre et son beau château (tome XI, p. 351, note 1) furent achetés par Harlay, au prix de cent cinquante mille livres, en août 1701 (*Dangeau*, tome VIII, p. 154; Depping, *Correspondance administrative*, tome II, p. xxx), et le Roi lui fit cadeau de dix mille écus à cette occasion (Papiers du P. Léonard, M 757, p. 311, et MM 825, fol. 84). En 1702, il fit changer le nom de Grosbois en Sancy (notre tome XIII, p. 193, note 6); mais l'enregistrement des lettres patentes obtenues à cet effet n'eut lieu que le lendemain de sa retraite, le 11 mai 1707.

3. Après avoir été, selon les *Mémoires de Retz* (tome IV, p. 550, note 1), une espèce de collet qu'on portait en habit de campagne ou en justaucorps, la cravate était devenue le mouchoir dont parle Mademoiselle (*Mémoires*, tome III, p. 313), qu'on nouait autour du cou et qui se portait de diverses couleurs. La Bruyère, en son chapitre des FEMMES, compare le magistrat en habit gris et en cravate au bourgeois en baudrier.

4. « On dit adverbialement... *tout à cette heure, tout à l'heure*, pour dire dans un moment;... *sur l'heure, tout sur l'heure, pour l'heure*, pour dire pour le présent » (*Dictionnaire de l'Académie*, 1718).

sieurs. » Messieurs pensèrent en tomber en défaillance, s'en allèrent le plus tôt qu'ils purent; ils[1] se promirent bien de n'y pas retourner.

Le peu de ses plus familiers et sa plus intime famille[2] n'en souffroient pas moins que le reste du monde : il traitoit son fils[3] comme un nègre[4]; c'étoit entre eux une comédie perpétuelle. Ils logeoient et mangeoient ensemble, et jamais ne se parloient que de la pluie et du beau temps. S'il s'agissoit d'affaires domestiques ou autres, ce qui arrivoit continuellement, ils s'écrivoient, et les billets cachetés, avec le dessus, mouchoient d'une chambre à l'autre. Ceux du père étoient impitoyables, ceux du fils, qui se rebéquoit volontiers, très piquants. Jamais [il] n'alloit chez son père, qu'il ne lui envoyât demander s'il ne l'incommoderoit point; le père répondoit comme il eût fait à un étranger. Dès que le fils paroissoit, le père se levoit le chapeau à la main, disoit qu'on apportât une chaise à Monsieur, et ne se resseyoit[5] qu'en même temps que lui; au départ, il se levoit et faisoit la révérence[6]. Mme de Moussy[7], sa sœur, ne le voyoit guères plus aisément ni plus familièrement, quoique dans le même logis. Il lui faisoit souvent de telles sorties à table, qu'elle se réduisit à manger dans sa chambre. C'étoit une dévote de profes-

1. *Ils* surcharge *et*, ou inversement.

2. Le mot *famille* est ajouté en interligne. — 3. Ci dessus, p. 367.

4. Nous avons déjà eu cette locution dans le tome VI, p. 402. Il faut noter que *nègre* ne parut qu'en 1762 dans le *Dictionnaire de l'Académie*.

5. Il y a bien *resseyoit* dans le manuscrit, mais *rasseyoit* dans l'Addition correspondante (*Dangeau*, tome XVII, p. 135, 23 juillet 1717), sur la mort du fils. Le *Dictionnaire de l'Académie* de 1718 ne donnait que la forme *rasseoir*. Nous avons déjà eu (tome VIII, p. 145), à l'indicatif présent : *s'assit*.

6. Ces détails, tirés de l'Addition qui vient d'être indiquée, seront encore répétés à l'endroit correspondant des *Mémoires*, puis en 1721.

7. Marie de Harlay, mariée le 17 février 1663 à Armand le Bouteillier de Senlis, marquis de Moussy, brigadier d'infanterie, qui fut tué le 5 janvier 1675, au combat de Turckheim, sans enfants. Elle mourra le 29 août 1709. Il est souvent parlé d'elle dans les *Lettres de Mme de Sévigné*.

sion, dont le guindé, l'affecté, le ton et les manières étoient fort semblables à celles de son frère[1]. La belle-fille, très riche héritière de Bretagne[2], étoit[3], avec toute sa douceur et sa vertu, la victime de tous les trois. Le fils avoit tout le mauvais du père, et n'en avoit pas le bon[4] : un composé du petit-maître le plus écervelé, et du magistrat le plus grave, le plus austère et le plus compassé; une manière de fou, étrangement dissipateur et débauché. Lui et son père s'étoient figuré[5] être parents du comte d'Oxford parce qu'il s'appeloit Harley[6]. Jamais race si glorieuse, et glorieuse en tous points[7], jamais tant de fausse humilité[8].

[*Add. St-S.* 729] Les aventures du premier président avec le Harlequin de

1. Saint-Simon reparlera d'elle à l'occasion de sa mort (tome VII de 1873, p. 130), et répétera alors ce qu'il a dit ici, ainsi que dans l'Addition à Dangeau (tome XIII, p. 26) qui trouvera place alors.

2. Anne-Renée-Louise du Louet de Coëtjunval : tome II, p. 119.

3. Avant *estoit*, Saint-Simon a biffé *et très riche*.

4. « Il étoit digne d'être le fléau de son père, et son père d'être le sien, comme ils se le firent sentir toute leur vie » (Addition au *Journal de Dangeau*, tome XVII, p. 134).

5. *Figurés*, avec accord, au manuscrit.

6. Robert Harley, créé comte de Mortimer et d'Oxford : tome XII, p. 156. Ces Harley, en effet, portaient les mêmes armes, et se disaient aussi originaires de Franche-Comté, comme ceux de Paris.

7. Tous glorieux et capricieux, a-t-il dit en 1696 (tome III, p. 280).

8. Dans son mémoire de 1706 sur les familles du Parlement (*Bulletin de la Société héraldique*, 1887, p. 791), d'Hozier dit que les Harlay tiraient leur nom d'un fief situé dans le Vexin français, tandis qu'ils prétendaient se rattacher, par ce même nom, à la première des quatre anciennes baronnies de Franche-Comté, origine chevaleresque trop facilement acceptée par le cardinal de Richelieu (ses *Mémoires*, tome I, p. 136). On ne peut les faire remonter plus haut que Jean de Harlay, homme d'armes de la grande ordonnance pensionné par Charles VII et qui devint chevalier du guet de Paris à l'avènement] de Louis XI. Trente ans plus tard, ils furent enrichis par une alliance avec la petite-fille de Jacques Cœur. Avec le temps, ils firent cinq branches : Beaumont (dont étaient les premiers présidents), Bonneuil-Cély, Sancy, Césy et Bréval-Champvallon, dont nous connaissons déjà les représentants. La généalogie la plus récente est celle que M. de Kermaingant a donnée en 1895, en tête de son livre : *Mission de Christophe de Harlay, comte de Beaumont, en Angleterre*.

la Comédie italienne[1], et encore avec Santeul[2] et bien d'autres[3], ont été sues de tout le monde. Ce seroit trop que de les rapporter ici ; il y en a pour des volumes.

Tout ce qui, dans la robe, se crut en passe brigua cette première place du Parlement[4]. Argenson, cet inquisiteur suprême, et qui avoit tant enchéri en ce genre sur la Reynie, n'oublia rien pour faire valoir ses services par les amis importants qu'il s'étoit faits. Il espéra surtout des jésuites et de ceux qui leur faisoient leur cour aux dépens de ce qu'on nommoit, ou vouloit perdre, sous le nom de jansénistes[5], et qui, de fait ou d'espérance, se rendoient

Candidats pour la place de premier président, que je souhaite au procureur général Daguesseau.

1. Ce personnage de la Comédie italienne fut tenu par différents acteurs auxquels s'appliqua successivement le nom générique d'Arlequin. Les deux plus connus sont Dominique Biancolelli, mort en 1688, et Évariste Gherardi, mort en 1700; c'est au premier que se rapporte l'anecdote à laquelle Saint-Simon fait allusion ici, et qu'il n'a pas reproduite dans les *Mémoires*, mais qu'on trouvera dans l'Addition indiquée ci-contre, n° 729, et dans la grande Addition placée plus haut, n° 728. Sur les Arlequin, l'origine de leur nom, les rapprochements qu'on fit entre ce nom et celui du premier président (Harlay-Quint) et de l'archevêque Harlay de Champvallon, on peut consulter les articles du *Dictionnaire* de Jal, p. 65, 215-218, 315-316, 640, 673-674, l'ouvrage de M. É. Campardon, *les Comédiens du Roi de la troupe italienne*, tome I, p. 61-73 et 239-248, l'étude de M. Gaston Raynaud sur *la Mesnie Hellequin* (1890), l'*Histoire de l'ancien théâtre italien*, par les frères Parfaict, p. 58 et suivantes et 121-126, l'*Intermédiaire des chercheurs*, 25 avril 1874, p. 215-217, les *Mémoires du marquis D****, tome I, p. 174-175, ceux du *duc de Luynes*, tome I, p. 350, le Chansonnier, ms. Fr. 12 619, p. 27 et suivantes, etc. Un *Arlequiniana* avait paru en Hollande dès 1694. — Saint-Simon écrit ici : *Harlequin*; Jal (p. 65) estimait l'orthographe *Arlequin* seule acceptable.

2. Tome IV, p. 248. On voit dans le *Santoliana* publié en 1717 que Santeul, l'Arlequin de Saint-Victor, était, comme le premier président, en relation avec Dominique, lequel passait d'ailleurs pour le « plus grand philosophe du monde, et le plus sérieux » (*Sourches*, tome II, p. 195), et il y en a une anecdote plaisante dans ce recueil, p. 70-73.

3. Les mots *et bien d'autres* ont été ajoutés en interligne.

4. *Dangeau*, tome XI, p. 343 et 346; *Sourches*, tome X, p. 299; *Correspondance de Fénelon*, tome I, p. 484 et suivantes.

5. Ci-dessus p. 301-302. La quatrième lettre de *jansenistes* surcharge une *n*.

cette sorte de chasse si utile[1]; mais il se méprit au bon côté : le Roi, accoutumé à savoir par lui tout l'intérieur des familles et à lui[2] confier beaucoup de petites affaires secrètes, ne put se résoudre à se passer d'un homme si fin, si habile, si rompu dans un ministère si obscur et si intéressant[3]. Voysin, appuyé de son adroite femme, que Mme de Maintenon aimoit beaucoup[4], approché d'elle par l'intendance de Saint-Cyr qu'elle lui donna lorsque Chamillart entra dans le ministère[5], étoit le candidat sur lequel on jetoit les yeux depuis longtemps pour toutes les grandes places de sa portée[6]. De Mesmes[7], porté par M. du Maine et par quelques valets intérieurs[8], se flattoit d'arriver. Mais l'heure de ces trois hommes n'étoit pas venue[9]. Celle d'un quatrième étoit encore plus éloignée, pour qui je desirois cette place sans avoir jamais eu aucune liaison avec lui :

1. Lorsque la succession s'ouvrira de nouveau en 1711, la préoccupation de Fénelon sera d'en écarter tout ce qui sentait le jansénisme.

2. La première lettre de *luy* surcharge une *s*.

3. Sur le goût de Louis XIV pour les détails de police et sur les comptes rendus que lui fournissaient Pontchartrain et d'Argenson, on peut voir notre tome XII, p. 324, l'introduction de M. Paul Cottin aux *Rapports de police de René d'Argenson*, p. IX et X, et la Préface du tome I de la *Correspondance de M. de Marville avec M. de Maurepas*, qui vient d'être publiée en 1896-97, p. XXII-XXIII et XXXI-XXXIII.

4. Il a déjà dit en 1699 (tome VI, p. 264-265), et il le redira en 1709, que cette amitié avait pour origine l'hospitalité offerte jadis, en Hainaut, à Mme de Maintenon, pendant la campagne de 1692.

5. Notre tome VI, p. 297, note 7.

6. Déjà, en 1699, il avait été candidat, non pas à la place de chancelier, comme l'a dit par erreur Saint-Simon, mais à celle de contrôleur général (notre tome VI, p. 264, et p. 265, note 2). Son avancement au Conseil avait été très lent : il ne deviendra conseiller ordinaire qu'en mars 1708, et c'est Desmaretz qui aura alors les finances.

7. Jean-Antoine de Mesmes, comte d'Avaux : tome XI, p. 43.

8. « Esclave de M. et de Mme du Maine, et le plus intime ami de Beringhen, » a-t-il dit en 1703. Madame (recueil Brunet, tome I, p. 473) le prétendait amoureux de cette duchesse. Voyez ci-après, appendice XVI, les lettres de M. du Maine.

9. M. de Mesmes deviendra premier président en 1712, M. Voysin chancelier en 1714, et M. d'Argenson garde des sceaux en 1719.

c'étoit Daguesseau[1], à qui ses conclusions dans notre procès de préséance contre M. de Luxembourg m'avoient dévoué[2], et dont la réputation m'encourageoit à prétendre. Il n'avoit pour lui que cet appui de sa propre réputation, qui, en tout genre, effaçoit toutes les autres du Parlement[3], et celle de son père[4], devant lequel toutes celles du Conseil disparoissoient. Je desirois passionnément le fils à cause de ses conclusions; à son défaut, au moins son père. Celui-ci étoit fort connu du Roi, qui le voyoit depuis longtemps dans son conseil des finances[5]. MM. de Chevreuse et de Beauvillier l'aimoient et l'estimoient singulièrement. Je les attaquai tous deux à plus d'une reprise : à mon grand étonnement, je n'en espérai rien. Je les fis sonder d'ailleurs pour découvrir ce que ce pouvoit être, avec aussi peu de succès. Je m'avisai de dresser une batterie dans l'intérieur par Mareschal[6], et, par celui-là, d'y joindre Fagon, qui pouvoit également et directement atteindre au Roi et à Mme de Maintenon. Fagon étoit heureusement prévenu d'estime pour le procureur général, et, plus heureusement encore, c'étoit l'estime qui presque toujours le déterminoit, et, quand il faisoit tant que de vouloir servir, il savoit frapper à propos de grands coups; mais il craignit que le soupçon de jansénisme, si aisé à donner et à prendre, et dont le père et le fils n'étoient pas exempts, ne fît leur exclusion, sans néanmoins se dégoûter de travailler pour eux. J'agissois donc ainsi par les fentes, ne pouvant mieux; mais, pour le Chancelier,

1. Après ce nom, Saint-Simon a biffé *que*. — Henri-François Daguesseau fils (tome III, p. 92), avocat général en 1691, procureur général depuis 1700, deviendra chancelier en 1717.

2. Tome III, p. 98 et 103.

3. Il l'a appelé en 1696 « l'aigle du Parlement, » et il reviendra avec plus de détails sur sa capacité et ses lumières en 1717.

4. Henri Daguesseau, chef du conseil du commerce : tome VI, p. 259-261.

5. Ci-dessus, p. 152 et 157-158.

6. On a vu (tomes XI, p. 106, et XII, p. 51) l'origine et le caractère de sa liaison avec Mareschal.

avec qui j'étois en toute portée, et que cette idée de jansénisme n'arrêtoit point, et l'eût plutôt poussé, je ne m'y épargnai point, ni lui aussi. Un mot que je lâchai de mon desir et de mon espérance à l'abbé de Caumartin, leur ami, alla par lui jusqu'à eux. Le procureur général, surpris des vues et des démarches d'un homme avec qui il n'avoit aucune sorte de liaison, me manda par l'abbé de Caumartin que, n'espérant rien, il seroit bien fâché d'être mis sur les rangs, avec force remerciements. Le père m'en fit beaucoup par les galeries, où je le rencontrois souvent sans m'arrêter à lui, avec qui je n'avois aussi pas la moindre liaison, et, par la même raison, me conjura de laisser éteindre, ce fut son expression, le feu que j'avois allumé : il se trouvoit trop vieux et trop avantageusement placé pour aller entreprendre un métier pénible, dans lequel il se trouveroit tout neuf, et, pour son fils, il me dit mille choses qui le barroient, outre que, modeste comme étoit ce bonhomme si semblable à ces vertueux magistrats des anciens temps, il le trouvoit plus que très bien placé dans la charge de procureur général. Tout cela ne me ralentit point; je continuai à pousser ma pointe, intérieurement satisfait de me sentir aussi vif que le jour même des conclusions. Lamoignon[1], porté par Chamillart alors[2] tout-puissant, et par un favori ardent à ce qu'il vouloit tel que M. de la Rochefoucauld, son ami intime, et qui avoit coûté les sceaux au premier président[3], se pavanoit par avance, tandis que son camarade Peletier[4], soutenu du crédit de son père[5], étoit introduit par la chatière[6] de la main de Saint-Sulpice, Monsieur de Chartres à leur tête, ayant pour

1. Chrétien-François, président à mortier depuis 1698 : tome II, p. 269. Beau-frère de Harlay, il ne s'entendait pas avec lui.
2. *Alors* surcharge un premier *alors*, effacé du doigt.
3. Ci-dessus, p. 367.
4. Louis le Peletier, président depuis la fin de 1687 : tome IV, p. 268.
5. Claude le Peletier, le ministre retiré depuis 1697 : voyez, en dernier lieu, notre tome XIII, p. 256-257.
6. Même emploi que dans notre tome VII, p. 60.

adjoints les ducs de Chevreuse et de Beauvillier. Cette protection, qui, auprès du Roi et de Mme de Maintenon, avoit également le mérite antijanséniste, l'emporta sur celle des jésuites pour Argenson. Peletier ne tenoit au Roi par rien dont il eût peine à se passer comme de l'autre[1]; il avoit le même mérite à l'égard du jansénisme, et Mme de Maintenon y alla tête baissée pour l'amour de Monsieur de Chartres. Les deux ducs, chose rare depuis longtemps, la secondèrent en cette occasion. Ils étoient demeurés amis intimes de Peletier le ministre d'État retiré, et le Roi, qui l'avoit aussi toujours aimé, ne résista point au plaisir de lui donner, dans sa retraite, la joie de voir son fils premier président, qui étoit tout ce qu'il auroit pu lui procurer de plus considérable, s'il étoit demeuré contrôleur général et dans tous les conseils[2]. Peletier fut donc choisi[3]. Sa charge de président à mortier, qui ne lui avoit coûté que trois cent mille livres[4], fit un autre mouvement dans la robe. La réputation que Portail[5] s'étoit acquise dans la charge d'avocat général lui aida beaucoup à l'emporter[6] : il en donna cinq cent mille livres, qui remplirent le brevet de retenue de Harlay[7], et Courson, second fils du président

Peletier premier président, Portail président à mortier, Courson avocat général. [*Add. St-S. 730*]

1. Il n'étoit que président à mortier. D'après Dangeau (p. 343) et l'annotateur des *Mémoires de Sourches* (tome X, p. 299), son concurrent le plus sérieux était Voysin, le protégé de Mme de Maintenon, cependant, du jour où le Roi eut déclaré qu'il voulait prendre quelqu'un du Parlement, on ne douta plus que ce ne fût le Peletier.

2. On a déjà vu que sa famille ne perdit rien à sa retraite, et qu'il « fit plus pour elle qu'il n'avoit fait jusqu'alors à la cour » (tome IV, p. 269). Foucault en dit autant dans ses *Mémoires*, p. 254.

3. *Dangeau*, tome XI, p. 346-347; *Sourches*, tome X, p. 299-300, *Mercure* d'avril, p. 336-340. Le Roi le déclara le 18 avril.

4. Il l'avait eue en survivance de son père, en mai 1689, et, dès l'année suivante, la taxe de ces charges avait été élevée de trois cent cinquante à cinq cent mille livres.

5. Antoine IV Portail : tomes V, p. 85, et VIII, p. 32.

6. *Dangeau*, p. 353 et 356, avec l'Addition placée ici, n° 730; *Sourches*, p. 304. M. le Peletier avait d'abord voulu vendre sa charge au lieutenant civil le Camus; mais l'affaire s'était rompue.

7. C'est à la suite d'une audience du vieux ministre, le 19, que ce

Lamoignon[1], fut préféré pour la charge d'avocat général, pour apaiser M. de la Rochefoucauld et donner quelque consolation au père de n'être pas premier président[2]. Tous ces Messieurs-là reviendront sous ma plume. En attendant, je donnerai une idée de ce nouveau premier président[3].

Mot ridicule du premier président sur son fils.

Peu de mois avant qu'il le fût, il vint un soir à Versailles chez M. Chamillart, qui, à son ordinaire, étoit seul à table dans sa chambre, avec quelques familiers, et se déshabilloit devant eux en sortant de souper. Peletier y vint tout à la fin du souper. Faute de mieux, quelqu'un lui parla de son fils[4], aujourd'hui premier président[5], et le lui loua.

brevet fut continué pour son fils (*Dangeau*, p. 347, et *Sourches*, p. 300); l'expédition s'en fit en même temps que celle des lettres de premier président, le 30 (Arch. nat., O[1] 51, fol. 93 v° et 95 v°).

1. C'est une erreur : ce surnom de Courson était porté par un fils de Bâville, ci-dessus p. 152 et 156, et ci-après, Additions et corrections. Le successeur de M. Portail fut Guillaume de Lamoignon, seigneur de Blancmesnil, second fils du président Chrétien-François et de Marie-Jeanne Voysin. Né le 8 mars 1683, reçu avocat en 1702, conseiller depuis 1704, il passera avocat général le 2 juin 1707, président le 20 décembre 1723 et premier président de la Cour des aides en 1746, obtiendra la charge de chancelier de France le 9 décembre 1750, en remplacement de M. Daguesseau, sera disgracié presque aussitôt, mais ne donnera sa démission qu'en 1768, et mourra le 12 juillet 1772.

2. Saint-Simon dira aussi, par la suite, que Blancmesnil était un valet des jésuites : tome XI de 1873, p. 155.

3. Le 11 avril, après avoir fait enregistrer une déclaration sur les billets de monnaie, Harlay prit congé de la Cour, et le président Molé lui répondit par un compliment fort élogieux (*Mercure* de mai, p. 262-265). Quand les vacances de Pâques eurent pris fin, M. le Peletier fut installé le 5 mai, et, sur son invitation, M. Portail, qui faisait encore fonction d'avocat général, introduisit dans sa mercuriale un dernier éloge du premier président sortant, qu'on trouvera ci-après, appendice XV. Voyez le *Mercure* cité, p. 269-283, et les registres et minutes du Parlement, Arch. nat., X[1A] 8423 et X[1B] 8891.

4. Louis III le Peletier, né le 11 octobre 1690, d'abord avocat du Roi au Châtelet, conseiller au Parlement en 1709, président à mortier le 17 février 1712, premier président le 20 mai 1736, démissionnaire en 1743; mort le 20 janvier 1770.

5. Ce dernier le Peletier ayant quitté la première présidence en octobre 1743, la rédaction du passage est donc antérieure à cette date.

Tout de suite, il répondit d'un air dédaigneux que son fils avoit trop de trois choses : de bien, d'esprit, et de santé; et il répéta plus d'une fois cette sentence en regardant la compagnie et cherchant un applaudissement que personne n'eut la complaisance de lui donner. Un moment après, il s'en alla comme Chamillart achevoit de se déshabiller, et laissa chacun dans un étonnement et dans un silence qui ne fut rompu que par des interprétations peu obligeantes. Le premier écuyer et moi nous étions regardés dans le premier instant; Chamillart nous aperçut : nous demeurâmes, et nous nous en dîmes notre pensée.

Mariage du duc d'Estrées avec une fille du duc de Nevers.

Le cardinal d'Estrées fit le mariage du duc d'Estrées[1], son petit-neveu, qui n'avoit ni père ni mère[2], avec une fille du duc de Nevers[3], lequel ne survécut pas ce mariage de huit jours[4]. Le cardinal Mazarin avoit deux sœurs[5] :

1. Louis-Armand : tome V, p. 341. Ce jeune homme n'avait paru à l'armée de Villars, en 1705, que pour faire deux frasques et s'en retourner là-dessus (Dépôt de la guerre, vol. 1846, n° 350). En 1706, il a quitté le service à l'instigation d'une aventurière appelée de Montaigu, qui avait succédé auprès de lui à la Chambonneau, mais qu'on a réussi à renvoyer en Provence (Arch. nat., O[1] 367, fol. 236, 256 v° et 264 v°; *Archives de la Bastille*, tome XI, p. 261; ms. Fr. 8124, fol. 169 v° et suivants). En 1703, il avait dû épouser Mlle de Tourpes, sa cousine (*Mémoires de Sourches*, t. VIII, p. 45).

2. Sa mère, fille de Lionne, était morte en 1684, et nous avons vu mourir son père en 1698 : tome V, p. 340.

3. Ce mariage se conclut au commencement de juillet; la signature du contrat à la cour eut lieu le 18, avec une plaisante complication, et la noce se fit le 17 août, à l'abbaye Saint-Germain-des-Prés, chez le cardinal : *Dangeau*, tome XI, p. 358, 412-413, 417 et 440; *Sourches*, p. 355, 359 et 360; *Mercure* d'août, p. 133-138 et 321-325. — Diane-Adélaïde-Philippine Mazzarini-Mancini mourut à Anet, le 29 septembre 1747, à soixante ans environ. Sa grosseur, sa gourmandise et ses connaissances en cuisine, qu'elle tenait de son père et de sa mère, comme on le verra plus loin, furent célèbres sous Louis XV.

4. Philippe-Julien-François Mazzarini-Mancini (tome V, p. 42) était mort deux mois auparavant, le 8 mai (*Dangeau*, p. 364; *Sourches*, p. 313; *Mercure* de juin, p. 54-64, et d'octobre, p. 87-99), mais quand le mariage était convenu.

5. Saint-Simon, à l'aide de l'*Histoire généalogique*, qu'il suit déjà ici,

Mort du duc de Nevers; sa famille, sa fortune, son caractère. [*Add. StS. 731*]

Mme Martinozzi[1], qui n'eut que deux filles, l'une mariée au duc de Modène[2] et mère de la reine d'Angleterre épouse du roi Jacques II, l'autre[3] à M. le prince de Conti, bisaïeule de M. le prince de Conti d'aujourd'hui[4]; Mme Mancini[5], qui eut cinq filles[6] et trois[7] fils : les filles furent la duchesse de Vendôme[8] mère du dernier duc de Vendôme et du Grand Prieur, dont le père fut cardinal après la mort de sa femme[9], la comtesse de Soissons mère du dernier comte

fera encore en 1714 (tome X de 1873, p. 191-195) une plus longue digression sur la famille du cardinal. Il vaut mieux réserver les détails pour cet endroit-là.

1. Laure Mazzarini : tome VI, p. 248.

2. Laure Martinozzi, mariée en 1655 à Alphonse IV d'Este : *ibidem*.

3. Anne-Marie-Martinozzi : tome I, p. 79-80.

4. Louis-François de Bourbon, comte de la Marche, puis prince de Conti, né le 13 août 1717, pourvu à la mort de son père (1727) du gouvernement des haut et bas Poitou, chevalier des ordres en 1733, généralissime des armées franco-espagnoles en Italie, en Allemagne, aux Flandres et aux Pays-Bas (1744-1747), grand prieur de France (1749), mort au Temple, le 2 août 1776.

5. Hiéronyme Mazzarini, mariée le 6 août à Michel-Laurent Mancini, baron romain, vint s'établir en France, en 1647, avec ses enfants, et y mourut le 29 décembre 1656, âgée de quarante-deux ans.

6. Mme Mancini avait perdu jeunes deux autres filles : Marguerite, née le 14 mars 1643, et Anne, née le 27 août 1647.

7. *Trois* est en interligne, au-dessus de *deux*, biffé.

8. Laure-Victoire : tome XIII, p. 104.

9. Louis de Vendôme, fils aîné de César, né en 1612, porta le titre de duc de Mercœur jusqu'en 1665, et prit alors celui de duc de Vendôme, vacant par la mort de son père. Il servit comme volontaire de 1630 à 1640, fut disgracié de 1641 à 1643, leva un régiment de cavalerie en 1649, eut la vice-royauté de Catalogne et le commandement de l'armée depuis novembre 1649 jusqu'en octobre 1651, épousa Mlle Mancini (tome XIII, p. 104) le 4 février 1651, à Cologne, eut le commandement de l'armée et du pays de Provence en 1652, le gouvernement de la même province en 1654 et le commandement de l'armée de Lombardie en 1656, obtint plusieurs régiments, reçut le collier du Saint-Esprit le 31 décembre 1661, entra en religion après la mort de sa femme, fut nommé cardinal le 7 mars 1667, par le pape Alexandre VIII, et chargé l'année suivante, par Clément IX, de tenir le Dauphin sur les fonts baptismaux, et mourut à Aix, le 6 août 1669.

de Soissons[1] et du fameux prince Eugène, la connétable Colonne grand mère du connétable Colonne d'aujourd'hui[2], qui toutes deux ont fait tant de bruit dans le monde, la duchesse Mazarin, qui, avec le nom et les armes de Mazzarini-Mancini[3], porta vingt-six millions en mariage au fils du maréchal de la Meilleraye[4], et qui est morte en Angleterre après y avoir demeuré longues années[5], et la duchesse de Bouillon[6] grand mère du duc de Bouillon d'aujourd'hui[7]. Des trois fils, l'aîné fut tué tout jeune au combat du faubourg Saint-Antoine, en 1652[8]; il promettoit tout, le cardinal Mazarin l'aimoit tellement, qu'il lui confioit, à cet âge, beaucoup de choses importantes et secrètes, pour le former aux affaires, où il avoit dessein de le pousser[9]. Le

1. Louis-Thomas de Savoie : tome III, p. 278.

2. Pierre-Philippe-Alexandre Colonna : tome IX, p. 57.

3. Écartelé de Mazzarini : d'azur à la hache consulaire d'or, liée d'argent, en pal, et une fasce de gueules chargée de trois étoiles d'or, brochant sur le tout; et de Mancini : d'azur à deux poissons d'argent en pal.

4. Armand-Charles de la Porte de la Meilleraye : tome III, p. 15. Son contrat de mariage avec Hortense Mancini est du 28 février 1661 (Arch. nat., Y 199, fol. 266). Dès le mois d'août suivant, à la mort du cardinal, il prit le nom de Mazzarini seul, avec les armes pleines, conformément à ce contrat et au testament du cardinal (*Gazette*, p. 764).

5. En 1699 : tome VI, p. 235. — 6. Anne-Marie Mancini : tome I, p. 111.

7. Charles-Godefroy de la Tour-d'Auvergne : tome X, p. 276.

8. Paul Mancini, élevé au collège de Clermont, fut d'abord nommé par son oncle mestre de camp du régiment de la Marine, puis capitaine des chevau-légers du Roi en place de Saint-Maigrin, qui venait de périr le 2 juillet 1652, à la bataille du faubourg Saint-Antoine; mais, blessé lui-même dans cette journée, il mourut à Pontoise quelque temps après (*Gazette*, p. 657, 682; 694-695 et 719; *Mémoires de Mademoiselle*, tome II, p. 114, et de *Mme de Motteville*, tome IV p. 18; le comte de Cosnac, *Mazarin et Colbert*, tome I, p. 267, etc.).

9. « Bien fait, dit Conrart (*Mémoires*, p. 581), il avoit de l'esprit et une humeur agréable; mais, ce qui étoit de plus important, il avoit grande part aux bonnes grâces du Roi, et, comme il étoit d'un âge se rapportant au sien (il avoit environ dix-huit ans), et qu'il savoit l'art de plaire et de se rendre agréable, il y avoit grande apparence qu'il pourroit devenir favori. » Le cardinal composa lui-même son épitaphe (Lucien Perey, *le Roman du Grand Roi*, p. 14-17).

troisième[1], étant au collège des Jésuites[2], fort envié des écoliers par toutes les distinctions qu'il y recevoit[3], se laissa aller à se mettre à son tour dans une couverture et à se laisser berner[4]; ils le bernèrent si bien, qu'il se cassa la tête, à quatorze ans qu'il avoit[5]. Le Roi, qui étoit à Paris, le vint voir au collège[6]; cela fit grand bruit, mais n'em-

1. Alphonse-Marie Mancini, appelé l'abbé Mancini, parce que son oncle le destinait à l'Église, et baptisé le 24 juin 1644, n'était arrivé en France, avec sa sœur Anne, qu'en octobre 1655 (*Gazette*, p. 953 et 1152).

2. Les mots *des Jésuittes* ont été ajoutés en interligne. — Le jeune Alphonse avoit été mis, comme son frère, au collège de Clermont, plus tard Louis-le-Grand, sous la surveillance du P. Rapin.

3. Une lettre écrite par Mazarin à J.-B. Colbert le 15 juillet 1657, et publiée dans le tome VIII, p. 38-39, du grand recueil de sa correspondance, montre avec quel soin ce cardinal suivait la conduite et les études de son neveu au collège de Clermont, jusqu'à voir ses thèmes. « Il me semble, dit cette lettre, qu'il sort trop souvent du collège, et que lui-même s'en devroit excuser quand on le convie de sortir, sachant que je n'y prends pas plaisir et que ce n'est pas son bien. Quand viendra le temps des vacations, je veux qu'il aille avec les enfants de M. le Tillier, dans la conversation desquels assurément il profitera beaucoup, et je m'assure que Mme le Tillier le traitera comme s'il étoit son treizième enfant. Enfin, s'il travaillera (*sic*) pour être honnête homme, je ferai sa fortune; sinon, je ne m'en mêlerai pas. » Le cardinal préférait beaucoup la société de cet intendant des finances, Jacques le Tillier (et non *le Tellier*, comme on l'a imprimé), à celle de la comtesse de Soissons, qui, à son gré, attirait trop son jeune héritier.

4. *Berner*, c'est faire sauter quelqu'un en l'air par le moyen d'une couverture, dit le *Dictionnaire de l'Académie* de 1718.

5. Il subit l'opération du trépan, mais mourut douze jours après l'accident, 5 janvier 1658 (*Gazette*, p. 47; *Muse historique* de Loret, tome II, p. 430-431; *Mémoires de Mademoiselle*, tome III, p. 192 et 195, de *Monglat*, p. 328, du *P. Rapin*, tome III, p. 16-17, et de *D. de Cosnac*, tome I, p. 268-269; *Lettres de Guy Patin*, tome II, p. 367-370; lettres de Mazarin, au Dépôt des affaires étrangères, vol. *France* 275, fol. 131 et suivants; *Port-Royal*, tome III, p. 405; *les Cours galantes*, par G. Desnoiresterres, tome II, p. 2-3; Lucien Perey, *le Roman du Grand Roi*, p. 83-85).

6. Ni la *Gazette*, ni Loret dans sa *Muse historique*, ni les mémoires du temps ne parlent de cette visite du Roi. Saint-Simon a peut-être été induit en erreur, ici et dans l'Addition n° 731, par le passage des *Mémoires de Monglat* indiqué ci-dessus, qu'il aura mal interprété. Ces Mémoires figurent dans le catalogue de sa bibliothèque, sous le n° 778.

pêcha pas le petit Mancini de mourir. Resta seul le second, qui est M. de Nevers dont il s'agit ici[1]. C'étoit un Italien très italien[2], de beaucoup d'esprit facile, extrêmement orné, qui faisoit les plus jolis vers du monde, qui ne lui coûtoient rien, et sur-le-champ, qui en a donné aussi des pièces entières[3]; un homme de la meilleure compagnie du monde, qui ne se soucioit de quoi que ce fût; paresseux, voluptueux[4], avare à l'excès, qui alloit très souvent acheter lui-même à la Halle[5] et ailleurs ce qu'il vouloit[6] manger, et qui faisoit d'ordinaire son garde-manger de sa chambre[7].

1. Arrivé à Paris le 20 mai 1653 (*Gazette*, p. 496), Philippe-Julien Mancini fut, en 1656, envoyé en mission auprès de Monsieur Gaston (*Gazette*, p. 168 et 192).

2. Comme Albergotti, « Italien raffiné, » ci-dessus, p. 45 et 71.

3. Sur la valeur poétique des œuvres de ce duc de Nevers, on peut voir les *Mémoires de Coulanges*, p. 222 et suivantes, le Chansonnier, ms. Fr. 12619, p. 377 et 489, et l'article de la *Nouvelle biographie générale*, tome XXXVII, p. 822-823. Sa querelle avec les partisans de Racine et de la tragédie de *Phèdre* fit beaucoup de bruit. Titon du Tillet l'a placé dans son *Parnasse;* mais Voltaire qualifiait de « singuliers » ses vers, que, d'ailleurs, dit-il, « on entendait très aisément et avec grand plaisir. » Il y en a un recueil manuscrit à la bibliothèque de l'Arsenal, ms. 2946, et quelques pièces ont été imprimées. En septembre 1704, le Roi entendit un divertissement musical dont les paroles étaient de ce duc (*Dangeau*, tome X, p. 122).

4. Le Chansonnier, à l'endroit cité, l'accuse de relations incestueuses. Comparez les *Œuvres de Racine*, tome III, p. 257.

5. La Halle de Paris comprenait, entre l'église Saint-Eustache et les Saints-Innocents, toute une série de marchés reconstruits au temps du roi Henri II et ayant chacun leur destination pour certaines denrées alimentaires : boucherie, marée, poisson d'eau douce, salines, légumes, poirées, etc., ou pour les articles d'habillement : friperie, cuirs, draps, toiles. Piganiol dit, au milieu du dix-huitième siècle : « C'est le plus riche marché qu'il y ait au monde, car on y trouve tout ce que l'air, la terre et l'eau produisent de plus nécessaire et de plus agréable aux sens, mais aussi le plus vilain et le plus malpropre des quartiers de Paris. Il ressemble, en grand, à ceux qu'occupent les juifs dans les villes où l'on les souffre. »

6. Le *v* de *vouloit* surcharge *fa*[*isoit*], effacé du doigt.

7. Ou sa cuisine (Addition n° 731, ci-après, p. 481). C'est ce que disent aussi les *Mémoires de Coulanges*, p. 222, et les *Annales de la*

Il voyoit bonne compagnie, dont il étoit recherché; il en voyoit aussi de mauvaise et d'obscure, avec laquelle il se plaisoit, et il étoit en tout extrêmement singulier. C'étoit un grand homme sec, mais bien fait[1], et dont la physionomie disoit tout ce qu'il étoit[2]. Son oncle[3] le laissa fort riche et grandement apparenté; il ne tint qu'à lui de faire une grande fortune à l'ombre de la mémoire du cardinal Mazarin, à laquelle très longtemps le Roi accorda tout[4]. M. de Nevers fut capitaine des mousquetaires[5], dont le Roi s'amusoit fort; il eut le régiment d'infanterie du Roi[6], auquel ce prince s'affectionna toute sa vie et se l'appropria comme un simple colonel, pour en faire immédiatement[7] tout le détail par lui-même[8]. Tout cela, au lieu de conduire M. de Nevers, l'importuna. Il suivit le Roi quelques campagnes[9] : les troupes et la guerre n'étoient pas son fait, ni

cour, tome I, p. 69-71. Gustave Desnoiresterres (*Cours galantes*, tome II, p. 164) a mentionné ce goût prononcé pour l'art culinaire; Loret (*Muse historique*, tome I, p. 47) raconte que le commandeur de Leuville faisait aussi son marché lui-même, par avarice, et Tallemant (tome VI, p. 449) en dit autant du marquis de Rouillac l'ambassadeur.

1. L'air bas, plat, crasseux et négligé, quoique beau et bien fait, dit le Chansonnier (ms. Fr. 12 619, p. 378).

2. Dans le mémoire de la généralité de Moulins dressé en 1698 pour l'instruction du duc de Bourgogne, l'intendant dit que M. de Nevers, qui ne réside que rarement dans ce gouvernement et laisse tout aux soins de son lieutenant général, a le tort de « ne se communiquer presque à personne, » quoique ayant « bien de l'esprit, et même des belles-lettres. »

3. Les premières lettres d'*oncle* semblent surcharger *nev*[*eu*].

4. Il était de plus (notre tome XII, p. 110, note) fort bon joueur de paume, autre titre de faveur auprès du Roi en ce temps-là.

5. En janvier 1657 : Loret, *Muse historique*, tome II, p. 292; Arch. nat., O[1] 11, fol. 108 v°.

6. Le régiment d'infanterie du Roi ne fut créé qu'en 1663, et Dangeau en fut le premier colonel-lieutenant; le duc de Nevers n'eut donc point ce régiment, mais bien celui de la Marine, commandé avant lui par Paul Mancini (ci-dessus, p. 387, note 8), et il le garda jusqu'en 1667.

7. Sans aucun intermédiaire.

8. *Par luy mesme* est en interligne. — Voyez tome XIII, p. 119, note 7.

9. Notamment à celle de 1657, où il défendit Mardyck.

la cour guères davantage; il quitta ces emplois pour sa paresse et ses plaisirs[1]. Il avoit porté la queue du Roi le lendemain de son sacre[2], lorsqu'il reçut l'ordre du Saint-Esprit des mains de Simon le Gras[3], évêque de Soissons[4], qui, par le privilège de son siège, l'avoit sacré en l'absence du cardinal Antoine[5] Barberin, archevêque-duc de Reims, qui étoit à Rome[6]. En conséquence, M. de Nevers fut chevalier de l'Ordre à la promotion de 1661, qu'il n'avoit que

1. Colbert écrivait à la connétable Colonna, les 15 et 27 juin 1663 (*Lettres de Colbert*, tome VII, p. 35 et 37; Depping, *Correspondance administrative*, tome IV, p. 669-670), que la mauvaise conduite du duc de Nevers, sa manie de ne s'entourer que de canailles et de gens de rien, son aversion incompréhensible pour la charge de capitaine-lieutenant des mousquetaires, et ses singularités en tout genre lui nuiraient certainement auprès du Roi, et qu'il serait bien désirable qu'il « se servît avantageusement des lumières et belles dispositions dont la nature l'avait favorisé. »

2. De même que la queue de Mademoiselle au mariage de 1660 (*Mémoires de Mme de Motteville*, tome IV, p. 215). Mazarin avait obtenu qu'il fût désigné pour être un des otages de la sainte ampoule.

3. Ancien aumônier d'Henri IV, évêque de Soissons depuis 1623 jusqu'au jour de sa mort, à soixante-huit ans, le 28 octobre 1656.

4. Cet évêché, suffragant de Reims, ne valoit que huit mille livres selon Dangeau.

5. *Ant.*, en abrégé.

6. Le siège de Reims ne fut occupé par Antoine Barberini (tome V, p. 281) qu'à partir de 1657. Lors du sacre, il appartenait à Henri de Savoie-Nemours, qui, étant laïque, dut se faire suppléer par Monsieur de Soissons (*Gazette* de 1654, p. 527; Oroux, *Histoire ecclésiastique de la chapelle du Roi*, tome II, p. 473-474). Saint-Simon, dans ses *Projets de rétablissement du royaume de France* (*Écrits inédits*, tome IV, p. 218-219), demandait que cette suppléance fût confiée, le cas échéant, à un prélat pair, celui de Paris ou celui de Laon. — Sur le sacre du 7 juin 1654, voyez la relation, avec procès-verbal de Monsieur de Soissons, imprimée en 1717, la *Gazette* de 1654, p. 573-575, 577-580 et 598-600, la relation de Sainctot (Arch. nat., KK 1446, fol. 186-225), les pièces venant de l'abbaye de Saint-Denis (*ibidem*, K 118, n° 74), les *Mémoires de Monglat*, p. 297-298, l'*Histoire de France pendant le ministère de Mazarin*, par Chéruel, tome II, p. 148-158, etc. Un tableau de cette cérémonie, peint d'après le modèle de tapisserie fait par Ch. le Brun, a été placé au musée de Versailles, n° 2058.

vingt ans[1]. Il se défit du gouvernement de la Rochelle et du pays d'Aunis[2], et il épousa en 1670 la plus belle personne de la cour, fille aînée de Mme de Thiange sœur de
[Add. St-S. 732] Mme de Montespan[3]. Il eut en 1678 un brevet de duc[4], qu'il ne tint qu'à lui, dix ans durant, de faire enregistrer. Il le négligea ; il y voulut revenir quand il n'en fut plus temps, et ne put l'obtenir[5]. Il fut souvent jaloux fort inutilement[6], mais jamais brouillé avec sa femme[7], qui étoit fort de la cour et du grand monde[8]; il ne l'appeloit jamais que

1. Un brevet de promesse de l'Ordre, avec dispense de l'âge de trente-cinq ans, lui fut délivré le 7 août 1661 (Bibl. nat., ms. Fr. 3968, p. 311). Dangeau dit, en 1707 (tome XI, p. 363) : « Il ne restoit plus que Monsieur le Prince et lui des chevaliers de l'Ordre de la promotion de 1661, et il l'avoit été avant l'âge prescrit pour les gentilshommes, parce qu'il avoit porté la queue au sacre du Roi. » Le relevé de ces dispenses a été donné dans l'Addition n° 6, tome I, p. 341-346. Les preuves de noblesse de M. de Nevers sont au Cabinet des titres, vol. 422 des dossiers bleus, fol. 46.

2. Il eut le gouvernement et la lieutenance générale de Nivernais le 30 juillet 1661 (Arch. nat., X[1A] 8685, fol. 427).

3. Diane-Gabrielle Damas de Thiange : tome X, p. 147. Il avait été question, en 1659, de marier M. de Nevers, à qui le cardinal donnait deux cent mille écus comptant et un de ses duchés, avec la fille du duc de Retz ou avec celle du duc de Longueville (*Gazette de Bruxelles*, p. 8 et 188), et un autre projet avait été fait en mars 1670, pendant un séjour du duc à Rome (Depping, *Correspondance administrative*, tome IV, p. 90). Ce fut le 14 décembre suivant qu'il épousa Mlle de Thiange.

4. Voyez l'Addition placée ici, n° 732.

5. Déjà dit incidemment dans notre tome IX, p. 282.

6. C'est ce que confirme le Chansonnier (ms. Fr. 12619, p. 377). Mme de Caylus et Voltaire, dans une note des *Souvenirs* (éd. Michaud, p. 489), indiquent que le grand Condé fut l'amant de la duchesse, et l'on voulut peut-être la donner au Roi (*Lettres de Mme de Sévigné*, tome VI, p. 455 ; *Pièces intéressantes et peu connues*, 1781, tome II, p. 115-117).

7. Mme de Sévigné (*Lettres*, tome V, p. 8) raconte comment il la traitait, et, en 1676, elle le qualifie de plaisant robin, adoré de sa femme (tome IV, p. 549).

8. La plus aimable femme de son temps, disent les *Mémoires de Sourches* (tome I, p. 278). Voyez aussi le portrait que Saint-Simon fera d'elle lors de sa mort, en 1715 (tome XI de 1873, p. 73). C'est une des héroïnes du tome II des *Cours galantes* de G. Desnoiresterres,

Diane. Il lui est arrivé trois ou quatre fois d'entrer le matin dans sa chambre, de la faire lever, et, tout de suite, de la faire monter en carrosse, sans qu'elle ni pas un de leurs gens à tous deux se fussent doutés de rien, et de partir de là[1] pour Rome sans le moindre préparatif, ni que lui-même y eût songé trois jours auparavant[2]. Ils y ont fait des séjours considérables[3]. Il en eut deux fils et deux filles[4] : l'aînée[5] étoit mariée depuis sept ou huit ans avec le prince de Chimay[6], chevalier de la Toison d'or de Charles II et grand d'Espagne de Philippe V[7], lieutenant général de ses armées, qui n'en eut point d'enfants, et qui a depuis été mon gendre[8]; l'autre fut la duchesse d'Estrées, qui n'a point eu d'enfants non plus. Les deux fils furent M. de Donzy[9], fort mal avec [Add. S^t^S. 738]

qui lui attribue le même goût que son mari pour la cuisine (tomes II, p. 164, et IV, p. 62-63).

1. *De là* est en interligne. — 2. Ci-après, Additions et corrections.

3. Notamment en 1675 (*Gazette*, p. 910). Le duc possédait à Rome un palais, qu'il vendit en octobre 1704, au duc Rospigliosi, pour cent douze mille écus (*Gazette d'Amsterdam*, n° xciv).

4. Saint-Simon a écrit par erreur : *deux filles et deux filles*.

5. Diane-Gabrielle-Victoire Mazzarini-Mancini, mariée le 6 mai 1700 au prince de Chimay, morte le 12 septembre 1716, à quarante-quatre ans. En 1690, il avait été question de lui faire épouser un frère de son oncle le connétable Colonna (*Dangeau*, tome III, p. 112), et, en 1698, on avait parlé du vieux duc de Richelieu (notre tome V, p. 331, note 5). Le mariage avec M. de Chimay fut conclu par procuration dès le 3 mars 1699, et consommé le 6 avril (*Dangeau*, tome VII, p. 52; *Gazette de Leyde*, 12 avril, article de Bruxelles).

6. Charles-Louis-Antoine de Hennin d'Alsace : tome VII, p. 338.

7. Fait grand d'Espagne dès novembre 1697, par Charles II (*Gazette d'Amsterdam*, n° xcvii, de Bruxelles), il ne se couvrit que le 13 avril 1708 (*Gazette*, p. 211; *Gazette d'Amsterdam*, 1708, n° xxxvii; *Dangeau*, tome XII, p. 122).

8. C'est le 15-16 juin 1722, à Meudon, que M. de Chimay se remaria avec Charlotte de Saint-Simon (tome III, p. 250). Notre auteur racontera ce mariage à sa date, et les circonstances qui l'amenèrent. Il n'en vint point d'enfants.

9. *Donzi*, dans le manuscrit, est en interligne, au-dessus de *Vergagne*, biffé. — Ce personnage avait porté les deux noms, comme on l'a vu ci-dessus, p. 302.

son père, qui, par la duchesse Sforze, sœur de sa mère, a été fait duc et pair pendant la dernière régence[1], et M. Mancini[2], qui eut les biens d'Italie[3] : j'aurai occasion de parler d'eux dans la suite[4]. M. de Nevers mourut à soixante-six ans. Il s'étoit fort adonné à Sceaux, et sa femme encore davantage. Il avoit conservé le petit gouvernement du Nivernois[5] parce que tout ce pays étoit presque à lui[6]. Son fils, qui ne servit presque point, et dont d'ailleurs la conduite avoit toujours déplu au Roi[7], ne put l'obtenir[8]. Il hasarda de se faire appeler duc de Donzy après
[Add. St-S. 734] la mort de son père, n'osant prendre le titre de Nevers[9];

1. On le verra dans la suite des *Mémoires*, tome XVII, p. 246.

2. Jacques-Hippolyte, dit le marquis Mancini, filleul du prince de Galles, né le 2 mars 1690, était mousquetaire lors de la mort de son père (*Dangeau*, p. 364), mais quitta le service avec un brevet de colonel d'infanterie, épousa vers 1724, Anne-Louise de Noailles, fille du maréchal et veuve du marquis de Louvois, dont il eut des enfants, déclara ce mariage en 1726, et mourut à Paris, le 25 novembre 1759.

3. Sur la mort de M. de Nevers, voyez une lettre de Mme de Maintenon à la princesse des Ursins (recueil Bossange, tome I, p. 124).

4. Il reparlera de M. de Donzy-Nevers, mais non du cadet.

5. Ci-dessus, p. 392, note 2, et ci-après, p. 453.

6. Nous avons déjà vu (tome VII, p. 109-110, et ci-dessus, p. 184) comment le duché de Nevers avait été possédé, avant Mazarin, par les la Marck-Clèves et les Gonzague-Mantoue. Saint-Simon en a fait l'historique dans ses *Duchés et comtés-pairies éteints* (*Écrits inédits*, tome V, p. 5-11 et 179-207). Ce duché ne comprenait pas moins de quinze cents fiefs, avec de très grands droits, un beau château, une chancellerie, une chambre des comptes, etc. (*Luynes*, tome XII, p. 458-459).

7. Il avait été plusieurs fois exilé ou mis à la Bastille, à cause de sa mauvaise conduite et de ses maîtresses, sur la demande même de son père (Arch. nat., O^1 40, fol. 318, et O^1 41, fol. 26; *Dangeau*, tomes V, p. 161, et VI, p. 17; *Sourches*, tomes IV, p. 318, et V, p. 216; *Archives de la Bastille*, tome X, p. 148-149; *Annales de la cour pour 1697*, tome I, p. 68-69, 73 et 82).

8. On verra plus loin que ce fut M. de Médavy qui l'obtint sans l'avoir demandé.

9. Donzy, petite ville au N. de Nevers et baronnie-pairie depuis 1347, incorporée au duché de Nivernais en 1552, ainsi que les pays qui en dépendaient, suivit les destinées de ce duché racontées dans l'*Histoire généalogique*, d'abord au tome III, puis au tome V. Notre auteur a

le Roi le trouva si mauvais, qu'il lui fit défendre de continuer à se faire appeler duc et d'en prendre le titre ni aucune marque[1] : son père n'avoit qu'un brevet, c'est-à-dire des lettres non enregistrées, qui ne pouvoient passer à son fils[2].

Parvulo de Meudon. [*Add. St-S.* 735]

Avant que de rentrer dans des récits plus importants, je me souviens que je n'ai point encore parlé de ce qu'on appeloit à la cour les *parvulo* de Meudon, et il est nécessaire d'expliquer cette manière de chiffre pour l'intelligence de plusieurs choses[3] que j'aurai à raconter. On a vu p. 54[4] l'aventure de Mme la princesse de Conti, pourquoi et com-

tiré de cette dernière notice (p. 426-466) la filiation des Mancini ducs de Nevers et de Donzy par héritage du cardinal Mazarin, lequel, ayant acquis cet apanage du duc de Mantoue en 1659 (notre tome II, p. 38), en avait fait confirmer le titre ducal à son profit par des lettres patentes d'octobre 1660, qui sont le plus pompeux panégyrique de son gouvernement. Voyez ci-dessous, note 2.

1. *Dangeau*, p. 367; *Sourches*, p. 359. Les *Annales de la cour* parlaient de cette singulière situation de Donzy dès 1697 (tome I, p. 72). A propos du mariage d'Estrées, les *Mémoires de Sourches* le qualifiant de *marquis* Donzy, l'annotateur a ajouté (p. 359, note 7) : « On ne savoit quel titre lui donner, car il n'étoit pas duc par la faute de son père, et il ne vouloit pas prendre d'autre qualité. » Nous verrons dans le prochain volume comment il releva, en se mariant, le titre de prince de Vergagne.

2. Déjà dit ci-dessus, p. 392. — Le cardinal Mazarin n'ayant pu faire faire l'enregistrement dans les derniers mois de sa vie, son héritier obtint des lettres de confirmation en janvier 1676, neuf mois précisément avant la naissance de M. de Donzy, et, ayant lui-même négligé encore de requérir l'enregistrement pendant quinze ans, il se fit délivrer en 1692 des lettres de « relief de surannation, » mais n'en usa pas davantage : si bien que, quand M. de Donzy ou de Vergagne obtint enfin, en 1720, par la faveur du Régent, une troisième érection en duché-pairie, qui fut, celle-là, suivie d'enregistrement, il dut prétexter que l'expédition des lettres de 1676 avait été égarée dans les bureaux du Parlement ou chez le procureur général. Tous les textes sont publiés dans l'*Histoire généalogique*, tome V, p. 449 et suivantes.

3. Le mot *choses* a été ajouté en interligne.

4. Pages 183-191 de notre tome II.

ment elle chassa Mlle Choin, qui elle étoit, et quels étoient ses amis, et l'attachement de Monseigneur pour elle[1]. Ce goût ne fit qu'augmenter par la difficulté de se voir. Mme de Lillebonne et ses filles en avoient presque seules le secret, nonobstant tout ce qu'elles devoient à Mme la princesse de Conti. Elles fomentoient ce goût, qui les entretenoit dans une confidence dont elles se proposoient de tirer de grands partis dans les suites. Mlle[2] Choin s'étoit retirée à Paris auprès du Petit Saint-Antoine[3], chez la Croix, son parent, receveur général des finances[4], où elle vivoit fort cachée. Elle[5] étoit avertie des jours rares que Monseigneur venoit dîner seul à Meudon, sans y coucher, pour ses bâtiments ou pour ses plantages[6]; elle s'y rendoit la veille à la nuit[7], dans un fiacre, passoit les cours[8] à pied, mal vêtue, comme une femme fort du commun qui va voir quelque officier de Meudon, et, par les derrières, entroit dans un entresol de l'appartement de Monseigneur, où il alloit passer quelques heures avec elle. Dans la suite, elle y fut de même façon, mais avec une femme de chambre,

1. Aux références indiquées p. 189 du tome II, note, sur la disgrâce de Mlle de Choin, on peut ajouter une relation manuscrite conservée dans le ms. Arsenal 5770, fol. 231-244.

2. *Mlle* surcharge *qu[i]*, effacé du doigt. — 3. Notre tome XI, p. 43.

4. Claude-François de la Croix (il signait, en un seul mot : DELACROIX), originaire de Gascogne, était receveur général des finances à Moulins dès 1692. Il devint, après 1708, l'intermédiaire habituel entre le Contrôle général et ses confrères, et l'un des conseillers les plus écoutés de Desmaretz, comme nous le verrons en 1710; mais la Chambre de justice de 1716 le taxa à quatre cent mille livres en même temps que les frères Pâris, ses amis intimes. Il mourut à Bercy, le 5 août 1729, âgé de soixante-seize ans environ et doyen des receveurs généraux. Ses papiers, d'abord déposés à la bibliothèque Mazarine, sont revenus ensuite aux Archives nationales, et ont été dispersés dans les cartons de la série M relatifs aux finances.

5. Avant *Elle*, Saint-Simon a biffé *A la fin*.

6. D'après *l'Académie* (1718 et 1878), ce terme ne s'appliquait qu'aux plants de cannes à sucre, de tabac, etc., en Amérique.

7. Les cinq derniers mots ont été ajoutés en interligne.

8. Le mot *cours* est écrit avec un jambage de trop.

son paquet dans sa poche, la veille, à la nuit[1], des jours que Monseigneur y venoit coucher. Elle y demeuroit sans voir qui que ce soit que lui, enfermée avec sa femme de chambre, sans sortir de l'entresol, où un garçon du château, seul dans la confidence, lui portoit à manger[2]. Bientôt après, du Mont eut[3] la liberté de l'y voir, puis les filles de Mme de Lillebonne, quand il alloit des dames à Meudon. Peu à peu cela s'élargit; quelques courtisans intimes y furent admis : Sainte-Maure, le comte de Roucy, Biron après; puis un peu davantage, et deux ou trois dames[4], M. le prince de Conti tout à la fin de sa vie[5]. Alors Mgr le duc de Bourgogne, M[6]. le duc de Berry, et, fort peu de

1. Les mots *à la nuit* ont été ajoutés en interligne, et, auparavant, *la veille* surcharge *les jo[urs]*.

2. Outre l'Addition n° 90 (tome II, p. 393-394) et celle qui a été placée ci-dessus, n° 735, Saint-Simon répétera encore ces détails en 1711. Sur la distribution intérieure du château, voyez d'abord les descriptions faites par l'abbé Boutard (1703), par Saugrain (1716), par Piganiol, Expilly et autres, en dernier lieu par M. le vicomte de Grouchy dans sa monographie : *Meudon, Bellevue et Châville* (1893), puis les plans du temps conservés au Cabinet des estampes, et le tome IV des *Comptes des bâtiments du Roi sous le règne de Louis XIV*, publiés par M. Jules Guiffrey.

3. *Eu*, dans le manuscrit.

4. Une liste des invités de janvier 1699, qui se trouve dans la *Gazette de Rotterdam*, n° 5, comprend dix-neuf hommes et douze dames; mais, en plus, Monseigneur faisait venir beaucoup de gros joueurs de Paris. L'année 1707 fut particulièrement animée. On construisait alors un château neuf à la place de la grotte du cardinal de Lorraine.

5. Dans un mémoire autographe de l'abbé Fleury sur ce prince (*les Collections d'autographes de M. de Stassart*, p. 88), il est dit que, même à la guerre, Conti donnait toujours l'exemple du respect dû au Dauphin : « On remarquoit la même chose aux voyages de Meudon. Monseigneur avoit une amitié particulière pour ce prince, qui avoit de si grandes qualités et qui avoit été élevé avec lui; mais le prince n'abusoit jamais ni de la bonté de Monseigneur, ni de l'honnête liberté de la campagne, comme faisoient quelques courtisans bien au-dessous de lui.... »

6. *Mgr* corrigé en *Mr*.

temps après, Mme la duchesse de Bourgogne, furent introduits[1] dans l'entresol, et cela ne dura pas longtemps sans devenir le secret de la comédie. Le duc de Noailles et ses sœurs furent admis. Monseigneur y alloit dîner souvent[2] avec les filles de Mme de Lillebonne, souvent après avec elles et Madame la Duchesse, et quelquefois quelques-uns des privilégiés en hommes et en femmes, qui[3] ne s'étendit plus[4], et toujours avec le même air de mystère, qui dura toujours; et c'étoient ces parties secrètes, mais qui devinrent assez fréquentes, qu'on appeloit des *parvulo*[5]. Alors Mlle Choin n'étoit plus dans les entresols que pour la commodité de Monseigneur : elle couchoit dans le lit et dans le grand appartement où logeoit Mme la duchesse de Bourgogne quand le Roi alloit à Meudon[6]. Elle étoit toujours dans un fauteuil devant Monseigneur, Mme la duchesse de Bourgogne sur un tabouret. Mlle Choin ne se levoit pas pour elle; en parlant d'elle, elle disoit, et devant Monseigneur et la compagnie : *la duchesse de Bourgogne*, et vivoit avec elle comme faisoit Mme de Maintenon, excepté qu'elle ne l'appeloit pas *mignonne*, ni elle[7] *ma tante*, et qu'elle n'étoit pas à beaucoup près si libre, ni à son aise, là qu'avec le Roi et Mme de Maintenon. Mgr le duc de Bour-

1. *Introduittes*, au féminin, dans le manuscrit.

2. *Souvent* est en interligne, au-dessus de *quelquefois*, biffé, et, plus loin aussi, *souvent apres avec elles et Me la Duchesse*.

3. Pour *ce qui*.

4. On a vu (tome II, p. 366, et tome XII, p. 103) que tout le monde, à Meudon, se mettait à table avec Monseigneur, qui d'ailleurs n'en était pas plus gai, et nous verrons plus tard (éd. 1873, tome VIII, p. 171) qu'il n'y prenait jamais le cadenas, et ne se distinguait que par son fauteuil, accordant à ses convives des chaises à dos.

5. Du diminutif latin *parvulum;* quelque chose comme notre locution moderne : en petit comité. — Saint-Simon reviendra sur les *parvulo* lors de la mort de Monseigneur.

6. On voit dans le *Journal de Dangeau*, tome VIII, p. 181, que la duchesse de Bourgogne, au voyage d'août 1701, se trouvant fatiguée de la chaleur, prit l'appartement de la princesse de Conti, qui était de plain-pied avec celui du Roi et touchait à celui de Mme de Maintenon.

7. Cet *elle* et le suivant sont la duchesse de Bourgogne.

gogne y étoit fort en brassière[1]; ses mœurs et celles de ce monde-là se convenoient peu. M. le duc de Berry, qui les avoit plus libres[2], y étoit à merveille[3]. Madame la Duchesse y tenoit le dé, et quelques-unes de ses favorites y étoient quelquefois reçues. Mais, pour tout cela, jamais Mlle Choin ne paroissoit. Elle alloit, les fêtes, à six heures du matin, entendre une messe dans la chapelle[4], dans un coin toute seule, bien empaquetée dans ses coiffes, mangeoit seule quand Monseigneur ne mangeoit pas en haut avec elle, et il n'y mangeoit jamais, lorsqu'il couchoit à Meudon, que le jour qu'il y arrivoit, parce [que] qui[5] en étoit ne venoit que sur le soir, et jamais ne mettoit le pied hors de son appartement ou de l'entresol; et, pour aller de l'un à l'autre, tout étoit exactement visité et barricadé pour n'être pas rencontrée[6]. On la considéroit auprès de Monseigneur comme Mme de Maintenon auprès du Roi[7]. Toutes les batteries pour le futur étoient dressées et pointées sur elle. On cabaloit longtemps pour avoir la permission d'aller chez elle à Paris, on faisoit la cour à ses amis anciens et particuliers. Mgr le duc de Bourgogne et Mme la duchesse de Bourgogne cherchoient à lui plaire, étoient en respect devant elle, en attention avec ses amis, et ne réussissoient pas toujours. Elle montroit à Mgr le duc de Bourgogne la con-

1. Fort gêné et retenu : tome XIII, p. 342 et 343.
2. *Libre*, au singulier, corrigé au pluriel.
3. Ici, *merveille*, au singulier, contrairement à l'habitude.
4. Chapelle achevée en 1702, et fort belle, dit Dangeau (tome IX, p. 39).
5. *Qui* corrige *que*, et il a oublié de récrire la conjonction.
6. Voyez, sur Mlle de Choin et sur le mystère voulu de ses relations avec Monseigneur, l'étude de feu Édouard de Barthélemy : *Mademoiselle de Choin* (1872).
7. Madame (recueil Jaeglé, tome I, p. 280-181) disait, en 1703, que la demoiselle aurait joué auprès de Monseigneur, s'il était devenu roi, le même rôle que Mme de Maintenon auprès de Louis XIV. Dans l'Addition n° 458 (notre tome XI, p. 379), Saint-Simon l'a appelée la Maintenon de Monseigneur, et, plus loin (p. 380), il lui a donné le sobriquet de « fille Dauphine. »

sidération d'une belle-mère, que toutefois elle n'étoit pas[1], mais une considération sèche et importunée, et il lui arrivoit quelquefois de parler avec autorité et peu de ménagement à Mme la duchesse de Bourgogne, et de la faire pleurer. Le Roi et Mme de Maintenon n'ignoroient rien de tout cela; mais ils s'en taisoient, et toute la cour, qui le savoit, n'en

1. Plus tard et avec plus de précision encore, Saint-Simon répétera, d'après « tout ce qui a été le plus intimement initié dans leurs mystères, » qu'il « n'y a jamais eu de mariage. » La Beaumelle, réfuté d'ailleurs par Voltaire, a affirmé le contraire; mais il n'a pas d'autorité, et, quant aux détails d'un mariage célébré en 1697 ou en 1707, et de la naissance d'un fils, qu'on trouve dans les prétendus *Mémoires de M. de Maurepas*, tome I, p. 43, et dans les *Mélanges de M. de Boisjourdain*, tome I, p. 26-27, c'est du pur roman. Restent deux lettres de Monseigneur lui-même à Mme de Maintenon. Dans la première, datée du 19 juillet 1694 et écrite de l'armée (Lavallée, *Correspondance générale*, tome III, p. 411-414), on relève cette phrase : « J'ai été assez étonné que vous me parlassiez de ma femme; cela m'a surpris d'abord et m'a fait demeurer tout court. » Parle-t-il de la feue Dauphine, morte depuis quatre ans, ou bien de Mlle de Choin? La première supposition reste seule admissible, si l'on réfléchit que, un mois plus tard, Mlle de Choin fut renvoyée à Paris pour l'intrigue avec Clermont-Chaste qui a été racontée dans notre tome II, p. 183-191, et dans laquelle ce prétendu amoureux feignait de « vouloir l'épouser. » La seconde lettre, publiée en 1822 par Monmerqué, pour la Société des Bibliophiles françois, et reproduite par les éditeurs du *Journal de Dangeau*, tome V, p. 179-180, note 3, ne porte aucune date de mois ni d'année. Monseigneur y racontait très confidemment que, depuis longtemps, il songeait à se remarier de peur de tomber dans la débauche, mais que le Roi paraissait fort éloigné de cette idée[a], et que d'ailleurs il ne voyait pas lui-même de princesse à sa convenance. Cette lettre ne nous paraît nullement prouver, comme Monmerqué l'a cru, que la liaison avec Mlle de Choin eût été légitimée par un mariage secret. Enfin il ne faut pas manquer de citer la singulière assertion consignée par le duc de Luynes sur l'exemplaire original du *Journal de Dangeau*, à propos de la disgrâce de 1695 : « Bien des gens se sont trompés quand ils ont cru que Monseigneur étoit amoureux de Mlle Choin; elle étoit sa confidente, et rien de plus. »

[a] Et cependant il en avait été question dès le lendemain de la mort de la Dauphine, comme en témoigne ce passage d'une lettre de Mme de Maintenon à son ami le duc de Richelieu, datée du 1er mai 1690 : « *On* parle déjà de marier Monseigneur, qui a été plus touché qu'il n'a su le montrer. »

parloit qu'à l'oreille. Ce tableau suffit pour le présent; il sera la clef de plus d'une chose. M. de Vendôme et d'Antin étoient des principaux initiés[1].

Duc d'Orléans a un fauteuil à Bayonne et, à Madrid, le traitement d'infant. Origine du fauteuil en Espagne pour les infants et pour les cardinaux. [*Add.* St-S. 736]

Les généraux des armées[2] partirent chacun pour la leur[3]. M. le duc d'Orléans s'arrêta à Bayonne pour voir la reine veuve de Charles II[4], qui lui donna un fauteuil. M. le duc d'Orléans, qui ne l'auroit osé prétendre, se garda bien de le refuser[5]. En Espagne, les infants ont un fauteuil devant le roi et la reine. Il leur est venu de celui des légats *a latere*[6], qui sont reçus partout presque comme le Pape en personne, et à qui nos Rois ont été au-devant fort loin hors de leur ville, jusqu'à Louis XIV exclusivement[7], mais qui y envoya Monsieur, qui donna la main au cardinal Chigi, lequel eut, comme je l'ai marqué p. 135[8], à propos de l'erreur d'une tapisserie, un fauteuil à son audience du Roi. [*Add.* St-S. 737]

1. Nous retrouverons tout cet entourage de Monseigneur en 1708, lorsque notre auteur racontera les cabales contre le duc de Bourgogne.
2. *Armée*, au singulier, dans le manuscrit.
3. Le duc de Noailles quitta Paris le 26 mars, M. le duc d'Orléans le 2 avril, et Villars le 5 mai seulement. Quant à M. de Vendôme, il avait passé l'hiver en Flandre.
4. *Ch. I*, par erreur, dans le manuscrit. — Le *Mercure* d'avril, p. 291-329 et 389-390, et celui de mai, p. 320-323, donnent le détail du voyage jusqu'à Madrid. Le prince courait en « chaise roulante » avec MM. de Chastillon, d'Estampes, de Nancré et de Pluvault, et son premier valet de chambre; mais, en arrivant dans les montagnes, il fallut, pour plus de sûreté, monter sur des mules.
5. *Dangeau*, p. 348; *Sourches*, p. 301; *Mercure* de juin, p. 233-238; *Gazette d'Amsterdam*, n° XXXVII.
6. Il a déjà été question des légats *a latere* et de leurs prérogatives honorifiques dans nos tomes V, p. 13, IX, p. 100-101 et 274, X, p. 159-160. Voyez le Supplément au *Corps diplomatique* de Du Mont, tome V, p. 31-32, et *la Diplomatie au temps de Machiavel*, par M. R. de Maulde, tome I, p. 328-335.
7. *Exclusivem^t* a été ajouté en interligne.
8. Tome V, p. 13-15. Aux références indiquées en cet endroit sur le traitement fait au légat, on peut ajouter un mémoire conservé dans le ms. Arsenal 4267, p. 207-218; *Louis XIV et le Saint-Siège*, par Ch. Gérin, tome I, p. 500 et suivantes; *l'Ambassade du duc de Créquy*, par M. le comte de Mouy, tome II, p. 310-365.

Si les légats l'ont eu en France, on peut juger si les rois particuliers des Espagnes[1] le leur disputoient. Ils le donnèrent aussi aux cardinaux, qui ont tant gagné par le grand rang des cardinaux légats, et par la fermeté de la politique romaine à porter le leur au plus haut point qu'elle a pu. Ferdinand et Isabelle, ayant réuni les couronnes particulières d'Espagne, firent trop d'usage des Papes et de la cour de Rome pour changer ce cérémonial. Philippe Ier, dit *le Beau*, leur gendre, à[2] qui ces couronnes devoient toutes arriver, n'eut que celle[3] de Castille, parce que Ferdinand le Catholique le survécut[4]. Charles V, son fils, avant d'être empereur, recueillit toutes les couronnes de l'Espagne, à celle de Portugal près[5]. Dès lors il pensoit à l'Empire; il avoit François Ier pour compétiteur, il ménageoit Rome[6], et n'innova rien au cérémonial de son grand-père et de sa grand mère maternels. Philippe II, son fils, avec tous les partis qu'il sut tirer de Rome, n'avoit garde d'y rien changer non plus, et son exemple a passé en règle à ses successeurs[7]. Il est même arrivé que plusieurs premiers ministres d'Espagne, avant et depuis Philippe II, ont été cardinaux, ce qui n'a pas peu contribué à consolider leur rang en Espagne. Je parlerai en un autre lieu[8] de celui dont ils y jouissent aujourd'hui; mais ce que je viens d'en dire suffit pour ce que j'ai à expliquer ici. Ce fauteuil des légats et des cardinaux est l'origine de celui des infants; mais, en Espagne, ils n'ont rien vu par delà ce degré que nous appelons ici fils de France. Les infants, qui sont nos

1. Au temps où l'Espagne était divisée en plusieurs petits royaumes, comme il a été dit dans notre tome IX, p. 118-119.
2. La préposition *à* est ajoutée en interligne, au-dessus d'*en*, biffé.
3. *Celles*, au pluriel, dans le manuscrit.
4. Tome IX, p. 119-120. — 5. *Ibidem*, p. 123.
6. La première lettre de *Rome* surcharge une *r* minuscule.
7. Voyez, dans le tome V du Supplément au *Corps diplomatique*, p. 305-306, le cérémonial usité à la cour d'Espagne pour la réception des légats et des cardinaux.
8. Tome XVIII de 1873, p. 338.

fils de France[1], y ont été fort rares depuis Charles V. A peine y en [a]-t-il eu d'autres sous chaque règne que l'héritier de la couronne[2], et, si on excepte le[3] malheureux D. Carlos[4] et un cardinal[5], le peu qu'il y en a eu a disparu presque aussitôt que né[6]. Aucun héritier de la couronne n'a été marié du vivant du roi son père[7]; je ne compte pas Philippe II, que Charles V fit roi[8], qui[9] épousa la reine Marie d'Angleterre[10], et qui, avant d'être roi, fut presque toujours séparé de lieu de Charles V ailleurs en Europe. Ainsi, en Espagne, il est vrai de dire que, jusqu'à présent,

1. Tout ce commencement de phrase a été ajouté en interligne, au-dessus d'*ils*, biffé.

2. Déjà dit dans les tomes VIII, p. 183, et IX, p. 227-228.

3. Avant *le*, Saint-Simon a biffé *que*.

4. Fils de Philippe II et de Marie de Portugal, sa première femme, D. Carlos naquit en 1545. Son ambition, et peut-être un sentiment de jalousie (il avait été fiancé à cette Élisabeth de France que son père épousa en 1559), engagèrent Philippe II à le faire arrêter. Il mourut le 24 juillet 1568, empoisonné, dit-on, par ordre de son père. Il a été l'objet de nombreuses publications, notamment de L.-Pr. Gachard (1863), de don J. Guell y Rente (1878), du comte Ch. de Mouy (1888), de Max Büdinger (1891), etc. Notre auteur reparlera de sa mort mystérieuse beaucoup plus tard, à propos de son propre voyage de 1721 en Espagne.

5. Les mots *et un Card.* ont été ajoutés en interligne. — C'est le cardinal-infant, fils de Philippe III : notre tome IX, p. 228. Lors de son passage en France, en Suisse, en Savoie et en Milanais, il eut des difficultés de cérémonial à cause de son double caractère (*Gazette* de 1633, p. 199, 200, 209-210, 226, 241, 250, 258, 394).

6. Charles-Quint perdit deux fils en bas âge, Philippe II quatre, Philippe III un, et Philippe IV deux. Cependant Philippe III, outre le cardinal-infant, eut un fils, Charles, né en 1607, qui ne mourut qu'en 1632, et Philippe IV en eut aussi un, Balthazar-Charles-Philippe, qui vécut plus de seize ans (1630-1646).

7. Pourtant l'infant qui devait devenir Philippe IV épousa une autre Élisabeth de France en 1615, six ans avant la mort de son père.

8. Par son abdication.

9. Ce *qui* est en interligne, au-dessus d'*et qui*, biffé.

10. Marie Tudor, fille d'Henri VIII et de Catherine d'Aragon, née le 8 février 1516, succéda comme reine d'Angleterre à son frère Édouard VI en 1553, épousa Philippe II d'Espagne, veuf de Marie de Portugal, le 25 juillet 1554, et mourut le 17 novembre 1558, sans enfants.

ce que nous connoissons ici sous le nom de petit-fils de France et de prince du sang n'y a jamais existé[1]. La reine douairière d'Espagne, confinée à Bayonne pour ses intelligences avec l'Archiduc[2], mal aux deux cours, peu comptée d'ailleurs et mal payée, embarrassée d'un rang qu'elle savoit bien n'être pas de fils de France, mais en approcher fort et s'élever[3] fort au-dessus de celui[4] des princes du sang[5], crut pouvoir aider à la lettre[6] pour obliger le neveu, et peut-être encore plus le neveu et le gendre du Roi tout à la fois, qui alloit commander les armées en Espagne, et qui, apparemment, y prendroit un grand crédit, au moins celui de la servir ou de lui nuire[7]. M. le duc d'Orléans, de son côté, hasarda d'accepter ce qui lui fut offert, parce qu'on[8] aime toujours à se rehausser. Il n'ignoroit pas que le premier fils de France qui ait eu un fauteuil devant une tête couronnée a été Gaston, qui, étant lieutenant général de l'État dans la minorité de Louis XIV[9], profita de l'indigence, des malheurs et des besoins de la reine d'Angleterre, sa sœur[10], pour ses enfants et pour elle-même, réfu-

1. Déjà dit, à propos des grands d'Espagne, dans notre tome IX, p. 152, 227 et 266.

2. Tome XIII, p. 448-449.

3. *S'élever* surcharge un mot illisible effacé du doigt.

4. *De celuy* est ajouté en interligne.

5. Voyez, dans notre tome VIII, p. 357-361, quel « traitement prodigieux » a été assuré au duc d'Orléans lors de la mort de son père. Plus loin (tome VIII, p. 368, note 4, et tome IX, p. 269), on a vu que fils ou petits-fils de France étaient égaux pour le cérémonial et quant au droit de s'asseoir devant la Reine. Saint-Simon avait traité de leurs privilèges dans ses *Projets de rétablissement* de 1712 (*Écrits inédits*, tome IV, p. 204 et suivantes).

6. « Suppléer à ce qui manque à quelque passage obscur ou défectueux » (*Académie*, 1718).

7. Cependant il avait été expressément stipulé à Versailles que le prince ne se mêlerait en rien des questions de politique intérieure.

8. *On* est en interligne.

9. Il fut déclaré lieutenant général de la Régence et chef du Conseil le 18 mai 1643 (Chéruel, *Minorité de Louis XIV*, tome I, p. 66 et 68).

10. Henriette-Marie de France : tome IX, p. 270.

giés en France après l'étrange catastrophe du roi Charles Ier, son mari[1], dont l'exemple et une raison semblable valut le fauteuil à Monsieur et à Madame père et mère de M. le duc d'Orléans, du roi Jacques II et de la reine sa femme[2], réfugiés pareillement en France en 1688 par l'invasion et l'usurpation du prince d'Orange depuis dit le roi Guillaume III; mais il savoit aussi que lui-même ne l'avoit pu obtenir[3]. On lui avoit seulement souffert, à Mme la duchesse d'Orléans, à Mademoiselle sa sœur, depuis duchesse de Lorraine, et aux trois filles de Gaston, de ne voir le roi et la reine d'Angleterre qu'avec Monseigneur, Monsieur ou Madame, devant qui ils ne prétendoient qu'un tabouret[4]; et, comme tout s'étend en France sans autre droit que de l'oser, les deux autres filles du Roi[5], toujours blessées du rang si supérieur au leur de leur sœur cadette, se mirent sur le même pied de ne voir la cour d'Angleterre qu'avec des fils ou des filles de France; puis d'elles[6], qui étoient princesses du sang par leurs maris, les autres princesses du sang en ont toujours usé de même. Le Roi le souffroit,

1. Voyez les relations de l'arrivée de cette reine dans la *Gazette* de 1644, p. 708-712, 934-935, 937-944, etc.

2. C'est-à-dire de la part de ce roi et de cette reine d'Angleterre.

3. Nous avons déjà eu plus d'une occasion de constater quelles difficultés de cérémonial entraînait l'usage du fauteuil nouvellement substitué à la chaise à dos, qui, jusque-là, avait été seule en usage devant les dames : voyez, entre autres passages, notre tome VI, p. 18-20. L'historique de cette question est exposé dans le Supplément au *Corps diplomatique*, tome IV, p. 434-435, et dans le *Dictionnaire de l'ameublement*, par M. Havard, tome II, col. 645-649.

4. Pellisson rapporte, dans ses *Lettres historiques*, tome II, p. 77 et 81, en 1673, que le Dauphin n'avait pas de fauteuil devant la veuve de Charles I, et que les dernières filles de Gaston ne l'obtinrent de la duchesse d'York que contre promesse de le donner aussi aux enfants de celle-ci, s'ils venaient en France. « Je ne sais, ajoute-t-il, si cela a été exécuté. » Les *Mémoires de Sourches*, tome III, p. 9-17, donnent le détail de ce qui fut réglé au commencement de 1689, pour la cour de Saint-Germain.

5. La princesse de Conti et Madame la Duchesse.

6. Le *p* de *puis* surcharge une lettre effacée du doigt. — On se demande

et le roi et la reine d'Angleterre n'étoient pas en situation de s'en plaindre. C'étoit donc un demi-droit, en M. le duc d'Orléans, que cette prétention, telle qu'elle pût être; et, à l'égard des pays étrangers, il ne donnoit pas la main, et ne rendoit pas la visite qu'il recevoit des ambassadeurs, comme faisoient les princes du sang. Les cardinaux étrangers, même romains, lui écrivoient *Monseigneur* et *Altesse Royale*, et, lorsqu'il écrivoit aux rois, excepté celui de France, il ne les traitoit point de *Sire*, mais de *Monseigneur*[1]. Toutes ces raisons lui parurent bonnes pour ne faire point de façons sur le fauteuil que la reine douairière d'Espagne lui fit présenter[2]. Le Roi ne le trouva point mauvais[3], et, en Espagne, on n'osa s'en plaindre. Ce[4] qui en résulta, au contraire, fut qu'on s'y piqua de ne faire pas moins qu'à Bayonne : en sorte que don Gaspar Giron[5], le

si *puis de* ne serait pas ici une locution prépositive de même nature que celle d'*ensuite de*, relevée dans notre tome VII, p. 163.

1. Le Supplément au *Corps diplomatique* contient (tome IV, p. 469-470) un formulaire, d'ailleurs incomplet, des lettres de la maison d'Orléans, qui ne parle pas de ces cas particuliers.

2. Le *Journal de Dangeau* n'a que ces deux lignes, à la date du 20 avril (p. 348) : « M. le duc d'Orléans a vu la reine douairière d'Espagne à Bayonne, et elle lui a fait donner un fauteuil. »

3. Pressenti d'avance sur ce point, le Roi avait décidé qu'il ne serait point parlé de cérémonial pour un séjour si court (Affaires étrangères, vol. *Espagne* 161, fol. 54), et le duc de Gramont annonça que la reine avait « fait des merveilles » (fol. 66 et 231). Le prince lui-même écrivit au Roi, le 8 avril (Guerre, vol. 2048, n° 333) : « J'ai vu la reine douairière d'Espagne ainsi que Votre Majesté me l'avoit ordonné. Elle m'a reçu avec une politesse infinie et m'a retenu plus que je ne pensois, car elle a voulu s'asseoir et m'a fait prendre un fauteuil, que je n'ai pas cru devoir refuser, puisque la feue reine ma sœur, après son voyage, en avoit donné un à Mademoiselle du consentement des ambassadeurs d'Espagne. Elle m'a parlé avec toute la vénération convenable de Votre Majesté, et toute la soumission à ses ordres. »

4. Ici, l'écriture change, indiquant un arrêt dans le travail.

5. Gaspard Tellez Giron, seigneur del Berbe et commandeur de Pozo-Rubio dans l'ordre de Saint-Jacques, de même maison que les ducs d'Uceda et d'Osuna, avait été créé majordome de Charles II en janvier 1698, puis gentilhomme de la chambre en août 1699, alors qu'il avait

premier des quatre majordomes du roi, alla, avec des carrosses et des équipages du roi, au-devant de lui jusqu'à Burgos, c'est-à-dire de Madrid comme qui iroit d'ici presque à Poitiers, et que, sur la route et partout, il fut reçu en infant d'Espagne[1]. Il en eut le traitement entier, à la cour, du roi, de la reine, des infants, des grands et de tout le monde, sans que cela y ait fait, ni ici, la moindre difficulté[2]. Mais voici ce que les excès deviennent; ils en font naître sans fin, et il vaut[3] mieux le dire ici tout de suite. [*Add. St-S. 737*]

Étranges abus nés des fauteuils de Bayonne à M. le duc d'Orléans et à Mlle de Beaujolois.

Lorsque la reine veuve du roi Louis Ier d'Espagne, fille de M. le duc d'Orléans[4], par conséquent princesse du sang, passa à Bayonne[5], la reine douairière d'Espagne trancha toute difficulté, et la traita comme déjà mariée et comme princesse des Asturies[6]. Elle s'appuyoit sur l'exemple de

déjà fait des ouvertures au duc d'Harcourt pour la succession de Charles II. Majordome encore sous le roi Philippe V, en 1706, il deviendra conseiller de cape et d'épée au conseil des Indes et grand maréchal des logis de la maison royale, et il sera attaché à la personne de Saint-Simon lors de l'ambassade de 1721, ce qui nous vaudra un portrait curieux. Il ne mourut qu'en décembre 1727, âgé de soixante-quinze ans. Victor Hugo a fait figurer un Gil Tellez Giron dans *Hernani*.

1. Il a déjà été parlé de ce cérémonial dans nos tomes VII, p. 373, et IX, *passim*. Comparez un mémoire de 1753, dans le volume *France* 200 du Dépôt des affaires étrangères, fol. 68 v°.

2. *Dangeau*, p. 357; *Gazette*, p. 210-211; *Gazette d'Amsterdam*, n° XXVII. Rien dans les *Mémoires de Sourches*. Dangeau, d'ailleurs, dit simplement, sans même prononcer le nom de Gaspard Giron : « Il arriva un courrier de M. le duc d'Orléans parti de Madrid le 20. Ce prince y a été reçu avec de grandes acclamations. Il est logé dans le palais et est traité du roi, des grands et de toute l'Espagne comme les infants. » Il faut donc croire que nous avons ici un souvenir du récit que don G. Giron fit, quinze ans plus tard, à notre auteur.

3. L'initiale de *vaut* surcharge un jambage et demi.

4. Louise-Élisabeth d'Orléans, dite Mlle de Montpensier, puis Mlle de Chartres (tome IX, p. 177), ne devint reine que deux ans après son départ de France, par la démission de son beau-père, et elle perdit son mari sept mois plus tard, le 13 août 1724.

5. Se rendant à Madrid pour le mariage, en janvier 1722, comme nous le verrons alors : éd. 1873, tome XVIII, p. 245-246.

6. Femme de l'héritier de la couronne.

Mme la duchesse de Bourgogne que, par même raison de couper court à tout, le Roi traita et la fit totalement jouir du même rang que si elle eût déjà été mariée[1]. Vint après Mlle de Beaujolois, aussi fille de M. le duc d'Orléans[2], allant épouser l'autre infant[3]. Sur l'exemple que je viens de rapporter, elle fut traitée de même; mais la duchesse de Duras[4], qui étoit chargée de sa conduite, et qui avoit mené avec elle la duchesse de Fitz-James, sa fille, depuis duchesse d'Aumont[5], ne se trouva point, ni sa fille, à cette séance, parce qu'elle n'avoit pas eu ordre de vivre autrement avec Mlle de Beaujolois qu'avec une princesse du sang, et laissa auprès d'elle sa gouvernante[6]. À la rupture, Mlle de Beaujolois fut renvoyée en France avec sa sœur, veuve alors du roi Louis Ier[7]. La princesse de Berghes[8], veuve d'un grand d'Espagne[9], et la marquise de Con-

1. Tome III, p. 270.

2. Il a biffé *sa sœur*, et récrit au-dessus, en interligne : *aussy fille de M. le D. d'Orleans.*

3. C'est le 1er décembre 1722 (tome XIX, p. 81) qu'après avoir été baptisée, Philippe-Élisabeth d'Orléans partira pour épouser D. Carlos, second fils de Philippe V, comme on l'a dit dans notre tome VIII, p. 117.

4. Angélique-Victoire de Bournonville : tomes VIII, p. 290, et XIII, p. 184. Son mari commandait en chef en Guyenne lors des voyages dont il s'agit, et il fut chargé de la remise de Mlle de Beaujolais.

5. Victoire-Félicité de Duras, née le 7 novembre 1706, mariée en premières noces, le 10 avril 1720, à Jacques, duc de Fitz-James, fils du maréchal de Berwick, ci-dessus, p. 275. Restée veuve en 1724, elle se remaria, le 23 avril 1727, à Louis-Marie-Augustin, duc d'Aumont, et mourut le 1er octobre 1753.

6. C'est Mme de Saint-Germain, sous-gouvernante, qui resta auprès de la princesse.

7. En mars 1725 : voyez une allusion dans la suite des *Mémoires*, éd. 1873, tome XV, p. 318, et la troisième des six *Lettres de Saint-Simon au cardinal Gualterio* que j'ai publiées en 1889.

8. Anne-Henriette-Charlotte de Rohan-Chabot, née le 18 janvier 1682, mariée le 18 juin 1710, mourut le 3 mai 1751.

9. Alphonse-Dominique-François, prince de Berghes, fils du glorieux défenseur de Mons en 1691, mort gouverneur de Bruxelles en 1704, reçut la Toison d'or en août 1706, à la prière de l'électeur de Bavière (ms. Nouv. acq. fr. 486, fol. 113). Il sera fait grand en avril 1708,

flans[1] furent envoyées, avec les équipages du Roi, à Saint-Jean-de-Luz, pour les ramener en France, l'une comme camarera-mayor de la petite reine, l'autre choisie par Mme la duchesse d'Orléans pour être gouvernante de Mlle de Beaujolois sa fille. M. le duc d'Orléans n'étoit plus, et il étoit régent au premier passage; mais Monsieur le Duc étoit premier ministre, et quelque chose de plus, et en même temps prince du sang. La reine douairière d'Espagne ne pouvoit plus considérer Mlle de Beaujolois comme mariée et comme infante, ainsi qu'elle avoit fait la première fois. Il n'y avoit point eu de mariage, et elle étoit renvoyée : elle n'étoit donc plus que princesse du sang. Cela embarrassa la reine douairière, qui, à la fin, se résolut, pour obliger Monsieur le Duc dans sa puissance, qui toutefois n'y avoit pas seulement pensé, elle[2] se résolut, dis-je, à donner un fauteuil à Mlle de Beaujolois et à la traiter comme la première fois, sous prétexte que ses propres malheurs la rendoient[3] sensible à celui de cette princesse, à qui elle ne le vouloit pas appesantir par la différence du traitement de son premier passage. Elle habitoit une très petite maison de campagne à la porte de Bayonne[4], et elle y recevoit le monde dans un petit salon, où je l'ai aussi vue, de plein pied à un grand et beau jardin[5]. Après les premières embrassades de la reine douairière à la petite reine et à Mlle de Beaujolois, la reine douairière proposa à

et mourra à Bruxelles, le 4 avril 1720. Saint-Simon reparlera alors de son mariage et de sa mort.

1. Louise-Françoise de Jussac, qui avait remplacé Mme de Cheverny, comme gouvernante des deux princesses, en 1722 : tome III, p. 336.

2. Ce second *elle* surcharge un *d*, et, ensuite, *dis-je* est écrit *dije* en interligne.

3. *Rendoient*, au pluriel, corrige *rendoit*. — 4. Tome XIII, p. 448-449.

5. Cette visite sera racontée en 1721; mais, en 1707, outre le vieux château, la reine avait pris à bail le petit castel de Lissague, sur Saint-Pierre-d'Irube et aux portes de la ville, appartenant au lieutenant général de Bayonne, et ce n'est peut-être pas la maison où Saint-Simon fut reçu en 1721 (H. Poydenot, *Récits et légendes relatifs à l'histoire de Bayonne*, 1875, p. 241-269).

la princesse de Berghes d'aller voir son jardin, et à la duchesse de Linarès, sa camarera-mayor[1], de l'y mener. Elles étoient averties; elles[2] firent dans l'instant la révérence et entrèrent dans le jardin : après quoi la reine douairière fit apporter trois fauteuils. La marquise de Conflans y demeura debout avec les autres dames de la reine douairière. La visite finie, on fit appeler les deux dames qui étoient au jardin; elles ne trouvèrent plus de fauteuils en rentrant : on étoit debout et aux embrassades pour prendre congé. Par le chemin, Mlle de Beaujolois vécut en princesse du sang; mais, arrivées à Paris, elles trouvèrent que ce fauteuil y avoit fait grand bruit, et que, là-dessus, les princesses du sang le prétendoient chez la reine d'Espagne. Mme la duchesse d'Orléans, dont les enfants n'étoient plus petits-fils de France, trouvoit la prétention fort raisonnable, d'autant qu'elle en formoit de plus étranges pour elle-même[3], jusqu'à ne pas vouloir que les gardes de la reine sa fille prissent la salle de ses gardes, quand elle la venoit voir au Palais-Royal, tandis qu'à Versailles on ne leur disputa pas d'être mêlés avec ceux du Roi, et la droite dans leur salle. Cette prétention du fauteuil, soutenue de l'autorité d'un prince du sang pleinement administrateur de l'État, suspendit les visites. On écrivit en Espagne, d'où il vint défense à la reine d'Espagne de donner des fauteuils, même à Mme la duchesse d'Orléans sa mère, qui, depuis, ne l'a plus vue qu'en particulier, et pas un prince ni princesse du sang ne[4] l'ont visitée, si ce n'est M. le duc d'Orléans[5] et Mesdemoiselles ses sœurs[6], mais en dernier parti-

1. Lucrèce-Thérèse Ladron y Silva : tome VIII, p. 139, note 4.
2. Le mot *elles* a été ajouté en interligne.
3. C'est ce que nous commencerons à voir dès 1709.
4. Un second *ne* a été ajouté par mégarde en interligne.
5. Louis, d'abord duc de Chartres (1703-1752) : tome VI, p. 73.
6. Outre la duchesse de Modène, il y avait encore à cette époque, comme filles du Régent, l'abbesse de Chelles, Louise-Adélaïde d'Orléans, née le 13 août 1698, abbesse en septembre 1719, qui mourut le 20 février 1743, retirée au prieuré de la Madeleine du Traînel; plus,

culier. Voilà où conduisent des complaisances mal entendues. Mme la duchesse d'Orléans n'a jamais eu ni prétendu qu'un tabouret devant les filles de France, même cadettes, même devant Mme la duchesse de Berry, sa fille; les princesses filles[1] de Gaston pareillement devant Madame, ainsi que Mme la duchesse d'Orléans, et Mademoiselle, depuis duchesse de Lorraine. Les princes et les princesses du sang n'ont jamais eu ni prétendu qu'un siége à dos sans bras devant les filles de Gaston, devant M. et Mme la duchesse d'Orléans, et devant Mademoiselle, depuis duchesse de Lorraine. Et ils veulent un fauteuil devant les têtes couronnées, et en particulier devant la petite reine d'Espagne, qui, sa couronne mise à part, est veuve d'un infant d'Espagne, c'est-à-dire d'un fils de France, puisque, quand Philippe V n'auroit pas eu la couronne d'Espagne, il seroit fils de France, conséquemment son fils petit-fils de France, lequel remonte à la dignité, au rang, aux traitements de fils de France par la couronne de son père, et ont été mis[2] et reconnus sur ce pied-là par Louis XIV, qui leur a envoyé le cordon bleu dans le moment de leur naissance, qui ne se donne ainsi qu'aux seuls fils de France[3], et les a toujours regardés et traités en tout le reste comme fils de France! Comment ajuster cela avec ces prétentions de fauteuil, si on ne veut dire que la couronne d'Espagne a dégradé les infants d'Espagne du rang et de la dignité qu'ils ont apportée en naissant, et qui a été anéantie par la seconde couronne de l'Europe? Voilà un paradoxe bien étrange, et toutefois bien littéral.

Mlle de Beaujolais, et enfin Mlle de Chartres, Louise-Diane d'Orléans, née le 26 juin 1716, qui épousa le prince de Conti le 22 janvier 1732, et mourut le 26 septembre 1736.

1. *Filles* surcharge un *et* suivi du commencement d'une autre lettre.

2. La première lettre de *mis* surcharge un *t*.

3. Suite des *Mémoires*, tome XIII, p. 243; *Mémoires du duc de Luynes*, tome XI, p. 221; Saint-Foix, *Recherches sur l'ordre du Saint-Esprit*, p. 97 et 170-171; Addition n° 6, dans notre tome I, p. 323-328 et 338-339.

Origine du traversement du parquet par les princes du sang; époque où les princesses* du sang ont quitté les housses**. Trait remarquable de Monsieur

Monsieur le Prince le héros, que les princes du sang n'accuseront pas d'avoir manqué de hauteur ni d'entreprises hardies en faveur de leur rang, témoin le traversement du parquet[1] au Parlement qu'il hasarda à la suite de Monsieur son père, et[2] malgré lui, dans la minorité de Louis XIV, et qui leur est depuis demeuré[3], auparavant réservé au seul premier[4] prince du sang[5]; la tentative de la housse clouée, à son retour de Bruxelles, qu'il ne put obtenir[6], d'où les princesses du sang ont quitté leurs housses, qu'elles portoient et avoient toujours portées jusqu'alors

1. « L'espace qui est enfermé par les sièges des juges et par le barreau où sont les avocats » (*Académie*, 1718).

2. *Et* a été ajouté en interligne.

3. Le manuscrit porte *demeurée*, et ensuite *reservée*, au féminin.

4. *Pr* a été ajouté après coup sur la lettre finale de *seuls*, au pluriel, et *aux* corrigé en *au*.

5. Notre auteur a déjà dit un mot (tome II, p. 106-107) de ce « traversement, » et il racontera plus tard, en 1714, dans quelles circonstances le grand Condé usurpa cette prérogative, de même qu'il expliquera un peu plus loin, ainsi que dans plusieurs Additions au *Journal de Dangeau*, quelles étaient les différentes manières d'entrer au Parlement et d'en sortir.

6. C'est à l'occasion du mariage de Louis XIV que Condé demanda pour les princesses du sang le privilège d'avoir une housse clouée sur leurs chaises et sur leurs carrosses au lieu de la housse attachée avec des aiguillettes comme la portaient les carrosses des duchesses (tome VI, p. 320, note 1). Monsieur s'y opposant parce que c'était un privilège réservé aux filles de France et étendu aux petites-filles lors de l'établissement de leur rang pour Mademoiselle, Monsieur le Prince décida alors les princesses à supprimer leur housse. (*Écrits inédits*, tomes III, p. 121-122, et V, p. 111; Addition à Dangeau, tome XIII, p. 352; *Projets de gouvernement du duc de Bourgogne*, p. 126 et 278; le comte de Cosnac, *Mazarin et Colbert*, tome II, p. 377-378; Ravaisson, *Archives de la Bastille*, tome I, p. 161 et suivantes; *Bulletin de la Société de l'Histoire de France*, 1834, 2e partie, p. 219; mémoire d'août 1753, dans le volume *France* 200, au Dépôt des affaires étrangères, fol. 62.)

* *Pses*, au singulier, dans le manuscrit.

** Tout ce qui précède a été ajouté au-dessus de la manchette primitive, *Trait*, etc., et se trouve par conséquent en regard des dernières lignes du paragraphe précédent.

le Prince à Bruxelles avec D. Juan et le roi Charles II d'Angleterre; ses entreprises de distinctions en France.

comme les duchesses, et sans prétention à cet égard, et bien d'autres choses qui écarteroient trop; Monsieur le Prince, dis-je, pensoit bien autrement sur ces prétentions modernes avec les têtes couronnées. Il[1] étoit à Bruxelles, où, bien qu'à la merci et au service d'Espagne, il maintint avec la dernière hauteur son rang, sa préséance, ses distinctions sur D. Juan, gouverneur général des Pays-Bas, bâtard d'Espagne, et qui commandoit les armées avec une hauteur, dans sa cour, de fils légitime de roi. Charles II, roi d'Angleterre, avoit été obligé de s'y retirer. Il y étoit aux dépens de l'Espagne, et D. Juan en abusoit, et le traitoit fort cavalièrement. Monsieur le Prince en fut si choqué, qu'il voulut apprendre à vivre à ce superbe bâtard. Il pria chez lui le roi d'Angleterre, D. Juan, les principaux seigneurs espagnols et flamands, et ce qu'il y avoit de plus considérable auprès de lui et parmi les chefs des troupes, et leur donna un magnifique[2] dîner. Le repas servi, Monsieur le Prince en avertit le roi d'Angleterre, qui, arrivant dans le lieu du festin avec toute la compagnie[3], vit une grande table couverte de mets, un seul fauteuil, un couvert unique, et un cadenas[4]. Voilà D. Juan bien étonné, et qui le fut encore davantage quand il vit Monsieur le Prince présenter la serviette au roi d'Angleterre pour laver, et l'obliger de le faire[5]. Le roi demanda à Monsieur le Prince s'il ne se mettoit pas [à] table, et ces Messieurs. Monsieur le Prince, au lieu de répondre, prit une serviette, et se tint debout vers

1. L'anecdote qui suit a déjà été racontée dans notre tome IX, p. 229-231.

2. *Magifique*, dans le manuscrit.

3. *Compagne*, dans le manuscrit.

4. Il écrit *cadenat*, orthographe ancienne.

5. Aux références indiquées dans notre tome IX, p. 230, sur la cérémonie du lavement des mains avant et après le repas, on peut ajouter un passage des *Mémoires de P. de l'Estoile*, tome IX, p. 198, une lettre de Peiresc aux frères Dupuy, dans le tome III de leur correspondance, p. 555, et les renseignements donnés par Legrand d'Aussy, dans *la Vie privée des Français*, et par M. O. Havard, dans son *Dictionnaire de l'ameublement*, tome I, p. 261-262.

le dos du fauteuil où le roi d'Angleterre venoit de s'asseoir. Aussitôt il se retourna à Monsieur le Prince pour l'obliger à se mettre à table, et à faire apporter des couverts. Monsieur le Prince répondit que, quand il auroit eu l'honneur de le servir, il trouveroit, avec D. Juan, une table servie pour la compagnie et pour eux. Ce combat de civilités finit enfin par l'obéissance : Monsieur le Prince dit que le roi ordonnoit qu'on apportât des couverts. Ils étoient tous prêts, et force tabourets aussi[1], qu'on apporta en même temps. Monsieur le Prince se mit sur le premier à la droite du roi d'Angleterre, D. Juan, rageant de colère et de honte, sur le premier à la gauche, et la compagnie sur les autres. Voilà un trait bien éloigné de la prétention du[2] fauteuil ! Il fit un honneur infini à Monsieur le Prince, et procura depuis au roi d'Angleterre les respects que lui devoit D. Juan, et dont, après cet exemple si public et si fort parlant à lui, il n'osa plus s'écarter.

Règlement contre le luxe des armées peu exécuté.

A propos de tables, le luxe de la cour et de la ville étoit passé avec tant d'excès dans les armées, qu'on y portoit toutes les délicatesses inconnues autrefois dans les lieux du plus grand repos[3]. Il ne se parloit plus que de haltes chaudes[4] dans les marches et dans les détachements[5], et les repas qu'on portoit à la tranchée pendant les sièges étoient non seulement abondants dans tous leurs services, mais les fruits et les glaces qu'on y servoit avoient l'air des fêtes, avec une profusion[6] de toutes sortes de liqueurs. La

1. *Aussy* est en interligne, au-dessus d'*en mesme temps*, biffé. — Ce détail des tabourets n'était pas dans le premier récit.

2. *Du* est en interligne, au-dessus d'un premier *du*, biffé, qui surchargeait déjà *d'un*.

3. Voyez ce qui a déjà été dit dans notre tome XIII, p. 343.

4. Au sens de « repas fait pendant la halte » : tome II, p. 302.

5. En 1708, revenant sur le même sujet (éd. 1873, tome VI, p. 159), Saint-Simon dira : « Des haltes froides n'étoient plus que pour des drilles. » Comment, faisait observer Voltaire, des généraux qui apportent aux camps le luxe d'une cour efféminée pourraient-ils « égaler ces héros qui faisaient la cuisine eux-mêmes » ?

6. *Profusions*, au pluriel, dans le manuscrit.

dépense ruinoit les officiers, qui, les uns pour les autres, s'efforçoient à l'envi de paroître magnifiques[1], et les choses nécessaires à porter et à faire quadruploient leurs domestiques et les équipages de l'armée, qui l'affamoient souvent. Il y avoit longtemps qu'on s'en plaignoit, ceux même qui faisoient ces dépenses qui les ruinoient, sans qu'aucun osât les diminuer[2]. A la fin, le Roi fit, ce printemps, un règlement qui défendit aux lieutenants généraux d'avoir plus de quarante chevaux d'équipage, aux maréchaux de camp plus de trente, aux brigadiers plus de vingt-cinq, et aux colonels plus de vingt[3]. Il eut le sort de tant d'autres faits sur le même sujet. Il n'y a pays en Europe où il y ait tant de si belles lois et de si bons règlements, ni où l'observation en soit de si courte durée : on ne tient la main à aucun, et il arrive que souvent même, dès la première année, tout est enfreint, et qu'on n'y pense plus dès la seconde[4].

Bataille d'Almanza[*].

On a vu p. 394[5] que la révolte de Cahors, qui avoit obligé d'y faire marcher des troupes destinées pour l'Espagne, avoit retardé[6] le départ de M. le duc d'Orléans de huit jours[7]. Ce délai lui coûta cher. Le duc de Berwick,

1. En 1636, le surintendant Sublet de Noyers écrivait au duc de Chaulnes, impuissant à protéger Corbie : « Trois jours de votre table suffiroient à remédier à mille petits inconvénients. » Aussi finit-il par édicter l'ordonnance de 1641, qui défendait aux officiers d'avoir plus d'un service de viande et un de fruit, ne voulant pas qu'ils se ruinassent au service du Roi, ni surtout que les moins riches s'endettassent pour rivaliser avec les autres.

2. On en a vu un témoignage dans le désastre de Turin : ci-dessus, p. 62, note 2. Comparez une lettre du marquis d'Antin au ministre Chamillart, en date du 18 août 1706 : Guerre, vol. 1939, n° 124.

3. *Dangeau*, p. 344. Cette ordonnance, du 15 avril 1707, est imprimée dans le recueil de Lamberty, tome XIV, 2e partie, p. 173-175.

4. Il y eut encore, par la suite, de nombreuses ordonnances de ce genre; on peut citer, sous Louis XV, celles de 1741, 1746, 1753, 1757, etc.

5. Ci-dessus, p. 317.

6. *Avoient* est au pluriel, et le *t* de *retardé* surcharge un *d*.

7. *Dangeau*, p. 323-324 et 334-335. Ci-dessus, p. 401.

* Saint-Simon a écrit ici : *Almenza*.

plus foible en infanterie que les ennemis, et engagé dans un pays de montagnes, se trouva dans la nécessité de reculer un peu devant eux pour regagner des plaines où il se pût aider de sa cavalerie[1]. Asfeld[2], qui, tout l'hiver, avoit commandé sur cette frontière[3], y avoit heureusement, mais très difficilement, pourvu à la subsistance des troupes. Tout y étoit donc mangé par les apports[4] qui y avoient été faits de tous les pays à portée d'en faire, et c'est ce qui avoit obligé Berwick de chercher à vivre dans ces montagnes, où les ennemis, fort éloignés, mais assemblés de bonne heure, forcèrent de marches pour le venir chercher et tâcher de le prendre à leur avantage. Le marquis das Minas[5], Portugais, commandoit leur armée de concert avec Ruvigny, qu'on appeloit Milord Galloway[6], d'un titre d'Irlande que le roi Guillaume lui avoit donné, et qui commandoit les Anglois[7]. Enflés de ce mouvement en arrière, ils

1. Ses *Mémoires*, tome I, p. 384-391. — 2. Tome X, p. 288. Ici, *Hasfeldt*.

3. Depuis 1704, ce lieutenant général était en Espagne pour doubler M. de Berwick (Dépôt de la guerre, vol. 1787, n°s 4 et 50). Il commença à tenir alors un journal de ses campagnes, qui va jusqu'en 1709, et qui est entré au Musée britannique, ms. Addit. 9962.

4. Ce terme, dont la signification n'a pas besoin d'être expliquée, ne figurait pas dans le *Dictionnaire de l'Académie* de 1718, et l'édition de 1878 n'a donné que cette définition au sens dérivé : « Vieux mot, qui signifiait marché, lieu où l'on apporte les denrées pour les vendre, » tandis que le dictionnaire de M. Hatzfeld cite des exemples du sens primitif que nous avons ici.

5. Antoine-Louis de Sousa, IIe marquis das Minas et IVe comte de Prado, dont notre auteur exposera l'extraction en 1713, était un ancien gouverneur du Brésil (janvier 1684) fait en juin 1703 capitaine général du pays d'entre le Douro et le Minho, sur la frontière de Galice, puis de la province de Beira et de celle d'Alemtejo, enfin général en chef de l'armée portugaise jointe à celle de l'Archiduc. Il était né le 6 avril 1644, servait depuis l'âge de treize ans, et mourut le 25 décembre 1721, conseiller aux conseils d'État et de guerre, grand écuyer de la reine, gouverneur d'armes de l'Alemtejo. C'est lui qui a commandé à Madrid pendant l'occupation passagère des alliés en 1706.

6. Tome XIII, p. 163-164 et p. 406, note 6.

7. La *Gazette d'Amsterdam* avait donné un journal des opérations de ces deux généraux pendant l'année 1706 (Extr. xciv); pour 1707,

suivirent le maréchal de près, qui les attira ainsi dans les plaines de la frontière du royaume de Valence. Alors Berwick les eût volontiers combattus; mais il savoit M. le duc d'Orléans parti de Madrid pour le venir joindre, qui n'avoit fait qu'y passer et saluer le roi et la reine d'Espagne, et qui faisoit toute la diligence possible pour arriver[1]. Il lui étoit subordonné de nom et[2] d'effet[3]; le Roi avoit avoué son repentir de lui avoir donné en Italie un tuteur, qui l'avoit perdue malgré ce prince. Berwick ne vouloit pas, d'entrée de jeu, se brouiller avec un supérieur de cette élévation en lui soufflant une bataille[4] : ainsi il temporisoit, avec grand dépit de l'audace des ennemis à l'approcher et à le tâter[5]. Elle leur crût tellement par la patience du maréchal, qu'ils l'imputèrent tout à fait à foiblesse. Pour[6] en profiter, ils vinrent le chercher jusque dans son camp[7]. Asfeld, qui en eut le premier avis, l'envoya au duc de Berwick, avec qui il étoit fort bien, et prit sur soi de faire ses dispositions de son côté, pour ne perdre pas un moment[8]. Le maréchal fut aussi diligent du sien, vint au galop voir celles d'Asfeld,

elle nous fournit la composition de l'armée de Gallway, Extr. XXXIV, et un semblable journal, n° XLIX. La correspondance est au Dépôt de la guerre.

1. *Dangeau*, p. 357. Voyez ci-dessus, p. 407. Le prince avait été très bien accueilli au palais de Madrid (*Lettres de Mme des Ursins*, éd. Bossange, tome III, p. 456-458; *Mercure* de mai, p. 321-323); le 18 avril, il rendit compte au Roi de sa réception et de l'état des choses (Guerre, vol. 2048, n°s 200, 201 et 208), et il partit le 21.

2. Il a écrit : *non*, et ajouté *et* en interligne.

3. Comparez l'emploi pareil d'*effet* ci-dessus, p. 225, et ci-après, p. 447, au sens d'*effectif*, que nous avons p. 40 et 425.

4. Il avait accepté très galamment cette adjonction.

5. Le maréchal, méconnu de Chamillart, ne se soutenait que grâce à Mme des Ursins.

6. Avant *p*r, Saint-Simon a biffé un *et*. Ensuite, *ils* corrige *le*, et l'autre pronom *le* a été récrit en interligne, avant *chercher*.

7. Les détails suivants ne sont point empruntés à Dangeau, qui était absent de Marly le jour où arrivèrent les premières nouvelles.

8. En effet, Berwick raconta, dans ses dépêches (Guerre, vol. 2048, n°s 272 et 285), que l'ennemi avait cru surprendre son camp de Montalègre, mais que MM. d'Asfeld, d'Avaray et Popoli, avertis par leurs

les approuva, et ne songea plus qu'à combattre[1]. Le début en fut heureux. Bientôt après il se mit quelque désordre dans notre aile droite, qui souffrit un furieux feu. Le maréchal y accourut, le rétablit[2], et la victoire ne fut pas longtemps après à se déclarer pour lui. L'action ne[3] dura pas trois heures; elle fut générale, elle fut complète[4]. Elle commença tout de bon sur les trois heures après midi, le 25 avril; les ennemis, en fuite et poursuivis jusqu'à la nuit, perdirent tout leur canon et tous leurs équipages, avec beaucoup de monde[5]. Il en coûta peu à notre armée[6],

partisans, surent se retirer en bon ordre, et que le même d'Asfeld et Cilly pouvaient revendiquer la plus grande part de la victoire.

1. Victoire d'Almanza, 25 avril : *Dangeau*, p. 361 et 363; *Sourches*, p. 309-313; *Gazette*, p. 227-228 et 233-236; *Gazette d'Amsterdam*, n°s XXXVIII et XL, Extr. XLVII et n°s XLVIII et XLIX; *Mercure* de mai, p. 325-389; *Lettres de Mme des Ursins à Mme de Maintenon*, tomes III, p. 453-454, 466-468, et IV, p. 1 et 2; Dépôt de la guerre, vol. 2015, n°s 462 et 463 (relation officielle pour les ministres), vol. 2048, n°s 284-289, 299, 300, 308, et vol. 2049, n°s 10-12 et 117 *bis* (relations du chevalier du Bourk et de M. d'Avaray); Dépôt des affaires étrangères, vol. *Espagne* 167, fol. 234-256, vol. 168, fol. 13 (lettre de Mme des Ursins), et vol. 172, fol. 255-260, 276-279; relations française et espagnole imprimées : Bibl. nat., L[b37] 4320-4321; *Mémoires de Berwick*, tome I, p. 391-395; *Mémoires de Feuquière*, tome IV, p. 33-35, et de *Noailles*, p. 199; Quincy, *Histoire militaire*, tome V, p. 399-407; *Vie du maréchal de Berwick*, par Ch. Townshend Wilson, p. 151-164, etc. Il y a un long récit dans les *Mémoires d'Asfeld* indiqués ci-dessus, et M. Maldonado-Macanaz a publié un article sur *Almanza y Villaviciosa* dans la *Revista scientifico-militar de Barcelona*, année 1886. — Almanza ou Almansa est une ville de la province d'Albacete, à quatre-vingt-dix-huit kil. N. de Murcie. Philippe V ordonna d'y élever une pyramide en commémoration de la victoire de Berwick.

2. Rétablit l'ordre ou le combat. — 3. *De*, dans le manuscrit.

4. Le duc des Cars, dans ses *Mémoires*, tome II, p. 11, rapporte que cette victoire était regardée par le grand Frédéric comme la plus savante du siècle. On verra, p. 427-428, quelles furent ses conséquences.

5. Ci-après, p. 420.

6. Guerre, vol. 2049, n°s 16 et 17, état des pertes du régiment du Roi, et, n°s 35 et 36, état général envoyé par Mouchan, qui dit avoir regretté la suppression des piques de l'infanterie. Il y a un compte rendu des obsèques solennelles dans le *Mercure* de juillet, p. 144-160.

et, de gens de marque, le fils unique de Puysieulx[1], qui étoit brigadier d'infanterie et promettoit beaucoup avec un esprit orné, et Polastron, colonel de la Couronne[2]. Tout étant fini, le comte Dohna[3], qui s'étoit retiré dans la montagne avec cinq bataillons, n'ayant[4] ni vivres, ni eau, ni moyen de sortir de là, envoya au maréchal, trop heureux d'être tous prisonniers[5] de guerre, qui chargea un officier général d'aller les chercher et les amener à son camp[6]. Ainsi

1. Le comte de Sillery nommé dans notre tome XIII, p. 224. Voyez son article nécrologique dans le *Mercure* de juillet 1707, p. 60-65.

2. Louis, marquis de Polastron, mousquetaire, puis enseigne aux gardes en 1692 et sous-lieutenant en 1697, colonel d'infanterie en 1698 et brigadier en 1704. « Gentilhomme de Gascogne qui avoit déjà perdu deux frères au service du Roi; il avoit du mérite et auroit été capable de s'avancer dignement dans les grands emplois de la guerre, » dit l'annotateur des *Mémoires de Sourches*, tome X, p. 310; comparez les détails donnés par Bulkeley, *ibidem*, p. 312. Nous avons vu ci-dessus (p. 36) périr devant Turin un de ses frères, improprement qualifié colonel du régiment de la Couronne. Ce corps perdit, outre son colonel, dix capitaines. — Un parent de Saint-Simon, M. de Sandricourt (tome XII, p. 403), commandait à la même bataille le régiment de Berry et culbuta la droite ennemie, à ce que raconte Quincy (p. 407); mais, Dangeau n'en disant rien, notre auteur passe aussi ce fait sous silence.

3. Frédéric, burgrave ou comte de Dohna, près Dresde, qui avait été gouverneur d'Orange pour les Nassau, eut d'une du Puy-Montbrun, réfugiée protestante d'origine dauphinoise, trois fils. L'aîné, Alexandre (1661-1728), devint gouverneur, puis ministre et feld-maréchal du roi Frédéric-Guillaume Ier de Prusse; le second, Jean-Frédéric, né en 1664, est celui dont il s'agit ici; le troisième, Christophe (1665-1733), qui voyagea en France en 1700, commanda les grands mousquetaires du roi de Prusse et remplit plusieurs missions diplomatiques pour lui. Ces frères avaient été élevés par Bayle, au château de Coppet, acquis par leur père en 1657, et une sœur épousa le comte de Friesen dont Saint-Simon a parlé. Jean-Frédéric, qui porta un temps le titre de marquis de Ferrassières, venu de leur mère, et qui, selon le *Moréri*, fut capitaine des cent-suisses du roi Guillaume et colonel d'infanterie, est actuellement, en 1707, général au service de la Hollande, et a été envoyé depuis deux ans à l'armée des alliés en Portugal. Il sera fait commandant de Mons en octobre 1709, et périra à Denain, le 24 juillet 1712.

4. Avant l'élision *n'*, il a biffé un *et*.

5. *Tous* est en interligne, et le pluriel a été ajouté à *prisonnier*.

6. *Dangeau*, p. 361 et 363; *Sourches*, p. 309-310; *Mercure* de no-

on eut en tout huit mille prisonniers, parmi lesquels deux lieutenants généraux, six maréchaux de camp, six brigadiers, vingt colonels, force lieutenants-colonels et majors, et huit cents autres officiers, avec une grande quantité d'étendards et de drapeaux. Il y eut treize bataillons entiers[1].

Cilly apporte la nouvelle de la victoire d'Almanza.

Cilly des dragons, maréchal de camp[2], arriva à l'Étang, avec cette bonne nouvelle[3], où j'étois, et où Mme la duchesse de Bourgogne étoit venue de Marly, à qui Chamillart donnoit une grand[4] collation[5]. Ma surprise fut extrême lorsqu'en me retournant j'avisai Cilly : je jugeai qu'il y avoit eu une action heureuse en Espagne; je lui demandai à l'instant des nouvelles de M. le duc d'Orléans, et je fus fort affligé d'apprendre qu'il n'étoit pas arrivé à l'armée. Chamillart dit tout bas la nouvelle à Mme la duchesse de

vembre-décembre 1707, p. 208-218; *Gazette d'Amsterdam*, n° XLIX. Au mois de juin suivant, Dohna sollicita sa liberté en offrant de porter des propositions de paix en Hollande; mais il était encore prisonnier en 1709.

1. Ces chiffres sont pris à Dangeau, p. 363, qui les a empruntés, ainsi que l'auteur des *Mémoires de Sourches*, p. 312, au rapport de Bulkeley, ci-après, p. 422. Une lettre du Dépôt de la guerre, vol. 2051, n° 33, donne des chiffres un peu différents, et finit en ces termes : « La main du Seigneur a agi dans cette affaire pour confondre les ennemis des deux rois et combler de gloire notre grand duc de Berwick, dont on ne peut assez louer le courage, la conduite, la présence d'esprit et l'intrépidité. Je puis en parler avec assurance, car je ne l'ai pas quitté d'un pas pendant toute l'action, que pour porter de temps en temps les ordres dont il m'a fait l'honneur de me charger. » Parmi les régiments ennemis qui souffrirent le plus était celui de réfugiés français que Cavalier avait levé en Hollande, et qui se trouva en face du régiment de la Couronne; la lutte fut acharnée des deux côtés.

2. Le marquis de Cilly : tome XII, p. 191 et 192.

3. *Nouvelles*, au pluriel, dans le manuscrit.

4. *Grd*, en abrégé et au masculin, dans le manuscrit.

5. Le 5 mai : *Dangeau*, p. 362; *Sourches*, p. 308. Chamillart devait passer deux jours dans sa retraite favorite. — M. de Berwick se plaignit que son envoyé eût été devancé par les courriers de Madrid (Guerre, vol. 2049, n° 13). Cilly apportait un billet pour le Roi et une lettre pour Chamillart; ces pièces sont à la Guerre, vol. 2048, n° 284 et 285, suivies de la relation de Cilly, d'un ordre de bataille imprimé en espagnol, et des lettres qui arrivèrent ensuite, signées : Chastillon, Vienne, etc.

Bourgogne[1]; il me la dit aussi à l'oreille, et aussitôt s'en alla, avec Cilly, la porter au Roi. Madame accourut aussitôt chez Mme de Maintenon, qui [fut] fort touchée d'apprendre que Monsieur son fils n'avoit pas joint l'armée[2]. Un musicien qui l'y crut accourut le dire à Mme la princesse de Conti, qui lui donna une belle montre d'or qu'elle portoit à son côté. Tout ce qui étoit à Marly assiégea la porte de Mme de Maintenon; le Roi, transporté de joie, y vint, et y conta tout ce que Cilly lui venoit d'apprendre[3]. Le lendemain[4], le duc d'Albe vint à la promenade du Roi, à qui il en avoit fait demander la permission[5], et qui le gracieusa

1. « Mme la duchesse de Bourgogne étoit à faire collation à l'Étang, où elle étoit quand M. de Cilly arriva; M. de Chamillart lui dit tout bas la nouvelle, et puis monta en carrosse avec M. de Cilly, pour l'amener ici au Roi. » (*Dangeau*).

2. En effet, dans un piquant récit de l'arrivée inattendue de Chamillart chez Mme de Maintenon (recueil Geffroy, tome II, p. 123), celle-ci dit à Mme des Ursins : « Madame vint, à qui on s'étoit hâté d'aller dire que M. le duc d'Orléans avoit gagné une bataille. Je lui dis qu'il n'y étoit pas, dont elle est très fâchée, et j'entendis qu'elle disoit : « J'apprendrai bientôt que mon fils se sera pendu! » Mme des Ursins répondit par une jolie lettre (recueil Bossange, tome IV, p. 1-2).

3. « Je n'ai jamais vu le Roi témoigner tant de joie que dans cette occasion-ci. Il étoit chez Mme de Maintenon quand il apprit la nouvelle, et vint à la porte de la chambre, où tous les courtisans attendoient. Il leur conta tout ce que Cilly avoit dit, et témoigna leur savoir bon gré de leur empressement.... » (*Dangeau*, p. 362.) — « Le Roi mena Cilly sur-le-champ dans le cabinet de la marquise de Maintenon, où il demeura très longtemps à lui conter tout ce qui s'étoit passé à la bataille, pendant que tous les courtisans, et même les princes du sang (le duc de Bourbon et le prince de Conti), qui étoient dans l'antichambre, pétilloient d'apprendre quelques détails, car la nouvelle générale s'étoit déjà répandue partout. Enfin la marquise de Maintenon parut deux fois à la porte, et le Roi y vint ensuite avec le comte de Cilly, que les dames entourèrent encore longtemps, pour le questionner, au grand regret des hommes, qui attendoient toujours. » (*Sourches*, p. 308-309.)

4. Le 6 mai : *Dangeau*, p. 362; *Sourches*, p. 310.

5. Comme nous le savons déjà, mais comme notre auteur le répète à chaque occasion, l'usage n'était point que les ambassadeurs vinssent à Marly; il n'y avait d'exception que pour celui du petit-fils du Roi.

Valouse à Marly, de la part du roi d'Espagne.

fort[1]. Le surlendemain[2], le même ambassadeur amena au Roi Valouse, qui, écuyer ici du duc d'Anjou, l'avoit suivi en Espagne, et y étoit un de ses quatre majordomes[3]. Philippe V, averti de la victoire d'Almanza[4] par Ronquillo, que le duc de Berwick lui avoit envoyé du champ de bataille[5], avoit dépêché Valouse pour venir remercier le Roi de ses secours et du général qui venoit de s'en servir avec tant de gloire[6]. Bulkeley[7], frère de la duchesse de Ber-

Bulkeley

1. Ce terme de *gracieuser* est pris à Dangeau. « Le Roi, disent les *Mémoires de Sourches*, reçut le duc d'Albe avec beaucoup d'honnêteté, loua beaucoup la nation espagnole, et lui dit personnellement beaucoup de choses obligeantes ; et même, s'étant séparé de lui, il revint pour le prier de faire ses compliments à la duchesse sa femme, dont on lui avoit dit que la joie avoit été excessive. »

2. *Dangeau*, p. 362 ; *Sourches*, p. 341.

3. Tomes VIII, p. 233, et XI, p. 250.

4. *Victoire* surcharge *bata[ille]*, et il y a bien ici l'orthographe *Almanza*.

5. *Bataille* surcharge une autre lettre. — « Cilly n'a point passé à Madrid ; mais M. de Ronquille, qui est parti en même temps que lui de l'armée, en a apporté la nouvelle au roi d'Espagne » (*Dangeau*, p. 362). Ce Ronquillo n'était pas le gouverneur du conseil de Castille (tome XII, p. 432), mais son fils, Pierre Ronquillo (*Gazette*, p. 235), fait mestre de camp du régiment de Madrid en avril ou mai 1703, colonel du régiment des Asturies en janvier 1705, brigadier en mars 1706. A la suite de cette course à Madrid, il fut promu maréchal de camp. En mars 1708, il reçut le commandement de la partie du royaume de Valence en deçà du Xucar, et il fut tué à Villaviciosa, le 10 décembre 1710.

6. « Des services que lui ont rendus le général et les troupes de France dans cette occasion » (*Dangeau*).

7. Il écrit : *Bockley*, comme l'auteur des *Mémoires de Sourches*, et Dangeau : *Bauclay*. — François, comte Bulkeley, né à Londres le 11 septembre 1686 et venu en France en 1700, suivait son beau-frère, comme aide de camp, malgré sa grande jeunesse, depuis le commencement de la guerre, et il était déjà venu apporter des nouvelles en janvier 1706, ce qui lui avait valu une commission de colonel réformé. A la suite de cette nouvelle course, en mai 1707, il reçut un régiment d'infanterie ; mais il s'en défit deux ans après, pour reprendre sa situation première jusqu'à la fin de la guerre de Catalogne. Il prit part à l'expédition d'Écosse en 1716 et fut fait brigadier en 1719, lorsque M. de Berwick porta la guerre en Espagne. Il reprit du service en 1733, comme colonel

wick, arriva le lendemain de Valouse, avec le détail[1], et en fut fait brigadier[2]. Cilly étoit parti le 26 avril, à la pointe du jour, lendemain de la bataille, et il étoit venu tout droit ici, sans passer à Madrid[3]. Ce même jour 26, M. le duc d'Orléans joignit l'armée, qui marchoit à Valence par des pays faciles et qui ne s'éloignoient point de nos magasins[4]. On sut ce jour-là Milord Galloway très dangereusement blessé, que[5] las Minas l'étoit aussi[6], et toute leur armée dispersée. Le duc de Berwick, avec un gros détachement, alla fort loin recevoir M. le duc d'Orléans, bien en peine de

apporte le détail et est fait brigadier.

M. le duc d'Orléans arrive à l'armée victorieuse.

irlandais, passa maréchal de camp en 1734, lieutenant général en 1738, eut le commandement de Bruges de 1746 à 1748, reçut le cordon bleu le 2 février de cette dernière année, obtint le gouvernement de Saint-Jean-Pied-de-Port en 1751, et mourut le 14 janvier 1756, à Paris (*Chronologie militaire*, tome V, p. 219-221). Il a été parlé de cette famille jacobite à propos du second mariage de M. de Berwick, dans notre tome VII, p. 115, et dans l'Addition n° 469, tome XI, p. 387.

1. *Dangeau*, p. 363; *Sourches*, p. 311. Ces derniers *Mémoires* donnent seuls, p. 311-313, le récit que l'on tira du « petit Bockley à bâtons rompus. »

2. Il ne fut pas fait brigadier, mais reçut le régiment de milice savoyarde que le chevalier de Tessé abandonnait pour prendre celui de la Couronne (*Dangeau*, p. 366; *Sourches*, p. 316). Cilly, au contraire, fut promu lieutenant général.

3. *Dangeau*, p. 361-362; *Sourches*, p. 310.

4. *Dangeau*, p. 363; *Sourches*, p. 313. Voyez, au Dépôt de la guerre, vol. 2048, n°s 297-303, les lettres du prince, de M. de Berwick et de M. Amelot, 27 et 29 avril, et, vol. 2049, n°s 22-23, 41, 42, 45, 74, etc., d'autres lettres au Roi, avec les réponses. Le *Mercure* de juin, p. 277 et suivantes, donna un journal des opérations. On crut tout d'abord que le prince pousserait comme un éclair jusqu'à Lisbonne, ainsi qu'en témoigne une des lettres de l'abbé Dubois citées dans le livre du comte de Seilhac, tome I, p. 328.

5. Avant *que*, il a biffé *et*.

6. On les avait crus d'abord morts ou perdus : *Dangeau*, p. 361 et 364; *Sourches*, p. 309, 312, 332 et 357; *Gazette d'Amsterdam*, n° XLIX. Lord Gallway fut fortement attaqué en Angleterre, comme si la défaite fût venue de ce que son contingent était trois fois moins fort que ne le portaient les conventions. Suivant certaines relations (*Quincy*, p. 406), M. das Minas fut blessé, sa maîtresse, qui le suivait en amazone, tuée à ses côtés, ses papiers et son équipage pris par les vainqueurs.

la réception qu'il lui feroit et[1] du dépit qu'il auroit de trouver besogne faite[2]. C'étoit, après le malheur de Turin, en essuyer un nouveau bien fâcheux en un autre genre. Tout ce qui lui étoit attaché en fut touché, et le public même sembla y prendre part. L'air ouvert de M. le duc d'Orléans, et ce qu'il dit d'abordée[3] au maréchal sur ce qu'il étoit déjà informé qu'il avoit fait tout ce qu'il avoit pu pour l'attendre, le rassurèrent. Il y joignit de justes louanges; mais il ne put s'empêcher de se montrer fort touché[4] de son malheur, qu'il avoit tâché d'éviter par toute la diligence imaginable, et par ne s'être pas même arrêté à Madrid autant que la plus légère bienséance l'auroit voulu[5]. Enfin, le prince persuadé avec raison qu'il n'avoit pu être attendu plus longtemps par l'attaque des ennemis dans le camp même du maréchal, et le maréchal à l'aise, ils ne furent point brouillés, et cette campagne jeta entre eux les fondements d'une estime et d'une amitié qui ne s'est depuis jamais démentie[6]. Ce n'est pas qu'ils

Origine de l'estime et de l'amitié de M. le duc d'Orléans pour le duc de Berwick;

1. *Et* surcharge un *d*. — 2. *Mémoires de Berwick*, tome I, p. 395.

3. *D'abodée*, au manuscrit. — Cette locution adverbiale, que nous avons déjà dans notre tome I, p. 245, et dans les Additions n°s 348 et 349, n'a point été admise dans le *Dictionnaire de l'Académie*. En dehors des exemples de Saint-Simon, Littré n'en cite que du seizième siècle.

4. *Toucher* corrigé en *touché*.

5. Bien entendu, ces détails ne sont point empruntés à Dangeau, et ils ne peuvent venir que des lettres écrites par le prince lui-même à notre auteur. Quelques autres lettres, en dehors de celles que renferme le volume du Dépôt de la guerre n° 2049, se retrouvent dans la *Correspondance de Madame* (recueil Jaeglé, tome II, p. 57-59, 62-64 et 67) et dans le livre du comte de Seilhac, tome I, p. 345-348. Le *Mercure* de mai reproduisit (p. 368) la conversation du prince et du maréchal.

6. Le prince voulut être le premier à rendre justice au vainqueur d'Almanza, et, le lendemain, dans une lettre qu'on trouvera ci-après, appendice XVII, il écrivit au Roi (*Mémoires de Noailles*, p. 199; Guerre, vol. 2048, n° 291) : « Je ne puis m'empêcher de dire que, si la gloire de M. de Berwick est grande, sa modestie ne l'est pas moins, ni sa politesse pour moi, qui l'engageoit quasi à vouloir s'excuser, sur ce que les ennemis l'ont attaqué, d'avoir remporté une victoire aussi complète et aussi signalée que celle-ci. » C'est, en effet, ce que

fussent tous deux souvent de même avis. Le prince étoit entreprenant et quelquefois hasardeux, persuadé qu'un attachement excessif à toutes les précautions arrache des mains beaucoup d'occasions glorieuses et utiles; le maréchal, au contraire, intrépide de cœur, mais[1] timide d'esprit, accumuloit toutes les précautions et les ressources, et en trouvoit rarement assez. Ce n'étoit pas pour s'accorder; mais le prince avoit le commandement effectif, et le maréchal une probité si exacte, que, content d'avoir contredit et disputé de toutes ses raisons et de toute sa force un avis qui passoit malgré lui, il concouroit à le faire réussir, non seulement sans envie, mais avec chaleur et volonté, jusqu'à chercher des expédients nouveaux pour remédier aux inconvénients imprévus, et à mettre tout du sien comme s'il eût été l'auteur du conseil qui s'exécutoit, nonobstant toute l'opposition qu'il y avoit faite[2]. C'est le témoignage que M. le duc d'Orléans m'a rendu de lui plus d'une fois[3], et bien rare d'un homme nouvellement orné d'une grande victoire, et naturellement opiniâtre et attaché à son sens; mais, comme ce prince me l'a souvent dépeint, il étoit doux, sûr, fidèle, voulant surtout le bien de la chose, sans difficulté à vivre, vigilant, actif, et se donnant, mais quand il étoit à propos, des peines infinies[4]. Aussi M. le duc d'Orléans m'a-[t]-il dit souvent

leurs différents caractères militaires.

Grand et rare éloge du duc de Berwick par M. le duc d'Orléans.

Mme des Ursins rappelait encore, deux ans plus tard, à Mme de Maintenon (recueil Bossange, tome IV, p. 227).

1. La conjonction *mais* est répétée deux fois, à la fin de la page 607 du manuscrit, et au commencement de la page 608.

2. Tout comme Bergeyck, ci-dessus, p. 128.

3. On a vu (tome XI, p. 214) que notre auteur noua plus tard d'étroites relations avec le maréchal, et nous possédons même un certain nombre de lettres confidentielles qu'il lui écrivit alors (éd. 1873, tomes XIX et XXI); c'est donc en connaissance de cause, mais comme ami, qu'il trace ici un second portrait (le premier est dans notre tome XII, p. 60-61 et 334), cette fois au point de vue militaire.

4. Dans un éloge non terminé, mais qui pourtant a été reproduit en tête de l'édition des *Mémoires de Berwick* donnée dans la collection Michaud et Poujoulat, Montesquieu dit avoir souvent entendu le maré-

qu'encore que leurs génies se trouvassent souvent opposés à la guerre, Berwick étoit un des hommes qu'il eût jamais connu[1] avec qui il aimeroit mieux la faire : grande louange, à mon avis, pour tous les deux.

Manquement fatal de toutes choses en Espagne.

J'avois un chiffre particulier que M. le duc d'Orléans m'avoit donné en partant, et lui et moi nous chiffrions et déchiffrions nous-mêmes[2], et ne nous écrivions en chiffre que par les courriers[3]. Je lui proposai de cueillir au moins de grands fruits de cette grande défaite[4], et le dessein de laisser Berwick en Aragon avec une médiocre armée, et de s'en aller avec le reste joindre le marquis de la Floride[5]

chal s'écrier « que la chose qu'il avoit toute sa vie la plus souhaitée, c'étoit d'avoir une bonne place à défendre. » Dans un article nécrologique également reproduit par l'éditeur des *Mémoires*, lord Bolingbroke a insisté sur les vertus militaires : « Il étoit particulièrement attentif à ménager la vie du soldat, soit en pourvoyant avec le plus grand soin à sa subsistance, soit en ne l'exposant qu'à des dangers inévitables, qu'on lui voyoit affronter le premier. Il étoit, avec cela, très exact à maintenir la discipline. En un mot, il fut généralement regardé comme l'égal des plus grands généraux de son temps, et, dans un pays de guerriers, il vécut assez pour se voir reconnu le premier de tous. » Les brouillons originaux de ces *Mémoires* sont conservés à la Bibliothèque nationale, ms. Fr. 6831.

1. Ce singulier est bien au manuscrit.

2. Tome XIII, p. 112 et 149-150; ci-dessus, p. 74. Nous ne connaissons pas le chiffre dont il est ici question; mais on peut voir dans le ms. Fr. 6204 une série de chiffres diplomatiques qui furent à l'usage du ministre de la guerre de 1688 à 1713.

3. Ces dix derniers mots ont été ajoutés en interligne.

4. L'illusion sur les heureuses conséquences de cette victoire fut commune en France comme à Madrid : voyez les *Lettres de Louis XIV à M. Amelot*, tome I, p. 198-215, et le *Mercure* de mai, p. 382-408.

5. Je ne sais comment ce nom est venu ici. L'octogénaire Pimentel, marquis de la Florida (tome IV, p. 146 et 152), que Philippe V avait fait gouverneur du château de Milan le 19 mars 1702, et qui ne l'a rendu aux Impériaux qu'en mars 1707, après une glorieuse défense (ci-dessus, p. 90), se trouvait précisément, en mai 1707, à Versailles, où on lui faisait grand accueil (*Dangeau*, p. 368; *Sourches*, p. 317; *Mercure* de juin, p. 228-230). Rentré en Espagne quelques semaines plus tard, il y recevra une commanderie, mais ne servira plus, et mourra en janvier 1708. — Notre auteur a sans doute voulu parler du mar-

sur la frontière de Portugal. Les ennemis n'y avoient ni magasins ni troupes, et le roi de Portugal n'étoit pas en état de résister. Je pressai donc M. le duc d'Orléans de profiter d'une conjoncture qui ne se retrouveroit plus pour s'illustrer par la conquête facile d'un royaume, délivrer l'Espagne de ce côté-là de guerre et d'ennemis, en l'agrandissant d'un pays si utile, et de la mettre en état de finir la guerre en portant, la campagne suivante, toutes ses forces en Aragon, sans avoir plus de jalousie[1] par derrière. C'étoit en effet le moyen certain de terminer la guerre d'Espagne en deux campagnes[2]. On peut juger en passant quel eût été cet avantage, quelles[3] ses suites, et quelle gloire pour le prince qui l'auroit exécuté[4]. Le malheur fut que l'exécution étoit impossible. M. le duc d'Orléans me manda que ma proposition, en elle-même, étoit bonne et solide pour une armée de non-mangeants et de non-buvants; que, dans toute la longue route à travers les provinces d'Espagne, il n'y avoit magasin ni provision de quoi que ce fût, ni étapes[5] réglées, ni moyen aucun d'y suppléer; que, s'il y avoit quelques[6] provisions en Aragon pour la subsistance des troupes, et encore successives[7], ce n'étoit qu'à force d'industrie; que les chaleurs qui commençoient à se faire sentir, et qui alloient devenir excessives, ajoutoient une nouvelle difficulté à ce dessein, que le manquement de toutes choses rendoit impossible, mais qu'il alloit travailler à faire en sorte que ces obstacles fussent levés pour

quis de Bay (ci-dessus, p. 114 et 282, et ci-après, p. 428), qui dirigeait les opérations du côté de la frontière portugaise.

1. Au sens d'inquiétude, préoccupation. Nous rencontrons dans l'*Histoire de la guerre de Hollande*, tome I, p. 311, cette locution : *tenir quelqu'un en jalousie*.

2. A la fin de novembre, Puységur remit un plan pour s'assurer des royaumes d'Aragon et de Valence, et porter tous les efforts jusqu'à Lisbonne (Affaires étrangères, vol. *France* 448, fol. 58-76).

3. *Quels* corrigé en *quelles*. — 4. Il a écrit : *excecuté*.

5. *Estape*, « amas de vivres et de fourrages, que l'on distribue aux troupes; se dit aussi du lieu où on distribue » (*Académie*, 1718).

6. *Aucu*[*nes*] surchargé en *quelques*. — 7. Se succédant par intervalles.

l'année suivante, et à si bien profiter de l'avantage que le duc de Berwick venoit de remporter, qu'on pût affoiblir assez l'armée d'Aragon, la campagne suivante, pour se porter en nombre suffisant sur la frontière de Portugal, et y exécuter, à la vérité plus difficilement alors par les précautions qu'ils pourroient avoir prises, ce que ce défaut auroit rendu aisé cette année[1]. A cela il n'y avoit point de réplique. En Aragon, la disette de tout étoit même telle, qu'avec une armée victorieuse et en liberté d'agir, ce fut un chef-d'œuvre de l'industrie de pouvoir former le siège de Lerida[2], après avoir battu encore plusieurs fois les ennemis en détail et en petits corps, et pris plusieurs petites places[3]. Achevons tout de suite cette campagne d'Espagne. Les difficultés en furent si grandes, qu'il fallut, en attendant, s'amuser à nettoyer l'Aragon des petites places et des postes, tandis que Bay prenoit Ciudad-Rodrigo[4] et d'autre places vers le Portugal[5], amassa[6] force drapeaux et étendards, et eut enfin près de quatre mille prisonniers[7]. Après des peines et des longueurs infinies,

Siège

1. Tel fut en effet le plan de campagne préparé par Puységur. On peut comparer les lettres de Philippe V à son grand-père réunies dans les volumes du Dépôt des affaires étrangères *Espagne* 172 et 173.

2. Au tome XIII, p. 163, nous avons vu Lerida et Tortose tomber au pouvoir des Catalans révoltés, et Mme des Ursins était d'avis qu'on n'agît point contre le Portugal avant d'avoir repris ces deux villes (recueil Geffroy, p. 307-309). Amelot et les autres conseillers appuyèrent cette opinion; mais les préparatifs furent encore retardés par le fait que M. de Berwick avait trop compté sur Patiño pour faire réunir des vivres : Guerre, vol. 2049, nos 172, 223, 231 et 263-266.

3. *Et pris*, etc., est ajouté en interligne. Les correspondances de mai à août sont au Dépôt de la guerre, vol. 2049. Comparez les *Mémoires de Berwick*, tome I, p. 396-408.

4. Ancienne ville romaine, sur l'Agueda, mais mauvaise place forte, à quatre-vingt-quatre kil. O. S. O. de Salamanque.

5. *Dangeau*, p. 463, 479 et 488-489; *Sourches*, p. 415; *Gazette d'Amsterdam*, n° XCIII; lettres de Mme des Ursins, recueil Bossange, tome IV, p. 86; Quincy, *Histoire militaire*, tome V, p. 421-425, 445-447.

6. Avant *amassa*, il a biffé *et*.

7. C'est le résumé des détails sur la prise de Ciudad-Rodrigo donnés

la tranchée fut ouverte devant Lerida la nuit du 2 au 3 octobre[1]. Asfeld s'y chargea des vivres et des munitions, et M. le duc d'Orléans, qui m'a dit souvent que c'étoit le meilleur intendant d'armée qu'il fût possible de trouver, sans que ce pénible détail l'empêchât de ses fonctions militaires[2], M. le duc d'Orléans, dis-je, se chargea lui-même[3] de tous les autres détails du siège, rebuté des difficultés qu'il rencontroit dans chacun[4]. Il fut machiniste[5] pour remuer son artillerie, faire et refaire son pont sur la Sègre[6], qui se rompit et qui ôta la communication de ses quartiers : ce fut un travail immense[7]. Son abord facile, la douceur avec laquelle il répondoit à tout, la netteté de ses ordres, son assiduité jour et nuit à tous les travaux, surtout aux plus avancés de la tranchée, son exactitude à tout voir par lui-même, sa justesse à prévoir, et l'argent qu'il répandit dans les troupes et qu'il fit donner du sien aux officiers qui se trouvoient dans le besoin, le firent adorer, et donnèrent une volonté qui fut le salut d'une expédition que tout rendit si difficile[8]. C'étoit, après Bar- de Lerida.

par Dangeau. Les correspondances ont été réunies dans le volume 2050 du Dépôt de la guerre.

1. *Dangeau*, p. 489, 491 et 492; *Sourches*, p. 417; *Gazette d'Amsterdam*, nos LXXXI et suivants; *Mémoires de Berwick*, p. 409-413; *Mercure* de septembre, p. 395-397, d'octobre, p. 372-387 et 401-416, etc.; Affaires étrangères, vol. *Espagne* 176 et 177; Quincy, *Histoire militaire*, p. 417-420 et 426-435 (avec plan et description de la ville).

2. Emploi d'*empêcher* bon à relever. — 3. *Luy mesme* est en interligne.

4. A Paris aussi, on le chicana sur tous les détails de cette direction personnelle, comme Dubois le lui écrivait le 5 novembre.

5. *Machiniste*, « celui qui invente des machines et qui les conduit » (*Académie*, 1718).

6. Grande rivière de Catalogne qui descend des Pyrénées pour se jeter dans l'Èbre. C'est sur ses bords que le comte d'Harcourt avait été battu le 15 mai 1644.

7. Dangeau ne donne aucun de ces détails; au contraire, on en trouve une partie dans les *Mémoires de Sourches*, p. 408.

8. « M. le duc d'Orléans a acquis beaucoup d'honneur à ce siège; il alloit plusieurs fois le jour à la tranchée, et répandoit beaucoup d'argent » (*Dangeau*, tome XII, p. 12; comparez tome XI, p. 492). On

celone, le centre et le refuge des révoltés, qui se défendirent en gens qui avoient tout à perdre et rien à espérer[1]. Aussi la ville fut-elle prise d'assaut le 13 octobre[2], et entièrement abandonnée au pillage pendant vingt-quatre heures[3]. Elle étoit remplie de tout ce que les lieux à sa portée y avoient pu retirer. On n'y épargna pas les moines, qui animoient le plus les habitants. La garnison se retira au château, où les bourgeois entrèrent avec elle[4]. Ce château tint encore longtemps; enfin il capitula le 11 novembre, et le chevalier de Maulévrier[5] en apporta la nou-

La ville prise d'assaut et punie par le pillage.

Le château rendu par capitulation.

voit, par la correspondance des généraux assiégeants, que tout manquait, troupes, artillerie, munitions. Les *Mémoires de Sourches* disent (p. 430) que, si le siège réussit malgré la mauvaise volonté du conseil espagnol, ce fut « grâce à la persévérance du duc d'Orléans, qui avoit dépensé huit cent mille livres de son argent et avoit fait servir tout son équipage à voiturer les vivres pour la subsistance de l'armée. » Quincy également rend hommage au mérite unanimement reconnu du prince, et particulièrement à sa prudence dans les travaux d'approche. Enfin, le 13 novembre, Mme des Ursins écrivait à son amie Maintenon (recueil Bossange, tome IV, p. 108-109) : « On nous écrit tous les jours, de l'armée que M. le duc d'Orléans commande, que S. A. R. fait des merveilles et anime si fort par son exemple toutes les troupes, qu'on ne sauroit assez bien l'exprimer. Elle a beaucoup de goût et de talent pour la guerre; très sensible à la gloire, une tendresse et un respect infini pour le Roi, et un grand amour pour sa patrie. Si avec tant de choses essentielles elle mêle quelques légèretés, il faut bien les lui passer, et espérer que des réflexions plus solides lui feront surmonter ces sortes de foiblesses. » Ceci est une allusion à la démarche que le prince lui avait fait faire pour que l'on accordât à sa maîtresse Séry une place de dame d'atour : grâce qui avait été refusée maladroitement et sèchement (*ibidem*, p. 79-80, 114-115 et 122).

1. Les bourgeois firent autant de mal que les troupes réglées aux assiégeants; mais au moins n'y avait-il pas d'ennemis au dehors, pour les harceler, comme à Barcelone.

2. *Dangeau*, p. 494; *Sourches*, p. 418; *Gazette*, p. 524-525; *Mémoires de Noailles*, p. 201, et de *Berwick*, tome I, p. 411-413; *Quincy*, p. 433-435; lettre de Mme des Ursins, dans le recueil Bossange, tome IV, p. 92-93; Affaires étrangères, vol. *Espagne* 174, fol. 50, lettre de Philippe V.

3. Huit heures seulement, selon Quincy. — 4. Détails pris à Dangeau.

5. Le même frère cadet du gendre de Tessé qui avait apporté la nouvelle de la victoire de Calcinato en 1706.

velle au Roi le 19[1]. Chamillart l'amena sur les huit heures avant que le premier gentilhomme de la chambre fût entré. Le Roi les fit venir à l'instant à son lit; il fut si content de cette nouvelle, qu'il envoya[2] éveiller Madame et Mme la duchesse d'Orléans pour la leur apprendre[3]. Ils sortirent cinq à six cents hommes, et pouvoient tenir encore quelques jours, et, tant devant la ville que devant le château, M. le duc d'Orléans n'eut[4] pas plus de sept à huit cents hommes tués ou blessés. L'armée ennemie n'étoit qu'à deux lieux de Lerida, lorsque le château se rendit, faisant contenance de venir le secourir[5]. Las Minas, blessé à Almanza, en avoit repris le commandement; Galloway, extrêmement blessé, étoit hors d'état d'agir[6]. Après une campagne si longue et si difficile, il n'y eut plus moyen de rien entreprendre[7], et, quelque desir que M. le duc d'Orléans eût d'aller faire le siège de Tortose[8], il fallut le remettre à l'année suivante[9].

Joyeuse malice du Roi sur Lerida à Monsieur le Prince.

Monsieur le Prince, mais surtout Monsieur le Duc, et un peu M. le prince de Conti, voyoient avec grande jalousie la gloire de M. le duc d'Orléans[10]. Ils étoient surtout piqués

1. *Dangeau*, tome XI, p. 496, et tome XII, p. 12; *Sourches*, p. 428; *Gazette*, p. 563-564 et 582-584; *Gazette d'Amsterdam*, n° XCVI, Extr. c et n° XCVIII; *Mercure* de décembre, p. 585-654; *Quincy*, p. 435-441; lettre de Mme des Ursins, dans le recueil Bossange, tome IV, p. 112; Affaires étrangères, vol. *Espagne* 174, fol. 121-123, et 177, fol. 305.

2. *Envoyé* corrigé en *envoya*. — 3. Détails pris à Dangeau.

4. *N'eut* est en interligne, au-dessus de *n'a*, biffé, de même que *eu* après *pas*. Le passé indéfini avait été pris à Dangeau, comme ci-dessus *envoyé*.

5. Détails fournis par Dangeau. — 6. Ceci ne vient pas de Dangeau.

7. Ces trois derniers mots sont en interligne, au-dessus de *d'agir*, biffé.

8. Cette ville était visée depuis 1706. Mme de Maintenon eût souhaité qu'on en finît; mais Chamillart renouvela son opposition (recueil Bossange, tome I, p. 192).

9. Berwick explique, dans ses *Mémoires*, p. 413-416, pourquoi il crut prudent de ne pas accéder aux désirs ardents du prince.

10. La prise de Lerida fut, pour ce prince, un triomphe d'autant plus complet que beaucoup de ses amis, comme Mme de Maintenon (recueil Geffroy, tome II, p. 147), avaient craint qu'il n'échouât à son tour devant une ville imprenable. Voyez les *Lettres de Mme des Ursins*

de la conquête de Lerida, dont Monsieur le Prince, tout grand et hardi capitaine qu'il étoit, avoit levé le siège[1], et une autre fois encore le comte d'Harcourt[2]. Monsieur le Duc et Madame la Duchesse ne se contenoient pas[3], et Monsieur le Prince s'échappoit[4] volontiers[5]. J'eus le plaisir d'entendre le Roi adresser la parole là-dessus à Monsieur le

à Mme de Maintenon, tome IV, p. 87, 93, 100-101 et 112-113, celles de Madame à ses amies d'Allemagne, avec copie du billet de son fils, recueil Jaeglé, tome II, p. 65-67, et les vers faits à Paris en l'honneur du vainqueur : *Mercure* de janvier 1708, p. 186-209; Chansonnier, ms. Fr. 12694, p. 137-139 et 147-156; *Nouveau siècle*, tome III, p. 228-241.

1. Le 18 juin 1647 : *Gazette*, p. 428-509; *Histoire des princes de Condé*, par le duc d'Aumale, tome V, p. 150-168, etc. Mme de Châtillon, dit-on, reprocha à Condé d'avoir ouvert la tranchée avec des violons et de s'en être retiré avec sa courte honte, ayant eu le tort de s'attacher au château, obstacle formidable, avant d'attaquer la ville. Comme il venait, peu auparavant, de quitter son surnom primitif d'Enghien, on fit cette chanson, qui devint un type de satire pendant assez longtemps :

> Quand il a changé de nom,
> Il a perdu son renom.
> Pour lui je n'ai rien pu faire,
> Lère, etc.,
> A Lerida.

2. Dans la nuit du 21 au 22 novembre 1646 : *Gazette*, p. 1173-1184.
3. Comme après la bataille de Turin : ci-dessus, p. 88.
4. Voyez le *Dictionnaire de Littré*, ÉCHAPPER 15°.
5. Dans une lettre de Dubois, qui, cette année-là, n'avait pas accompagné son maître et, de Paris, le tenait au courant des choses de la cour (Seilhac, *l'Abbé Dubois*, tome I, Appendice, p. 319-353), nous avons un tableau piquant des manœuvres de la bande de jaloux lui reprochant tout ce qu'il faisait, surtout de n'avoir point voulu suivre l'avis des conseillers qui étaient opposés au siège, et cela quand même la rupture du pont de la Sègre privait des ressources indispensables; puis, de s'être vanté auprès du Roi d'en finir aussi heureusement avec le château qu'avec la ville, et même de s'être exposé trop souvent aux périls de la tranchée. « On dit avec raison, lui écrivait l'abbé (p. 353), que cette indifférence pour le danger a ses bornes, et, sans que ma sensibilité pour votre conservation y ait part, je vous affirme qu'il paroît au public qu'il y auroit plus de bravoure et de dignité que vous y puissiez être avec moins d'assurance. » Ces considérations furent peut-être pour quelque chose dans le conseil que le Roi donna de ne pas aller plus avant (Affaires étrangères, vol. *Espagne* 174, fol. 109-113).

Prince à son dîner, puis à M. le prince de Conti, avec une joie maligne qui jouissoit de leur embarras : il vanta l'importance de la conquête, il en expliqua les difficultés, il loua M. le duc d'Orléans, et leur dit sans ménagement que ce lui étoit une grande gloire d'avoir réussi où Monsieur le Prince avoit échoué. Monsieur le Prince balbutia, lui qui tenoit si aisément et si volontiers le dé. J'étois vis-à-vis de lui, et je voyois à plein qu'il rageoit. M. le prince de Conti, auprès de qui j'étois, plus doux et plus circonspect, ne prenoit pas plus de plaisir à cette conversation, qui, de la part du Roi, fut allongée. M. le prince de Conti[1] ne dit que quelques mots, pour ne pas demeurer dans le silence, et laissa le poids à Monsieur le Prince, qui, avec tout son esprit et ses grâces (car il en avoit beaucoup dans la conversation), se tira au plus mal de celle-là. Elle ne put durer qu'une partie du dîner, étant aussi peu soutenue d'une part; mais le Roi, qui ne voulut rien affecter, et qui se plaisoit à les mortifier, se tourna sur la fin à M. de Marsan, presque derrière sa chaise, et lui reparla du succès de M. le duc d'Orléans qui avoit été l'écueil du comte d'Harcourt[2]. Marsan n'en étoit pas à cela près, pourvu que le Roi lui parlât et qu'il pût lui barbouiller[3] quelque chose[4] : il chercha donc à faire sa cour et à parler, et renouvela le dépit et l'embarras de Monsieur le Prince, qui n'ouvrit pas la bouche, mais à qui l'impatience sortoit par les yeux et de toute sa contenance. Cette scène, je l'avoue, me divertit beaucoup. Cela fit du bruit à la cour et dans le monde. J'eus regret que Monsieur le Duc ne s'y trouvât pas.

Le Roi fit Cilly lieutenant général en le renvoyant[5], et Cilly

1. Ces cinq mots sont ajoutés en interligne, au-dessus d'*il*, biffé.
2. Père de M. de Marsan.
3. Nous avons déjà eu deux emplois de *barbouiller* et de *se barbouiller* (tome V, p. 23, et ci-dessus, p. 131), qu'il ne faudrait pas confondre avec celui-ci.
4. Comparez notre tome VIII, p. 286-287.
5. Le 17 mai : *Dangeau*, p. 366.

lieutenant général; Berwick grand d'Espagne, avec les duchés de Liria et de Quirica en don, une grâce, outre cela, sans

permit au duc de Berwick d'accepter la grandesse que le roi d'Espagne lui accorda, tant pour lui que pour celui de ses fils qu'il lui seroit libre de choisir[1]; elle fut de la première classe. Pour ajouter l'utile à l'honneur, le roi d'Espagne établit cette grandesse sur les villes et territoires de Liria et de Xerica[2] dans le royaume de Valence conjointement, dont il lui fit présent[3]. C'étoit un domaine de quarante mille livres de rente, du domaine de la couronne qui avoit fait autrefois l'apanage des infants d'Aragon[4].

1. Berwick avait de son premier mariage un fils unique, qui hérita de la grandesse avec le titre de duc de Liria, et que nous connaissons déjà; du second, un autre fils, Jacques, né le 15 novembre 1702, qui eut le régiment d'infanterie de son père en 1719, avec le gouvernement de Limousin, et prit le titre de duc de Fitz-James en 1720, pour épouser une Duras (ci-dessus, p. 408), mais mourut le 13 octobre 1721, avant son père et sans postérité. Le titre ducal fut relevé successivement par deux des quatre autres fils qui naquirent en 1709, 1711, 1712 et 1715. Le quatrième, qui devint maréchal de France (ci-dessus, p. 275), fut institué, en 1768, légataire universel de la comtesse de Valentinois héritière de notre auteur, pour la nue-propriété, et sa femme, comme étant née Goyon de Gacé, légataire universelle de l'usufruit, sauf les propres paternels de la testatrice, qui passèrent au marquis de Saint-Simon Monbléru, déjà héritier de la grandesse, ainsi qu'il a été dit dans notre tome I, p. 420 et 427. Des documents sur cette succession sont conservés aux Archives nationales, carton T 186, nº 6.

2. Dans la manchette, *Quirica*. — 3. *Dangeau*, p. 469-470.

4. Cela a déjà été dit, à propos des grandesses, dans notre tome IX, p. 176-177 et Addition nº 398. Le maréchal avait été admis dès 1704 aux mêmes honneurs que s'il eût été grand; mais ce fut seulement le lendemain d'Almanza que Philippe V résolut de constituer une grandesse effective avec dotation spéciale. Mme des Ursins écrivit à Mme de Maintenon : « Le roi doit trop à M. le maréchal de Berwick.... pour ne lui pas donner une marque de sa gratitude. La seule et unique est de le faire grand. C'est ce qui oblige S. M. à lui donner cette nouvelle dignité. Elle a cru que le Roi son grand-père l'approuveroit, quelque répugnance qu'il ait à voir donner les distinctions. » (Recueil Bossange, tome III, p. 467.) M. Amelot appuyant également ce projet, l'affaire fut réglée par quatre décrets des 16 avril, 7 et 30 septembre, et 16 octobre, et Mme des Ursins y vit une compensation aux bruits qui couraient de quelque mésintelligence entre le maréchal et elle (*ibidem*, tome IV, p. 68-69; lettres d'Amelot à Chamillart, 28 avril et 12 septembre, et

Cette grâce, très justement méritée, étoit sans exemple : 1° on a déjà vu[1] que le père et le fils ne sont jamais grands tous deux à la fois, le père eût-il plusieurs grandesses, à moins que le fils n'eût succédé à sa mère morte qui en auroit eu une de son chef, ou qu'il jouît de celle de sa femme qui lui en auroit apporté une; 2° la grandesse passe toujours à l'aîné, et d'aîné en aîné, et ne fut jamais laissée au choix du père; 3° qui n'est pas sans exemple, mais qui en a fort peu, est le don de la terre, et d'un domaine aussi distingué. J'ai profité de l'exemple des deux qui sont sans exemple[2]. Je remets ailleurs[3] à expliquer ce qui[4] fit que le duc de Berwick desira le choix entre ses enfants pour la[5] grandesse. Le roi d'Espagne crut que ce n'étoit pas encore assez : il le fit chevalier de la Toison d'or[6].

exemple en grandesse, et fait chevalier de la Toison d'or. [Add. St-S. 740]

Le roi d'Espagne profita de l'état où la bataille d'Almanza et ses suites venoient[7] de mettre les affaires d'Aragon, et de la leçon que ses peuples lui avoient donnée[8] de

Différence du gouvernement de la

remerciements de M. de Berwick: Guerre, vol. 2048, n° 302, et vol. 2050, n°s 35 et 54; lettre du même à M. de Torcy : Affaires étrangères, vol. *Espagne* 173, fol. 295; *Philippe V*, par le R. P. Baudrillart, tome I, p. 288-289). La *Gazette* l'annonça le 1er octobre 1707 (p. 462). Les autorisations du roi de France furent données en 1708 et en 1709 : Arch. nat., O1 52, fol. 6 v°, et 53, fol. 11.

1. Tome IX, p. 153, 168, 175-179, 239, 244, 245 et 277.

2. C'est-à-dire de l'exemple de Tessé (tomes IX, p. 175 et 332, et XIII, p. 302-303) et de celui-ci de Berwick, avant lesquels il ne s'était rien fait de pareil.

3. Ce ne sera que dans la digression sur les grands d'Espagne : éd. 1873, tome XVIII, p. 13 et 22-24.

4. *Qui* est en interligne. — 5. *Sa* corrigé en *la*.

6. Nous ne trouvons nulle part à quelle date le maréchal reçut la Toison, antérieurement sans doute à la grandesse, et il n'y en a mention ni dans le *Journal de Dangeau*, ni dans les *Mémoires de Sourches*, tandis que tous les documents parlent de la même faveur accordée au marquis de Bay en novembre 1707.

7. *Avoient* surchargé en *venoient*.

8. Le manuscrit porte, au pluriel : *données*.

* *Des gouvernements* corrigé en *du gouvernement*.

Castille et de l'Aragon, l'un plus despotique que la France, l'autre moins que l'Angleterre; explication curieuse.

l'inutilité de sa considération et de ses bontés pour eux, pour se les attacher. Rien de plus différent que le gouvernement de la Castille et que celui de l'Aragon, et des royaumes et provinces annexées à chacune de ces couronnes. En Castille, le gouvernement est despotique plus encore que nos derniers Rois ne l'ont rendu en France; ils y ont du moins conservé quelques formes, et communiqué à d'autres le pouvoir de rendre des arrêts, qui, sans aller plus loin, s'exécutent. Il est vrai que nos Rois sont les seuls juges de leurs sujets, qu'il ne se rend de jugement souverain qu'en leur nom, que ceux qui se prononcent peuvent être arrêtés et réformés par eux, qu'ils peuvent évoquer aussi à eux toutes les affaires qu'ils jugent à propos, pour les juger, ou seuls, ou avec qui il[1] leur plaît, ou les renvoyer à qui bon leur semble. Il est encore vrai que les enregistrements nécessaires de leurs édits et déclarations n'est[2] rien moins, à leur égard, que l'emprunt de l'autorité des Parlements, qui enregistrent pour que l'exécution s'ensuive, mais uniquement une manifestation publique de ces édits et déclarations, dont l'enregistrement sert et à la publier dans les jurisdictions inférieures, et à demeurer en note dans les registres du Parlement[3] pour que les juges s'en souviennent, et que tant eux que les juges inférieurs conforment leurs jugements à cette volonté des Rois déclarée à eux, et, par eux, à tous leurs sujets, par cet envoi que l'enregistrement ordonne qui[4] sera fait[5] aux tribunaux inférieurs des instruments qui

1. *Ils*, au pluriel. — 2. Ainsi, au singulier, dans le manuscrit.

3. Une série spéciale de registres était réservée à cet effet dans chaque parlement. Celle de Paris est aujourd'hui conservée aux Archives nationales, sous les cotes X^{1A} 8602-8843, et comprend non seulement les actes du souverain intéressant l'État et le public, mais aussi ceux qui étaient délivrés à des particuliers, des communautés, des villes ou des corps.

4. *Qui* pour *qu'il;* emploi archaïque, mais commun en ce temps-là : voyez *Littré*, Qui 18°.

5. *Faitte*, au féminin, dans le manuscrit.

la contiennent, et qu'eux-mêmes viennent d'enregistrer. Il est vrai encore que les remontrances des Parlements ne sont en effet que des remontrances, et non des empêchements, parce qu'en France il n'y a qu'une autorité unique, une puissance unique, qui réside dans le Roi, de laquelle, et au nom duquel, émanent toutes les autres[1]. C'est une autre vérité que les états généraux mêmes ne se peuvent assembler que par les Rois, qu'ils n'ont dans leur assemblée aucune puissance législative, et qu'à l'égard des Rois, ils n'ont que la voix consultative et la voie de représentation et de supplication[2]. C'est ce que toutes les Histoires et toutes les relations des états généraux[3] montrent avec évidence. La différence d'eux aux Parlements est que le corps représentatif de tout l'État mérite et obtient

1. Notre auteur, qui s'étendra plus tard sur le droit de remontrances, en parle ici parce qu'il a été restitué aux Parlements depuis la mort de Louis XIV, après avoir été réduit par ce prince, et, pour mieux dire, supprimé, en 1667 et en 1673, comme on l'a vu dans nos tomes V, p. 271, note 3, et VIII, p. 147.

2. Ces assemblées des représentants des trois ordres dont se composait la nation, c'est-à-dire de l'Église, de la noblesse et du tiers état, n'étaient convoquées par les Rois qu'en vertu d'un usage immémorial, et sans aucune obligation de fixité. Les élus des douze grands gouvernements rédigeaient de concert un cahier de doléances, contenant non seulement leurs plaintes contre l'état de choses existant, mais aussi des propositions de réformes et de mesures nouvelles dont s'inspirait ensuite, s'il le voulait bien, le gouvernement royal. La plus ancienne session que l'on connaisse précisément remontait au roi Philippe le Bel, et la dernière à 1614. Louis XIV ne recourut jamais à cette espèce de consultation du pays; mais notre auteur eut l'occasion de reconnaître avec le duc de Bourgogne, et comme Fénelon, la nécessité de remettre l'institution en vigueur, moyennant certaines modifications importantes, et il en exposera le caractère et le fonctionnement à plusieurs reprises, particulièrement sous l'année 1712 et sous l'année 1717.

3. Par exemple la *Chronologie des états généraux*, par Jean Savaron, 1615. Voyez, en dernier lieu, les ouvrages modernes de feu M. Rathery (1845) et de M. Georges Picot (1872 et 1888). Saint-Simon possédait trois portefeuilles de documents sur les états généraux (Affaires étrangères, vol. *France* 156-158), et avait même fait un traité sur leurs assemblées, qui se trouve aujourd'hui dans le volume *France* 784.

plus de poids et plus de considération de ses rois qu'une cour de justice, ou que plusieurs ensemble, quelque relevée qu'elle puisse être; qu'il[1] est vrai que ce n'est que depuis plusieurs siècles que les états généraux en sont réduits en ces termes, surtout quant aux impositions, et qu'il ne l'est pas moins [que][2] jamais les Parlements n'ont eu plus d'autorité que celle dont ils jouissent. Je m'étendrois trop, si je voulois traiter ici de certaines formes nécessaires pour les affaires majeures qui regardent la couronne même ou les premiers particuliers de l'État. Ce sont d'autres sortes de formes majeures comme les affaires majeures qui les exigent, et dont Louis XIV même, qui a porté son autorité bien au delà de ce qu'ont fait tous ses prédécesseurs, n'a pas cru se devoir départir, ni, de son aveu même, pouvoir les omettre. Toujours demeure-t-il constant que[3] l'autorité de nos Rois a laissé subsister ce qui vient d'être exposé. En Castille, rien moins. Les cortès ou états généraux[4] ne s'y assemblent plus par ordre des rois que pour prêter les serments que le roi veut recevoir, ou qu'il veut faire prêter au successeur de sa couronne. Il ne s'y agit de rien de plus depuis des siècles. La cérémonie et la durée des cortès ne tient pas plus d'une matinée[5]. Pour le reste, il y a un tribunal qui s'appelle le conseil de Castille[6], dont la jurisdiction supérieure s'étend sur toutes les provinces soumises à cette couronne, qui n'ont chez elles que des tribunaux subalternes qui y ressortissent, avec une dépendance bien plus soumise que n'en ont les nôtres à nos Parlements. Ce conseil de Castille est tout à la fois ce que nous connoissons ici sous le nom de Parlement et de conseil des parties, et le chef de ce tribunal[7], qui n'a point de

1. Avant ce *qu'il*, Saint-Simon a biffé un *et* ajouté en interligne.
2. Ayant ajouté, après la première abréviation de *que*, les mots *il ne l'est pas moins*, il a oublié de répéter *que*.
3. Avant *que*, il a biffé *et*.
4. Tomes VIII, p. 535, et IX, p. 219, 243 et 450.
5. Voyez la note 2 de notre tome IX, p. 219.
6. Tomes VII, p. 253, et VIII, p. 142-147. — 7. Ci-après, p. 440.

collègues comme les présidents à mortier à l'égard des premiers présidents[1] ici, est tout à la fois ce que nous connoissons ici sous le nom de chancelier et de premier président, du prodigieux état duquel j'ai dit un mot en parlant de la dignité des grands d'Espagne[2]. C'est donc lui qui, avec ce conseil, juge en dernier ressort tout ce qui dépend de la couronne de Castille, et qui, de plus, est le supérieur immédiat, en de certaines choses avec le conseil, seul en plusieurs autres, de tous les membres, non seulement de tous les tribunaux inférieurs de la Castille, outre qu'il l'est, avec le conseil, de ces tribunaux chacun en corps, mais il l'est de tous les régidors et de tous les corrégidors[3], qui ont à la fois toutes les fonctions des intendants des provinces, des lieutenants civils, criminels[4] et de police, et de prévôts des marchands[5], comme nous parlons ici. Mais toute cette puissance et toute cette autorité disparoît chaque semaine devant celle du roi[6]. Toutes les semaines, le conseil de Castille en corps vient chez le roi, son chef à sa tête, dans une pièce de son palais destinée à cela, à jour et heure marquée. Le roi s'y rend peu après, et y entre seul. Il y est reçu à genoux de tout le corps, qu'il fait asseoir sur des bancs nus et couvrir après qu'il

1. Les premiers présidents et présidents des Parlements.

2. Tome VIII, p. 107, 110-112, 142-152, 389-393 (Additions n°s 361, 362 et 363) et 529 (appendice XII), et tome IX, p. 178, 224, 242, 263, 264 et 268.

3. Tome VIII, p. 147-148.

4. Dans le passage du tome VIII qui vient d'être indiqué, *civil* et *criminel* étaient au singulier.

5. Ces cinq derniers mots ont été ajoutés en interligne. Ils se trouvaient déjà dans la première rédaction, inspirée de l'abbé de Vayrac.

6. Comparez l'Addition n° 361, dans notre tome VIII, p. 389. Ce qui suit encore a déjà été dit dans notre tome VIII, p. 144-147, d'après l'abbé de Vayrac et le « Tableau de la cour d'Espagne » que notre auteur fit, sur les lieux mêmes, à la fin de 1721. Comparez le Supplément du *Corps diplomatique*, tome V, p. 299-300 et 832, et les *Mémoires de la cour d'Espagne*, par le marquis de Villars, éd. Morel-Fatio (1893), p. 30-32. Ici, nous avons quelques détails de plus que dans le tome VIII.

est lui-même assis et couvert dans son fauteuil, sous un dais. En retour à droit, sur le bout du banc le plus près de lui, est le chef de ce corps, ayant à son côté celui des conseillers choisi pour faire ce jour-là rapport de ce que le conseil a jugé depuis la dernière fois qu'ils sont venus chez le roi; il a les sentences à ses pieds dans un sac, et il en explique sommairement le fait, les raisons des parties, et celles qui ont déterminé le jugement. Le roi, qui les approuve d'ordinaire, signe la sentence, qui ne devient arrêt qu'en ce moment; sinon, il ordonne au conseil de la revoir et de lui en rendre compte une autre fois, ou il renvoie l'affaire à des commissaires qu'il choisit, ou à un autre conseil, comme celui des finances[1], des Indes[2], ou autre pareil. Quelquefois il casse la sentence; rarement, mais il le peut, et cela est quelquefois arrivé, il rend de son seul avis un arrêt tout contraire, qui s'écrit là sur-le-champ, et qu'il signe. Il n'entre point dans tout ce qui est procédure ou interlocutoire[3], à moins qu'il n'ait reçu des plaintes et qu'il veuille en être informé, mais seulement dans les décisions. Ainsi il est vrai de dire que ce conseil de Castille si suprême n'a que voix consultative, et, de soi, ne rend que des sentences, et que c'est le roi seul qui juge et décide tous les procès et les questions. Après cette séance, qui ne va guères à deux heures, le roi se lève, tous se mettent à genoux, et il sort de la pièce, où il les laisse. Dans la joignante, il trouve ses grands officiers et sa cour. Le chef du conseil de Castille le suit : je dis chef, parce que c'est ou un président, ou un gouverneur, et j'en ai expliqué la différence en parlant de la dignité des

1. Sur ce conseil de l'*hacienda*, voyez les *Mémoires du maréchal de Gramont*, p. 323, le *Teatro* de Garma, tome IV, p. 401-473, l'*État présent de l'Espagne*, par l'abbé de Vayrac, tome III, p. 244-250, les *Mémoires du marquis de Villars*, éd. Morel-Fatio, p. 40-43, etc.

2. Tome VIII, p. 187.

3. L'*interlocutoire* est un jugement préalable ordonnant de faire une instruction avant que l'affaire ne soit jugée au fond (*Dictionnaire de l'Académie*, 1718 et 1878).

grands[1]; ce chef, dis-je, le suit. Le roi s'arrête dans une des pièces de son appartement, où il trouve un fauteuil, une table avec une écritoire et du papier à côté, et vis-à-vis, tout près, un petit banc nu de bois, fort court. L'accompagnement du roi passe outre, et l'attend dans la pièce voisine. Il se met dans le fauteuil, et le chef sur ce petit banc nu; et là, il lui rend compte du conseil même et de tout ce qui passe par lui seul, sur quoi il reçoit ses ordres. Cela fait, il retourne d'où[2] il étoit venu, et le roi, en même temps, passe outre, trouve sa cour dans la pièce voisine, qui le suit jusqu'à la porte de son cabinet. Ce conseil enregistre les mêmes choses que fait ici le Parlement, mais sans jamais y faire obstacle, et, s'il y a quelque remontrance ou observation à faire, il prend son temps lorsqu'il va au palais. Alors il s'explique, ou par le chef, ou par un des conseillers, quelquefois, après la séance, par ce chef, tête à tête; et, de quelque façon que ce soit, la volonté du roi entendue, il est obéi sans délai, et sans plus lui en parler. Il consulte assez souvent le conseil avant de faire certaines choses, avec liberté d'en suivre après l'avis ou non. Il est donc difficile de pousser plus loin et l'effet et l'apparence du despotisme.

En Aragon[3], c'est tout le contraire pour cette couronne et pour toutes les provinces qui en dépendent[4]. Les lois qui y sont en vigueur ne peuvent recevoir d'atteinte, le roi ne peut toucher à aucun privilège public ni particulier. Les états généraux[5] y sont les maîtres des imposi-

1. Tome VIII, p. 151-152.

2. Avant *d'où*, il a biffé *dans*, surchargé en *par*.

3. Voyez ce qui a été dit de ce royaume dans nos tomes VIII, p. 140-142, et IX, p. 115 et 119. Outre les *Anales de la corona de Aragon*, par Çurita, on a une *Coleccion de documentos ineditos de la corona*.

4. La Catalogne, Valence, Majorque, etc.

5. Ceux que nous avons vus (tomes X, p. 151, et XI, p. 225) s'assembler en 1702 sous la présidence de la jeune reine. Comme ils prétendaient n'être tenus que par le roi même, cette session a été

tions dans toutes leurs parties, qui refusent[1] presque toujours ce qu'on y voudroit ou innover ou augmenter, et ils ont la même délicatesse sur tout ce qui est édits et ordonnances, qui ne peuvent être exécutées[2] non seulement sans leur consentement, mais sans leur ordre. Le tribunal suprême réside à Saragosse, qui est, pour l'Aragon et tout ce qui en dépend, comme est le conseil de Castille dans ce royaume et ses dépendances. Le chef de ce tribunal, qui, comme en Castille, est un grand, et peut aussi être un homme de robe, avec moins de consistance alors, est tout un autre personnage que le président ou le gouverneur du conseil de Castille. Il se nomme, non le *justicier*, mais le *justice*, comme étant lui-même la souveraine justice[3]. Il ne peut être ni déposé ni suspendu, ni écorné en quoi que ce soit. Il préside également au tribunal suprême et aux états, quand ils sont assemblés, et qui quelquefois s'assemblent, ou par lui, ou d'eux-mêmes[4], sans que le roi puisse l'empêcher. C'est dans ces états assemblés que le nouveau roi prête le serment entre les mains du justice, qui lui dit, étant assis et couvert, cette formule mot à[5] mot et lentement, tout haut, en sorte que toute l'assemblée l'entende[6] : *Nous qui valons autant que vous, vous acceptons pour notre roi, à condition du maintien de tous nos droits, lois et prérogatives; sinon, non!* Voilà un étrange compliment à recevoir pour une tête cou-

orageuse : *Gazette*, p. 244 et 292; *Mémoires de Noailles*, p. 116-117, et de *Louville*, tome I, p. 202, 204 et 231.

1. *Qu'il*, au singulier, a été corrigé en *qui*, et *refuse* est resté au singulier.

2. Ce féminin, par accord avec le dernier substantif, est bien au manuscrit.

3. Il a déjà été parlé de ce personnage, mais seulement en quelques lignes, dans le tome VIII, p. 141 et 389. Un écrivain espagnol, M. J. Ribera-Tarrago, vient d'émettre l'opinion que l'institution est d'origine musulmane.

4. *Mesme*, au singulier, dans le manuscrit. — 5. *Et* surchargé en *à*.

6. Le texte espagnol a été donné dans notre tome VIII, p. 141, note 3. Ici, la traduction est soulignée.

ronnée; et, en[1] Aragon, ils ont toujours tenu parole tant qu'ils ont pu, et l'ont pu presque toujours. Ce justice, en absence des états, les représente seul, et fait, en partie seul, en partie avec le conseil, ce que feroient les états, s'ils étoient assemblés, auxquels il en doit compte, et leur est soumis en tout. Il a, comme les états, une grande jalousie d'empêcher que le roi n'étende son autorité au préjudice de la leur en quoi que ce soit[2], et, de part et d'autre, en petit, ils ressemblent fort, quoique dans une autre forme, au roi et au parlement d'Angleterre[3]. C'est aussi ce qui a si souvent armé l'Aragon, la Catalogne, etc., contre ses princes, et c'est ce que le roi d'Espagne prit, cette année, son temps d'abolir[4]. Il éteignit la dignité et toutes les fonctions de ce fâcheux justice, il abolit les états, il supprima tous les droits et prérogatives, il cassa toutes les lois, il changea le tribunal suprême, il asservit l'Aragon

Philippe V* abolit les lois et les privilèges

1. *En* est en interligne, au-dessus d'un premier *en* surchargeant *ils o[nt]*.

2. En 1592, à la suite de troubles dans Saragosse, Philippe II avait privé le justice et plusieurs autres de l'exercice de leur autorité, imposé un vice-roi de son choix, repris l'administration des revenus, dépouillé les cortès de leurs pouvoirs, et fait confirmer ces changements par cette assemblée elle-même.

3. Voyez ce que disent de ces extraordinaires privilèges les *Mémoires de Mme d'Aulnoy*, appendice I, p. 541-544, les *Mémoires du marquis de Villars*, p. 36-37, l'*État présent* de l'abbé de Vayrac, tome I, p. 92-99, le P. Baudrillart, *Philippe V*, tome I, p. 61-63, etc. En 1686, les Aragonais avaient offert deux cent mille écus pour qu'on leur laissât, pendant un siècle, la nomination aux principales charges de leur pays (*Gazette*, p. 250).

4. Décrets des 29 juin et 29 juillet 1707 : *Dangeau*, p. 426; *Gazette*, p. 343, 366, 401 et 402; *Gazette d'Amsterdam*, Extr. LX et n° LXIX, et année 1708, n° V; Geffroy, *la Princesse des Ursins*, p. XLIV-XLV ; Baudrillart, *Philippe V*, tome I, p. 291-294. Ces décrets furent rendus sur le conseil de Louis XIV, du duc d'Orléans et d'Amelot, malgré l'opposition du président Aguilar (Dépôt de la guerre, vol. 2049, n°s 132, 133 et 200; Affaires étrangères, vol. *Espagne* 173, fol. 79 et 88; *Lettres de Louis XIV à M. Amelot*, tome I, p. 212-215).

* Ce nom a été substitué à *Le Roy d'Espagne*, biffé.

de l'Aragon et de ses dépendances, et les soumet aux lois et au gouvernement de Castille.

et toutes les provinces qui en dépendent, les mit en tout et partout sur le pied de la Castille[1]; il y étendit les lois de ce royaume, et il abrogea tout ce qui y pouvoit être contraire. Ce fut un grand et utile coup frappé bien à propos, et qui mit toutes ces provinces au désespoir et en furie[2]. Le bonheur de l'issue des armes a soutenu ce qu'elles avoient tant aidé à établir. L'Aragon, la Catalogne et toutes les provinces dépendantes de cette couronne ont fait l'impossible pour alléger au moins ce joug : Philippe V est demeuré, avec grand raison, inébranlable, et les choses y sont demeurées jusqu'à présent dans la forme où il les mit dans ce temps-là[3].

Le parti étoit pris dès l'hiver de n'essayer point de rentrer en Italie. Médavy y étoit resté avec les troupes que M. le duc d'Orléans, marchant avec son armée à Turin, lui avoit laissées en Lombardie, et avec lesquelles il remporta une victoire[4], en même temps que se donna la bataille de Turin, qui en auroit réparé les malheurs, si, comme M. le duc d'Orléans le voulut, il avoit mené son armée en Italie, au lieu de la ramener dans les Alpes et dans le Dauphiné[5]. Médavy se maintint avec ses troupes,

1. Le conseil d'Aragon, qui siégeait à Madrid, fut aboli, ainsi que le tribunal de la Manifestation à Saragosse, des « audiences » royales établies partout, et les pouvoirs remis aux mains du vice-roi.

2. Au commencement du règne, l'Aragon avait encore manifesté plus d'attachement que la Castille pour Philippe V (*Dangeau*, tome VIII, p. 265 et 296).

3. Amelot maintint envers et contre tous cette Pragmatique de 1707, qui rapprochait la monarchie espagnole de l'unité centralisatrice de la France. « C'est pourquoi, dit le P. Baudrillart, les conséquences politiques de la bataille d'Almanza peuvent être placées au rang des faits les plus importants qu'un travail comme le nôtre ait pour but de mettre en lumière. » Cependant, en 1710, Philippe V rendit une partie des privilèges qui semblait compatible avec l'unification, et, en mars 1711, on établit un règlement provisoire; ce n'est qu'en mars 1715 que l'assimilation fut complète. Encore y eut-il quelques retouches de 1718 à 1720.

4. La victoire de Castiglione racontée ci-dessus, p. 81.

5. Ci-dessus, p. 83.

sans que les ennemis osassent l'attaquer; il tenoit Mantoue et quantité d'autres places[1]. Ne renvoyant point de troupes en Italie, il restoit deux partis à prendre, que Médavy proposa tous deux, et, du succès de celui des deux qu'on voudroit prendre, il répondit. Le premier, et celui que Médavy appuyoit le plus, étoit celui de se cantonner en Lombardie, d'y abandonner à leurs propres forces les places qui ne s'y pourroient couvrir, de conserver les principales possibles, surtout Mantoue, de les bien munir toutes, et de se tenir sur la défensive en Lombardie, où la subsistance ne pouvoit manquer, sans aucun autre secours, et fatiguer les ennemis par les courses de nos garnisons et par la nécessité des sièges, les amuser ainsi en attendant les événements, et les empêcher de songer à venir nous attaquer chez nous, délivrés de toute guerre en Italie[2]. L'autre parti étoit de marcher avec sa petite armée, par les pays vénitiens et ecclésiastiques, très neufs[3] et très abondants, droit au royaume de Naples, qui se maintenoit encore, mais qui ne pouvoit que tomber bientôt, s'il n'étoit secouru en lui-même, ou par la diversion d'Italie, si on étoit en[4] état et en volonté d'y en tenter quelqu'une. C'étoit au moins conserver[5] à l'Espagne Naples et Sicile, et ne pas tout perdre à la fois en ne prenant aucun de ces deux partis, dont chacun des deux étoit très praticable[6]. Mais il étoit écrit que les ténèbres dont nous étions frappés s'épaissiroient de plus en plus, et que le nombre et l'énor-

Deux partis proposés par Médavy pour les troupes restées avec lui en Italie; tous deux bons, tous deux rejetés.

1. *Dangeau*, p. 213 et suivantes. Les lettres écrites par M. de Vaudémont après la victoire de Castiglione (*Mémoires militaires*, tome VI, p. 302 et suivantes) exposent quelles étaient alors ses espérances et celles de Médavy.

2. Voyez ses lettres du 7 novembre, *ibidem*, p. 350-352, et l'effet qu'elles produisirent à la cour : *Dangeau*, p. 264, 275, 290 et 305.

3. Non encore touchés par les armées belligérantes.

4. Cet *en* surcharge un *d*.

5. *Conserver* est en interligne, au-dessus de *saver*, corrigé en *sauver*, mais biffé ensuite.

6. C'est Chamlay qui dressa, le 15 novembre 1706, un plan de marche directe sur Naples (Guerre, vol. 1967, n° 205 *bis*).

mité de nos fautes, entassées les unes sur les autres en Italie la campagne dernière, seroient comblées par celle de son entier[1] abandon[2]. Pour ce dernier parti, on eut peur d'offenser un pape foible et une république infidèle[3] qui avoit toujours favorisé ouvertement les Impériaux[4], et un pape qui, bien que de mauvaise grâce, n'avoit osé résister à leurs volontés. Ces deux si médiocres puissances sentoient bien alors la faute qu'ils[5] avoient faite, et trouvoient les Impériaux devenus de beaucoup trop forts; mais cette même raison les tenoit en crainte, je n'oserois dire et nous avec eux. Le trajet étoit court, facile, sans obstacle quelconque à appréhender[6], et toujours dans l'abondance, et[7] Naples et Sicile étoient sauvés. On en eût été quitte pour des cris de politique et pour des excuses de même sorte. On s'en fit des monstres; on aima mieux regarder tout d'un coup Naples et Sicile comme perdus. L'autre parti fut considéré comme trop hasardeux. On fit à l'égard de Médavy et de ses troupes, coupées d'avec la France, comme ces mères, tendres jusqu'à la sottise, qui ne veulent pas laisser aller leurs enfants faire ou essayer fortune par des voyages de long cours, dans la crainte de ne les revoir jamais. On oublia la conduite des grands rois et des grands capitaines qui, après les plus désespérés revers, se sont roidis à se soutenir contre la fortune, et, par un léger

1. Le premier *e* d'*entier* semble surcharger un *a*.

2. Voyez ce qu'il a déjà dit de Dieu châtiant la France (tome XIII, p. 366), des décrets éternels de la Providence et de la main de Dieu produisant des miracles, ci-dessus, p. 49, 58, 63, 64.

3. Venise.

4. Surtout depuis l'échec de Barcelone en juin 1706 : *Dangeau*, p. 135 et 143; *Sourches*, p. 109. Vendôme supposait alors (ms. Fr. 14178, fol. 282-284, 300 v° et 301; *Mémoires militaires*, p. 175) que cette république avait la prétention de se poser en arbitre de la paix, et, de son côté, la république se plaignait beaucoup de Vendôme.

5. Ce masculin est bien au manuscrit.

6. *Crai[ndre]* surchargé en *apprehender*.

7. Ce second *et* est précédé d'*il estoit court*, répété par mégarde et biffé.

levain, sont parvenus, à force de courage, d'art, de savoir se passer, se cantonner, se maintenir, à changer la face des affaires et à en sortir heureusement et glorieusement. Vaudémont avoit le commandement d'honneur; Médavy, qui portoit tout le poids, l'avoit en effet. Le Milanois ne rapportoit plus à Vaudémont l'autorité ni l'argent qui le rendoient grand, depuis le malheur de Turin; il avoit des sommes immenses, qu'il ne vouloit pas hasarder. On a vu ici[1] ses perfides manèges du temps de Catinat et de Villeroy; il avoit mieux couvert son jeu pendant celui de Vendôme, en qui toute la confiance et l'autorité étoit passée, et avec lequel il avoit principalement songé à se lier. La mort de son fils unique sembloit avoir rompu ses[2] chaînes. M. le duc d'Orléans, qui avoit eu les yeux fort ouverts sur sa conduite dans le peu qu'il eut à l'examiner, me dit, au retour, en avoir été fort content. Pour moi, j'avois toujours sur le cœur ce chiffre fatal qu'il nia avoir, et qu'il m'a toujours paru impossible qu'il n'eût pas, dont j'ai parlé p. 554[3], et qui[4] a été si funeste. Je ne sais si, quand il seroit enfin devenu fidèle, un gouvernement si mutilé, et le commandement apparent de troupes abandonnées, ne lui parut pas une charge trop pesante, et, supposé ses anciennes liaisons, s'il ne se défia pas de ses souplesses dans des conjonctures si délicates[5] de cette décadence. Il sentoit sa partie si bien faite en France, qu'il s'en promettoit tout, et la suite a montré qu'il ne se trompoit pas, et qu'il n'y a manqué que des chimères insoutenables. Il étoit dans la première considération du Roi; ses nièces, et le maréchal de Villeroy avant sa chute, lui avoient acquis Chamillart sans mesure; Monseigneur, tel qu'il étoit, mené par ses nièces, étoit à lui; Mme de Main-

1. A partir de 1701 : tome IX, p. 45, etc.
2. *Les* corrigé en *ses*.
3. Ci-dessus, p. 38-39.
4. *Dont* corrigé en *qui*.
5. Il avait d'abord terminé sa phrase par un point après *conjonctures*.

tenon, il la tenoit par Villeroy avant sa disgrâce, qui n'y fut même jamais avec elle, par Chamillart, et par le ricochet[1] de Vendôme, qui faisoit agir M. du Maine auprès d'elle[2]. Enfin il avoit le gros du monde par ces cabales, par toute la maison de Lorraine, par tout ce qui avoit servi en Italie, comblé par lui de politesse, gorgé d'argent du Milanois, et charmé de la splendeur, car c'est peu dire de la magnificence, dont il vivoit[3]. Il appuya donc si foiblement tous ces deux partis, qu'il les décrédita par cela même qu'il avoit un intérêt apparent de desirer qu'on prît celui de soutenir en Lombardie, qui lui conservoit le commandement et ce qui restoit de son gouvernement du Milanois, et son bonheur, aidé de sa cabale, fut tel, que le Roi lui sut le meilleur gré du monde de cette foiblesse d'appuyer, comme étant plus sincère qu'intéressé[4]. Enfin, dans le besoin où on étoit de troupes bonnes et vieilles, on ne considéra pas où elles seroient le plus utiles pour occuper l'ennemi et l'éloigner de nos frontières; on ne se frappa que de l'idée de sauver celles-ci et de les employer dans nos armées[5].

1. Nous avons déjà eu cet emploi de *ricochet* au figuré dans un morceau inédit de Saint-Simon (notre tome VIII, p. 455).

2. Mme des Ursins agissait aussi sur Mme de Maintenon, et son idée qu'on pourrait employer le prince plus utilement que personne en Provence, c'est-à-dire à portée de l'Italie, ne déplut point (recueil Bossange, tomes III, p. 455, et IV, p. 4, 15, etc.).

3. Tout cela a été exposé dans notre tome IX, p. 46-50.

4. Voyez les réponses du Roi au prince et au duc d'Orléans, dans les *Mémoires militaires*, p. 340 et suivantes. Deux registres de la correspondance du prince avec le Roi et Chamillart, depuis la retraite de Turin jusqu'à l'évacuation de mars 1707, sont conservés au Dépôt de la guerre, carton VII du Supplément.

5. C'est le Roi lui-même qui, en répondant aux lettres écrites par M. de Vaudémont et Médavy le 7 novembre, indiqua très nettement sa préférence pour le parti extrême plutôt que pour le maintien des restes de l'armée au delà des monts (*Mémoires militaires*, p. 353-356). Deux mois à peine s'étaient écoulés depuis le désastre de Turin, que la Feuillade écrivit à son beau-père (recueil Esnault, tome II, p. 143) : « Il faut présentement songer à faire un traité avec M. de Savoie, si avantageux pour lui, en réservant pourtant la Savoie et le comté de

Traité pour le libre retour des troupes en abandonnant l'Italie.

Vaudémont fut donc chargé de négocier, de concert avec Médavy, le libre retour de nos troupes et de leur suite, leur retraite en Savoie, la route qu'elles tiendroient, et tout ce qui regardoit leur marche et leur subsistance en payant, et en abandonnant tout ce que nous tenions en Italie[1]. On peut juger s'il eut peine à être écouté, et à conclure un traité si honteux pour la France, et si utile et si glorieux à ses ennemis. Tout fut donc arrêté de la sorte, et le général Patay[2] fut livré pour otage à Médavy, pour marcher avec lui jusqu'à ce que toutes nos troupes et leur suite fût arrivée en Savoie[3]. C'est ce que Médavy eut la douleur de recevoir ordre d'exécuter[4].

Nice, qu'il ne balance pas à prendre notre parti. » C'est aussi un des expédients que M. de Vaudémont et Médavy proposaient; mais Louis XIV considéra qu'il serait « moins susceptible de grandes difficultés » d'abandonner à l'Empereur et à Victor-Amédée le Milanais et le Montferrat, pourvu qu'ils laissassent rentrer en France, par la voie de Suse, les troupes françaises et les espagnoles qui voudraient suivre M. de Vaudémont, avec leurs effets, et qu'ils rendissent les prisonniers (*Mémoires militaires*, p. 355).

1. Les pièces de la négociation, autorisée dès la fin d'octobre (Guerre, vol. 1964), sont reproduites dans les *Mémoires militaires*. Elle ne fut connue réellement à la cour que lorsque c'était un fait accompli (*Dangeau*, p. 316, 323 et 343; *Sourches*, p. 271, 274, 277 et 295).

2. C'est le colonel ou général Paté, *alias* Pattée, que nous avons déjà vu figurer en 1705 (tome XII, p. 385), et qui, depuis, a continué de jouer un rôle actif dans les opérations de l'armée du prince Eugène. La *Gazette d'Amsterdam*, surtout, a parlé beaucoup de lui en 1706.

3. *Dangeau*, p. 343.

4. Les pleins pouvoirs pour conclure avec le prince Eugène furent envoyés à M. de Vaudémont le 26 février (*Mémoires militaires*, p. 381). Le traité fut signé le 13 mars par MM. de Saint-Pater et de la Javelière, qui avaient mené la négociation avec les comtes de Schlick et de Thaun; Eugène le ratifia le 14, comme garant, et le duc de Savoie, aussi comme garant, après que M. de Vaudémont eut donné sa signature (*Mémoires militaires*, p. 384). Le texte est reproduit dans ce même recueil, p. 753-768, avec l'état des forces françaises qui allaient se retirer, environ quinze mille hommes, et de leurs approvisionnements. « L'Empereur accepta cette capitulation, dit Voltaire (*Siècle*, p. 373); le duc de Savoie y consentit : ainsi l'Empereur, d'un trait de plume, devint le maître paisible en Italie. La conquête du royaume de Naples

Duc de Mantoue, dépouillé sans être averti, se retire précipitam-

Tout y fut fait assez à la hâte pour ne se donner pas le loisir[1] d'en avertir le malheureux duc de Mantoue à temps, dont les places, l'État, et Mantoue même, furent remis aux troupes de l'Empereur[2]. Le duc de Mantoue se retira en diligence à Venise, avec ce qu'il put emporter de meilleur[3],

et de Sicile lui fut assurée. Tout ce qu'on avait regardé en Italie comme feudataire fut traité comme sujet. Il taxa la Toscane à cent cinquante mille pistoles, Mantoue à quarante mille; Parme, Modène, Lucques, Gênes, malgré leur liberté, furent comprises dans ces impositions. » Quant à Philippe V, son grand-père l'avait prévenu, le 27 février, que la France ne pouvait plus soutenir la guerre de deux côtés à la fois, et qu'il fallait, de toute nécessité, subir l'évacuation; le jeune roi n'y consentit qu'avec peine, le 21 mars (Guerre, vol. 2048, nos 190 et 224; Affaires étrangères, vol. *Espagne* 172, fol. 96, 97 et 169).

1. *Loisir* surcharge *temps*, biffé.

2. Dès le principe, Louis XIV avait demandé que les négociateurs stipulassent des compensations pour ce que le duc de Mantoue serait obligé de céder, et le quarantième article du texte français portait (*Mémoires militaires*, p. 762; comparez p. 378) : « On rendra à M. le duc de Mantoue la partie du Montferrat qui lui appartient, ou, pour l'équivalent, Crémone et le Crémonois, avec la même neutralité que lui resteront Mantoue et ses États, dans lesquels sont compris le Guastallois et le Bozzolois, et il lui sera libre de mettre telle garnison neutre qu'il lui plaira dans Mantoue et Crémone, quand les troupes des deux couronnes en sortiront. » Mais les plénipotentiaires impériaux répondirent : « Refusé en tous points; on promet cependant la conservation des privilèges aux habitants de Mantoue et juifs y demeurant. » Sachant que telles étaient les intentions des ennemis, Louis XIV, jusqu'au dernier moment, ordonna qu'on fît néanmoins l'impossible auprès du prince Eugène, et que, tout au moins, on obtînt une pension pour Mme de Mantoue, à qui il offrait une retraite dans quelque couvent de Lyon ou de Grenoble jusqu'à la paix générale. Le prince Eugène finit par donner une allocation annuelle de vingt mille écus, comme nous le verrons dans le prochain volume. Mantoue fut occupé par les Impériaux en avril 1707 (*Dangeau*, p. 338; *Gazette d'Amsterdam*, Extr. xxx).

3. Voyant qu'on ne rentrait pas en Italie, le duc s'était décidé à la retraite après avoir longtemps parlé sur un autre ton; il y mit toutes sortes de mystères et n'indiqua pas quel pays il choisirait. « S'il s'en veut aller, disait M. de Vaudémont, nous ne le retiendrons pas, et il mettra tout le tort de son côté. » Quant à le dédommager, Louis XIV ne pouvait y songer après n'avoir rien fait pour l'électeur de Ba-

ment à Venise.

et envoya sa femme[1], dont il n'eut point d'enfants, en Suisse, pour ne se revoir jamais[2]. Le dessein étoit qu'elle allât en Lorraine : rien n'étoit plus naturel ; mais M. de Lorraine étoit trop à l'Empereur pour oser recevoir chez lui, sans la permission de ce prince, l'épouse d'un allié de la France, dépouillé à ce titre et pour avoir si longtemps mis l'Empereur dans le plus grand embarras par avoir reçu les François dans Mantoue[3]. Louis XIII avoit conservé, et deux fois rétabli à main armée dans les États de Mantoue et de Montferrat le père et le grand-père de ce duc de Mantoue[4], et, la première des deux, en personne, où sa capacité militaire, et sa valeur personnelle, qui le couvrit de gloire, jointe à la fidélité de sa protection dans des temps si difficiles, lui mérita toute celle[5] des héros au célèbre Pas-de-Suse, vis-à-vis du fameux Charles-Emmanuel et de l'armée autrichienne[6], comme je l'ai plus amplement remarqué p. 16[7]. Ce ne fut donc pas une satisfaction légère, pour

Contraste étrange de la* fortune des alliés de Louis XIII et de ceux de Louis XIV.

vière, et il n'entendait pas que le prince dépossédé vînt s'établir dans ses domaines de Charleville. Le 1er janvier, M. de Mantoue se retira à Vérone, et, de là, il passa à Venise, où il possédait un palais sur le grand canal (*Gazette* de 1705, p. 200). Quelques lettres écrites au Roi, sur cette éviction, par Languet de Gergy, qui représentait la France auprès du duc, sont conservées aux Archives nationales, K 122, nos 32-38 ; le reste est aux Affaires étrangères, vol. *Mantoue* 43.

1. Mlle d'Elbeuf : tome XII, p. 229 et suivantes.

2. Elle partit avec M. et Mme de Vaudémont le 1er avril.

3. On verra, dans le prochain volume, tout s'arranger pour elle.

4. Charles Ier (tome I, p. 175) et Charles III, qui, né en 1629 et ayant perdu son père, Charles II, en 1631, succéda à son grand-père en 1637 et mourut le 14 août 1665. — Il y a déjà eu ci-dessus, p. 184, une allusion à leur restauration par Louis XIII en 1629 et 1631.

5. La gloire.

6. Dans sa récente étude sur *la Duchesse de Bourgogne*, M. le comte d'Haussonville a montré (tome I, p. 7-9) quelle faute ce fut à Louis XIII d'humilier ainsi la Savoie et de nous assurer à jamais sa rancune.

7. Ce nombre surcharge d'autres chiffres effacés du doigt. La page 16 du manuscrit correspond aux pages 172-175 de notre tome I. Outre les passages consacrés à cette expédition dans le *Parallèle*, p. 39-44, et

* *Des* corrigé en *de la*.

une maison aussi implacable que la maison d'Autriche s'est toujours piquée si utilement de l'être, de se voir enfin maîtresse du duché et de la ville de Mantoue et du Montferrat[1], et de faire sentir au souverain dépouillé tout le poids de sa vengeance, et à la France celui de sa foiblesse, dont les alliés[2], chassés et proscrits par l'Empereur en criminels, se trouvoient partout réduits à[3] chercher de lieu en lieu des asiles, et à subsister de ce que la France, qui[4] n'avoit pu les soutenir, leur pouvoit donner : contraste étrange entre Louis XIII[5] et Louis XIV[6]. Crémone, Valence, en un mot tout ce que nous tenions en Italie, fut livré aux Impériaux, qui furent si jaloux de cette gloire, qu'ils ne voulurent jamais souffrir que ce que nous tenions de places du duc de Savoie lui fût immédiatement remis, mais qu'ils s'opiniâtrèrent à les recevoir eux-mêmes[7], pour que ce prince, qui en cria bien haut, ne les pût recevoir que de leur main[8].

Médavy à Marly; sa récompense.

Sur la fin d'avril[9], Vaudémont et Médavy arrivèrent à Suse avec près de vingt mille hommes, tant des troupes du

dans la notice du duché de Nevers (*Écrits inédits*, tome V, p. 187-190), nous avons retrouvé récemment, dans les papiers laissés en 1865 par le dernier duc de Saint-Simon, un texte authentique de la relation reproduite dans l'Appendice de notre tome I.

1. Alexandrie, Valence, le pays entre le Pô et le Tanaro, promis à Victor-Amédée par son traité du 19 août 1703 avec les alliés. Au mois de janvier 1707, Victor-Amédée réclamant la livraison du Montferrat et de la Lomelline, le prince Eugène lui répondait : « Après la paix » (*Dangeau*, p. 289). Il en fut de même pour Final, en avril (p. 345).

2. Les électeurs de Cologne et de Bavière.

3. Ces trois mots sont en interligne, au-dessus d'un *de* biffé.

4. *Qui* surcharge *n'av[oit]*. — 5. Le nombre *XIII* surcharge *XIV*.

6. C'est la thèse générale du *Parallèle*. — 7. *Mesme*, dans le manuscrit.

8. *Dangeau*, p. 345 : « Par le traité qu'on a fait avec le prince Eugène, on évacue Final en même temps que les places du Milanois. M. de Savoie vouloit que cette place lui fût remise; mais les troupes de l'Empereur en prendront possession quand les troupes du roi d'Espagne en sortiront. M. de Savoie soutient que l'Empereur avoit promis de l'en mettre en possession. »

9. *Dangeau*, p. 351, 353 et 358-359; *Sourches*, p. 308; Dépôt de la guerre, vol. 2047 et 2048.

Roi que de celles[1] du roi d'Espagne[2]. Le 9 mai, c'est à-dire le lendemain du détail de la bataille d'Almanza[3] apporté[4] par Bulkeley, Médavy arriva à Marly, et vint saluer le Roi dans ses jardins, dont il fut très bien reçu : après quoi il le suivit chez Mme de Maintenon, où il demeura une heure à lui rendre compte d'un pays et d'un retour qu'il[5] devoit entendre avec une grande peine[6]. Le gouvernement de Nivernois venoit de vaquer tout à propos[7] : le Roi le lui donna sans qu'il le demandât, quoiqu'il eût celui de Dunkerque, mais il l'avoit acheté[8]. On le fit repartir au bout d'un mois[9] pour aller commander en chef en Savoie et en Dauphiné avec deux lieutenants généraux et deux maréchaux de camp sous lui, et le traitement de général d'armée, quoiqu'aux ordres du maréchal de Tessé, qui y étoit déjà[10]. Il eut de plus douze mille [livres] de pension. Le Roi lui dit que c'étoit en attendant mieux, parce qu'il avoit cru le gouvernement de Nivernois de trente-huit mille livres de rente, et qu'il se trouvoit n'en valoir que douze mille[11]. Ces grâces, contre l'ordinaire, ne[12] furent enviées de personne, et chacun y applaudit avec grande raison.

1. *Ce celles*, au manuscrit.
2. La plupart de celles-ci étaient passées au service de l'Empereur.
3. Ici, *Almensa*. — 4. *Apportée*, au féminin dans le manuscrit.
5. *Qui* corrigé en *qu'il*.
6. *Dangeau*, p. 364; *Sourches*, p. 314.
7. Ci-dessus, p. 394.
8. *Dangeau*, p. 365; *Sourches*, p. 315. Le gouvernement de Dunkerque (ici, *Donquerque*), payé cent quatre-vingt mille livres, en 1692, par Médavy, était indépendant et rapportait plus de vingt-quatre mille livres (*Dangeau*, tomes IV, p. 120, et XV, p. 84).
9. *Dangeau*, tome XI, p. 365 et 370; *Sourches*, tome X, p. 321.
10. Les onze derniers mots sont en interligne.
11. *Dangeau*, p. 369; *Sourches*, p. 315.
12. *L'ord^re ne* surcharge *la coust[ume]*.

APPENDICE

PREMIÈRE PARTIE

ADDITIONS DE SAINT-SIMON

AU *JOURNAL DE DANGEAU*

694. — *Villars refuse d'aller commander en Italie.*

(Page 1.)

2 juillet 1706. — Villars, dans une si grande fortune, n'eut garde de changer le commandement en chef et sur le Rhin contre l'Italie, et sous un petit-fils de France, quoique tacitement obligé d'en croire le maréchal de France qui lui seroit donné. Il y craignit encore plus le gendre du ministre tout-puissant alors, et ses entreprises mal concertées, auxquelles il faudroit tout sacrifier, ou se perdre soi-même; et il n'en jugea que trop bien.

695. — *Le comte de Thaun défenseur de Turin.*

(Page 4.)

17 mai 1707. — Le comte de Thaun est celui qui avoit défendu Turin et qui, longues années après, étant gouverneur du Milanois, y fut accusé de voleries étranges, et d'avoir été cause par là de la facilité avec laquelle toutes les places se rendirent en 1733 au roi de Sardaigne et au maréchal de Villars. Thaun, qui n'avoit mis ordre à rien, fut appelé à Vienne, au commencement de cette invasion du Milanois, et fut relégué dans ses terres.

696. — *La Feuillade poursuit le duc de Savoie.*

(Page 6.)

29 juin 1706. — La Feuillade fut sur le point de prendre M. de Savoie, qui lui échappa, lui troisième, si à propos, qu'il sortoit d'un village par un bout comme la Feuillade y entroit par l'autre. C'étoit un très petit lieu, et il en fut averti à l'instant; la malhabileté de ne pas

débander après fut grande, ou la politique bien forte à l'égard de Mme la duchesse de Bourgogne, à l'abri du crédit de M. Chamillart. Quoi qu'il en soit, il fut fort soupçonné de ne l'avoir pas voulu prendre, et cette chasse nuisit fort au siège de Turin.

697. — *Vendôme, les maréchaux de France et l'électeur de Bavière.*

(Page 26.)

1er août 1706. — Ce vol de M. de Vendôme fut rapide à commander tous les maréchaux de France, après ce qu'on avoit vu au contraire dans l'esprit et la volonté du Roi, il y a si peu. Pour l'ordre, il le prenoit de l'électeur de Bavière, et vivoit avec lui moins également encore que les ducs avant que cet électeur eût profité autant pour le rang qu'il perdit, en tout le reste, de son attachement dernier à la France.

698. — *Le duc d'Orléans à l'armée d'Italie et au siège de Turin.*

(Page 38.)

14 septembre 1706. — Le duc d'Orléans n'eut le commandement de l'armée d'Italie que sur la parole que le Roi exigea de lui qu'il déféreroit en tout aux avis du maréchal de France qui commanderoit l'armée sous lui, même contre le sien. C'étoit la première fois que ce prince en avoit une à ses ordres, et, à son âge et à son peu d'expérience, il ne crut pas qu'il y allât du sien pour cette fois. Il eut encore moins la présomption de croire qu'il y allât de l'État, et, en cela, il fut trompé. Peu de jours le lui prouvèrent après avoir joint l'armée. Il étoit sur le Taner. Le prince Eugène étoit fort embarrassé de sa route pour exécuter les ordres pressants et réitérés de l'Empereur pour secourir Turin à quelque prix que ce fût. Lui-même y avoit un grand intérêt par le sang, et un grand desir pour sa gloire; mais il y voyoit des difficultés telles, qu'il écrivit à l'Empereur pour les lui représenter. Comme ils en étoient là, M. le duc d'Orléans et le maréchal de Marcin tombèrent en contrariété d'avis sur un camp à prendre : tout l'objet de l'un étoit de couper le chemin au prince Eugène d'aller à Turin; tout l'objet de l'autre, d'aller se mettre dans les lignes de Turin. Par le premier, le secours étoit rendu impossible; par le second, on remenoit à la Feuillade un gros détachement, qu'il falloit garder, et qui affoiblissoit et allongeoit le siège, qui en étoit venu renforcer l'armée de M. le duc d'Orléans, et, avec ce détachement, tout le reste de l'armée pour presser le siège et défendre les lignes : de sorte que le premier s'en rendoit le succès assuré, et que le second le commettoit au hasard de la guerre. Marcin, pressé par la Feuillade, qu'il n'osoit choquer, tint ferme, et, comme il en étoit là avec le duc d'Orléans, un parti de leur armée prit un courrier du prince Eugène. Les lettres étoient en chiffre; ceux de M. le duc d'Orléans ne purent servir à les déchiffrer. Tout ce qu'il put obtenir de Marcin fut de différer à mar-

cher qu'on eût réponse de M. de Vaudémont sur ces chiffres, qui étoit à Milan. Il manda qu'il ne les avoit point : de sorte que Marcin s'en fit croire, et que M. le duc d'Orléans manda son avis et son obéissance au Roi par le courrier qui lui porta les paquets qu'on avoit pris, pour les faire déchiffrer. Chamillart en avoit le chiffre, qu'il avoit oublié de donner à emporter à M. le duc d'Orléans, que son courrier, en revenant, trouva dans les lignes de Turin. Les lettres du prince Eugène faisoient de point en point le raisonnement de M. le duc d'Orléans, et marquoient à l'Empereur que, si ce prince prenoit le poste qu'il avoit voulu, le secours de Turin devenoit si absolument impossible, qu'il ne songeroit pas à le tenter. M. d'Orléans, outré, espéra du moins que le maréchal en deviendroit moins opiniâtre; mais il n'y gagna rien. Il trouva les lignes mauvaises, et encore plus mal gardées. Il voulut du moins les renforcer de quarante-six bataillons qui, sous Albergotti, étoient fort inutilement en cette occasion sur la hauteur des Capucins, et sortir des lignes pour combattre le prince Eugène. La Feuillade, qui ne pensoit qu'à son siège, ne voulut ni dégarnir les Capucins, ni le combat hors des lignes. Marcin n'osa le contredire, dans la crainte de Chamillart. Cela fit une telle altercation, que M. d'Orléans déclara qu'il ne se comptoit plus désormais que volontaire, refusa de se mêler de quoi que ce soit, et même de donner l'ordre à l'armée. Cela dura deux jours entiers, et le troisième fut le jour de la bataille, dont il ne se mêla que sur le point instant de l'attaque des lignes, pour faire combattre, et combattre encore mieux. Il envoya jusqu'à deux fois chercher ces quarante-six bataillons qui étoient hors de toute portée d'attaque et du côté opposé. Albergotti les commandoit, qui refusa de marcher, et, à la seconde fois, la Feuillade leur manda de ne bouger, et fut obéi. On perdit peu de monde, quoique la déroute fût complète. M. le duc d'Orléans, enragé et souffrant extrêmement de ses blessures, vouloit remarcher de là en Italie, et, tout en se retirant, assembla ce qu'il put d'officiers principaux. La Feuillade s'y opposa, et la plupart des autres, qui, pleins comme des œufs, vouloient se retirer en France. M. d'Orléans, trop foible pour beaucoup disputer, s'enferma de dépit dans sa chaise, et leur dit que c'étoit contre son avis. Au bout d'une heure il arrêta, et fit encore la même proposition. Comme il s'en débattoit, d'Arène, lieutenant général et major général de l'armée, arriva, qui maintint que les seuls passages par où on pouvoit aller étoient occupés par les ennemis, et produisit des gens qui prétendoient avoir été jusque-là. M. d'Orléans voulut qu'on y marchât, quitte à retourner, si on ne pouvoit ni passer ni forcer les passages; et en effet on y envoya, et, en attendant, on y marcha. Mais, comme la route étoit sûre du côté de nos Alpes, les officiers généraux en firent continuer la route à ce qu'on avoit de vivres et de munitions : tellement qu'après une demi-journée de marche et des rapports équivoques, M. d'Orléans voulut toujours continuer; alors on lui dit qu'il n'avoit ni vivres ni munitions, qui avoient continué la première route, et on lui rendit impossible celle qu'il vouloit suivre, outre qu'on lui maintenoit qu'il trouveroit les ennemis postés devant lui. La rage et le désespoir, et tant et de si cruelles désobéissances, et dans l'état de foiblesse et de douleur où il étoit, le firent retomber au fond de sa chaise, et dire qu'on allât donc où on voudroit, et qu'on ne lui en parlât plus. Telle fut l'histoire de la catastrophe d'Italie. On sut depuis qu'il n'y avoit ni ennemis ni obstacle quelconque au chemin du retour en Italie, où on auroit été, à Turin près, tout aussi fort qu'auparavant, et bien plus encore par l'avantage que Médavy remporta deux jours après à Castiglion-de-Stevere, sur le roi de Suède d'aujourd'hui. Marcin avoit été pris, blessé à mort, vers le milieu du combat; le voyant sans ressource plutôt peut-être qu'il ne l'étoit, le désespoir de tant d'irréparables fautes le précipita au milieu des ennemis, qui le menèrent dans une cassine éloignée, où il mourut la nuit même, presque sans aucun secours et dans l'abandon. Pour sa mémoire, il faut oublier ce déplorable bout de campagne et le nombre de dettes et de vœux qui se trouvèrent dans ses papiers. Il n'étoit point marié. Son père, plus capitaine que lui, s'étoit, de fort peu de chose, élevé par les armes. Il s'attacha à Monsieur le Prince, puis s'y brouilla, et se sépara fort mal de ceux à qui il s'étoit de nouveau donné, pour s'embarquer tout à fait avec l'Espagne. Ses actions, qui l'élevèrent aux premiers emplois de la guerre, lui valurent enfin la Jarretière, au grand scandale des Anglois. Il ne faut pas finir ce triste article sans donner la farce après la tragédie. M. d'Orléans, arrivé à Oulx, dans les Alpes, ne put passer outre par l'état de sa blessure, qui l'y mit en grand danger. Il étoit en sûreté en ce lieu, et ses troupes avoient des quartiers dans tous ces pays-là, en attendant les derniers ordres de la cour pour repasser en Italie. La plupart des officiers généraux allèrent à Oulx, les uns après les autres. Le hasard y fit trouver en même temps la Feuillade et Albergotti dans la chambre de M. le duc d'Orléans. Il étoit alors fort mal de sa blessure, et avec une très grosse fièvre. En voyant ces deux hommes, il ne put s'empêcher de leur reprocher le malheur des affaires et leur désobéissance sur ces quarante-six bataillons des Capucins qui auroient paré la perte de la bataille. Ils voulurent répondre; mais le prince, fort ému et qui craignoit de s'échapper après n'avoir pu contenir sa plainte, les pria qu'il n'en fût pas parlé davantage. Sassenage et le peu de ce qui étoit là les tirèrent aussitôt de la ruelle, grommelant l'un contre l'autre. A peine furent-ils à l'autre bout de la chambre, qu'Albergotti dit assez vivement à la Feuillade que ce reproche ne le regardoit pas, lui qui n'avoit fait qu'obéir à ses ordres. L'autre lui dit que cela n'étoit pas vrai, et le poussa, puis mit la main à l'épée. Albergotti, rougissant de colère, marmotta et recula deux pas. Saint-Frémond, Sassenage et quelqu'autres encore se jetèrent entre deux, et les sortirent de la chambre en leur demandant s'ils savoient en quel lieu ils étoient et si la tête leur avoit tourné. M. d'Orléans ou n'entendit pas de son lit, ou n'en fit jamais semblant. Chacun emmena son homme, fort en peine de ce qui se passeroit entre eux à la fin; mais il ne se passa quoi que ce soit en aucun temps. Albergotti, quoique fort brave homme, fut encore plus politique, et ne se voulut pas charger d'une affaire contre le gendre de Chamillart, et la Feuillade, qui n'avoit point à courre après ce qui s'étoit passé, fut ravi qu'Albergotti se montrât si bon homme. Le meilleur fut qu'il n'y parut jamais entre eux, sans que personne même s'en entremît, ce qui peut être eût tout gâté, et qu'ils restèrent comme auparavant. Cela pourtant fit grand tort à l'un et à l'autre, à la Feuillade d'avoir osé démentir une vérité trop connue à toute l'armée, dont elle avoit été la perte dans le temps de la bataille, à l'autre de l'avoir avalée et digérée si doux. L'autre aventure ne fut que romanesque. La Séry, ou, comme on l'appeloit alors, Mme d'Argenton, apprenant le malheur et la blessure de M. le duc d'Orléans, alla trouver Mme de Nancré, veuve du père de Nancré, et lui persuada de l'accompagner en poste pour aller trouver son amant. Cette équipée fut trouvée fort ridicule dans le monde, et très mauvaise à la cour. Elles arrivèrent à Grenoble comme M. le duc d'Orléans y alloit aussi arriver, qui leur manda de s'en retourner sur-le-champ par le même chemin qu'elles étoient venues, et qu'il ne les verroit point; mais elles firent tant, qu'elles le virent, puis qu'elles soupèrent avec lui. Mais le séjour fut obscur et court, et elles furent renvoyées sur une lettre de M. Chamillart, qui le manda à M. le duc d'Orléans de la part du Roi. M. d'Orléans, à son retour, se disculpa fort au Roi et au monde de ce beau voyage.

699. — *Le comte de Mursay.*

(Page 78.)

20 novembre 1706. — Ce Mursay étoit fils de Villette, lieutenant général de mer, cousin germain de Mme de Maintenon; il étoit frère de Mme de Caylus, dont il a été parlé ici[1]. Jamais frère et sœur ne furent si différents. Mursay avoit une figure ridicule, que son maintien la rendoit encore plus, et sa bêtise étoit singulière. Il y a cent contes de lui, de son cheval Isabelle et de son valet Marcassin, qui se moquoit de lui et le gouvernoit, plus plaisants les uns que les autres. Avec cela, brave et bon officier, et honnête homme. Il prioit à l'armée les gens à dîner par grades, et, s'il survenoit quelqu'un qui ne fût pas du grade invité, il le renvoyoit et en disoit la raison. Avec cela, il étoit familier par sottise et très dangereux sans être méchant, parce qu'il n'y avoit guères de semaine qu'il n'écrivît à Mme de Maintenon tout ce qu'il lui passoit par la tête des uns et des autres et de la conduite de l'armée, et que Mme de Maintenon se fioit d'autant plus à ce qu'il mandoit, qu'il étoit sot et incapable de rien ajouter. Elle

1. Ce dernier membre de phrase a été biffé par un correcteur du manuscrit.

l'aimoit véritablement, sans savoir pourquoi, et il a quelquefois montré de ses réponses, qu'elle lui faisoit très régulièrement, où il y avoit des traits d'amitié et de confiance surprenants. Il pensa véritablement mourir de douleur, l'année que Mme la duchesse de Bourgogne vint en France (c'était en 1696)[1], de trois malheurs qui lui arrivèrent coup sur coup, dont il fit ses plaintes à toute l'armée : son cheval Isabelle étoit mort, Marcassin le voulut quitter, et sa femme n'étoit pas femme d'honneur; il vouloit dire dame du palais, mais il s'exprimoit de la sorte, et ne put jamais dire autrement. Tout le monde l'alla voir sur ces malheurs, pour s'en donner la comédie, et, pour la prolonger, on fit un traité entre Marcassin et lui, et on les raccommoda. Sa femme étoit une autre sotte, fille du lieutenant général de Chaumont-en-Bassigny, fort riche, qu'il fit venir un hiver à Strasbourg, où il étoit résidant, employé en Alsace[2]. Elle étoit fort dévote, et ne vouloit ni bals ni autres amusements : Mursay s'en plaignoit à tout le monde; mais ce qui le désoloit, c'est qu'elle faisoit ses dévotions tous les dimanches, et que, les samedis, elle lui faisoit faire lit à part. Il eut patience quelques semaines; mais, à la fin, ses plaintes en retentirent par toute la ville, et jusqu'à table en sa présence, devant vingt personnes. Ce n'étoit pas qu'elle fût plus belle que lui; mais elle fut opiniâtre, et tout Strasbourg s'en divertit tant que l'hiver dura.

700. — *La Feuillade mal reçu du Roi.*

(Page 95.)

13 décembre 1706. — La Feuillade fut plusieurs jours à Paris sans oser venir à Versailles; à la fin, Chamillart obtint qu'il salueroit le Roi chez Mme de Maintenon. Il l'y mena. Le Roi, voyant entrer Chamillart avec son gendre en laisse, se leva, alla à la porte, et dit à la Feuillade : « Monsieur, nous sommes bien malheureux tous deux; » puis tourna le dos, et la Feuillade, de dedans la porte, sortit après sa révérence, sans avoir osé dire un mot. Le Roi ne lui parla jamais depuis, ni ne le mena à Marly. Il fut longtemps après à permettre à Monseigneur de le mener à Meudon. Ce n'étoit pas le chemin de devenir maréchal de France, comme il le fut en 1724, sans avoir servi dans l'entre-deux.

701. — *Mme de Barbezieux et ses filles.*

(Page 101.)

29 octobre 1709. — Mme de Barbezieux vécut toujours très malheureuse depuis son éclat avec son mari, dont la mort ne put la remettre dans le monde. Ses filles ont depuis épousé le fils aîné du maréchal-duc d'Harcourt et le duc de Bouillon. Celle-ci est morte, et son fils

1. Ce membre de phrase entre parenthèses a été ajouté en interligne, sur le manuscrit, par un correcteur.

2. Dans le manuscrit, *résident employé*, sans virgule.

unique après elle : tellement que tout est revenu à la duchesse d'Harcourt, et quelque chose au maréchal d'Alègre, leur grand-père.

702. — *La duchesse d'Harcourt hérite de la fortune de Barbezieux.*

(Page 102.)

6 janvier 1701. — Tous les ministres meurent ruinés, et toutefois leurs enfants ont des biens immenses, témoin ceux de Seignelay et ceux de ce même Barbezieux. La duchesse d'Harcourt, sa fille, en a eu, de compte fait au clair, plus de cinq millions.

703. — *Mareschal obtient la survivance pour son fils.*

(Page 103.)

25 octobre 1706. — Le fils de Mareschal étoit fort jeune, et ne promettoit pas d'approcher de son père dans son métier : aussi ne le fit-il pas longtemps. Le Roi, qui le sentoit bien, ne put s'empêcher de dire à ses valets, le même jour de cette survivance, que, si le fils ne se rendoit pas bien capable, cela ne l'empêcheroit pas de prendre un autre premier chirurgien, si le père venoit à manquer. Cette parole fit grand peur aux survivanciers, à pas un desquels il n'est pourtant arrivé malheur, excepté à quelques secrétaires d'État.

704. — *Facilité des princes protestants à se convertir au catholicisme.*

(Page 113.)

30 octobre 1706. — Les protestants croient que les catholiques se sauvent dans leur religion ; ils l'ont avoué longtemps, et ne l'ont nié depuis que pour se dérober à la force de l'argument qui s'en tire contre eux. La politique les a donc changés là-dessus à l'extérieur ; mais ils sont intérieurement persuadés de la même vérité. C'est ce qui fait leur facilité à faire embrasser la religion catholique aux princes protestants, quand ils y trouvent des avantages temporels, soit pour eux, ou pour leurs fils, ou pour leurs filles, quand il s'agit de mariages qui ne se pourroient faire autrement ; et la raison contraire fait qu'il n'y a point d'exemple de princesse catholique qui se soit faite protestante pour quelque mariage que ce soit.

705 et 706. — *Les enfants du second lit du duc de Saint-Aignan.*

(Page 123.)

23 février 1706. — .... Ces[1] tristes frères[2] devinrent sa ressource après la perte de ses enfants, et la duchesse sa femme y concourut

1. Le commencement de cette Addition a été placé dans notre tome XI, p. 375, n° 455.
2. Du duc de Beauvillier.

du sien avec toute la tendresse et la générosité possible. L'aîné avoit choisi l'état ecclésiastique, et ne le voulut point quitter, auquel il répondit bien douloureusement dans la suite. Le cadet, dont il est question ici, devint duc de Saint-Aignan et grand seigneur, répara les malheurs de sa famille, fut la consolation du duc et de la duchesse de Beauvillier. Il se montra depuis capable dans les ambassades d'Espagne et de Rome, et dans le conseil de régence, au retour de la première.

14 décembre 1706. — .... M. de Beauvillier[1], qui avoit vu l'étrange mariage de son père avec grande douleur, mais qui en avoit usé au delà de bien avec sa belle-mère et les enfants qu'elle avoit eus, n'eut qu'eux pour ressource après la mort de ses fils. L'aîné de ses frères persévéra dans l'état ecclésiastique, dont il sera question en son lieu[2], et le cadet tint lieu de fils à Mme de Beauvillier : en quoi Mme de Beauvillier se livra avec une tendresse et un courage héroïque. Besmaus étoit un gentilhomme gascon qui avoit été capitaine des gardes du cardinal Mazarin, qui s'étoit extrêmement enrichi dans le gouvernement de la Bastille et qui avoit conservé de la considération du Roi. Il se prétendit Monlezun, et maria, avant d'être riche, sa fille à Saumery, que M. de Beauvillier fit sous-gouverneur des princes, et dont la mère étoit sœur de M. Colbert. Le fils de Besmaus mourut jeune, et ne laissa, d'une fille du vieux Villacerf, qu'une fille unique, très riche, qui épousa le duc de Saint-Aignan, et dont Mme de Beauvillier prit le même soin et traita de même que si elle eût été sa belle-fille. M. de Saint-Aignan devint un homme et servit fort bien dans les suites à Madrid, puis à Rome, où il fut ambassadeur.

707. — *Le comte de Bergeyck.*

(Page 127.)

26 novembre 1706. — Bergeyck étoit un homme de très bonne famille de Flandre, qui avoit travaillé dans les finances du pays sous la fin de Charles II, et que l'électeur de Bavière y continua quand il eut le gouvernement des Pays-Bas. A la révolution de la mort du roi d'Espagne, il fut continué, et même élevé par la confiance qu'on prit en lui, et à laquelle il répondit avec une capacité et une probité singulière. C'étoit un homme d'esprit, très appliqué, grand travailleur et possédant ses matières à fond, exact à tout, juste dans le raisonnement, doux et modeste, simple, qui n'a rien fait pour sa famille, et qui est mort enfin hors de place avec peu de bien; un homme très fidèle, qui ne s'avançoit jamais, mais ferme à ne parler jamais contre sa pensée, et obéissant après, quand il avoit dit son opinion et ses

1. Le commencement de cette Addition a été placé dans notre tome XIII, p. 503, n° 664.
2. Ce membre de phrase a été biffé par un correcteur.

raisons. Il étoit estimé et fort aimé, et fut fort regretté. Il a été longtemps en première place, mais sans titre, et a vécu plusieurs années retiré, depuis l'avoir quittée. C'étoit un fort homme de bien, et dont on auroit pu tirer de grands services, si on l'avoit cru davantage sur les fins.

708. — *Le duc de Créquy, sa maison, et l'amitié du Roi pour lui.*

(Page 148.)

13 février 1687. — Le duc de Créquy s'appeloit Blanchefort; il étoit petit-fils du maréchal de Créquy et d'une fille du connétable de Lesdiguières. Le grand-père de ce maréchal épousa la fille unique de Gilbert[1] de Créquy, sieur de Poix et de Canaples, et de M[arie] d'Acigné, à condition d'en prendre le nom et les armes, que lui imposa le cardinal de Créquy, frère de son beau-père, en donnant tout son bien à sa nièce. Le fils de celui-là, qui prit le nom et les armes de Créquy, épousa une Chr[étienne] d'Aguerre, qui fut mère du maréchal de Créquy et, par un second mariage, de Louis d'Agoult, comte de Sault, qui mourut sans enfants, et lui laissa tout son bien, qui passa au maréchal de Créquy avec le nom et les armes d'Agoult. Celui-ci épousa les deux filles du connétable de Lesdiguières, l'une après l'autre, et n'eut point d'enfants de la seconde. Il eut deux fils et deux filles de la première, et fut tué en mars 1638, en Italie, en reconnoissant la petite ville de Crême, tenue[2] par les Espagnols. C'étoit un grand homme de guerre et de conseil. Son fils aîné fit la branche de Lesdiguières, dont il fut duc et pair après son père et après le connétable son grand-père maternel, et prit le nom et les armes de Bonne, du connétable; le cadet garda ceux de Créquy, s'appela Canaples, et fut tué mestre de camp du régiment des gardes, en mai 1630, devant Chambéry, et laissa d'une du Roure, dont la mère étoit sœur du connétable de Luynes, le duc de Créquy et ses frères. Les sœurs de MM. de Lesdiguières et de Canaples furent la marquise de Rosny et la femme du premier maréchal de Villeroy, mère du second. La marquise de Rosny perdit son mari avant le célèbre Maximilien, duc de Sully, son beau-père, ne fut point duchesse, et fut mère du duc de Sully gendre du chancelier Séguier.

M. de Créquy servit jusqu'au grade de lieutenant général, fut premier gentilhomme de la chambre, duc à brevet en 1653, chevalier de l'Ordre en 1661, duc-pair en 1663, enfin gouverneur de Paris. Il est célèbre pour l'affaire des Corses pendant son ambassade de Rome, où il retourna après le traité de Pise; il fut aussi ambassadeur en Angleterre, et alla à Munich conclure le mariage de Madame la Dauphine, en 1680. Personne n'étoit plus au goût du Roi, et n'avoit usurpé plus

1. Lisez : *Jean*. Gilbert est le nom de ce Blanchefort aïeul du maréchal
2. Lisez : *assiégée*.

d'autorité à la cour et dans le monde; très splendide en tout, grand joueur, et ne s'y piquoit pas d'une fidélité bien exacte. Plusieurs grands seigneurs en usoient de même, et on en rioit. Sa faveur lui fut funeste par une singularité qui mérite d'être rapportée[1]. La Reine encore vivante et pleine de santé, et la cour à Saint-Germain, le Roi, qui a toujours été curieux de l'avenir, et qui, sans ajouter foi à ceux qui se sont mêlés de le prédire, étoit bien aise d'en voir, entendit parler d'une femme qui disoit des merveilles. Il ordonna à quelqu'un, qu'il ne nomma point, et qui avoit un logement dans les hauts du château de Saint-Germain, où la cour étoit, de faire venir cette femme et de l'avertir. La femme vient, et le Roi, sans Ordre et avec un habit fort simple, y monte. On ne se lève point, et on lui dit, comme à un homme fort du commun, de prendre un siège. La femme s'interdit : on la rassure, et on la persuade que c'est un commensal de la maison, fort sûr et secret, devant qui elle peut continuer. Enfin elle continue. Puis le maître de la chambre propose au Roi, d'un air d'autorité, de se faire dire aussi son fait; le Roi obéit avec modestie. La femme examine sa main et s'étonne, puis, après une assez longue pause, lui dit qu'elle ne sait quel il est, mais qu'elle voit bien qu'il est au-dessus de ce qu'il paroît, qu'il est marié[2], mais pourtant un maître galant, et qui a bien eu de bonnes fortunes; qu'elle ne sait ce qui lui arrivera, mais qu'il sera payé de toutes ses aventures; qu'il deviendra veuf, et tout de suite se prendra d'une veuve déjà surannée, de la plus basse condition et le reste de tout le monde; que sa conduite ne lui sera pas inconnue, mais qu'elle ne l'arrêtera point; qu'il l'épousera, et qu'il aura un tel aveuglement pour elle, qu'elle le gouvernera et le mènera toute sa vie par le bout de son nez; qu'il en sera veuf encore après un fort long mariage, et qu'alors il ressentira tellement et la sottise qu'il aura faite, et celles qu'elle lui aura fait faire, qu'il prendra en aversion la femme, ses parents, ses amis, et qu'enfin il en mourra de honte et de douleur. Avec cette prédiction, dont la fin a été entièrement fausse, le Roi redescend chez lui, reprend ses habits, puis passe à sa chaise percée, où les grandes entrées l'ont toujours vu jusqu'à sa grande opération, et qui étoit un temps de privance fort commode. M. de Créquy s'y trouva ce jour-là seul, et le Roi, se mettant tout d'un coup à rire, lui conta ce qui lui venoit d'arriver, se moquant lui-même de sa curiosité et des pauvretés dont elle avoit été payée, et surtout se moqua de la devineresse, et se récria sur ce que c'étoit que ces friponnes-là; et revenoit toujours à rire de l'impertinence que c'étoit de prédire à un roi de France qu'il se remarieroit à une vieille veuve, gueuse, et de rien, et le reste de tout le monde de son su, et qui, toute sa vie et longtemps, le gouverneroit à

1. Cette anecdote ne se retrouve pas dans les *Mémoires*, mais dans la notice du duché de Créquy (*Écrits inédits*, tome VI, p. 157-160), où notre auteur dit qu'il la tenait de son ami du Charmel.

2. *Marité*, dans la copie.

baguette. Créquy en rit fort aussi, et se crut, avec raison, très bien avec le Roi, qui ne faisoit guères de confidences inutiles; mais cette faveur eut un triste revers du moment qu'après la mort de la Reine, le Roi s'attacha à Mme de Maintenon, et surtout dès qu'il fut question de s'y attacher tout à fait, et l'entre-deux en fut court. Il ne put souffrir M. de Créquy : il évitoit de lui parler, même de le regarder; il en vint jusqu'à l'éviter, et cet éloignement alla toujours croissant. M. de Créquy, au désespoir, et bien informé par l'intérieur de ce qu'on ne soupçonnoit qu'à peine, se sentit perdu sans ressource, et en tomba dans une mélancolie, puis dans une jaunisse, qui, des plus gros et forts hommes de la cour, en fit bientôt un squelette qui ne se pouvoit plus soutenir. Il étoit capable d'amitié et de bien servir ses amis; il avoit toujours aimé et protégé le Charmel, l'avoit avancé en tout ce qu'il avoit pu à la cour, lui avoit fait avoir une des deux compagnies des cent gentilshommes au bec de corbin du maréchal d'Humières, et lui avoit, sous ce prétexte, procuré des entrées que la charge, dès longtemps sans fonctions, n'avoit point. Il ne put se tenir de se décharger le cœur avec Charmel, et de lui conter son infortune, qui le conduisit bientôt après au tombeau, et que le Charmel, depuis sa retraite à l'Institution, a racontée à quelques-uns de ses plus particuliers amis. Ce ne fut pas la seule prédiction qui fut faite d'une si démesurée grandeur, et si inimaginable[1]. Mme de Maintenon, allant à Barèges avec M. du Maine, dont elle étoit gouvernante, pour dernière ressource à cette chute qu'il avoit faite de dessus les bras de sa nourrice et qui l'estropia pour toujours, passa à Bordeaux, et, y séjournant, alla y voir une de ses anciennes amies. Un abbé s'y trouva, dont, à l'aspect de Mme de Maintenon, l'égarement fut tel, qu'il n'ôta pas les yeux de dessus elle et n'ouvrit pas la bouche tant qu'elle y demeura. Quand elle fut sortie, la maîtresse du logis, qui savoit bien qu'il croyoit avoir des connoissances curieuses, lui demanda la raison d'une telle surprise, et il se défendit extrêmement longtemps. Enfin il lui dit : « Vous me forcez, et nous nous en repentirons tous deux, vous parce que vous me croirez fou, moi parce que je perdrai toute estime auprès de vous; mais tout mon art est faux, ou cette femme sera reine, et il y a si loin entre ce qu'elle est et la couronne, que c'est ce qui m'a mis et me met encore hors de moi-même. » Ce sont de ces choses que Dieu permet quelquefois par des raisons adorables, et peut-être terribles, pour châtier une curiosité qu'il est si défendu de suivre et si dangereux d'écouter, même dans ces rares vérités que tant de ténèbres enveloppent, et qui sont étouffées par de continuelles faussetés.

Pour retourner à M. de Créquy, il épousa Mlle de Saint-Gelais, dite

1. Cette seconde anecdote ne se retrouve pas non plus dans les *Mémoires*, mais seulement dans la notice Créquy, p. 160-161, où Saint-Simon dit la tenir de son père, qui l'avait recueillie, sur le moment même, à Blaye ou à Bordeaux.

Lézignan, fille de M. de Lansac, dont la mère étoit fille du maréchal de Souvré. Ce M. de Lansac fut tué devant Dôle, 1636, qui, d'un premier lit, eut Mme de Vassé, et du second Mme de Créquy, [dont la mère[1],] héritière de la Vallée-des-Fossés, se remaria au président de Mesmes, frère de d'Avaux, le célèbre ambassadeur, puis surintendant des finances, et du grand-père du premier président de Mesmes; et de ce mariage une fille unique, qui épousa le maréchal de Vivonne frère de Mme de Montespan. Les tantes paternelles de Mme de Créquy avoient épousé, l'une le bisaïeul du marquis de Pezé, l'autre M. de Toucy Prye, et fut mère de Mme de Bullion, belle-fille du surintendant, et de la maréchale de la Motte. Le duché-pairie érigé pour le duc de Créquy s'éteignit en lui. Mme de Créquy fut dame d'honneur de la Reine au mariage de Madame la Dauphine; belle, vertueuse, mais si sotte, qu'on disoit d'elle que M. de Créquy la montoit tous les matins comme une horloge. Ils n'eurent qu'une fille unique, que le duc d'York pensa épouser, depuis Jacques II, quoiqu'elle ne fût rien moins que belle, et qu'épousa le duc de la Trémoïlle, qui en eut la charge de premier gentilhomme de la chambre[2]. Le duc de Rohan, convenu de tout, et ayant aussi la survivance de la charge, rompit pour épouser la fille de Vardes, unique aussi, et beaucoup plus riche, et le Roi ne le lui pardonna jamais. Outre son amitié pour M. de Créquy, qui n'étoit pas sûr de retrouver un aussi grand parti, le Roi fut piqué de ce que la considération d'une charge qui approchoit de lui de si près n'avoit pas arrêté le duc de Rohan, et, bien plus encore, de sa préférence de l'alliance d'un homme en disgrâce depuis si longtemps, après tant de faveur, et en disgrâce si profonde, et pour des causes si personnelles qu'étoit Vardes.

Le maréchal de Créquy[3], tout brillant de ses qualités militaires, donnoit et recevoit un grand lustre de son frère. Son attachement à Foucquet, dont il avoit tiré parti, le pensa perdre, l'éloigna un temps, et lui coûta la charge de général des galères, que Foucquet lui avoit payée. Sa probité fut plus suspecte que sa valeur et ses talents, et la figure charmante de ses enfants en fit concevoir de grandes espérances. Il fut maréchal de France en 1668, gouverneur de Lorraine, etc., et jamais chevalier de l'Ordre. Le cadet[4] mourut de bonne heure, sans avoir été marié, et l'aîné, gendre du duc d'Aumont, montra de quoi faire plus espérer, et de quoi faire plus craindre aussi, que n'avoit même fait son père, et fut tué sans postérité[5], sans regrets et sans enfants. Sa femme vécut dans le plus grand luxe et le scandale, et finit dans la pénitence et la plus grande édification. On parlera, quand il en sera temps, de leur frère stupide, Canaples, si dissemblable à eux.

1. Il faut suppléer ces trois mots.

2. Cette partie de l'Addition, empruntée à l'*Histoire généalogique*, se retrouvera éparse dans les *Mémoires*.

3. François, mort neuf jours avant le duc son frère aîné : voyez notre tome XI, p. 259-260, et la notice CRÉQUY, p. 161-165.

4. Blanchefort : tome III, p. 67. — 5. A Luzzara.

709. — *Le comte de Maulévrier la Marck et ses enfants.*

(Page 199.)

4 mars 1689. — Charles-Robert de la Marck, comte de Maulévrier et de Braisne, capitaine des cent-suisses de la garde du Roi et 24e chevalier du Saint-Esprit de la première promotion, étoit second fils du duc de Bouillon, seigneur de Sedan, Jametz, Floranges, Raucourt, etc., maréchal de France 1547, ambassadeur d'Henri II, en 1550, vers le pape Jules II[1]. Ce M. de Maulévrier, oncle paternel de l'héritière de Bouillon, Sedan, etc., sur qui le maréchal de Bouillon la Tour en enleva tous les biens, et avec qui enfin il fit la transaction mentionnée à l'occasion de la promotion de l'Ordre de 1688, p. 340 du volume précédent[2], eut deux fils. Le cadet, marquis de Mauny, 41e chevalier de l'Ordre de la promotion de 1619 et premier écuyer de la reine Anne d'Autriche, mourut en 1626, sans postérité. L'aîné, comte de Braisne, qui se faisoit appeler le duc de Bouillon, et qui étoit capitaine des cent-suisses, mort à Braisne, 7 novembre 1652, à soixante-dix-sept ans, ne laissa que deux filles, l'une qui épousa René de l'Hospital, marquis de Choisy, et Louise de la Marck, qui épousa en 1633 Maximilien Eschallart, marquis de la Boulaye; leur fils, qui porta le nom de marquis de la Boulaye, prit le nom et les armes et les livrées de la Marck, fit parler de lui dans les troubles de Paris dans la minorité de Louis XIV, fut tué au combat de Consarbrück, où le maréchal de Créquy fut battu, près de Trèves, 11 août 1675, et [ne] laissa, de l'héritière de Saveuse, qu'une fille unique, qui épousa, comme il est dit ici[3], le fils aîné de M. de Duras[4]....

710. — *Le duc de Bouillon à Rome.*

(Page 216.)

3 janvier 1690. — Prince[5] de Turenne assis à l'audience du Pape et traité d'*Altesse* par le cardinal patron. On a trouvé sur les registres que son grand-père y avoit été traité de même.

Les grands d'Espagne sont assis à l'audience du Pape, et les ducs, à cause de cela, ne le voient point. Pour M. de Bouillon dont il s'agit, jamais seigneur de Sedan, Bouillon, etc., ni la Marck, ni le maréchal de Bouillon, son père, n'ont eu de rang nulle part en Europe, et il seroit surprenant que Rome, si lente, eût commencé, sans depuis avoir

1. Même erreur que ci-dessus, p. 190; lisez : *Jules III*.
2. C'est-à-dire dans l'Addition du 25 novembre 1688, placée déjà dans notre tome I, Addition n° 6, p. 308.
3. Dans l'article de Dangeau.
4. La fin de cette Addition a trouvé place dans notre tome IV, p. 369, Addition n° 219.
5. Cette Addition est insérée dans la table que rédigeait Saint-Simon à la fin de chaque volume de son exemplaire du *Journal de Dangeau*.

été suivie ; et le rang que ce duc de Bouillon obtint ici par le cardinal Mazarin, à l'occasion de son échange, fut tout à la fin de sa vie, sans être sorti de France depuis, ni avoir eu jusqu'alors aucun rang depuis son retour de Rome, et leur prétention d'être princes indépendamment de Sedan est bien postérieure à ce grand-père. Le cardinal de Bouillon escroqua cela du pape Ottobon, qu'il avoit eu grand part à faire, et qui étoit grand pantalon.

711. — *Baluze et le cardinal de Bouillon.*

(Page 238.)

2 juillet 1710. — Baluze étoit un homme attaché à M. Colbert, et qui s'étoit rendu célèbre dans la république des lettres parmi les savants ; mais le cardinal de Bouillon le sut gagner, et le déshonora par cette généalogie vénale, qui, en tout autre temps, eût passé comme beaucoup d'autres impostures de ce genre, qui y est plus sujet qu'aucun autre. L'éclat de celles-ci fut grand, et par leur évidence démontrée, et par le châtiment, sans que ceux pour qui elles avoient été forgées, arrangées et mises au jour avec tant de travail, de temps et de dépense osassent en dire le moindre mot, dans la crainte de pis pour eux-mêmes.

712. — *Le Roi ne donne plus d'étrennes.*

(Page 245.)

1er janvier 1707. — Le Roi avoit déjà diminué, puis retranché les étrennes qu'il avoit accoutumé de donner depuis deux ou trois ans.

713. — *Le prince Hermann de Bade.*

(Page 251.)

20 octobre 1691. — Ce prince Hermann[1] de Baden étoit chef du conseil de guerre, ministre de conférence (c'est comme nos ministres d'État) et à la tête du parti opposé au duc de Lorraine, qu'il faisoit très ordinairement prévaloir, tout grand capitaine et beau-frère de l'Empereur qu'étoit ce prince, qui essuyoit souvent de grands dégoûts, et qui préféroit le séjour d'Inspruck à celui de Vienne, à cause de cela.

714. — *Mme de Montgon et son fils l'abbé.*

(Page 260.)

9 janvier 1707. — Mme de Montgon étoit fille d'Heudicourt grand louvetier, qui s'appeloit Sublet, et de Mme d'Heudicourt, qui étoit Pons, n'avoit rien, et avoit été fort belle. Le maréchal d'Albret, qui l'avoit trouvée telle et dont elle étoit parente, avoit marié son frère à sa sœur, et c'étoit chez lui qu'elle avoit fait amitié avec Mme Scarron

1. Ici, *Herman*, comme dans le texte des *Mémoires*.

et avec Mme de Montespan. Celle-ci la protégea, et Mme Scarron, devenue gouvernante de ses enfants, prit Mlle d'Heudicourt pour les amuser chez elle. Devenue Mme de Maintenon, elle protégea infiniment Mme d'Heudicourt et sa fille, dont elle fit le mariage et la fortune. Si la cour fut scandalisée de la voir dame du palais, les troupes ne le furent pas moins de voir son mari directeur de la cavalerie et lieutenant général. Mme de Montgon étoit de tous les particuliers chez Mme de Maintenon, amusoit le Roi par son esprit et par sa liberté; elle devint un petit personnage, et quelquefois assez impertinente. Son mari la survécut longtemps, et s'étoit fait lieutenant général en la menaçant de l'emmener en Auvergne. Elle y étoit allée après, voir son beau-père et son bien, et y mourut fort promptement. Elle laissa un fils et une fille, qui épousa un Montmorin. Le fils[1] entra assez bien dans le monde et fit quelques campagnes dans la gendarmerie; tout à coup, et sans aventures, il se jeta dans le séminaire de Saint-Sulpice, y passa quelques années en grande dévotion, se fit prêtre, et, peu de jours après, montra une intrigue qui surprit moins quelques supérieurs de son séminaire que le monde, qui ne le voyoit pas de si près. Les jésuites s'en voulurent servir pour donner en Espagne un degré d'autorité à la constitution *Unigenitus* qui réfléchit ici. Le roi d'Espagne venoit d'abdiquer; il lui fut proposé par le P. Bermudez, son confesseur, qui, par d'autres cabales, avoit eu grand part à l'abdication. Le roi d'Espagne ne l'avoit jamais connu : il étoit trop jeune lorsque ce prince alla en Espagne; il demanda si c'étoit le fils d'une Mme de Montgon qu'il avoit vue dame du palais, et eut peine à le recevoir dans sa retraite de Saint-Ildefonse. Lui, cependant, parut d'abord aller pour procurer la canonisation de je ne sais quel saint, et cependant écrivoit au P. Bermudez des admirations de la retraite du roi d'Espagne et des desirs de s'en aller édifier de près, et de passer sa vie auprès d'un si grand exemple, qui, à la fin, le firent admettre. Parmi cette négociation, le roi Louis mourut, et le roi Philippe remonta sur le trône. Un tel changement ne ralentit point l'abbé de Montgon, ni les jésuites; mais, le P. Bermudez ayant été chassé, il fallut changer de batterie. Mme de Montgon, qui avoit été élevée auprès de Madame la Duchesse, introduisit de bonne heure son fils auprès de Monsieur le Duc, qui étoit alors premier ministre, avec lequel il avoit passé sa première jeunesse. Il le fut trouver, et Monsieur le Duc, très brouillé en Espagne pour le renvoi de l'Infante, et qui avoit un grand desir de s'y raccommoder, crut l'abbé de Montgon un instrument propre. L'embarras étoit du prétexte; il étoit inconnu au roi d'Espagne, il ne s'agissoit plus de Saint-Ildefonse, et un béat qui avoit tout quitté pour se faire prêtre, et qui n'avoit prétexté un voyage si bizarre que par l'admiration de la retraite du roi d'Espagne et du desir de s'y enterrer

1. Ce qui suit ne se retrouve pas dans les *Mémoires*, où le nom de l'abbé de Montgon ne sera prononcé qu'incidemment.

auprès d'un si grand exemple, se trouvoit bien à découvert au milieu d'une cour où il n'avoit ni affaire, ni prétexte, ni bienséance de s'aller transplanter. Quoique Monsieur le Duc fût le maître, il falloit pourtant l'attache de Monsieur de Fréjus, depuis cardinal de Fleury, et il se falloit bien garder de lui rien laisser apercevoir des motifs de ce voyage, tant de celui qui regardoit Monsieur le Duc, que de ceux qui étoient particuliers aux jésuites, et des autres plus profonds et personnels au sulpicien. C'étoit, en un mot, un fou de beaucoup d'esprit, et d'esprit agréable, mais caché et singulier au dernier point, qui avoit des vues et une ambition vaste, qu'il ne voyoit point de chemin pour la satisfaire ici, ni par les armes, qu'il avoit quittées, ni par l'Église, et qui espéra que, posté par les jésuites, il s'ouvriroit par l'Espagne un chemin abrégé au cardinalat, appuyé de la dévotion du roi d'Espagne et de cet abandon du monde et de sa patrie, à qui il crut donner un grand relief en partageant son bien à ses parents, et ne se réservant presque rien. Monsieur de Fréjus, qui ne voyoit pas clair à un voyage si extraordinaire, y résista tant et si longtemps, qu'il ne put y consentir, et se contenta de ne le pas empêcher. L'abbé de Montgon partit, et fit en effet le raccommodement de Monsieur le Duc avec l'Espagne. Il fut d'abord très bien en ce pays-là; mais il y fut traversé par notre cour dès que Monsieur de Fréjus y eut pris la place de Monsieur le Duc, et l'abbé commença à être embarrassé de sa personne. Il vint, quelque temps après, faire un tour de sept ou huit mois à Paris, où il parut avec un air fort composé, mais avec un équipage fort leste. Il y eut plusieurs audiences de M. le cardinal de Fleury, avec lequel enfin il demeura brouillé, et s'en retourna furtivement en Espagne. Il y trouva toutes les avenues fermées, plus d'accès auprès du roi ni de la reine; il essaya longtemps, par ses souplesses, de se raccrocher, puis des pensions, après des emplois à Rome : tout lui manqua. Il éclata, se brouilla avec les ministres, écrivit contre eux et contre M. le cardinal de Fleury, et fit imprimer un livre d'invectives écrit avec beaucoup d'esprit et de fiel, mais où on ne comprend ni le dessein ni la matière. Après cet éclat, qui mit également les deux cours contre lui, il fut chassé d'Espagne, erra quelque temps en Portugal, dont il eut ordre aussi de se retirer, et finalement vint par mer en Flandre, d'où il obtint la permission d'aller mourir de faim et de rage en Auvergne, où il est, et où il est apparent qu'il n'est pas encore au dernier tome du roman de sa vie[1]. Cela, quoique arrivé bien des années après la mort de Mme de Montgon, a paru mériter de trouver place ici.

715 et 716. — *Le comte de Gramont.*

(Page 262.)

4 décembre 1692. — Le comte de Gramont étoit frère du premier maréchal-duc de Gramont, mais d'un autre lit. La mère du maréchal

1. Il ne mourut qu'en 1770, aux Pays-Bas.

étoit fille du maréchal de Roquelaure, et celle du comte de Gramont étoit sœur de Bouteville père de M. de Luxembourg. Quoique la mode du temps l'eût fait aller fort à la guerre, il n'y avoit jamais brillé, ni espéré s'avancer[1]. Il fut quelque temps à Monsieur le Prince, et se prostitua volontiers pour attraper. Grand escroc et grand faiseur de dupes au jeu; de l'esprit, des gasconnades, de l'impudence, de l'effronterie, de la bassesse, et de toutes les misères à l'avenant, dont ses propres Mémoires, faits et avoués par lui, font une foi singulière. On y voit l'histoire de son mariage et beaucoup d'autres aussi peu honorables. Avec tout cela, fort dans le grand monde et de la cour, où, à la fin, il attrapa les premières entrées chez le Roi, à qui il se rendit agréable par son assiduité, ses bouffonneries, et se montrer valet à tout faire.

Ce comte de Gramont fut également le mépris et la terreur de la cour par tout ce que son âge, sa faveur et sa malice lui donnoient droit de dire, et même en face, sans qu'il fût possible qu'il y en eût aucune suite sans se rendre parfaitement ridicule à force de mépris. Pour l'essentiel, il avoit toujours vécu d'industrie, et les ministres le ménageoient et lui facilitoient des grâces pécuniaires. Son visage étoit d'un vieux singe[2]....

30 janvier 1707. — Le comte de Gramont étoit un vieux sacripand de cour et de monde, qui avoit beaucoup d'esprit et d'impudence, et qui avoit honte bue sur tout. Il étoit frère de père du maréchal de Gramont, dont la mère étoit fille du maréchal de Roquelaure, et celle du comte de Gramont étoit sœur de Bouteville décapité à Paris pour duels, père du maréchal de Luxembourg. Il s'étoit attaché à Monsieur le Prince, qu'il suivit en Flandres, se promena après en Angleterre, y devint amoureux de Mlle d'Hamilton, que ses frères le forcèrent d'épouser, et qu'il amena en France. Les Mémoires de sa vie qu'il n'a pas eu honte d'écrire et de publier le font assez connoître. Ce ne fut pas une légère tache à notre cour qu'un aussi publiquement malhonnête homme, poltron, fripon au jeu, escroc et plein de toutes sortes d'infamies, non seulement les portât toutes avec un front d'airain, sans en désavouer pas une, mais eût acquis une faveur et une liberté auprès du Roi qui le rendit continuellement redoutable aux ministres même. C'étoit un homme à qui tout étoit permis, et qui se permettoit tout. Le Roi parlant un jour d'un envoyé du Nord qui venoit de repartir après un compliment et quelque chose de plus qu'il étoit venu faire, et dont il s'étoit fort mal acquitté : « Vous verrez, Sire, dit le comte, que c'est quelque parent de ministre. » Il ne marchandoit personne, et souvent en face. Il avoit quatre-vingt-six ans quand il mou-

1. Le correcteur ou arrangeur a ajouté en interligne un *de* avant cet infinitif.

2. La fin de cette Addition, relative à la comtesse de Gramont, trouvera place en regard de la page 474 du tome V de l'édition de 1873.

rut[1]. Étant fort malade un an devant sa mort, sa femme lui voulut parler de Dieu; l'oubli entier dans lequel il en avoit été toute sa vie le jeta dans une grande surprise de nos mystères, et, se tournant vers sa femme : « Comtesse, lui demanda-t-il, mais me dis-tu bien vrai? » Et comme, du temps après, elle lui récitoit le *Pater* : « Comtesse, cette prière est belle. » Il n'en avoit pas la moindre notion. De ses dits et de ses faits, on en feroit un livre, mais qui seroit déplorable, si l'on en retranchoit l'effronterie et les saillies. Avec tout cela, il avoit débellé[2] la cour, et la tenoit en respect. Ce brevet d'affaires qu'il avoit est un brevet d'entrées beaucoup moindres que celles des premiers *gentilshommes* de la chambre, et beaucoup plus grandes que les entrées de la chambre.

717. — *La comtesse de Frontenac.*

(Page 268.)

1er février 1707. — Mme de Frontenac avoit été fort belle, galante, toujours du grand monde, et femme de beaucoup d'esprit, mêlée en beaucoup d'intrigues.

718. — *La comtesse de Caylus et Villeroy.*

(Page 276-277.)

10 février 1707. — Pour le coup, les *Mémoires* sont trop politiques, et ils ne persuaderont à personne de ces temps que Mme de Caylus n'ait pas été chassée[3]. Sa dévotion, qui avoit été extrême durant son exil, finit avec la direction du P. de la Tour, et un peu auparavant sans doute, puisqu'elle la troqua si aisément, comme on l'a vu[4], pour une pension. Ce fut le premier pas de son retour. Elle reparut belle encore comme un ange, et Mme de Maintenon, qui l'aimoit toujours, et dont l'esprit l'amusoit infiniment[5], fut ravie de la revoir, et ne tarda pas à l'initier peu à peu dans tous les particuliers chez elle avec le Roi, qui s'en amusoit aussi, mais qui craignoit son esprit et ne l'aima jamais. Elle ne fut pas longtemps sans être de tout, et sans tenir chez elle un petit tribunal de ce qui étoit le plus exquis et le plus en figure à la cour. Elle n'y craignit pas, quand elle fut tout à fait initiée, de revoir le duc de Villeroy tous les jours, et qui, après la mort du Roi et de Mme de Maintenon, ne bougea plus de chez elle, et y soupoit tous les soirs en maître de la case, jusqu'à sa mort, dont il pensa mourir de douleur, quoique quelquefois las l'un de l'autre. La pauvre femme s'étoit souvent moquée de sa dévotion de Paris depuis

1. Cette phrase a été biffée après coup.
2. *Debrellé*, dans le manuscrit.
3. Dangeau a dit : « On l'avoit crue chassée de la cour, et elle ne l'étoit point. »
4. Ces quatre mots sont biffés.
5. Lisez : *et que son esprit amusoit infiniment.*

son retour à la cour, et des nuits des jours saints qu'elle avoit passés devant le Saint-Sacrement à Saint-Sulpice. Elle n'étoit pas bonne, et avoit de quoi être fort méchante.

719. — *Roquette, évêque d'Autun.*

(Page 293.)

4 mars 1707. — Cet évêque d'Autun étoit un vieux fripon, bien connu pour tel, et qui, par beaucoup d'esprit et d'intrigue, étoit arrivé là avec grande espérance d'aller plus loin. Il avoit été de bien des couleurs en sa vie, attaché à Mme de Longueville, à M. le prince de Conti son frère, valet à tout faire du cardinal Mazarin, et surtout des dames importantes d'alors, grand serviteur après des jésuites : en un mot, tout ce qu'il falloit être pour avoir du crédit et pour cheminer. C'est lui qui, recevant la cour, qui passoit par son diocèse, et voyant l'archevêque de Reims le Tellier en admiration de son magnifique buffet, lui dit humblement : « Monseigneur, vous voyez là le bien des pauvres. — Mais, Monseigneur, lui répondit l'autre brutalement, vous auriez bien fait de leur en épargner la façon. » C'est, à ce qu'on dit alors, sur cet évêque d'Autun que Molière fit son *Tartufe*. Il s'attacha, sur la fin, à la cour de Saint-Germain, non à la manière de M. de Nesmond, évêque de Bayeux, qui donnoit tous les ans dix mille écus au roi et à la reine d'Angleterre sans qu'on s'en soit jamais douté, et on ne l'a su qu'après sa mort; mais Monsieur d'Autun, qui se tortilloit toujours quelque part pour en tirer parti, se vanta d'avoir été miraculeusement guéri d'une fistule lacrymale par l'intercession du roi d'Angleterre. Il en fit part à la reine sa veuve, au Roi, à Mme de Maintenon, et le publia partout. La merveille ne dura que peu de jours, et la fistule[1] de l'évêque parut de nouveau. Il en fut si honteux, qu'il s'enfuit dans son diocèse, d'où il n'a guères sorti depuis. Il avoit un neveu qu'il eut pourtant le crédit de faire son coadjuteur au grand regret d'un autre abbé Roquette, qui avoit de l'esprit et du manège encore plus, qui prêchoit et n'oublioit rien pour se faire évêque. Il avoit un frère écuyer de Mme la princesse de Conti, fille de Monsieur le Prince, de laquelle il étoit aumônier, et y est mort vieux et blanc, sans avoir jamais pu s'en débourber.

720. — *Prérogatives du gouverneur du Dauphiné.*

(Page 299.)

31 janvier 1704. — .... C'est[2] le seul [gouvernement] où le gouverneur soit visité par le Parlement en corps et traité de Monseigneur par

1. *Fausseté* corrigé en *fistule*.
2. Le commencement de cette Addition a été placé dans notre tome XII, n° 530, p. 472.

le premier président dans la harangue, et le seul aussi où le gouverneur, et, en son absence, le lieutenant général, ait sa séance au Parlement au-dessus du premier président, et ne donne pas chez lui la main au Parlement en corps. Cela est aussi composé par le commandement des armes tel que l'a le gouverneur, et, en son absence, le lieutenant général, par toute la province; dévolu, en absence de tous les deux, au premier président, et, en son absence, à l'ancien des présidents qui tient le Parlement.

721. — *Fontpertuis.*

(Page 301.)

23 février 1708. — Le voyage de Mme de Nancré avec Mme d'Argenton à Grenoble réussit à la fin assez mal à Nancré, quoiqu'il en eût été justifié. Le Roi prit d'autres prétextes, et témoigna à M. le duc d'Orléans qu'il seroit bien aise qu'il ne le suivît point. Lorsqu'il lui demanda qui il mèneroit avec lui, il lui nomma entre autres Fontpertuis, garçon d'esprit, mais oisif et volontaire, qui s'étoit attaché à lui par Mme Sforce et par M. de Nevers, son neveu, dont il étoit ami alors. « Comment? s'écria le Roi, le fils de cette folle qui couroit le pays après M. Arnauld, cette furieuse janséniste! Je ne veux point de cela avec vous. » M. d'Orléans, se prenant à rire, répondit au Roi qu'il ne le connoissoit pas; que, de sa mère, il n'en disoit rien, mais que, pour Fontpertuis, il ne croyoit pas en Dieu, bien loin d'être janséniste. « Oh! si cela est, répliqua le Roi, et, du fond du cœur, fort soulagé, je n'ai rien à dire, vous le pouvez mener. » Et en effet il le mena. Le fait alors n'étoit que trop vrai. M. d'Orléans n'en faisoit jamais le récit sans en rire aux larmes. Je ne sais si Fontpertuis s'est converti depuis; mais il acquit des biens immenses au Missisipi, qu'il a bien su conserver, et n'a guères vu M. le duc d'Orléans depuis ses richesses, et se brouilla tout à fait avec M. de Nevers.

722. — *Rang des ducs au Conseil.*

(Page 315.)

11 janvier 1702. — Cette remarque de la séance de Chamillart est superflue[1] : personne, au Conseil ni ailleurs, ne dispute aux ducs. Ailleurs, ceux qui ont rang de prince étranger disputent en quelques lieux, et, au Conseil, le Chancelier, nouvellement, les précède, et, très nouvellement, le garde des sceaux.

723 et 724. — *Le marquis et la marquise de Mézières.*

(Page 320.)

13 mars 1707. — Mézières, qui s'appeloit Béthisy, et de très peu de chose, étoit un visage de grenouille écrasée, enseveli dans sa poi-

1. Dangeau a dit que, dans une conférence des ministres chez le Chancelier, Chamillart s'est mis au-dessous du duc d'Harcourt.

trine, et par devant et par derrière effroyablement bossu; et à voir, il faisoit peine à respirer. Beaucoup d'esprit, même orné, une valeur brillante, du talent à la guerre et des hasards heureux le firent percer par l'estime. Le manège ne lui manqua pas, et sa sœur, qui, par des convenances singulières, avoit épousé M. de Charlus, devint belle-mère de Mlle de Chevreuse, laquelle épousa son fils le marquis de Levis, dont elle fit la fortune, et contribua fort à celle de Mézières son oncle. Celui-ci s'amouracha d'une aventurière angloise qui s'appeloit Oglethorp, demoiselle pourtant, mais dont la mère étoit blanchisseuse de la reine d'Angleterre et de plusieurs autres à Londres, et qui étoit aussi une maîtresse commère. Sa fille, non moins intriguante et spirituelle, en fit ses preuves ici en plus d'une sorte, et plus d'un personnage qui feroient un roman, et aida fort son mari à s'enrichir et à achever de s'élever. Il avoit bonne opinion de lui au point de dégoûter, et qui alloit jusqu'à sa figure, qu'il rajustoit à tous les miroirs, et lui sourioit avec complaisance. Sa fortune, à travers tant de contredit, l'avoit gâté et rendu impertinent, jusqu'à se proposer d'aller à tout, et de le mériter. Sa femme, après sa mort, a grandement et étrangement marié ses filles au prince de Montauban et à M. de Mouy.

30 janvier 1719. — .... Elle[1] [Mme de Charlus] étoit sœur de Mézières mort lieutenant général et gouverneur d'Amiens, qui, avec un visage de grenouille pourrie, se croyoit un petit Luxembourg parce qu'il étoit horriblement bossu par devant et par derrière. Le rare est qu'il se croyoit couru des dames, et qu'il ne passoit jamais devant un miroir qu'il ne se rajustât, ou, au moins, qu'il ne se regardât avec complaisance. Il étoit très bon officier, et son mérite en ce genre avoit percé malgré sa figure. C'étoit d'ailleurs un homme très avantageux et des propos duquel il y avoit fort à rabattre, et, avec de l'esprit, grand valet de faveur, et très impudent d'ailleurs. L'amour d'une part et la pauvreté de l'autre avoient fait son mariage avec Mlle Oglethorp, fille d'un gentilhomme anglais de bon lieu et de la blanchisseuse de la reine d'Angleterre, qu'il avoit épousée; l'une et l'autre d'infiniment d'esprit, et encore plus d'ambition, d'artifice et d'intrigue. Cette dose de plus avoit fait croire à Mézières qu'il étoit propre à tout et susceptible de toutes choses. Sa veuve a su montrer depuis, en bien des sortes, de quoi elle étoit capable; mais ses fils ont moins pris de son esprit que ses filles, qui sont la parfaite image de celui de leur dangereuse mère, et qu'elle a su, de gré ou de force, marier hautement : Mme de Montauban malgré tous les Rohans, que Mme de Levis fit après dame du palais; et Mme de Ligne, dont la façon de la marier et les suites ont indigné toute la France. On peut conclure par dire que la vie de Mme de Mézières est un étrange roman, dont elle n'a pas encore commencé le dernier tome[2].

1. Le commencement de cette Addition trouvera place dans la suite des *Mémoires*, tome XVI de 1873, p. 190.

2. Nous ignorons la date de sa mort.

725. — *Vauban, et son livre sur la Dîme royale.*

(Page 323.)

29 mars 1707. — On a vu[1] quel étoit Vauban à l'occasion de sa promotion à l'office de maréchal de France, son mérite, l'affection et la confiance du Roi pour lui en l'occasion de Turin, combien il méritoit l'un et l'autre; mais il les perdit bientôt après, et il n'y put survivre. C'étoit le meilleur homme et le meilleur patriote du monde, toujours occupé de l'État et du soulagement de toutes ses parties, ainsi que de l'avancement de sa gloire, avec un désintéressement parfait. Il étoit homme de grand ordre, de grand arrangement, de grand calcul; les impôts, et encore plus la manière dont on les levoit, lui déplaisoient étrangement : il s'appliqua plusieurs années à y chercher un remède, et crut l'avoir trouvé par le livre célèbre qu'il publia. On n'entrera point ici dans l'examen de cet ouvrage; mais, quel qu'il fût, c'étoit celui d'un excellent cœur et d'un digne citoyen. Il se crut à portée d'oser traiter cette matière par la situation où, de longue main, il se trouvoit avec le Roi, et, en cela, il se trompa en plein. Son livre fit grand bruit, goûté, loué, admiré du public, blâmé et détesté des financiers, abhorré des ministres, dont il alluma la colère. Le chancelier de Pontchartrain surtout en fit un vacarme sans garder aucune mesure, et Chamillart oublia sa douceur et sa modération. Les magistrats de finances tempêtèrent, et l'orage fut porté jusqu'à un tel excès, que, si on les avoit crus, le maréchal auroit été mis à la Bastille, et son livre entre les mains du bourreau. Le Roi, qui ne s'y put résoudre, ne laissa pas de se laisser entraîner à ce torrent, assez pour contenter ses ministres, assez pour scandaliser étrangement sa cour, assez pour tuer le meilleur des François et celui qui avoit cueilli les lauriers dont le Roi avoit environné son front.

726. — *Le marquis de Lusignan.*

(Page 345.)

7 avril 1707. — Ces *Mémoires* sont affables et libéraux de noms[2]. Celui de M. de Lusignan étoit Saint-Gelais. Le premier de cette maison qui prit celui de Lusignan, et qui se mit les rois de Chypre, la Merlusine et les fables dans la tête, fut Louis de Saint-Gelais, chevalier d'honneur de la reine Catherine de Médicis, chevalier du Saint-Esprit dernier décembre 1579, et qui les transmit à sa postérité. Celui-ci en venoit par des cadets et étoit fort pauvre. Mme de Maintenon, qui l'avoit connu autrefois en province, lui fit donner, de fois à autre, quelque subsistance, et l'évêché de Rodez à son frère, qui se trouva un étrange évêque. Celui-ci, par la même protection, fut envoyé du

1. Addition n° 458, dans notre tome XI, p. 378-379.

2. Dangeau a dit que ce marquis était « véritablement de la maison de Lusignan. »

Roi à Vienne, d'où la guerre le fit revenir. C'étoit un bon et honnête gentilhomme, que la misère avoit abruti, et qui, sans cela, n'auroit pas manqué de quelques talents. Il avoit un fils abbé, qui le demeura parce qu'il étoit sur le moule de son oncle, avec qui il avoit toujours vécu[1].

727. — *Enlèvement du premier écuyer Beringhen.*

(Page 353.)

24 mars 1707. — Ce parti avoit résolu d'enlever Monseigneur ou un des princes ses fils : c'est pour cela qu'il demeura si longtemps sans rien faire. Enfin, lassé d'attendre, dans la peur d'être découvert, trompés encore par la livrée et le carrosse du Roi, ils enlevèrent le premier écuyer. Le Roi en fut piqué à l'excès, et toutefois Guestein[2] en fut traité avec des faveurs et couru de tout le monde, et à Paris, aux spectacles, des bourgeois et du peuple, avec une admiration sin gulièrement indécente.

728. — *Le premier président Harlay.*

(Page 368.)

9 avril 1707. — Harlay étoit un cynique, esclave de la cour et tyran de tout ce qui avoit affaire à lui, qui avoit asservi le Parlement et faisoit trembler les plaideurs; savant à fond, brillant d'esprit, de lumières, de reparties; plein d'orgueil, de venin, de malignité; masqué de probité, d'humilité, de frugalité; superbe et scélérat par nature, désintéressé par hypocrisie, magnifique par vanité, insolent et entreprenant par audace, bas et rampant devant ses besoins, équitable entre Pierre et Jacques, et l'iniquité même entre des parties élevées, suivant son intérêt et le vent de la cour ou de la fortune. Sa figure peignoit tous ces traits, et, chez lui, jusqu'au moindre rayon de nature étoit repoussé par l'affectation et par l'art. Ses talents, qui n'étoient ni médiocres ni en petit nombre, n'étoient consacrés qu'au crime, et, s'il leur laissoit quelquefois quelques honnêtes fonctions, c'étoit pour sacrifier à la réputation, et conséquemment à la tromperie. Ce fut lui

1. En tête de cette Addition, au milieu du verso réservé pour recevoir les commentaires qu'il ajoutait ainsi au *Journal*, Saint-Simon a écrit de sa main les lignes qui suivent : « Nota. Il faut rendre témoignage à la verité. Je me suis trompé. Ce M. de Lezignem l'estoit véritablement, et de la branche de Lezay, sortie de Hugues VII, sire de Lezignem, par Simon son 4me fils, vers l'an 1100, que c'estoient desjà de fort grds sgrs, mais avant que les Couronnes de Chypre et de Jerusalem et les Comtés de la Marche, d'Angoulesme et d'Eu fussent entrés dans cette grde Maison. Pour ce qui est de personnel est exact, et ce qui est dit des S. Gelais aussy, desquels ce M. de Lézignem n'estoit point, et c'est où consiste mon erreur. »

2. Telle était aussi l'orthographe primitive de Dangeau ou de son copiste; mais, postérieurement, une autre main a corrigé ce nom en *Grovestein*, dans l'article du 25 mars.

qui, étant procureur général, inventa les légitimations des bâtards sans nommer la mère, pour les enfants du Roi et de Mme de Montespan, et qui en fit l'essai sur le chevalier de Longueville tué depuis, en 1688, au siège de Philipsbourg, et qui étoit fils de la maréchale de la Ferté et du comte de Saint-Pol tué au passage du Rhin, dont il n'avoit point été reconnu. Harlay fit proposer par la cour, à Mme de Longueville, de le reconnoitre; elle se laissa persuader, sans imaginer l'usage qu'on en vouloit faire, et le Parlement encore moins, qui se laissa surprendre à l'artifice du procureur général. Ce fut en 1672, au mois de septembre, et, en décembre 1673, la légitimation des enfants du Roi et de Mme de Montespan passa sur cet exemple. Le père de M. d'Harlay, étant maître des requêtes, fut, en 1661, procureur général, à la place de M. Foucquet, quand on voulut perdre ce surintendant, à qui on persuada de se défaire de sa charge pour éviter l'embarras du Parlement en l'arrêtant. En 1663, le fils de M. d'Harlay dont il s'agit ici eut la survivance de sa charge, et il épousa en même temps la fille du premier président de Lamoignon, qui fut très vertueuse, et qui en eut grand besoin avec lui. Elle lui dit un jour qu'elle voudroit être un livre, parce qu'elle en seroit plus souvent avec lui. « Et moi aussi, lui répondit-il gravement, je le voudrois, car on en change souvent. » Son humeur étoit insupportable aux autres, et surtout à sa famille, dont il fut constamment le fléau, et jusqu'à lui-même. Devenu premier président, il ne se contraignit plus, et vint à bout, par son crédit, par sa supériorité d'esprit et de talents, par la terreur de ses reparties, de dominer le Parlement à tel point, qu'il s'en rendit le maître absolu, sans qu'aucun de ce grand corps osât branler devant lui. Il fit un jour pleurer chez lui Mme de Lillebonne, à son audience, où il n'y avoit personne qui ne tremblât à son abord, même de ceux qu'il vouloit servir et qui avoient le plus de raison d'y compter. Il traitoit les gens du commun de haut en bas, et avec des expressions les plus offensantes. MM. Doublet, conseillers au Parlement, qui avoient pris les noms de Persan et de Crouy de terres qu'ils avoient achetées, étant venus à son audience et lui ayant été présentés, il leur fit une humble révérence; puis, les regardant comme avec surprise, « Ah! leur dit-il, masques, je vous connois; » et leur tourna le dos. Un gros financier fut chassé par lui une autre fois en disant à ses gens : « Cet homme est fait pour attendre dans ma salle, mais son beau carrosse pour entrer dans ma cour. » Les Pères de l'Oratoire et les jésuites ayant un espèce de procès, il les voulut accommoder, et les manda. Après avoir travaillé avec eux : « Mes Pères, dit-il aux jésuites, c'est un plaisir de vivre avec vous; » et se tournant tout de suite aux Pères de l'Oratoire : « et un bonheur, mes Pères, de mourir avec vous. » Deux jeunes conseillers l'étant allés voir à Grosbois en habit de campagne, avec une cravate tortillée et passée dans la boutonnière, il ne dit mot. Quand on fut à table, il avisa un de ses laquais dont la cravate étoit ajustée de même : c'étoit a mode de tout le monde alors. Il demanda son écuyer, et lui dit : « Monsieur, en regardant ce laquais, chassez-moi ce coquin-là tout à l'heure, qui a la témérité de porter sa cravate comme Messieurs; » et acheva de confondre les conseillers par l'inclination profonde qu'il leur fit en montrant leurs cravates à l'écuyer.

On ne tariroit point sur un personnage si rare. Le duc de Rohan descendoit son degré, où, après force compliments, le croyant retiré, il disoit rage pour n'avoir rien obtenu de ce qu'il desiroit. Un homme à lui, à qui il parloit, s'aperçut au milieu du degré que le premier président le suivoit, et s'écria. M. de Rohan se tourna, et complimenta. « Oh! Monsieur, lui dit le premier président, vous dites de si belles choses, qu'il n'y a pas moyen de vous quitter; » et le mena confondu à son carrosse. La duchesse de la Ferté, en pareil cas, l'appela *vieux singe*, comme elle ne l'apercevoit pas, qu'il la conduisoit encore. Il n'en fit pas semblant. À quatre jours de là, elle gagna son procès, et l'alla remercier. « Madame, lui dit-il au milieu de son audience, j'ai été bien aise de vous montrer qu'un *vieux singe* peut être quelquefois bon à quelque chose à une *vieille guenon.* »

Son aventure avec le Harlequin de la Comédie Italienne est tout à fait rare. Cet Harlequin s'appeloit Dominique. C'étoit un Harlequin excellent, mais, hors du théâtre, un homme très savant et très sérieux, et qui a eu un fils de même, qui est devenu capitaine d'infanterie et très bon ingénieur. Dominique alloit souvent à la bibliothèque de Saint-Victor, et le premier président, qui y alloit quelquefois, l'y avoit trouvé deux ou trois, et avoit lié conversation avec lui. Il en avoit été si content, qu'il le pria enfin de l'aller voir. Il s'en défendit fort; mais enfin il y fut, et lui apprit qui il étoit. Le premier président, bien étonné, l'en goûta davantage par le contraste du métier avec la science de cet homme et de[1] son savoir-vivre, et le pria de revenir quelquefois. Quand la connoissance fut bien liée, le premier président exigea qu'il lui fît à huis clos quelques harlequinades, et tout à coup, saisi de belle humeur, il se mit à l'imiter et à faire à qui mieux mieux. Le bruit qu'ils firent tenta les valets de chambre de regarder par le trou de la serrure; on peut juger de leur surprise. Le fait est que, depuis, toutes les visites de Dominique, qui étoient toujours longues et savantes, finissoient, avec le premier président et lui, par quelque scène de comédie italienne, dont les valets se donnoient la farce par le trou de la serrure.

Il eut une autre aventure singulière avec Santeul. Celle de Monsieur de Noyon[2] a été racontée sur ce prélat[3]. Il y en a des millions. Celle du dépôt de Ruvigny qu'il découvrit au Roi dans la colère de S. M. contre Milord Galloway son fils, qu'il fit confisquer, qu'il se fit

1. Ce *de* est bien au manuscrit.
2. Dans l'Addition n° 57, tome I, p. 379.
3. Ces deux phrases ont été biffées.

donner, et dont il profita sans pudeur, le couvrit d'infamie. Le manège qu'il fit dans le procès de M. de Luxembourg et des ducs ses anciens fut d'autant plus rempli d'iniquité, qu'après avoir mérité la récusation des ducs et avoir, tout récusé qu'il étoit, continué à servir M. de Luxembourg en tout ce qu'il lui fut possible de sollicitations à découvert, le procès jugé, le Roi lui demanda son avis, et il n'eut pas honte de répondre que les ducs avoient toute la justice et la raison pour eux, et qu'il l'avoit toujours cru de la sorte. Ce procès toutefois lui coûta l'office de chancelier, que M. de la Rochefoucauld empêcha qu'il n'obtînt. Il en avoit eu parole lors du rang intermédiaire des bâtards au Parlement, qu'il y fit enregistrer. M. de la Rochefoucauld le savoit; mais sa faveur et ses raisons furent plus fortes que tout ce que le premier président put[1] remontrer en sommant le Roi de sa parole. Il en fut si outré, qu'il ne le put cacher à Pontchartrain même, qui en fut fait chancelier, ni au public. Sa douleur étoit plus forte que lui. Elle le rongea si bien, que sa santé en souffrit, et que son humeur en devint tout à fait intraitable. Il eut des attaques d'apoplexie, il s'écrioit souvent qu'on le laissoit mourir dans la poussière du Palais. Personne ne pouvoit plus approcher de lui. A la fin, le Roi s'en mêla, et on l'engagea à se démettre.

Jamais homme si bas devant toute espèce de faveur, ni si altier avec les autres. Tout son maintien étoit forcé, composé, cynique; il rasoit les murailles des appartements du Roi, demi-courbé[2] par une superbe modestie, pour qu'on se rangeât avec plus de bruit devant lui, et ses révérences jusqu'à terre ne trompoient personne. Il avoit toujours traité son fils comme un nègre, assez mal sa belle-fille, riche et vertueuse héritière de Bretagne, et Mme de Moussy, sa sœur, de même, qui étoit tout aussi composée que lui, avec qui elle demeuroit, veuve et sans enfants, dévote superbe, et tenue par lui comme une petite fille. Ce personnage a tant figuré, qu'on s'y est étendu, mais bien peu encore en comparaison de tant de choses rares et singulières qu'il fourniroit à dire. On aura lieu, dans la suite, de parler de son fils unique, conseiller d'État, et qui n'a eu qu'une fille unique, mariée au prince de Tingry, quatrième fils du maréchal de Luxembourg, en 1711.

729. — *M. de Harlay et Arlequin.*

(Page 378.)

2 août 1688. — Cet Arlequin[3], qui s'appeloit le sieur Dominique, comédien plaisant et salé tout ce qu'il est possible, et mettant du sien, et sur-le-champ et avec variété, ce qu'il y avoit de meilleur dans ses rôles, étoit naturellement sérieux, studieux, et s'étoit rendu savant. Le premier président d'Harlay, qui se piquoit de l'être, le rencon-

1. *Pust*, à l'imparfait, dans le manuscrit. — 2. *Consolé*, dans le manuscrit.
3. Écrit ainsi ici, et non plus *Harlequin*.

trant à la bibliothèque de Saint-Victor, lia avec peine conversation avec lui, sans le connoître, et lui se retirant toujours par un respect qui plut tellement au magistrat, qu'il enfonça matière et trouva un homme très foncé et très modeste en même temps. Cela l'engagea à le prier de le venir voir, dont l'autre se défendit si longtemps, que M. d'Harlay, fort surpris, voulut savoir son nom, et ne l'apprit qu'après plusieurs difficultés également polies et assaisonnées. Ce contraste du nom et de l'homme charma tellement M. d'Harlay, qu'il l'embrassa et lui demanda son amitié, et, depuis ce temps-là jusqu'à la mort de ce rare acteur, M. d'Harlay le reçut toujours en particulier chez lui, avec une estime et une distinction particulière. Le monde, qui le sut, prétendoit qu'Arlequin le dressoit aux grimaces et qu'il étoit plus savant que le magistrat, mais que celui-ci étoit aussi bien meilleur comédien que Dominique.

730. — *M. Portail fait président à mortier.*

(Page 383.)

26 avril 1707. — Portail étoit fils d'un conseiller de la grande chambre qui avoit de la réputation, et d'une Nain sœur du savant Tillemont si connu par la sainteté de sa vie et ses *Mémoires*, si recherchés et si corrects, *pour servir à l'histoire de l'Église*, de M. le Nain mort doyen du Parlement avec grande réputation, et d'un sous-prieur de la Trappe religieux de cette austère maison durant près de cinquante ans. Le père, ou tout au plus le grand-père, du conseiller Portail étoit premier chirurgien de Louis XIII, et cette origine si récente ne plut pas au Parlement, lorsque, longtemps après, Monsieur le Duc, dans son premier ministère, en fit Portail premier président. Il s'étoit acquis beaucoup de réputation dans la difficile place d'avocat général; il la rehaussa autant que Lamoignon perdit la sienne, lorsqu'ils présidèrent tous deux à la Chambre de justice pendant la Régence; mais la place de premier président parut trop forte pour lui, bientôt après qu'il y fut parvenu, et il y éprouva des contradictions et des plus que manques de considération humiliantes[1], dans des temps épineux, sous le premier ministère du cardinal de Fleury et du garde des sceaux son adjoint, où le premier président ne sut pas partager la gloire utile et solide dont le Parlement sut s'environner et faire briller toutes ses disgrâces[2].

731. — *M. Mancini, duc de Nevers.*

(Page 386.)

9 mai 1707. — Le cardinal Mazarin avoit deux nièces d'une sœur, et quatre et deux neveux d'une autre. L'aîné de ses neveux mourut

1. Ainsi, au féminin, dans le manuscrit.

2. La substance de cette Addition ne reparaît pas dans les *Mémoires*. Voyez ce qui a été dit de Portail, en dernier lieu, dans notre tome VIII, p. 32.

d'accident au collège, où le Roi l'alla voir; il étoit d'espérance, et le cardinal en fut fort touché. Le cadet fut celui-ci, qui eut successivement les deux compagnies des mousquetaires et le régiment du Roi d'infanterie, qu'il ne put garder longtemps; il n'étoit pas fait pour la guerre, ni pour la contrainte. C'étoit un Italien paresseux, voluptueux, très sordidement avare, de beaucoup d'esprit, et d'ornement dans l'esprit, d'excellente compagnie, singulier au dernier point, qui faisoit les plus jolis vers du monde, et qui ne se soucioit de quoi que ce fût. Il avoit été chevalier de l'Ordre à vingt-trois ans, en 1661, pour avoir porté la queue du manteau de l'Ordre du Roi au sacre, et avoit eu un brevet de duc, qu'il négligea de faire enregistrer du règne de son oncle, et puis encore de celui de Mme de Montespan, dont il avoit épousé la nièce, belle à ravir, fille aînée de Mme de Thiange. Il lui est arrivé plusieurs fois d'entrer le matin dans sa chambre, de la faire lever, et de la faire monter tout de suite en carrosse avec lui, pour aller à Rome, sans lui en avoir dit un mot, ni avoir fait lui-même aucun préparatif. C'étoit un homme qui alloit souvent lui-même au marché acheter des choses à manger, et qui les accommodoit dans sa chambre. Souvent jaloux, et toujours inutilement. Il essaya, quand il n'en fut plus temps, de faire enregistrer ses lettres, et la conduite de son fils ne facilita pas une grâce qui leur fut toujours refusée, et que la duchesse de Sforce, sœur de Mme de Nevers et passionnée de ce neveu, lui obtint pendant la Régence.

732. — *M. de Nevers duc à brevet.*

(Page 392.)

24 février 1685. — M. de Nevers étoit duc à brevet, ce qui ne donne nul privilège ni distinction dans les affaires; celle-ci[1] regardoit celles de M. et de Mme Mazarin, sa sœur.

733. — *Le prince de Chimay.*

(Page 393.)

31 janvier 1699. — M. de Chimay n'a été fait grand d'Espagne que par Philippe V, du temps de Mme des Ursins; mais l'électeur de Bavière lui avoit procuré la Toison de Charles II.

734. — *M. de Donzy prend indûment le titre de duc.*

(Page 394.)

3 mars 1695. — Ce duc de Donzy ne le fut jamais que lorsque M. le duc d'Orléans le fit duc-pair de Nevers dans sa régence. Son père n'a été que duc à brevet. Il avoit doucement fait appeler son fils de la sorte, et, de son domestique, l'appellation s'en introduisit dans

1. Il y avait des procédures contre le duc de Nevers pour mauvais traitements faits par ses gens à un huissier du Parlement.

le monde. A la fin, le Roi le trouva si mauvais, qu'il ordonna à M. de Pontchartrain de le mander de sa part à son père, et on n'osa plus l'appeler duc.

735. — *Mademoiselle de Choin et les* parvulo *de Meudon.*

(Page 395.)

26 avril 1707. — Ces dîners particuliers de Meudon s'appeloient des *parvulo*, et fourniroient une longue anecdote, qui intéresseroit des personnes dont le respect ne permet pas de s'expliquer. Ce qui s'en peut dire est que la comtesse de Bury, qui fut dame d'honneur de Mme la princesse de Conti, fille du Roi, à son mariage, mit auprès d'elle, longues années après, une de ses parentes, en qualité de fille d'honneur, qui s'appeloit Mlle Chouin, laide à merveille, mais de beaucoup d'esprit. Sa sortie de la cour fut orageuse pour elle et pour d'autres. Monseigneur y prit grand part, qui commandoit alors l'armée de Flandres, et M. de Luxembourg, qui la commandoit sous lui, eut grand peur. Le commerce très secret continua entre les mêmes personnes. Au bout de quelque temps, Monseigneur la mit à Choisy, puis à Meudon, quand cette maison fut à lui. Avec le temps cela se sut davantage; quelques gens de plus furent admis au secret, qui devint à la fin toujours secret, mais le secret de la comédie. Mlle Chouin logeoit dans un appartement qui avoit une communication secrète avec celui de Monseigneur, et, comme il en avoit un d'hiver et un d'été, Mlle Chouin en changeoit de même, et avec la même commodité. La veille que Monseigneur arrivoit à Meudon, elle y venoit fort tard en fiacre, avec une seule femme de chambre et son paquet, montoit tout droit chez elle, et ne sortoit de son appartement, ni pour prendre l'air, ni pour rien, qu'après le départ de Monseigneur, qu'elle s'en retournoit comme elle étoit venue. Là, du Mont lui faisoit porter à manger par un seul domestique, qui faisoit son appartement et qui l'y servoit, et, tous les jours, Monseigneur y passoit beaucoup d'heures, souvent tête à tête, et rarement avec quelque confident bien particulier. Ces confidents s'élargirent, eurent après liberté de l'aller voir à la dérobée, pour lui tenir compagnie dans les temps où Monseigneur n'y étoit pas. Madame la Duchesse y fut admise, et, de l'un à l'autre, beaucoup de gens, mais sans jamais sortir de l'air du mystère, ni que sa façon d'être recluse et d'aller et venir ait changé. Quand donc Mme la duchesse de Bourgogne alloit dîner avec elle et Monseigneur, cela s'appeloit le *parvulo*. Longtemps avant d'en venir là, le Roi le sut, et n'osa le trouver mauvais, bien moins encore Mme de Maintenon. Sur les dernières années, elle la vit à Meudon, dans les voyages que le Roi y faisoit rarement, et elle y vit une fois le Roi, qui lui offrit un logement à Versailles, et de voir Monseigneur à découvert. Elle, qui craignoit de s'affoiblir par le grand air et d'y être trop en prise, s'excusa prudemment et opiniâtrément,

et persévéra dans sa même façon de vivre. Elle se conduisoit avec Monseigneur et avec ses enfants précisément comme faisoit Mme de Maintenon, demeuroit dans son fauteuil en leur présence, recevoit la cour des deux princes et les caresses de Mme la duchesse de Bourgogne, qui en usoit avec elle comme avec Mme de Maintenon, parlant d'elle et devant elle, disoit tout franchement : *la duchesse de Bourgogne*, et : *le duc de Berry*. Pour Mgr le duc de Bourgogne, elle y ajoutoit le *Monsieur*, et vivoit plus sérieusement et plus mesurément avec lui. Sa cour grossie à Meudon avec l'attache tacite du Roi, elle en eut une à Paris. Les princes du sang, les seigneurs de tout âge les plus distingués briguoient d'être admis chez elle; les ministres lui faisoient leur cour, mais moins à découvert. Pour tant de grandeur et d'espérance, jamais elle ne se haussa ni baissa, jamais elle ne préféra personne à ses anciens et plus médiocres amis; elle n'eut jamais ni table ni équipage, et logea toujours joignant le Petit Saint-Antoine, chez la Croix, un des receveurs généraux, son ancien ami, qui l'avoit recueillie au sortir de la cour, et à qui on la faisoit pour elle en sa manière. Son désintéressement fut entier, et tel qu'elle recevoit peu de Monseigneur, ne voulut jamais rien prendre par aucune voie, et qu'elle seroit morte de faim sans la pension qu'elle eut à la mort de Monseigneur. Elle conserva après ses anciens amis et un assez grand nombre d'autres, et de très élevés, fut abandonnée de beaucoup davantage; elle s'y attendoit, et à pis encore, et, comme elle ne s'étoit pas élevée, elle ne s'en abattit pas. Tant que le Roi vécut, elle conserva de la considération; mais, pour ce qu'elle vouloit et ce qu'il lui falloit, elle n'en avoit que faire. Elle survécut ainsi sagement et dignement sa faveur pendant plus de vingt ans, se donna fort à Dieu dans ses dernières années, et mourut dans de grandes épreuves d'infirmités, qu'elle porta avec une grande piété et une grande pénitence. C'étoit, avec beaucoup d'esprit, une très bonne créature, et bien au delà de ce qu'une faveur bien moins singulière comporte ordinairement.

736. — *Le fauteuil des infants et des fils de France.*

(Page 401.)

20 avril 1707. — Les infants ont un fauteuil devant le roi et la reine d'Espagne, qui leur est venu de celui que les cardinaux ont usurpé devant eux en étendant la courroie de celui des cardinaux légats *a latere*. Philippe IV, fatigué d'un cérémonial si bizarre, avoit fait des niches de pierre dans les embrasures des fenêtres d'une grande salle de son appartement, à laquelle on n'a point touché en refaisant cet appartement, et c'est dans une de ces embrasures qu'est une porte qui ne paroît point, et qui donne dans un degré pris dans l'épaisseur du mur qui monte dans une tour où François Ier fut prisonnier, dont le très court logement se conserve encore tel qu'il l'occupa. Ces niches de pierre faites dans ces embrasures de fenêtres

servoient à Philippe IV à éviter le fauteuil des cardinaux. Il les recevoit dans cette salle, s'y promenoit avec eux, puis leur proposoit de se reposer et de jouir de la belle vue sur le Mançanarez, se mettoit dans une niche, et faisoit asseoir le cardinal dans l'autre[1]. Telle est l'origine du fauteuil des infants et l'usage de celui des cardinaux, qui n'en ont plus qu'au Conseil, quand le roi y est seulement, et à la chapelle; mais, au dîner du roi et de la reine, ni en toute autre occasion, ils ne s'asseyent point, et tout ce qui leur reste est que, lorsqu'ils entrent dans l'appartement du roi et de la reine, on apporte un fauteuil dans la pièce du dais, et sous le dais, qui est éloignée de celle où on se tient, et ce fauteuil y demeure jusqu'à ce qu'ils sortent de l'appartement, au lieu que les infants sont assis dans un fauteuil dès que le roi ou la reine le sont, en quelque occasion que ce soit. Pour revenir à la reine douairière reléguée à Bayonne, elle sentoit sa disgrâce et ses besoins; elle vouloit plaire à un prince qui alloit se mettre à la tête des armées d'Espagne, et dont le rang ressembloit si fort à celui des fils de France et s'étoit monté si fort au-dessus de celui des princes du sang : de façon qu'embarrassée que faire, elle aima mieux trop que trop peu, et sauta le bâton du fauteuil, que M. le duc d'Orléans prit avec grand joie, mais qu'il n'auroit osé prétendre, et qu'il n'a jamais eu du roi ni de la reine d'Angleterre à Saint-Germain. La reine mère d'Angleterre, sœur de Louis XIII, réfugiée en France pendant l'horrible catastrophe du roi Charles Ier, son mari, est la première tête couronnée qui ait donné le fauteuil à un fils de France. Monsieur[2], son frère, alors lieutenant général de l'État et la première personne après la Reine régente, l'exigea des besoins et de la nécessité de la reine sa sœur. Et, pour achever cette matière, lorsque la reine d'Espagne veuve du roi Louis l'alla épouser[3], la reine douairière crut la devoir traiter en princesse des Asturies, et lui donna le fauteuil; et, sur cet exemple, elle en usa de même pour Mlle de Beaujolois allant épouser D. Carlos, à quoi la qualité de fille du régent actuel[4] de France ne nuisit pas. Lorsque Mlle de Beaujolois fut renvoyée d'Espagne au renvoi de l'infante, tout avoit changé de face. Elle n'étoit plus que princesse du sang, puisque son mariage avec D. Carlos n'avoit pas été accompli, et M. le duc d'Orléans, son père, n'étoit plus; mais Monsieur le Duc, prince du sang, étoit premier ministre, et quelque chose de plus. Cette considération agit encore sur l'état d'une reine exilée, point payée, peu comptée et malheureuse. Elle se piqua de pitié pour Mlle de Beaujolois, et de ne lui pas faire sentir la différence de ses deux passages à Bayonne : elle

1. Cette légende reviendra dans la suite des *Mémoires*, tome XVIII, p. 338.
2. On a ajouté en interligne : *Gaston duc d'Orléans.*
3. On a remplacé les dix derniers mots par ceux-ci en interligne : *princesse d'Orléans alla à Bayonne en 1722 allant épouser le prince des Asturies, Louis.*
4. *Anuel,* dans le manuscrit.

la reçut, comme la première fois, dans un petit salon de plain pied à un beau jardin, et, après les premières embrassades, elle proposa à la princesse de Berghes, veuve d'un grand d'Espagne, qui, en qualité de camarera-mayor, étoit allée attendre la reine veuve à Saint-Jean-de-Luz, qui ramenoit sa sœur avec elle, d'aller voir son jardin, et dit à la duchesse de Linarès, sa camarera-mayor, de l'y accompagner. Elles étoient averties, et ne se le firent pas dire deux fois : après quoi, les deux reines et Mlle de Beaujolois s'assirent chacune dans un fauteuil, et la marquise de Conflans, gouvernante de Mlle de Beaujolois, qui l'étoit allée attendre avec la princesse de Berghes, demeura auprès d'elle debout, avec les autres dames de la petite cour de la reine douairière. Elles se virent ainsi trois ou quatre fois, et toujours les deux veuves des grands absentes pendant la séance, à cause du fauteuil de Mlle de Beaujolois. Ce fauteuil fit ici grand bruit, et les princesses du sang ne voulurent pas voir la reine à son retour, parce qu'ayant consulté le roi d'Espagne sur cette difficulté que ce fauteuil de sa sœur paroissoit devoir faire naître, et qui en naquit en effet, le roi d'Espagne lui défendit de le donner, même à Mme la duchesse d'Orléans sa mère, qui, à cause de cela, ne la vit jamais qu'en particulier, et les princes et princesses du sang point du tout, hors son frère et ses sœurs, en particulier aussi.

737. — *Siège des cardinaux devant les fils de France.*

(Page 401.)

4 août 1706. — Il faut que Dangeau, ou plutôt le copiste, se soient lourdement trompés ici[1]. Jamais cardinal ni cardinal-nonce n'eut de siège à dos devant les fils et filles de France, mais un siège, ou ployant ou tabouret, tel que l'ont les duchesses, et même les princesses du sang et les petites-filles de France; et ce n'est que devant ces dernières que les cardinaux ont, comme les princes du sang, un siège à dos.

738. — *Le duc d'Orléans reçoit le traitement d'infant en Espagne.*

(Page 407.)

27 avril 1707. — Les mêmes raisons qui valurent à M. le duc d'Orléans le fauteuil de la reine douairière à Bayonne lui procurèrent tous les honneurs d'infant en Espagne, outre qu'y ayant obtenu une déclaration en supplément du testament de Charles II, qui l'avoit omis, par laquelle déclaration il étoit appelé à la succession de la monarchie suivant l'ordre de sa naissance par la reine femme de Louis XIII, sa grand mère, fille et sœur des rois Philippe III et IV, c'étoit une grande raison pour ce traitement.

1. Dangeau a dit que le Nonce, venant de recevoir la barrette de cardinal, avait eu une chaise à dos chez Mme la duchesse d'Orléans.

739. — *Le duc de Berwick récompensé pour sa victoire.*

(Page 434-435.)

24 septembre 1707. — La bataille d'Almanza et les autres services du duc de Berwick en Espagne lui valurent cette grâce complète et sans exemple de pouvoir faire passer de son vivant, à celui de ses fils qu'il voudroit, sa grandesse. On a déjà vu que le père et le fils ne sont jamais grands à la fois, à moins que le fils ne le devienne par une grandesse distincte de celle de son père, ou faite pour ce fils, ou héritée d'ailleurs que du côté de son père vivant, et le choix de la succession de la grandesse donnée au père ne le fut jamais qu'à celui-ci, et passe toujours de droit et de nécessité à l'aîné. Voilà les deux choses sans exemple. La troisième, qui n'en a guères, est le don des terres qui composent la grandesse. M. de Berwick n'avoit qu'un fils unique du premier lit, il en avoit d'autres du second; il se flattoit toujours de son rétablissement en Angleterre à la paix, et il destinoit ce fils du premier lit à y recueillir ses biens et sa dignité, et à l'y envoyer s'établir : c'est ce qui lui fit demander ce choix pour pouvoir donner sa grandesse à l'aîné du second lit. On verra dans la suite comment tout se passa dans sa famille.

APPENDICE

SECONDE PARTIE

I

LETTRE DE LA REINE D'ESPAGNE A M. AMELOT[1].

« A Burgos, ce 11 juillet 1706[2].

« Vous connoissez ma paresse (je meurs de peur que vous disiez que non); il est pourtant vrai que je la suis beaucoup, et je vous assure que c'est ce qui m'a empêchée de vous remercier plus tôt de la part que vous prenez à ma joie sur ce que mon père a abandonné Turin. Je me flatte que nous en tirerons au moins l'avantage que cette place ne se défendra pas si longtemps, et que, voyant sa capitale perdue, il prendra enfin le parti qu'il auroit dû prendre il y a longtemps. Si j'avois le bonheur que cela pût être, je n'attendrois pas que vous m'en fissiez votre compliment; je [le] préviendrois, en m'en réjouissant avec vous, persuadée, comme je la suis, du véritable intérêt que vous prenez à tout ce qui nous peut être avantageux, au roi et à moi. Ne dites-vous point pour me flatter que S. M. Catholique parle aux officiers? Je crains toujours qu'il ne les gracieuse pas assez, non plus que ceux qui lui ont donné des marques de leur véritable attachement dans un temps où tant d'autres manquent à leur devoir. Je vous demande comme une marque d'amitié, et pour lui et pour moi, de lui parler hardiment là-dessus, où il ne fait d'ordinaire rien qui vaille. Je peux bien avouer les petits défauts d'un mari qui a tant d'autres grandes et estimables qualités, et auquel il ne manque qu'un peu plus de hardiesse qu'il n'en a dans la conversation pour le rendre parfait, au moins à mes yeux. Excusez, Monsieur, si je parle peut-être comme une femme trop pénétrée de la tendresse qu'il me témoigne; il faut bien que vous me passiez d'autre chose. Mais, pour vous en récompenser en quelque façon, vous devez compter sur la parfaite estime que j'ai pour vous, et me regarder comme une amie très solide.

« Marie-Louise.

1. Ci-dessus, p. 5, note 1.
2. L'original de cette lettre appartient à M. le duc de la Trémoïlle. Comparez notre tome XIII, p. 406.

« Il n'y a pourtant jour que la princesse des Ursins et moi ne disions mal de vous ; il ne s'en faut guère, quand nous pensons que vous nous avez fait venir à Burgos, que nous n'aimions cent mille fois mieux le duc de Gramont, et, si vous nous fâchez davantage, l'abbé d'Estrées, que vous. Ni l'un ni l'autre n'auroit jamais eu la dureté de nous reléguer dans un lieu où l'on ne va point dans les rues sans crainte que les maisons tombent sur la tête, où les cousins vous piquent tout le long du jour, où les rats mangent dans les chambres tout ce qu'ils trouvent, et où les punaises et les puces vous sucent le sang toute la nuit. Dites-moi, je vous prie, si nous avons mérité d'être martyrisées de la sorte, et si nous n'avons pas été bien folles de suivre les conseils d'un ambassadeur capable d'en donner de si mauvais. Cependant il n'y a mal à quoi on s'accoutume à ce monde, et, puisque nous avons tant fait que d'être ici, vous ne nous en tirerez plus, quoi que vous puissiez dire, jusqu'à [ce] que tout soit bien tranquille dans Madrid et que vous n'ayez bien chassé l'Archiduc d'Espagne, car il est encore plus incommode d'y voyager que d'essuyer toutes les incommodités que j'ai bien voulu ne vous pas laisser ignorer.

« Marie-Louise. »

II

LE DUC D'ORLÉANS ET LA CAMPAGNE D'ITALIE[1].

Il y a quelque trente ans, en étudiant les belles archives patrimoniales de MM. de Chabrillan[2], je rencontrai deux cartons qui contenaient la correspondance du duc d'Orléans relative au siège de Turin, c'est-à-dire les lettres reçues par lui pendant la durée de la campagne de 1706, les minutes de ses lettres et de ses ordres, les unes autographes, les autres préparées par l'abbé Dubois[3], et les papiers personnels de ce dernier en tant que secrétaire du prince. Comme le reste de l'équipage de M. le duc d'Orléans, tout cela avait échappé au désastre du 7 septembre, et je me trouvais en face d'une masse de lettres originales, de brouillons informes, sans dates, sans indications de destinataires ni même d'origine, de notes jetées sur des lambeaux de papier et qui conservent encore, parmi les ratures et les corrections multiples du secrétaire, les gouttes de cire tombées du flambeau qui éclairait la tente de son élève et maître.

Rentrés en France, ou Dubois ou le prince, ou quelque autre plus tard, entreprirent de remettre de l'ordre dans ces dossiers qui pouvaient, au besoin, servir de justification. Les lettres et une partie des minutes, sans être soumises à un classement méthodique et critique, furent réunies en dossiers numérotés et étiquetés, et l'on y trouve des indications comme celle-ci : « Liasse de lettres et papiers qui n'ont point d'application au travail dont il s'agit; et quelques autres qui, bien que concernant le sujet, ne sont plus nécessaires, y en ayant d'autres copies. » — Sur un autre paquet : « Cahier contenant les extraits de vingt et une lettres mises par ordre de dates et comprises dans cette liasse, lesquelles lettres font partie d'un plus grand nombre qui composent plusieurs liasses, avec différentes autres pièces concernant la campagne d'Italie, etc. — *N. B.* On avoit d'abord commencé le travail par cette méthode ; mais on a cru devoir la changer pour les autres liasses, dans lesquelles, sans garder l'ordre des choses dans l'arrangement, on a joint à chaque pièce son extrait,

1. Ci-dessus, p. 37-89.

2. Préface mise en tête des *Lettres de M. de Marville, lieutenant général de police, au ministre Maurepas*, que je viens de publier pour la Société de l'Histoire de Paris et de l'Ile-de-France, tome I, p. LXXXIII-LXXXV.

3. Par une lettre de l'abbé à Chamillart, datée de Fenestrelle, le 14 septembre, et dont la minute fait partie du dossier, on voit qu'au moment de partir pour l'armée, il y avait eu rivalité entre lui et Longepierre, soutenu par le duc de Noailles, la duchesse Sforce et Mlle de Chausserais; c'est grâce seulement à l'intervention de Chamillart que Dubois obtint d'être chargé du chiffre, avec la confiance de la cour.

parce que, de cette manière, il sera plus facile de les choisir et employer à mesure qu'on en aura besoin pour l'usage utile qu'on a dessein d'en faire. » Et effectivement, dans plusieurs liasses, chaque lettre est accompagnée d'un extrait sur feuille volante, et les pièces qui n'ont pas subi cette opération portent pour la plupart, au dos, des indications : « A revoir pour le journal, » ou : « A voir; bon en cas de journal, » etc.

Quel ami, quel historiographe, ayant assumé cette besogne en l'honneur du glorieux vaincu de Turin, l'a laissée inachevée, sans tirer autrement parti des matériaux déjà préparés? C'est ce qu'il me paraît impossible d'établir puisque le siège et la bataille de Turin n'ont été l'objet d'aucune publication spéciale dans le cours du dix-huitième siècle. Je n'ai pas réussi davantage à deviner comment les deux cartons sont entrés dans les archives que MM. de Chabrillan héritèrent, il y a environ cent ans, de leurs oncles les derniers ducs d'Aiguillon et le ministre Maurepas. Laissant de côté le duc d'Aiguillon que nous connaîtrons sous le nom de comte d'Agenois, et qui n'avait aucune raison de recevoir un tel dépôt, on ne peut pas supposer que ces papiers, restés entre les mains de Dubois, aient été saisis à sa mort, puisque le Dépôt des affaires étrangères n'eût pas manqué de les revendiquer. Mais M. de Maurepas était fort lié (on en a la preuve dans sa correspondance privée) avec les enfants du Régent, et fort curieux, en outre, de documents historiques : aurait-il reçu en communication, puis gardé par-devers lui ces dossiers de 1706? Je livre l'hypothèse pour ce qu'elle vaut, ne pouvant l'appuyer sur rien de précis.

Si ce n'est Maurepas, serait-ce son cousin et beau-frère le duc de la Vrillière, dont la succession revint se confondre avec toutes celles que représente le chartrier actuel de MM. de Chabrillan? Dans un carton voisin, j'ai trouvé, sous la date de 1723, des pièces relatives à la peste de Provence, et une note dit qu'elles venaient des bureaux de Dubois et furent remises à M. de la Vrillière, en 1766, comme ministre de la maison du Roi.

Je dois ajouter qu'une autre hypothèse m'était venue tout d'abord à l'esprit : c'est que Saint-Simon avait pu avoir, lui aussi, la même communication, soit des héritiers de son cher prince, soit de M. de Maurepas, qui lui rendit tant de services d'un autre genre; mais, en regardant de plus près le texte des *Mémoires*, je me suis convaincu qu'il n'en a rien été, car, d'une part, Saint-Simon n'eût pas manqué de se vanter de cette communication aussi bien que de celle des papiers de Chamillart, et, d'autre part, son récit fourmille de détails originaux qui ne se retrouvent pas dans les papiers du prince et ne peuvent venir que de sa correspondance confidentielle avec le duc, ou des entretiens qu'ils eurent ensemble à la fin de l'année 1706[1].

1. Ci-dessus, p. 42.

Quoi qu'il en soit, ces dossiers étant mis à ma disposition, je tâchai, non pas de les classer, mais d'en faire des transcriptions qui pussent se rajuster, se coordonner; j'y joignis même, pour combler quelques lacunes ou tirer parti de fragments informes, une quarantaine de pièces environ qui se trouvent au Dépôt de la guerre : les minutes des lettres du Roi à son neveu (moins une, celle qui dut être écrite au reçu de la nouvelle de la défaite du 7 septembre) dont les originaux ont disparu du dossier[1]; quelques lettres du duc d'Orléans au Roi ou à Chamillart, lettres autographes ou dont les minutes ne furent pas conservées par Dubois; enfin, deux ou trois relations qui sont nécessaires pour suivre l'enchaînement des faits. Bien entendu, je laissai de côté ce que le général Pelet avait déjà publié.

L'ensemble étant ainsi reconstitué, il me sembla digne de reprendre place dans les archives des descendants du duc d'Orléans. Grâce à mon cher maître M. Adolphe Regnier, j'obtins la faveur de faire hommage des copies à celui des petits-fils du roi Louis-Philippe qui alors, dans l'exil, s'occupait plus particulièrement de nos souvenirs militaires, c'est-à-dire à Mgr le duc de Chartres[2]. Trente années se sont passées depuis lors, comme je le disais en commençant, et, me voyant arrivé au récit que Saint-Simon a fait de la campagne de 1706, Mgr le duc de Chartres a daigné permettre que je fisse usage du précieux dossier remis jadis entre ses mains. J'en ai donc extrait un certain nombre de lettres qui, sans épuiser la matière, seront un précieux commentaire pour le récit de Saint-Simon et une addition importante aux correspondances publiées par le général Pelet en 1845.

1. *Le duc de la Feuillade à M. le duc d'Orléans*[3].

« A Milan, ce 26 juillet 1706, à huit heures du matin.

« M. le prince de Vaudémont, Monseigneur, est parfaitement content des dispositions que je vais faire en exécution des ordres de V. A. R[4]. Il fera raser le peu de retranchements qu'il y a à la Stradelle, et je suis

1. Outre les minutes, éparses dans les volumes du Dépôt, il y a un recueil spécial de copies de ces lettres, presque toutes transcrites par Chamillart lui-même, dans le volume 1933, fol. 1-28.

2. Mgr le duc de Chartres préparait alors, sous le titre de *Souvenirs de voyage*, cette relation d'une visite à nos champs de bataille de la vallée du Rhin qui vient d'être attribuée par erreur à son oncle Mgr le duc d'Aumale, dans un des éloges académiques consacrés à la mémoire du prince tant regretté.

3. Autographe.

4. Le prince lui avait demandé, le 20 juillet, de se tenir prêt à occuper Stradella et le débouché des montagnes pour parer à une marche en avant semblable à celle de M. de Stahremberg. C'était le duc de Vendôme qui avait indiqué cette opération, et même fixé les effectifs; il renouvela les mêmes prescriptions le 26.

convenu avec lui de lui donner trois régiments de dragons, au lieu de quatre bataillons, pour la sûreté de Tortone et d'Alexandrie. Cela fera le même effet, et notre siège, que je vais presser avec toute la diligence imaginable, en ira encore plus vite. Les régiments de dragons Dauphin et Languedoc partiront demain du camp de Turin pour marcher droit à Crémone, où M. le prince de Vaudémont fait assembler les douze premiers escadrons que j'ai eu l'honneur d'envoyer à V. A. R. Le surplus des escadrons, jusqu'au nombre de cinquante, partira sous la conduite de MM. d'Aubeterre et de Ruffey, et marchera en corps jusqu'à Alexandrie, où il pourra recevoir vos ordres. Les régiments de dragons d'Hautefort et de Fimarcon en seront. V. A. R. voit bien que je ne retarde pas l'exécution de ses ordres. Il ne me reste qu'à lui faire faire une attention moyennant laquelle j'ose lui répondre, non sur ma tête, parce qu'elle n'en vaut pas la peine, mais selon toute la vraisemblance possible, que M. le prince Eugène échouera absolument dans un projet de secourir Turin. Il s'agit que, lorsque V. A. R. aura conduit à vue l'armée du prince Eugène assez avant pour qu'elle ne puisse plus lui donner de jalousie du côté du Milanois, que V. A. R. m'envoie en toute diligence, par Alexandrie et par Asti, tous ses dragons, sans exception. Je donnerai certainement, au moyen de ce secours, le temps à toute son armée d'arriver par le même chemin avant que M. le prince Eugène ait pu m'entamer par aucun endroit. Mon projet est de mettre quarante bataillons sur les hauteurs de Turin voisines de celle des Capucins, et d'y faire faire des retranchements par les paysans du Milanois. Je rendrai mes lignes de circonvallation encore meilleures qu'elles ne sont. Elles seront garnies de canon chargé à cartouches. Il restera, pour la garde desdites lignes, vingt-cinq bataillons et quatorze escadrons, sans les hussards, et je mettrai dans les mêmes lignes les treize régiments de dragons que V. A. R. aura la bonté de m'envoyer. Le pont que nous avons à Caverent (*Cavoretto*) touche à notre droite, et nos lignes et notre montagne peuvent se secourir très aisément et très promptement. Les postes de ces montagnes sont si avantageux par leur situation, que toute l'infanterie de M. le prince Eugène se détruiroit à vouloir faire cette attaque, outre qu'il lui faut beaucoup de temps pour ses dispositions, et qu'il lui faut faire de nécessité un pont sur le Pô, à hauteur de Moncalier, pour me pouvoir donner de la jalousie du côté de nos lignes, sans compter qu'il ne pourra se communiquer qu'en faisant un tour de plus de trois lieues, et que je n'en aurai pas plus d'une pour ma communication. J'espère que V. A. R. trouvera ce raisonnement solide. Je tâcherai de n'oublier aucune des précautions imaginables, et je m'estimerai trop heureux si je puis contribuer un peu à la gloire de V. A. R., de laquelle je demande avec instance la continuation des bontés, et suis, avec un respectueux attachement, Monseigneur,

« Le très humble et très obéissant serviteur.

« Le duc de la Feuillade.

« Je compte dans le nombre de nos bataillons le bataillon bavarois, que je ne doute pas qu'il ne serve de bon cœur après la lettre que V. A. R. doit avoir eu la bonté de faire écrire au commandant. Je pars dans le moment. M. de Chamarande me mande que les ennemis ont perdu très considérablement dans la sortie qu'ils ont faite. »

(*P. S. d'une autre écriture.*) « Le raisonnement est très solide en apparence; mais, comme il a l'éclat du verre, il en a la fragilité, car le diable, c'est que le prince Eugène, vous sentant foible, vous attaquera quand il le trouvera à propos, et ne donnera pas le loisir nécessaire à ces arrangements si beaux sur le papier et si frivoles en effet. »

2. *M. le duc d'Orléans à M. Chamillart*[1].

« Au camp de San-Benedetto, le 27 juillet.

« Vous avez vu, Monsieur, par ma dernière lettre, que nous nous appliquions à exécuter ce que M. de Vendôme avoit proposé. J'avais embrassé ce projet par déférence pour ses lumières. M. le duc de la Feuillade m'est venu trouver, et je me suis rendu à ce qu'il a souhaité, et ai accepté les offres qu'il m'a faites en échange. Comme vous verrez par la lettre que j'écris au Roi[2], dans le temps qu'il pressera son siège, je tournerai toute mon attention à soutenir le fardeau avec mes forces, moindres de dix mille hommes que celles des ennemis. J'ai toujours devant les yeux les malheurs qui pourroient suivre la défaite de l'armée que je commande, et je tâcherai de ne pas commettre les affaires du Roi; mais, s'il faut absolument combattre, j'espère tirer de la valeur des troupes toutes les ressources qui peuvent y être. Mais, avec de la bonne volonté et de la conduite, il faut du bonheur. Il falloit un bon citoyen pour la gaufre où je suis; aussi je me pique de l'être. Comme vous verrez dans ma dépêche au Roi tout ce que je pense, il seroit très inutile, et très pénible à cause du chiffre, de vous le répéter ici. Ce que je ne vous répéterai jamais assez, Monsieur, est que personne ne vous estime et n'est de vos amis plus que moi.

« PHILIPPE D'ORLÉANS. »

3. *Le duc de la Feuillade à M. le duc d'Orléans*[3].

« Au camp devant Turin, ce 11 août 1706.

« Je reçois dans le moment, Monseigneur, la lettre du 9 que V. A. R. m'a fait l'honneur de m'écrire, par laquelle il me paroît qu'elle soupçonne que M. le prince Eugène veut prendre le même chemin de M. de Stahremberg. Il trouve que c'est bien hasarder à lui en faveur de son cousin.... Il n'y a rien de mieux que les mesures que V. A. R. a

1. Original écrit de la main de l'abbé Dubois : Guerre, vol. 1963, n° 142 *bis*.
2. Lettre publiée dans les *Mémoires militaires*, p. 231-234.
3. Autographe.

prises, et, si elle a la bonté de ne les point changer, elle aura la gloire de prendre Turin en présence du prince Eugène, ou de le bien battre, en cas qu'il soit assez téméraire pour oser l'attaquer. La lenteur de nos artilleurs et de nos ingénieurs ne répond pas tout à fait à l'empressement de mes desirs : peut-être est-ce ma faute; mais je trouve qu'on pourroit aller plus vite. V. A. R. écrit bien que les nouvelles présentes ne feront que me réveiller; mais cependant, comme je ne doute pas que M. de Thaun, soutenu des espérances d'un secours, n'attende à la dernière extrémité quoique sa garnison diminue de cent hommes par jour depuis la prise du chemin couvert, il peut arriver que le prince Eugène arrive en présence avant que Turin soit rendu. J'espère avec raison que ce ne sera que pour augmenter la gloire de V. A. R. M. d'Aubeterre pourra me joindre par le même chemin qu'il a pris pour marcher à Pavie, et la marche de V. A. R., étant couverte du Pô, sera beaucoup plus diligente que celle du prince Eugène. Alexandrie n'est point une place insultable, et, à l'égard de Tortone, quand le prince Eugène s'en rendroit le maître, il seroit entièrement impossible qu'il le gardât dès que V. A. R. aura fini l'entreprise de Turin. J'ai mis une garnison suffisante dans le château d'Asti, et le commandant, nommé Benier, est un homme sûr. Il convient que V. A. R. envoie dans la ville d'Asti, en toute diligence, les régiments de dragons qui sont à Tortone et Alexandrie, parce que c'est le poste le plus nécessaire à conserver pour faire arriver ici diligemment les troupes de V. A. R. J'aurai soin que le pain ne manque pas, pourvu que je sois informé du temps de leur arrivée. Je conjure V. A. R. de me donner tous les jours de ses nouvelles, et je l'assure que je l'informerai très régulièrement de l'acheminement de notre siège. J'ai l'honneur, etc.

« LE DUC DE LA FEUILLADE. »

4. *M. le duc d'Orléans au duc de la Feuillade*[1].

« A Guastalla, le 16 d'août 1706.

« Je vous ai déjà écrit, Monsieur, que les ennemis avoient passé la Lintza, et que, d'abord après avoir reçu votre lettre, j'avois fait partir les troupes que vous demandez et envoyé l'ordre que tout ce que vous souhaitez fasse diligence pour vous joindre. Je fais partir ce soir M. de Saint-Frémond avec une partie de la cavalerie et de l'infanterie. Je suivrai avec le reste d'abord que je serai un peu plus informé de la marche des ennemis, et je ferai toute la diligence possible pour les observer et pour les prévenir[2]; car vous êtes chargé du siège de Turin, qui fait la principale attention de tous nos mouvements, et j'ai suivi

1. Minute.

2. Phrase effacée ici : « Je crois que, si cette armée-ci avoit été fortifiée des troupes que je vous avois demandées avant que vous ne fussiez venu à mon camp me parler, le siège de Turin ne courroit aucun risque. »

vos dispositons. J'espère qu'elles se trouveront bonnes, et je ferai tout ce qui dépendra de moi pour les faire réussir. Vous voyez, Monsieur, que je vous envoie tout ce que vous souhaitez et tous les secours qu'on peut tirer de cette armée, et que je suis même en disposition de vous l'emmener toute entière, si cela se peut; mais je ne puis pas me livrer aveuglément à un système qui a pour fondement d'abandonner le Milanois, puisque l'entreprise même de Turin n'a été faite que pour conserver le Milanois. Si les ennemis, profitant du peu qui me restera, passent entre Alexandrie et le Pô, il seroit impossible que je pusse être sur leurs talons, et vous envoyer que ce qui auroit pris les devants; mais, si, au contraire, ils sont obligés de remonter au-dessus d'Asti par la plaine de Villeneuve-d'Ast, pour avoir la communication d'Albe, je puis vous donner la main avec toutes mes troupes. »

5. *M. Chamillart à M. le duc d'Orléans.*

« A Marly, ce 22e août 1706.

« Monseigneur,

« J'ai l'honneur d'envoyer à V. A. R. la copie d'une lettre interceptée de M. le prince Eugène à M. le duc de Savoie[1]. Quoiqu'elle soit assez imparfaite, V. A. R. ne laissera pas de connoître les mesures que prennent les ennemis pour marcher en Piémont, les difficultés qu'ils y trouvent et la route qu'ils doivent tenir. Je crains bien, suivant ce que mande M. de la Feuillade, que V. A. R. ne puisse pas faire usage de ces avis, et que les ennemis ne soient en pleine marche, lorsque cette lettre lui sera rendue.

« Je suis, avec un très profond respect, etc.

« Chamillart. »

6. *M. le duc d'Orléans à M. Chamillart*[2].

« Au camp devant Turin, le 30 d'août[3].

« M. le duc de la Feuillade, Monsieur, rendant compte du détail du siège, je n'en ai presque rien écrit au Roi. Il demande sans doute des officiers d'artillerie et des ingénieurs, qui, malheureusement, auront le temps d'arriver. On manque des uns et des autres, et, parmi le peu qui restent ici, il y a tant de mésintelligence et de division, qu'ils n'agissent point, par dépit contre les chefs[4]. J'ai été obligé, en arrivant,

1. Ci-après, Additions et corrections pour les pages 39 et 40.
2. Copie.
3. La lettre du même jour au Roi et une lettre de Marcin au ministre sont imprimées dans les *Mémoires militaires*, p. 264-268.
4. Dans le tome II des *Mémoires* qu'on imprime en ce moment, et qui confirment sur bien des points le récit de notre auteur, le chevalier de

de faire demander dans l'infanterie les officiers qui ont quelque connoissance de l'attaque des places, pour les employer, et il s'en est présenté quelques-uns; mais il ne faut pas laisser d'envoyer le plus diligemment qu'il se pourra tous ceux du métier qui se trouveront à portée de partir, et il seroit à souhaiter qu'il y en eût quelqu'un qui imposât aux autres, tant pour les officiers d'artillerie que pour les ingénieurs. Ils ont si peu avancé cette nuit, que, dorénavant, je serai obligé de donner tous les soirs à chacun sa tâche particulière, dont il me répondra personnellement. Le peu de concert et d'application de ces Messieurs peut avoir contribué à rebuter les troupes du siège, qui n'ont plus la bonne volonté qu'elles avoient montrée d'abord.

« Je fais venir aujourd'hui toutes les compagnies de grenadiers de l'armée de Lombardie pour rattaquer la demi-lune et les contre-gardes. Je n'ai pas fixé le jour, parce que cela ne me paroît pas encore en état d'être emporté sans risque, et sans trop perdre, et d'être conservé.

« J'ai visité avant-hier et hier tous les retranchements que M. le duc de la Feuillade a fait faire sur les hauteurs, lesquels sont bien placés et très bien faits.

« Nous allons redoubler d'attention à la vue de l'ennemi; il pourroit être dans trois ou quatre jours ici, et je le souhaiterois. Vous verrez, dans ma lettre au Roi, quel est mon sentiment; je ne sais même s'il y a d'autres remèdes. Il est vrai qu'une action, dont l'événement est toujours douteux, est dangereuse; mais notre état, si nous demeurons les bras croisés, n'assure pas la prise de Turin, et peut devenir pitoyable.

« Montviel, qui fait la charge de major général dans l'armée de Lombardie, est un excellent sujet, dont je ne puis dire assez de bien. Il avoit un frère dans le régiment de la Marine, qui a été tué à Cassan. Ils sont encore quatre frères dans le service, et ils n'ont pas de bien. Il m'a prié de le proposer pour le régiment de Dauphiné, qui vient de vaquer; je vous le recommande avec plaisir.

« M. le duc de La Feuillade s'est loué de la diligence de notre armée, que nous faisons séjourner à portée du camp, parce qu'elle a plus d'avance sur les ennemis qu'il n'en falloit. Il se louera de même de tout ce qui dépendra de moi. »

7. *Le prince de Vaudémont à M. Chamillart*[1].

« Milan, ce 8 septembre 1706.

« Je vois, Monsieur, par la lettre que vous m'avez fait l'honneur de m'écrire du 20 du mois passé, jusqu'où va l'excès des bontés du Roi, à quoi je ne puis répondre que par la plus profonde humiliation et le

Quincy s'exprime ainsi : « Je suis persuadé qu'on avoit employé à ce siège les plus grands imbéciles, tant pour le génie que pour l'artillerie, à l'exception du chevalier de Saint-Périer. »

1. Dépôt de la guerre, vol. 1964, n° 10.

plus respectueux silence. C'est par vous, Monsieur, que j'ai appris que c'étoit à la bonté de M. le duc d'Orléans que je devois cette grâce, car d'ailleurs je n'en savois pas un seul mot. J'ai l'honneur de vous dire ceci afin que vous ne croyiez pas que j'aie débuté avec S. A. R. par l'importuner de mes sollicitations. Je suis si fort en garde sur de pareilles choses, que ce n'est qu'avec effort et par une nécessité bien pressante quand je dois parler de mes propres intérêts. Vous me faites l'honneur, Monsieur, de me dire que je suis né pour les grandes choses. Trouvez bon que je vous dise que les plus petites m'accablent, et que j'ai toute raison, pour cette vie ici et pour l'autre, de desirer du repos, que je vous en aie l'obligation. Je vous prie, Monsieur, que ce soit à Commercy, pour que je puisse remplir la promesse que je me suis faite d'aller vous rendre plus d'une visite à l'Étang; je serois bien fâché d'être contrarié dans le desir extrême que j'en ai. Ce n'est, je vous assure, point compliment, ni la protestation que je vous fais, Monsieur, de vous être sincèrement et absolument dévoué jusqu'au dernier moment de ma vie....

« HENRY DE LORRAINE. »

8. *L'abbé Dubois à [M. Chamillart]*[1].

« 8 septembre [1706].

« Les ennemis attaquèrent hier les retranchements de Turin, et les emportèrent. Il est public que, si on avoit suivi les conseils de Mgr le duc d'Orléans et son exemple, ce malheur ne seroit pas arrivé. Il essuya tout le feu de l'action, les pieds de son cheval sur le bord du retranchement et menant à la charge les bataillons. Il reçut au commencement un coup assez grand à la hanche, qu'il cacha, et, sur la fin, il en reçut un si apparent au bras gauche, qu'on l'obligea de s'aller faire panser. Le premier coup à la hanche n'est que dans les chairs et n'offense point l'os; celui du bras gauche est six doigts au-dessus du poignet, et a endommagé un peu l'os. Le coup est de bas en haut et a emporté la peau, et, comme il a coupé des muscles et touché des tendons, cela est fort douloureux; mais il est sûr qu'il n'y a aucun danger : ce qui est assuré par M. Lardy, par tous les chirurgiens de l'armée, et par un très habile médecin, appelé M. Chirac, que nous avons ici.

« Toute sa maison s'est comportée dignement auprès de lui. M. de Saint-Léger, qui a été à l'action, vous rendra compte du détail. Je continuerai à avoir l'honneur de vous rendre compte de sa santé à toutes les occasions qu'il y aura. Monseigneur, ne pouvant pas vous écrire sans se mettre dans une situation qui lui fait de la douleur, m'a ordonné d'avoir l'honneur de vous rendre compte. »

1. Fragment de minute. La destination est douteuse.

9. *M. le duc d'Orléans à Mme de Maintenon*[1].

« A Pignerol, 10 septembre 1706.

« Je suis assuré, Madame, que vous aurez été touchée de mon malheur. Vous le serez encore davantage quand vous en aurez appris toutes les circonstances. Je vous prie de permettre à M. de Nancré, que j'envoie au Roi, de vous en rendre le compte. Je vous avoue que je suis inconsolable; mais je compte si fort sur votre justice[2] et sur votre amitié, que j'espère que vous me rendrez justice et ne me refuserez pas vos conseils et votre secours. Avec une consolation aussi solide, j'attendrai avec patience les occasions de réparer une aussi grande infortune. »

10. *M. le duc d'Orléans à M. Chamillart*[3].

« A Pignerol, 10 septembre 1706.

« J'ai chargé Nancré de rendre compte au Roi des détails dont je n'ai pu écrire moi-même au Roi, et du parti que j'ai pris, sur les représentations de M. de la Feuillade, de retirer l'armée à Pignerol, et ensuite de ne pas tenter de repasser en Lombardie. A quoi j'avoue que j'ai eu une grande répugnance. Je vous prie de lui procurer son

1. Minute. L'original, où la signature seule était autographe, faisait partie d'un recueil de lettres compris dans la vente du marquis Germain Garnier, pair de France, en 1821, et acquis alors pour la bibliothèque du Louvre, où, par conséquent, le tout a été brûlé en 1871. Il paraît que cet original portait la date du 9, tandis que la minute est du 10. Le texte en parut en 1822 dans les *Mélanges de la Société des Bibliophiles françois*, tome II, p. 87-88. Feu M. Geffroy a, sur mon indication, publié, en 1887, dans le tome II de son recueil, p. 95-97, la réponse de Mme de Maintenon, la lettre de remerciement du prince et une lettre à la princesse des Ursins, où Mme de Maintenon disait : « Si les avis de M. le duc d'Orléans avoient été suivis, nous aurions, selon toutes les apparences, battu le prince Eugène, qui étoit plus foible que nous. Si, après la perte du Turin, nous eussions marché vers Milan et rejoint M. de Médavy, l'Italie n'étoit pas perdue.... » Et plus loin : « Les héros dans les romans ne poussent pas la bravoure plus loin que ce qu'il a fait. Il a caché sa première blessure; il fallut céder à la seconde parce que son bras tomba. Il supporta sa douleur avec le même courage, il se fit porter dans le dessein de marcher en avant.... Son avis n'avoit pas été suivi; il est inconsolable, et toute l'armée mande que sa vie est en danger par son affliction. Le Roi lui a écrit les choses du monde les plus obligeantes; en vérité, il les mérite bien. » La réponse de Mme de Maintenon au prince, remarquable par l'élévation et la générosité des sentiments, n'était point connue jusqu'au jour où j'ai eu le plaisir d'en révéler l'existence à M. Geffroy, tandis que la lettre de remerciement du prince, datée de Briançon le 10 octobre, avait été publiée dans le recueil de la Beaumelle, puis, par Mme Suard, en 1828, dans *Madame de Maintenon peinte par elle-même*, 3e édition, tome II, p. 102-100.

2. Mot douteux. — 3. Minute.

audience le plus tôt qu'il se pourra, afin que je reçoive promptement les ordres de S. M. J'ai besoin de conseils dans un aussi grand malheur, que je n'ai pas mérité[1]. »

11. *M. le duc d'Orléans au prince de Vaudémont*[2].

« A Pignerol, le 10 de septembre.

« Je ne puis pas, Monsieur, vous exprimer la douleur que j'ai d'avoir été obligé de venir ici et de ne pouvoir pas mener l'armée sans détour dans le Milanois; mais nous manquons absolument de pain, et nous n'avons aucun équipage de mulets pour en aller chercher, ni aucune ressource ici pour l'attendre, de sorte que je suis forcé de marcher vers Suse pour trouver des subsistances; mais nous conserverons trois entrées pour repasser, et, d'abord que nous aurons fait de nouveaux équipages de mulets et que nous aurons les provisions nécessaires, nous rentrerons. Vous en serez informé afin que vous nous fassiez trouver des vivres dans les endroits où nous pourrons déboucher, et, s'il n'étoit pas possible de mener du canon, nous aurons seulement des équipages pour mener les pièces que vous pourrez nous faire fournir, ou que M. de Médavy pourra nous envoyer. Cependant faites l'usage que vous jugerez à propos des troupes de M. de Médavy, suivant l'ordre ci-joint que je lui en donne, et servez-vous-en suivant vos besoins, dans les places ou autrement, pour arrêter les progrès des ennemis et nous attendre; et donnez-moi de vos nouvelles le plus souvent que vous le pourrez. Tous les moments jusqu'à ce que je puisse marcher pour aller vous rejoindre me seront douloureux, et je n'aurai pas de repos que je ne puisse vous aller secourir et vous faire connoître combien j'ai à cœur tout ce qui regarde le Milanois, et, vous, Monsieur, en particulier.

« Je vous ai déjà écrit, Monsieur, pour vous prier de faire passer en Franche-Comté tous nos équipages qui sont dans le Milanois. »

12. *M. de Saint-Frémond à M. Desmaretz, directeur des finances.*

« Au camp de Pignerol, le 11 septembre 1706.

« Vous avez déjà été informé que l'armée de Lombardie étoit arrivée le 31 du mois passé au siège de Turin, et qu'elle fut mêlée avec celle de M. de la Feuillade, qui aida à donner un second assaut à la demi-lune et aux deux contre-gardes, qui furent manquées comme la première fois, avec beaucoup de perte, particulièrement des trois com-

1. La réponse autographe du ministre, en date du 18 septembre, fait partie du dossier; mais elle a été publiée, d'après la minute, dans les *Mémoires militaires*, p. 296-297.
2. Minute signée.

pagnies de grenadiers de Piémont et deux de Louvignies, qui furent enlevées par des mines, et six autres qui furent presque toutes tuées avec les officiers; et comme toutes nos troupes ne pouvoient pas contenir dans les lignes de M. de la Feuillade, on fut obligé de mettre de la cavalerie, et trop peu d'infanterie, entre la Doire susine et la Sture.

« Les ennemis passèrent le haut du Pô auprès de Carignan le 4 de ce mois. Le 5, ils campèrent à Rivole. M. de Bonnelles, en revenant de Suse avec un convoi, fut battu auprès de Pianez; les ennemis prirent neuf cents mulets, et il n'en put passer que cinq cents. La plus grande partie du régiment de dragons de Châtillon se jeta dans le château de Pianez, avec le lieutenant-colonel, qui se rendit le 6 au matin. Ce même jour, les ennemis passèrent la Doire susine, où ils appuyèrent leur droite, et la gauche à la Vénerie. Mgr le duc d'Orléans étoit d'avis de rassembler toutes ses forces et de marcher aux ennemis; M. le maréchal de Marcin s'y opposa, en disant que S. A. R. n'avoit pas la permission de lever le siège de Turin et qu'elle n'étoit pas sûre de battre M. le duc de Savoie et M. le prince Eugène. On ordonna de faire un retranchement entre la Doire susine et la Sture, qui contenoit douze cents toises de terrain fort pierreux, et on n'eut pas le loisir de le perfectionner[1].

« Le 7, à la pointe du jour, avec dix officiers, il fut reconnoître les ennemis jusques à la portée de mousquet de la Vénerie, où il reconnut qu'ils marchoient en bataille. J'en envoyai donner avis à M. le maréchal de Marcin, qui étoit au quartier général en tirant vers le haut Pô, et qu'il n'y avoit point de temps à perdre pour envoyer une grosse augmentation d'infanterie garnir notre nouveau retranchement. On y envoya dix régiments de dragons et trois brigades d'infanterie, et ordre à M. d'Albergotti, qui étoit aux lignes de dessus les Capucins, de faire promptement descendre des bataillons. Cela étoit fort éloigné, et il manda que les ennemis étoient devant lui par le côté de Quiers. Dans ces entrefaites, M. le duc d'Orléans arriva le premier, et ensuite M. le Maréchal. Un moment après, l'infanterie des ennemis, sur trois colonnes avec du canon, soutenue d'une ligne de cavalerie, firent trois attaques. Celle du centre, avec un gros feu, au bout d'une demi-heure, força notre retranchement. Mgr le duc d'Orléans et M. de Marcin, auprès desquels j'étois, rechassèrent les ennemis, avec les carabiniers et un escadron d'Anjou. S. A. R. y fut blessée de deux

1. Dans une importante lettre du 29 septembre (Guerre, vol. 1966, n° 489), Chamarande dit que, si les lignes n'avaient pas été convenablement faites, c'était par la mauvaise volonté des troupes, quoique bien payées pour ce travail, et de leurs officiers; que la grande faute ensuite fut de garnir de troupes les hauteurs au delà du Pô et les lignes du Pô à la Doire, plutôt que la partie des lignes en face desquelles on vit l'ennemi campé pendant vingt-quatre heures; là, il n'y avait pas plus de seize ou dix-sept bataillons, et, pendant le combat, les troupes appelées au secours arrivèrent trop essoufflées et épuisées pour résister.

coups, l'un au poignet, l'autre à la hanche; M. le Maréchal, de deux coups au travers du corps. J'y eus mon cheval tué sous moi. S. A. R. et M. de Marcin s'en allèrent se faire panser. J'eus ordre de faire soutenir le poste, où les ennemis rafraîchirent leurs bataillons, sans toutefois nous forcer une seconde fois, et nous nous y soutînmes bien. On me vint avertir que la colonne d'infanterie des Brandebourgeois, le long de la Sture, par la gauche, avoit forcé notre droite, et que leur cavalerie passoit en foule. J'y courus, et je trouvai que notre cavalerie, après avoir soutenu un assez long temps, s'étoit retirée à un mille de là, vers le Vieux-Parc, en se rapprochant du pont du bas Pô. Je m'en revins à la brigade de Fitz-Gérald, qui s'étoit mise en plaine, où plusieurs bataillons s'étoient ralliés. On y combattit pendant un quart d'heure. Notre cavalerie de la gauche, qui étoit venue pour nous soutenir, s'ennuya de voir un si gros feu, et se retira avec assez de désordre, sans que cela ébranlât notre infanterie; mais, comme toutes les troupes des ennemis tomboient sur nous, il fallut céder à la force et nous retirer en combattant. S. A. R. m'envoya deux aides de camp, avec ordre de faire l'arrière-garde. Dix régiments de dragons se replièrent dans les retranchements du château de Lussainte[1], la cavalerie par les gués de la Doire. M. le chevalier de Luxembourg ne me quitta point. Nous fîmes marcher ce qui me restoit d'infanterie et de dragons autour du château de Lussainte, avec six pièces de canon que des soldats amenèrent avec des cordes, parce qu'il n'y avoit plus de chevaux. Nous repassâmes les deux ponts de la Doire : après quoi, nous les fîmes rompre et retirer de notre côté. A une demi-portée de canon de là, je trouvai MM. de la Feuillade, de Chamarande, le chevalier de Forsat, Roissy, Broglio, le long d'un ravin, qui avoient reformé une ligne d'infanterie et une de cavalerie derrière, avec du canon. Mgr le duc d'Orléans m'envoya un aide de camp pour savoir en quel état étoient les affaires : je lui mandai que nous étions en bonne posture et que les ennemis avoient cessé de suivre. Nous fîmes avancer les hôpitaux des blessés et des malades et le parc de l'artillerie, où il y avoit beaucoup de munitions de guerre et quarante-cinq pièces de canon, y compris celles qui étoient avec nous. S. A. R. m'envoya trois ordres l'un après l'autre : le premier, de me retirer dans les retranchements de M. de Gévaudan, où nous allâmes dans le plus bel ordre qu'on puisse s'imaginer, sur deux colonnes, une de cavalerie sur la gauche, du côté de la ville de Turin, et celle d'infanterie sur notre droite, et le canon dans le milieu. Mon second ordre fut un avis que S. A. R., à la tête de l'armée, passoit le pont du haut Pô pour aller camper dans la plaine de Villeneuve-d'Asti. C'étoit le bon parti à prendre; mais cela fut changé par un avis de M. d'Arène, qui manda que les ennemis occupoient le château de Moncalier, sous le feu duquel il falloit passer. Le troisième ordre fut apporté par M. le comte

1. Lucento.

d'Estaing, à dix heures du soir, de la part de S. A. R., qu'elle s'en alloit avec la tête de l'armée sous Pignerol, et que j'eusse à suivre en continuant mon arrière-garde. Je restai jusques à minuit, pour attendre que MM. d'Albergotti et d'Arène eussent repassé le Pô de notre côté, et, quand nos premières troupes nous eurent rejoints, je leur laissai, pour faire leur arrière-garde, la brigade de Saint-Micaud, et les carabiniers, et nous continuâmes notre marche, M. de Chamarande avec l'infanterie sur notre droite, et nous ne pûmes arriver ici que le 8, à cinq heures du soir, MM. d'Albergotti et d'Arène, le 9, avec quarante bataillons et beaucoup de cavalerie qui s'étoit retirée de son côté, le jour du combat, sans que nous eussions su alors ce qu'elle étoit devenue. En revenant ici, je trouvai S. A. R. au lit, au désespoir du parti qu'on lui avoit fait prendre, sans pain pour ses troupes, sans mulets ni caissons pour les vivres, ni savoir où en prendre, que soixante sacs de farine qu'on avoit ramassés dans toute la ville, les troupes ne vivant qu'avec du blé bouilli, quelques légumes et des raisins. Nul approvisionnement en arrière. On a été trois jours à délibérer avec MM. les intendants et de Duchy, pour voir à trouver quelque subsistance. Ce dernier, avec le sieur de Beauvais, ont dit qu'il falloit un mois pour racheter des mulets dans le Dauphiné, faire faire des farines et les transporter à Embrun. S. A. R., songeant toujours à surmonter toutes ces difficultés, vouloit repasser le haut Pô et tâcher d'aller à Alexandrie; mais, comme il y a, pour y arriver d'ici, sept à huit jours de marche, sans vivres, avec une armée qui ne fait plus que dix-sept mille hommes de pied et trois à quatre mille chevaux, par la raison qu'il y en a trois mille, de dix régiments de dragons, de perdus, que M. de Châteaumorand étoit parti le matin au combat avec mille chevaux, par la raison qu'il y en a eu pour aller à Chivas escorter un convoi qui n'a pu rejoindre, non plus que quatre cents chevaux qui étoient demeurés à Modène et à la Mirandole; Du Pas, avec une escorte, aux bagages restés dans le Milanois; M. Capy, avec quatre escadrons, à Crescentin; cent chevaux à Sesto et cent à Chivas. Toutes ces raisons, bien examinées, la difficulté de partir d'ici sans pain et avoir sept à huit jours de marche dans un pays ennemi où M. de Savoie a envoyé des ordres de brûler les villages où l'on trouveroit un boisseau de farine, et que les ennemis pouvoient venir dans la plaine d'Asti chercher à combattre, ou s'exposer en quelque endroit du côté d'Asti ou du Tanaro, pour nous empêcher de gagner Alexandrie ou Valence, tant de choses difficiles à surmonter et très hasardeuses ont enfin déterminé S. A. R. à se rapprocher de ses subsistances et à faire marcher son armée en Savoie, en se conservant les passages de la Pérouse et de Suse et de la Val-d'Aoste, pour être toujours en état de rentrer en Piémont et dans le Milanois.

« On a aujourd'hui envoyé un trompette, avec un mémoire, à Turin[1]. »

1. Dans une lettre de Longepierre qui a passé dans la vente Chambry, ce familier du Palais-Royal, étant à Oulx avec son maître, écrivait à un

13. *M. le duc d'Orléans à [M. Chamillart]*[1].

« A Fenestrelle, le 14 de septembre 1706[2].

« Vous mériteriez, Monsieur, plus de bonheur que nous n'en avons eu; votre lettre du 6 en est une preuve évidente. Les ordres que j'ai donnés à Nancré et à Rolivaux, qui doit vous rendre ma lettre, vous feront assez connoître que je ne cherche qu'à excuser M. le duc de la Feuillade, et, quoique j'aie besoin moi-même de consolation, j'ai tâché de le consoler depuis que j'ai reçu votre lettre, et je lui ai parlé avec amitié. Je souhaite que le parti de venir à Pignerol, qu'il m'a nécessité de prendre, tourne au bien de l'État et soit du goût du Roi. Il en aura tout le mérite; car, pour moi, j'aurois souhaité avec passion de pouvoir retourner dans le Milanois, et je m'estime malheureux de ne l'avoir pas pu faire. Du reste, je suis très sensible à la confiance que vous me témoignez dans votre lettre, et vous pouvez être assuré que je rendrai à M. le duc de la Feuillade la justice qu'il mérite, car il a mille bonnes qualités, dont personne ne peut disconvenir. Quoique je sois très affligé, je ne cours pas après les justifications : je laisse à l'armée ce soin; mais, comme j'en ai besoin à l'égard du public et des étrangers, je serai très sensible aux marques de l'estime du Roi et à la confiance qu'il peut me témoigner en me donnant lieu de réparer ce malheur. »

14. *Madame duchesse douairière d'Orléans à M. le duc d'Orléans*[3].

« A Versailles, ce mardi 14 de septembre 1706.

« Voici, mon cher fils, bien un des plus cruels jours de ma vie. Ce que je souffre ne se peut exprimer. Cependant on m'assure fort que

des princes de la maison de Condé, le 15 septembre : « Il n'y a rien à ajouter au détail que M. de Saint-Frémond vous a envoyé de Pignerol, sinon qu'il ne loue pas encore Mgr le duc d'Orléans autant qu'il le mérite. Il a fait des miracles de sa personne, et je crois que, s'il n'avoit pas reçu sa seconde blessure, qui le mit absolument hors d'état de rester, il auroit encore repoussé les ennemis malgré le peu de troupes qu'il avoit à leur opposer en cet endroit. Il est ici depuis hier, où il souffre beaucoup de ses blessures, et plus encore de l'esprit. Il est, en effet, bien à plaindre, puisqu'en six occasions, s'il avoit fait ce qu'il vouloit, il auroit battu les ennemis. Il souffre des fautes d'autrui, heureux autant qu'il est à plaindre s'il avoit cru Votre Altesse Sérénissime, c'est-à-dire s'il n'avoit cru que lui-même. » L'opinion de Chamarande (ci-dessus, p. 8) fut aussi que le duc d'Orléans eût dû suivre sa propre inspiration (Guerre, vol. 1966, n° 489).

1. Minute sans nom de destinataire. Voy. ci-dessus, p. 59, note 4, la lettre au Roi.

2. La lettre fait partie de la correspondance éditée par l'abbé Esnault, tome II, p. 131-132; l'original recueilli par cet éditeur porte, en plus, ce post-scriptum autographe : « Je me suis chargé de vous recommander Albergotti. Je souhaite que vous puissiez le favoriser; il sert bien. »

3. Autographe.

vous n'en aurez que le mal de vos blessures, et qu'elles ne sont point dangereuses. Dieu le veuille, car j'aimerois cent fois mieux mourir moi-même que d'avoir à craindre pour votre vie, mon cher enfant! Ce qui vous [doit] consoler de n'avoir point pu secourir Turin est qu'on sait que ce n'est pas votre faute, que le Roi et toute la terre vous rend justice et chante vos louanges partout ; mais je suis bien affligée de savoir que vous allez souffrir, car on dit que votre blessure du bras est douloureuse, et je vous aime trop tendrement, mon cher enfant, pour ne pas souffrir dès que je sais que vous souffrez. Adieu, mon cher fils. Le bon Dieu veuille nous assister et vous donner une prompte guérison; et j'ai grand besoin de cette consolation et suis sensiblement affligée, car on ne peut aimer plus tendrement que je vous aime et aimerai tant que je vivrai[1].

« ÉLISABETH-CHARLOTTE. »

15. *Madame la duchesse d'Orléans à M. le duc d'Orléans*[2].

« Ce 14e septembre.

« Je ne puis vous exprimer la douleur que j'ai de tout ce qui est arrivé, Monsieur. Les lettres assurent qu'il n'y a rien à craindre pour vos blessures; mais il y en a une douloureuse. Je crains aussi que le chagrin que vous aurez de cette malheureuse affaire ne nuise à votre santé. J'en suis dans la plus grande inquiétude du monde. Je vous prie de m'en faire mander bien régulièrement des nouvelles et de dire à l'abbé du Bois qu'il me fera grand plaisir de m'écrire. Je voudrois pouvoir être avec vous. Je crois que Madame vous aura mandé de quelle façon le Roi a parlé de vous. On n'en parle pas de deux manières, et on dit bien que, si on avoit suivi votre avis, tout auroit mieux été. C'est une consolation que l'on vous rende justice. Je vous assure que j'ai une sensibilité, pour tout ce qui vous regarde, qui ne peut venir,

1. Dans une lettre suivante, du 17, Madame rapporte encore que le Roi lui a dit « qu'il aimoit mieux tout perdre, et que vous viviez ; qu'il comptoit pour rien que Turin fût secouru, pourvu que vos plaies ne soient pas dangereuses; qu'on ne pouvoit être plus content qu'il l'est de vous; que ce qui étoit arrivé n'étoit pas votre faute, qu'il le savoit et étoit fâché qu'on ne vous avoit pas cru, que tout en auroit été mieux et plus heureux; que vous remportiez, au milieu de votre malheur, une gloire infinie d'avoir marqué et tant de courage et ce que vous saviez faire. Tout le monde en parle comme le Roi. » Et encore, le 20 : « J'ai moi-même ouï dire au Roi : « Ce n'est pas la faute de mon neveu, c'est la mienne; c'est « moi qui lui ai ordonné de suivre les avis de M. de Marcin. » Voilà sans doute la lettre qui, arrivant au moment où l'on parlait de faire l'amputation, produisit l'effet d'un baume merveilleux, ainsi que Mme de Maintenon l'écrivit à Madrid le 17 octobre.

2. Le dossier comprend neuf lettres de cette princesse à son mari, du 11 juillet au 29 septembre.

dans une lendore comme moi, que d'une extrême tendresse. Je me flatte que vous n'en doutez pas.

« FRANÇOISE-MARIE. »

16. *M. Chamillart à M. le duc d'Orléans*[1].

« A Versailles, ce 15 septembre 1706.

« Monseigneur,

« V. A. R. vient d'acquérir une gloire immortelle dans une journée bien malheureuse encore plus par ses circonstances que par l'événement qu'elle avoit prévu. Les sentiments du Roi étoient tellement conformes aux siens, que l'on ne sauroit trop s'affliger, pour la France et pour elle, que V. A. R. n'ait pas été instruite de ses véritables intentions avant qu'elle soit arrivée devant Turin, et que le courrier qu'elle avoit dépêché ait été envoyé trop tard. Il y a tant d'exemples de lignes forcées, si peu qu'elles ne l'aient point été, qu'il semble qu'il n'y avoit pas d'autre parti à prendre que celui que le comte d'Harcourt prit lorsqu'il se trouva en même situation. Le Roi attend M. de Nancré avec impatience, pour savoir le parti que V. A. R. croit qu'elle doit prendre. L'état auquel elle se trouve est ce qui donne le plus d'inquiétude; ce seroit un grand sujet de consolation si V. A. R. étoit en état de donner ses ordres en attendant qu'elle pût agir par elle-même. Je ne doute point que M. de la Feuillade ne s'emploie avec le même zèle pour faire oublier tous les malheurs dont il est la cause innocente. Le Roi et vous êtes encore plus à plaindre que lui. J'envoie de l'argent pour payer votre armée, et des ordres pour faire voiturer des vivres de toutes parts. Je me sers de l'occasion d'un de vos gens pour vous porter les premières assurances de ma vive douleur et de mon respectueux attachement pour V. A. R. S. M. renverra Saint-Léger aussitôt après l'arrivée de M. de Nancré. Je suis, etc.

« CHAMILLART. »

17. *Le duc du Maine à M. le duc d'Orléans*[2].

« Le 17 septembre 1706.

« Trouvez bon, je vous supplie, Monsieur, dans cette triste conjoncture, que je vous témoigne avec combien de sincérité je prends part à tout ce qui a rapport à vous et à la gloire que vous vous êtes acquise en voulant empêcher le malheur que vous n'aviez que trop prévu. On vous rend, en tout ceci, toute la justice que vous méritez; vous portez sur vous des marques d'une opiniâtreté bien louable, mais bien peu imitée à ce qui nous revient de toutes parts. Les espérances qu'on

1. Autographe.
2. Cette lettre ne vient point des papiers de Dubois, mais est empruntée au registre de la correspondance du duc du Maine dont il sera encore question ci-après, appendice XVI.

nous donne, Monsieur, qu'il n'y a rien de dangereux à vos blessures ne satisfont qu'imparfaitement à l'inquiétude que j'ai pour votre santé, dans un temps qui demande encore tant de peines et du corps et de l'esprit. Soyez donc persuadé, je vous prie, que personne ne desire plus ardemment que moi, Monsieur, qu'étant en occasion de prendre une revanche, vous y soyez accompagné de tout le bonheur dont tant de grandes qualités vous rendent digne. « LOUIS-AUGUSTE. »

18. *Mademoiselle à M. le duc d'Orléans*[1].

« A Saint-Cloud, ce 18 septembre.

« J'ai bien pleuré, mon cher papa, et je pleurerois encore, si on ne m'assuroit tous les jours que vos blessures ne sont pas dangereuses. Dieu veuille que vous repreniez bientôt votre première santé ! C'est le plus précieux de tous mes biens, mon cher papa, car je vous aime avec toute la tendresse et le respect dont je suis capable.

« MARIE-LOUISE-ÉLISABETH D'ORLÉANS. »

19. *Mademoiselle de Séry à M. le duc d'Orléans*[2].

« Versailles, ce 21 septembre.

« Ne soyez point importuné, je vous supplie, Monseigneur, des fréquentes lettres reçues de moi. Voici la seconde en trois jours. Je laisse d'ordinaire plus de distance, et je reprendrai bientôt ce train-là ; mais, pour à présent, je suis si pleine de tout ce que je sens et de tout ce qui s'entend dire sur vous, que je ne puis m'empêcher de vous dire à vous-même la joie que j'ai de voir tout le monde vous rendre la justice que vous méritez. L'on admire les bons partis que vous avez voulu prendre, l'on déplore le malheur qu'il y a eu à ne vous avoir pas assez tôt laissé maître absolu, et l'on se réjouit de savoir que vous le serez de l'avenir. Voilà les sentiments du public. Les miens sont, comme vous pouvez croire, plus vifs, puisque j'ose vous assurer que personne, sans exception aucune, ne s'intéresse si véritablement que moi à la gloire et à l'entière satisfaction de V. A. R. Souvenez-vous, Monseigneur, que c'est par votre ordre que je vous écris si familièrement. »

20. *Le prince de Vaudémont à [M. Chamillart]*[3].

« A Picighiton, le 21 septembre 1706.

« J'ai le cœur pénétré, Monsieur, aussi bien que Mme de Vaudémont, des véritables marques que vous nous donnez des bontés du

1. Autographe. — 2. Autographe.
3. Original, partie en chiffre. Le général Pelet a publié, p. 714, un billet au duc d'Orléans daté de la veille.

vôtre. A la vérité, notre dérangement est un peu violent; mais il n'est pas question d'y songer : il faut se donner tout entier aux choses qui regardent le service, et les soutenir avec plus de fermeté et de hauteur que jamais. Croyez, Monsieur, que le Milanois et le Mantouan, et les troupes du Roi ne seront perdues que lorsque le Roi souffrira que ses armées ne rentrent point en ce pays-ci. A Dieu ne plaise que je croie un moment que le Roi puisse prendre ce parti! N'écoutez point les généraux, et n'ajoutez aucune foi à leurs discours; l'envie de retourner en France et la haine qu'ils ont pour l'Italie est l'unique chose qui les conduit. Mais, croyez-moi, je vous parle en homme d'honneur, il n'y a pas la moindre petite difficulté ni opposition, à l'armée de M. le duc d'Orléans, de rentrer en Italie; trois jours de pain en font l'affaire, le reste est facile comme le chemin de Paris à Versailles, sans la moindre petite opposition. Regardez la carte et voyez : l'armée des ennemis à Novare, hors de toute portée, et l'armée de M. le duc d'Orléans peut être quatre jours plus tôt à Alexandrie que celle des ennemis, en lieu à [ne] pouvoir y faire aucune opposition. Je ne vous en dirai pas davantage, Monsieur; vous verrez tout ce que j'ai l'honneur d'écrire au Roi, que je vous supplie de lui lire d'un bout à l'autre[1].

« Je comprends ce que vous voulez me dire du temps fâcheux auquel tous ces malheurs nous arrivent; mais il faut faire des efforts de votre côté pour tout surmonter. Un ordre positif à M. le duc d'Orléans de rentrer réparera tout : moyennant quoi je vous réponds, moi qui ne promets guère, et le brave Médavy vous en répond aussi, que nous mettrons les ennemis, comme la gaufre, entre deux fers. Jamais l'occasion n'a été plus belle pour finir la guerre d'Italie. Je joins ici l'état qu'on a pris aux ennemis de ce qu'ils ont perdu à l'affaire de Turin. Quelle diminution à une armée, sans compter ce qu'ils ont laissé dans Turin! Enfin le tout dépend de la chose du monde la plus facile; l'armée trouvera ici des mulets en abondance, les vivres qui sont à Pavie et à Alexandrie, et de l'artillerie. Au nom de Dieu! ne manquez pas une aussi belle occasion! Je voudrois bien avoir de quoi répondre à la bonne opinion que vous avez de moi; pour ce qui est de mon zèle et de ma fermeté, n'en doutez jamais, non plus que de la vivacité avec laquelle je travaille à tout.

« Pour ne pas retarder le retour de votre courrier, dont le passage m'embarrasse, je n'ai pas l'honneur de vous en dire davantage; je vous supplie seulement, Monsieur, de compter bien sûrement que jamais personne ne vous a été plus sincèrement attaché, plus sensible à vos intérêts, et plus absolument à votre disposition que j'y suis, et que j'y serai toute ma vie.

« Henry de Lorraine.

« Mme de Vaudémont vous fait ses très humbles compliments, et est

1. Deux lettres du 17, au Roi et à son ministre, sont reproduites dans les *Mémoires militaires*, p. 302-307.

pénétrée de reconnoissance de ce que, au milieu d'une infinité de grandes affaires dont vous devriez être accablé, vous avez bien voulu vous souvenir d'elle. »

21. *M. le duc d'Orléans à M. Chamillart.*

« 21 septembre 1706.

« ... On m'avoit forcé à quitter malgré moi le chemin de Montcalier et à prendre celui de Pignerol. Dans cette nécessité, on m'avoit flatté que j'y trouverois des magasins de M. le duc de Savoie, et que je pourrois y attendre des voitures du Dauphiné et faire faire du pain pour me mettre en état de rentrer dans le Milanez avec les troupes qui seroient le plus en état de marcher. Je fus au désespoir lorsque je me vis à Pignerol sans aucune des ressources qu'on m'avoit fait espérer, et que je n'y trouvai pas seulement de quoi fournir un quart de ration de pain aux troupes, qu'on ne fit subsister qu'avec de la viande, du lard, du grain bouilli, du fromage et d'autres choses de cette espèce que l'on ramassa : de sorte que, ne trouvant ni magasins en Dauphiné, ni mulets pour les équipages des vivres, ni pain pour attendre, je fus obligé de consentir, avec une douleur mortelle, qu'on entrât dans ces vallées pour faire subsister l'armée. Depuis ce temps-là, ma blessure du bras s'est tellement aigrie et m'a causé de si grandes douleurs, que j'ai été incapable de toute application[1].... »

22. *M. de Châtillon à M. Chamillart*[2].

« Oulx, le 23 septembre 1706.

« Mgr le duc d'Orléans souffre beaucoup de sa blessure, qui nous inquiète ; son esprit toujours agité de son malheur fait son plus grand mal ; mais j'ai une excuse (?) parlant sans réplique. Deux jours après l'arrivée devant Turin, M. le duc d'Orléans se trouva obligé de dîner

1. Par une lettre datée du jour suivant, Chamillart, tout décidé en faveur du projet de retour offensif, détaille les mesures déjà prises, et, le 30 septembre, le Roi lui-même écrit à son neveu : « Votre gloire et mon intérêt demandent que vous déterminiez la volonté des officiers, qui sera sans doute plus portée à rester en Dauphiné, ou à revenir en France, qu'à retourner en Italie. » Une lettre suivante, du 2 octobre, n'est plus conçue sur le même ton, et cependant Chamillart persiste et dit encore : « Je ne veux que votre gloire et le service du Roi ; mais il n'est pas possible d'être occupé de l'un et de l'autre, et de vous voir passer l'hiver en Dauphiné ou à Versailles. Si la guerre dure, vous avez un plus grand personnage à faire. Commandez aux officiers généraux de vous parler comme ils doivent. Qu'ils se souviennent qu'ils sont gens de guerre, et qu'ils ne fassent pas le métier de courtisans. S'ils avoient pris ce parti-là, V. A. R. donneroit présentement la loi à toute l'Italie..... »

2. Guerre, vol. 1966, n° 456.

chez M. d'Arène. Il y assembla conseil de guerre. Je voulois sortir; M. le duc d'Orléans m'ordonna de rester. M. de Marcin [*mot illisible*] beaucoup. Quand tous eurent raisonné, je suppliai M. le duc d'Orléans d'agréer ma remontrance et la permission de contredire très respectueusement M. le Maréchal. Je lui représentai la circonvallation de dix grandes lieues sans se pouvoir joindre, et la montagne où il falloit six heures pour la descendre et la monter. Je lui citai M. de Turenne et Monsieur le Prince à qui j'avois ouï dire qu'un général sage ne devoit attendre son ennemi. Je lui rappelai les lignes d'Arras, de beaux fossés palissadés, des redoutes et des puits où étoit un pieu au milieu, que M. de Turenne les força et y entra, les cavaliers ayant des clés; qu'il voyoit celle (?) de Turenne (?); que, s'il ne laissoit quelque redoute dans sa montagne comme des sentinelles, l'armée passant de l'autre côté, il seroit attaqué battu (?), ne pouvant qu'avoir que trois ou quatre soldats derrière ses mauvaises lignes de contour; et généralement tout le malheur qui nous est arrivé. M. le duc d'Orléans agréa ma remontrance, vouloit la suivre, disant : « Ç'a toujours été mon avis. » Le maréchal dit : « Monseigneur, lorsque les ennemis seront plus près, vous vous aviserez. » La veille de l'action, M. le duc de la Feuillade étant venu proposer à M. le duc d'Orléans d'aller secourir Pianès lui-même, qui connoissoit ce poste essentiel, les troupes furent commandées, et décommandées par M. le Maréchal, qui raisonnoit admerveille (*sic*), bravissime, mais sans nul parti. Les tièdes, Monseigneur, sont laris (?) dans l'Écriture. Que le Roi trouve bon de ne les mettre à la tête de ses armées. Dieu vous conserve M. de la Feuillade! S'il n'a commandé heureusement, ce n'est pas, assurément, sa faute. Il a toutes les parties d'un grand général, sans vous être fade adulateur et que le sang me fasse parler[1]. »

23. *M. Chamillart à M. d'Albergotti*[2].

« Versailles, 23 septembre 1706.

« ... Je ne puis m'empêcher de vous dire, à l'occasion de ce qui s'est passé à la journée du 7e courant, qu'il me semble, puisque Mgr le duc d'Orléans a bien voulu demander conseil à tous Messieurs les officiers généraux avant que les ennemis fussent en état et à portée d'attaquer les lignes, qu'ils auroient pu s'expliquer d'une manière différente de ce que j'ai vu. Si j'avois l'honneur d'être général, je serois bien fâché que l'on ne me parlât pas plus fortement et d'une manière plus convenable au bien du service du Roi. S. M. est bien à plaindre de voir que chacun est beaucoup plus occupé de raisons particulières que du bien de son service. Il y avoit, au siège de Turin et dans le corps des troupes qui ont été amenées par Mgr le duc d'Orléans, plus de forces

1. L'écriture de cette lettre autographe est tellement mauvaise, que plusieurs mots restent illisibles et inintelligibles.
2. Dépôt de la guerre, vol. 1966, n° 455. Réponse à la lettre du 10.

qu'il n'en falloit, de moitié, pour finir la guerre d'Italie, battre M. de Savoie et le prince Eugène, et prendre ensuite Turin, qui auroit ouvert les portes trois jours après, au plus tard, quand même les ennemis y auroient jeté la moitié de leur armée. On savoit qu'il n'y avoit plus de poudre dans la place. Ce premier événement, quoique des plus funestes, n'a rien de comparable au parti que l'on a pris de se retirer sous Pignerol après avoir levé le siège, au lieu de passer le Pô ainsi que Mgr le duc d'Orléans l'avoit résolu. Je ne sais qui a contribué à le déterminer à un parti contraire; mais il doit se le reprocher toute sa vie, et je plains bien S. A. R. d'avoir pensé tout ce qu'il y avoit de mieux à faire et de n'avoir pas été secondé. S'il se trouve dans quelque conjoncture douteuse à l'avenir, le Roi s'en trouvera mieux s'il ne consulte que lui-même. Je veux croire que vous avez été un de ceux qui avez le plus rapproché de ses sentiments lorsque vous vous êtes trouvé auprès de lui. »

24. *L'archevêque de Cambray à M. le duc d'Orléans*[1].

« A Bourbon, 24 septembre 1706.

« Monseigneur,

« Je ne prendrois pas la liberté d'écrire à V. A. R., si la grâce qu'elle vient de faire à mon neveu avec tant de bonté ne m'obligeoit à lui témoigner ma très vive et très parfaite reconnaissance. Oserois-je, Monseigneur, ajouter ici combien je suis alarmé pour une vie si précieuse que vous prodiguez avec tant de gloire dans les occasions les plus difficiles? Je trouverai mon neveu trop heureux, s'il peut se sacrifier pour se rendre digne de la grâce qu'il a reçue. Pour moi, je ne puis que faire des vœux. C'est avec le plus grand zèle et le plus profond respect que je serai jusqu'au dernier soupir de ma vie,

« Monseigneur,

« De Votre Altesse Royale,

« Le très humble et très obéissant serviteur.

« Fr., ar. duc de Cambray. »

25. *Le duc de la Feuillade à M. le duc d'Orléans*[2].

« A Briançon, ce 27 septembre 1706.

« Je suis parti d'Oulx, Monseigneur, pénétré de reconnoissance des bontés de V. A. R. La lettre qu'elle m'a fait l'honneur de m'écrire hier redoubleroit, s'il étoit possible, mon fidèle attachement; mais, depuis qu'elle me fit la grâce, à la Pérouse, de m'ouvrir naturellement son cœur, je suis à elle sans aucune réserve. Disposez donc de moi, Mon-

1. Autographe.
2. Autographe.

seigneur, et soyez convaincu que je m'estimerai trop heureux, si je puis jamais contribuer par quelque endroit à la gloire de V. A. R. Permettez seulement que je lui dise ma pensée, et que j'attende ici ses derniers ordres....

« Le Roi, avec toute sa puissance, selon mes foibles lumières, ne peut faire rentrer son armée en Italie avant le printemps avec la moindre apparence de réussite, et il n'y a pas lieu de douter qu'étant informé à fond de la véritable situation de ses affaires, il ne se détermine au possible, Dieu seul étendant son pouvoir plus loin. Cela posé, Monseigneur, ayez la bonté de me laisser continuer mon voyage en Lombardie, où j'espère être de quelque utilité au service de S. M., et où le sort le plus malheureux que j'y puisse éprouver est de lui avoir fait voir infructueusement l'excès de mon zèle. De plus, j'ai eu l'honneur de lui mander hier que je partois avec l'agrément de V. A. R. pour me rendre en toute diligence en Lombardie. Daignez donc, Monseigneur, faire réflexion en ma faveur sur ce que le Roi pourra dire quand il apprendra que mon voyage d'outre-mer s'est fixé à Briançon; et les bons amis que je puis avoir à sa cour et à la vôtre ne diront-ils pas que c'est un jeu joué, que je savois bien que ma bonne volonté ne seroit point acceptée, et que je n'ai voulu me donner qu'un faux mérite? J'ai, outre cela, dépêché un courrier à M. de Vauvré pour qu'il se rendît à Antibes, afin de m'informer de lui de tout ce qui est faisable pour un embarquement et en rendre compte à V. A. R. Si elle veut avoir la bonté de me laisser aller jusque-là, j'y attendrai le retour du courrier que j'ai envoyé à M. de Chamillart, et je me conformerai aux ordres du Roi, ou même, tels qu'ils soient, j'y attendrai ceux de V. A. R. pour la venir rejoindre, en cas qu'elle juge alors le passage de l'armée en Italie praticable de quelque manière avant le printemps, ce qui est absolument au-dessus de ma pénétration. Je me flatte que V. A. R. ne peut blâmer la liberté que je prends de lui faire cette représentation, puisqu'elle ne retardera tout au plus que d'un jour mon retour à Oulx, en cas qu'elle se détermine à me l'ordonner.

« Il ne me reste qu'à la supplier de ne consulter qui que ce soit sur mon sort, et d'en décider par elle-même. Elle se trouvera aussi bien de cette maxime dans les petites choses, qu'elle s'en seroit trouvée dans les grandes.

« Je suis, avec le plus profond respect et le dévouement le plus parfait, etc.

« LE DUC DE LA FEUILLADE. »

26. *Mme la duchesse de Bourgogne à M. le duc d'Orléans*[1].

« A Versailles, ce 2 octobre.

« Je n'ai pas voulu vous écrire plus tôt, Monsieur, craignant que

1. Autographe.

ma lettre n'arrivât mal à propos; mais personne n'a pris plus d'intérêt que moi à tout ce qui vous est arrivé. J'ai été ravie de voir que tout le monde vous ait rendu la justice que vous méritez, et que, dans une affaire aussi malheureuse, vous vous y soyez attiré une approbation et une estime générale. Le Roi est fort content de vous; il me paroît seulement qu'il regrette que vous n'ayez pas suivi votre avis. Conservez-vous, Monsieur, afin de vous remettre en état de réparer les fautes où vous n'avez eu aucune part, et de vous acquérir une gloire nouvelle. Quoique je ne vous parle pas souvent des sentiments que j'ai pour vous, j'ai bien connu, dans cette occasion, combien je suis sensible à tout ce qui vous regarde, et tout ce que j'ai d'estime et d'amitié pour vous[1].

« Marie-Adélaïde. »

27. *M. le duc d'Orléans à M. Chamillart.*

« 16 octobre 1706[2].

« .... On ne peut pas suppléer le nombre des troupes comme on fait le reste. Quand M. de Bezons vous aura parlé, vous serez scandalisé du peu de concours qui se trouve dans la plupart de ceux qui se mêlent des troupes et qui peuvent aider. J'ai beau prier, parler ferme, n'être occupé que de cela; tout le monde tourne le dos à l'Italie. Cela me fâche infiniment, mais sans me dégoûter. Je presserai vivement toutes nos dispositions jusqu'au retour de M. de Bezons, et j'irai dans tous les quartiers m'assurer de la vérité et faire honte à ceux qui mollissent pour le service du Roi. Vous verrez avec le Roi le parti qu'il y a à prendre.... Le plus utile, à ce qu'il me paroît, et le

1. Le dossier comprend un grand nombre d'autres lettres de condoléance. Outre celles de Madame (de cette princesse, en tout, du 19 juillet au 24 septembre, j'en compte huit), il y en a trois de la duchesse de Savoie, très tendres sur le sujet de la blessure, mais ne faisant aucune allusion à la guerre; puis vingt-six autres, de la princesse de Conti, du duc de Vendôme, de Monsieur le Duc, du duc d'Aumont, du président de Mesmes, de l'abbé de Pomponne, de Mme de Fontaine-Martel, de Mlle de Grancey, de Mme de Raffetot, de la comtesse de la Motte, de la marquise d'Alluye, du chevalier de Cominges, du duc de Donzy, de l'abbé de Tressan, de l'abbé de Polignac, des maréchaux de Noailles et de Boufflers, de M. d'Antin, du comte de Grancey, de la duchesse de Ventadour, de Mme de la Boissière (mère? de Mlle de Séry), comprises entre le 14 et le 24 septembre; deux dernières enfin, de Monsieur le Prince, 3 octobre, et de la maréchale de la Motte-Houdancourt, 19 octobre.

2. Il annonce son désespoir d'avoir constaté une trop grande diminution d'effectif au moment de se mettre en mouvement. Dans une lettre du 8, à l'officier qui occupait Mantoue, ce paragraphe a été effacé : « Tout ce que l'on a pu faire, c'est de rassembler quelques troupes dans l'horrible dispersition (*sic*) où on les avoit mises par le méchant parti que M. le maréchal de Marcin m'a forcé de prendre de rester dans les lignes, au lieu d'en sortir pour prévenir les ennemis comme je l'avois résolu. »

plus propre à nous dépiquer, seroit de s'assurer du royaume de Naples[1].... »

28. *M. de Nancré à M. Chamillart*[2].

« A Grenoble, ce 24e octobre 1706.

« Monseigneur,

« J'ai vu la lettre que vous écrivez à S. A. R. au sujet de Mlle de Ceri (*sic*). Comme il y est question de moi, vous me permettrez, s'il vous plait, de vous dire la vérité sur cela, comme je vous ai promis de vous la dire en tout, d'autant plus que, si S. A. R. m'avoit ordonné de contribuer au voyage, j'aurois exécuté ses ordres. Dès que Mlle de Ceri sut la blessure de Mgr le duc d'Orléans, elle voulut partir, et n'en fut détournée que par ses oppositions qu'il y mit et l'impraticabilité des chemins. Elle apprit depuis qu'il venoit à Grenoble, et rien n'a pu la retenir. C'étoit, si vous vous en souvenez, Monseigneur, dans le temps qu'il quittoit Oulx et qu'il étoit arrivé des accidents fâcheux à sa blessure. Mgr le duc d'Orléans est sensible comme il doit aux marques d'amitié qu'on lui donne; mais le Roi lui feroit grand tort de pouvoir croire un moment que rien fût capable de le déranger de l'attention qu'il a au bien de son service et lui faire oublier l'intérêt de sa propre gloire et celui de sa santé. Il sait qu'il doit tout au Roi, non seulement comme ayant l'honneur d'être à la tête de ses armées, mais, si on peut se servir de ce terme-là, comme particulier. Le Roi verra dans la suite qu'il est pénétré de ses devoirs et en disposition de tout faire pour lui bien persuader cette vérité-là. Quant à moi, Monseigneur, s'il y avoit quelque chose sur mon compte, que je ne mérite certainement pas, j'attends de votre bonté ordinaire qu'il ne m'en sera rien imputé, et que vous détournerez loin de moi les mauvais offices. Je suis, etc.

« Nancré. »

1. Le 11, le Roi lui avait écrit encore de se hâter et de bien prendre toutes ses mesures, mais en ajoutant : « Si, par malheur, vous étiez obligé de vous retirer, choisissez quelques officiers de confiance pour vous aider à faire l'arrière-garde, et que la retraite puisse vous faire honneur. » Le 18, connaissant alors les progrès faits par le prince Eugène, il laisse son neveu seul juge en dernier ressort des possibilités de réussir, surtout en considérant que, d'attendre au printemps, ce serait perdre en toute certitude le Milanais. Le 23, le Roi et le ministre ayant appris qu'on ne peut compter que sur dix mille hommes d'infanterie, au lieu de vingt mille, et cinq mille chevaux, contre les vingt-cinq mille hommes du prince Eugène, leur avis est qu'il ne reste plus qu'à s'entendre au mieux avec M. de Vaudémont, très secrètement, pour lui laisser le temps d'agir, ainsi qu'au duc de Mantoue.

2. Original : Dépôt de la guerre, vol. 1967, n° 134.

29. *M. de Bezons à M. le duc d'Orléans.*

« A Versailles, le 25 d'octobre 1706.

« Monseigneur,

« Je ne pus voir hier M. de Chamillart qu'à la sortie du Conseil, qui me dit de revenir chez lui à six heures, et qu'il me mèneroit chez le Roi à six heures et demie. Ainsi la conversation du soir avec lui fut courte, et roula presque sur ce que, l'armée du Roi ne s'étant pu mettre en mouvement aussi tôt qu'il auroit été à souhaiter, cela donnoit le temps aux ennemis de faire sans obstacles tout ce qu'ils pouvoient desirer. Je n'eus pas grande peine à lui répondre ce qui lui a été déjà mandé plusieurs fois, qu'une armée en l'état ou étoit celle de V. A. R., quand elle est dispersée dans toute l'étendue du Dauphiné, ne se rassemble pas pour repasser les Alpes et marcher en avant sans des précautions pour sa subsistance et les réparations qui la puissent mettre en état d'agir. Il tomba ensuite sur la diminution qui lui paroissoit dans les derniers états qu'on lui envoyoit des troupes, surtout de l'infanterie. Il se plaignoit même de ce que, dans l'état que M. de Broglio lui envoyoit, il lui faisoit faire réflexion sur ce qu'il falloit diminuer du nombre général des soldats en état de servir une certaine quantité que les officiers, par une mauvaise coutume introduite en Italie, prenoient pour leur servir de valets, et me dit qu'on n'avoit que faire de ces réflexions dans l'état qu'on lui envoyoit. Je lui dis que ce n'étoit point une revue à l'ordinaire, mais un état que vous aviez demandé du nombre des hommes sur lesquels vous pouviez compter; et ainsi, comme je ne vois pas que M. de Broglio soit fort blâmable dans ce qu'il fait pour vous rendre un compte juste de ce que vous lui avez demandé, il me paroît qu'il est de la bonté de V. A. R. de l'excuser dans une chose où il me semble qu'il n'a pas grand tort.

« L'heure d'aller chez le Roi arriva, où, d'abord que je fus entré, S. M. me demanda ce que vous m'aviez ordonné de lui dire. Je lui répondis que S. M. avoit vu, par vos dépêches, le fait de ma mission; que V. A. R. avoit plus d'envie que jamais de rentrer en Italie, et que tout y étoit disposé, mais, que du moment qu'on y seroit rentré, il ne falloit pas regarder derrière soi, et qu'il n'y avoit de parti à prendre que d'attaquer ses ennemis partout où on les trouveroit, puisque, dans la situation des affaires, les ennemis assiégeant Tortone, on ne pouvoit espérer de jonction avec M. de Médavy, ce qui avoit paru à S. M. le point le plus essentiel pour votre rentrée en Milanois. Le Roi demeura quelque temps, sur cela, à me répondre, et m'ordonna de lui dire ce que je pensois. Je répondis à S. M. que toutes sortes de raisons me paroissoient vous obliger à rentrer : la gloire de ses armes, votre intérêt personnel, et celui de tous les officiers de l'armée d'Italie, et surtout de donner des secours aux troupes qu'elle a en ce pays-là, et de partager du moins le Milanois avec les ennemis en attendant de plus grands secours; que, pour les difficultés, S. M. en étoit informée, aussi bien que de la force et de l'état de ses troupes et de celles des ennemis, et que c'étoit à elle à vous donner sur cela ses ordres, puisqu'ils seroient ponctuellement exécutés. Le Roi ne détermina rien absolument, et me dit que cela méritoit quelque réflexion. Cependant il me parut qu'il penchoit à ne pas hasarder son armée, mais plutôt de songer à la rétablir, et me répéta qu'il vouloit prendre quelque temps pour prendre sa dernière résolution, et m'ordonna de revenir demain au soir pour recevoir ses ordres, et dit à M. de Chamillart de vous dépêcher votre courrier ce soir, ou demain matin au plus tard, par lequel il vous écriroit ce qu'il jugeroit à propos. Je dis à S. M. que, si elle vouloit donner le temps à ses troupes de se rétablir avant que de les faire agir en quelque part que ce fût, je ne doutois pas que vous ne souhaitassiez de vous employer jusques aux moindres choses, soit pour en presser le rétablissement, soit pour aller en quelque endroit qu'elle jugeroit à propos pour le bien de son service. Le Roi me répondit que l'armée de Flandre alloit se séparer, aussi bien que celle d'Allemagne, et que, si celle d'Italie se séparoit, il falloit bien prendre patience jusques à l'année qui vient, puisque, quand vous ne pouviez pas être à la tête d'une armée qui fût en action, il n'y avoit d'autre séjour qui vous convînt que celui de la cour. S. M. m'ajouta que, les ennemis assiégeant Tortone, qui seroit bientôt pris, cela ôtoit l'espérance de la communication avec M. de Médavy, et qu'étant persuadé que, leur cavalerie étant forte de douze mille chevaux, il ne croyoit pas qu'on dût hasarder une affaire avec sept mille chevaux au plus, dont il y en auroit quelques-uns qui ne seroient peut-être pas encore sellés, ou du moins qui n'auroient pas encore été montés[1]. S. M. m'ajouta que cette affaire méritoit bien qu'elle y fît un peu de réflexion, et m'ordonna de retourner à Versailles demain au soir, comme j'ai eu l'honneur de vous le mander. Le Roi m'ordonna de ne voir personne que Madame et Mme la duchesse d'Orléans, pour leur dire de vos nouvelles. Je me suis acquitté de ce devoir, et j'ai rendu compte à LL. AA. RR. de l'état de votre santé. Je ne puis m'empêcher de dire à V. A. R. que tout ce qu'il a de gens qui prennent part à sa gloire souhaiteroient fort que vous fussiez en état de rentrer en Italie. Vous avez ces réflexions si présentes, que je ne crois pas y devoir rien ajouter.

« Si, dans l'audience que je dois avoir demain au soir, il se passoit quelque chose qui méritât d'être mandé à V. A. R., j'aurai l'honneur de lui en rendre compte, quand je devrois lui envoyer un courrier exprès.

« J'ai l'honneur d'être, avec un très profond respect et un attachement inviolable, etc.

« BESONS. »

1. La phrase est incomplète.

A l'issue de l'audience que M. de Bezons vient de raconter, le Roi examina les états de situation et décida qu'il n'y avait plus qu'à se mettre en quartiers d'hiver et à renvoyer la rentrée au mois de mai, à condition encore que MM. de Vaudémont et de Médavy pussent se maintenir jusque-là sur le bas Pô. Quant à M. le duc d'Orléans, il ne lui restait qu'à revenir à la cour. « J'entre dans la peine que vous aurez de revenir ici, lui écrivait le Roi[1], après avoir fait une campagne aussi désagréable et accompagnée de tous les malheurs auxquels on ne devoit pas s'attendre, et qui ne seroient pas arrivés, si vous n'aviez cru devoir prendre conseil de gens qui y ont contribué et qui vous y ont entraîné. Vous avez exposé votre personne avec beaucoup de courage, vous avez proposé tout les bons partis : vous n'avez rien à vous reprocher, et je suis content de vous. »

Quant au prince de Vaudémont, dès la veille, il lui avait été donné ordre d'abandonner le Milanais moyennant accommodement avec les vainqueurs, ainsi que Mirandole et Modène, mais en concervant les châteaux de Milan, Valence et Crémone jusqu'au mois de juin et se maintenant dans Mantoue et le Serraglio.

M. le duc d'Orléans ne s'attendait pas à recevoir de pareils ordres, puisque, le jour même où ils partaient de Versailles, il écrivait encore à Médavy : « Je marcherai incessamment pour aller à votre secours, et j'espère que vous m'en donnerez le temps. Il seroit fâcheux, après avoir tout violenté pour mettre l'armée en état de rentrer en Italie, que je n'arrivasse qu'après que votre place (Mantoue) seroit prise. Je suis assuré que vous ferez tout ce qui se peut faire, et je vous y exhorte comme à une chose décisive pour le Milanois.... »

Les ordres du Roi étant arrivés à M. le duc d'Orléans le 30 octobre, il écrivit à Chamillart qu'il allait obéir, mais en ajoutant : « Quoiqu'on me prépare depuis longtemps au parti qui se prend aujourd'hui, et que les difficultés infinies qu'on m'a faites aient dû me faire craindre et m'accoutumer à ce qui arrive, je vous avoue que je ne laisse pas d'être frappé de ce dernier ordre qui met fin à l'espérance que j'avois de réparer les malheurs qui me sont arrivés, et je ne cède, dans cette occasion, à la nécessité que comme on cède à la mort. Il faut se jeter sur l'avenir pour se consoler, et passer un triste hiver en attendant le printemps.... »

1. *Mémoires militaires*, p. 340-343.

III

TESTAMENT DE LA DAUPHINE-BAVIÈRE[1].

« Avec la permession de uotre maiesté et celle de m^gr ie declare ma derniere uolonte et pris v. m. et m^gr de la faire executer.

« Je nose rien offrir a uotre M. ne trouuant rien digne delle elle est pourtant le maistre de tout.

« m^gr trouuera bon que ie donne touttes mes pierreries a mes trois enfans, luy en ayant luy mesme, et si lon doutte de quelques unes m^gr se les peut attribuer pour plus grande surreté.

« pour uous Mgr uous uoudray bien receuoir la bague que iay touiour le plus aymée.

« Je ueux donner le diament incarnat que m^gr ma donné, le diament en cœur que le Roy ma donné et le beau diament quarré de daneth a mes deux freres et sœur et Jespere que lon ne le trouuera pas mauuais et ie soüette que l'on les liure a besolla.

« Je ueux donner a madame le diament jaune sans diaments autour et quoique ce ne soit quune bagatelle jespere quelle le gardera en souuenir de moy.

« Je ueux donner a madame de guise une croix de diaments auec un rubi au milieu aussi pour une simple memoir.

« Je ueux donner a besolla mon prié dieu et mon burreau avec tout ce qu'il i a dans lun et dans lautre ne pouuant pas luy laisser autre chose[2].

« ie ueux donner a mon confesseur les deux petits tableaux de mon lit et ma casette ou il i a mon argent pour en exécuter ma derniere uolonté qui est pour le soulagement de mon ame et pour le secours de quelques uns de mes domestiques que ie ueux fauoriser et que iay marqués a mon confesseur nayent pas asses pour soulager le reste.

« m^gr prendra tout ce quil i a de la chine i aiant des choses asses rares.

« MARIE ANNE CHRESTIENNE. »

1. Ci-dessus, p. 106, note 5. Cette pièce autographe, sans date aucune et écrite sur une simple feuille de papier, étant venue entre mes mains, j'ai cru devoir la remettre à la Bibliothèque nationale, où elle est actuellement comprise dans le ms. Nouv. acq. fr. 9179, fol. 49-50. D'ailleurs, on avait déjà des renseignements assez circonstanciés sur les dernières dispositions prises par la Dauphine, dans les *Mémoires de Sourches*, tome III, p. 228-230, et le *Mercure* du mois d'avril 1690 en publia, sur le moment même, les parties essentielles, p. 330-332. — Nous conservons scrupuleusement la manière d'écrire de la princesse.

2. Bezzola emporta, deux ans et demi plus tard, une splendide collection de bijoux et de portraits, comme on le voit par le passeport qui lui

IV

LETTRES DU DUC DU MAINE AU GRAND PRIEUR[1].

I

« A Marly, le 12 mai 1706.

« J'ai reçu, Monsieur, la lettre que vous m'avez fait l'honneur de m'écrire de Rome, en date du 20e du mois passé. Je suis ravi de vous savoir arrivé en bonne santé et de voir sur quel ton vous prenez le cérémonial. Je ne puis que vous en louer et l'approuver, surtout vos démarches ayant été concertées avec M. le cardinal de Janson, qui, vraisemblablement, ne les a pas blâmées. Je n'ai point de peine à croire qu'on puisse, sans être bien méchant, faire trembler tout le sacré collège, qui devroit être en effet le plus timide de tous les troupeaux; cependant il est bien fier sur son pailler, et je ne sais si vous pouvez jamais espérer que les cardinaux vous donnent la porte chez eux, ayant ouï dire que le cardinal Médicis refuse cet honneur à son frère même M. le Grand-Duc. Quant à ce qui est du Pape, vous ne sauriez y être trop ferme, l'humilité ne pouvant être poussée assez loin pour pour ne pas aspirer au moins aux prérogatives dont ont joui des Bouillons. Le peu de ménagement que vous avez en cela pour Sa Sainteté peut seulement faire conjecturer que vous ne comptez pas d'en avoir autant de besoin que quelques-uns le disent ici. Il me semble, Monsieur, que vous ne sauriez vous dispenser d'informer M. de Vendôme de votre cérémonial, et même de mettre tout par écrit. Croyez, je vous supplie, que personne au monde ne souhaite plus que moi votre honneur, votre gloire, votre satisfaction, et la continuation de vos bonnes grâces. »

II

« Le 11 septembre 1706.

« Après vous avoir accusé la réception de la lettre que vous m'avez fait l'honneur de m'écrire le 29 du mois passé, et vous avoir remercié, Monsieur, des marques de la continuation de votre confiance, je vous dirai qu'ainsi que vous me l'avez mandé, j'ai lu la lettre que vous écrivez à M. le marquis de Torcy : vous y montrez quelque vivacité sur M. le cardinal de la Trimouille; mais tout ce que vous y avez

fut délivré le 15 septembre 1692 : Affaires étrangères, vol. *France* 276, fol. 306.

1. Ci-dessus, p. 131, fin de note. Ces deux lettres sont tirées du second des registres de la correspondance que Monsieur le Comte de Paris avait daigné me communiquer en 1879, et dont j'ai déjà publié plusieurs pièces.

mis qui a rapport au Roi est si bien, que je ne vois point qu'elle puisse être mal reçue. Je vais donc la cacheter et l'envoyer sur-le-champ. Je ne puis cependant m'empêcher de regarder comme une espèce de malheur les mauvaises dispositions que je vois entre vous et celui qui est chargé des affaires de France ; car, outre que, franchement, cela n'est point du tout convenable en général, il en peut toujours arriver mille désagréments particuliers, ou au moins des tracasseries continuelles, qui, à la longue, importuneroient le Roi et ne seroient pas propres à lui redonner de vous, pendant votre absence, d'aussi bonnes idées que vous le desirez. Réfléchissez un peu à cela, je vous prie, Monsieur, et n'attribuez la liberté que je prends de vous dire ce que je pense qu'à l'amitié sincère que j'ai pour vous, et à l'envie que j'ai de répondre dignement à celle dont vous m'honorez[1]. »

1. En envoyant, le même jour, la lettre destinée au ministre, M. le duc du Maine rendit compte de la réponse qu'il venait d'adresser à Rome.

V

LA MAISON DE LA TOUR-D'AUVERGNE[1].

« Quelque origine que puisse avoir la maison de la Tour, et soit qu'elle la tire, comme elle le prétend, d'un Bernard second, fils d'Acfred, duc d'Aquitaine et comte d'Auvergne l'an 917, sous le règne du roi Charles le Simple, qui mourut l'an 927, soit qu'elle la tire de quelque autre source inconnue, personne ne sauroit disconvenir qu'elle ne soit, au moins depuis plus de six cents ans, une maison des plus puissantes et des plus illustres de l'Auvergne.

« Géraud Ier, surnommé de la Tour, dont cette maison dit qu'elle descend, étoit constamment seigneur de cette forteresse l'an 1068, l'un des plus grands seigneurs de son pays, et cette extraction, bien établie dans ceux qui se croient sa postérité, les met au rang des races qui remontent jusqu'à la plus haute ancienneté.

« Cet avantage cependant ne satisfait pas la maison de la Tour : elle veut absolument avoir des princes pour ses premiers ancêtres paternels, elle veut les trouver dans les premiers souverains de l'Auvergne et de l'Aquitaine, et c'est sur ce fondement qu'elle a joint de nos ours le surnom d'Auvergne à celui de la Tour (ce qui ne devroit pas être permis), pour insinuer par là qu'elle est issue masculinement des princes de cette province, et que, si elle a présentement le même rang qu'eux, c'est moins à la bonté et à la grâce du Roi qu'elle en est redevable depuis l'an 1652, qu'au droit qu'elle croit en avoir par l'extraction qu'elle suppose. Mais le public, que cette prétention a irrité et soulevé, combat fortement cette origine, et il trouve encore fort à dire que, parce qu'on est d'une condition plus relevée que le commun des hommes, on ne se contente pas de ce bonheur, et que, séduit par la vanité de s'égaler aux princes, on se serve de toutes sortes de voies pour se mettre côte à côte des maîtres du monde, pour persuader qu'on en descend. Il est vrai que, depuis quelques années, bien d'autres races inférieures à celle-ci se sont flattées de la même imagination, et qu'elles soutiennent hardiment qu'elles sortent des princes qui ont dominé dans les pays d'où elles sont originaires ; mais, comme ces prétentions sont une espèce d'attentat qui blesse la majesté royale, il n'y a guère d'abus qui mérite plus d'être réprimé dans ceux qui veulent s'en prévaloir, et il sera toujours de la justice du Roi de châtier ces entreprises et de réduire par son autorité chacun de ceux qui sont éblouis par cette illusion à demeurer dans l'ordre où il a plu à la

1. Ci-dessus, p. 178, note 5. — Extrait des mémoires faits par d'Hozier, en 1706, pour l'édification du Roi et de Mme de Maintenon : ms. Clairambault 719, p. 50-53.

Providence de les faire naître; car, pour être prince, et pour se prétendre légitimement prince par le sang, il faut être d'une maison dans laquelle il y ait un souverain qui subsiste et qui possède actuellement un état souverain, et que, par l'ordre de la succession linéale, il puisse, à son tour, succéder à cette souveraineté. Sans cela, on ne peut être ni se dire prince, et, dès que la souveraineté est sortie d'une race, la condition de ceux qui en sont issus se confond avec celle des autres particuliers, et il ne leur reste d'autre avantage que de pouvoir dire que leurs ancêtres étoient souverains.

« Je ne sais s'il me doit être permis de parler comme je le fais, car je ne dois pas entrer dans le sanctuaire; mais, comme je suis obligé de donner mon témoignage sur les principales races de l'État, j'ai cru que je pouvois dire ce que j'en sais avec la judicieuse liberté d'un honnête homme, et ne me pas souvenir, au sujet de celle-ci, de toutes les injures qu'on m'a dites dans un des imprimés qu'on a publiés contre la généalogie et les preuves de MM. de Bouillon, et de ce qu'on y a avancé que, moi qui n'ai jamais eu aucune relation avec eux, c'étoit à eux à qui je devois les huit cents livres qu'il a plu au Roi d'ajouter à la pension de douze cents livres dont je jouis par sa bonté depuis l'an 1684 à la recommandation de Monsieur le Grand et de M. le duc de Noailles, comme je jouis de ces huit cents livres de surplus à la recommandation de Mme de Maintenon et à la bienveillance dont elle m'honore.

« Pour revenir à Géraud Ier, seigneur de la Tour, comme ses descendants surent se distinguer toujours par leur condition relevée, Bernard VIe, seigneur de la Tour, épousa, l'an 1295, Béatrix, fille d'Henri, comte de Rodez et de Rouergue, et Bertrand IIIe, seigneur de la Tour, issu de lui, eut le bonheur de devenir comte d'Auvergne et de Boulogne par le mariage qu'il fit, l'an 1388, avec Marie, héritière de ces comtés après la mort de Jeanne, comtesse d'Auvergne et de Boulogne, sa cousine, laquelle avoit épousé Jean de France, duc de Berry, mort sans enfants l'an 1416.

« Cette riche succession l'éleva au point que deux de ses petites-filles eurent l'honneur d'épouser, l'une Louis de Bourbon, comte de Montpensier, l'an 1442, et l'autre Guillaume de Bretagne, comte de Penthièvre; et, Jean de la Tour, leur neveu, aussi comte d'Auvergne et de Boulogne, s'étant encore allié dans la maison royale en épousant, l'an 1494, Jeanne de Bourbon-Vendôme, Madeleine de la Tour, leur fille, fut mariée l'an 1518 avec Laurent de Médicis, duc d'Urbin, et elle fut la mère de Catherine de Médicis reine de France.

« La branche de la Tour d'Olliergues, depuis vicomtes de Turenne, descend de Bertrand de la Tour, seigneur d'Olliergues l'an 1314, qui étoit le frère puiné de Bertrand VIe, seigneur de la Tour, mari de Béatrix de Rodez. Ce fut Annet de la Tour, seigneur d'Olliergues, issu de ce Bertrand, qui épousa, l'an 1444, l'héritière du vicomte de Turenne, et c'est de ce mariage que sont venus successivement les autres vicomtes de Turenne, depuis ducs de Bouillon parce que le roi Henri IV, qui affectionnoit particulièrement Henri de la Tour, vicomte de Turenne, qui l'avoit bien servi dans les guerres de la Religion comme un des principaux chefs de ce parti, après lui avoit fait épouser, l'an 1592, Catherine[1] de la Marck, duchesse de Bouillon et princesse de Sedan, voulut qu'il succédât à tous les biens de sa femme, qui mourut sans enfants l'an 1594.

« Les seigneurs de Murat et du Planchas, en Auvergne, sont une branche de cette maison; mais on les désavoue présentement parce qu'ils sont très pauvres, comme si la pauvreté, qui est un accident de la fortune, pouvoit ôter la noblesse originaire du sang, et comme si, dans la plupart des maisons souveraines, il n'y avoit pas eu toujours, et il n'y avoit pas encore des branches qui n'en soutiennent pas la dignité par le défaut de leurs richesses, parce que la noblesse n'est autre chose que ce qu'on appelle *inveteratæ divitiæ*, des richesses envieillies, c'est-à-dire des richesses successives. »

1. Lisez : *Charlotte.*

VI

LETTRE DU CARDINAL DE BOUILLON A M. DE PONTCHARTRAIN[1].

« Ce dimanche matin, 13me février 1695[2].

« Vous avez, Monsieur, un si grand nombre d'affaires, et si considérables, que je ne serois pas surpris, nonobstant l'amitié dont vous m'honorez, si vous oubliiez ou remettiez de parler ce soir au Roi des affaires dont je vous ai remis les papiers, par ses ordres, pour que vous preniez la peine de lui en faire la lecture, après laquelle je vous supplie de faire connoître à S. M. :

« 1° Que tous nos droits et nos desirs sont uniquement subordonnés, non seulement à ses volontés positives, mais à ce que nous pourrons deviner être plus de son goût, après qu'il aura eu connoissance de la vérité des faits contenus dans le mémoire dont il veut bien avoir la lecture, et réfléchir sur ce que j'ai pris la liberté de lui confier, et à vous par ses ordres;

« 2° Que le vrai moyen d'abolir à jamais ce nom de *Dauphin*, sur lequel on a pris en gré de me donner des ridicules, est que cette terre nous revienne pour en faire un des deux usages que j'ai pris la liberté de marquer, ou tel autre que l'on jugera à propos;

« 3° Que, remplaçant de la baronnie de Montaigu la terre en question, le duché de Montpensier, loin de diminuer de revenus et de ses convenances, augmentera en revenus et en convenances à cause de sa situation en Auvergne plus proche de Montpensier et des autres terres qui composent le duché, que la terre en question;

« 4° Que, si le Roi agrée sur cela nos pensées, dès demain matin je ferai les démarches, remplies de respect et de soumission, auprès de Monsieur, lesquelles, comme j'espère connoissant son fonds rempli de bonté, de générosité et de justice, le porteront à me dire qu'il veut bien la chose pourvu que S. M. l'ait pour agréable;

« 5° Que, si j'ose encore supplier le Roi de vouloir bien que vous lui donniez la lecture de la traduction de cette lettre de saint Louis, dont l'original est dans le cartulaire manuscrit de Brioude que je vous ai fait voir, et dont je ne me dessaisirai pas sitôt, dans l'espérance que le Roi aura peut-être la curiosité de le vouloir voir lui-même, ce n'est qu'afin que S. M. soit, par elle-même, détrompée de l'idée qu'on lui a pu donner que c'étoit moi qui m'étois mis en tête la chimère que notre maison descendoit des ducs d'Aquitaine et comtes d'Auvergne, car au moins le Roi verra-t-il par ce titre que, si c'est une chimère,

1. Ci-dessus, p. 178, note 7.

2. Copie du billet accompagnant un mémoire justificatif sur l'affaire du Dauphiné d'Auvergne : Arch. nat., R[2] 66.

elle est bien ancienne et bien autorisée par la lettre de saint Louis, écrite il y a 439 ans, laquelle lettre marque en même temps, bien clairement, le droit de régale dont saint Louis jouissoit pour lors en Auvergne, et spécialement dans l'église de Brioude.

« Suivant ce que vous m'avez ordonné, Monsieur, je vous envoie le projet de l'ordre pour le chevalier de Bouillon, auquel vous ajouterez ou retrancherez tout ce que vous jugerez à propos, n'étant pas bien versé dans la secrétairerie d'État comme le sont vos commis qui dressent ces sortes de lettres.

« C'est avec vérité que je vous assure, Monsieur, qu'on ne peut être avec plus de respect et de sincérité à vous que j'y suis.

« LE CARDINAL DE BOUILLON. »

Le mémoire destiné au Roi porte en substance que les Bouillons se considèrent comme les plus proches héritiers, par leur grand'mère, de la maison de Bourbon-Montpensier, finie dans la personne de Mademoiselle. En vue de sauvegarder leurs droits, ils ont offert de se contenter du Dauphiné d'Auvergne, bien patrimonial pour eux, en y ajoutant toutefois, car le revenu n'est que de trois mille cinq cents livres, le pays de Combrailles, de même que MM. de la Trémoïlle se sont accommodés du duché de Châtellerault et d'une vicomté en Poitou. Monsieur a voulu profiter de l'ardent désir des Bouillons pour éviter cette soulte : sur le conseil de son favori d'Effiat, il a objecté une promesse faite aux habitants du pays de Combrailles, et a offert de joindre à la « principauté Dauphine » celle de la Roche-sur-Yon. Voyant les négociations se faire difficiles et craignant un échec, le cardinal a fini par accepter le Dauphiné seul, avec une soulte en argent pour le surplus des cent quarante mille livres qui devaient revenir à sa maison en rentes ou en terres. Alors un recul s'est produit du côté de Monsieur, sous prétexte que le dénombrement du Dauphiné avait fait reconnaître une valeur supérieure à celle qu'on lui supposait; et, en même temps, autour de lui, on ne s'est pas fait faute de répandre le bruit que c'était le Roi lui-même qui s'opposait à la conclusion de l'arrangement, y voyant un acte de vanité impertinente et ridicule de la part des Bouillons[1]. Le cardinal a mis en campagne ses amis le chevalier de Lorraine et le duc de Villeroy, tous deux familiers de Monsieur ; mais il a eu l'imprudence d'écrire au premier une lettre, que d'Effiat et les gens du Palais-Royal se sont empressés de mettre en circulation comme un nouveau témoignage de l'impertinence de ses prétentions. C'est contre quoi le cardinal proteste.

1. Toute cette histoire a déjà été racontée par notre auteur en 1694, quoiqu'elle ne fût que de 1695 (tome II, p. 203-205), et c'est là qu'aurait dû se placer le présent appendice.

VII

MÉMOIRE CONTRE LES MAISONS DE LA TRÉMOÏLLE ET DE BOUILLON[1].

. . . .

« L'usage ancien de la France est que, pour faire un baron, un comte ou un marquis, il faut avoir des lettres patentes du Roi qui concèdent cette qualité, que lesdites lettres soient scellées du grand sceau et enregistrées au parlement de Paris et à la Chambre des comptes; avoir des terres assez belles pour porter ces titres, et être de condition noble et ancienne. Néanmoins, contre cet ordre établi, depuis peu une si grande quantité de personnes de peu de naissance, et aussi peu de biens, se sont faits comtes et marquis sans lettres du Roi, par la seule volonté de l'être et le commandement à leurs valets de les appeler ainsi, que ces titres et ces qualités ne font plus aucune distinction parmi les hommes.

« Le désordre n'est pas demeuré dans les qualités de comtes, de marquis; mais il a passé jusques à celle des ducs, qui est la première et la plus haute dignité que les Rois puissent donner à leurs sujets. Et cette qualité, qui n'étoit anciennement que pour les princes du sang, et qui, depuis quelque temps, a été accordée à quelques familles très illustres par les grands personnages qu'elles ont eus, par les grands et longs services rendus à la couronne, et par les grandes

1. Ci-dessus, p. 209, note 6. — En tête de l'exemplaire imprimé de cette plaquette qui appartient à la Bibliothèque nationale (Lm³ 114), on a ajouté à la main la note qui suit : « Cet écrit fait voir que les maisons de la Trémoïlle et de Bouillon n'ont aucun droit de prendre la qualité de princes. » Nous en trouvons une copie dans le dossier du procès du cartulaire de Brioude formé pour MM. Joly de Fleury (ms. 2460, fol. 212-219), et une autre dans le volume des Papiers de Saint-Simon consacré aux Princes étrangers (vol. 31, aujourd'hui *France* 186, fol. 14-19), avec ce titre : « Mémoire fait peu de temps après la paix des Pyrénées. » En supprimant les premières pages, qui ne sont qu'une dissertation sur les désordres causés par une minorité et sur les moyens réguliers d'y remédier, on saisira, sur le reste, l'analogie que ce mémoire présente avec l'argumentation employée dans le présent volume contre les Bouillons, et, dans le tome suivant, contre les la Trémoïlle. Nous aurons à revenir sur les usurpations, prétentions et félonies de la maison de Bouillon en 1710, à l'occasion des Mémoires qu'elles inspirèrent alors à Saint-Simon; mais il faut dès à présent indiquer, dans le ms. Clairambault 517, fol. 173-275, un très long morceau qui est peut-être dû à la collaboration de Clairambault lui-même avec d'Hozier, et où l'historique des la Marck et des Bouillon est traité au même point de vue où notre auteur s'est placé, mais avec plus d'autorité et de précision.

alliances que ces familles ont prises durant la minorité du Roi, cette dignité a été donnée à tant de personnes, qu'elle s'est rendue de nulle considération. Et ce mal en a produit un beaucoup plus grand : quelques personnes, abusant de la nécessité que la guerre, dans une minorité, a apportée en cet État, ont voulu se faire reconnoître et déclarer princes, et, pour y parvenir, ils ont recherché des raisons chimériques, prétendant aveugler les personnes non instruites dans l'histoire. C'est pourquoi l'on a estimé devoir réfuter ces fausses raisons et faire voir que ces principautés à la mode ne sont pas mieux fondées que les marquisats nouveaux.

« Les maisons de la Trémoïlle et de Bouillon, seulement, ont fait imprimer les titres et les raisons sur lesquelles elles prétendent fonder leurs principautés, auxquelles il est fort facile de répondre par leurs propres écrits.

« La maison de la Trémoïlle n'a pas commencé ce désordre ; mais elle l'a suivi, pour ne vouloir pas être précédée par des personnes qu'elle avoit toujours précédées.

« Les maisons de la Trémoïlle et de Bouillon sont très bonnes, tant pour les grands personnages qu'elles ont portés, que pour les bonnes alliances qui y sont entrées, et, comme telles, elles doivent être considérées, mais nullement comme princes, ce qui sera facile à voir et à juger.

« Pour l'intelligence de la prétention de principauté en la maison de la Trémoïlle, il faut savoir qu'elle vient de ce que Frédéric d'Aragon, environ l'an 1500, se réfugia en France. Il maria une sienne fille, Charlotte d'Aragon, avec un seigneur de la maison de Laval, et une fille de la maison de Laval a été mariée dans la maison de la Trémoïlle.

« On prétend qu'à Frédéric d'Aragon appartenoient le royaume de Naples et la principauté de Tarente, lesquels lui étoient retenus par force du roi d'Espagne ; que ce même droit sur le royaume de Naples a appartenu à ladite Charlotte d'Aragon par la mort de son père Frédéric et de ses frères, et que, la maison de Laval étant finie, comme le bien de la maison de Laval est passé en la maison de la Trémoïlle, le droit apporté par ladite Charlotte dans la maison de Laval sur le royaume de Naples et sur la principauté de Tarente est aussi passé dans la maison de la Trémoïlle ; et l'on prétend que ce droit a aussi apporté le titre de prince dans cette maison.

« Mais il est aisé de montrer que, quand même tout ce que l'on dit seroit véritable, cela ne rendroit pas princes ceux de la maison de la Trémoïlle, pour trois raisons :

« La première, parce que Frédéric venoit d'un fils naturel, lequel n'a pu succéder au royaume de Naples au préjudice des rois de France et d'Espagne, qui y avoient droit. Cela se voit par la généalogie que M. de la Trémoïlle a fait imprimer.

« La seconde est que ledit Frédéric a renoncé par acte authentique à tout le droit qu'il pouvoit prétendre au royaume de Naples, au profit du roi de France. Partant, Frédéric n'ayant plus ce droit, il ne l'a pu transporter à Charlotte sa fille : ce qui a été reconnu si véritable, qu'aucun de la maison de Laval n'a jamais pris la qualité de prince, et ladite Charlotte, même dans son contrat de mariage, n'a point été nommée princesse, et n'a eu en dot que la somme de cent mille livres, moyennant quoi elle a renoncé à tout droit.

« La troisième est que, quand Frédéric seroit légitime, quand il n'auroit point renoncé au droit qu'il pouvoit avoir sur ledit royaume de Naples, et quand même Charlotte et ceux de la maison de Laval auroient eu la qualité de princes (ce qui n'est pas), une fille de la maison de Laval passée par mariage dans la maison de la Trémoïlle n'auroit pu rendre son mari prince et ses successeurs, parce que la femme n'anoblit pas l'homme, mais l'homme la femme; et encore moins en ce que la maison de Laval, d'où est entrée une fille dans la maison de la Trémoïlle, n'a jamais pris la qualité de prince, quoique la maison de Laval ait eu ce droit jusques en l'an 1605, qui est plus de cent ans, et la maison de la Trémoïlle depuis 1605 jusques en 1648, sans songer à cette principauté.

« Il est sans doute que, pour être roi, il faut avoir un royaume, et qu'une prétention sur un royaume, quelque légitime qu'elle puisse être, ne fait pas un homme roi. La seule question qui se pourroit faire sur ce sujet est de savoir si une femme, apportant un royaume à son mari, feroit son mari prince. Il est sans doute qu'elle feroit son mari roi, et les enfants qui viendroient de ce mariage princes; mais son mari ne seroit pas prince, parce que la naissance seule fait les princes, comme un anoblissement fait les enfants de cet anobli gentilshommes, mais l'anobli ne l'est pas. A plus forte raison une femme qui n'apporte pas un royaume, mais une prétention contentieuse sur un royaume, ne faisant pas son mari roi, ne fait pas princes les enfants qui en viennent.

« Quant à la maison de Bouillon, il est aisé de faire voir trois choses, savoir :

« 1° Que ceux qui ont possédé de toute ancienneté la seigneurie de Sedan n'ont jamais pris la qualité de princes, et n'ont point nommé Sedan terre souveraine;

« 2° Que Sedan n'est point une terre souveraine;

« 3° Que la maison de la Marck, ni celle de Turenne n'ont aucun droit à la duché de Bouillon.

« Il se voit que la terre et seigneurie de Sedan a été possédée longues années par les seigneurs de Jausse en Brabant. En l'an 1328, la terre de Sedan fut baillée en partage à Guillaume de Jausse, son frère aîné. En l'an 1360, la seigneurie de Sedan échut en partage à Marie de Jausse, laquelle épousa Hugues de Barbanson, seigneur de Bossu : duquel mariage vint Jean de Barbanson, seigneur de Bossu et de Sedan.

« Ladite seigneurie de Sedan passa par un mariage dans la maison de Braquemont, et il se voit que Guillaume, seigneur de Braquemont, bailla à son fils Louis de Braquemont, en l'an 1410, la seigneurie de Sedan; et, en l'année 1424, Louis de Braquemont donna à Marie de Braquemont, sa sœur, la seigneurie de Sedan, et la maria avec Éverard, seigneur de la Marck. Plusieurs seigneurs de la maison de la Marck ont possédé ladite seigneurie de Sedan sans avoir jamais pris la qualité de princes, ni qualifié Sedan du nom de terre souveraine, comme il se justifie par tous les contrats de mariage, testaments et autres actes de tous ceux de la maison de la Marck produits par M. de Bouillon au procès contre la maison de la Marck, l'an 1633, dans un factum qu'il fit lors imprimer.

« Les déclarations des rois Charles IX, Henri IV et Louis XIII données en faveur des ducs de Bouillon ne les qualifient point princes, ni Sedan terre souveraine. Aussi Sedan, lorsqu'il fut baillé à la maison de la Marck, étoit un fort petit village qui dépendoit de la seigneurie de Mouzon comme plusieurs autres villages qui sont entre Sedan et Mouzon.

« En l'an 1446, Robert de la Marck IIe, seigneur de Sedan, joignit à Sedan les terres de Jametz et de Fleurange.

« Diane de Poitiers, duchesse de Valentinois, eut deux filles, dont l'une fut mariée à la maison d'Aumale, et l'autre à la maison de la Marck. En l'an 1547, Robert de la Marck IIIe, seigneur de Sedan, par la faveur que Mme de Valentinois avoit auprès du roi Henri II, fit échange avec ledit roi de tous les villages qui lui appartenoient à cause de la seigneurie de Mouzon, qui sont tous les villages qui se trouvent à l'entour de Sedan; et c'est ce qui a rendu Sedan considérable.

« Si le seigneur de la Marck eût prétendu être prince, et Sedan une terre souveraine, il se fût servi de la faveur de sa belle-mère pour se faire déclarer prince, et Sedan une terre souveraine. En l'an 1549, ledit Robert de la Marck acquit Raucourt de Charles de Luxembourg, vicomte de Martigues, et de Claude de Foix, sa femme, à qui Raucourt appartenoit.

« Pour faire voir que Sedan n'est point une terre souveraine, il se justifie qu'elle a toujours relevé de la seigneurie de Mouzon par plusieurs titres qui sont dans les archives de l'archevêché de Reims, duquel Sedan relevoit avant qu'il eût fait l'échange de la seigneurie de Mouzon avec le Roi.

« Cela se voit aussi par un acte passé entre l'évêque du Liège et l'archevêque de Reims, en l'an 1259, par lequel, sur une difficulté mue entre eux touchant le finage de Douzy, ils transigèrent et demeurèrent d'accord que tous les villages qui sont entre la rivière de Chiers et la forêt de Bouillon demeureroient par moitié en la sujétion et domination des deux prélats, savoir : Douzy, Bazeilles, Sedan, Francheval et plusieurs autres; par laquelle transaction il se voit que

Sedan n'étoit qu'un village, et que ce n'était pas une terre souveraine, non plus que les autres villages. Cette transaction est dans les archives des chapitres de Liège et de Reims.

« Les choses ont demeuré en cette sorte jusques en l'an 1379, que l'évêque et chapitre de Reims baillèrent au roi de France Charles V leurs seigneuries de Mouzon et de Beaumont-en-Argonne, par échange avec la ville de Vailly, située à quatre lieues de Soissons. Ce contrat d'échange fut enregistré au parlement de Paris, et lesdites seigneuries de Mouzon et de Beaumont-en-Argonne furent unies à la couronne de France en l'an 1381.

« En l'an 1455, Jean de la Marck commença à fortifier Sedan; mais le gouverneur de Mouzon fit saisir et mettre en la main du Roi ladite seigneurie de Sedan pour avoir été entrepris par ledit Jean de la Marck, seigneur de Sedan, de le fortifier sans la permission du Roi : ce qui obligea ledit seigneur de la Marck de recourir au Roi, lequel lui donna permission de faire ladite fortification de Sedan, et lui fit donner mainlevée de la saisie de Sedan faite sur lui par le gouverneur de Mouzon.

« En l'an 1518, le roi François Ier envoya une commission au gouverneur de Mouzon et officiers pour faire saisir Sedan à faute d'avoir rendu les foi et hommage qu'il devoit au Roi à cause de la seigneurie de Mouzon. Ledit de la Marck se retira vers le Roi, lequel lui fit de grands biens et lui donna de grandes pensions, et à ses enfants, qui tous servoient fort bien le Roi contre l'Empereur.

« Il se voit, par les états des garnisons que le Roi mettoit aux places frontières de la Champagne pour les conserver, qu'il y avoit deux cents hommes de pied et vingt hommes d'armes dans la ville de Sedan, pour la garde, payés de trois mois en trois mois par les ordres du Roi.

« Il se voit aussi, par les comptes des commis à la recette ordinaire de Mouzon, qu'ils tiennent compte en recette des deniers que les habitants de Sedan payoient au Roi pour le droit de sauvement.

« Souventes fois la seigneurie de Sedan a été baillée en partage à des cadets, ce que l'on n'auroit pas fait, si Sedan eût été une terre souveraine. Tous les titres susdits et plusieurs autres concernant la souveraineté du Roi sur Sedan sont dans les archives des chartres du Roi, à Paris. Il se trouve aussi dans le greffe du parlement de Paris et dans celui de la Chambre des comptes plusieurs actes qui justifient ce même droit.

« Il est aussi fort facile de faire voir que la maison de Bouillon de la Marck et celle de Bouillon de Turenne ne sont point ducs de Bouillon et n'ont aucun droit à ladite duché.

« L'évêque et le chapitre de Liège ayant accoutumé de tout temps de mettre des capitaines dans leurs châteaux et places fortes pour les conserver durant la guerre, ils baillèrent la capitainerie de leur château de Bouillon à Messire Robert de la Marck, seigneur de Sedan, lequel envoya le bâtard de Noire-Fontaine faire pour lui le serment de fidélité, pour la capitainerie du château de Bouillon, à l'évêque et chapitre de Liège. Ces lettres se voient dans les archives du chapitre de Liège. Ce serment fut fait en l'an 1460.

« Ceux de la maison de la Marck disent qu'ils acquirent en ladite année 1460 le duché de Bouillon de l'évêque et chapitre de Liège. Ce titre ne se voit point, et, quand même il seroit véritable, il seroit de nulle valeur, parce que le duché de Bouillon est du domaine de l'Église, et partant inaliénable. Il y a peu d'apparence que ledit duché de Bouillon ait été acheté, parce que ceux du Liège reprirent ledit château de Bouillon après le décès du cardinal de la Marck, évêque du Liège, et l'ont toujours eu depuis, et, le roi Henri II ayant eu un différend avec ceux du Liège, il leur fit la guerre. M. le connétable de Montmorency, commandant l'armée du Roi, y prit plusieurs places et châteaux, qui étoient à ceux du Liège, entre lesquels étoit Bouillon; mais, par l'accord qui fut fait entre le Roi et ceux du Liège, toutes leurs places leur furent rendues, même leur château de Bouillon, quelque instance que put faire M. de la Marck. Au contraire, les députés de Liège ayant fait savoir que ledit sieur de la Marck n'avoit aucun droit audit duché, si ledit duché eût appartenu audit de la Marck, il lui auroit été baillé par le roi Henri II, qui étoit bien aise de le gratifier à cause de Mme de Valentinois, qu'il aimoit, et qui avoit grand pouvoir sur son esprit, laquelle étoit belle-mère dudit de la Marck.

« Il semble que les choses ci-dessus sont suffisantes pour faire connoître que les maisons de la Trémoïlle et de Bouillon n'ont aucun droit de prendre la qualité de princes.

« Si les autres prétendant nouvellement cette qualité mettent au jour les raisons de leurs prétentions, il ne sera pas moins facile d'y répondre. »

VIII

LE CARDINAL DE BOUILLON, BALUZE ET LE PROCÈS DES FAUSSAIRES.

Dans les soixante-dix pages que nous avons eues plus haut[1], Saint-Simon a indiqué les origines de la maison de la Tour, exposé celles de la principauté de Sedan et du duché de Bouillon, retracé à grands traits quel fut le rôle de chacun des la Marck qui possédèrent ces deux souverainetés, ou prétendues telles, jusqu'au règne d'Henri IV, puis celui des trois générations de la Tour — devenue d'Auvergne — qui, ayant hérité des la Marck et pris rang ainsi parmi les princes étrangers reconnus par la cour de France, élevèrent peu à peu leur maison au pinacle durant la période comprise entre 1594 et 1700 : après quoi, ayant achevé cette exposition préliminaire, qui est bien nourrie et ne pèche que sur quelques points de détail ou par l'arrangement du discours, il a raconté beaucoup plus sommairement les scandaleux esclandres où aboutirent, par le fait du cardinal de Bouillon, tant de prétentions et d'usurpations successives. Là, manquant d'informations précises, il n'a indiqué que très superficiellement dans quelles conditions ces esclandres se produisirent, et leur dramatique conclusion. Le commentateur des *Mémoires* doit donc suppléer à l'insuffisance de cette dernière partie du récit, en même temps que rectifier les inexactitudes de la première, ou y combler certaines lacunes. Par une coïncidence inattendue, cette obligation devient encore plus stricte aujourd'hui que deux livres nouveaux viennent de paraître en Bourgogne et en Limousin, sur le cardinal de Bouillon et sur Baluze, et que les auteurs, MM. Félix Reyssié et Émile Fage, y ont présenté les faits sous un jour favorable à leurs deux héros, par conséquent avec des interprétations et des conclusions absolument opposées à celles de Saint-Simon. Pour défendre celui-ci, ce qui m'était arrivé rarement jusqu'à présent, il m'a fallu pousser encore plus avant l'étude des faits et l'examen des documents innombrables qui s'y rapportent, et, par suite, donner à ce travail de tels développements, qu'un de nos appendices ne suffirait même pas pour en contenir l'abrégé sommaire. Je dois donc me borner à annoncer le volume qui en sortira prochainement, je l'espère, et à corriger pour le moment, en quelques pages, les principales défectuosités du récit de notre auteur.

Ainsi, et dès le début, c'est à peine s'il a consacré deux lignes à l'extraction primitive des la Tour antérieurement au temps où, devenant ducs de Bouillon et princes étrangers, ils relevèrent le nom

1. Ci-dessus, p. 175-245.

d'Auvergne et prétendirent se rattacher aux anciens comtes de cette province issus des ducs d'Aquitaine du neuvième et du dixième siècle. Il avait cependant sous les yeux la filiation établie par les continuateurs du P. Anselme; il eût pu sans peine, et même sans grands développements, nous faire saisir l'écart énorme qui exista jusqu'à la fin du seizième siècle entre leur état primitif de simples chevaliers et damoiseaux, seigneurs d'une « villotte » perdue au plus haut des monts Dore, et leur élévation subite à la principauté. C'est un premier point qui sera développé dans le livre futur.

Lacune beaucoup plus grave : Saint-Simon ne paraît pas s'être douté que les prétentions des la Tour au nom d'Auvergne et à une extraction antique, fabuleuse, s'étaient produites au grand jour soixante ans avant que ne parût Baluze, et dans un livre que celui-ci ne put mieux faire que d'imiter, dans une première *Histoire de la maison d'Auvergne* qu'il reprit en sous-œuvre et dont il fit deux volumes. Saint-Simon n'a pas même prononcé le nom de Christophe Justel, l'auteur de cette *Histoire*, publiée en 1645, et cependant Justel doit être considéré comme l'inventeur, l'éditeur responsable de la thèse historique qui devait coûter si cher à Baluze et au cardinal de Bouillon. C'est sous son inspiration que le duc Frédéric-Maurice allongea le nom patronymique de ses ancêtres, c'est par ses soins et par son actif labeur que furent recherchés pour la première fois les éléments d'une généalogie de huit siècles, qui réunissait en un faisceau d'apparence spécieuse les rois autochtones de l'Auvergne primitive, les ducs bénéficiaires et héréditaires, les comtes d'Auvergne et de Boulogne de la seconde lignée fondus dans une branche des seigneurs de la Tour, les comtes de Clermont et dauphins d'Auvergne fondus dans la maison de Bourbon, et enfin les la Tour barons d'Olliergues, devenus avec le temps vicomtes de Turenne, ducs de Bouillon. C'est là aussi que figurèrent pour la première fois ces cartulaires de Brioude et de Sauxillanges dont les textes rattachaient un Bernard, supposé premier auteur des seigneurs de la Tour, aux comtes héréditaires du nom d'Acfred et de Guillaume, dans le temps de l'usurpateur Raoul (928) et où un Géraud dit de la Tour, *Geraldus qui nuncupor de Turre*, vivant au milieu du même siècle, se présentait comme fils de Bernard et comme père d'un autre Bernard, après lequel la filiation se déroulait pendant vingt générations, jusqu'au duc Frédéric-Maurice.

Justel mourut en 1649, quatre ans après la publication de son volume, et n'eut pas le temps de le défendre contre les attaques dont il fut l'objet. Effectivement, et sans même discuter quelle pouvait être l'authenticité de chartes d'une époque aussi reculée où apparaissaient beaucoup trop prématurément des surnoms de terre, on ne trouvait dans aucune d'elles la preuve précise que Géraud de la Tour fût bien le fils du Bernard frère d'Acfred et de Guillaume, avec un intervalle de soixante-cinq ans entre les deux générations; aucune surtout ne permettait de croire, quoique Justel l'affirmât gratuitement, que la seigneurie de la Tour, cette terre secondaire mouvant de l'abbaye de Cluny, eût jamais pu être un apanage détaché de l'ancien domaine des comtes d'Auvergne.

A défaut donc de Justel, le duc Frédéric-Maurice s'adressa simultanément à deux autres généalogistes que leurs études respectives sur nos grandes maisons désignaient à son attention : l'un était David Blondel, ancien ministre de la R. P. R., et le second, l'Auvergnat Jean du Bouchet, connu depuis pour ses travaux sur les Coligny et sur les Courtenay, et pour son livre de la *Véritable origine de la seconde et troisième lignée de la maison royale de France;* tous deux ayant fréquenté Justel, s'étant occupés avec lui, ou même avant lui, de recherches sur la maison de la Tour et sur les points obscurs de ses origines. Frédéric-Maurice se serait accommodé de les adjoindre l'un à l'autre, quoique leurs idées ne fussent pas les mêmes; mais, au moment où cette combinaison se négociait, Blondel alla s'établir en Hollande pour y finir ses jours cinq ans plus tard, et Du Bouchet resta seul. On le savait bien muni de titres, puisque les principaux cartulaires de l'Auvergne avaient séjourné longtemps entre ses mains; d'autre part, il était notoire que la thèse de Justel sur les Acfred, Bernard et Géraud ne lui agréait pas, qu'il travaillait à la contredire, et ses liaisons avec les Noailles, adversaires héréditaires et irréconciliables des Bouillon et des Turenne, le rendaient particulièrement redoutable. Le duc Frédéric-Maurice, puis la duchesse sa femme, moururent sans avoir pu le gagner à leur cause; leurs fils, le nouveau duc de Bouillon, et son cadet Emmanuel-Théodose, le futur cardinal, étaient encore bien jeunes lorsque Du Bouchet, en 1665, fit paraître une *Table généalogique des comtes d'Auvergne* qui, sans doute, faisait remonter les seigneurs de la Tour jusqu'au règne de Hugues Capet, mais ne tenait aucun compte ni des Acfred, ni d'Adelinde femme d'Acfred Ier et mère de Bernard, ni de l'illustre duc Guillaume le Pieux frère d'Adelinde. C'était une raison de plus pour essayer de désarmer cet ennemi, d'autant que, tout en travaillant ostensiblement à une histoire de la maison d'Auvergne, il continuait à prêter son concours aux Noailles dans toutes les occasions qui se présentaient de battre en brèche les prétentions de MM. de Bouillon. En 1681 seulement, sur un vague indice qu'il consentait à reconnaître dans les seigneurs de la Tour des descendants d'un puîné de la maison d'Auvergne, on lui offrit de procéder à l'impression des Preuves qu'il avait réunies, on finit par traiter pour cette impression, et elle commença; mais elle marchait à peine depuis deux mois, lorsque Du Bouchet, plus qu'octogénaire, vint à mourir, le 15 mai 1684. Le cardinal, qui s'occupait de cette entreprise beaucoup plus spécialement que ses frères, fit retirer des mains de la veuve tous les papiers qui intéressaient sa maison et prit les mesures nécessaires pour que l'impression des Preuves continuât. Quel fut son désappointement lorsque, au bout de quelques années de ce travail, il constata que Du Bouchet, à son insu et sans tenir aucun compte du système de Justel, ne faisait pas sortir le Géraud vivant en 937, et ancêtre présumé des la Tour, de la souche des comtes héréditaires d'Auvergne et des ducs d'Aquitaine, mais seulement d'un Bernard vivant en 900 et simple vicomte de la province, c'est-à-dire d'une de ces lignées de lieutenants des anciens comtes bénéficiaires qui, avec le temps et par la force des choses, mais sans aucun droit ni souvenir de souveraineté, étaient parvenus à faire de leur fonction un titre héréditaire! L'œuvre était donc à reprendre sur de nouveaux frais : le cardinal la remit aux mains de deux personnages bien différents comme situation sociale, tandis que leurs caractères et leurs aptitudes présentaient la plus singulière conformité; mais, au moment de passer à cette nouvelle étape, qui sera la dernière avant Baluze, il nous faut revenir de quelques années en arrière.

Vers 1671 ou 1672, le cardinal était parvenu à mettre en mouvement un autre généalogiste, non plus auvergnat, mais dauphinois, Nicolas Chorier, jusque-là tout entier à sa province, et par conséquent à la maison de la Tour-du-Pin, qui était une des gloires du pays, et de laquelle cependant Justel avait prétendu faire une branche cadette des la Tour-d'Auvergne. Chorier venait de protester hautement contre ce système dans un premier volume de son *Histoire générale du Dauphiné;* et néanmoins, touché de la grâce par un contact direct avec le cardinal, il voulut bien, dans son second volume, reconnaître qu'il y avait communauté d'origine et que ses clients dauphinois, comme les ancêtres de MM. de Bouillon, descendaient des anciens ducs d'Aquitaine, « maison des plus illustres à la réserve des familles royales. » Il offrit même de communiquer, à l'appui de cette subite palinodie, le texte d'un acte daté de l'an X du règne de Rodolphe roi des Deux-Bourgognes (1004), où Berlion de la Tour, de la maison dauphinoise, se déclarait fils du vicomte Géraud, petit-fils de Bernard de la Tour, et descendant des comtes Guillaume et Acfred. Ce n'était pas seulement la preuve d'une communauté d'origine, mais celle aussi de l'extraction imparfaitement démontrée par Justel. Le mal est que ce titre, à peine annoncé dans le nouveau volume de Chorier, fut unanimement suspecté de fausseté; jamais on ne put savoir d'où il venait, et, à l'exception de Baluze, qui eut la faiblesse inconcevable de l'adopter trente ans plus tard, tous les érudits, d'Hozier, De Camps, Valbonnays surtout, lorsqu'il devint historiographe du Dauphiné, s'accordèrent pour le rejeter comme faux et de méchante fabrication.

Des deux personnages nouveaux auxquels j'ai dit que le cardinal s'adressa après avoir échoué avec Justel, avec Blondel et Du Bouchet, avec Chorier, l'un était ce très extravagant marquis de Rouillac qui revendiqua sans succès le titre de duc d'Épernon et dont les travaux sur *la Véritable origine de la troisième race* firent un grand scandale en 1680, parce que, sous prétexte de renverser le système de Jean du Bouchet fondé sur des titres faux, il prétendait mettre en circulation d'autres faux encore plus patents. Mais c'est avant le livre de *la Véritable Ori-*

gine, c'est en 1678 au moins que le cardinal, à l'insu de Du Bouchet, prit des arrangements avec Rouillac, qui se chargeait de réparer le mal fait jusque-là. D'Hérouval joua en cette affaire un rôle d'obligeant intermédiaire; dans ses papiers nous trouvons deux pièces de la composition du marquis, une *Table généalogique*, et une *Véritable origine de la maison d'Auvergne*, avec quelques lettres ou billets, qui nous édifient sur le système qu'il avait adopté et sur ses projets; mais l'exécution en fut interrompue par sa mort prématurée en juin 1690, et la place resta libre pour le collaborateur qui lui avait été adjoint par le cardinal, et que j'ai annoncé plus haut.

Celui-là était bien, comme le dit Saint-Simon, un « va-nu-pieds. » Il s'appelait Jean-Pierre Bar ou de Bar, était né vers 1630 en Auvergne, et avait quitté son pays dès l'âge de quinze ans. Nous ignorons quelle avait pu être son existence jusque vers 1680. Comme il se qualifia clerc tonsuré quand il comparut devant les magistrats, on peut supposer avec vraisemblance que c'est pour entrer dans les ordres qu'il avait reçu une instruction assez complète, jusqu'à bien écrire et parler latin, jusqu'à savoir assez d'histoire pour manipuler les titres originaux et dresser une généalogie. Aussi Jean du Bouchet se l'était-il attaché vers 1680, comme copiste, secrétaire et factotum, et, quand le vieux savant mourut, ne laissant qu'une veuve déjà âgée et des enfants dispersés dans des couvents, De Bar se trouva seul maître du cabinet et des papiers, livres et titres qui s'y étaient accumulés depuis un demi-siècle. Seul il en avait la connaissance : Mme du Bouchet dut donc lui remettre les clefs et le laisser procéder à une façon d'inventaire, puis à la vente des livres et manuscrits, enfin à la restitution des titres que certaines familles du plus haut rang avaient confiés à du Bouchet ou qui pouvaient les intéresser, et des documents qui appartenaient à des maisons religieuses, comme le cartulaire de Brioude et celui de Sauxillanges. Le duc de Bouillon retira ainsi, contre une bonne indemnité, les liasses qui avaient été communiquées pour faire l'histoire de sa maison; d'autres furent rendues à MM. de Gramont, de Courtenay, de Luxembourg, etc. Ne fût-ce que comme secrétaire du défunt, De Bar avait dû entrer en rapports avec le cardinal de Bouillon; les nouvelles circonstances lui permirent de pénétrer plus avant dans son intimité familière et de se faire bien venir des habitués de la maison, comme les Caumartin, qui l'employèrent eux-mêmes en qualité de précepteur et de bibliothécaire, comme le président de Mesmes, passionné également pour les recherches généalogiques, comme le juge d'armes d'Hozier, qui utilisa ses connaissances spéciales et son habileté calligraphique pour mettre au net les preuves de noblesse des demoiselles présentées à Saint-Cyr.

Quant au cardinal, non seulement il le chargea de continuer l'impression du volume de Preuves commencé par Du Bouchet, et de faire toutes les transcriptions dont on avait besoin, mais il lui accorda une des pensions dont il disposait sur la grande aumônerie, et enfin, au grand scandale des autres personnes qui fréquentaient la maison, ce Bouillon, prince du sacré collège et grand aumônier de France, en vint à traiter en commensal, à faire asseoir à sa table le pauvre hère qui, d'ailleurs, vivait misérablement dans un taudis de la rue Traversine, proche de l'ancien logis de son patron Du Bouchet, entre quelques meubles sans valeur, quelques ustensiles de cuisine, et les papiers ou parchemins dont se composait son outillage professionnel.

Tel est le personnage qui, subitement, à la fin de 1694, vint annoncer aux amis du cardinal dont il était connu qu'il avait retrouvé dans le résidu des papiers de Du Bouchet les preuves vainement demandées, souhaitées et espérées depuis un demi-siècle par MM. de Bouillon ou par leurs historiographes. Ce n'était pas le cartulaire du chapitre Saint-Julien de Brioude, comme le dit Saint-Simon, cartulaire bien connu déjà des savants, mais des feuillets de parchemin qui accusaient une antiquité de quatre ou cinq cents ans, et dont les uns, au nombre de six, contenant le texte de sept chartes des règnes de Charles le Simple, de Raoul, de Louis d'Outremer et de Lothaire (xe siècle), semblaient avoir appartenu à un cartulaire pareil, les autres, au nombre de onze, étaient des fragments de la table numérique et de la table alphabétique de quelque autre cartulaire analogue, et contenaient en outre deux chartes des années 930 et 937. Chartes et tables, celles-ci confirmant celles-là par une exacte concordance, établissaient d'une manière positive que Géraud, premier auteur reconnu de la maison de la Tour, était bien fils d'un Bernard comte d'Auvergne et petit-fils d'un autre Bernard qui avait eu pour père Acfred Ier, duc d'Aquitaine et comte d'Auvergne, pour frères Acfred II et Guillaume, également ducs et comtes l'un après l'autre.

Quand on alla annoncer cette heureuse trouvaille au cardinal, il affecta d'abord de douter de l'authenticité des feuillets, et, avant de les acquérir, il voulut que trois savants dont la science en matière de diplomatique faisait autorité dans l'Europe entière en examinassent l'état matériel et les caractères intrinsèques. Professeur de droit canon au Collège de France depuis cinq ans, garde depuis près de trente ans des collections de livres et de manuscrits précieux formées sous sa direction pour le grand Colbert, l'abbé Baluze était universellement célèbre pour ses recueils historiques des *Conciles*, des *Capitulaires*, des *Papes d'Avignon*, des *Miscellanées*. Dom Jean Mabillon, âgé comme Baluze d'un peu plus de soixante ans, avait été mis hors de pair par son traité *De re diplomatica* et poursuivait sans répit ses publications de textes hagiographiques, honneur de l'abbaye Saint-Germain-des-Prés et de la congrégation bénédictine. Son confrère, compatriote et collaborateur de chaque jour, dom Thierry Ruinart, avait publié, pour sa part, les *Acta sincera martyrum* et la *Persecutio Vandalica*. Ces choix étaient parfaits : Baluze et Mabillon avaient été déjà chargés par Colbert, en 1682, de dévoiler la fausseté des textes fournis à Rouillac, ou par Rouillac, pour son *Origine de a troisième race*, et le cardinal, qui n'avait jamais eu que des relations accidentelles, de pure science, avec Baluze ou avec les deux religieux, sans leur demander aucun service, pouvait compter sur un verdict sérieux et sur une ratification unanime de ce verdict par les érudits. Il convoqua les trois experts au milieu de janvier 1695 et leur fournit, comme élément de comparaison, le grand cartulaire de Brioude, que plusieurs chartistes avaient connu et pratiqué, soit sur place en Auvergne, soit dans le cabinet de Du Bouchet, où il était resté très longtemps, et comme pièces à l'appui : 1° un petit cartulaire beaucoup moins connu, mais qui, précisément, se trouvait contenir une lettre du roi Louis IX sur l'élection d'un Guillaume de la Tour à la dignité de prévôt du chapitre de Brioude en décembre 1226, lettre des plus décisives en l'espèce puisqu'il y était dit que ce prévôt avait eu pour prédécesseurs les comtes-ducs d'Aquitaine; 2° l'original du grand obituaire de Brioude, contenant mention de la mort de ce même Guillaume de la Tour.

Le travail d'examen se fit à l'Abbaye dès que le doyen Bragelongne y eut apporté le grand cartulaire, et il dura plusieurs jours. Durant toutes ces opérations, le cardinal se tenait à l'écart dans son prieuré de Pontoise; De Bar même ne paraissait pas comme son délégué, mais comme celui du duc de Bouillon, et ayant été chargé par celui-ci de présenter les pièces et de faire office de secrétaire de la commission, préparant toutes les transcriptions et rédigeant jusqu'au texte du procès-verbal.

L'opération se fit en trois actes. Il fut d'abord constaté : 1° que les feuillets détachés avaient « incontestablement » cinq à six cents ans d'âge, que le petit cartulaire en accusait environ quatre cents, c'est-à-dire avait été écrit peu après la lettre du roi saint Louis y transcrite, et que l'obituaire avait seulement trois cents ans; 2° que les feuillets et les tables, exempts de toute interruption de texte, rature ou addition qui pût les faire suspecter, n'avaient point appartenu au petit cartulaire ni au grand, mais à un troisième, contenant les mêmes chartes que le grand, et dans le même ordre, si bien que feuillets et tables permettaient de suppléer à une partie des lacunes qui, « par malice ou par négligence, » existaient dans l'original du grand; 3° que la transcription qu'on leur présentait de la lettre de 1226, des chartes contenues aux six feuillets, des dix feuillets de tables contenant aussi deux chartes, et de cinq extraits de l'obituaire, avait été exactement et fidèlement faite d'après les originaux, sans aucune altération.

Là se bornèrent les opérations des trois examinateurs. Ils en consignèrent les résultats dans un procès-verbal très détaillé, contenant les textes mêmes de tous ces documents, et le firent imprimer en un grand et beau fascicule, sous la date du 23 juillet 1695, avec avis aux curieux que les documents seraient visibles à l'Abbaye jusqu'à la fin de septembre, entre les mains des deux bénédictins. Un certain public, celui des savants que l'annonce de la découverte avait singulièrement émus, se rendit à l'appel, mais parut impressionné tout au contraire de ce qu'on souhaitait, soit par la vue des documents eux-mêmes, soit par la lecture du procès-verbal d'examen, soit surtout par le défaut de toute explication des circonstances où avait pu se faire une exhumation aussi opportune de titres dont l'existence n'avait jamais été soupçonnée.

En effet, les trois savants déclaraient, sans plus, que la présentation de ces titres leur avait été faite par « le sieur Pierre-Jean de Bar, natif de la province d'Auvergne, qui a travaillé longtemps avec feu M. du Bouchet, natif du même pays, à la recherche d'anciens titres et actes concernant l'histoire de ladite province. » Ils n'ajoutaient pas, mais chacun le sut, que les titres venaient de la succession du Du Bouchet.

Une première invraisemblance frappait ici tous les esprits. Il y a onze ans que Du Bouchet est mort, que son cabinet est à la disposition de De Bar, des Bouillon et des autres maisons intéressées, et que chacune est venue tour à tour en retirer sa part; et tout d'un coup, dans un résidu ou rebut assez considérable sans doute pour que les yeux les plus expérimentés n'aient pu jusqu'ici le sonder, un auxiliaire, un copiste stipendié a découvert, non pas quelque pièce égarée, mais un dossier complet de feuillets intacts, de la plus grande dimension, d'une parfaite conservation, et ces feuillets, par une fortune inespérée, se trouvent contenir toute une suite de textes suffisante pour résoudre victorieusement le problème poursuivi en vain depuis Justel. Ce n'est pas tout. Voici maintenant, à l'appui de ce premier faisceau de preuves, un petit cartulaire qui vient de ce même dépôt tant visité de Brioude, et qui, dès le verso du quatrième feuillet, fournit une justification encore plus décisive, si c'est possible, mais non aperçue jusque-là; et, d'autre part, le grand cartulaire et l'obituaire de Brioude, compulsés jadis par tant de savants, le cartulaire de Sauxillanges, non moins connu, feuilleté et dépouillé, se trouvent aussi apporter leur contingent respectif à la démonstration. Autant de coïncidences miraculeuses, sur lesquelles pas un mot d'explication n'est prononcé.

Mais là ne s'arrêtèrent pas les critiques. Le nombre seul des écrits de polémique — on en compte plus d'une douzaine — qui circulèrent dans Paris et dans la province, en impression ou en feuilles à la main, du 1er septembre 1695 à la fin de 1699, suffirait à prouver que la cour et la ville furent mises en mouvement, comme le dit Saint-Simon. Jusque-là, quantité de savants s'étaient contentés de protester dans leur cabinet contre les manifestations d'une vanité de plus en plus outrecuidante; cette fois, ils ne purent laisser passer sans mot dire la production sur laquelle le cardinal appelait leur clairvoyance avec une assurance aussi audacieuse, et les arguments ne leur manquèrent point.

Comment tant de titres intéressant exclusivement la maison de la Tour auraient-ils subsisté par miracle tandis que le reste du cartulaire disparaissait à jamais, et comment viennent-ils, à point nommé, justifier des prétentions qui avaient manqué de preuve jusque-là? On ne produit pas un seul titre original, mais des cartulaires, des fragments de cartulaires, c'est-à-dire de ces recueils factices où le P. Mabillon lui-même, comme tant d'autres antiquaires, a reconnu que les altérations étaient communes; et, dans ceux-ci, qui ont passé jadis par les mains de Justel, de Du Bouchet, et de bien d'autres généalogistes encore moins recommandables, que ne peut-on soupçonner? Au point de vue matériel, les feuillets exposés à l'Abbaye se présentent avec des marges intérieures rognées, avec des pages, surtout celles où figure le nom de la Tour, salies et enfumées intentionnellement plutôt que par l'effet du temps, avec une encre trop blanche et ayant coulé par endroits, une écriture rechargée, trop grosse pour l'époque et mal formée, des mots ou des chiffres d'ordre effacés par le lavage.

Et, passant à l'examen des textes mêmes, puisque l'on manquait de points de comparaison pour discuter les éléments historiques, les critiques signalaient surtout l'emploi du surnom de terre, qui n'eût dû se trouver que dans des actes du commencement ou même de la seconde moitié du onzième siècle, et non de la première moitié du dixième. Justel avait cité, lui aussi, des *Gerardus qui nuncupor de Turre*, des *Bernardus qui de Turre vocor;* mais, précisément, n'est-ce pas chez lui, ou dans le titre de 1004 fabriqué par Chorier, et d'une fausseté incontestable, que le rédacteur aurait pris cette formule prématurée?

Ces « petits écrits, » comme Baluze les qualifia dédaigneusement, restèrent tous anonymes. Nous pouvons seulement supposer qu'ils avaient été inspirés par certaines maisons qui professaient une hostilité héréditaire contre celle des Bouillon, les Noailles, par exemple, les Rohan ou les princes lorrains; quant aux rédacteurs, qui devaient être des gens du métier, on prononça des noms d'érudits tels que Du Fourny et Rousseau, l'abbé Coinard, l'abbé Faydit, Amelot de la Houssaye, le bénédictin défroqué Veyssière de la Croze, etc.

J'imagine aussi que l'abbé De Camps, Gaignières, Clairambault durent fournir leur contingent. D'Hozier n'était pas moins hostile que ceux-là aux princes étrangers, et particulièrement à MM. de Bouillon; mais il se tint à l'écart, peut-être par ordre de la cour, pour laquelle il travaillait alors à un recueil général sur les grandes familles de noblesse.

Ces âpres polémiques, ces controverses acharnées, MM. de Bouillon en avaient pu prendre l'habitude depuis un siècle au moins que leurs prétentions insatiables et leurs usurpations sans nombre soulevaient un tollé général; cette fois cependant, et malgré un orgueil qui l'aveuglait en toutes choses, le cardinal se préoccupa de la multiplicité des attaques et de leur bien-fondé. Nous n'en avons pas seulement la preuve dans sa correspondance, mais aussi dans ce fait qu'en juillet et août 1696, il força Baluze, Mabillon, Ruinart, et même d'Hozier, de collationner et certifier une copie du petit cartulaire de Brioude qui renfermait la fameuse lettre, puis un *elenchus* de vingt-six titres du cartulaire de Sauxillanges antérieurs à l'année 961, et qui pouvaient servir à l'histoire des comtes d'Auvergne. Ces copies, notons-le encore, avaient été faites par De Bar, et, en les certifiant, nos savants omirent de constater quelles modifications, corrections, additions, interpolations, etc., le texte primitif des originaux avait subies; leur valeur, en tant que pièces à l'appui, se trouvait donc diminuée d'autant, et presque réduite à rien.

Le public semblant s'étonner qu'il ne parût aucune riposte aux premières attaques, le cardinal et Baluze s'en remirent, non pas, comme le dit Saint-Simon, à « des savants subalternes et mercenaires, » mais à un familier fort intime, dont la plume, l'esprit et l'instruction générale, à défaut de vraie érudition, étaient très goûtés : je veux dire l'abbé de Choisy. Celui-ci fit imprimer, à la fin de 1695, une *Réponse aux remarques et aux observations faites sur les titres montrés à l'abbaye Saint-Germain*. Il ne s'y nommait point; mais chacun sut qu'il en était l'auteur. C'est le seul défenseur que l'on connaisse aux Bouillon, en dehors de Baluze et des deux bénédictins, et Choisy ne comptait guère en une pareille matière, qui eût exigé, non pas cette verve railleuse et légère, mais une argumentation fournie et solide, une discussion pied à pied, mot pour mot.

Les plus vives critiques portaient sur la lettre de saint Louis, ou du moins d'un roi Louis régnant à la fin de 1226, qui était le document capital, puisqu'elle attestait formellement l'attache de Guillaume de la Tour, nouvellement élu prévôt du chapitre de Brioude, avec ses « prédécesseurs » les ducs d'Aquitaine et comtes d'Auvergne. Nulle pièce, non plus, ne prêtait davantage aux soupçons. Si elle venait de Louis IX, ainsi que l'indiquait sa date, décembre 1226, comment un roi mineur, n'ayant que onze ans et demi, avait-il pu, sans l'assistance de son chancelier ni d'aucun officier de la couronne, ratifier une élection faite contre ses droits de régale? Qui avait attesté à ce tout jeune enfant que le nouveau prévôt fût un héritier direct, à trois cents ans ou plus d'intervalle, des anciens ducs-comtes du huitième et du neuvième siècle? Et encore de quels ducs et comtes s'agissait-il, puisqu'il y en avait eu de bénéficiaires avant les héréditaires? *Quid ad rem* ce rappel de la destruction de Brioude par les Sarrasins, et de sa reconstruction par un autre roi Louis, reconstruction emportant du même coup le droit d'alleu et celui de régale? Cette régale, d'ailleurs, existait-elle, puisque, quatre ou cinq ans auparavant, Louis VIII avait été obligé de se désister de ses prétentions? Et enfin comment expliquer que ce roi mineur, qui ne se mariera que onze ans plus tard, invite le nouveau prévôt, en retour de la reconnaissance qu'on veut bien lui accorder, à prier *pro nobis liberisque nostris?*

A toutes ces objections, Choisy ne répondait que par une discussion piteuse, assaisonnée de quelques traits d'esprit. Baluze lui-même ne fut pas plus brillant lorsque, bon gré mal gré, poussé par le cardinal, qui venait de partir pour Rome, il consentit enfin à risquer son nom et sa réputation, intacts jusque-là, contre une coalition d'ennemis qui devenait de jour en jour plus active, plus redoutable.

C'est après avoir longuement pesé, pourpensé et remanié son argumentation que Baluze fit imprimer une *Lettre pour servir de réponse à divers écrits qu'on a semés à Paris et à la cour contre quelques anciens titres qui prouvent que MM. de Bouillon d'aujourd'hui descendent en ligne directe et masculine des anciens ducs de Guyenne et comtes d'Auvergne.* Elle parut en mars 1698; mais le public n'y trouva que des protestations vagues, des formules spécieuses, des raisonnements *a posteriori*, des pétitions de principe, au milieu d'un amoncellement de textes, de citations, de digressions, qui, en réalité, ne prouvaient rien. A ce nouveau fascicule on joignit celui de 1695 et un cahier supplémentaire contenant cinq nouveaux feuillets de tables qui venaient de se retrouver dans le chartrier de Brioude à la suite d'une visite que De Bar y était allé faire, et la distribution s'en fit très largement, non seulement à Paris, mais à Lyon, en Bourgogne, en Auvergne, en Italie même et en Angleterre, comme venant de Baluze, et sans que le nom des Bouillon y parût.

Quelques félicitations, qui n'étaient pas toutes sincères, furent immédiatement suivies d'une reprise de la polémique; d'avril à novembre 1698, quatre écrits violents et malins furent répandus dans le monde savant, mettant surtout en relief la comparaison insolente que Baluze osait faire entre les origines de ses clients et celles des races les plus augustes, y compris même la maison de France. Contre ces écrits, une mince riposte de l'abbé de Choisy « ne fit que blanchir. » Enfin, en mai 1699, les avocats du duc de Bouillon ayant audacieusement étalé dans un factum judiciaire toutes les chimères de sa maison, un dernier écrit parut encore, très mordant, très satirique, réduisant ces productions à leur juste valeur.

Une agitation si scandaleuse ne pouvait s'éterniser sans inconvénient pour la morale publique : au milieu de 1700, le Roi jugea nécessaire de faire intervenir l'action de la justice; mais, ne voulant manquer ni à la faveur dont il honorait le duc de Bouillon, ni à l'immunité qui couvrait le cardinal, et ne se souciant pas de livrer une procédure si délicate au grand jour du Parlement, il se résigna à ne frapper que J.-P. de Bar, comme fauteur de toute l'intrigue, et à le faire juger par une de ces commissions extraordinaires qui, de temps en temps, instruisaient les cas intéressant directement la chose publique et le bon ordre. Encore fallut-il prendre des voies détournées.

Comme le dit Saint-Simon, il existait alors, et cela était de toute notoriété, une officine de faussaires régulièrement organisée pour fournir des titres aux prétendus nobles que poursuivait la commission de recherche des usurpateurs instituée en 1666 et redevenue plus active depuis la fin de la guerre. Les directeurs principaux de cette officine étaient bien connus, et De Bar avait eu nécessairement des rapports avec eux, ne fût-ce qu'en raison de sa science pratique et de ses relations; il avait même travaillé ou commencé à travailler pour trois ou quatre familles embarrassées de fournir des preuves suffisantes. On résolut donc de l'impliquer dans une poursuite générale, et, comme l'administration des finances était chargée de la recherche des faux nobles, Louis XIV confia la direction de l'affaire à son nouveau contrôleur général Michel Chamillart. C'était, d'ailleurs, éviter quelque compromission fâcheuse pour le chancelier Pontchartrain ou pour son fils le secrétaire d'État de la maison du Roi, l'un étant notoirement trop ami de MM. de Bouillon, et l'autre leur allié par sa femme. Muni de pleins pouvoirs, Chamillart choisit pour engager l'instruction, non pas le trop vieux la Reynie, comme Saint-Simon l'a cru, mais un des plus actifs collaborateurs du Contrôle général, Heudebert du Buisson, intendant des finances et président au Grand Conseil, magistrat normand, rompu aux subtilités de la chicane, et, pour faire les fonctions de procureur général, M. Robert, procureur du Roi au Châtelet, le même qui, une vingtaine d'années auparavant, avait siégé dans ce procès des Poisons où la duchesse de Bouillon, femme du grand chambellan, belle-sœur du cardinal, se trouva impliquée alors.

Les ordres d'arrestation furent donnés le 27 juillet 1700; mais il fallut le temps de préparer un traquenard où les inculpés pussent être pris en flagrant délit. A De Bar un agent provocateur proposa de modifier un contrat où la qualité d'écuyer n'était pas assez ancienne pour satisfaire les commissaires à la recherche des faux nobles, et, le 15 août, jour pris pour conclure, un commissaire l'arrêta dans son logis de la rue Traversine et mit les scellés sur tout ce qui s'y trouvait, en même temps que pareille opération était faite chez les principaux directeurs de l'officine, Haudicquer de Blancourt, auteur du trop fameux *Nobiliaire de Picardie*, son élève l'avocat Chassebras de Cramaille, et un certain Mérigot de Banzy, qui avait été employé à la commission de la recherche des faux nobles. Mais, dès le premier jour, on disjoignit la procédure contre De Bar, ce qui marque bien qu'on avait des vues particulières à son endroit. Voici quel fut le sort des faussaires arrêtés en même temps que lui.

Chassebras, qui était d'une famille de savants et de curieux honorablement connue, mais qui avait surtout travaillé et fait travailler pour cette famille même, échappa par la mort à l'instruction et à une condamnation certaine; déjà souffrant lorsqu'on l'avait amené à la Bastille, il fit une chute, volontaire ou préméditée, se blessa grièvement à la tête, et en mourut le 19 octobre 1700. Haudicquer et quelques prévenus secondaires formaient, avec Chassebras, une première fournée; lorsque la procédure d'instruction fut terminée contre eux, et le rapport déposé, M. Chamillart fit constituer, le 12 juin 1701, sous la présidence de M. de la Reynie, une commission de trois conseillers d'État et sept maîtres des requêtes, qui siégea à l'Arsenal, dans le même appartement où s'étaient déjà jugés les procès des empoisonneurs après tant d'autres : aussi le public conserva-t-il à cette commission l'appellation usuelle de Chambre ardente. Haudicquer ne put rien nier, ni des faux commis pour lui-même ou pour ses clients, ni des insertions qu'il avait habilement faites dans les minutiers de notaires, dans les actes d'état civil des paroisses, jusque dans les registres du Parlement. Le 3 septembre 1701, la Chambre le déclara coupable d'avoir fait commerce de titres fabriqués par lui et d'en avoir introduit dans les registres publics; il fut condamné à aller servir sur les galères du Roi, sa vie durant, après avoir fait amende honorable. L'amende honorable se fit le 26; mais, la peine des galères ayant été commuée en celle de la prison perpétuelle, Haudicquer fut secrètement conduit au château de Caen; il y mourut au printemps de 1704. Deux notaires au Châtelet impliqués dans son affaire furent relaxés, ainsi que cinq autres coaccusés.

Dans une seconde bande qui ne fut condamnée que le 22 septembre 1702, et dont l'organisation était merveilleuse, le chef, Jean-Baptiste Mérigot de Banzy, ancien secrétaire et premier commis de M. d'Argenton dans la commission de la recherche des nobles, fit des aveux complets pour complaire à M. Chamillart, et, quoique condamné à la potence, parce que son crime de faux était compliqué de prévarication, il eut la vie sauve: on le mena au For-l'Évêque. Un nommé Bourbitou fut envoyé aux galères pour le reste de ses jours, un autre complice n'en eut que pour cinq ans, quelques accusés inférieurs ou clients des accusés en furent quittes pour des amendes ou des aumônes; le reste obtint d'être mis hors de cour.

Enfin une dernière série passa en jugement le 2 septembre 1707, devant la même Chambre, dont quelques membres seulement avaient ét changés. Cette fois, deux accusés qui n'avaient pu être arrêtés en 1706, furent condamnés, l'un à la potence, et exécuté, l'autre aux galères pour la vie; mais on retint celui-ci au passage, dans le château de Pierre-Encise, et il y était encore dix ans plus tard. Ces derniers faussaires avaient été les opérateurs les plus actifs de la bande de Banzy, et l'on avait découvert, caché par eux, tout un dépôt d'essais et de pièces déjà préparées. — Revenons à De Bar.

Chez lui, comme chez Haudicquer et les autres, on trouva l'outillage entier du faussaire, grattoirs, ingrédients et encres de toutes nuances, parchemins blancs lavés ou grattés, enfumés et noircis artificiellement, brouillons et projets d'actes, de textes, de formules, etc.; mais très peu de ces dernières pièces se rattachaient aux travaux qu'il avait pu entreprendre pour de simples particuliers, tels que les Goulas, les Matharel, les Tourzel, tandis que le plus grand nombre avaient trait aux documents produits en 1695 : études et formules de cotes d'obits, d'actes passés par Guillaume le Pieux, par le comte Bernard, par le prévôt Guillaume de la Tour, — un, entre autres, où Bernard devait être dénommé *nepos* de Guillaume duc d'Aquitaine et de son frère Acfred, les deux fils d'Adelinde, — feuillets originaux détachés de registres anciens, avec les modèles de ceux qui leur devaient être substitués, chartes ou tables, transparents et parallèles pour arriver à l'imitation exacte des pages de cartulaire, essais d'écritures onciales, majuscules ou courantes de tous les siècles, instructions pour le praticien qui devait exécuter les faux, etc.

Cette première constatation fit du bruit dans Paris; il se dit que les « essais » avaient dû servir à fabriquer les titres et feuillets de 1695, et, bien que Baluze affectât de nier que rien de tout cela regardât ses clients les Bouillon, on comprit que l'accusation et le procès porteraient exclusivement, ou presque exclusivement, sur ce point. De Bar ne pouvait s'y tromper : aussi, dans un premier affolement, n'ayant sous la main que l'exemplaire de l'arrêt du Conseil qui lui avait été signifié et le duplicata de l'ordre d'emprisonnement, ou « recommandation, » il s'en servit pour écrire deux déclarations, deux aveux en règle, à l'aide d'un morceau de bois trempé dans une mixture de charbon. Ces pièces sont peut-être les seules du procès qui nous fassent défaut; mais on les connait à peu près par les interrogatoires où elles furent représentées. Dans l'une, il avouait que les six feuillets étaient faux, que le duc d'Épernon-Rouillac les avait rédigés dix-huit ans auparavant (1682 ou 1683), et que lui-même les avait « fabriqués et imités de l'antique; » que d'ailleurs l'origine prétendue des la Tour-d'Auvergne était une invention de MM. de Bouillon, qui ne datait que d'une soixantaine d'années. Sur la « recommandation » il avait griffonné également quelque vingt lignes en manière de confession.

Ce n'était là qu'un accès de désespérance momentanée. Malgré sa vieillesse, De Bar se ressaisit bientôt, dès le premier interrogatoire, et tel il fut ce jour-là, tel M. du Buisson le trouva d'un bout à l'autre de l'instruction, c'est-à-dire pendant quatre ans, niant, discutant, ripostant avec autant de ténacité que d'à-propos, rejetant tout sur son défunt patron, comme si lui, de Bar, n'avait été qu'un humble auxiliaire, secrétaire et copiste, et qu'il eût transcrit ce qu'on lui dictait sans rien entendre à ce latin ni à ces écritures « gothiques, » et reçu les pièces pêle-mêle sans y rien connaître.

S'il y a eu des faussetés commises, ce ne peut être, selon lui, que par Du Bouchet, coutumier du fait, toujours prêt à obliger ses clients, à fabriquer des titres pour eux, aussi bien que pour les besoins de sa propre généalogie. Si la table du grand cartulaire a été supprimée, les marges rognées et le volume relié en vue de se débarrasser des témoignages gênants, c'est Du Bouchet qui seul a pu commettre ces méfaits. C'est encore Du Bouchet qui lui a fait écrire sous la dictée les instructions pour composer des feuillets à vingt-huit lignes, bien exactement pareils aux originaux comme longueur et comme largeur de pages, comme parchemin, comme marge et comme bas de page. Un ignorant tel que De Bar aurait-il pu se charger de pareille besogne, et, d'autre part, sa pauvreté ne proteste-t-elle pas en sa faveur? « Tout mon bien ne vaut pas cent écus, comme il est aisé de le voir, et tous les meubles de machambre ne valent pas cent livres. Ma batterie de cuisine, composée de trois ou quatre plats de terre et d'une petite marmite de fer, est une marque visible que je ne fais d'autre métier que de vivre en homme de bien et craignant Dieu, sachant bien qu'un homme de ce caractère qui n'a pas de bien patrimonial n'est point riche d'ordinaire. »

Quant au marquis de Rouillac, lorsque le magistrat somma De Bar de reconnaître qu'il avait été lié étroitement avec cet illustre faussaire, travaillant avec lui ou sous sa direction, fabriquant les titres d'après les projets arrêtés par lui, et peut-être aussi bien ceux des anciens sires de Bourbon que ceux de la maison de la Tour, il nia constamment avoir connu Rouillac, ni même avoir su qu'il travaillât au compte de MM. de Bouillon; il rétractait donc de fond en comble ses aveux de 1700.

Pour la forme seulement, M. du Buisson l'interrogea d'abord sur les falsifications qu'il avait pu commettre au profit de certains particuliers, ou sur ses relations avec les autres faussaires. Dès que l'inventaire des pièces saisies à la rue Traversine eut été achevé, le magistrat se munit d'un nouvel arrêt du Conseil qui le chargeait d'informer, non plus seulement des faits relatifs à la recherche des faux nobles, mais aussi « de toutes autres faussetés, » et il entra en plein dans l'instruction. Ainsi étendue, elle devait encore durer trois ans; elle fut conduite d'un bout à l'autre par M. du Buisson, et non pas, comme le dit Saint-Simon, par M. de la Reynie : celui-ci présida simplement la commission constituée ainsi qu'il a été dit, et cela toutes les fois qu'elle eut à se réunir pour sanctionner une procédure, ou pour juger sur une instruction close.

Si l'on songe que, du 25 août 1700 au 23 février 1703, il y eut vingt-sept interrogatoires, sans compter les récolements, confrontations, etc.; que les pièces à conviction formaient cinquante-deux liasses; que l'examen et l'interprétation de la plupart demandaient des connaissances positives, pratiques, en paléographie et en diplomatique; que la défense habile, ou tout au moins obstinée, du vieux De Bar ne faiblit pas une seule fois, et que, le premier jour passé, il n'y eut plus moyen de tirer de lui rien qui ressemblât à un aveu, on reconnaîtra que Chamillart avait bien eu raison de choisir un procédurier aussi rompu au métier que l'était M. du Buisson. Tour à tour, celui-ci l'interrogea sur chacun des huit chefs suivants : 1° fabrication des titres en général; 2° faussetés commises pour la maison de la Tour de Bouillon; 3° falsification du cartulaire de Brioude; 4° tables fausses de ce cartulaire; 5° cartulaire de Sauxillanges; 6° obituaire de Brioude; 7° inventaire de Brioude; 8° fabrications pour divers particuliers. Comme l'accusé ne cessait de tout rejeter sur son ancien patron, ou bien, par instants, sur le chanoine Hugues de Pons qui, envoyé par ses confrères de Brioude pour reprendre possession de leurs titres, avait eu la maladresse de mourir subitement à Paris en laissant le dépôt aux mains de De Bar; comme il était impossible d'en appeler au témoignage de deux hommes morts l'un et l'autre, et qu'on n'avait produit, en fait d'autres témoins, et pour la simple forme, que l'officier du guet qui avait fait tomber De Bar dans le piège, ou un sieur de la Tour-de-Peyre qui avait eu recours aux faussaires, le procureur général Robert éprouva des scrupules à laisser pousser l'instruction à fond « sur toutes les faussetés dont on n'avait pas encore la preuve. » Il remontra l'absolue nécessité de faire venir à Paris les cartulaires et l'obituaire, de confronter la veuve de Du Bouchet avec l'accusé, même d'entendre ou de décréter Baluze sans attendre un « plus grand éclaircissement, » et, tout au moins, de vérifier dans quelles conditions, à l'Abbaye et à Saint-Martin-des-Champs, De Bar avait fait les copies des cartulaires exposées ensuite au public. On ne lui donna satisfaction qu'en partie : Baluze ne fut inquiété ni convoqué; mais la veuve Du Bouchet, confrontée avec son ancien commensal le 7 décembre 1700, détruisit tout l'échafaudage de sa défense, et le cartulaire de Sauxillanges, puis le grand cartulaire de Brioude (le petit ayant été remis au cardinal en 1697) et l'obituaire furent apportés à Paris, ces deux derniers volumes après un long retardement.

Le principal ou grand cartulaire de Brioude, dont le cardinal avait eu soin de ne faire figurer à l'exposition d'août-septembre 1695 qu'une copie prise par De Bar, n'avait pas été fabriqué par le faussaire comme le prétend Saint-Simon, mais seulement falsifié partout où cette opération était possible, pour substituer au texte authentique des chartes, des mentions, des noms qui pussent servir à compléter le faisceau de preuves. La vérification demanda aux magistrats deux énormes séances et remplit plus d'une cinquantaine de pages in-folio.

Le petit cartulaire faisait défaut, parce que le cardinal de Bouillon se l'était fait remettre par les chanoines de Brioude en partant pour Rome et ne le laissait plus sortir de ses mains.

L'obituaire demanda aussi deux séances : c'est dire ce qu'il avait subi de falsifications et de remaniements.

Sur le cartulaire de Sauxillanges, M. du Buisson ne constata que treize additions en interligne ou en marge, cinq grattages ou substitutions de mots, deux rognures de haut de page ou de marge; mais l'ancien foliotage en chiffres romains avait été entièrement bouleversé ou falsifié, et un cahier entier paraissait ajouté et cousu après coup.

Quant aux feuillets détachés, les originaux étaient, comme le petit cartulaire, entre les mains du cardinal, et bien en sûreté; on ne voulut pas tenter la moindre démarche pour les faire représenter, et M. du Buisson ne procéda que sur un exemplaire du fascicule imprimé en 1695 qui avait été saisi chez De Bar.

Dès les tout premiers temps, le magistrat avait pu se former une conviction; je ne citerai qu'un seul fait. Le 18 et le 27 octobre 1700, il démontra à l'accusé que, pour établir la filiation nécessaire de Géraud à Bernard et aux Acfred, il avait fabriqué les chartes 355, 356, 359, 360 et 361 de Brioude sur les feuillets détachés, en ayant soin d'arracher les feuillets de la table où étaient portées exactement les notices des véritables chartes inscrites sous ces numéros, et d'en fabriquer d'autres, ceux qui avaient été produits en 1695 avec les feuillets de cartulaire, mais qu'il n'avait pas pris la précaution de détruire les vraies tables, qu'on venait de les retrouver dans ses papiers, et que leur comparaison, sinon avec les feuillets nouveaux, puisque ceux-ci avaient été mis en sûreté, du moins avec l'impression de 1695, était absolument décisive.

En outre, rien que par deux ou trois pièces de correspondance, car on en avait très peu trouvé, le magistrat instructeur lui prouva qu'il s'était associé à « la grande affaire entreprise pour la gloire de la maison de Bouillon, » avait travaillé sur les cartulaires depuis la mort de Du Bouchet, ou sur les titres mêmes, pour combler la lacune laissée par les premiers généalogistes, et ainsi, par exemple, avait dressé une table remontant jusqu'au duc Waïfre du huitième siècle. Un brouillon de lettre de sa main, sans adresse ni date il est vrai, faisait même entrevoir qu'il avait été aux gages de Baluze comme à ceux du cardinal de Bouillon.

Il en fut ainsi sur tous les autres points; mais, comme les aveux du premier jour ne pouvaient plus compter après des rétractations et des dénégations réitérées imperturbablement depuis deux ans et demi, le magistrat chargé de représenter l'action publique se trouva tout aussi embarrassé en mars 1703 qu'au début. Jamais procès criminel n'avait porté sur la vérité ou la fausseté de titres servant à établir ou à reculer l'antiquité d'une maison sans qu'il y eût eu d'ailleurs ni dommage pour autrui, ni plainte de personne. Pour poursuivre régulièrement le faussaire, il aurait fallu sommer MM. de Bouillon de déclarer s'ils entendaient ou non se servir des titres fabriqués par lui. Ne pouvant faire cette démarche, M. Robert renonça à suivre M. du Buisson dans l'idée que, loin d'être provocateurs ou complices, ils avaient été trompés tout les premiers, et il proposa à Chamillart, si cela agréait au Roi, de dire simplement que les titres avaient été fabriqués pour prouver que la maison de la Tour descendait d'Acfred et de Bernard Ier, comtes d'Auvergne, sans décider s'il y avait eu ou non participation des intéressés. Du Buisson répliqua qu'il ne s'agissait pas encore de prendre des conclusions définitives, mais seulement de requérir une continuation d'instruction; et ainsi fut-il fait. Le 31 mars, sur réquisition du procureur général, la Chambre désigna trois experts pour donner leur avis sur les « pièces de question » et sur les « pièces de comparaison. »

Leur travail dura encore de mai à août 1703, y compris les récolements et les confrontations avec l'accusé, qui, en face de ces gens-là, se montra d'une arrogance et d'une vigueur merveilleuses. D'ailleurs, sur un certain nombre de pièces, les experts ne reconnurent pas la fausseté qui y était supposée. La « visite du procès » par le procureur général ne fut terminée qu'en mars 1704; il déposa ses conclusions après entente avec le ministre, De Bar fut interrogé sur la sellette 10 juillet, et le 11, au moment même où il se déc dait à demander un avocat sur le conseil qui lui venait d'être transmis de la part de MM. de Bouillon, la Chambre le condamna à l'amende honorable sèche au bannissement pour neuf ans hors du Royaume, à l'amende et à la confiscation, ce qui était une superfétation ironique. Avant que les cartulaires et l'obituaire retournassent à Brioude et à Sauxillanges, les articles déclarés faux et énumérés un à un dans l'arrêt devaient être biffés, la mention du jugement portée au commencement de chaque manuscrit. Une minorité avait demandé, non pas la mort, comme Saint-Simon l'a écrit quelque part, mais les galères, avec l'amende honorable dans toute sa rigueur. Des juges avaient même proposé que Baluze et les deux bénédictins fussent admonestés. Du reste, l'arrêt ne fut pas exécuté tel qu'il avait été rendu : de peur que le malheureux condamné, s'il était remis en liberté, ne reprît son commerce, le Roi le fit retenir en prison, à la Bastille, pour le reste de ses jours, et il y mourut le 28 mars 1714, de vieillesse sans doute, car il avait alors environ quatre-vingt-cinq ans, ou bien de misère, de maladie, mais non pas de suicide, ni en l'année 1706, comme le raconte Saint-Simon avec des détails probants en apparence. Il a certainement confondu la fin de De Bar avec celle de Chassebras, comme, en un endroit, leurs deux personnalités.

Saint-Simon consacre une page aux manœuvres, d'abord sourdes, puis ouvertes et publiques, que les Bouillon auraient faites, dans le cours de ce procès interminable, pour parer le coup en ce qui les concernait eux-mêmes et tirer d'affaire le malheureux qui s'était, pour eux, mis en si fâcheuse posture. Ne pouvant rien gagner sur l'inflexibilité de M. de la Reynie et sur la rigueur d'un tribunal poussé par les savants qu'ils avaient trompés, ils en seraient venus à un parti extrême : prendre le Roi et les juges eux-mêmes par les sentiments, avouer que le cardinal, à l'insu de ses parents, s'était risqué à « constater des faits incertains, » et faire en sorte qu'on leur épargnât « la flétrissure d'être nommés en rien. »

Cette partie de l'affaire peut, grâce à la correspondance du cardinal avec Baluze, se reconstituer aussi sûrement que le procès lui-même, et l'on va voir que les choses ne se passèrent pas du tout comme le raconte notre auteur.

Mais, tout d'abord, pour comprendre quelle put être l'attitude de MM. de Bouillon en des circonstances si délicates et difficiles, il faut ne pas oublier que le cardinal était depuis 1697 à Rome; que, là, « le pied lui avait glissé » peu à peu dans la lutte pour son ami Fénelon contre les adversaires du quiétisme, puis dans une audacieuse tentative pour duper le pape Innocent XII et Louis XIV lui-même sur l'opportunité d'une promotion de l'abbé d'Auvergne au cardinalat, et enfin dans une véritable rébellion contre les ordres qui le rappelaient de Rome, mais dont il ne tint compte afin de parvenir au décanat. C'est précisément au mois d'août 1700 que cette dernière crise avait forcé le Roi à lui enlever la grande aumônerie et l'Ordre, et, le jour même où De Bar fut arrêté, le ministre Torcy fit répandre dans Paris un manifeste contre la conduite inqualifiable et impardonnable du nouveau doyen du sacré collège; quatre semaines plus tard, la saisie était prononcée sur ses biens ecclésiastiques ou laïques, et toute relation interdite avec lui, même aux ministres, même au P. de la Chaise. Poussé sans doute par ses adversaires acharnés, les Noailles, les Soubise, les Lorraine, les Fürstenberg, les mêmes qui, probablement, avaient provoqué et alimenté pendant cinq ans la polémique sur les titres nouveaux, Louis XIV qualifia publiquement De Bar de « faussaire du cardinal » et sembla vouloir faire du procès qui commençait à s'instruire une affaire d'État.

Baluze et les deux bénédictins s'étaient empressés, dès le 16 novembre, de signer une protestation indignée, mais insuffisante et vaine, contre les bruits qui couraient partout depuis que l'on connaissait les premiers aveux du prisonnier; toutefois, ils n'avaient avisé de rien le cardinal pendant la durée du conclave d'où sortit l'élection de Clément XI. C'est seulement le 3 janvier 1701 que, voyant son retour ajourné indéfiniment, Baluze lui envoya le compte rendu de ce qui s'était passé. Son opinion était qu'à défaut même des feuillets exposés en 1695, rien ne pouvait affaiblir l'autorité de la lettre de saint Louis, ni du titre produit par Chorier; les aveux mêmes du prisonnier n'y sauraient porter atteinte. En réponse, le cardinal dressa un mémoire tendant à ce que son ancien ami le Chancelier fît porter l'instruction sur les points qui intéressaient et compromettaient la maison de Bouillon, comme les cartulaires dont la communication avait été demandée par M. du Buisson et M. Robert; mais, quant au petit cartulaire contenant la lettre de saint Louis, il le garda par-devers lui, et, quant aux feuillets détachés, loin de les faire présenter à l'examen des magistrats, il recommanda à Baluze de les tenir en lieu bien sûr jusqu'à ce que lui-même pût les envoyer au Trésor de Turenne. Sachant que De Bar avait rétracté ses premiers aveux, Baluze ne jugea pas à propos d'entrer dans la voie qu'indiquait le cardinal; d'ailleurs, il est certain que le Chancelier, comme les autres ministres, eût refusé de recevoir aucune communication venant de Rome, et enfin ce n'était pas lui qui conduisait la procédure. Quand le cardinal, ne pouvant plus compter sur le succès de ses nouveaux manèges et de ses démarches réitérées auprès du Pape son ancien ami, se fut résigné à rentrer, non pas à Paris, mais dans ses abbayes de Bourgogne, que l'ordre de relégation à soixante-dix lieues de la cour ne lui permettait pas de dépasser, son premier soin fut de remercier Baluze et les deux bénédictins de leur courage à « souffrir pour la vérité. » Tous trois n'étaient pas compromis également, quoique n'ayant point cessé un moment de faire cause commune : si les soupçons, plutôt qu'inculpations, contre Baluze devinrent assez graves, en ce temps-là, pour qu'on songeât un moment à l'impliquer dans le procès des faussaires, au contraire personne de la cour, ni de la ville, ne tenait rigueur aux bénédictins, uniquement coupables de s'être laissé entraîner et duper : la preuve en est que, le 16 juillet 1701, Mabillon fut compris dans les dix membres honoraires adjoints à la nouvelle Académie des inscriptions et médailles, et tout le monde y vit un acte de justice. Mabillon ne se crut pas obligé, pour cela, d'abandonner ni Baluze, ni le cardinal; il saisit même toutes les occasions d'agir sur la conscience des magistrats qu'il connaissait dans la Chambre de l'Arsenal. Baluze en faisait autant de son côté, mais sans plus de succès. Quant au cardinal, la prudence la plus élémentaire lui interdisait de se mettre en avant, puisqu'il se serait heurté partout contre un refus unanime de rien recevoir de lui : ce sont donc son aîné le duc de Bouillon, chef de la famille, le comte d'Auvergne (encore que celui-ci fût sous le coup de la désertion toute récente du prince son fils) et l'abbé d'Auvergne, neveu favori du cardinal, qui durent agir; ils continuaient à être bien en cour, et même le Roi s'était presque excusé auprès du duc d'avoir à sévir contre son frère. M. de Bouillon et le comte d'Auvergne se risquèrent, en 1703 ou 1704, non pas, comme le dit Saint-Simon, à solliciter ouvertement pour De Bar et à supplier que leur nom ne parût en rien dans la procédure, quelle que pût avoir été la crédulité du cardinal, mais, tout au contraire, à aller au-devant du danger, c'est-à-dire à réclamer « qu'on ne cachât pas sous un silence mystérieux le dessein plein de malignité de M. du Buisson et d'autres personnes, de faire croire au public que les titres reconnus pour véritables par trois hommes si savants avaient été fabriqués par De Bar pour faire plaisir à MM. de Bouillon. » Le cardinal reprit, pour le faire présenter par son frère, le premier mémoire qu'il avait préparé en janvier 1701, demandant que ces sept questions fussent posées à De Bar : 1° qui l'a poussé et récompensé? 2° quelle a été la récompense donnée, et quelles mesures prises pour le secret? 3° quels titres l'accusé a-t-il fabriqués ou altérés? 4° a-t-il été seul à mener une entreprise aussi difficile? 5° quels complices avait-il? 6° quels termes ont été altérés dans les pièces? 7° la lettre de 1226 est-elle fabriquée de toutes pièces, ou seulement altérée? — C'était, à peu de chose près, la procédure suivie par M. du Buisson; mais le Roi crut que, par amitié pour son grand chambellan, qui se reconnaissait si directement visé, il convenait qu'on suspendît l'affaire. Alors, par un second placet, M. de Bouillon représenta de plus belle que, « loin d'appréhender le jugement, il ne lui pouvait rien arriver de plus fâcheux que l'indécision de ce procès, et rien de plus desirable que le jugement, tel qu'il pût être. » En conséquence, au nom de toute sa maison, il demandait communication de la procédure afin de pouvoir « prendre contre le sieur de Bar et autres telles conclusions qu'il aviserait bon être, comme aussi soutenir les titres de sa maison, s'ils étaient vrais, et les abandonner solennellement, s'ils étaient faux. » Nul doute qu'au reçu de ce nouveau placet, le Roi renonça à son idée de suspension; mais ce fut sans permettre qu'à aucun titre MM. de Bouillon intervinssent au procès, et amenassent des complications embarrassantes, sans aucun bénéfice pour la vindicte publique. De leur côté, l'abbé d'Auvergne et le comte son père, qui avaient occasion de s'entretenir avec certains membres de la Chambre, peut-être même de les chapitrer, s'inquiétèrent de l'effet que commençait à produire le rapport de M. du Buisson, et de la conviction exprimée par les magistrats que, en dehors du procès et des documents reconnus faux, et malgré les dénégations de l'accusé, la fausseté des feuillets et de la lettre de saint Louis leur paraissait parfaitement établie. Un dernier effort fut donc tenté pour sauver De Bar, ou du moins pour atténuer sa responsabilité. L'avocat Du Gaunot, ancien secrétaire du premier président de Novion et ami de l'accusé, fit imprimer en toute hâte un mémoire qui contestait la plupart des preuves accumulées par M. du Buisson, à plus forte raison ses présomptions, et il se chargea d'en faire lui-même la distribution, étant déjà allé solliciter certains des juges; mais il insista aussi pour que l'on avisât De Bar de demander le secours d'un avocat conformément à l'ordonnance criminelle de 1670. Jusque-là, le cardinal s'était opposé à toute démarche de ce genre, sous prétexte qu'un innocent n'avait pas besoin de défenseur; De Bar, lui-même, croyant qu'il se défendait bien suffisamment, résista, fit perdre du temps, et, lorsqu'enfin il pria le gouverneur de la Bastille de demander, pour cela, un entretien à M. du Buisson, la moitié des juges avaient déjà opiné : la Chambre crut qu'au dernier moment il voulait tout simplement avouer son crime, et, comme on avait plus de preuves qu'il n'en fallait pour prononcer la condamnation, il fut passé outre.

En fait, MM. de Bouillon étaient épargnés autant que possible dans le contexte de l'arrêt. Cependant le cardinal songea un moment à faire entamer par Du Gaunot une nouvelle polémique, cette fois contre les magistrats de l'Arsenal, contre leur arrêt, c'est-à-dire contre la justice du Roi lui-même; le canevas était tout prêt : la prudence fit renoncer à ce projet conçu *ab irato*. Toutefois, le cardinal, et Baluze, et les deux bénédictins, chacun de son côté, ne cessèrent depuis lors de répéter à qui voulait l'entendre que l'arrêt du 11 juillet était inique et sans valeur, puisque De Bar avait été condamné pour des documents non produits à l'instruction, et que, quant à eux-mêmes, cet arrêt ne parlait ni des feuillets détachés, ni du petit cartulaire. Baluze, pour sa part, déclarait n'avoir jamais vu, ni avoir eu besoin de voir les titres déclarés faux. « Au fond, disait-il, cet arrêt ne me regarde pas. Je n'y suis ni vu ni nommé. Il n'a pas été rendu public par l'impression, ni autrement : ainsi je le puis ignorer. Mais, quand bien même je ne pourrois pas l'ignorer, un homme de lettres se sert de ce qu'il trouve qui peut lui servir, sauf à être relevé par d'autres, si, par malheur, il se servoit de mauvaises preuves.... »

Encore une rectification essentielle : notre auteur a dit que le cartulaire de Brioude et l'*Histoire de la maison d'Auvergne*, par Baluze, se trouvèrent prêts en même temps, mais qu'on voulut attendre le succès de la production du cartulaire avant de lancer le livre. Ici encore, c'est exactement l'inverse de la vérité. Baluze, je l'ai dit, n'avait eu que des relations de courtoisie avec le cardinal et un échange réciproque de bons services jusqu'au temps où l'on recourut à lui pour soutenir la production de J.-P. de Bar, parce qu'il jouissait d'une autorité incontestée comme paléographe et éditeur de textes anciens. En qualité de Limousin et de compatriote des vicomtes de Turenne, il n'avait pu manquer de s'intéresser à la publication de Justel. C'est tout. Mais, du jour où l'apparition du procès-verbal signé par lui et par les deux bénédictins eut soulevé les premières protestations, il fit entendre au cardinal que la seule manière de vaincre cette hostilité et de fermer la bouche aux envieux était de dresser une généalogie historique, appuyée exclusivement sur de si bonnes et si solides preuves « qu'ils ne pussent pas plus mordre contre elle que les chiens contre la lune. » Le cardinal accepta avec empressement, et Baluze se mit à l'œuvre dans les derniers mois de 1696, menant de front la réunion des matériaux et la rédaction de certains chapitres qui semblaient aussi difficiles à traiter, délicats à élucider, qu'urgents à épuiser.

Ces premiers travaux se firent dans le plus grand secret; du moins c'était l'intention du cardinal et de son savant auteur, et même ils se recommandaient l'un à l'autre de brûler certaines de leurs correspondances. Mais était-il possible que la mise en mouvement de leurs auxiliaires sur tant de points de la province, et dans les dépôts mêmes de Paris, au Trésor des chartes, ne donnât l'éveil aux ennemis? Les « petits écrits » qui parurent en 1698 fourmillent d'allusions malicieuses au travail par lequel Baluze prétendait répondre à tant d'accusations, et répondre plus victorieusement qu'il ne l'avait fait dans son mémoire de 1697-1698.

Certainement, la matière était belle, et les documents bien suffisants pour exposer en pleine lumière « comment les seigneurs de la Tour-d'Auvergne furent toujours de grands seigneurs, avec des alliances toujours grandes, et qu'il y eut dans cette maison nombre de personnages distingués, en tous les temps, par leur mérite et par les services rendus aux Rois et à l'État. » De plus, Baluze trouvait un modèle facile à suivre et des matériaux tout préparés dans le livre de Justel; il eut le bon esprit d'en imiter les dispositions et l'ordonnance, d'en faire comme un fac-similé. D'un autre côté enfin, les sept cents pages de preuves imprimées par Du Bouchet ou par De Bar étaient une première copie toute prête à envoyer aux imprimeurs moyennant quelques corrections typographiques. Mais, avec le désir très louable de faire mieux et plus grand que ses deux devanciers, Baluze ne possédait aucune expérience des travaux généalogiques, aucune connaissance des sources spéciales. Le cardinal eut bien soin de lui adjoindre des conseillers et des auxiliaires plus experts, moins âgés, et, partant, plus actifs;

cependant ceux-ci ne purent lui épargner les tâtonnements, les méprises, les mécomptes, et ce fut encore bien pis lorsque ses prétentions d'éditeur fidèle et d'interprétateur consciencieux des textes le mirent en conflit avec l'orgueil et les exigences insatiables du cardinal revenu de Rome et installé en Bourgogne, mais relié avec Paris par un service incessant d'amis bien sûrs, de familiers ou de domestiques capables de dérober le secret des correspondances au cabinet noir de M. de Torcy.

Il ne fallut pas moins de douze ans pour aboutir dans ces conditions. Cent fois le cardinal enjoignit d'arrêter un chapitre ou un article pendant des mois, pour une vétille, pour une réclamation aussi inadmissible que puérile; cent fois Baluze dut recommencer sa rédaction pour la mettre au goût de cet exigeant protecteur. Bien souvent cette lutte pied à pied était à l'honneur de Baluze; mais cela n'impliquait point le succès final : il n'avait pas toujours gain de cause, et, en mainte occasion, il dut céder devant une menace de ne plus continuer l'impression. Parfois aussi son inexpérience, son laisser-aller, sa négligence justifiaient certaines critiques venues du cardinal lui-même, ou plutôt de ses conseillers intimes.

J'ai dit que Baluze prit pour modèle le livre de Justel. Comme celui-ci, et à l'instar de son *Stemma Arvernicum* de 1644, il voulut faire paraître avant l'Histoire et avant les Preuves une Table généalogique et synoptique qui préparât les lecteurs inquiets et défiants à des révélations trop surprenantes pour ceux qui avaient suivi la polémique à peine terminée. Dès l'automne de 1701, ce travail put être soumis au visa du cardinal; dix-huit ou vingt mois s'écoulèrent avant qu'on en finit des retouches et des remaniements, une autre année encore avant que l'impression de cette feuille in-folio plano fût terminée, toujours sous la surveillance inquiète du cardinal. Moins pompeuse que celui-ci ne l'eût souhaitée, mais moins solide aussi que Baluze n'avait cru la faire, la filiation remontait jusqu'au père d'Acfred Ier, contemporain de Charles le Chauve. Bien entendu, elle tenait comme incontestables et incontestés les titres de 1695, et s'appuyait sur eux.

Pour l'*Histoire*, Saint-Simon raconte qu'elle était prête à paraître en 1706, mais que « l'étrange vacarme qu'excita l'imposture du cartulaire de Brioude et l'arrêt de mort prononcé par la Chambre de l'Arsenal contre le faussaire De Bar » la firent remettre sous clef. A ces motifs, qui, en effet, retardèrent la publication, il faut ajouter la nouvelle polémique, les protestations, les sanglantes épigrammes que suscitèrent d'abord l'apparition de la *Table généalogique* de 1705, puis cette nouvelle que, par complaisance, les abbés Galloys et Bignon, amis et serviteurs très notoires du cardinal, lui avaient fait délivrer un privilège d'impression au lendemain même de la condamnation des titres les plus anciens sur lesquels le travail devait être établi. N'était-il donc pas scandaleux que l'auteur affectât de ne tenir aucun compte de l'arrêt souverain rendu par la Chambre ardente?... L'impression dura plus de trois ans, en commençant par le volume de Preuves, le 7 décembre 1705, et, à cette époque, Baluze était bien loin d'avoir fini la rédaction du volume d'Histoire; les pièces lui arrivaient encore au courant de 1708, et la distribution des exemplaires se fit seulement dans l'été de 1709.

Saint-Simon devant revenir en 1708, puis en 1710, sur l'*Histoire de la maison d'Auvergne* et sur les conséquences que cette publication audacieuse eut pour son auteur et pour son inspirateur, je n'entre dans aucun détail pour le moment. Aussi bien tout l'historique se trouvera-t-il dans le volume que j'ai annoncé, avec la description du livre de Baluze et l'examen de sa valeur au point de vue de l'histoire et des documents. On y verra surabondamment que le cartulaire de Brioude n'en était pas « le fondement unique, » et que, par conséquent, le livre, dans son ensemble, n'est pas « aussi faux que le cartulaire, » mais que toute la première partie aurait singulièrement besoin d'être amendée et expurgée. Disons seulement ici que, soit dans l'œuvre de Justel, soit dans celle de Du Bouchet, soit dans celle de Baluze, ni les titres ni les conjectures ou les traditions alléguées ne prouvent l'origine commune avec les anciens comtes ou vicomtes d'Auvergne; que les seigneurs de la Tour, avant leur fortune inespérable, ne primaient aucune des grandes maisons de la chevalerie auvergnate, si même ils les égalaient; que la plupart des alliances destinées à fortifier les prétentions chimériques ne résistent pas à la critique; que les généalogistes, en outre, ont profité soit de la subdivision des branches et des rameaux, soit des innombrables homonymies, pour grossir et embellir la filiation de leurs clients : en un mot, que les degrés antérieurs à la seconde moitié du treizième siècle ne sont rien moins que prouvés. C'est bien ce que Saint-Simon avait dit.

Il ajoute que « le cardinal de Bouillon s'étoit attaché Baluze par des pensions et par des bénéfices. » C'est encore un détail que nous pouvons préciser davantage. Après deux premières années de travail, Baluze ayant fait entendre certaines insinuations discrètes et dit, par exemple, que ses adversaires l'accusaient bien à tort d'avoir des vues intéressées puisqu'il ne recevait rien, le cardinal essaya, mais sans succès, d'obtenir pour lui une pension de quatre ou cinq cents écus sur quelque abbaye. C'est seulement en 1699 qu'une vacance heureusement survenue permit qu'il lui conférât un des nombreux prieurés qui étaient à sa collation comme supérieur général de Cluny, celui de Taluyers, proche Lyon, et Baluze s'empressa d'en affermer le produit pour trois mille livres. Baluze quitta alors la rue Vivienne et cette bibliothèque Colbertine qui était sa création, son honneur, presque son bien au sens propre du mot, pour aller s'installer *extra muros*, au faubourg Saint-Victor, dans une maison appartenant au collège des Écossais. En sus du revenu de Taluyers, il fut inscrit pour une rente annuelle de six cents livres sur les fonds du clergé. Au milieu de l'année 1708, vers le temps où s'acheva l'*Histoire de la maison d'Auvergne*, le cardinal fit un premier sacrifice personnel, et constitua à son dévoué historiographe une pension de mille livres. La situation de Baluze était alors très satisfaisante, puisqu'il joignait à cette pension, à celle du clergé et au revenu de Taluyers, les quinze cents livres de sa chaire du Collège royal, la gratification annuelle que Colbert lui avait fait attribuer lors de la création du fonds des gens de lettres, et enfin, depuis 1707, le produit des fonctions de directeur du Collège royal, avec logement dans cette maison. Mais, en 1710, quand vint la disgrâce, Baluze perdit tout ce qu'il tenait des bienfaits du Roi, y compris même la pension du clergé : alors, le cardinal, en termes fort dignes, et que l'on peut croire sincères, lui annonça que l'intendant chargé de ses affaires en France lui servirait désormais une pension annuelle de quatre mille livres. Quoique la situation personnelle de l'éminentissime donateur, errant à l'étranger, et sous le coup d'une confiscation, fût bien précaire en vérité, on aime à penser que cet engagement fut régulièrement tenu, même après sa mort; mais, ni dans le testament de Baluze, ni dans son autobiographie, il n'est dit mot de ce que la maison de Bouillon avait fait pour lui.

Quant à J.-P. de Bar, qui probablement avait compté recevoir un bénéfice, nous voyons dans son procès que c'est tout au plus si le cardinal lui attribua une pension de quatre cents ou six cents livres sur les fonds de la grande aumônerie dont il avait la libre disposition, et que son existence, même après 1695, était des plus misérables, à tel point que ses amis le raillaient de servir des ingrats. Il eut bien soin de faire valoir cela au cours d'une défense à laquelle les hauts personnages qu'il avait entrepris de servir ne s'associèrent que pour la forme.

Peut-être maintenant sera-t-on curieux de savoir ce que sont devenus les documents, titres ou cartulaires dont il avait été fait tant de bruit depuis leur apparition en 1695.

Les feuillets détachés avaient été mis dès 1696 en lieu sûr, le cardinal affectant de craindre que ses ennemis ne les fissent disparaître, et, en dehors de quelques familiers de la maison, personne n'eût pu dire ce qu'ils étaient devenus; mais, au moyen de la correspondance de Baluze, nous les suivons d'étape en étape. Quoique l'intention du cardinal fût de tout déposer dans le chartrier principal des Bouillon, c'est-à-dire à Turenne, il crut plus sûr d'emporter pendant son absence, de 1697 à 1701, l'original du petit cartulaire de Brioude, contenant la lettre de saint Louis, et laissa le reste à la garde de Baluze et d'un intendant fidèle. Baluze fit faire une forte layette de bois de chêne massif pour les enfermer, et, dès que le cardinal fut revenu en Bourgogne, il alla lui remettre ce précieux dépôt, augmenté des feuillets de 1697 et de divers titres rapportés postérieurement de Brioude. Le cardinal ne voulut plus s'en dessaisir; lorsqu'il passa en pays ennemi, au mois de mai 1710, le coffre le suivit partout. Il eut même, dès l'année suivante, une occasion de faire constater l'authenticité de ces documents, ou du moins leur antiquité, par un des plus grands diplomatistes du temps, le P. Daniel Papebröch, assisté de trois autres jésuites du collège d'Anvers. Comme le gouvernement de Louis XIV ignorait cette circonstance de translation de pays en pays, il s'occupa, en 1712, de faire chercher le dépôt à Rome, où l'on croyait qu'il devait être resté sous la garde de quelque ami du cardinal. Nécessairement les recherches n'aboutirent point, puisque tout était alors en Flandre et ne revint au Noviciat des jésuites de Rome que lorsque le cardinal lui-même arriva pour y finir ses jours. Un an environ avant de mourir, il confia le coffre à son premier gentilhomme pour le remettre, quand il serait temps, à ses neveux d'Albret et d'Auvergne. Cette réintégration ne put se faire qu'après la mort de Louis XIV, et les héritiers envoyèrent le tout dans leur chartrier patrimonial, comme cela leur avait été ordonné. Rien n'en bougea que lorsque la vicomté de Turenne eut été rachetée par Louis XV, et nos documents suivirent depuis lors le sort des autres archives de la maison de Bouillon, c'est-à-dire qu'en 1812, après la mort du dernier duc, sur les biens duquel le séquestre avait été prononcé, tous les titres et papiers furent envoyés aux Archives de l'Empire; l'ensemble de ce précieux fonds fut alors traité, je ne dis pas classé, sans aucun soin ni aucune méthode, et, aujourd'hui, on retrouve dans un carton de la série R², au milieu de la correspondance du cardinal de Bouillon, non pas le dossier entier des documents gardés par lui avec tant de jalousie, mais une partie seulement, à savoir : les six feuillets de cartulaire, les seize feuillets de tables, et les procès-verbaux des vérifications faites en 1695, 1698, 1711 et 1718. Manque le petit cartulaire, qui se trouvait cependant dans le paquet à cette dernière date; manquent aussi les fragments d'obituaires et les comptes d'obits que le cardinal s'était procurés grâce aux recherches de ses missionnaires. Ces derniers documents sont sortis, comme bien d'autres, du fonds Bouillon, sans qu'on puisse préciser comment et quand se firent ces distractions. Nous savons qu'ils se trouvent maintenant en Auvergne, dans une collection particulière; mais aucun indice ne permet d'espérer que le petit cartulaire ait subsisté, non plus d'ailleurs que le grand cartulaire, qui a disparu, lui aussi, des archives de Brioude, et que le cartulaire de Sauxillanges : ce qui nous prive de constater à notre tour, comme la Chambre de l'Arsenal le fit en 1701, les falsifications commises dans ces précieux manuscrits. Nul doute qu'un intéressé quelconque les a soustraits tous trois à l'indiscrétion des curieux et des bons juges.

En plaçant les feuillets dans la partie la plus réservée de ses archives, le cardinal n'avait certainement pas prévu que celles-ci se trouveraient un jour à notre entière disposition, comme sa correspondance même, comme les actes du procès des faussaires, comme les pièces à conviction, comme les papiers du procureur général Robert, comme ceux de Baluze, de d'Hérouval et de De Camps, comme les documents réunis par Clairambault, par d'Hozier, par les Joly de Fleury, par tant de contemporains, et que nous pourrions ainsi reconstituer toute la marche de l'affaire, puis toute la genèse du livre de 1708.

IX

LE COMTE DE GRAMONT[1].

Né dix-sept ans après un frère consanguin qui devint maréchal de France, élevé à Pau et destiné d'abord à l'Église sous le nom d'abbé de Gramont, puis d'Andoins[2], et même doté de deux abbayes, Sordes et la Honce[3], le jeune Philibert reconnut que les armes étaient plutôt son fait, et, sous le titre de chevalier de Gramont, il débuta au siège de Trin en 1643[4], continua son apprentissage sous les glorieux auspices du duc d'Enghien, et comme son aide de camp, à Fribourg, à Paris, à Nordlingue, à Lens, eut l'honneur d'apporter les drapeaux gagnés dans cette dernière victoire, et, partout, donna de telles preuves de sa vaillance[5], qu'on peut se demander s'il n'y aurait pas confusion, quand notre auteur l'accuse de « poltronnerie connue[6], » avec son aîné le maréchal *Lampon* qui, selon Tallemant, « n'a jamais pu passer pour brave quoiqu'en quelques endroits il ait payé de sa personne. » Sans doute le même Tallemant rapporte[7] que l'abbé-chevalier refusa de se battre contre Chabot, pour l'héritière de Rohan, sous prétexte qu'il faisait froid, et que l'abbé d'Aumont lui reprocha, plus tard, d'avoir montré « au combat les talons; » mais est-ce là autre chose qu'une de ces spirituelles boutades auxquelles on n'avait pas encore eu le temps de s'habituer?

Le vainqueur de Lens, qui avait sollicité pour son aide de camp une compagnie, l'eut pour premier écuyer depuis 1648 jusqu'en avril 1651, et l'entraîna alors dans sa rébellion; mais, plus avisé que certains autres, le chevalier fit sa soumission dès 1654, reprit du service au siège de Stenay, aux lignes d'Arras sous les ordres de Turenne, prit rang dans les courtisans les plus en vue, les plus agréables, obtint des témoignages fort enviés de la faveur du jeune Roi[8], cultiva également celle du surintendant Foucquet[9], celle aussi des plus élé-

1. Ci-dessus, p. 264, note 3.
2. En janvier 1643 : commentaire des *Historiettes de Tallemant*, tome III, p. 462. Ce surnom était un souvenir de sa belle aïeule Corisande.
3. Il les avait reçues en 1635, mais résigna la première en 1646, et la seconde en 1652, celle-ci au profit de son ancien précepteur J.-D. du Haut de Salliès, qui devint évêque de Lescar en 1658.
4. C'est là que commence le récit de ses *Mémoires*.
5. *Gazette* de 1644, p. 668, de 1645, p. 826, de 1648, p. 1131 et 1160, etc.
6. Ci-dessus, p. 264.
7. Tome III, p. 434 et 462-463.
8. Confiscation adjugée à son profit en 1658 : *Muse historique*, tome II, p. 435; *Journal d'un voyage de deux jeunes Hollandais*, p. 378 et 391.
9. La collection d'autographes de feu M. Morrison (*Catalogue*, tome II,

gantes précieuses, et, comme tous les galants à la mode, cultiva le vaudeville et les petits vers[1]. Mais, à la fin de 1662, soit qu'il eût eu la prétention d'entraver les visites du Roi dans la chambre des filles, ou bien qu'il eût joué un mauvais tour, par jalousie, à celle qui était l'objet principal de ces visites[2], il lui fallut quitter Paris et aller chercher un asile temporaire auprès de ses amis de la cour d'Angleterre, si hospitalière alors pour les hommes d'esprit et les gens de lettres venant de Paris. Il arriva à Londres le 15 janvier 1663, et retrouva, entre autres camarades, les Hamilton, de grande maison écossaise et catholique, dont il avait fréquenté plusieurs jeunes gens au Louvre, dans l'entourage de la veuve et du fils de Charles Ier. Le père, sir Georges, était troisième cadet du premier comte d'Abercorn et avait épousé une sœur du duc d'Ormonde. James, le fils aîné, était gentilhomme de la chambre du roi rétabli sur le trône et colonel d'infanterie[3]. Le deuxième, Georges, qui avait fait fonction de page, puis d'officier des gardes, auprès du prince en exil, est celui qui, revenu en France quand le parlement anglais eut forcé Charles II à licencier sa garde à cheval, parvint au grade de maréchal de camp, avec un titre de comte, mais périt le 1er juin 1676 à la retraite de Saverne, laissant veuve la charmante Frances Jennings, qu'un second mariage fit duchesse de Tyrconnel. Antoine, le biographe de Philibert de Gramont, était le troisième. Le quatrième, Thomas, devait périr en Amérique en 1673, sur la flotte française du comte d'Estrées, après avoir commandé les gardes de Charles II. Le cinquième était Richard, dont il sera parlé tout à l'heure après Antoine. Le sixième, Jean, devait revenir aussi en France avec son roi légitime, commander un de ses régiments d'infanterie, se distinguer à l'expédition d'Irlande, et périr de blessures reçues à la bataille d'Aghrim (1691). Antoine et Richard, par dévouement pour leur souverain légitime et par attachement pour la France, vinrent s'établir définitivement dans notre pays à partir de la

p. 197) comprend ce billet autographe à l'adresse du surintendant : « Vous savés que je suis vostre serviteur. C'est pour quoi si vous avés besoin de ma personne, vous me le ferés savoir. Je vous promets que les choses que nous souhaitons qu'on face se fairont bien. Vous estes le seul à que je fais ce compliment, la plus part des courtisans ne font pas de mesmes car ils donent à tout et je ne suis pas de ceste humeur. LE CHEVALIER DE GRAMONT. »

1. *Historiettes de Tallemant des Réaux*, tomes I, p. 472 et 480, III, p. 434 et 463, et V, p. 119; Bussy-Rabutin, *Histoire amoureuse des Gaules*, tome I, p. 49-52; *Mémoires de Mademoiselle*, tome II, p. 59, et *Mémoires de Mme de Motteville*, tome IV, p. 70.

2. Mlle de la Motte-Houdancourt, qui devint marquise de la Vieuville : *Œuvres de Louis XIV*, tome V, p. 170, note 1; *Lettres de Madame*, éd. Jaeglé, tome II, p. 177; *Mémoires du comte de Gramont*, chap. V; *Histoire amoureuse des Gaules*, tomes I, p. 293, note, et IV, p. 258; *Mémoires de Mme de la Fayette*, p. 69, et de *Mme de Motteville*, tome IV, p. 314 et suivantes, etc.

3. Il mourut en 1679.

révolution qui enleva le trône aux Stuarts; c'est ainsi qu'Antoine a pris rang dans les écrivains classiques du règne de Louis XIV. Sa biographie est moins bien connue que son œuvre littéraire : voici, incidemment, quelques notes complémentaires.

Né en 1646, dans l'année même où Henriette-Marie d'Angleterre vint rejoindre en France la reine sa mère, qui y était réfugiée depuis deux ans, Antoine Hamilton[1] fut amené aussi et élevé en France depuis 1651 jusqu'à la Restauration, c'est-à-dire jusqu'à sa quatorzième année. Il rejoignit alors les Stuarts à Londres, en revint sans doute avec son frère Georges en 1667, eut d'abord une compagnie dans le régiment anglais levé par celui-ci, en 1671, pour le service de Louis XIV, puis le remplaça comme colonel en 1676, et, lorsque ce corps, à la fin de la guerre, fut incorporé dans le régiment allemand de Fürstenberg, Louis XIV lui donna en échange un autre régiment d'infanterie qui avait été levé en 1674 par le marquis de Navailles. En même temps que vaillant officier, Antoine Hamilton était un brillant courtisan, et, en 1681, il eut l'honneur de représenter un Zéphyr dans le *Triomphe de l'Amour;* mais Louvois ne l'aimait point : devant le ressentiment du tout-puissant ministre, il jugea opportun d'aller reprendre du service auprès du nouveau roi anglais, Jacques II (1685). Jacques lui donna un régiment de dragons irlandais, avec le gouvernement de Limerick, et Hamilton continua jusqu'en 1689 de lutter pour les Stuarts. Comme ceux-ci, il rentra alors en France; mais, l'année suivante, il repassa encore la mer, sous les ordres de Lauzun, pour prendre part à l'expédition d'Irlande. Le reste de son existence s'écoula entre Versailles, Saint-Germain, Paris, et surtout Sceaux, dont les plaisirs animés et intelligents le consolaient de l'existence monotone que l'on menait à la petite cour des Stuarts. Ses principales œuvres littéraires n'ont rien perdu de leur vogue première : ce sont des contes qu'il faisait pour ses charmantes amies, *le Bélier, Fleur-d'Épine, les Quatre Facardins*, etc., des épîtres d'un ton léger et badin, d'une langue facile, et enfin les *Mémoires de Gramont*, qu'il commença peut-être à écrire avec la collaboration de son beau-frère lui-même, à partir de 1704, mais qu'il ne fit paraître qu'en 1713, après la mort de Gramont, et cela rend peu admissible la légende que nous avons rappelée ailleurs[2]. Voltaire lui a donné place parmi les épicuriens du *Temple du Goût*, avec une note à part, qui pourrait tout aussi bien s'appliquer au caustique et libertin Philibert de Gramont :

> Auprès d'eux, le vif Hamilton,
> Toujours armé d'un trait qui blesse,
> Médisait de l'humaine espèce,
> Et même d'un peu mieux, dit-on.

Je ne sais si Antoine Hamilton fit partie, comme son frère Richard,

1. Il signait : ANTH. D'HAMILTON.
2. Tome XI, p. 109, note 4.

de la petite expédition du Prétendant en 1716. Peut-être était-il déjà tout à cette retraite, à ces méditations de la dernière heure dont témoigne la pièce de vers intitulée : *l'Usage de la vie dans la vieillesse.* Sa fin fut aussi pieuse que celle de Gramont. C'est à Saint-Germain, le 21 avril 1719[1], qu'il mourut, âgé de soixante-quatorze ans[2].

Richard Hamilton, le cinquième frère, français de cœur et d'esprit tout comme Antoine, servit, lui aussi, dans notre armée, au régiment de Royal-Roussillon, mais fut forcé de quitter la cour en 1685, pour avoir compromis la belle princesse de Conti et même s'être battu en son honneur contre Alincourt. Rentré alors dans l'armée du roi Jacques, pris à la Boyne et enfermé par les orangistes à la Tour, il se fit échanger contre le lord Montjoye et vint reprendre sa place à la cour de Saint-Germain et à celle de Versailles, où Louis XIV le reçut très bienveillamment. Il ne se montra pas moins dévoué au prétendant Jacques III qu'à son père ; nous le verrons partir avec ce prince pour l'expédition d'Écosse en 1708, le suivre dans la campagne de Flandre en 1709 et dans la tentative de 1716 sur l'Écosse, et faire les fonctions de maître de sa garde-robe. Il mourra en décembre 1717, chez sa nièce Gramont, abbesse de Poussay. Saint-Simon fera alors son éloge, mais en le confondant avec l'auteur des *Mémoires de Gramont*, et, par suite, il passera sous silence la mort de celui-ci en 1719. Comme Antoine, Richard revint sincèrement à la foi et aux principes religieux avant de mourir ; mais, paraît-il, il préférait la bonne chère aux plaisirs de l'esprit. C'était un des habitués du cercle du cardinal de Bouillon avant les temps de disgrâce[3].

Tous ces Hamilton se firent un point d'honneur de rendre au chevalier de Gramont l'hospitalité dont plusieurs d'entre eux, et leurs princes mêmes, avaient joui en France pendant les temps difficiles. Ils possédaient une sœur charmante, Élisabeth, âgée alors d'environ vingt-

1. Et non en août 1720, comme on l'écrit souvent.

2. Acte d'inhumation relevé dans les notes de Rochebilière, ms. Nouv. acq. fr. 3618, nº 4071, et dans le livre de M. J. Dulon (1897) : *Jacques II Stuart, sa famille, et les Jacobites à Saint-Germain-en-Laye.*

3. Le *Dictionary of national biography* n'a consacré des articles à peu près suffisants qu'à Antoine et à Richard. Sur Georges, celui qui périt glorieusement en 1676, dans l'armée française, on peut voir les *Lettres historiques de Pellisson*, tome III, p. 112 et 120, la *Gazette* de 1676, p. 433, et la *Chronologie militaire*, tome VI, p. 429 ; sur le marin mort en 1673, la *Correspondance de Bussy-Rabutin*, tome II, p. 260 et 265 ; sur Jean, mort de ses blessures à Dublin en 1691, le *Journal de Dangeau*, tome III, p. 423 ; sur Richard, notre tome XII, p. 251, note 3, le Chansonnier, ms. Fr. 12690, p. 428, le *Journal de Dangeau*, tomes III, p. 431, IV, p. 61 et 72, XII, p. 94 et 434, XIV, p. 349, XVI, p. 316, et XVII, p. 216, les *Mémoires de Sourches*, tome I, p. 203, etc. ; sur Antoine enfin, le *Journal de Dangeau*, tomes I, p. 131, 136, 146 et 151, II, p. 324 et 399, III, p. 118, les *Mémoires de Sourches*, tome I, p. 188-189, la *Correspondance administrative*, par Depping, tome II, p. XXXVIII.

deux ans, et qui avait refusé les plus beaux partis, le duc de Richmond, le neveu du comte de Saint-Albans Jermyn, le fils du comte d'Arundel, plus tard duc de Norfolk, Richard Talbot, plus tard comte de Tyrconnel, etc. Gramont lui plut, une galanterie réglée s'établit entre eux : si bien que, lorsque le chevalier, arrivé au terme de sa disgrâce, reprit le chemin du port de Douvres, Georges et Antoine coururent à sa poursuite. On connaît la jolie scène ensuite de laquelle Gramont s'exécuta aussi galamment qu'il en avait été courtoisement sommé. Le contrat de mariage fut passé sans autre retard, le 9 décembre 1663 (style anglais)[1], et le jeune ménage ne partit pour la France que le 3 novembre suivant, ayant déjà un fils né le 7 septembre, mais qui ne vécut point. Ils étaient invités à revenir par Louis XIV lui-même[2], qui, en février 1667, donna à Mme de Gramont une septième place de dame du palais, à son mari un brevet d'affaires, avec six mille livres de pension et le logement au palais Brion[3], et emmena le comte dans la campagne de 1668. Par son éloquence plaisante et insinuante, Gramont contribua alors à la reddition de la ville de Dôle[4]. En 1670, il fut envoyé à Londres pour obtenir que le duc de Buckingham vînt à la cour de France sous prétexte d'apporter les condoléances de son maître sur la mort de Madame Henriette, mais en réalité pour ratifier le traité d'alliance préparé par les soins de cette princesse[5].

Gramont suivit encore le Roi dans les campagnes de 1672 à 1678, en Hollande, à Maëstricht, à Cambray, à Namur. Cette dernière année, il hérita de son frère aîné Toulongeon, et il eut sa lieutenance générale de Béarn en février 1679, mais à condition qu'il la rendrait à l'un de ses neveux, le second Feuquière, contre une somme de cent mille livres[6]. Il remplit encore deux autres missions à Londres, en 1685 et en 1688[7], reçut, au mois de janvier 1687, le gouvernement du pays d'Aunis, et, en août 1688, recueillit la succession de sa sœur germaine

1. Cabinet des titres, dossier bleu HAMILTON, 8904, fol. 8 v°. Voyez nos tomes VI, p. 216-217, et XI, p. 110, *le Comte de Cominges*, par M. Jusserand, p. 93-96, *Henriette-Anne d'Angleterre*, par le comte de Baillon, p. 145-148. Les prétendus *Mémoires de Gramont* lui-même ne contiennent pas l'anecdote de la poursuite des frères courant après le chevalier; on ne la connaît que par une lettre que lord Melfort écrivit à Richard Hamilton vingt-cinq ans après.

2. *Œuvres de Louis XIV*, tome V, p. 170; *Henriette-Anne d'Angleterre*, p. 147 et 183.

3. *Gazettes en vers*, tome II, p. 695; *Correspondance de Bussy-Rabutin*, tome I, p. 17 et 20-21; l'abbé de Dangeau, *Bienfaits du Roi*, ms. Fr. 7656.

4. *Œuvres de Louis XIV*, tome III, p. 101-104; Rousset, *Histoire de Louvois*, tome I, p. 135-136.

5. *Archives de la Bastille*, tome IV, p. 43. Gramont avait trahi Vardes auprès de Madame (*Mémoires de Mme de la Fayette*, p. 98).

6. *Lettres de Mme de Sévigné*, tome VI, p. 9; *Correspondance de Bussy*, tome IV, p. 468-469 et 473.

7. *Dangeau*, tomes I, p. 155-156, et II, p. 141 et 165.

Mme de Saint-Chaumont[1]. Ces héritages et les bienfaits du maître eussent dû mettre hors d'embarras ce cadet qui avait jadis vécu, comme tant d'autres, aux crochets du baigneur Prud'homme[2], ou se faisait envoyer en Angleterre pour en rapporter chaque fois cinquante ou soixante mille écus gagnés au jeu[3].

Le *Journal de Dangeau* cite des exemples multiples de la munificence du Roi. En janvier 1685, il donne à Gramont un emplacement pour élever une nouvelle halle à Paris; en mars de la même année, il lui assigne une seconde pension de six mille livres, et autant à sa femme; en mars 1688, il double ces deux pensions; en décembre de la même année, il décore le comte du cordon bleu; en novembre 1691, il lui assigne vingt mille livres en récompense d'un avis de finance présenté au contrôleur général. L'Alsace paraît avoir été pour Gramont un centre d'opérations fructueuses[4]. En 1695, il s'entremit obligeamment auprès du commissaire-enquêteur chargé de faire rendre gorge aux gardes-magasins des fourrages et à leurs complices, obtint une transaction, et, disait-on, en reçut pour sa part quelque cent mille livres[5]. Toujours à propos de fourrages et de prévarications d'entrepreneurs, il s'associa, en 1699, avec le comte de Charlus, lieutenant de Roi en Bourbonnais, pour « plumer le pigeonneau, » selon sa propre expression, et, cette fois, on évaluait d'avance leur profit à quatre-vingt mille livres; mais aussi faut-il lire la dénonciation en règle que l'intendant lança contre eux[6]. Jusque dans les derniers temps de sa vie, nous le voyons encore patronner des propositions de finance auprès de Chamillart[7]. Cependant, certain jour, le Roi lui donna tort dans une affaire qui avait été fort lucrative jusque-là. Depuis 1685, le comte, associé avec le marquis de Gesvres, avait profité de l'inaction de la ville pour installer sur les vastes terrains de l'île Louviers des chantiers de bois privilégiés, et peu à peu ils en étaient arrivés à tirer de cette entreprise une redevance annuelle de plus de vingt-cinq mille livres, contre quarante ou quarante-cinq mille qu'ils avaient déboursées de premier établissement. Des plaintes réitérées s'étant produites de la part du

1. *Sourches*, tome II, p. 3 et 193-195; *Dangeau*, tome II, p. 154.
2. *Histoire du maréchal de la Feuillade*, p. 70-74.
3. Sauf une fois que la bassette le trahit, dit l'annotateur des *Mémoires de Sourches*, tomes I, p. 313, et II, p. 3. On voit dans les *Mémoires de Nicolas Goulas*, tome II, p. 393, qu'en 1647 le chevalier gagna deux cent mille livres à Monsieur Gaston, qui, de ce coup, finit par renoncer au jeu.
4. Le comte de la Suze lui avait cédé en 1682 le tiers de ses droits sur Belfort et Ferrette : Arch. nat., Y 242, fol. 236, et 244, fol. 30 v°.
5. *Dangeau*, tomes V, p. 319 et 400, VI, p. 350, 351 et 433, VII, p. 55 et 277; *Sourches*, tome V, p. 109; *Correspondance des Contrôleurs généraux*, tome I, n° 1501.
6. Arch. nat., E 1914, 27 octobre 1700; *Correspondance des Contrôleurs généraux*, tome I, n° 1884.
7. Arch. nat., G⁷ 704, mars 1705, et 706, mars 1706.

commerce parisien, M. d'Argenson obtint que l'affaire fût portée, non pas au Parlement, mais au conseil des finances, par-devant le Roi lui-même, et, le 4 septembre 1700, les associés furent condamnés à rendre la propriété de l'île à la ville de Paris, sauf remboursement des dépenses qu'ils pouvaient y avoir faites[1].

Malgré toutes ces aubaines, Gramont était trop grand dépensier, et les contemporains rapportent que bien souvent sa détresse financière ne pouvait se comparer qu'à son esprit. Voici précisément une lettre[2] qui témoigne de l'un comme de l'autre, et fait penser à la scène de Don Juan avec le bon M. Dimanche[3]

« J'ay leü vostre lettre et dautres personnes quy estois avec moy, quy lont trouvéé fort ridicule je vous conseile de prier Monsr labbé le Boult de vous prester de largent pour vous faire faire un habit plus propre que celuy que vous aués car il faut estre propre quand on vient parler à un grand roy comme le nostre, sy vous croyé que vous aurés quelque difficulté de luy parler, je croy que vous aués raison mais je moffre de vous y mener pour luy dire devant vous que vous me demander de largent depuis cinquante ans, je payé presque toutte mes debte mon dessein estoit de vous payer aussy sy je vous auois deub mais mes gens daffaire deux advocats un maistre des requestes de mes amis et mon procureur mont assuré que je ne deuois rien, nous aurons de bons juges quy decideront cette affaire Sy je la pert je payeré sy je la gaigne vous naurés rien, sy Monsr labbé le Boult qui me paroist estre vostre conseile sy croy laffaire bonne il pourra vous prester de largent pour vous assister et pour soliciter sy a quelque bonté pour vous il pourra vous suivre pour estre tesmoings de ce que je diré au Roy sur cette debte la, quy ne se mesle guere de ces choses la.

« LE COMTE DE GRAMONT. »

Une lettre d'un tout autre genre, sur certain faisan blanc de Versailles et sur le gibier délaissé pendant le voyage des petits-fils du Roi,

1. *Correspondance des Contrôleurs généraux*, tome I, n° 1869; *Mémoire de la généralité de Paris*, publié en 1881, p. 354; *Dangeau*, tome VII, p. 369; *Sourches*, tome VI, p. 285; Arch. nat., arrêts du Conseil, E 1929, 2 décembre 1704, et E 1932, 5 mai 1705; Papiers du Contrôle général, G^7 428, 430 et 442. Les associés avaient établi un pont pour communiquer avec le quai des Célestins, sur la rive droite.

2. La signature seule est autographe. Cette pièce, qui porte la cote d'inventaire 59, n° 86, est reliée en tête du volume de correspondances que le comte du Roure avait formé des papiers de Louville, et qui appartient actuellement à M. le duc de la Trémoïlle.

3. Elle rappelle aussi ces vers de Saint-Évremond sur son ami :

Insolent en prospérité,
Fort courtois en adversité,
L'âme en fortune libérale,
Aux créanciers pas trop loyale.

paraît avoir été très goûtée en son temps, quoique Gramont ne fût pas, loin de là, un écrivain de profession[1]. Quant à ses mots et à ses traits d'esprit, ils' fourmillent partout[2] et font une digne suite à ceux que Tallemant des Réaux et Mme de Sévigné rapportent du maréchal son frère consanguin. Saint-Simon en citera encore plus d'un, à l'exemple de Bussy-Rabutin et de la marquise sa cousine[3].

Mme de Maintenon ne manqua pas d'envoyer à Madrid le dernier qu'il fit au moment d'expirer : « Il n'y a que les sots qui meurent[4]. » Nous n'avons pas la lettre même dans laquelle Mme de Maintenon annonça la mort du comte et ses circonstances émouvantes, mais seulement cette réponse de Mme des Ursins[5], quif ait regretter d'autant plus le texte perdu : « Je ne pense pas qu'il y ait courtisan assez téméraire pour oser remplacer M. le comte de Gramont. C'étoit un original qu'on ne peut imiter. Sa mort n'a point démenti sa vie, et peut-être n'y a-t-il point eu à la bataille de Nordlingen de héros qui ait plus méprisé la vie que celui-ci a méprisé la mort. L'ordre qu'il laissa à Madame sa femme en partant de Versailles fait connoître son amour pour S. M., puisqu'il a voulu, par là, lui donner ses derniers moments. Je crois que la dernière chose qu'il a souhaitée a été que Mme la comtesse la fit souvent ressouvenir de lui.... »

Ainsi finit à plus de quatre-vingt-six ans, mais en pleine possession de lui-même comme au temps de sa jeunesse, cet homme d'esprit, le plus agréable, au dire de l'auteur des *Mémoires de Sourches*, que la cour eût connu depuis longtemps[6].

1. Cette lettre était adressée au duc de Berry. Le *Mercure* la publia sur le moment même (janvier 1701, p. 17-22), et l'abbé d'Artigny l'a reproduite dans ses *Nouveaux mémoires d'histoire*, tome VII, p. 38-40. On ne doit pas oublier que Gramont, ainsi que son beau-frère Hamilton, fut un des correspondants de Bussy et de Boileau. Il faisait aussi des petits vers, comme la parodie d'*Alceste* que Mme de Scudéry envoya à Bussy le 14 novembre 1680.

2. Recueil des *Pièces intéressantes* de 1781, tome IV, p. 421-423; *Galerie de l'ancienne cour*, éd. 1788, tome III, p. 56-59; *Correspondance de Bussy-Rabutin*, tomes I, p. 355, II, p. 312, III, p. 69, 204 et 416, IV, p. 411, V, p. 30, 34-35, 182 et 217, VI, p. 51; Chansonnier de Gaignières, ms. Fr. 12 619, p. 279-283, et recueil d'ana, ms. Nouv. acq. fr. 4529, p. 59 et 75; dossier bleu GRAMONT, au Cabinet des titres, vol. 328, dossier 8334, fol. 24 et 63; Auger, Préface de son édition des *Mémoires de Gramont*, 1828, p. XVI-XX; Gustave Brunet, *idem*, p. VIII-X.

3. Selon le *Segraisiana*, Gramont serait le chevalier ÉTOURDI de la *Princesse de Paphlagonie*.

4. *Lettres à Mme des Ursins*, recueil Bossange, tome I, p. 75. C'était la réplique à Bussy-Rabutin écrivant vingt-sept ans auparavant à Mme de Scudéry (*Correspondance*, tome V, p. 185) : « Mon ami le comte de Gramont badinera toute sa vie; c'est grand dommage qu'un homme comme celui-là vieillisse et meure à la fin aussi bien que les sots. »

5. Éd. Bossange, tome III, p. 410, lettre du 22 février 1707.

6. Tome X, p. 256.

L'annotateur des mêmes *Mémoires*[1] s'est plu à y revenir à plusieurs reprises. Ainsi, en 1687, il dit : « Jamais homme n'a eu un esprit si plaisant et si agréable que lui, et les moindres bagatelles qu'il disoit étoient assaisonnées d'une manière si spirituelle et d'un tour si délicat, qu'elles faisoient rire les gens les plus sérieux. » En 1690 : « Le caractère de son esprit le rendoit inimitable; il étoit toujours nouveau quoiqu'il plaisantât depuis cinquante ans et plus; il ne disoit jamais les choses comme les autres, et leur donnoit toujours un tour infiniment agréable; la moindre bagatelle devenoit, en sa bouche, une plaisanterie charmante par le sel dont il savoit l'accompagner, et cela si naturellement, qu'il sembloit qu'on ne pouvoit pas le dire d'une autre manière, quoique personne ne pût le dire de même[2]. »

L'*Histoire de la maison de Gramont* publiée en 1874 contient une réfutation du jugement malveillant de Saint-Simon sur le comte Philibert, et en explique la raison d'être.

1. Annotateur aussi inconnu que l'auteur lui-même, soit dit en passant.

2. *Sourches*, tomes II, p. 3, note 1, et III, p. 303. A cette dernière date de 1690, son arrivée à l'armée de Monseigneur mit tout le monde en joie. Il avait toujours promis de rejoindre ce prince où et quand que ce fût, sur son cheval blanc, lorsque viendrait le jour de la bataille, et de le servir aussi bien qu'une maîtresse. L'avis du départ lui ayant été donné le 11 septembre, il s'embarqua en poste à la lueur des torches et rejoignit sans perte de temps. Il avait alors soixante-douze ans. (*Sourches*, tome III, p. 303; *Correspondance de Bussy*, tome VI, p. 376-377; ms. Clairambault 290, p. 487.)

X

CHAMILLART ET LE DUC DE VENDÔME[1].

1. *Lettre du duc de Vendôme à M. Chamillart*[2].

« Du camp de Condé, le 15 octobre 1706.

« J'ai reçu, Monsieur, par le retour de mon courrier, la lettre que vous m'avez fait l'honneur de m'écrire. L'état présent de nos affaires vous met dans un abattement qui me fait une peine infinie, tant par rapport à l'intérêt que je prends à ce qui vous regarde, que par rapport à l'affaire générale, qui ne peut prendre un meilleur train tant que vous serez dans le découragement où vous me paroissez. Je sais que la disette d'argent est une chose terrible; mais c'est dans des conjonctures aussi fâcheuses qu'il faut tenter les derniers efforts. En un mot, il n'est question que de soutenir la guerre encore une campagne, et, si on veut me laisser faire en ce pays-ci, je vous réponds que j'obligerai les ennemis à changer de ton. Je sais que peu de gens vous parleront aussi librement que je fais; mais je croirois manquer à l'amitié que je vous ai vouée, si j'en usois autrement. Enfin, bien loin de vous décourager, c'est à vous à donner de l'espérance au Roi et à lui faire voir les choses encore plus aisées qu'elles ne sont. C'est une chose bien triste de se voir à la veille de faire une paix telle que nos ennemis la voudront dicter, dans le temps que nous avons presque partout des forces supérieures aux leurs. Il ne faut qu'un bon événement pour faire changer les affaires de face; mais, pour y parvenir, il faut que le Roi me laisse faire ici, et qu'il parle en maître aux généraux des autres armées, et qu'il leur ordonne d'attaquer les ennemis partout, et leur défende en même temps de tenir des conseils de guerre, que vous savez par expérience qui ne sont bons qu'à tout gâter. Moyennant cela, je vous réponds sur ma tête que tout ira bien. C'est le seul moyen; car c'est en vain qu'on se flatte de parvenir par des négociations à une paix avantageuse. J'ose vous assurer qu'on n'en viendra à bout qu'à coups d'épée; il faut se résoudre d'en donner, et des mieux appliqués, sans quoi nous deviendrons les esclaves de nos ennemis. Vous trouverez peut-être ce raisonnement un peu long; mais je ne puis m'empêcher de m'étendre sur une matière qui me tient [autant] à cœur que la gloire du Roi et celle de la nation. Enfin j'en vois assez pour vous dire que nous n'avons qu'à vouloir, et que le remède est encore dans nos mains. Vous ferez,

1. Ci-dessus, p. 314, note 1.

2. Bibl. nat., ms. Fr. 14 178, fol. 150; copie. Je n'ai pas retrouvé l'original au Dépôt de la guerre.

sur ce que j'ai l'honneur de vous mander, les réflexions que vous jugerez à propos. Les ennemis n'ont encore fait aucun mouvement.

« Je vous supplie de vouloir employer pendant l'hiver les sieurs de la Vierue et de Montviel; je vous demande avec instance la même chose pour le baron Pallavicin, qui ne pourroit pas subsister sans cela.

« Je suis votre très affectionné serviteur.

« LOUIS DE VENDÔME. »

2. *Lettre de M. Chamillart au duc de Vendôme*[1].

« A Versailles, ce 19 octobre 1706.

« Je réponds, Monseigneur, à vos deux lettres du 16 et du 17 de ce mois. La première me confirme la continuation de l'honneur de votre amitié, à laquelle je suis très sensible. Ne me reprochez point de me laisser abattre; je suis accablé de toutes façons; je ne saurois fournir au travail ni à l'argent, sans compter les mauvais événements. Vous croyez qu'il est facile, avec du courage, de soutenir la campagne prochaine. Si je pouvois en fournir les moyens, je ne serois pas abattu comme je le suis. Je me trouve embarrassé pour finir celle-ci; pour croire que je puisse finir l'autre, je crains, et je vois le train que prennent les négociations. J'en avois embarqué une, que je croyois pouvoir faire réussir; l'affaire de Turin l'a renversée. Les Hollandois semblent se repentir de m'avoir voulu faire peur; mais il est bien tard d'y revenir, quand le mal est fait. Vous savez que le plan de cette campagne avoit été fait dans le même esprit d'audace que vous proposez de faire la prochaine. Les événements n'ont pas été heureux, et celui qui a commencé le désordre[2] trouve que le moyen le plus sûr pour se dépiquer est d'accabler celui qui est chargé de tout, en tenant des discours qui mériteroient un traitement bien différent de celui qu'il reçoit.

« Le Roi aura grande peine de vous accorder le baron Pallavicin; vous obtiendrez aisément les deux autres.

« Le Roi a appris par le dernier courrier d'Italie que Pavie s'est rendu le 2 aux ennemis, avec une capitulation honorable; la garnison a eu permission d'aller à Suse. Pizzighettone est assiégé et se défend. Si Mgr le duc d'Orléans pouvoit rentrer présentement avec trente mille hommes, tout seroit sauvé.

« Par votre lettre du 17, il paroit que l'armée ennemie doit prendre incessamment des quartiers d'hiver; je vous enverrai incessamment ceux de votre armée.

« Le Roi veut voir la lettre que je devois vous envoyer, et que vous

1. Ms. Fr. 14178, fol. 151 v°; lettre publiée, d'après la minute, dans les *Mémoires militaires*, p. 570-571, mais pour la première partie seulement, et avec des différences.

2. Le maréchal de Villeroy.

attendez depuis si longtemps[1]. Je n'ai pas un moment pour respirer; ce sera un ouvrage du jour de la Toussaint.

« Le Roi m'a ordonné de vous marquer que S. M. croit votre présence nécessaire en Flandres jusque vers la fin de novembre. Vous pourrez, pour lors, venir passer quelque temps auprès d'elle, et laisserez M. le comte de Gacé pour commander en votre absence, comme le plus ancien lieutenant général.

« Le Roi m'a fait l'honneur de me dire, en lui lisant votre lettre du 16, que, si tous ses sujets l'aimoient autant que vous, et s'ils avoient autant de courage et d'élévation, il seroit maître du monde, s'il vouloit. Vous méritez l'estime et l'amitié qu'on a pour vous.

« Pardonnez, Monseigneur, si je vous parle avec cette liberté; vous n'en êtes pas moins respecté par celui qui est, avec un véritable attachement et un parfait dévouement, Monseigneur, votre très humble et très obéissant serviteur.

« CHAMILLART. »

1. La lettre pour commander au-dessus des maréchaux.

XI

CHAMILLART ET LOUIS XIV[1].

L'usage d'écrire à mi-marge, pour que le Roi pût consigner ses réponses en regard, n'était pas particulier à Chamillart; on en pourrait citer des exemples de tous les temps et tous les pays. Ainsi faisaient, chez nous, Richelieu avec Louis XIII[2], Colbert avec Mazarin et avec Louis XIV[3].

Comme une correspondance de ce genre avait un caractère plutôt privé qu'officiel, Chamillart garda par-devers lui une certaine quantité de lettres apostillées par le Roi; l'abbé Esnault en a retrouvé dans les épaves du chartrier de la Suze et les a comprises dans sa publication. Une autre lettre pareille, du 12 août 1706, sur le siège de Menin, fut renvoyée par le ministre au duc de Vendôme, pour que celui-ci en prît connaissance, et elle resta dans ses papiers[4].

La lettre du 22 septembre 1707 que l'abbé Esnault a reproduite[5] n'est pas précisément celle dont Saint-Simon nous cite la conclusion : mais le sens des apostilles ne me semble guère moins significatif. Le ministre disant que ses forces sont épuisées, qu'il « commence à travailler à l'impossible, » et que cependant on n'a le choix qu'entre « se donner, autant qu'il sera possible, la supériorité dans tous les pays où S. M. sera obligée d'entretenir les armées, » ou « recevoir la paix à des conditions telles que les ennemis la voudront donner, » Louis XIV répond en marge : « Vous m'avez averti dans tous les temps, et je connois fort bien votre (*ou* notre) état. Travaillez toujours; j'espère que Dieu vous assistera. » Sur un autre billet ou fragment de lettre, on lit encore cette apostille : « Vous êtes à plaindre; mais vous avez du courage. J'espère que Dieu vous assistera et vous donnera la force de résister à tant de travail. »

Enfin voici, d'après l'original conservé au Dépôt de la guerre, vol. 1967, n° 76, une troisième lettre, où les apostilles sont également écrites en vue de réconforter et soutenir le malheureux ministre. Je conserve les deux orthographes du Roi et du ministre :

1. Ci-dessus, p. 315.
2. Lettres de 1634-37 reproduites dans le catalogue de la collection Morrison, tome V, p. 262-273.
3. Dans le recueil édité par Pierre Clément et dans les mss. Baluze 176 et 216. Une lettre a été reproduite aussi, par le baron Kervyn de Lettenhove, dans *les Collections d'autographes de M. de Stassart*, p. 40-41.
4. Copie dans le ms. Fr. 14 178, fol. 117 v° et 315 v°.
5. Avec une autre lettre adressée au duc du Maine et apostillée par ce prince : *Michel Chamillart*, tome II, p. 96-99 et 154-158.

Apostilles du Roi.

« A 7 heures.

« Les lettres de mon neveu et de Bessons ne disent rien de nouveau. Il leur paroist de grandes difficultés mais nous les savons ils sont instruis de mes intentions il n'y a qu'a les confirmer et leur dire que sil croie ce que je desire impossible quils ne l'entreprenne pas et quil me mandent diligeamt les raisons quils auront pour que je voie ce quil y aura a faire.

« Largent qui sera a suitte de larmée doit oster a mon neveu la crainte den pouvoir manquer dans la marche.

« Nous sommes tous a plaindre et dans un estat violent mais il ne faut point sabattre et faire de nostre mieux. »

Chamillart au Roi.

« La lettre de Mgr le duc Dorleans a V. M^{té} que ie reçois par le retour de Leclerc, ne linstruira pas plus quelle la esté par la dernière, ce que lon deveroit scavoir presentement, cest le nombre de trouppes dont larmée sera composée il ni a aucunes lettres qui en parlent, mais toutes des difficultés presque insurmontables, et d'argent mesme d'assurer dadvance le mois de novembre iadvouë a V. M. que ceux qui engagent Mgr le duc Dorleans descrire sur cet article, nont guère envie de retourner en Italie, ils doivent avoir plus de cent mil escus dadvance en partent de Suse pour paier larmée, il seroit a desirer quelle fust asses nombreuse pour que ce fonds ne durast pas longtemps.

« La lettre de M. de Besons que ienvoie a V. M^{té} nest pas plus instructive que les autres.

« Si ie naves qua passer en Italie au lieu de ce que iai a faire, ie croires aller en paradis.

« CHAMILLART.

« Ce 14 oct. 1706. »

XII

BOISGUILBERT ET LES CONTRÔLEURS GÉNÉRAUX[1].

Deux circonstances incidentes, le procès contre les Brissac et les Villeroy nécessitant un séjour à Rouen, en 1705, et amenant des relations passagères entre Saint-Simon et les familles notables de cette ville, particulièrement de son parlement, et, d'autre part, le commerce intime qu'il avait soin de nouer avec chaque nouveau contrôleur général des finances et d'entretenir tout le temps que celui-ci restait au pouvoir, ces deux circonstances, dis-je, font que, seul entre les contemporains, notre auteur a été en mesure de dire ce que fut Boisguilbert, précurseur des économistes égaré en plein siècle de Louis XIV, quelles étaient ses théories, et quels plans de réforme de l'impôt il présenta successivement à Pontchartrain, Chamillart et Desmaretz, quels accords ou quelles antinomies il y avait entre ses propositions et le système de la Dîme royale préconisé à la même époque, mais sans plus de succès, par le maréchal de Vauban, comment enfin tous deux furent frappés en même temps par les ministres de Louis XIV. A part un petit nombre d'erreurs de détail ou d'appréciation, le récit de Saint-Simon est exact; on doit d'autant plus s'en féliciter que, jusqu'ici, ses *Mémoires* ont été l'unique base de tout ce que nos historiens ont écrit sur Boisguilbert. N'est-ce point chose étrange, et honorable aussi pour l'orgueilleux avocat des derniers privilèges de l'aristocratie féodale, qu'il se soit chargé de rendre justice à l'homme qui venait hardiment défendre la cause du peuple, tandis que l'auteur du *Dictionnaire philosophique* n'a manqué aucune occasion de le bafouer dédaigneusement, de le défigurer, de lui refuser tout mérite, toute valeur[2]?

Pour rectifier les quelques erreurs de Saint-Simon, un heureux hasard — il y a de cela trente-cinq ans, temps où je ne pouvais penser à entreprendre le commentaire des *Mémoires*, — m'a mis en présence de tout le dossier où les commis du Contrôle général avaient jadis réuni ce qui leur restait de la correspondance de Boisguilbert avec les ministres[3]. J'en fis alors un mémoire pour l'Académie des sciences morales et politiques, qui venait d'indiquer Boisguilbert comme sujet d'un de ses concours[4]. Ce mémoire n'a pas été imprimé; j'en ai

1. Ci-dessus, p. 326, note 1.

2. Voltaire avait dû cependant se servir du *Détail* pour parler des finances de Louis XIV. Voulut-il se venger de la peine qu'il avait eue à le lire?

3. Arch. nat., Papiers du Contrôle général, G^7 721. En dehors de ce dossier principal, un certain nombre de pièces sont demeurées dans les liasses de l'intendance de Rouen.

4. Concours du prix Léon Faucher, 1865.

seulement utilisé ce qui concernait la double condamnation de la *Dîme royale* et du *Factum de la France*[1], et j'ai publié les lettres de Boisguilbert à Chamillart et à Desmaretz dans les tomes II et III de la *Correspondance des Contrôleurs généraux*. Ici, je me bornerai à résumer la biographie de Boisguilbert, l'historique, inconnu jusqu'ici, de ses travaux, la genèse de ses écrits économiques, tout en relevant au passage ce qui peut être erroné ou incomplet dans les pages que Saint-Simon lui a consacrées[2].

I

Boisguilbert ou Boisguillebert — car il employa tour à tour l'une et l'autre orthographe, plus longtemps la seconde, quoique la première, adoptée par Saint-Simon, et que je suivrai, ait seule subsisté dans sa descendance, — Boisguilbert appartenait à une famille du nom de le Pesant, très ancien en Normandie; mais je ne suis parvenu à faire remonter la filiation authentique que jusqu'à un avocat nommé Guillaume, qui, sous François Ier, se qualifiait honorable homme. François le Pesant, fils aîné de Guillaume, avocat à son tour, et de plus bailli du duché de Longueville, se qualifia noble homme. Le cadet, Charles, devint maître des comptes à la Cour de Rouen en 1583; il eut un fils, nommé Charles aussi, et une fille, qui se maria en 1602 avec noble homme Pierre Corneille, maître particulier des eaux et forêts : d'où Pierre Corneille, le poète (1606-1684), et Thomas Corneille (1625-1709)[3]. Charles II, successeur de Charles Ier à la Cour des comptes, y servit pendant quarante-trois ans, fut en outre capitaine d'une des douze compagnies de la milice bourgeoise de Rouen durant trente-deux ans, rendit d'importants services à la cause royale dans les troubles de la Minorité, et reçut en récompense un brevet de gentilhomme de la chambre de Louis XIII. C'est le premier qui ait porté le nom de Boisguilbert comme seigneur et patron de cette paroisse, achetée par lui en 1620[4]. Nicolas, fils de Charles II, hérita de la charge de maître des comptes, puis fut avocat général en la même cour, et c'est de son mariage avec Marie de Bonissent que naquit à Rouen l'auteur du *Détail de la France*, aîné de quatre fils.

Pierre le Pesant de Boisguilbert fut baptisé en l'église Saint-Ouen le 17 février 1646. Son éducation, comme celle de son puîné Nicolas[5], se

1. Tirage à part d'une communication faite à l'Académie des sciences morales, en mai et juin 1875, et insérée dans le *Compte rendu* de cette compagnie, même année, p. 229-247 et 522-551.

2. J.-E. Horn est, de tous les historiens de Boisguilbert, le seul qui ait eu connaissance d'une partie de mon manuscrit primitif.

3. De là est venue, par confusion, cette légende que Vauban était de la famille maternelle des Corneille (Ch. Livet, *Portraits du grand siècle*, p. 228).

4. C'est une terre située entre Rouen, Lyons et Forges. On disait aussi : *le Bosc-Guillebert*.

5. Ci-dessus, p. 326.

commença sans doute dans le collège que les jésuites dirigeaient à Rouen, et où les deux frères purent retrouver des souvenirs des Corneille, leurs oncles à la mode de Bretagne; mais elle se termina sous les auspices de Messieurs de Port-Royal, amis intimes de l'auteur du *Cid*, et Pierre, quoique pourvu d'un titre d'avocat, se tourna tout d'abord vers l'érudition classique, tandis que Nicolas continuait la carrière du droit[1]. Il est probable que les Corneille et leurs amis parisiens avaient favorisé la vocation de Pierre; elle ne fut que passagère. Après avoir fait paraître en 1674 et 1675 une traduction de l'*Histoire de Dion Cassius de Nicée, abrégé par Xiphilin*, puis une nouvelle historique *Marie Stuart reine d'Écosse*, et enfin une traduction de l'*Histoire romaine* écrite en grec par Hérodien, mais translatée en latin par Ange Politien, Boisguilbert renonça à la notoriété que ces trois ouvrages commençaient à lui valoir, et il retourna en Normandie pour essayer de compenser par les bénéfices de l'agriculture les « désavantages qu'il avait subis de la part de ses parents[2]. » Il se maria alors avec Suzanne le Paige de Pinterville, fille d'un ancien procureur général de la Cour des aides de Rouen[3], et, en même temps, il entrait dans la magistrature : ce fut d'abord comme juge-vicomte de Montivilliers(17 décembre 1677). Cette charge, quasi rurale, lui permettait de surveiller concurremment son exploitation agricole[4]; cependant le parlement de Rouen finit par le tenter. Son cadet y siégeait, son beau-père y avait figuré aussi, et il y comptait beaucoup d'alliés et de parents : il acquit donc une charge de conseiller, et avait déjà obtenu les dispenses pour prendre place à côté de son frère, lorsque se présenta une occasion de traiter de la charge de président et lieutenant général aux bailliage et siège présidial de Rouen. C'était, à son estime, la première magistrature de la ville et la seconde de la province, bien autrement digne de lui qu'une vicomté de Montivilliers : il en fut revêtu par des lettres du 9 novembre 1690 qui annulèrent les provisions déjà prêtes de conseiller au Parlement.

A Rouen, des relations de chaque jour avec les grands banquiers de

1. Dans une lettre de 1702, Boisguilbert raconte que, vers 1670 ou 1672, il commença à écrire que « la manière dont la France étoit gouvernée la feroit périr. » Mais, à supposer que ce souvenir fût exact, on ignore sous quelle forme avait pu se produire ce premier essai d'économie politique et financière.

2. Ils avaient favorisé le fils puîné, qui entra au parlement de Rouen et se maria le premier.

3. La famille possède actuellement les portraits des deux époux, attribués à Largillière, et les a fait figurer à l'exposition du Trocadéro en 1877.

4. Dans une lettre, il dit : « Je laboure pour recueillir environ trois mille setiers de blé et autant d'avoine, et je trouve que le profit de quelque commerce que ce soit n'approche pas du labourage. » C'est, je crois, à Pinterville, auprès de Louviers, qu'était cette exploitation agricole; le château appartient encore aux descendants de Boisguilbert.

la ville tels que Thomas le Gendre ou MM. le Couteulx, dont le négoce embrassait toute l'Europe, permirent au nouveau lieutenant général d'étendre les connaissances économiques acquises durant son séjour à la campagne et à Montivilliers, et les théories vers lesquelles le portait son génie naturel achevèrent de prendre corps. Avant que six mois se soient écoulés, nous le voyons entrer en commerce direct avec le contrôleur général des finances; c'était alors Pontchartrain, et quelques citations de cette partie encore inédite de la correspondance de Boisguilbert[1] montreront à quel point Saint-Simon a connu exactement les faits.

La correspondance commence au printemps de 1691, et c'est à ces premières relations que notre auteur a fait allusion ci dessus, p. 326 et 327.

Déjà le ministre avait mainte fois entendu parler du lieutenant général, mais dans un sens défavorable, car, du premier jour, Boisguilbert s'était fait une réputation d'homme extravagant, difficile à vivre, « incompatible. » Ses supérieurs du gouvernement et de l'intendance, comme ses subordonnés du présidial ou de la police rouennaise, comme tous ses compatriotes même, avaient à se plaindre de lui; mais jamais il n'en eut cure.

« Le zèle que j'ai pour le service du Roi et la grandeur de votre ministère, écrivait-il à M. de Pontchartrain[2], ne me permet point d'étouffer les lumières que j'ai acquises par quinze années de forte application au commerce et au labourage.... Cela n'a pas été sans entrer dans un très grand détail de toute sorte de commerce, et par conséquent des finances du Roi, qui y sont inséparablement attachées.... » Et il abordait tout de suite son sujet : « Le peuple n'est pas misérable par ce qu'il paye au Roi, mais par la ruine du commerce et la diminution du produit des fonds, qui met les propriétaires hors d'état de consommer et de faire gagner la vie au peuple. » Rétablissez donc, disait-il, la consommation par la liberté des chemins, et aussitôt reparaîtra cette vie générale, qui n'est pas anéantie, mais seulement suspendue par les violences faites à la nature. Personne ne veut plus acheter les charges qui se créent tous les jours, de peur qu'elles n'aient le même sort que les anciennes; mais tout le monde payera volontiers pour se racheter de certains impôts qui, sans rien rapporter à l'État, ont, depuis trente ans, réduit les revenus de moitié.

A cette lettre sont joints deux projets, qu'il dit d'un succès immanquable pour peu qu'on lui permette d'en aller conférer avec Monseigneur : dans l'un, il propose des mesures propres à activer le débit des charges de judicature subalterne; dans l'autre, il explique quelles

1. Elle n'a pas été comprise dans le tome I de la *Correspondance des Contrôleurs généraux*.

2. Seconde lettre, datée du 3 mai 1691 : Arch. nat., G^7 493, intendance de Rouen.

causes ont ruiné les vignobles, principalement ceux de la Normandie, dans les élections de Vernon et de Mantes, et il conseille de les décharger du « grand droit, » ou droit de *gros*, que les fermiers perçoivent indûment sur les vins. « Supprimez ce droit, que les fermiers ont fait ajouter après coup à leur bail sous l'impudent prétexte qu'il ne nuiroit à personne, et, du même coup, vous regagnez sur les tailles bien plus que vous n'aurez supprimé, et les vignerons, qui suent sang et eau pour récolter leurs vins, seront trop heureux d'en assurer le débit en payant, une fois pour toutes, deux pistoles par arpent. Cela montera au moins à huit cent mille livres, et il y a des gens tout prêts à avancer ces fonds. »

Si Boisguilbert s'en fût tenu à des propositions comme le Contrôle en recevait par centaines, par milliers, peut-être Pontchartrain l'aurait-il admis au nombre de ses « donneurs d'avis de finance; » mais il eut sans doute l'imprudence, étant reçu par le tout-puissant ministre, de débiter ce qu'il avait sur le cœur et dans la tête[1]. Saint-Simon nous a raconté comment ses théories radicales le firent mettre à l'écart.

Rien n'indique que Pontchartrain, comme ministre des finances, ait repris contact avec le magistrat rouennais; en revanche, devenu chancelier, sa correspondance[2] prouve qu'il ne manqua jamais de traiter de fort haut ce singulier lieutenant général qui, au lieu de veiller à l'exécution de ses rigides prescriptions en matière de librairie, usait d'une coupable indulgence pour les éditeurs de tant de publications clandestines émises sous le couvert du nom de Pierre Marteau ou de quelque autre officine étrangère. Ainsi il répond, sur une plainte du premier président Montholon, le 17 novembre 1700[3] : « A l'égard du sieur de Boisguilbert, rien de tout ce que vous m'écrivez ne me surprend[4]; je n'ai jamais trouvé chez lui aucuns principes, et il sera bien heureux, si, dans peu, il ne tombe dans quelque faute des plus grossières.... »

Comme c'était la première fois qu'on prenait le coupable en défaut, il voulut bien supposer que l'impression s'était produite à son insu, et

1. Il n'était pas encore question du *Détail de la France* comme le ferait croire le récit de Saint-Simon, p. 326.

2. Bibl. nat., mss. Fr. 21 119-21 139. Plusieurs des lettres du Chancelier ont été publiées par Depping. Une série de minutes non comprises dans cette copie de la Bibliothèque se trouve au Dépôt des affaires étrangères, vol. *France* 340.

3. Bibl. nat., ms. Fr. 21 119, fol. 1143.

4. Il s'agissait d'un livre imprimé trois mois auparavant, à Rouen, sans privilège et avec une simple permission signée : LE PESANT. Le Chancelier, ne connaissant pas le nom patronymique de Boisguilbert et sachant que ses propres examinateurs avaient refusé de donner le privilège, s'était hâté d'adresser une verte semonce au premier président, et avait surtout voulu savoir quel était ce M. le Pesant, à lui inconnu, qui interprétait si singulièrement ses attributions de juge de police.

lui recommanda de déployer à l'avenir plus de vigilance et de ne donner aucun autre sujet de plainte[1]. Cependant une année nouvelle ne s'était pas écoulée, qu'un manquement pareil fut signalé. Il s'agissait d'une petite publication rétrospective, aussi extravagante qu'inconvenante[2]; la semonce, cette fois, fut bien autrement comminatoire[3] : « J'avois cru devoir être assuré qu'il n'y auroit plus d'ignorance ou d'irrégularité dans les permissions d'imprimer que vous donneriez. Les différentes et justes réprimandes que je vous ai faites sur cela plusieurs fois vous devoient avoir instruit de votre devoir, et les protestations réitérées que vous m'aviez faites d'y avoir une attention particulière me faisoient espérer qu'une chose aussi importante qu'est l'impression et le débit des livres seroit en règle chez vous comme je l'ai mise partout ailleurs.... La faute est grande, elle est inexcusable, elle est sans remède. Songeons à l'avenir, et ceci dans cette pensée que je vous dis, que, la première que vous ferez, de quelque nature qu'elle soit, je vous interdirai pour toujours la connoissance de ces matières. »

En 1703, troisième avertissement. M. de Montholon, à qui le Chancelier avait confié la surveillance supérieure de la librairie, était mort, et les presses de Rouen lançaient une foule d'ouvrages « dangereux » au sentiment de M. de Pontchartrain, comme les *Mémoires de M. d'Artagnan*, l'*Histoire du prince d'Orange*, les *Annales de la cour*, les *Vindiciæ Augustinianæ*, etc. C'est l'intendant de la généralité, M. d'Herbigny, qui fut chargé de suppléer le défunt président et de rappeler Boisguilbert à ses devoirs. Mais, en vérité, comment eussent-ils pu se concilier, ces devoirs rigoureux, avec les obligations personnelles qui le liaient de longue date à la librairie rouennaise? C'est à celle-ci précisément, et le chancelier Pontchartrain semblait l'avoir oublié comme si cela ne se fût point passé de son temps, c'est à la librairie rouennaise que Boisguilbert, en 1695, s'était adressé pour faire paraître, sans privilège, sans nom d'auteur ni d'imprimeur, son premier ouvrage : *le Détail de la France, la cause de la diminution de ses biens, et la facilité du remède en fournissant en un mois tout l'argent dont le Roi a besoin et enrichissant tout le monde.* Ce petit volume in-douze, de 215 pages, avait eu encore plusieurs autres éditions, soit sous la même

1. Horn, qui avait eu communication d'une partie des documents réunis par moi en 1865, a parlé de Boisguilbert censeur dans un appendice de son livre, p. 367-369.

2. C'était le petit livre que l'éditeur Maury venait de faire paraître à Rouen sous ce titre : « Prophétie du comte Bombast, chevalier de la Rose-Croix, neveu de Théophraste Paracelse, publiée en l'année 1609 sur la naissance miraculeuse de Louis le Grand, les circonstances de sa minorité, l'extirpation de l'hérésie, l'union d'Espagne à la maison de Bourbon, avec la destruction de l'empire ottoman, etc., expliquée et présentée au Roi par François Alary, docteur en médecine. »

3. Lettre du 18 octobre 1701 : Bibl. nat., ms. Fr. 21120, fol. 974; publiée par Depping.

date, soit en 1696, 1697 ou 1699; alors même que le titre portait l'indication de Cologne et le nom du soi-disant Pierre Marteau, toutes devaient sortir des imprimeries clandestines qui donnaient tant de préoccupation aux ministres et ne cessaient pas de publier ou de reproduire les libelles et pamphlets politiques les plus hostiles, les plus outrageants pour Louis XIV[1].

Tel est le milieu dans lequel le livre du *Détail* vit le jour en 1695. Afin de se tenir à la hauteur des concurrents, certaines éditions subséquentes arborèrent un sous-titre tout à fait factieux : *la France ruinée sous le règne de Louis XIV, par qui et comment, avec les moyens de la rétablir en peu de temps;* mais, soit que Boisguilbert n'atteignît pas encore le ton voulu, soit que ses deux cents pages, lourdes autant que compactes, fussent pour effrayer ceux mêmes des lecteurs, en bien petit nombre, qui n'étaient pas absolument étrangers à des théories, des calculs, des conceptions de ce genre, on parla peu, ou du moins on ne parla pas longtemps du *Détail de la France*[2]. Où donc allaient se perdre tant d'éditions? Je ne trouve qu'un « entrefilet, » anodin et même sceptique, dans la *Gazette d'Amsterdam*[3]. Le livre passa presque inaperçu, la paternité n'en fut pas même cherchée avec quelque intérêt[4]. Le précurseur des économistes s'adressait au peuple, qui, pour lui, était tout[5], et c'est avec une vaillance imperturbable, une héroïque

1. Peut-être le plus remarquable de tous ces pamphlets, *les Soupirs de la France esclave*, avait-il été imprimé à l'étranger (1689); mais il me semble ressortir de la correspondance ministérielle et des notes de police que nombre d'autres, comme *le Salut de la France* (1690), *le Véritable tableau de la France attaquée par les puissances* (1690), *le Testament politique de Colbert*, les pamphlets de 1695 sur la prise de Namur, l'*Alcoran de Louis XIV*, *la Politique françoise démasquée*, etc., s'imprimaient ou se contrefaisaient à Rouen, et ces livrets sont tous de l'époque où Boisguilbert, juge de la police de la librairie rouennaise, imprima le *Détail* pour son propre compte.

2. Et cependant, a dit Eugène Bonnemère dans une copieuse analyse du *Détail* ([illegible], tome II, p. [illegible]-396), « il ne doutait pas que nobles, ecclésiastiques ou bourgeois ne comprissent qu'ils avaient à gagner sur le peuple, et plus encore, à cet immense accroissement de la richesse sociale. »

3. Année 1695, n° xcix, correspondance de Paris, 5 décembre : « Il paroît ici, depuis peu, un petit livre intitulé *le Détail de la France*, sans nom d'auteur ni d'imprimeur, par lequel on prétend prouver que les revenus du Royaume sont diminués, depuis trente ans, de cinq à six cents millions, et que le mal augmente tous les jours, et augmentera, s'il n'y est remédié par les moyens que l'on propose. »

4. En 1703, les *Mémoires de Trévoux* en firent honneur à l'abbé de Chèvremont, homme très bizarre, qui, lui aussi, s'occupait de théories politiques ou économiques.

5. « Toute ma doctrine, dira-t-il plus tard dans une lettre au contrôleur général, toute ma doctrine n'a et n'aura jamais qu'un seul mot : « Donnez au peuple, et il vous donnera. »

indifférence pour sa propre personne, qu'il dénonçait à ce peuple les causes de sa misère, de son accablement : elles ne viennent pas de la guerre, qui cependant épuise depuis tant d'années les ressources de la France et sa vitalité, mais bien du fait de ceux qui gèrent la matière imposable, c'est-à-dire les traitants, les intendants, les ministres.

Six ans avant l'apparition du *Détail*, le même mal avait déjà été dévoilé dans un fameux pamphlet, *les Soupirs de la France esclave :* « Le peuple est réduit aux dernières extrémités, et la disette d'argent est si étrange, que ceux qui ont du bien se trouvent chargés de ce que leurs fonds leur rapportent, blés ou vins, sans que ceux qui ont du vin puissent acheter du blé, et ceux qui ont du blé puissent avoir du vin. La bourse du petit peuple n'est pas seule épuisée : on a tiré pareillement l'argent de tous ceux qui pouvoient en avoir en réserve. Tout ce qu'il y a de charges dans le Royaume, grandes ou petites, a été taxé par violence, et tel petit officier d'élection est obligé de vendre ses meubles et d'engager ses fonds pour satisfaire à ces taxes. La source de toutes ces misères est dans les exactions des fermiers du Roi, dans les monopoles commerciaux, et surtout dans ces immenses variétés d'impôts que paye la France, plus nombreuses pour elle seule que les impôts réunis de tout le reste de l'Europe. » Mais l'auteur anonyme des *Soupirs de la France* lançait ses traits en sûreté, de derrière la frontière et du fond d'un pays libre, où des représailles ne pouvaient l'atteindre ; sujet fidèle de Louis XIV, premier magistrat de la capitale normande, Boisguilbert ne se cachera, ne se dérobera jamais. « Il y a, dira-t-il au ministre lui-même[1], il y a ma personne qui demeure exposée à tout ce qu'on peut objecter de plus violent contre le dernier des hommes ; mais vous me permettrez de vous dire que, sans faire attention à ce que cela m'est commun avec de bien plus grands hommes que moi, ma vie passée jusqu'à cinquante-sept ans sans aucun reproche ou action de jeunesse, et une perpétuelle attache à mes devoirs et à ma fortune, dont je ne suis redevable, après Dieu, qu'à moi seul, me disculpent assez envers ceux qui jugent sans envie, passion ou prévention, outre que mes ouvrages imprimés me seront d'un grand secours, ainsi qu'à vous, Monseigneur. Les peuples vous payeront volontiers, quand ils verront que vous ne les servez pas à plats couverts, et que ce n'est plus des bombes dont sauve qui peut.... Bien que mon imagination ne me fasse grâce et ne me cache aucune des circonstances désagréables qui suivent cette conduite, je puis dire assurément que je ne m'en repens point. »

Le *Détail de la France* et ses éditions successives mettent donc des notions toutes nouvelles à la portée de chacun[2] ; mais Boisguilbert

1. Lettres du 27 octobre 1703 et du 22 juillet 1704 : *Correspondance des Contrôleurs généraux*, tome II, Appendice, p. 533 et 545.

2. Voyez le résumé de la doctrine donné par Auguste Daire dans son volume des *Économistes français*, p. 162-170.

espère surtout que cette révélation des misères parviendra jusqu'au pied du trône. En thèse générale, que veut-il prouver? que la richesse ne consiste point dans l'abondance des métaux précieux, mais dans celle des denrées commerçables; que, revenu et consommation étant une même chose, pour activer celle-ci et augmenter celui-là, il n'est besoin que de la liberté et d'une loyale concurrence, exempte d'égoïsme et de cupidité. Aux ministres qui vivent dans les anciennes erreurs et prolongent l'agonie de la France, il indique ces voies de salut : la liberté dans le commerce, l'égalité dans l'impôt. La réforme est des plus simples, elle n'exige ni révolution ni bouleversement, à la seule condition de venir d'en haut, et, si Louis le Grand le veut bien, la France réparera toutes ses pertes, triplera ses revenus, fournira même les millions nécessaires pour vaincre l'Europe coalisée.

On souhaiterait savoir si Louis XIV connut le *Détail*, si le ministre laissa arriver jusqu'à lui cette vaillante déclaration de guerre au mal; l'existence dans la bibliothèque de Versailles d'un recueil d'extraits tirés de je ne sais quelle édition[1] permettrait de le supposer, et d'ailleurs nous avons vu, dans un volume précédent[2], que le Roi ne craignait point de s'édifier sur une situation dont il lui eût été impossible de méconnaître la gravité croissante.

J'ai dit plus haut que la correspondance sur les questions économiques entre Boisguilbert et M. de Ponchartrain ne paraît pas avoir été poussée plus loin que cette première tentative de 1691; pour les années suivantes jusqu'en 1699, les cartons de l'intendance de Rouen[3] renferment seulement des traces de conflits personnels que le lieutenant général eut à soutenir avec les juridictions rivales de la sienne. Qu'il s'agît d'affaires administratives ou de pouvoirs judiciaires, même de simples débats de préséance, il apportait partout la même activité fébrile, la même ardeur forcenée, le même besoin de nouveauté, et surtout de prédominance, que jadis cet autre précurseur, Jean Bodin, qui, envoyé à Rouen pour la réformation des forêts[4], fut qualifié par les états provinciaux de « grand perturbateur et infracteur des lois et coutumes du pays et de la charte normande, » ou même d' « ennemi capital de la France. » Avec le parlement, avec le corps de ville, avec les corps d'arts et métiers, comme avec l'intendant, avec le gouverneur ou son lieutenant général, avec les magistrats des juridictions secondaires, Boisguilbert ne cesse de soulever des conflits, de soutenir des contestations, des luttes, où apparaît dans tout son jour un caractère remuant, inquiet, insociable; je ne citerai que cette seule lettre de M. de Beuvron[5] : « Le lieutenant général de ce bailliage est regardé

1. Bibl. nat., ms. Fr. 1733, de 146 pages petit in-quarto.
2. Tome XIII, p. 306, note 6, et p. 571-572.
3. Arch. nat., G⁷ 494-496.
4. De 1572 à 1579.
5. G⁷ 494, 14 juin 1692. C'est le marquis de Beuvron, père du futur maréchal d'Harcourt et lieutenant général de la province.

de tous ceux qui le connoissent comme le plus extravagant et incompatible homme du monde, avec beaucoup d'autres défauts que je ne dis pas [1], et, quoique je le regarde comme un homme qui n'est pas sage, et que je méprise la plus grande partie de ses discours, cependant il est fort désagréable, malgré moi, de m'y voir exposé, et d'essuyer, en présence de toute la noblesse d'un pays, toutes les folies, extravagances, et le manque de respect à mon égard dudit lieutenant général.... Vous avez confiance à M. de Chamillart : si vous avez agréable de lui demander ce que c'est que cet homme-là, il l'a connu dans ce pays-ci, il vous informera quel il est, et de son caractère et du mien.... »

II

En effet, très peu de temps avant que Boisguilbert n'acquît la charge de lieutenant général du bailliage et présidial, Michel Chamillart avait occupé l'intendance de Rouen pendant quinze mois (janvier 1689 à mars 1690), et, lorsqu'il remplaça Pontchartrain au Contrôle général, Boisguilbert put se prévaloir d'anciennes relations pour renouer commerce.

Nous possédons la majeure partie de sa correspondance, avec les minutes des réponses, pendant l'entière durée de ce ministère [2] : on ne saurait souhaiter mieux pour suivre la marche de ses travaux, et pour constater aussi que Saint-Simon a dépeint avec une réelle exactitude les contrastes du caractère de Chamillart : bon et parfaitement honnête, poli, patient, obligeant, affable, ne se rebutant ni des propositions les plus ineptes, ni des demandes les plus absurdes réitérées indéfiniment, accordant avec grâce, refusant avec peine, mais, autrement, fort borné et, comme les gens de peu d'esprit et de lumière, « très opiniâtre, très entêté, riant jaune, avec une douce compassion, à qui opposoit des raisons aux siennes, et entièrement incapable de les entendre. »

Boisguilbert n'attendit pas même que le nouveau contrôleur général fût installé pour aller prendre l'air des bureaux, exposer ses plans, solliciter une permission de les mettre en essai, et, bientôt après — car il n'oubliait pas non plus ses intérêts personnels, — pour obtenir quelque rabais sur l'office de lieutenant général de police qu'il se voyait obligé de réunir à sa charge du bailliage [3]. De ces premières audiences il rapporta toute espérance : son plan de répartition de la

1. On l'accusait, quoique avec certaines réticences, d'extorquer de l'argent à ses justiciables.

2. Appendice du tome II de la *Correspondance des Contrôleurs généraux*, p. 524-570.

3. Avec les taxes qui vinrent s'ajouter successivement au prix originel, cette charge de la police lui coûta environ cent mille livres, pour un revenu approximatif, casuel compris, de dix mille livres.

taille paraissait plaire, et il était autorisé à s'entendre avec l'intendant, M. de la Bourdonnaye.

C'est à la même époque, fin de 1699, et après un nouveau séjour à Rouen[1], que le maréchal de Vauban, dont ce « médisant de génie qu'on appelle Saint-Simon n'a pas osé médire[2], » termina et présenta le projet d'une réforme radicale de l'impôt qu'il préparait depuis bien des années, mais auquel la paix lui avait permis de mettre la dernière main. Ici doit se placer une observation préalable. Nous ne pouvons, en effet, admettre que les deux projets de Vauban et de Boisguilbert fussent « à peu près les mêmes, » ni que leurs auteurs « convinssent, sinon en tout, au moins sur les choses principales[3]. » Sans doute ils s'accordent pour proclamer qu'une réforme est nécessaire, que le point de départ en doit être une suppression complète des traitants, des exacteurs et de leurs voleries, des impositions arbitraires et des abus analogues, surtout des exemptions accordées à l'autorité, à la naissance, à la faveur[4]; que la richesse ne vient pas de l'abondance des métaux précieux, mais de la prospérité du commerce et de l'agriculture. Mais là se borne leur commune entente. Comme Saint-Simon le dit lui-même, sans s'apercevoir de la contradiction, Boisguilbert se serait contenté d'une suppression des impôts les plus odieux, surtout des frais immenses et des exactions, et aurait laissé subsister, sauf réglementation judicieuse, les impôts principaux, taille, capitation, avec quelques droits sur les denrées et sur le commerce étranger, « à la manière de Hollande. » Pour lui, l'essentiel était d'obtenir une répartition exacte, de réduire les frais, et de faire entrer directement les

1. De septembre à novembre.
2. Le mot est de Thiers, dans un discours du 26 juillet 1871.
3. Ci-dessus, p. 327-331.
4. Boisguilbert écrit, le 4 février 1702 : « Les traitants et ceux qui les protègent ne veulent pas que Messieurs les ministres conçoivent par expérience ce qu'il y a à gagner en les congédiant. » Et, de son côté, Vauban : « Les peuples ne seront plus exposés aux mangeries des traitants, non plus qu'à la taille arbitraire, aux aides et aux douanes, aux friponneries des gabelles, et à tant d'autres droits onéreux qui ont donné lieu à des vexations infinies exercées à tort et à travers sur le tiers et le quart, qui ont mis une infinité de gens à l'hôpital et sur le pavé, et en partie dépeuplé le Royaume. Ces armées de traitants et sous-traitants, avec leurs commis de toutes espèces, ces sangsues d'État dont le nombre seroit suffisant pour remplir les galères, après mille friponneries pendables, marchent la tête levée dans Paris, parés des dépouilles de leurs concitoyens, avec autant d'orgueil que s'ils avoient sauvé l'État! C'est de l'oppression de toutes ces harpies dont il faut garantir ce précieux fonds, je veux dire les peuples les meilleurs à leur roi qui soient sous le ciel.... » Boisguilbert fit, sur ce sujet inépuisable, un *Traité du mérite et des lumières de ceux que l'on appelle gens habiles dans la finance ou grands financiers*, qui fut compris dans l'édition complète de 1707, et que Horn a reproduit dans son livre de 1867.

produits au Trésor royal. Au contraire, dans son intransigeance radicale, Vauban exigeait la suppression des impôts mêmes, et prétendait ne laisser qu'une contribution unique, la « dîme royale, » mais divisée en deux branches, sur les terres d'une part, et, de l'autre, sur le commerce et l'industrie. Où notre auteur se trompe encore, c'est quand il prétend qu'à la suite d'entrevues des deux réformateurs, Vauban, « peu attaché à ses ouvrages, » les « rectifia » sur ceux de Boisguilbert. Tout au contraire, c'est Boisguilbert qui se montra le plus conciliant; nous le verrons même faire des emprunts au système de Vauban, alors que celui-ci se refusait absolument à un compromis quelconque. « Tout ou rien, disait Vauban, est la devise de ce *Projet*. Il doit être observé ou rejeté en tout, n'étant pas capable, par sa nature, d'aucune compatibilité avec les autres. » Où Saint-Simon se trompe enfin, c'est quand il parle de « règles très simples, très sages, très faciles, posées par Vauban pour la levée de ses deux dîmes, et de preuves d'une netteté et d'une évidence à ne s'y pouvoir refuser. » De tout temps, dans tous les camps, la dîme royale a été jugée absolument impraticable, et, quant aux preuves, ce qu'il y a de plus net dans cette partie du *Projet* repose précisément sur les documents statistiques de Boisguilbert et de ses amis normands[1]. En effet, nous voyons, par la correspondance, que Vauban s'était rencontré une première fois avec Boisguilbert et les gros banquiers de Rouen en 1694, c'est-à-dire au temps où il énonça ses idées de dîme dans un avant-projet de capitation[2], et, quelques jours après l'édit de la capitation, il offrait à un ami[3] de lui montrer ce qu'il avait pensé d'« une dîme royale sur toutes les natures de revenus[4]. » Depuis, l'idée avait pris corps, mais sans dévier de ce point de départ primitif, la substitution d'une dîme générale à tous les impôts. Son manuscrit étant mis au net, à la fin de 1699, Vauban en fit tenir aux ministres, aux princes, puis au Roi lui-même, des exemplaires dont quelques-uns sont parvenus jusqu'à nous[5], avec le titre de *Projet de conversion de la taille*,

1. On a énormément écrit sur Vauban. J'indiquerai seulement, comme un résumé magistral de son système, le rapport que Léon Say fit, en 1891, à l'Académie des sciences politiques, à l'occasion du concours ouvert par cette compagnie sur « Vauban économiste. » Des récompenses furent décernées à MM. Georges Michel, André Liesse, Hubert Valleroux et Ferdinand Dreyfus.

2. J'ai publié ce projet, antérieur à l'établissement de l'impôt, dans l'Appendice du tome I de la *Correspondance des Contrôleurs généraux*, p. 561-565. On retrouve, trois ans auparavant, dans le mémoire de Vauban sur l'élection de Vézelay, l'idée en germe d'une imposition unique, du vingtième des revenus de toute espèce.

3. Sans doute le Peletier de Souzy, avec qui il était en relations directes et journalières pour le service des fortifications.

4. Ci-dessus, p. 328, fin de note.

5. La Bibliothèque nationale possède d'abord (ms. Fr. 7758) une première mise au net pour l'usage du maréchal, qui l'a couverte (à moins

des aides et des douanes provinciales en une dîme royale équivalente. Ni dans cette forme primitive, ni dans l'édition qui fut faite sept ans plus tard pour le public, l'ouvrage n'était adressé au Roi en personne ainsi que l'avance Saint-Simon, qui d'ailleurs confond évidemment la présentation du manuscrit avec son impression[1].

« On peut juger si les ministres lui firent bon accueil, » dit-il; mais nous n'en savons rien au juste, sinon que Chamillart, le 6 novembre, envoya à l'intendant Foucault, de Caen, « un projet de capitation et de taille réelle tiré du livre de M. de Vauban, » et que le projet, « sujet à trop d'inconvénients, n'eut pas de suite[2]. » Boisguilbert fut avisé de ce qui se passait; il obtint même communication du manuscrit, probablement par Vauban lui-même, qu'il revit alors, et, le 13 juin 1700, il envoya au Contrôle général une réfutation en règle du *Projet de dîme*[3], accompagnée de cette lettre[4] :

« Ayant appris, à mon dernier voyage de Paris, que M. de Vauban avoit lu au Roi un projet de dîme royale pour remédier aux désordres de la taille, composé en la meilleure partie par un chanoine de Tournay relégué à Rouen, j'ai cru être obligé de vous donner avis de ce qui s'étoit passé entre eux et moi, qui est que leur projet étoit ridicule dans la proposition et impossible dans l'exécution; et, ne m'étant pas contenté de cela, je leur communiquai un petit traité que je fis le lendemain, tiré de la connoissance du commerce de la campagne, dont ils n'ont point la moindre teinture, quoique absolument nécessaire pour raisonner sur pareille matière. Mais, comme cela n'a pas arrêté

que ce ne soit le chanoine Ragot de Beaumont) de corrections et de modifications, puis augmentée de brouillons de diverses annexes, et c'est sur ce manuscrit qu'ont été transcrites les mises au net successives portant la date de 1700, mss. Fr. 7757 et 16629. De plus, un des quatre manuscrits que l'on sait exister dans le chartrier des marquis le Peletier de Rosanbo porte aussi des corrections de Vauban.

1. Ci-dessus, p. 335. Voyez la péroraison : « Je n'ai plus qu'à prier Dieu de tout mon cœur, etc.; » et le Supplément intitulé : « Raisons secrètes et qui ne doivent être exposées qu'au Roi seul, qui s'opposeroient, etc. » Peut-être fit-il figurer ce supplément dans l'exemplaire, encore manuscrit, qu'il paraît avoir préparé pour le Roi en 1704; mais du moins il ne se hasarda pas à le comprendre dans l'édition de 1707, et c'est seulement en 1843 que feu Auguste Daire l'a fait connaître pour la première fois dans le volume des *Économistes français*, d'après le texte original conservé à la Bibliothèque. On peut regretter que cet éditeur, ayant sous les yeux un brouillon aussi précieux que le ms. Fr. 7758, n'ait pas tenu compte des variantes, des corrections, des modifications successives dont il est rempli, et qui marquent nombre de changements, parfois importants, dans les idées et dans le système de Vauban.

2. *Mémoires de N.-J. Foucault*, p. 333.

3. Il démontrait « vingt impossibilités naturelles, absolument insurmontables, dont une seule suffiroit pour ruiner absolument un pareil projet » (*Contrôleurs généraux*, tome II, Appendice, p. 524-526).

4. *Ibidem.*

M. de Vauban, que je vis, ces jours passés, aussi entêté de son projet comme si les taillables lui avoient dicté, je me donne l'honneur de vous envoyer le traité, par où verrez quel fonds l'on y peut faire. J'ai pris la hardiesse de vous marquer plusieurs fois, Monseigneur, que, pour tout raccommoder, il ne faut rien innover, mais donner seulement pouvoir aux intendants de faire observer les ordonnances. Si vous voulez bien me confier une élection, je m'en charge à mes périls et risques, vous baillerai caution telle que vous souhaiterez, et ne vous demande ni édits ni déclaration, et me soumets de perdre ma charge, si je n'y fais point doubler le commerce et le labourage. Il me semble que vous acceptâtes ce parti la veille de votre installation, que j'eus l'honneur de vous saluer. Je doute fort qu'une pareille proposition me soit commune en France avec qui que ce soit.

« Je suis, avec un très grand respect, Monseigneur, votre très humble et très obéissant serviteur.

« Boisguillebert. »

Neuf ans plus tard, il protestait encore contre la *Dîme*, et s'excusait en ces termes d'apprécier médiocrement les conceptions de l'illustre maréchal[1] : « Le lieutenant général de Rouen (c'est lui-même) ne s'estime point un assez grand auteur, ni téméraire jusqu'au point de se donner pour guide dans une pareille route, comme a fait fort mal à propos feu M. de Vauban, sauf le respect dû à sa mémoire, bien que je ne m'en sois pas caché, dans mon ouvrage[2], de son vivant, et qu'il m'eût donné des louanges dans le sien. Au fond, c'étoit la production d'un prêtre d'une vie fort équivoque[3] à qui il avoit bien voulu prêter son nom[4]. » De son côté, nous verrons tout à l'heure Vauban traiter très légèrement les utopies de son émule rouennais ou ses formules. Il est donc impossible d'admettre, entre le *Détail* et la *Dîme*, l'identité de vues et de moyens que Saint-Simon prétend y avoir reconnue sur certains points ; mais son erreur ne

1. *Contrôleurs généraux*, tome III, p. 655, lettre du 21 août 1709.

2. Le *Factum de la France*, où il avait dit : « C'est un dixième en argent qu'il faut payer, et non point en essence, ou *dîme royale*, comme une personne de la première considération, tant par son mérite personnel que par l'élévation de ses emplois, a voulu proposer au Roi, sur la foi d'un particulier qui en avoit composé le projet sans avoir jamais pratiqué le commerce ni l'agriculture : ce qui ne peut qu'enfanter des monstres. »

3. L'abbé Ragot de Beaumont, dont j'ai dit un mot ci-dessus, p. 330, note 3, et auquel il est fait encore allusion, p. 585.

4. Ce qui est plaisant, c'est que, d'une part, Boisguilbert laissa plus tard publier ses œuvres sous le titre de *Testament politique de M. de Vauban*, et que, d'autre part, on a longtemps attribué à Boisguilbert la paternité de la *Dîme royale*. On a supposé aussi, entre eux deux, une parenté qui n'avait pas le moindre fondement, et enfin Henri Martin a eu l'idée d'accuser Boisguilbert d'être « l'exagération de Vauban. »

viendrait-elle pas de Dangeau, qui, incidemment, à propos du dixième, a écrit ces trois lignes[1] : « Boisguilbert avoit travaillé sur cela et en avoit parlé à M. le Chancelier pendant qu'il étoit contrôleur général. Depuis ce temps-là, feu M. le maréchal de Vauban avoit fait imprimer un livre dans cet esprit-là.... »

Revenons à Boisguilbert et à Chamillart. Au moment où le lieutenant général croyait tenir le succès, un mouvement dans les intendances se produisit, et M. de la Bourdonnaye fut rappelé de Rouen. Il est vrai qu'on le remplaça par un homme de « beaucoup de probité et piété » au dire de Saint-Simon, Jean-Baptiste Desmaretz de Vaubourg, l'un des neveux de Colbert, et que Boisguilbert fut autorisé à entretenir ce nouvel intendant des moyens d'établir la taille sur les terres, non plus d'après les baux faits aux fermiers, mais d'après les produits, en l'imposant même sur les seigneuries privilégiées. M. de Vaubourg, prétend-il, le reçut tous les jours pendant les quelques mois qu'il resta à Rouen[2], et finit par lui déclarer que, si son oncle le grand Colbert l'avait connu, lui Boisguilbert, « il l'auroit acheté à quelque prix que ce fût, pour sa grande pratique du commerce et du labourage. » Mais M. de Vaubourg partit, comme son prédécesseur, avant d'avoir rien conclu, et, désespéré de cette instabilité des intendants, Boisguilbert insista pour continuer directement avec le Contrôle général son commerce épistolaire, promettant « une recette infaillible pour bannir la misère de France et doubler les biens de tout le monde en quinze jours, les revenus du Roi en trois ans. »

Sans croire outre mesure à de si belles assurances, Chamillart l'autorisa à travailler sur la capitation qui allait être rétablie afin de fournir aux dépenses de la nouvelle guerre. Comme Vauban, Boisguilbert reconnaissait dans la capitation les avantages d'une contribution générale et proportionnée, sinon au revenu, du moins à la condition sociale de chacun des sujets du Roi; mais encore eût-il fallu que les classes les plus élevées ne pussent plus s'y soustraire. En Angleterre, la noblesse, bien plus fière cependant et moins soumise que celle de France, n'acquittait-elle pas les plus grosses taxes sans murmurer? Que le contrôleur général fasse coter à cinq mille livres tel bénéficier qui touche cinquante mille livres par an sans avoir rien déboursé pour obtenir une abbaye, ou à mille livres tel rentier qui a un revenu de vingt-cinq mille livres, cette augmentation apparente de contribution sera aisément compensée par la suppression des affaires extraordinaires et par une diminution des droits d'aides et de douanes qui font entrave au commerce et à la production. Dans ces conditions, Boisguilbert se fait fort de porter la capitation des contribuables laïques à cinquante millions au lieu de vingt, et celle du clergé à proportion. Son système est une combinaison tout à la fois du principe de la première capita-

1. *Journal*, tome XIII, p. 248; article déjà cité ci-dessus, p. 327, note 1.
2. D'octobre 1700 à juin 1701.

tion et de la dîme royale de Vauban. Il y voit une ressource intarissable, non pas seulement cinquante millions, mais quatre-vingts, mais cent même, pour peu qu'on porte la contribution personnelle au delà d'un vingtième du revenu; et cela tout en quadruplant le produit des biens, en conservant d'autre part la taille, les aides simplifiées, et même en maintenant à leurs postes traitants et fermiers[1]. Si le ministre consent à patronner ce projet et à le faire sien, il peut être sûr de passer à la postérité comme un glorieux émule des Sully et des Richelieu.

Le moment était mal choisi : tout aux expédients journaliers, aux avis de finance, aux affaires extraordinaires qui donnent de l'argent comptant, Chamillart avait mieux à faire que d'écouter des propositions à longue échéance. Pour se débarrasser de Boisguilbert, il le remit, en 1702[2], aux mains d'un intermédiaire. En vérité, c'est le meilleur que notre Rouennais eût pu souhaiter, c'est Chamlay : capable, éclairé autant que modeste et délicat, Chamlay n'est pas seulement le conseiller le plus écouté du Roi lui-même quand il s'agit de préparer un plan de campagne ou de mener une négociation secrète; il a aussi beaucoup de goût pour les problèmes économiques et financiers que chaque jour complique la détresse croissante, et il sait seconder, diriger dans Chamillart le contrôleur général aussi bien que le secrétaire d'État de la guerre. De plus, son caractère conciliant, ses manières courtoises, son aménité, remédient aux accès d'impatience dont, parfois, le ministre ne se peut défendre. Chamlay sera donc, à partir de cette époque, un excellent commissaire pour Boisguilbert. Il ne pourra cependant lui épargner de sensibles désagréments. Un jour, par exemple, à l'occasion d'une nouvelle création d'augmentations de gages, c'est-à-dire d'un supplément de finance demandé au bailliage de Rouen, le lieutenant général se trouvera taxé au double des autres magistrats, et moitié plus que la dernière fois. Il réclame; Chamillart ne fait que cette réponse ironique[3] : « M. d'Armenonville, qui a été chargé de régler la répartition, a voulu suivre apparemment les mémoires que vous lui avez donnés...; il vous a augmenté considérablement parce qu'on a connu que vous étiez plus en état de payer que les autres. Souvenez-vous, à cette occasion, puisque vous vous en plaignez, que tout votre projet ne roule que sur l'objet de rendre les charges proportionnelles au bien de ceux qui les doivent payer, et que tous les hommes ne savent point se faire justice. » Ce ne sera pas la dernière taxe; il en subira encore pour trois cent mille livres, et pleurera toujours tant d'argent versé dans les caisses des traitants.

1. Lettre du 18 juillet 1703. Dans son livre sur Boisguilbert, Horn a indiqué (p. 277-311) les différences du système proposé en 1695, dans le *Détail*, à celui du *Factum* (1706), et aussi à la *Dîme* de Vauban.

2. *Contrôleurs généraux*, tome II, p. 529.

3. Lettre du 23 octobre 1702 : *ibidem*.

Mais, comme les inventeurs lancés à la poursuite de l'absolu, Boisguilbert ne témoignait jamais ni rancune ni découragement. Nous le retrouvons encore, à la date du 18 juillet 1703, adressant à M. Chamillart un aperçu de son nouveau projet[1]. Définitivement, c'est une combinaison de la dîme avec la capitation. « J'examinerai, répond le ministre, et, s'il y a la moindre solidité, j'en profiterai ; mais j'appréhende, par expérience, qu'il n'y ait beaucoup plus d'idée que de réalité. » L'examen ne fut cependant pas trop défavorable, puisque, le 2 novembre, il y eut une entrevue à l'Étang. Au bout de trois heures passées entre Chamillart et Desmaretz, Boisguilbert revient tout affolé de joie, et de là s'ensuit une correspondance si continue, que nous ne comptons pas moins de huit lettres dans une période de vingt-deux jours du mois de juillet 1704, et des lettres pleines de démonstrations répétées[2]. « Tout cela, dit-il dans la dernière, n'est que l'extrait d'un traité qui doit tôt ou tard paroître en public pour montrer, si c'est de mon vivant, que l'on ne propose rien que du consentement des peuples, ou si c'est après ma mort, que je n'ai rien oublié pour empêcher leur ruine, et par conséquent celle du Roi. Cet ouvrage ayant été communiqué aux plus sensés et plus intéressés sujets que je connoisse, c'est-à-dire les plus riches, il n'y en a aucun qui ne m'ait marqué être prêt à le signer, me faisant remarquer à même temps l'impossibilité du côté des intérêts du ministère : ce qui ne conclut rien à mon égard, parce que je suis très assuré que vous seul n'êtes point fait comme les autres.... C'est un marché sans peur et sans reproche que je vous offre pour devenir le premier homme de votre siècle.... J'attends vos ordres pour savoir mon sort et celui de la France. »

Mais le voici désespéré de nouveau, parce que le directeur Desmaretz ne trouve dans ses mémoires que galimatias et vues embrouillées : il se tourne alors du côté de M. de Vauban[3], et le supplie, en souvenir de leurs anciennes relations de 1694 et de 1700, de lui accorder une audience secrète. « Quelque applaudissement, lui écrit-il, que le public ait donné à mon premier ouvrage, ce n'est rien, au dire des experts, en comparaison de ce que j'ai fait depuis. » Il s'agissait toujours de faire produire pour le Roi, « en deux heures, sans rien déconcerter ni mettre au hasard par aucun nouvel établissement, » un revenu de quatre-vingts millions par delà la capitation, avec bénéfice de quatre fois autant pour les peuples. Vauban se contenta de transmettre la lettre au ministre : « Je sais bien que M. de Boisguilbert est un peu éveillé du côté de l'entendement... ; mais quelquefois les plus fous donnent de fort bons avis aux plus sages. » Les portes n'en restèrent

1. *Contrôleurs généraux*, p. 530.

2. *Ibidem*, p. 536-545.

3. Lettre du 22 août 1704, publiée avec celle de Vauban dans le même tome II des *Contrôleurs généraux*, p. 545. L'une et l'autre sont exposées au musée des Archives nationales.

pas moins fermées, et Boisguilbert ne put qu'envoyer une copie du nouveau traité préliminaire où il réfutait « à la fois l'erreur commune et l'objection que Chamillart lui avait faite de la rareté de l'argent[1]. » C'est le *Traité de la nature des richesses*, qui ne parut que trois ans plus tard dans le recueil de ses œuvres complètes. La thèse étaitcelle-ci : plus l'argent est rare en France, comme à présent, plus il en existe et plus il s'en remet dans le commerce, plus il circule et plus on le voit souvent. Pour le coup, Chamillart, tout en exprimant un ironique regret de ne pas être assez subtil pour saisir de semblables paradoxes, voulut bien offrir une audience de deux heures, et Boisguilbert l'en remercia en ces termes[2] : « Il paroît que votre bonté acquiesce à l'importunité d'un visionnaire dont vous voulez bien prendre la peine de rétablir la tête en bonne assiette, sans qu'il soit jamais entré dans la vôtre qu'il y ait seulement apparence de vraisemblable dans les choses qu'il vous propose, ou dont il vous importune depuis quinze ans après en avoir autant employé à les digérer par la pratique. » De l'audience, Boisguilbert rapporta cette fois l'espoir d'obtenir un canton de pays pour essayer ses plans soit sur la répartition des tailles, soit sur le commerce des blés et sur celui des vins.

Le mal est qu'il s'avisa de faire imprimer le traité ou précis qu'il venait d'achever sur les blés (plus le blé est à bas prix, plus les pauvres sont misérables), et qu'il voulait en faire autant pour d'autres précis sur les aides et la vigne, sur la milice, sur les richesses, sur la solidarité des classes entre elles. Chamillart mit le holà et exigea que tout ce qui était déjà tiré lui fût remis[3] : « Ce que vous proposez n'est pas aussi bon que vous vous le persuadez; il y a bien des gens qui liroient vos ouvrages sans les entendre, et vous en condamnez plusieurs qui ne l'ont peut-être pas mérité. Si vous voulez vous abstenir de chercher l'applaudissement du public jusqu'à ce qu'il ait plu au Roi y donner une dernière approbation, vous ne trouverez personne qui s'intéresse plus que moi au succès de votre entreprise. »

D'ailleurs il faut reconnaître que, dépouillées de la lourde gangue où Boisguilbert se complaisait à les enfermer, ses thèses apparaissaient révolutionnaires au premier chef. Louis le Grand, disait-il pour la centième fois, est le prince le plus mal servi dans la perception des tributs qu'on ait jamais vu sur la terre, de même que ses peuples, sous le meilleur prince de l'univers, ont été les plus malheureux. Quatre conditions sont nécessaires pour remédier à cet état de choses : 1° qu'il ne soit plus possible à personne de se faire une fortune princière en servant d'intermédiaire entre le Roi et ses sujets; 2° que la contribution de certaines classes n'égale plus leur avoir entier, si même elle ne le dépasse; 3° que, dans la répartition des tributs ordinaires, comme

1. Lettre du 21 septembre 1704 : *Contrôleurs généraux*, tome II, p. 546.
2. *Ibidem*, p. 547, 1er novembre 1704.
3. *Ibidem*, p. 552, fin novembre.

la taille, on cesse d'accabler les plus faibles les uns après les autres; 4° que les puissants ne mettent plus leur crédit à s'exempter de toute participation au soutien de l'État[1].

En face de pareilles théories, représentons-nous ce Chamillart de qui Montyon a dit[2] : « Tous les projets lui paroissoient bons; mais, comme il craignoit de se tromper, il les communiquoit aux personnes intéressées à les contredire; et, alors, la réfutation venue, il la communiquoit aux auteurs de la proposition, dont la réplique lui paroissoit encore convaincante; et tout cela s'entassoit dans son bureau sans aboutir. » C'est au directeur Armenonville, puis à Desmaretz, qu'il renvoya l'examen des innombrables propositions de Boisguilbert, et Desmaretz surtout, choqué de ce que celui-ci dénigrait particulièrement l'administration de son illustre oncle le grand Colbert, n'y trouva encore que pure spéculation. Quant au contrôleur général, on peut voir, dans les réponses inscrites en marge des lettres de Rouen, qu'il eut une belle et louable patience, mais cependant ne ménagea à son correspondant ni les railleries, ni les boutades, ni les injonctions menaçantes, ni même les châtiments.

Jusqu'au milieu de 1705, époque où le duc de Saint-Simon alla s'installer à Rouen et fit la connaissance des deux frères Boisguilbert[3], le lieutenant général tint sa promesse de ne plus rien mettre sous presse, tout en protestant de son mieux contre une interdiction qu'il comparait aux défenses d'écrire ni de rien publier contre la religion de Mahomet. A ses sollicitations réitérées, le ministre répondait invariablement : « Il ne faut pas être tout à fait déraisonnable pour se persuader que, quelque application que vous ayez donnée aux affaires depuis trente ans, un seul homme n'en sait pas plus que tous les autres ensemble. Je me trouve dans ce cas-là avec vous. Je prie Dieu qu'il m'éclaire, et qu'il envoie à S. M. les secours qui lui sont nécessaires[4]. ... Si vous voulez renouer commerce avec moi, il faut me prouver que les quatre-vingts millions dont vous voulez augmenter les revenus du Roi se prendront en partie dans les pays étrangers, parce que, comme je connois la France presque aussi bien que vous, vous aurez peine à me persuader qu'on puisse tirer quatre-vingts millions des peuples au delà de ce que le Roi en tire[5]. »

Enfin on parvint à s'entendre, et sans doute le bon Chamlay y contribua largement. Il se chargea lui-même de dresser un projet d'édit, et le contrôleur général désigna, pour faire sur le terrain un essai de réforme de l'assiette des tailles, l'élection de Chartres, dont était intendant M. de

1. Lettre du 11 août 1705 : *Contrôleurs généraux*, p. 560.
2. *Particularités sur les ministres des finances*, p. 83, suite d'une note de la page 80.
3. Ci-dessus, p. 341.
4. Réponse à la lettre du 22 février 1705 : *Contrôleurs généraux*, p. 558-559.
5. Réponse à la lettre du 25 juin : *ibidem*, p. 560.

Bouville[1], beau-frère de Desmaretz, homme humain, intelligent, que désolait la ruine de l'agriculture dans son département. Boisguilbert se rendit aussitôt au château de M. de Bouville, une belle demeure dont Saint-Simon nous parlera, et non seulement il fit la conquête du maître du logis, mais même celle de M. d'Armenonville : double succès nécessaire « pour triompher de l'opposition de la cour, qui ne vit que de partis, et de la ville, qui ne vit que d'usuriers. » M. de Bouville se déclara prêt à mettre le plan en pratique pourvu que l'on se risquât à doubler la capitation de tous les contribuables sans exception, en place des affaires extraordinaires, et à la tarifer d'après les biens de chacun. Convoqués à leur tour, plusieurs officiers de l'élection de Chartres et les receveurs des tailles se rangèrent sans difficulté à cet avis[2]; mais il n'en fut pas de même parmi les conseillers ordinaires du Roi ou parmi ses courtisans. Saint-Simon[3] assure que l'affaire manqua par le fait du marquis de Bullion ou de sa femme, qui fit soulager les fermiers qu'elle possédait dans l'élection et détruisit ainsi toute l'économie du projet[4]. Nous voyons aussi dans la correspondance que le premier président Harlay s'opposa absolument à ce que le gouvernement royal fit en sorte de maintenir les blés à un prix suffisamment rémunérateur, ce qui était une des bases de tout le système proposé[5]; et enfin il arriva une réponse nettement défavorable du grand arbitre des intendances, Bâville, qu'on avait consulté sur le remplacement de la capitation par une sorte de dîme ou de dixième proportionnel[6]. Bâville, comme le ministre, estimait que l'urgence des besoins ne permettait pas de chercher des remèdes à longue échéance; que le système de la déclaration du revenu, sur lequel reposerait la contribution personnelle, était impraticable et serait faussé partout, particulièrement dans le monde des rentiers, représentants de la vraie richesse; que les propriétaires fonciers, c'est-à-dire la petite noblesse, étaient surchargés outre mesure; que d'ailleurs la capitation équivalait déjà à un dixième des revenus[7]. L'essai de réforme échoua donc par le fait de cette coalition, non pas seulement de malveillants et d'intéressés, mais d'esprits

1. Ci-dessus, p. 342.
2. *Contrôleurs généraux*, p. 562-565.
3. Ci-dessus, p. 342.
4. « Il est absolument nécessaire que l'on ne comprenne pas dans l'assiette de cette année, en diminution du corps de la taille, les personnes ci-devant exemptes, dont les prétendus privilèges sont fort sagement révoqués » (lettre du 17 septembre).
5. Ci-dessus, p. 343, note 1; lettre de Boisguilbert à Desmaretz, 16 septembre 1708, où il rappelle les circonstances de cet essai de 1705 : *Correspondance des Contrôleurs généraux*, tome III, p. 653. Le premier président le Camus fit également opposition au nom de la Cour des aides : *ibidem*, tome II, p. 563.
6. *Contrôleurs généraux*, tome II, n° 891.
7. Il proposait, en fin de compte, d'émettre des rentes forcées au denier douze, à raison de quinze millions par an pendant trois ans.

plus pratiques que théoriques, soucieux surtout de ne pas compromettre toute l'organisation existante au beau milieu d'une guerre dont la fin était encore impossible à prévoir.

Dans les lettres qui nous restent de cette dernière période de 1705, et, d'autre part, dans les apostilles qu'elles portent de la main du ministre, on peut suivre les angoisses du Précurseur désespéré, et apprécier aussi les arguments que Chamillart opposait à des propositions de plus en plus vagues, à des assurances chimériques, tandis que les affaires extraordinaires offraient une ressource immédiate, mais à quel prix! « Croyez, lui disait-il, que je crains autant que vous la ruine des peuples. Nous pensons de même sur le reste; mais vos vues ne sont pas si étendues que les miennes, parce que vous n'êtes pas chargé du fardeau.... Malheureusement votre garantie n'est pas assez forte pour répondre de l'objet que vous embrassez; j'en suis chargé en grand, et vous ne l'êtes que dans une petite étendue, qui vous permettroit de vous tromper sans courir grand risque. Je suis plus au fait que vous; mes intentions ne sont pas moins bonnes que les vôtres. Donnez-moi quatre-vingts millions effectifs, et nous serons demain d'accord. Si je croyois pouvoir trouver en deux années ce que vous m'offrez en deux heures, je ne chercherois point d'autre secours[1].... » Chamlay faisait tout pour apaiser l'un et contenir l'autre; il ne put empêcher qu'un dénouement brusque ne se produisît en 1706 par la faute de Boisguilbert. Pour la seconde fois, celui-ci voulut en appeler du ministre au public. « Son premier livre n'a eu aucune réussite, on n'y a pas même fait la moindre attention; l'auteur n'en espéroit pas davantage, la raison en étoit qu'il y avoit encore de l'huile dans la lampe. Mais, aujourd'hui que tout a pris fin faute de matière, on doit présumer un succès moins traversé, parce qu'il y a une nécessité absolue d'accepter ses propositions. » Cette fois, c'est le pays lui-même qui parlera par sa bouche; ce sera le *Factum de la France.*

Dans le *Détail* de 1695, chacun a pu voir quelles étaient alors les causes du mal et à quel degré arrivait déjà la misère; depuis lors, onze années n'ont fait qu'amener les choses au paroxysme, et il n'est plus que temps d'y porter un remède, remède bien simple d'ailleurs, puisque, comme l'auteur le propose depuis si longtemps, c'est purement et uniquement le remplacement de la capitation par une dîme proportionnelle combinée avec une sage réforme de la taille.

Le livre paraît grâce à la vaillance des mêmes imprimeurs rouennais chez qui le *Détail* est proscrit depuis 1701[2]. C'est un volume in-douze de 212 pages, sans indication de lieu; il contient en appendice le précis

1. *Contrôleurs généraux*, tome II, p. 565-566.

2. Lettre de Pontchartrain à l'intendant d'Herbigny, 19 octobre 1701, au sujet de deux imprimeurs soupçonnés d'avoir lancé plusieurs éditions du *Télémaque*, des *Dames galantes*, de la *Vie de sœur Angélique* et du *Détail de la France* (Arch. nat., O^1 362, fol. 339).

sur le prix du blé[1]. Titre : « *Factum de la France*, ou Moyens très faciles de faire recevoir au Roi quatre-vingts millions par-dessus la capitation, procurables par deux heures de travail de Messieurs les ministres et un mois d'exécution de la part des peuples. »

A beaucoup d'égards, et malgré la modification du fond, le *Factum* n'est qu'une paraphrase du *Détail*, mais une paraphrase supérieure par la forme. Dans le *Détail*, Boisguilbert, encore plein d'espoir et capable de se retenir, n'avait point donné libre essor à sa fougue naturelle. Cette fois, il ne ménage plus rien ni personne ; il prodigue à ses adversaires les apostrophes virulentes, les invectives passionnées, et parfois, dans les unes et les autres, quand il stigmatise l'aveuglement et l'inertie des gouvernants en face des misères toujours croissantes, une certaine éloquence éclate au travers des dédales inextricables d'une phraséologie obscure, des répétitions fastidieuses, des façons de parler vulgaires, et en dépit de l'incorrection du style, de la barbarie de la langue et de la syntaxe : défauts si rebutants, qu'un spécialiste peut seul lire les œuvres du magistrat rouennais, pour les besoins de la cause, même avec les arrangements et les améliorations de l'édition moderne[2]. D'ailleurs, il faut dire que le *Factum*, non plus que le *Détail*, n'eut probablement guère de lecteurs en France, et assurément aucun succès.

C'est sans doute pour rendre son sujet plus abordable que Boisguilbert fit suivre immédiatement le *Factum* de ce que Saint-Simon[3] appelle « un livret fort court, » où il est démontré, comme dans le *Factum* d'ailleurs, que Sully « a changé tout l'ordre des finances au milieu d'une guerre autant ou plus fâcheuse que celle dans laquelle on se trouve engagé, et en est venu à bout avec un grand succès. » D'où ces véhémentes apostrophes que Saint-Simon nous fait admirer[4]. Ce

1. Les bibliographes ne sont pas d'accord quant à la date d'impression : 1705 ou 1706. On ne connaît le *Factum* que par la réimpression de 1707 ; cependant j'ai vu un catalogue où figurait une édition de 1706 avec note de Mercier de Saint-Léger sur « la rareté de cet ouvrage, inconnu aux nouveaux éditeurs du P. Lelong. » Sous la date de 1705, j'ai trouvé, dans le volume du Dépôt des Affaires étrangères coté *France* 1138, un manuscrit de 142 pages intitulé : « *Factum de la France* contre les demandeurs en délai pour l'exécution du projet traité dans le *Détail de la France*, ou *le Nouvel ambassadeur arrivé du pays du Peuple.* » A comparer le début de ce texte avec celui du *Factum* imprimé, je croirais volontiers que c'est là une première rédaction; mais il faudrait l'examiner de plus près.

2. Raison de plus pour s'étonner qu'on ait pu confondre ce style et cette facture avec l'éloquence simple, modeste, calme, et cependant héroïque, de la *Dime royale* de Vauban. Horn a caractérisé (p. 81-89) le genre d'esprit et le style de Boisguilbert.

3. Ci-dessus, p. 339-340.

4. Ci-dessus, p. 340, note 3. — Est-ce du *Factum*, ou bien du *Supplément* que Michelet a voulu parler? Tout ce qu'il dit, d'ailleurs, sur Boisguilbert, sur son *Réveil* (sic) *de la France*, etc., est un tissu de petites erreurs, que

livret, c'est le *Supplément du Détail de la France*. Gros seulement de douze à quinze pages, dégagé de toutes les pesantes scories qui alourdissaient les deux ouvrages principaux de Boisguilbert, il n'y reste plus qu'un éloquent et pressant ultimatum.

Rien de précis sur la date de venue au jour du *Supplément*. Si les bibliographes parlent d'éditions originales du *Factum* qui porteraient la date de 1706, ou même celle de 1705 (nous ne les connaissons pas personnellement), en revanche ils sont muets sur le petit livret, dont sans doute le tirage primitif aura été soigneusement supprimé, et nous n'en possédons le texte que dans les éditions où furent réunies, en 1707 même, les différentes œuvres économiques et polémiques de Boisguilbert[1]. Nul doute cependant que le *Supplément* dut paraître après le *Factum*, et qu'il s'imprima encore à Rouen, chez les complaisants et hardis libraires dont l'auteur s'était assuré la bonne volonté.

Mais le plus embarrassant serait de décider quel est, du *Factum* ou du *Supplément*, l'ouvrage qui fut condamné un mois après la *Dîme royale*. Le *Factum* seul avait ce sous-titre que vise l'arrêt : *Moyens très faciles de faire recevoir au Roi quatre-vingts millions*, etc.; mais tous deux avaient été imprimés et se débitaient à Rouen, comme le dit aussi l'arrêt. Celui-ci parlant de « livre, » cette expression exclurait-elle le « livret »? Quoi qu'il en soit, le « livre intitulé : *Moyens très faciles*, etc., » fut frappé, sinon en même temps que la *Dîme royale* (arrêt du 14 février 1707), du moins un mois après (14 mars), et dans la même séance du conseil privé où M. d'Argenson reçut commission pour rechercher quelle imprimerie, quelle librairie de Paris ou de Rouen avait composé le livre de Vauban[2]. Cet intervalle d'un mois signifie-t-il que les *Moyens très faciles* avaient paru postérieurement à la *Dîme*? En tout cas, l'intendant Courson fut chargé de faire mettre les exemplaires du livre nouveau au pilon.

Il convient d'arrêter ici cette notice beaucoup trop longue, puisque déjà, dans le mémoire de 1875 indiqué ci-dessus[3], j'ai reconstitué l'historique des deux condamnations et raconté quelles en furent les conséquences pour le maréchal de Vauban et pour Boisguilbert, la

la forme seule sauve. Il a bien fait cependant de rapprocher de l'œuvre de Vauban et de Boisguilbert les mémoires confidentiels de Fénelon sur la guerre de Succession (1701-2), et Henri Martin l'a suivi dans cette voie. Ce dernier a reproduit fidèlement toutes les erreurs de Saint-Simon. Horn, dans son chapitre préliminaire, a résumé l'état de la France d'après les mémoires dressés par les intendants en 1698, et d'après la fameuse lettre de Fénelon, qu'il date, à tort, de 1695.

1. Le *Supplément* a été compris dans le volume des *Économistes français*, p. 259-266. Dans la seconde partie de l'édition de 1707, il a une impression et une pagination à part.

2. Arch. nat., V^6, 807, 10e arrêt du 14 mars.

3. Page 324, note 2.

mort pour l'un, la relégation et une suspension momentanée pour l'autre. On verra aussi dans la correspondance souvent citée[1] que Boisguilbert, puis sa famille, firent amende honorable, et, par leurs prières, leurs protestations, obtinrent une notable réduction du temps d'exil[2]; mais Chamillart ne se faisait probablement guère d'illusion lorsqu'il le somma une dernière fois de renoncer au « gouvernement de l'État, » pour ne plus s'occuper que de la justice. Sous le coup même de l'arrêt et de l'exil, Boisguilbert ne trouva-t-il pas moyen d'exposer au ministre une théorie de la politique par laquelle Sully, au risque de se faire assassiner, avait rétabli tout le Royaume en trois mois[3]? D'ailleurs, peut-on admettre que les éditions de ses œuvres réunies qui se firent au courant de la même année 1707 aient été exécutées sans sa participation? Ainsi, dans celle du « *Détail de la France*, augmenté de plusieurs mémoires et traités sur le même sujet, » qui comporte deux volumes, nous retrouvons le *Factum*, tous les traités secondaires si souvent annoncés à Chamillart[4], et même le *Supplément* condamné. Celui-ci, il est vrai, ne fut pas compris dans d'autres éditions de 1707 et 1708 que les libraires français ou étrangers, avec ou sans le consentement de l'auteur, lancèrent sous le titre impudemment trompeur de *Testament politique de M. de Vauban*, et même ornèrent d'un portrait du regretté maréchal[5]. Si cette suppression du *Supplément* est du fait de Boisguilbert, c'est la seule concession qu'il semble avoir faite pour conserver avec le Contrôle général un commerce qui lui était devenu absolument indispensable. L'indulgent Chamillart y aurait été sensible, puisqu'il daigna apporter quelque soulagement au sort de Boisguilbert accablé de taxes extraordinaires, continua d'accueillir les nouveaux produits d'une imagination en gésine constante, et, lorsqu'il se restreignit au

1. *Contrôleurs généraux*, tome II, p. 569-570.

2. Le lieu fixé était Brive-la-Gaillarde; mais Saint-Simon dit l'Auvergne, et cela semble confirmé par une lettre postérieure où il est raconté que l'exilé a passé son temps à étudier les causes de misère spéciales à cette province. Il n'est pas invraisemblable que Saint-Simon ait cru pouvoir solliciter en faveur de l'exilé ou appuyer la lettre écrite par le conseiller son frère, puisqu'il avait des obligations à celui-ci; mais, jusqu'ici, rien ne le prouve.

3. Lettre du 11 avril 1707 : *ibidem*.

4. Sauf les réserves indiquées ci-dessus, p. 338, note 1.

5. Le titre est exactement : « *Testament politique de M. de Vauban*, maréchal de France et premier ingénieur du Roi, dans lequel ce seigneur donne les moyens de soulager les peuples de ce florissant royaume en augmentant considérablement les revenus de la couronne sans qu'on puisse appréhender aucune révolution dans le gouvernement de l'État. » C'est à Sandras et à son *Testament politique de Colbert* que l'idée a dû être prise de ce titre; mais Sandras ne l'empruntait-il pas lui-même au *Testament politique du cardinal de Richelieu*? L'année suivante, 1709, on imprima à Rouen une nouvelle édition de la *Dîme royale* (Depping, *Correspondance administrative*, tome II, p. 861-862).

secrétariat d'État de la guerre, chargea encore Chamlay d'examiner et de conserver les lettres et les mémoires qui venaient de Rouen[1].

III

Devenu contrôleur général en février 1708, Desmaretz, qui avait été jadis si dur pour Boisguilbert, s'humanisa jusqu'à lui donner des audiences, jusqu'à lui permettre de travailler de nouveau[2] avec son frère Vaubourg, devenu son homme de confiance et conseiller d'État[3]. J'aurais même des raisons de croire que le chancelier Pontchartrain finit par accueillir quelques-unes des propositions de Boisguilbert relatives aux charges de judicature[4].

Le plus grand triomphe du Précurseur fut, en 1710, l'adoption d'un impôt analogue comme principe à la capitation, mais réparti proportionnellement au revenu de chaque Français, et payable en argent. Toutefois, Boisguilbert, ainsi que Vauban pour sa dîme royale, avait supposé que tous les autres impôts, et par conséquent l'arbitraire de la répartition, n'auraient plus aucune raison d'être : Desmaretz, au contraire, fit du dixième un impôt de surcroît, de superposition[5]. Saint-Simon nous racontera comment ainsi Boisguilbert, « pour n'avoir songé qu'au bien de l'État et au soulagement unique de tous ses mem-

1. C'est ainsi qu'on retrouve plusieurs mémoires de 1708 et 1709 dans les papiers de Chamlay, vol. 2469 du Dépôt de la guerre.

2. Ci-dessus, p. 587.

3. Comme l'a dit Saint-Simon (ci-dessus, p. 333), Boisguilbert avait eu le grand tort, sous le double point de vue de la vérité historique et de son propre intérêt, de faire remonter la déchéance de la France au plus beau temps de Colbert parce que ce ministre avait supprimé la liberté du commerce des grains, et de ne tenir aucun compte de la splendeur qu'il avait procurée pendant quinze ans. Cette erreur profonde ne peut s'expliquer que parce que le Rouennais n'avait connu du grand ministère que la dernière période, celle de la guerre de Hollande, pendant laquelle on fut forcé de recourir aux mesures rigoureuses et d'inaugurer le système des affaires extraordinaires. Nos historiens modernes ont vivement condamné ce déni de justice. « Il est étrange, a dit Henri Martin, qu'un même esprit ait témoigné si peu de jugement et de critique dans l'appréciation des faits, et tant de force, et parfois de pénétration, dans la recherche des lois économiques. » En tout cas, il est vraisemblable que cela lui aliéna tout ce qui tenait directement à Colbert, c'est-à-dire ses deux gendres, par ceux-ci le duc de Bourgogne, et surtout Desmaretz, qui, en effet, de 1703 à 1708, se montra dur, méprisant, sarcastique pour l'auteur du *Détail*. Desmaretz arrivé au ministère, Boisguilbert comprit qu'il avait fait fausse route, et, tout de suite, proclama Colbert le sauveur de la France.

4. On peut comparer l'édit de la fin de 1709, pour le rachat de l'amortissement du droit annuel, au projet envoyé par Boisguilbert dans le courant du mois d'août de la même année : *Contrôleurs généraux*, tome III, p. 654-658.

5. Ci-dessus, p. 343-344.

bres, se trouva l'innocent donneur d'avis d'un si exécrable monopole. »

Après 1710, ce qui reste de la correspondance donne à penser que Boisguilbert continua jusqu'au dernier jour de son existence ses relations avec le contrôleur général et avec les premiers commis, mais sans que nous puissions préciser s'il fut pour quelque chose dans les tentatives de réforme dont il faut faire honneur à Desmaretz. On le voit seulement recourir plusieurs fois à la bonne volonté de celui-ci, soit pour se tirer des mauvaises affaires que lui suscitaient les magistrats de Rouen sur le chapitre de la police, ou pour obtenir la réduction de taxes trop lourdes, soit pour se décharger au profit de son second fils Maupertuis de la charge de lieutenant général alternatif de police qu'il avait acquise en 1710 à cette intention[1]. Boisguilbert crut devoir manifester sa reconnaissance « par une entière cessation d'attentions qui avaient fait presque toutes celles de sa vie depuis plus de trente ans. » Le sacrifice lui dut être d'autant plus pénible qu'il avait eu la permission de préparer un nouvel essai avec l'intendant Roujault et son beau-père le fermier général Maynon, et qu'il se croyait assuré de « tripler, *avec profit des peuples*, le dixième denier sur la grande industrie[2]. »

Du moins vit-il se clore enfin une guerre souvent glorieuse, mais toujours désastreuse, qui achevait d'épuiser la France, et il put espérer une ère de paix plus propice pour les réformes économiques et financières. Puis, le 8 août 1714, il installa son fils aîné Pinterville dans sa propre charge de président et lieutenant général aux bailliage et siège présidial de Rouen; deux mois plus tard, le 10 octobre, il mourait en cette ville, et, le 11, son corps descendait dans les caveaux de l'église Saint-Maclou. Il avait soixante-neuf ans selon l'acte d'inhumation.

Quoique Saint-Simon n'ait connu Boisguilbert que très passagèrement, et n'ait suivi ses travaux sur la matière imposable que par voie indirecte, il a su rendre justice à des principes humanitaires et patriotiques, à un généreux instinct, à un grand cœur, et cet hommage fut à peu près unique en son genre; à part quelques curieux d'économie politique et financière, ni le *Détail*, ni le *Factum*, ni le *Supplément*, ni le reste de cet amas de mémoires, incohérents le plus souvent et illisibles, toujours impropres pour une mise en œuvre, quoique procédant d'une inspiration tout à fait supérieure, ne trouvèrent plus de lecteurs, même au temps où physiocrates et encyclopédistes prirent la direction des esprits. Il a fallu que l'éditeur de la collection des *Économistes français* eût l'idée de les rapprocher de l'œuvre de Vauban, comme l'avait fait précisément Saint-Simon, et que, par suite, l'une des cinq académies de l'Institut de France en mît l'étude au concours,

1. Les provisions furent expédiées au nom du fils le 25 septembre 1712. Depuis la création de ces charges en 1699, le corps de ville n'avait cessé d'en contester les attributions.

2. Dernière lettre, datée du 29 janvier 1713.

pour que la personnalité de Boisguilbert sortît d'un oubli plus que séculaire[1]; encore ai-je quelque raison de croire que l'impression des ouvrages récompensés dans ce concours et l'exhumation des lettres et des mémoires retrouvés, à la même occasion, dans les Papiers du Contrôle général n'ont point ému le public outre mesure, ni valu à Boisguilbert l'hommage qu'il mérite réellement sous les réserves que j'ai indiquées au cours de cette notice.

1. Je crois que le dernier écrit consacré à Boisguilbert est un discours prononcé par M. Edmond Méret, substitut du procureur général, le 16 octobre 1893, à la rentrée de la Cour d'appel de Rouen.

XIII

LES CRITIQUES DU *PROJET DE DIME ROYALE*[1].

Les critiques du *Projet de dîme royale* se produisirent de tous côtés, qu'elles vinssent des officiers de finance qui avaient été saisis directement par le département dont ils relevaient, ou bien des rares « spéculatifs » qui s'intéressaient à ces questions de réforme des impôts.

Chamlay, homme à l'esprit universel, qui, au milieu de ses études sur la guerre et des projets de campagne qu'on lui demandait chaque année, examinait avec le même soin les propositions soumises au Contrôle général, Chamlay eut à donner son avis sur les conceptions de Vauban comme sur celles de Boisguilbert; mais, dans une partie de ses papiers personnels conservée au Dépôt de la guerre (vol. 2469), nous pouvons constater que, contrairement à beaucoup d'autres contemporains, il opina dans un sens plutôt favorable au projet de Vauban. « La dîme, dit-il en 1709, est le meilleur et le plus aisé de tous les revenus. »

Dans le même dossier, on trouve des observations du sieur du Muret, maire alternatif de Montreuil-sur-Mer, renvoyées aussi à Chamlay.

Un autre magistrat de la même région, Jean le Potier de la Hestroy, ancien lieutenant civil et criminel de l'amirauté de Flandre, président-juge des droits du Roi à Dunkerque, paraît avoir été tenu au courant, dès le temps même de Vauban, des principes sur lesquels son système de réforme reposait, et même avoir eu communication du manuscrit, puisque les magistrats de police trouvèrent un exemplaire de ses « Réflexions » lorsqu'ils firent leur perquisition dans l'hôtel du maréchal, à Paris, et chez son collaborateur l'abbé de Beaumont. Après la mort de Vauban, ces Réflexions furent adressées directement au Contrôle général[2]. C'est une critique des plus intéressantes et des plus valables; elle a été imprimée en 1716.

Au préalable, la Hestroy protestait de son respect pour la mémoire de l'illustre défunt. « Si, disait-il, quelque chose peut justifier le public de l'injustice qu'il lui fait, ou qu'on veut qu'il se soit faite à lui-même, de s'avouer l'auteur d'un traité qu'il n'a pas assurément composé, ni même bien examiné[3], autant dépourvu de raison et de preuves que le petit livre qui parut, il y a quelque temps, sous le

1. Ci-dessus, p. 335, fin de note.

2. Arch. nat., G^7 1127.

3. Comme Boisguilbert, la Hestroy rejetait toute la responsabilité sur l'abbé Ragot de Beaumont, selon lui seul et véritable auteur du *Projet*. Il faudrait vérifier si les corrections et remaniements des manuscrits conservés à la Bibliothèque nationale (ci-dessus, p. 584, note 5) sont de ce personnage ou bien du maréchal lui-même.

titre de *Détail de la France*[1], dont la Préface de ce traité fait si magnifiquement l'éloge, ce seroit ce zèle ardent qu'il avoit pour le bien des peuples, qui l'auroit plus prévenu du desir de les soulager que des moyens de le faire....

« Que diroit ce grand homme, prévenu de la bonté de ce système, s'il vivoit encore, si on lui faisoit voir qu'il n'est établi que sur des principes faux, sur des supputations incertaines et sans fondement, sur des relations de plusieurs bonnes choses, à la vérité, mais mal appliquées et mal digérées; que la régie de la dîme royale ne produiroit pas seulement tous les inconvénients et les maux dont notre auteur veut que les peuples soient accablés par la taille, les aides, la gabelle et tous les autres droits, mais en augmenteroit considérablement le nombre, feroit naître une infinité de difficultés, causeroit beaucoup plus de frais, consommeroit en frais de régie les deux tiers au moins du produit, sur le pied que l'estimation en est faite; qu'il faudroit plus de fermiers, de sous-fermiers, des arrière-fermiers même sous eux, de commis, de gardes, qu'il n'y en a actuellement pour toutes les fermes du Roi; qu'en privant tous les ecclésiastiques, les gentilshommes et les privilégiés de leurs exemptions, elle ne produiroit pas, dans les coffres du Roi, avec les autres droits qui y resteroient joints, à beaucoup près ce que la taille seule produit présentement, et que, bien loin d'augmenter les revenus du Roi par cet établissement, ce seroit considérablement les diminuer; qu'il faudroit infailliblement rétablir les droits qu'on auroit supprimés, ou leur en substituer d'autres, et avoir encore recours aux affaires extraordinaires, contre lesquelles notre auteur se récrie avec tant de raison? »

Un an avant l'impression du petit livre de Potier de la Hestroy, un *Nouveau traité sur la Dîme royale où l'on fait voir... les erreurs et les omissions*, parut à Liège (1715). Il est attribué à Gueuvin ou Guérin de Rademont, receveur des fermes[2].

Le nom de Potier de la Hestroy ne jouit ni d'une grande autorité, ni même d'une notoriété suffisante: tout autres sont celles de Bâville[3]. Celui-ci aussi, appelé à se prononcer sur la valeur du projet de Vauban lorsque la Régence s'occupa d'une taille proportionnelle, fit valoir les objections que l'on a vues plus haut, p. 334, note 2, et p. 592. Il eût voulu au moins que l'on fît une épreuve préalable dans quelque canton; et encore, disait-il, « elle ne réussira jamais, selon mon sens, tandis que les impositions seront aussi exorbitantes qu'elles le sont maintenant[4].... »

Parmi les commentaires ou les critiques auxquels donna lieu la publication de la *Dîme*, j'ai promis de signaler des « Observations »

1. La Hestroy comprenait donc dans la même critique l'œuvre de Boisguilbert et celle de Vauban.

2. Le P. Lelong, *Bibliothèque historique*, n° 28078. — 3. Ci-dessus, p. 592.

4. D'autres observations sur la Dîme, présentées au duc de Noailles ou au conseil des finances le 6 octobre 1716, se trouvent dans le même carton que la lettre de Bâville: Arch. nat., G^7 1127.

dues à un curé de Lyons-en-Forêt. Il se nommait Anquetin, avait été auparavant dans les finances, du temps du ministre le Peletier, et avait même préparé un plan de réforme basé sur la substitution d'une dîme en fruits à la dîme en argent, mais restreinte aux seuls taillables sans qu'il fût touché aux privilégiés, et sur l'établissement d'un tarif à l'entrée et à la sortie de toutes les villes; cela, sans opérer aucune révolution générale dans les procédés de régie. Ses Observations sont conservées à la bibliothèque de l'Institut, ms. in-4° 500. Dans un avant-propos empreint d'un respect non moins sincère que celui de Potier de la Hestroy pour le maréchal, il ne peut s'empêcher de reprocher à celui-ci « son indiscrétion d'avoir rendu public par l'impression un ouvrage qui devoit être pour le Roi seul et pour les ministres, quand ce ne seroit qu'à cause de la peinture qu'il fait du mauvais état de la France. Quel avantage nos ennemis n'en prendront-ils pas quand... ils en concluront que, dans l'affoiblissement où nous sommes, ils n'ont qu'à continuer la guerre pour le perdre?... » — « D'ailleurs, ajoutait-il, ce grand homme n'ayant aucune teinture des finances, comme il en fait l'aveu, et n'ayant communiqué ses idées à aucune personne du métier, dont, au contraire, il marque une extrême défiance, il laisse voir qu'il n'entend pas assez la matière qu'il traite et qu'il est en de fausses préventions sur la manière dont on régit les droits du Roi, lorsqu'il suppose, sur le témoignage de l'auteur visionnaire du traité intitulé : *le Détail de la France*, et de quelques autres ouvrages de même nature. qu'il se consomme plus d'un quart du produit de chaque imposition pour les gages des commis et autres frais du recouvrement. »

Je penserais volontiers que Puységur, non moins curieux que Chamlay de toutes les questions économiques, et souvent employé par le Roi ou les ministres à examiner les projets de finance, travailla, lui aussi, sur la dîme royale[1].

Sous Louis XV, Mirabeau père, l'Ami des hommes, s'occupa de l'œuvre économique de Vauban, comme de celle de Boisguilbert, sans doute au temps où parurent sa *Théorie de l'impôt* (1760) et ses *Économiques* (1769); nous avons le manuscrit de ses notes sur le *Factum* et celui de son éloge de la *Dîme royale*[2].

1. Je crois du moins que des extraits du *Projet* datés de 1732, et conservés au Dépôt des affaires étrangères, vol. *France* 1278, fol. 147-157, peuvent être de lui. Un autre volume du même Dépôt, *France* 1173, renferme toute une suite de mémoires sur le dixième de 1710, parmi lesquels des critiques de la *Dîme* et des extraits de ce livre.

2. Arch. nat., M 783, n°s 8 et 9.

XIV

LES BILLETS DE MONNAIE[1].

Le billet de monnaie est le premier type de papier fiduciaire qui ait été mis en circulation en France, alors que la Hollande, la Suède, l'Angleterre connaissaient déjà et employaient couramment le billet de banque. L'historique de notre billet de monnaie devrait donc avoir été fait depuis longtemps; on en a d'ailleurs tous les éléments, soit dans les ordonnances relatives à la matière, soit surtout dans les dossiers soigneusement conservés du Contrôle général[2]. Cependant c'est à peine si, jusqu'ici, les financiers et les économistes peuvent trouver quelques informations très sommaires dans les encyclopédies ou dans les histoires générales de l'ancien régime [3]. En signalant ici une lacune facile à combler, et un sujet qu'il y aurait tout intérêt à traiter, j'en vais résumer les points principaux.

Une refonte ou réforme générale des monnaies avait été entreprise par Chamillart en septembre 1701.

Les anciennes espèces à réformer étaient reçues par la Monnaie de Paris à raison de douze livres pour le louis d'or, et de trois livres sept sols six deniers le louis d'argent ou écu, pour être transformées en louis de quatorze livres et en écus de trois livres seize sols. Elles affluèrent avant que les machines nouvelles fussent installées, — ou un fonds prêt pour le remboursement immédiat, — et, par égard pour le commerce, le conseil d'État, au rapport de Chamillart, annonça, le 19 septembre, que, jusqu'au dernier octobre suivant, toutes espèces que le directeur Euldes ne pourrait payer sur-le-champ seraient néanmoins reçues contre des billets signés de lui et enregistrés par le contrôleur Boulard; que le Roi s'engageait à faire acquitter au plus tôt ces billets à mesure que marcherait la réformation, et qu'en attendant, ils seraient « donnés et reçus pour argent comptant, tant pour le

1. Ci-dessus, p. 364, note 5.

2. Arch. nat., G^7 1614-1622. En outre, les liasses des intendances renferment une grande quantité de lettres et de mémoires.

3. Dans le *Dictionnaire des finances* dirigé par feu M. Léon Say (1883), p. 438, cet historique est à peine indiqué. Les quelques pages consacrées en 1758, par Forbonnais, dans le tome II de ses *Recherches et considérations sur les finances*, aux différentes phases de l'opération, restent encore ce qu'il y a de plus substantiel; le rédacteur du tome VI de la *Collection des procès-verbaux des assemblées générales du clergé* (1774) s'en est heureusement servi, à propos de l'assemblée de 1707 dont il sera parlé plus loin, pour faire une excellente notice préliminaire, p. 926-931.

payement des lettres de change que pour l'acquit de toutes autres dettes. » Huit jours après, les espèces ayant été surhaussées, le bénéfice de cette augmentation fut étendu également aux billets émis par la Monnaie de Paris. Il en fut de même deux ans plus tard, à propos de la conversion en pièces de dix sols des matières d'argent venues d'Espagne, avec cette addition que les billets purent désormais être reçus à la Caisse des emprunts [1].

Le public s'habitua à employer couramment ce papier, et même à en faire un objet de négoce et de spéculation; la circulation, d'ailleurs, en fut très restreinte, s'il est vrai, comme je le vois dans les Papiers du Contrôle général, que le total, en décembre 1703, était seulement de six millions sept cent mille livres environ. Les coupures commençaient à vingt-cinq livres. Cependant on craignait de ne pas être en mesure de rembourser; une déclaration de ce même mois de 1703 annonça que les billets de cent cinquante livres et au-dessous seraient acquittés comptant, ou dans huitaine, par la Monnaie, et que ceux d'une valeur supérieure devraient être échangés contre d'autres billets de la Monnaie ou des fermes-unies [2], payables au 1er avril ou au 1er juillet 1704, et portant jusque-là intérêt à huit pour cent. Le remboursement immédiat ayant parfaitement réussi pour la première catégorie avant que le mois fût écoulé, on l'étendit aux billets de cent cinquante à deux cent cinquante livres, puis à ceux de quatre cents livres, enfin à ceux de six cents livres [3]; nous pouvons donc croire que l'opération se trouva terminée au commencement de 1704 sans autres incidents. Mais, une nouvelle réforme, qui portait les louis d'or à quinze livres, les écus à quatre livres, ayant été ordonnée au mois de mai 1704, il fut encore usé de la procédure qui semblait avoir été heureuse, et l'on décida que la Monnaie de Paris délivrerait des billets au porteur en échange des versements. Cette seconde fois, les billets commencèrent par être reçus avec la même faveur que ceux de la précédente réforme; mais trois fautes capitales furent commises par Chamillart et par son collaborateur Desmaretz, de qui relevaient toutes les questions monétaires: on ne prépara aucun fonds pour rembourser les porteurs; on multiplia les émissions, non plus au fur et à mesure des versements d'espèces ou de matières, mais pour assurer simplement le fonctionnement de certains services, tels que celui de la Caisse des emprunts [4], et pour pourvoir à des besoins urgents; enfin on attacha aux billets un intérêt de sept

1. Déclaration du 29 mai 1703 et arrêt du Conseil du 25 septembre suivant.

2. La même caisse qui était chargée de la liquidation des effets des trésoriers la Touanne et Sauvion.

3. Arrêts des 17 et 29 décembre 1703, et 29 janvier 1704.

4. Par une déclaration de 1705, le remboursement des promesses de cette caisse, déjà discréditée, et le payement des intérêts ne durent plus se faire que moitié en espèces et moitié en billets de monnaie fabriqués exprès.

et demi pour cent[1], alors qu'il eût été habile de n'en donner aucun et d' « accoutumer les hommes à regarder ce papier comme un nouveau terme moyen servant à évaluer leurs échanges[2]. » Tant qu'il n'y en avait eu qu'une quantité médiocre, classée dans une clientèle de banquiers et de riches commerçants, ceux-ci s'applaudirent de cette nouveauté; mais, par le fait d'une multiplication incessante que nécessitait la pénurie du Trésor, les billets arrivèrent aux mains des simples particuliers, jusque dans les provinces, et ces porteurs-là avaient naturellement besoin d'argent comptant. Les usuriers intervinrent : après s'être contentés d'un modeste bénéfice de trois à quatre livres par mille, ils élevèrent leur escompte à dix, à quinze, à cent, à cent cinquante, faisant valoir l'incertitude, de plus en plus inquiétante, du remboursement.

Pour prévenir cet abus ruineux et rétablir la confiance, les plus grands financiers, ceux que le Contrôle général avait l'habitude de consulter, Anisson, Samuel Bernard, Crozat, Lussé, etc., conseillèrent de faire de petites coupures jusqu'à cent vingt-cinq livres[3], d'imposer aux particuliers l'obligation de fournir un sixième en espèces dans tout payement en billets, et enfin d'ouvrir à ceux-ci les caisses d'émission de rentes ou celles des emprunts des trésoriers de l'extraordinaire des guerres[4]. On répondit en annonçant qu'il serait émis, pour une somme totale de cinq millions, des billets de cinq cents livres payables à jour préfixe et sans intérêt, comme les lettres de change, et qui auraient cours en tous payements ainsi que cela était déjà édicté par la déclaration du 6 décembre 1704, mais seulement pour la ville de Paris. Le remboursement serait fait à partir du 1er mars, à raison de cinquante mille livres par jour ouvrable[5].

Depuis lors, d'innombrables mesures, sans suite ni lien entre elles[6], ne cessèrent plus d'aggraver la situation. Et cependant, dit Forbon-

1. Déclaration du 6 décembre 1704, pour laquelle Samuel Bernard insistait depuis plusieurs mois.

2. *Forbonnais*, p. 139-141. Il fut offert même, le 13 janvier 1705, d'échanger les billets échus contre d'autres billets à un mois, avec le même intérêt payable d'avance; les porteurs ayant touché cet intérêt devaient en tenir compte lorsqu'ils donneraient leurs billets en payement.

3. Jusque-là les billets n'étaient pas de moins de cinq cents livres, dit Dangeau.

4. Cette proposition n'était pas identiquement présentée par chacun des personnages consultés. Le mémoire le plus curieux, quoiqu'il soit moins net et clair que d'autres, est celui du lieutenant général de police d'Argenson.

5. Arrêt du 17 février 1706. Dangeau annonce cette mesure à la date du 14.

6. Arch. nat., collection Rondonneau, AD^{IX} 79. Rien de plus curieux que les considérations de la déclaration du 29 mai 1706 sur les avantages de l'extension de cette dette flottante et sur la fidélité du gouvernement à tenir ses engagements.

nais[1], « il ne s'agissoit que d'user sobrement de la fortune, d'avoir toujours un fonds consacré uniquement à acquitter ceux de ces billets dont on eût demandé le remboursement, de les recevoir en payement dans les recettes comme on les employoit en payement, de faire, au besoin, négocier avec prudence sur la place les billets remboursés, enfin d'en laisser toujours desirer l'abondance, et, sur toutes choses, de la proportionner à la somme qu'on pouvoit mettre à part pour y répondre; au bout de trois mois, le quart en argent eût vraisemblablement suffi dans ce dépôt, la confiance renaissoit, les bourses s'ouvroient, les consommations reprenoient leur cours, les impôts s'acquittoient régulièrement, les intérêts baissoient au lieu de monter sans cesse comme ils faisoient depuis la guerre.... » Voici d'ailleurs un document qui révèle ce que l'on pensait de l'opération dans le pays le plus expérimenté en matière de circulation fiduciaire, et combien on s'y étonna des fausses mesures prises par Chamillart.

Un correspondant du Contrôle général écrivait d'Amsterdam, en novembre 1706[2] : « Je suis bien fâché de vous dire que l'on n'a ici aucune soif ni aucune ardeur pour la paix.... Nous nous occupons agréablement de vos manèges sur les billets de monnoie. Comme ennemis, nous rions de ces désordres, et, comme marchands qui savent chiffrer, nous avons pitié de ceux qui ne veulent pas être persuadés de cette démonstration que, pour cinq ou six millions d'espèces réelles que l'on pourroit destiner tous les ans à un remboursement effectif, on en épargneroit plus de trente que les usuriers et le change vous mangent sur du papier à qui il ne manque que l'opinion et le crédit pour le rendre préférable à l'espèce sonnante; car les billets de monnoie ne doivent pas être regardés comme une mauvaise chose, et, dans le temps qu'ils ont été établis, nous en avons eu peur d'abord, et nous les avons regardés comme une source intarissable et comme un moyen de nous faire la guerre pendant cent ans; cela dépendoit absolument de l'usage que l'on en feroit de votre côté. Il est vrai que nous avons été ravis de voir que l'on en a laissé tomber le crédit à mesure que l'on en augmentoit le nombre, et nous avons prévu de bonne heure que, faute de faire valoir la seule chose qui pouvoit vous donner le secours le plus aisé, vous en avez détruit la confiance, et vous vous êtes abandonnés au mauvais usage que l'avidité et la crainte ont aisément introduit. Il est étonnant de voir avec combien peu de réflexion vous agissez sur les choses les plus importantes, et comment vous vous laissez aller au torrent dès qu'il s'est formé. Il semble que vous ne puissiez pas envisager en même temps tous les ressorts de votre État. On a fait peut-être pour cent trente ou cent cinquante millions de billets de monnoie : c'est environ pour le quart de la valeur des espèces sonnantes qui sont en France, car nous savons à peu près ce

1. Tome II, p. 140.
2. G[7] 1620, tome Ier du recueil spécial, à la date.

qu'il y a chez vous. Ces billets de monnoie devoient faire chez vous le même effet que font ici nos billets de la Banque. C'est du papier pour du papier. Ici, nos billets de banque sont préférés à l'argent réel. Si la République n'en soutenoit pas la confiance, elle se ruineroit; mais, pour leur donner le crédit qu'ils doivent avoir, elle en reçoit comme elle en donne[1]. Vous deviez donc faire la même chose, et c'est l'unique moyen de les faire rechercher. Ce que vous avez de billets de monnoie peut valoir le quart de votre argent : il falloit ordonner que, dans les payements réciproques, on donneroit le quart en billets de monnoie et les trois quarts en argent, et cela en province comme à Paris, et en recevoir sur le même pied dans les recettes royales[2]. L'argent, par ce moyen, auroit toujours eu son mouvement ordinaire, et ne se seroit pas resserré, parce qu'il en eût fallu dans tous les payements. Vos billets de monnoie ont encore l'avantage, sur nos billets de la Banque, qu'ils portent intérêt. Celui qu'on leur avoit attribué est trop fort; il falloit se contenter de donner deux et demi ou trois, ou quatre pour cent au plus. Si même on avoit voulu, on auroit pu, lors du remboursement, faire perdre quelque chose à ceux qui l'auroient demandé avant la fin de l'année du billet, ou avant le terme qu'on auroit prescrit pour le remboursement, ainsi qu'il se pratique pour les billets de la Banque, qui perdent le seizième. Personne ne s'en seroit plaint, et cela auroit ralenti l'envie de se faire rembourser.

« Si on trouve qu'il y a trop de billets de monnoie répandus dans le public, il est bon d'en faire retirer suivant la déclaration du mois d'octobre; mais il ne faut pas que vous vous priviez absolument du secours que vous en pouvez tirer. Il vous sera trop difficile, pendant la guerre, de faire entrer chez vous les espèces qui en sont sorties, à moins qu'il ne vous en coûte furieusement par l'intérêt. Peut-être qu'une augmentation de monnoie vous feroit ce service; mais, si on prenoit ce parti dans le Conseil, ce seroit peut-être encore autrement qu'il ne faudroit, et seulement pour le profit du Roi, qui n'en retire ordinairement aucun profit effectif; au lieu que, si cela se faisoit tout d'un coup au profit du public, le Roi et l'État en retireroient effectivement de l'utilité. Mais, par l'événement, le profit retombe à rien, parce que, quand il faut rendre, ce qui arrive lors de la diminution, il ressort effectivement plus d'espèces qu'il n'en est entré. Il vaudroit donc mieux laisser les espèces sur le pied où elles sont, sans les augmenter ni les diminuer. Elles sont assez hautes pour en faire passer chez vous. Si

1. Huit mois plus tard, les États-Généraux, se voyant envahis par nos billets, en interdirent rigoureusement la circulation. Le placard publié à cet effet, le 2 juillet 1707, fut reproduit dans le n° LXIII de la *Gazette d'Amsterdam.*

2. En Angleterre, il y avait en circulation, avec cours régulier, quarante millions de billets de l'Échiquier, et une quantité de billets de la marine; mais aussi les recevait-on dans les bureaux royaux, et cela assurait leur succès, comme le font observer les *Mémoires de Sourches*, tome XII, p. 22.

vos affaires étoient arrangées pour les billets de monnoie, et si cela étoit entre les mains de nos bourgmestres, vous verriez comme ils s'en serviroient. Je m'étends un peu sur cette matière parce que vous l'avez souhaité[1]. »

Chamillart lui-même reconnaissait la gravité de cette situation ; dans un mémoire daté du 16 octobre 1706[2], et où il évaluait à plus de cent quatre-vingts millions le total des billets en circulation, il avoua que ces papiers perdaient jusqu'à cinquante-quatre pour cent (Forbonnais dit même soixante-quinze pour cent[3]), et la correspondance des intendants prouve que cette dépréciation énorme était générale[4]. Le 1er novembre, Chamillart écrivait au duc de Vendôme et à M. de Bergeyck, en Flandre : « Les billets de monnoie, qui ont soutenu l'État pendant près de deux ans, l'ont entièrement détruit. Je viens de faire expédier une déclaration pour les diminuer en partie et les anéantir, si je puis[5]. Pendant que cette opération durera, je suis presque sans aucune ressource[6]. »

Forbonnais a commenté les expédients que Chamillart et Desmaretz essayèrent d'employer pendant ces derniers mois de 1706[7]. Coupure

1. Il est piquant de rapprocher de cette lettre les observations que Saint-Simon prétend (éd. 1873, tome XVII, p. 12-13) avoir faites au conseil de régence, « quand la Banque y passa. » Selon lui, l'usage du papier-monnaie, si bon qu'il fût en soi, « ne pouvoit l'être que dans une république, ou que dans une monarchie telle qu'est l'Angleterre, dont les finances se gouvernent absolument par ceux-là seuls qui les fournissent, et qui n'en fournissent qu'autant et que comme il leur plaît ; mais, dans un État léger, changeant, plus qu'absolu, tel qu'est la France, la solidité y manquoit nécessairement, par conséquent la confiance, au moins juste et sage, puisqu'un roi, et, sous son nom, une maîtresse, un ministre, des favoris, plus encore d'extrêmes nécessités comme celles où le feu Roi se trouva dans les années 1707, 8, 9 et 1710, cent choses enfin pouvoient renverser la Banque, dont l'appât étoit trop grand, et en même temps trop facile. » La première rédaction de cette tirade se trouve dans l'Addition au *Journal de Dangeau*, tome XVIII, p. 226, 3 février 1720.

2. *Contrôleurs généraux*, tome II, Appendice, p. 473-475.

3. *Recherches et considérations*, tome II, p. 152.

4. *Contrôleurs généraux*, tome II, nos 741, 1011 *n*, 1081, 1104 *n*, 1111 *n*, etc.

5. Cette déclaration ordonnait la conversion en billets de cinq cents livres et de mille livres, avec transformation de vingt-cinq millions en billets des fermiers généraux payables en cinq ans avec intérêt à cinq pour cent, et obligation pour les porteurs de fournir un quart en espèces dans tout payement.

6. *Mémoires militaires relatifs à la guerre de Succession*, tome VI, p. 571 et 576-577.

7. *Recherches et considérations*, tome II, p. 162-164. Le Contrôle général fit faire, de la correspondance et des mémoires de cette période et de l'année 1707, une copie en trois volumes qui est aujourd'hui conservée dans le carton G7 1620.

des billets, cours forcé, défense de prendre plus de six pour cent d'escompte, conversion en billets des fermiers généraux à cinq ans, avec intérêt à cinq pour cent, et en billets des receveurs généraux, affectation d'une somme annuelle pour le remboursement sur le produit de la ferme des postes ou des recettes générales, fixation de ce remboursement d'après la date de l'enregistrement des billets,... tout fut inutile. L'agiotage restait maître du papier à soixante et quatre-vingts pour cent de perte. Enfin on arriva à étendre à tout le Royaume le cours des billets, restreint jusque-là à Paris[1]. A partir du 20 mai 1707, partout et en tous payements, il pourrait être versé un tiers en billets de monnaie, même dans les recettes royales, sauf celles dont l'encaisse était réservée pour le payement des rentes de la ville; les anciens billets de mille livres et au-dessus seraient échangés contre des coupures de deux cents livres ou plus, jusqu'à concurrence de vingt millions, avec intérêt à cinq pour cent pour les coupures supérieures à mille livres; la conversion du reste en billets des fermiers généraux ou des receveurs généraux, ou bien en rentes au denier dix-huit, serait continuée jusqu'à concurrence de vingt-cinq millions.

D'autre part, on voulut user du crédit du clergé : le Roi offrit de lui abandonner quinze cent mille livres de rente sur la ferme des postes à condition qu'il ferait un emprunt, au denier vingt-deux, de trente-trois millions de billets de monnaie non convertis[2].

Un mémoire du temps, pris entre vingt autres, fera connaître quel était alors l'état des choses.

Mémoire sur la matière des billets de monnoie[3].

« Il a été vérifié qu'il en avoit été fait en tout pour cent soixante-quatorze millions. C'est environ pour le tiers de la valeur de ce qu'il y a d'espèces monnoyées en France, puisqu'il a été vérifié, par la première réforme faite en l'année 1690, qu'il a été réformé pour plus de six cents millions d'espèces : les billets de monnoie pour la valeur de cent soixante-quatorze millions faisoient donc une augmentation d'un tiers en sus des biens du Royaume.

« Il n'y avoit, pour faire regarder les billets comme tels, qu'à en ménager le cours et la valeur. Lorsque les Hollandois en virent l'éta-

1. C'est le temps où Mme de Maintenon, terriblement inquiète, écrivait à son ami Villeroy (2 janvier 1707) : « Je ne puis croire que tout ce qui se fait là-dessus ne soit pas consulté à bien des financiers. »

2. *Forbonnais*, tome II, p. 169, 13 avril 1707. Le discours prononcé à cette occasion par M. le Peletier de Souzy, au nom du Roi, est imprimé dans le tome VI des *Procès-verbaux*, col. 953-955. Par la *Gazette d'Amsterdam*, n° XVII, on voit que, primitivement, le clergé ne devait se charger que de vingt et un millions, les états de Languedoc de huit, ceux de Bretagne de huit aussi, ceux de Bourgogne de quatre, et ceux de Provence de deux.

3. Arch. nat., G^7 1618.

blissement, ils les regardèrent comme une ressource inépuisable, qui mettoit le Roi en état de leur faire la guerre aussi longtemps qu'il le voudroit, et ils crurent que ces billets auroient le même effet en France que les billets de la Banque ont en Hollande. Les billets de la Banque en Hollande y sont regardés comme un bien très réel, qui ne seroit peut-être regardé en France que comme un bien imaginaire de même que les gens mal intentionnés tâchent de faire regarder les billets de monnoie : ce qui vient de l'inquiétude naturelle du génie des François, qui prennent tout d'un coup trop de confiance, et, peu de temps après, trop de méfiance, sur le même sujet. Cette variation fait souvent que ce qui est bon en soi est regardé comme mauvais, et cause les mêmes appréhensions et les mêmes désordres. Il est vrai que l'on concerte moins les choses en France que dans les autres pays voisins, où les résolutions ne se prennent qu'après que les matières ont été examinées à fond. Il est cependant aussi important en France qu'ailleurs de concilier tous les différents intérêts. Pour cela, sur la matière des billets de monnoie, il falloit connoître la proportion qu'il y avoit entre la quantité que l'on en vouloit faire avec la valeur des espèces roulantes dans le Royaume, en régler la quantité dans les payements par rapport à cette proportion, n'en faire que de mille livres, ou de cinq cents au moins, et, si la quantité de billets de monnoie que l'on vouloit faire montoit au quart de la valeur des espèces roulantes, n'en permettre que le quart dans les payements. Cela auroit fait qu'il n'en seroit entré que dans les gros payements, et que tous les petits payements se seroient faits en argent. On auroit pu, sur ce pied, en faire prendre dans les recettes du Roi et en donner dans les payements des rentes, des pensions et des gratifications où un billet de monnoie de mille livres ou de cinq cents livres n'auroit fait que le quart du payement.

« Il eût fallu, pour maintenir le crédit de ces billets de monnoie, avoir un fonds réglé et certain pour en payer exactement les intérêts de six mois en six mois, en les réglant sur le pied de cinq pour cent au plus, jusqu'au remboursement, et, si l'on eût bien voulu imiter en tout la Banque d'Amsterdam, avoir encore un fonds certain et réglé pour rembourser des billets de monnoie en faisant perdre à ceux qui auroient demandé leur remboursement le quinzième ou le vingtième de la valeur des billets dont on auroit demandé le remboursement.

« Les choses sont un peu changées. Le Roi a pris la résolution de retirer une partie des billets de monnoie. S. M. a indiqué plusieurs caisses pour les retirer, savoir : vingt-cinq millions par les fermiers généraux, vingt-cinq millions par les receveurs des finances, dix-huit millions par les rentes sur l'hôtel de ville, et trente-trois millions par le clergé. Cela fait cent un millions. Il n'en doit plus rester que pour soixante-treize millions dans le public. Les vingt-cinq millions des fermiers sont remplis; les dix-huit millions de l'hôtel de ville sont bien avancés; les vingt-cinq millions des receveurs généraux des finances ne sont pas à moitié remplis. On n'a encore rien porté au clergé, et il n'y a pas grande apparence que l'on y porte, à cause de l'intérêt trop modique que le clergé doit payer[1]. D'ailleurs, le Roi ayant aliéné le revenu des postes au clergé pour l'indemniser des rentes qui seront payées pour les billets de monnoie qui y seront portés, cela fait toujours connoître que c'est le Roi qui les retirera, et qui se charge des rentes, puisqu'il aliène son revenu à proportion. Le clergé a donné, par son assemblée, acte de sa soumission; mais on peut dire qu'il ne s'est engagé à rien. Il ne faut donc pas regarder ce moyen comme un grand secours dans cette affaire, et il faut compter comme s'il n'y avoit que pour cinquante millions de billets de monnoie retirés, et qu'il en reste encore dans le public pour cent vingt ou cent vingt-quatre millions. Sur ce pied, pour concilier les intérêts de tout le monde et profiter de tout ce qui a été fait jusqu'à présent, il faut considérer les billets de monnoie comme la valeur d'un fonds qui n'est aliéné, de laquelle on peut s'aider. Par cette considération, les intérêts pourroient en être réduits à deux et demi pour cent, afin seulement que ceux qui seront obligés d'en prendre, et qui pourroient en recevoir quelque incommodité, aient la consolation de voir qu'ils ne leur seront pas tout à fait infructueux. Il faut encore considérer qu'il n'y a point eu jusqu'à présent de billets de monnoie au-dessous de deux cents livres, et il est important, pour obvier aux plaintes des provinces, de n'en point faire au-dessous.

« Comme la valeur de cent vingt ou de cent vingt-quatre millions de billets de monnoie ne peut, au plus, monter qu'à la valeur du quart des espèces de monnoie qu'il y a dans le Royaume, on pourroit régler que l'on ne pourra mettre dans les payements que le quart de billets de monnoie et les trois quarts d'argent, et expliquer que les billets de monnoie ne pourront être employés que dans les payements dont un billet de monnoie de deux cents livres fera le quart, en sorte que tous les payements au-dessous de huit cents livres se feront en argent. Ce règlement obviera aux plaintes qui pourroient être faites pour les pauvres artisans, manufacturiers, laboureurs et autres manœuvriers, auquel il est rare qu'il y ait des payements à faire plus forts que de six à sept cents livres.

« Les faire recevoir sur le même pied dans toutes les recettes du Roi, et les faire employer, aussi sur le même pied, dans tous les payements qui se font pour le Roi; ordonner que les traités qui ont été faits, et qui se feront pour être payés en argent comptant, seront exécutés selon leur forme et teneur; pourvoir à avoir des fonds certains et réglés pour payer exactement les intérêts des billets de monnoie restant dans le commerce tous les six mois. Ces intérêts, réduits à deux et demi pour cent, ne laisseront pas de monter à deux millions cinq à six cent mille livres.

1. Selon Forbonnais, le clergé n'en reçut en tout que pour un million.

« Il y a des intérêts échus au 1er janvier dernier, qu'il seroit bien important de payer.

« Comme les receveurs généraux des finances n'ont pas retiré des billets de monnoie pour la somme qui leur avoit été prescrite, et que, selon les apparences, on ne leur en portera plus, il faudroit les obliger à prêter au Roi la somme nécessaire pour payer les intérêts échus au 1er de janvier dernier.

« Il faudroit aussi engager le clergé à fournir une somme de quatre millions par an pour rembourser des billets de monnoie, au lieu de l'engagement qu'il a contracté d'en retirer pour trente-trois millions à constitution de rentes : il arriveroit que le clergé ne retireroit pas tout à fait en huit années ce qu'il peut être obligé de retirer en un an ; et lui abandonner une partie proportionnée du revenu des postes, sur le pied du denier vingt, pour l'indemniser de cette avance.

« Et, pour ralentir l'ardeur de ceux qui voudroient demander le remboursement de leurs billets, ordonner qu'ils perdroient les intérêts qui en seroient dus, et le vingtième du principal, au profit du Roi.

« Et, pour mettre l'argent un peu plus en mouvement qu'il n'est, procurer aux receveurs généraux des finances le moyen de trouver la somme dont ils auront besoin pour le payement des arrérages échus, et au clergé le moyen de trouver quatre millions, il paroît nécessaire d'augmenter la valeur des espèces, savoir : les écus à 3 l. 15 s., et les louis d'or à 14 l. 5 s., et que cette augmentation doit être faite au profit du public.

« Voilà ce que l'on croit qu'il se peut faire de plus convenable sur cette matière pour l'intérêt de toutes les parties de l'État.... »

La déclaration du 12 avril 1707 étendant le cours des billets à tout le Royaume fut précisément celle que le premier président Harlay fit enregistrer au Parlement dans la dernière séance présidée par lui. Le procès-verbal du jour, pas plus que celui de l'audience de rentrée de novembre 1706, ne fait mention d'aucun discours, d'aucune des protestations résignées dont parle Saint-Simon[1], et nous n'en voyons pas trace davantage dans ce billet que Harlay écrivit au contrôleur général en sortant du Palais[2] : « La déclaration du Roi touchant les billets de monnoie a été enregistrée ce matin toutes les chambres assemblées, m'ayant paru trop importante pour n'être portée qu'à la grand'chambre seule. Je suis bien aise que la dernière fonction que j'aurai faite ait été pour obéir à vos ordres et vous assurer du respect et de la reconnoissance que je conserverai toute ma vie des grâces dont je vous suis redevable. » Et cependant la Cour et son chef suprême savaient bien résister jusqu'à la dernière limite lorsque leurs intérêts pécuniaires étaient en jeu[3].

1. Ci-dessus, p. 365 et 385. L'enregistrement eut lieu le 18.

2. *Correspondance des Contrôleurs généraux*, tome II, nº 1229, 18 avril 1707.

3. *Ibidem*, nos 447 et 519, et Addition XII; *Gazette d'Amsterdam*, 1704,

Mais les remontrances que le Parlement avait peut-être jugées inutiles se produisirent de toutes parts, et avec une telle unanimité, que Chamillart, une fois par hasard, fut forcé d'en reconnaître le bien-fondé[1]. Le 11 mai, il l'annonça aux intendants par cette naïve circulaire[2] :

« Je n'aurois pas cru que la déclaration du 12 avril dernier par laquelle le Roi ordonne que les billets de monnoie auront cours dans tout le Royaume à commencer du 20 mai, et qu'ils entreront pour un tiers dans les payements, eût dû produire un effet aussi contraire aux intentions de S. M. que celui qu'elle a eu, puisqu'elle n'en tiroit aucune utilité et qu'elle n'avoit eu d'autre vue, en attendant que ceux qui en sont surchargés profitassent des moyens que S. M. leur avoit procurés pour les placer soit en rentes sur le clergé, en rentes sur la ville, en billets des fermiers ou des receveurs généraux, et diminuant par ces voies, qui étoient uniquement à charge à S. M., le nombre desdits billets de monnoie répandus en trop grande quantité dans le public, que de rendre à ceux qui resteroient leur premier crédit et la même valeur qu'ils devroient avoir puisque S. M. les reçoit pour argent comptant. Cette opération trop lente et le nombre d'usuriers trop grand ayant donné lieu à plusieurs plaintes de la part des marchands et différents particuliers de la ville de Paris, particulièrement ceux qui sont dans le commerce qui avoient été forcés de recevoir des billets de monnoie de leurs débiteurs et n'avoient d'autres espèces pour continuer leur commerce que lesdits billets, sur lesquels ils perdoient des sommes considérables, S. M. s'étoit persuadée que le seul et unique moyen de diminuer ces pertes et de rétablir une correspondance réciproque du commerce entre Paris et les provinces étoit de répandre également lesdits billets dans tout le Royaume, leur donner assez de crédit pour qu'ils fussent pris dans tous les payements pour leur valeur entière, ainsi qu'ils l'avoient été dans les commencements qu'ils avoient été introduits. Il y avoit d'autant plus de fondement de le croire, que le nombre en est diminué de plus du tiers depuis le mois d'octobre dernier, qu'il ne s'en fait et qu'il ne s'en fera plus de nouveaux au profit de S. M.; que plusieurs particuliers qui en ont continuent à les employer en rentes sur la ville, sur le clergé, et en billets des receveurs généraux; que, la proportion des deux tiers en argent au tiers en billet donnant la supériorité à l'argent, il étoit presque impossible, si cette nouveauté avoit été reçue avec l'esprit de facilité qui devroit être réciproque parmi tous les gens de commerce, que l'on en ressentît aucun des effets qu'il semble que la plupart des négociants, suivant les mémoires que j'ai reçus d'eux, ont appréhen-

Extr. X, lettres de Harlay à Chamillart sur les augmentations de gages imposées au Parlement.

1. On peut voir là-dessus une demi-page du *Supplément du Détail de la France* que Boisguilbert venait de faire paraître : éd. Daire, p. 261-262.

2. Copie dans le recueil G^7 1620, tome I, à la date.

dés, et je dois dire, en cette occasion, que ceux qui ont jusqu'à présent fait des gains immenses en commerçant leur argent pour des billets de monnoie ont plus de part aux plaintes qui ont été faites, par le crédit qu'ils se sont acquis en prêtant de l'argent à telles conditions qu'ils ont voulu, que les négociants mêmes, quoique les mémoires soient donnés en leurs noms. Ce qui me le persuade davantage est que les billets de monnoie, qui ne devoient avoir cours que dans Paris avant la déclaration, se sont également répandus dans tout le Royaume, et ont été reçus volontairement. La bonté que S. M. avoit eue, en donnant cours aux billets pour le reste de cette année, de leur faire porter un intérêt à cinq pour cent, auroit dû déterminer la volonté de ceux qui étoient plus opposés à les recevoir dans leur commerce, puisqu'ils devoient leur être également utiles dans tous les temps jusqu'à leur entier remboursement, en attendant qu'ils se fussent déterminés à en faire emploi par le choix des différents moyens qui leur ont été ouverts à cet effet. Ce qui donne lieu de faire connoître encore plus particulièrement que les intentions de ceux qui ont fait des représentations contre l'exécution de cette déclaration ne sont appuyées sur aucune raison solide, c'est l'article dans lequel ils parlent de la cessation entière du commerce avec les étrangers qu'ils assurent que son exécution produira infailliblement, et qu'ils ont répandu dans le public et pris tant de soin de leur persuader, par les lettres qu'ils leur ont écrites, qu'il semble, par celles qui reviennent d'eux, qu'ils les ont persuadés.

« Je ne doute point, par tout ce que j'ai mandé dans les provinces, qu'ils ne soient revenus de leurs premières erreurs. Il est établi de tous les temps que les souverains peuvent introduire dans leurs États telles espèces et monnoies que bon leur semble, et leur donner la valeur qui leur plaît. Cette valeur n'est reçue que par leurs sujets; à l'égard des étrangers, le commerce ne se fait que de marchandises à marchandises, ou espèces pour espèces suivant les valeurs établies entre eux, soit par des conventions particulières, ou par un long usage, et, quelques ordonnances que les Princes aient faites chez eux sur les monnoies, elles n'ont jamais rien changé à ces maximes incontestablement établies. Nous avons vu les louis d'or à seize livres, leur valeur intrinsèque avec les Hollandois n'étant qu'à onze livres cinq sols: les François leur ont tenu compte, par les changes, de cette différence, la valeur intrinsèque n'ayant point augmenté entre eux. Il en a été de même dans le commerce qui s'est fait avec les Suisses et avec les autres États de l'Europe, suivant les différentes valeurs établies entre eux et nous. Toutes ces raisons, quoique décisives, jointes aux bonnes intentions de S. M., qui n'avoit aucun autre objet d'utilité, dans la déclaration du 12 avril, que celui de procurer plus de facilité dans le commerce de Paris avec les provinces, de rétablir la véritable valeur des billets de monnoie en attendant que le nombre en fût diminué assez considérablement par les différentes voies qui ont été ouvertes pour les placer, et en leur faisant produire un intérêt qui étoit cessé, n'ayant pas eu tout le succès que l'on en devoit attendre, S. M. étant informée d'ailleurs que les différentes représentations qui ont été faites avoient causé de grands embarras, et presque une cessation entière du commerce avec les étrangers, quoique prématurément, puisqu'elle ne doit avoir son exécution qu'au 20 de ce mois, elle m'a commandé de faire expédier l'arrêt dont je vous envoie la copie, que vous ferez imprimer dans votre département et rendrez public aussitôt après ma lettre reçue, pour faire surseoir l'exécution de la déclaration jusqu'à ce qu'elle ait pris une autre résolution pour en donner une nouvelle telle qu'elle jugera convenir à l'avantage de ses peuples et à l'utilité du commerce.

« Cette nouvelle marque de bonté et d'attention de S. M. doit les engager à contribuer, avec le zèle nécessaire, dans des temps aussi difficiles que ceux-ci, à rétablir la confiance parmi les peuples et s'employer à procurer par leur commerce l'avantage du Royaume. »

La déclaration du 12 avril fut donc retirée par un arrêt du Conseil du 10 mai, « en attendant l'examen qui doit être fait des raisons contenues dans les mémoires de plusieurs négociants, » et une autre déclaration du 24 mai limita à soixante-douze millions la circulation des billets entre particuliers, encore sous la condition qu'ils seroient échangés contre de nouveaux papiers signés par le prévôt des marchands assisté d'un syndic des six corps de marchands, avec intérêt à sept et demi, et qu'ils auroient cours forcé jusqu'à concurrence de deux tiers dans les seuls payements supérieurs à quatre cents livres, et à Paris seulement. Le reste des billets subsistants ne pourraient plus être reçus qu'à la conversion, ou contre constitution de rentes sur la Ville et sur le clergé.

Sans entrer plus avant dans le détail infini de toutes les opérations qui n'aboutirent que tardivement au retrait définitif des derniers billets de monnaie[1], je dirai seulement que Desmaretz, en prenant le ministère des finances, trouva cette situation :

Nouveaux billets réformés.	72,000,000ᵗᵗ	»
Billets convertis sur les fermiers généraux et receveurs généraux, payables en cinq ans	54,435,825	»
Anciens billets non réformés et gardés par ordre dans les caisses des trésoriers, dont il fallait faire les fonds.	9,570,248	»

Son premier soin fut de rétablir la liberté des stipulations entre particuliers, c'est-à-dire de retirer l'arrêt du 29 octobre 1707 qui avait

1. Pour 1707, les déclarations et les arrêts du Conseil sont encore plus nombreux qu'en 1706. Je signalerai seulement (Affaires étrangères, vol. *Suisse* 179, fol. 87-88) une proposition de substituer aux billets de monnaie

interdit de faire aucun payement si ce n'est avec un quart en billets, et de multiplier les petites coupures[1]. Puis, l'année suivante, profitant d'une grande abondance de matières métalliques pour rehausser la valeur des espèces (le louis d'or à vingt livres, l'écu d'argent à cinq livres), il offrit aux porteurs de comprendre les billets, à raison d'un sixième, dans tout versement d'espèces ou de matières aux hôtels monétaires, contre remboursement comptant en nouvelles espèces[2]. Cet expédient permit de supprimer quelque quarante millions de billets de monnaie et rétablit la circulation des espèces; et cependant Forbonnais[3] fait observer que, seuls, les « gens simples, sans intelligence, ou chargés de beaucoup de petites parties de billets de monnoie, » purent se prêter à une opération qui leur faisait perdre, outre la totalité des billets, un quarantième de la valeur de leurs anciennes espèces. Les autres gardèrent billets et espèces, soit pour attendre un temps meilleur, soit pour bénéficier d'une fausse refonte à l'étranger. Il resta ainsi une quinzaine de millions de billets dans la circulation, quoique perdant de cinquante-cinq à soixante pour cent dans l'agiotage; en 1710 et 1711, on les décria de cours et mise, ne laissant aux porteurs que la faculté de les échanger contre un fonds spécial de rentes au denier vingt sur les gabelles, ou contre les rentes viagères de l'émission de 1705[4]. Le 1er avril 1712 fut le dernier délai accordé. « Par ces expédients, dit le *Compte rendu* de Desmaretz, on avoit supprimé pour 124,567,124lt de papiers qui chargeoient si fort le commerce, et qui avoient rendu l'argent si rare, qu'on ne pouvoit en trouver pour payer les troupes. L'expérience a justifié la nécessité de supprimer ces papiers; on doit convenir que l'État en a reçu un grand soulagement, et que les négociations d'argent sont devenues plus faciles. »

En somme, l'opération n'avait fait que discréditer l'usage du papier fiduciaire émis par l'État; les agioteurs seuls avaient tiré des bénéfices énormes de ce premier essai[5], et aussi les contrefacteurs, qui, par moments, avaient inondé la place de faux billets de monnaie.

des bureaux de banque. Cette proposition était envoyée de Suisse par l'ambassadeur Puysieulx, le 3 juin 1707, comme venant d'un voyageur cosmopolite qui arrivait de Vienne et d'Allemagne; était-ce Jean Law, alors errant à travers l'Europe?

1. Déclaration du 25 février 1708.

2. Édit de mai 1709. La Beaumelle a publié à peu près exactement une lettre de Voysin à Mme de Maintenon, datée du 3 du mois suivant, où l'on voit qu'il fut encore question de recourir à une banque royale.

3. Tome II, p. 204-208.

4. *Ibidem*, p. 211-212, 219, 221, 225 et 234. Ces rentes furent réduites de deux cinquièmes en octobre 1713.

5. Les *Mémoires de Sourches*, tome XII, p. 122, 25 novembre 1709, en citent un curieux exemple. Pour la première fois, en 1710, on appliqua le nom d'*agioteurs* aux gens qui faisaient ces spéculations (*ibidem*, p. 404).

XV

LE PREMIER PRÉSIDENT HARLAY[1].

Pour satisfaire une vieille rancune dont il ne se cachera point d'ailleurs[2], et dans laquelle il se plaît à englober ensemble les trois premiers présidents Novion, Harlay et Mesmes[3], Saint-Simon a répété, chaque fois que l'occasion s'en présentait, quelques-uns des détails du portrait de Harlay, « vil et détestable esclave du crime et de la faveur, » que nous avons ici dans toute sa plénitude[4]. Il en a souvent varié les formules, selon son habitude, mais jamais le fond, et sa haine a toujours trouvé des accents si véhéments, si convaincus et persuasifs, que l'histoire a tout adopté en bloc. Nous ne pouvons cependant laisser passer sans quelques observations ce débordement d'accusations envenimées et injustifiées; comme nous l'avons déjà fait en de pareils cas, il faut, tout au moins, indiquer, par une comparaison impartiale, quelles sont celles que les autres témoignages contemporains confirment, et celles, au contraire, qu'ils infirment ou atténuent.

Déjà, Depping, dans la Préface du tome II de la *Correspondance administrative*[5], puis Chéruel, dans *Saint-Simon considéré comme historien de Louis XIV*[6], ont réuni nombre de documents favorables et d'attestations élogieuses; mais les uns et les autres s'appliquent plutôt au magistrat et à l'homme public qu'à l'homme privé, et, ces deux historiens, dans leur zèle à réfuter Saint-Simon, n'ont pas non plus cherché à dégager ce qu'il pouvait y avoir d'ironie cachée sous certaines hyperboles, par exemple chez Mme de Sévigné, qui ne manque pas à enfler sa voix pour célébrer dignement une si « belle âme[7]. »

1. Ci-dessus, p. 364-378.
2. Éd. 1873, tome X, p. 431 : « Depuis l'affaire de M. de Luxembourg, j'étois demeuré hors de toute mesure avec lui. »
3. *Ibidem*, p. 422 (comparez l'Addition n° 295, dans notre tome VI, p. 451-452) : « Il seroit bien difficile d'en trouver trois de suite, en aucun tribunal, aussi profondément corrompus que Novion, Harlay et Mesmes, et de genres de corruptions plus divers par leur caractère personnel, sans qu'on pût dire néanmoins lequel des trois a été le plus corrompu, quoique corrompus au dernier excès tous les trois, et, chacun différemment aussi, avec tous les talents et les qualités qui pourroient rendre leur corruption plus dangereuse. »
4. Nos tomes II, p. 54-55 et 114, III, p. 110-111, VIII, p. 433-434, etc.; *Parallèle des trois premiers rois Bourbons*, p. 99; Additions à Dangeau, n°s 295 (dans notre tome VI, p. 451) et 728 et 729, ci-dessus; suite des *Mémoires*, tomes VIII de 1873, p. 317, IX, p. 322, etc.
5. Pages XXIV-XXXIII. — 6. Pages 606-618.
7. *Lettres*, tomes IV, p. 178 et 223, V, p. 2, et IX, p. 246-247. Mme de

Rien qu'en exposant sommairement le pour et le contre, l'éloge à côté de la satire, le lecteur pourra juger par lui-même si, toute balance faite, il n'y a pas lieu de maintenir quelques-uns des traits vigoureux que Saint-Simon s'est plu à accumuler, et de reconnaître cependant des mérites incontestables, des services réels.

Voici, tout d'abord, le panégyrique que, suivant l'usage, l'avocat général Portail prononça pour sa dernière harangue, le 6 mai 1707, lorsque M. le Peletier fut installé premier président[1] :

« Un génie supérieur, une droiture inflexible, une application infatigable, une érudition profonde du droit public du Royaume l'avoient conduit par degrés jusques à la suprême magistrature. L'étendue de ses connoissances égaloit celle de son esprit. Aussi grand par ses sentiments qu'élevé par sa dignité, la noblesse de son âme répondoit à celle de sa naissance; au-dessus de l'intérêt, qu'il ne voulut jamais connoître, prodigue des biens, qu'il ne vouloit mériter que pour les répandre, il n'étoit avare que du temps consacré aux fonctions de la justice. Vengeur sévère de la règle et de la discipline, ennemi redoutable de cet esprit d'artifice et de chicane qui n'osoit plus se montrer devant lui, il ne put jamais ni souffrir ni dissimuler le désordre. Censeur intrépide dans ces jours solennels où les remontrances salutaires devroient être regardées comme le plus rude châtiment que la justice puisse exercer contre le magistrat, il ne craignit jamais de déplaire à ceux qu'il se croyoit obligé d'avertir et d'instruire. Le torrent de l'exemple, la loi de la coutume, les préjugés de l'usage, tous ces prétextes aussi communs que frivoles n'ont jamais rien pu contre l'austérité de ses mœurs. Content de retracer par sa conduite aux yeux des juges l'image presque effacée de l'ancienne magistrature, et de susciter encore en ce siècle un exemple si rare de la noble et majestueuse simplicité de nos pères, quel généreux mépris ne faisoit-il point paroître pour ces hommes nouveaux aussi dangereux par l'excès de leur luxe qu'inconnus par l'obscurité de leur nom! Quelle fermeté, quelle promptitude à soulager les foibles qui réclamoient son autorité! Sensible aux misères, il possédoit l'amour et la confiance, sûrs garants de la fidélité des peuples.

« Attaché par goût et par estime à ces restes précieux de la plus pure magistrature, empressé à prévenir ses plus justes désirs et à exciter les grâces du Prince en faveur de ces noms vénérables qu'il est de l'intérêt public et de la dignité de la Compagnie de perpétuer dans le gouvernement de la justice, grand par ses actions, plus grand encore par les motifs qui le faisoient agir, amateur du bien public, zélé pro-

Sévigné insiste surtout sur le désintéressement du premier président et sur les mesures prises par lui pour que ses domestiques ne fussent point exposés aux tentations. Il y a un autre cas de désintéressement dans le *Journal de Dangeau*, tome I, p. 418, et j'ai cité l'anecdote du legs du président de la Barroire (tome IV, p. 28, note 1).

1. Arch. nat., minutes du Parlement, X1a 8891.

tecteur de nos saintes libertés, estimé de son Prince, utile à sa patrie, précieux à la justice, chaque jour d'une si belle vie sembloit marqué par un nouveau trait de grandeur.

« Il vit encore, ce digne magistrat, et il vivra toujours pour sa propre gloire; mais il n'a plus voulu former que des vœux pour le salut de la République. Accoutumé à rendre aux autres une justice exacte, il a cru devoir se rendre à lui-même une justice sévère; attentif à prévenir les approches de l'âge et de la foiblesse, on l'a vu rassembler en un moment toutes ses forces pour prononcer seul, dans le secret de son cœur, ce dernier arrêt de condamnation, beaucoup moins rigoureux pour lui, qui se retrouve, que pour la patrie, qui craignoit de le perdre. Persuadé qu'on a toujours assez vécu lorsqu'on a toujours vécu pour la justice, il n'a plus songé qu'à assurer par une retraite honorable la gloire de ses actions passées. Il ne s'arrache aux affaires du dehors que pour se rendre tout entier à lui-même; mais en vain voudroit-il se cacher aux yeux du public qu'il fuit : il ne se dérobera point à ses louanges et à ses regards. Le même éclat de gloire qui l'environnoit au milieu de la dignité dont il étoit revêtu le suivra dans cette retraite qu'il a choisie. C'est là que, dans le loisir d'un repos toujours utile, éloigné de l'embarras du siècle, ne tenant plus aux hommes que par l'estime qu'ils conserveront pour sa vertu, il bornera tous ses desirs à jouir en paix d'un bien si durable, et à transmettre à ses successeurs, dans les siècles à venir, ce noble, ce précieux héritage de tant d'illustres aïeux. »

A côté de cet éloge officiel, qui vise surtout le magistrat, mais qui n'est point banal, voici maintenant les portraits satiriques du temps, où Harlay est très librement dépeint, et l'on y remarquera plus d'une concordance avec Saint-Simon.

Le premier est tiré des Caractères de 1703 dont l'exemplaire unique appartient au Musée britannique, et que j'ai publiés il y a peu de temps[1] :

« M. de Harlay, premier président, n'a ni taille ni mine avantageuses. C'est un véritable Tartufle en tout sens. Il a beaucoup d'esprit et remplit aussi bien, pour la capacité, la charge de premier président qu'il faisoit auparavant celle de procureur général, excepté qu'il est trop formaliste et désole tout le barreau par les assiduités incommodes qu'il exige de ceux qui le composent. Pendant les dernières années de la vie du défunt chancelier, il affectoit (comme les cardinaux qui aspirent à la tiare) d'être toujours moribond, dans la pensée de pouvoir occuper cette dignité : ses harangues publiques ne rouloient que sur ses indispositions; mais, depuis que M. de Pontchartrain a été choisi à son exclusion, il se porte fort bien. Il fait régulièrement sa cour au Roi, dont il a obtenu des bienfaits considérables, et, entre autres, la charge de conseiller d'État ordinaire pour son fils,

1. *Un recueil inédit de portraits et caractères*, publié en 1897, p. 48.

qui n'en est nullement capable. Son humeur et sa mine pédantesque lui ont attiré plusieurs petits chagrins à la cour et dans son hôtel, dont il se console étant dans les bonnes grâces du souverain. »

On a remarqué, à la seconde ligne, ces mots : « C'est un véritable Tartufle en tout sens. » Or, Mme Dunoyer, dans une de ses *Lettres historiques et galantes*[1], raconte que le premier président passait effectivement pour être l'original du Tartuffe de Molière, et pour avoir, en représailles, provoqué les rigueurs du Parlement contre la fameuse comédie. Dans le même endroit, Mme Dunoyer disait, comme notre auteur, qui la copie si souvent[2] : « J'aime cette manière de parler laconique qui dit beaucoup en peu de paroles; on dit que toutes celles de M. du Harlay[3] sont des sentences qu'on recueillera pour les donner quelque jour au public. »

N'est-ce pas évidemment Harlay que la Bruyère a visé en ces termes[4] : « Un air réformé, une modestie outrée, la singularité de l'habit, une ample calotte... » ? N'est-ce pas lui aussi que Boileau a désigné sous le sobriquet de « faux Caton » dans la XIe satire, en souvenir de laquelle notre auteur a parlé d'un « extérieur de Caton le censeur[5] » ? Même expression d'ailleurs dans une note des *Mémoires de Sourches*[6]. Mme Dunoyer insiste encore et précise[7] : « C'est un homme d'esprit, mais qui s'est fait une espèce d'esprit à sa mode et un style particulier qui le rend original. Il est dévot par-dessus le marché, ou soi-disant, et, avec sa petite houppe au menton, ses grandes courbettes et son air d'humilité, il est devenu premier président, et est très capable de remplir ce poste. On l'appelle *Harlequin*, c'est-à dire *Harlay V*[e], et l'on prétend trouver là une équivoque assez plaisante à cause du sérieux comique de ce magistrat qui, sans jamais avoir ri et sans changer de ton, dit les choses du monde les plus plaisantes. »

Vingt-cinq ou trente ans plus tôt, en 1671, Guy Patin était plus réservé[8] : « Homme de grand sens, fort exact, sévère, mais un peu trop *mélancolique*. »

Bien entendu, les Chansonniers ne se sont pas privés de donner leur note dans le concert[9] : c'est un mécréant, débauché de plus d'une

1. Lettre xxxvii, tome II, p. 29.
2. Ci-dessus, p. 369 et 372. On a vu aussi, p. 385, un exemple de cette façon de parler par apophtegmes en façon de triolet, qui rappelle son salut à un célèbre lieutenant de police.
3. Cette forme se rencontre assez souvent comme aussi *d'Harlay*.
4. *Caractères*, tome II, p. 93; comparez le tome I, p. 354-356 et 545-546.
5. Addition n° 295, dans notre tome VI, p. 451.
6. Tome I, p. 120 : « Homme d'esprit, grand magistrat, et qui s'étoit fait un extérieur de censeur conforme aux fonctions de la charge qu'il faisoit. »
7. Lettre xxxviii, dans le tome II, p. 42.
8. Lettre du 23 juillet; tome III, p. 781.
9. Mss. Fr. 12690, p. 43, et 12691, p. 173-175; *le Nouveau siècle de Louis XIV*, tome IV, p. 243 et 245.

façon, ambitieux, envieux, méchant, etc. Ces textes-là ont dû être connus de Saint-Simon.

Je ne rappellerai que pour mémoire les dédicaces de Santeul et les éloges hyperboliques de Jean de la Fontaine : ceux-ci durent gêner quelque peu la gravité du magistrat[1].

Voici maintenant quelques témoignages sur le rôle public du magistrat. J'ai déjà cité les *Mémoires de Sourches*, ou plutôt leur annotateur. Leur auteur, en juin 1682, nous révèle, contrairement à toutes les allégations de Saint-Simon, que Harlay, alors procureur général, batailla pour empêcher que la souveraineté de Dombes ne fût constituée au profit du bâtard dans des conditions d'exception et non conformes aux lois[2]; l'annotateur a ajouté encore[3] : « Il avoit accoutumé de mettre dans ses conclusions : *Je n'empêche pour le Roi;* et il mit dans celle-ci : *Je ne puis empêcher pour le Roi.* » Les mêmes *Mémoires* rapportent aussi[4] qu'en 1686, M. de Montchevreuil ayant été indignement reçu par le procureur général parce qu'il était allé le solliciter au Palais faute de pouvoir pénétrer jusqu'à son cabinet, dans sa maison, Mme de Maintenon exigea des excuses pour son favori et pour elle-même, et que Harlay dut s'exécuter d'autant plus vite qu'il commençait à sentir de la jalousie chez les ministres.

Très gallican, et activement mêlé aux affaires de 1682[5], Harlay ne fut pas peu fier du rôle que son cousin, l'archevêque de Paris, y joua[6]. Un recueil du temps nous a conservé ces deux boutades contre les ultramontains. Un jour que l'avocat Vaillant parlait de l'autorité souveraine du Pape, il le reprit en disant qu'il prît garde à ce qu'il avançait là. L'avocat répliqua : *In spiritualibus.* Le premier président reprit : *Etiam in spiritualibus, nam Ecclesia non regitur auctoritate, sed canone.* Et il ajouta qu'un avocat français devait se souvenir qu'il

1. Voyez, dans les *Œuvres*, tome VIII, p. 347-351, la dédicace des deux volumes publiés en 1685, en collaboration avec le chanoine Maucroix, et tome IX, p. 452-454, les vers sur le changement ministériel d'octobre 1689. Mathieu Marais (*Mémoires*, tome III, p. 29) faisait remarquer qu'un homme si austère avait bien accepté la dédicace de ces volumes du conteur.

2. Le fait est mentionné aussi dans les Mélanges du conseiller bourguignon de Lamare, ms. Fr. 23251, nº 1088, avec cette addition que le Roi sut très bon gré à Harlay de lui avoir rapporté les lettres patentes, et qu'il donna à son fils la survivance de procureur général. On peut voir dans la notice Harlay de l'*Histoire généalogique*, t. VIII, p. 799, que le père de notre premier président, étant, lui aussi, procureur général, avait donné deux terres à un bâtard de son propre frère (Charles de Harlay, baron d'Illins, capitaine de cavalerie, mort en 1636), pour que la fille de ce bâtard pût se marier.

3. Tome I, p. 120 et note 2. — 4. *Ibidem*, p. 373-374.

5. Le P. Lauras : *Nouveaux éclaircissements sur l'assemblée de 1682* (d'après les *Mémoires de Sourches*), p. 21 et suivantes. Voyez notre tome II, p. 349, note 3.

6. *Mémoires de l'abbé le Gendre*, p. 128-129.

parlait devant la grand'chambre. — En 1697, il protesta contre l'archevêque de Reims et les quatre évêques dont était Bossuet lui-même, parce qu'ils avaient demandé au Pape de censurer le livre du cardinal Sfondrate sur la Prédestination. « Quel scandale! disait-il, cette conduite est contraire aux libertés de l'église gallicane, aux maximes du Parlement, à l'autorité et à la juridiction des évêques[1]. »

Quoique riche par lui-même, Harlay fut longtemps gêné du payement des intérêts des sommes que son père avait empruntées pour acheter au prix énorme de quatorze cent mille livres la charge de procureur général, qui ne fut pas revendue cinq cent mille livres; aussi Louis XIV vint-il souvent à son secours: en août 1684, il lui fit donner deux cent mille livres par le Trésor royal[2]; à la fin de 1686, il le gratifia encore de cinquante mille livres pour l'aider à payer le Ménilmontant aux héritiers de M. du Housset[3], et, quand il fallut revendre cette demeure de plaisance, en 1696, le premier président obtint en place un des appartements du château de Vincennes[4]. Ce séjour royal devait lui plaire d'autant mieux qu'il aimait beaucoup la chasse; mais, comme on l'a vu ci-dessus (p. 376, note 2), il acquit Grosbois cinq ans plus tard, et le Roi lui donna alors trente mille livres.

Chamillart arrivant aux finances, un de ses premiers soins fut de faire payer au premier président deux belles sommes de cent cinquante et de cinquante mille livres, et de porter sa pension à neuf mille livres[5]. Harlay lui rendit amplement ce service en conseils sur la matière des affaires extraordinaires et des édits bursaux[6]. En 1703, la somme totale qu'il touchait annuellement au Trésor royal s'élevait à trente-six mille cinq cents livres, et se décomposait ainsi : gages du Conseil (réduits d'un quart par le retranchement), 1500^{tt}; appointements de premier président (*idem*), 12 000^{tt}; pension (*idem*), 3000^{tt}; pension ordinaire, 9000^{tt}; secrétaires, 2000^{tt}; rétablissement du quart retranché sur les appointements et gages, 9000^{tt}. A partir du 17 novembre de la même année, nous avons vu[7] qu'il lui avait été assuré une autre pension de vingt mille livres, c'est-à-dire celle de ministre, pour le cas où il se démettrait de la première présidence.

1. Arch. nat., MM 825, fol. 79 v° et 83.
2. *Dangeau*, tome I, p. 41.
3. *Gazettes* du P. Léonard, Bibl. nat., ms. Fr. 10265, fol. 192 v°; *Mémoires de l'abbé de Choisy*, tome I, p. 215.
4. Arch. nat., MM 825, fol. 81 v°.
5. Depping, *Correspondance administrative*, tome III, p. 317.
6. Depping a publié nombre de ses lettres sur ce sujet.
7. Tome IV, p. 27, note 6.

XVI

LE DUC DU MAINE ET LA PREMIÈRE PRÉSIDENCE[1].

Les deux lettres qui suivent, adressées par le duc du Maine à Mme de Maintenon[2] le 24 et le 28 novembre 1706, c'est-à-dire dans le temps où il devint certain que M. de Harlay quitterait la première présidence, prouvent quelle importance le jeune prince attachait à ce que cette place fût remplie par un serviteur à sa dévotion.

I

« A Versailles, le 24 novembre 1706.

« Sans les longs intervalles des voyages de Marly, je ne me servirois pas de la permission que vous me donnez, Madame, de vous écrire; mais le bruit est tellement répandu que, soit par nécessité ou par vertu, M. le premier président demandera bientôt à se retirer, que je ne puis refuser au mouvement de mon cœur (qui, comme vous savez, commence par être bon François avant que d'être bon ami) de vous supplier, dans cette occasion, d'honorer M. le président de Mesmes de votre protection, lorsque vous verrez qu'il en sera temps. Quoique je fusse au désespoir de contribuer indirectement à faire tort à personne, je vous avoue franchement que je serois ravi de voir à mon ami une place qu'il est certainement très capable de remplir par son zèle, son honneur, sa fermeté, sa naissance, son affection pour le Roi à toute épreuve, et par le crédit qu'il a dans le Parlement. Je n'ignore pas que la sollicitation ne doit avoir aucune part au remplacement de certains postes : aussi mon dessein n'est-il que de rendre témoignage à la vérité, qui est toujours bien reçue auprès de vous. Je sais, Madame, que vous me pourrez dire que vous ne vous mêlez point des choses de cette nature; mais permettez-moi de vous répondre que vous vous en mêlerez si vous voulez, et que rien de tout ce qui est important au service du Roi et au bien de l'État ne vous est indifférent. Comme je suis, si je l'ose dire, animé des mêmes sentiments, pardonnez-moi, je vous prie, mon instance pour M. le président de Mesmes, et trouvez bon, Madame, que je vive dans la confiance que vous voudrez bien ne le pas laisser oublier dans une conjoncture si précieuse pour lui, dont il sera impossible au public de savoir les véritables mouvements. »

1. Ci-dessus, p. 380, note 8.
2. Elles sont tirées du second registre de la correspondance du duc du Maine communiquée par Monsieur le Comte de Paris : ci-dessus, p. 520, note.

II

« Le 28 novembre 1706.

« Je suis bien touché, Madame, de la bonté avec laquelle vous avez reçu ma très humble prière. M. le président de Mesmes en aura d'autant plus besoin qu'il m'a déclaré aujourd'hui ne pouvoir se résoudre à demander au Roi un tel poste, quoiqu'on lui ait dit qu'il y avoit de ses émules qui n'avoient pas poussé la circonspection si loin. J'ai aussi une très grande joie que vous soyez contente de mes extraits de saint Augustin; il me faudra encore plusieurs années pour vous en fournir un second tome[1]. Il y a une humilité à l'aveu que vous me faites de n'avoir point entendu quelques passages, à laquelle, en vérité, j'ai de la peine à ajouter foi; le copiste peu exact en sera peut-être la cause. Quoi qu'il en soit, si vous voulez me les faire marquer, je tâcherai de vous les éclaircir. Le style de saint Augustin demande, en de certains endroits, qu'on y soit habitué; il a quelquefois des tours fort concis et des expressions hardies, auxquelles on se familiarise, et qui n'échappent pas longtemps à des personnes qui ont autant d'esprit et de piété que vous. N'épargnez point ma peine, Madame, je vous supplie, et croyez que je m'estimerois le plus heureux homme du monde, si, d'une façon ou d'une autre, je me persuadois pouvoir vous être de quelque utilité. »

1. Cet essai de traduction ne paraît pas avoir été connu de M. l'abbé Mellier lorsqu'il a fait la biographie du duc du Maine en tête de son édition des *Méditations sur le Sermon de la montagne* (1884).

XVII

LE DUC D'ORLÉANS APRÈS ALMANZA[1].

I

M. le duc d'Orléans au Roi[2].

« A Almança, ce 27 avril 1707.

« Sire,

« J'ai eu le malheur d'arriver ici un jour trop tard, quelque diligence que j'aie pu faire. Je ne parlerai point à V. M. de ce que j'en ai senti, et oublierai ce qui ne regarde que moi pour me réjouir et faire compliment à V. M. sur la grande victoire que son armée a remportée. Si toutes les troupes qui étoient destinées pour la Navarre étoient en marche, et que M. de Montrevel n'en eût pas retenu dix bataillons et trois régiments de cavalerie quoiqu'il assure lui-même que tout est fini en Quercy, ces dix bataillons, avec la cavalerie de Navarre, pourroient suffire à M. de Legall pour entrer en Aragon, dont la conquête, à présent, ne sera pas difficile, pendant que cette armée-ci achèvera de nettoyer le royaume de Valence des deux côtés du Xucar, toujours à portée de se communiquer avec le corps d'Aragon par Teruel. Dans ce même temps, les douze bataillons qui seroient passés du côté de Siguença pourroient facilement, avec les treize escadrons espagnols qui y sont, passer du côté du Portugal, et, joints avec les dix bataillons et les dix-huit escadrons qui sont aux ordres de M. de Bay, non seulement reprendre Ciudad-Rodrigo, mais même profiter du peu de temps qui reste jusqu'au mois [de] juillet pour entrer en Portugal et forcer les Portugais peut-être à demander la paix, tandis que les deux corps restés en ce pays, après avoir soumis Aragon et Valence, passeroient l'Èbre, et, réunis, feroient le siège de Lerida. Si V. M. vouloit faire passer en Roussillon les bataillons revenus d'Italie qu'elle destine à ce pays-ci, le duc de Noailles se trouveroit en état de faire le siège de Girone, et alors V. M.[3] [pourroit retirer ses troupes d'Espagne, que les seules troupes du Roi son petit-fils seroient en état de conserver, la paix étant faite avec le Portugal, et ne restant aux ennemis que quelques places maritimes, qu'ils auroient bien de la peine à soutenir; et les Hollandois en viendroient sûrement au traité que vous souhaitez].

« Mais, si les troupes restent en Quercy ou en Médoc, où elles sont très inutiles, nous serons contraints d'employer pour l'Aragon les quatorze bataillons de M. de Joffreville et de remettre la prise de Ciudad-

1. Ci-dessus, p. 424, note 6.

2. Lettre autographe : Dépôt de la guerre, vol. 2048, n° 291. Le n° 298, du même jour, est adressé à Chamillart.

3. Ce qui suit entre crochets était transcrit en chiffre.

Rodrigo et l'entreprise du Portugal au mois de septembre, qui est une saison bien moins favorable que celle du vert pour ce pays-là, sans compter les secours maritimes qui auront le temps d'arriver et de se remettre. Je me flatte donc que V. M. envoiera un ordre positif au maréchal de Montrevel, sans quoi il ne se résoudra jamais à se défaire de sa grande armée, et que, par ce moyen, je pourrai, du côté du Portugal, rendre quelque service à V. M. qui me console, à l'égard de moi-même, du malheur que les huit jours que j'ai tardé à partir plus qu'il n'avoit été d'abord résolu m'ont causé. Au reste, je ne puis m'empêcher de dire à V. M. que, si la gloire de M. de Berwick est grande, sa modestie ne l'est pas moins, ni sa politesse pour moi, qui l'engageoit quasi à vouloir s'excuser sur ce que les ennemis l'ont attaqué, d'avoir remporté sans moi une victoire aussi complète et aussi signalée que celle-ci. Je suis, etc. »

II

M. Chamillart à M. le duc d'Orléans[1].

« A Marly, ce 17 mai 1707.

« Monseigneur,

« Personne n'a été plus sensible que moi à la juste douleur dont V. A. R. a dû être pénétrée de n'avoir pas partagé avec M. le maréchal de Berwick et les troupes qui ont combattu sous ses ordres la gloire de la journée du 25. Il vous reste encore assez à faire, si vous voulez profiter de la foiblesse et du désordre des ennemis. V. A. R. me permettra de lui dire que rien n'est plus important que de rétablir présentement l'autorité de S. M. Cath. dans les royaumes de Valence et d'Aragon, de faire toutes les dispositions, d'assembler de l'artillerie, des munitions de guerre et de bouche à Alcantara, pour entrer en Portugal au commencement de septembre, avancer avec les premières troupes qui arriveront sur cette frontière, nos magasins à Abrantès, et, lorsque le tout aura joint, marcher droit à Lisbonne. C'est le seul moyen de vous rendre en six semaines le maître du Portugal. Si vous assiégez Ciudad-de-Rodrigo et les autres petites places qui sont sur la frontière, vous y perdrez votre temps, et, si V. A. R. peut se rendre le maître de Lisbonne, toutes les autres villes se rendront sans attendre que vous les y obligiez par la force. J'avois assuré M. de Berwick que je ne communiquerois qu'à lui seul l'idée qui m'avoit passé par la tête de marcher droit à Lisbonne; je n'ai pu me refuser la satisfaction d'en faire part à V. A. R. Comme elle n'est que de moi, elle en fera l'usage qui lui conviendra. Personne ne sauroit être, etc. »

1. L'original autographe se trouve au Dépôt des affaires étrangères, dans le volume *Espagne* 176, fol. 84, qui, comme le volume suivant, coté 177, renferme une partie de la correspondance du prince pendant cette campagne de 1707. Dans le volume 172, nous avons (fol. 299) l'imprimé d'une proclamation espagnole qu'il lança le 8 mai.

ADDITIONS ET CORRECTIONS

Page 4, note 2. Dans un ouvrage récent sur *Marie-Adélaïde de Savoie, duchesse de Bourgogne*, M. Gagnière a reproduit (p. 44, note) une lettre que le duc d'Orléans écrivit à sa sœur Mme de Savoie pour s'excuser de ce qu'il allait faire le siège de Turin.

Page 16, note 3. Le 12 mai, Vendôme écrivait encore au ministre (vol. 1962, n° 72 *bis*) : « Je vais vous dire les raisons qui m'ont fait desirer un brevet : la première, qu'il passe pour constant que M. de Turenne en a eu un, et que je me flattois que le Roi voudroit bien me faire la même grâce ; la seconde, que MM. les maréchaux de France disent publiquement, à qui veut l'entendre, que la lettre que j'ai, et rien, c'est la même chose ; que, s'ils se trouvoient dans le cas, ils ne m'obéiroient pas, et qu'enfin, pour qu'ils me reconnoissent, il faut que j'aie un brevet du Roi scellé non seulement du grand sceau, mais même vérifié au Parlement.... Je ne croyois pas qu'il fallût tant de cérémonies pour que le Roi fût obéi de ses sujets quand son ministre leur parle de sa part.... Je charge M. Crozat de s'informer de la patente ou brevet que M. de Turenne a eu ; cela a été trop public pour n'avoir aucun fondement.... Mais, quand il seroit vrai que M. de Turenne n'auroit jamais eu aucun brevet, je me flatte que S. M. ne me refusera pas la grâce que je lui demande, avec la dernière instance, de convertir la lettre que j'ai en un brevet. C'est la seule grâce que je puis espérer d'elle de ma vie, et la seule que je lui demanderai jamais. Je remets le tout entre vos mains.... » Néanmoins, lettre ou brevet n'arrivèrent point encore ; le 27 août, Chamillart écrivait au prince : « Je vous fais attendre la lettre que je vous ai promise. Fontainebleau me donnera un peu plus de loisir que je n'en ai eu. Ce sera par où je commencerai. Votre droit est bien confirmé, et M. le maréchal de Vauban se sait bon gré de ce qu'il a fait pour vous. » (Ms. Fr. 14 178, fol. 41 v° et 138.) Enfin la lettre du Roi fut expédiée le 1er novembre (*Mémoires militaires*, tome VI, p. 375). Il y était dit, comme complément au billet écrit par le ministre le 14 mars, que, « à l'avenir, la signature royale ne laisserait pas douter des volontés du souverain, et que tous les maréchaux de France recevraient sans difficulté l'ordre donné par M. de Vendôme. » Voyez ci-après, p. 636, l'Addition à la page 223.

Page 19, ligne 5. Nous avons déjà eu (tome IX, p. 63) la locution *à ras de terre*, et, en cet endroit-là, Littré et ses collaborateurs ont lu *au ras de terre*.

Page 20, note 1. Guiscard, en envoyant sa lettre au ministre, écrivit celle-ci au Roi (Guerre, vol. 1937, n° 270, 27 juin) : « Sire, le maréchal de Villeroy ne fait que me dire ce que M. de Chamillart lui a écrit sur mon sujet par l'ordre de Votre Majesté, il y a déjà quelque temps. Je suis également soumis à toutes vos volontés, Sire. Il vous a plu de m'élever, dans d'autres temps, par des grâces distinguées; vous m'humiliez présentement au dernier point : rien ne peut diminuer les sentiments de reconnoissance et de respect pour Votre Majesté dont mon cœur sera toujours rempli. La seule grâce qui me reste à lui demander est qu'elle veuille bien entendre la lecture d'une lettre que j'écrivis hier à M. de Chamillart, afin que j'aie au moins la consolation de me flatter que Votre Majesté ne me regardera pas comme un lâche, mais seulement comme un malheureux, qui sera toute sa vie, etc. » Suit une seconde lettre à Chamillart, du 28. Le 30, le ministre écrivit à Villeroy (n° 308) qu'il lui avait déjà exposé, étant à l'armée même, l'impossibilité de lutter contre un tollé général. Le 22 juillet suivant (vol. 1938, n° 264), il annonça à Guiscard lui-même que le Roi avait voulu se faire lire les deux lettres de réclamation qu'il lui avait adressées, ainsi que celles de Langlée et de Mme de Guiscard, mais que S. M., depuis Eckeren, avait toujours eu de la peine à lui confier le commandement d'une aile droite, et que, par suite, elle avait fini par céder à la pression des lettres particulières, des gazettes, des relations étrangères, sans que le ministre y fût pour rien. Néanmoins, Guiscard continua à envoyer suppliques sur suppliques (*ibidem*, n°s 272-273, 324, 368-369, etc), et, en octobre, son apologie justificative parut dans le *Journal de Verdun*, p. 279-290.

Pages 39, note 2, et 40, note 1. Il était très fréquent qu'on n'eût pas à l'armée le moyen de déchiffrer immédiatement et sur place les lettres des généraux ennemis que les partisans interceptaient au passage : ainsi les *Mémoires de Sourches*, en 1704 (tome IX, p. 25), parlent d'une lettre sortant de Verceil, et que le duc de Vendôme fut obligé d'envoyer aux bureaux de Versailles; nous en avons le déchiffrement dans les *Mémoires militaires*, tome IV, p. 816. Réciproquement, l'ennemi parvenait à pénétrer les chiffres français; le 10 juillet 1706, l'abbé de Pomponne écrivait de Venise à l'abbé Dubois (correspondance du duc d'Orléans) : « Si vous avez apporté de nouveaux chiffres de la cour, je vous prie de m'en envoyer un par une voie bien sûre. J'ai déjà mandé plusieurs fois à M. Chamillart que les anciens ont été donnés aux ennemis par M. de Langalerie. » Ce qui n'est pas admissible dans le récit de Saint-Simon (p. 39, lignes 7 et 18), c'est que les partisans de l'armée française placée entre Turin et les alliés qui venaient au secours de cette ville eussent intercepté des lettres du prince Eugène à l'Empereur, c'est-à-dire des lettres expédiées par les derrières de sa propre armée. Toutes celles dont le déchiffrement se trouve au Dépôt de la guerre, ou une mention dans la *Relation historique* piémontaise (p. 95, 96, 119, etc.), étaient adressées au général Thaun. Une feuille de nouvelles à la main envoyées au Contrôle général (Arch. nat., G⁷ 559, à la date du 1ᵉʳ septembre) dit : « Le 22 au soir, on prit un petit garçon qui portoit du fruit dans un panier pour couvrir le dessein qu'il avoit de se jeter dans la ville. On le trouva chargé de plusieurs lettres de M. de Savoie pour M. de Thaun, dont une étoit en chiffre, qui fut aussitôt envoyée à la cour. » Le 19, en réponse à l'envoi d'une lettre du duc de Savoie au prince Eugène, on avait fait tenir à M. de Vaudémont, avec le déchiffrement, la clef du chiffre, mais imparfaite (Guerre, vol. 1963, nº 264). Le 28 du même mois d'août, les bureaux retournèrent plusieurs déchiffrements au camp devant Turin, en promettant des clefs, et c'est ainsi que le capitaine Mengin (*Étude sur le siège de Turin*, p. 244-246) a retrouvé et publié des lettres d'Eugène à M. de Thaun et à Victor-Amédée datées du 20 août. Une lettre du 10 août, dont le contenu fut connu à Versailles à la date du 27 (*Mémoires de Sourches*, tome X, p. 158), est également au Dépôt de la guerre, en déchiffrement, avec la dépêche d'envoi de la Feuillade (vol. 1966, nºˢ 356 et 357), et elle a été reproduite intégralement dans la *Relation* piémontaise, p. 342-344, et dans le recueil du général Pelet, p. 241-243 et 685-687. Elle était signée : E. S., et datée de San-Prospero-de-Reggio. Chamillart en fit lui-même une transcription. A la réception de cet envoi de M. de la Feuillade, il l'avait transmis à M. Pajot, des postes, avec cette annotation : « Il seroit bien important d'avoir au plus tôt le déchiffrement. Je vous prie de me l'envoyer par un exprès en cas qu'elles puissent tarder par l'ordinaire. » Le chiffre allemand était tout nouveau. Chamillart avait d'abord cru qu'il ne s'agissait que d'introduction de poudres dans la ville assiégée : en réalité Eugène annonçait au général Thaun qu'il avançait de son mieux malgré les grandes chaleurs, mais ne savait s'il serait sage de hasarder, contre les forces réunies de ses adversaires, un combat qui pourrait lui coûter l'Italie entière. On n'y trouve pas les termes que dit Saint-Simon, mais seulement cette phrase : « Le retranchement de Stradella est véritablement rasé ; mais il y en a un autre entre Alexandrie et Tortone, que l'ennemi conserve, et, si l'ennemi rassembloit toutes ses forces pour se mettre derrière ce retranchement, vous jugez bien vous-même que, dans cette situation, ce ne seroit pas une chose aisée que de pénétrer. » Déjà Chamillart avait renvoyé au duc d'Orléans, le 22 août, une autre lettre d'Eugène, celle-là adressée au duc Victor-Amédée dès le 4 août, et où il faisait observer que sa marche était bien plus difficile que celle de Stahremberg en 1703, puisqu'il lui fallait passer à travers un réseau de forteresses ennemies et sans base de ravitaillement.

Enfin, dans les papiers du duc d'Orléans, qui contiennent des liasses de clefs de chiffres, nous avons encore une lettre écrite par Victor-Amédée au général Thaun, le 17 août, sur l'introduction d'outres de poudre dans Turin soit par un convoi de chevaux de bât, soit par le Pô, dans des outres flottantes.

Page 44, note 4. M. de Vendôme avait écrit au Roi, le 12 octobre 1703 (ms. Fr. 14177, fol. 354-345) : « En nous rendant maîtres du poste des Capucins, la ville de Turin ne peut tenir longtemps, étant vue à revers de cette montagne, d'où je battrai la ville à boulets rouges, et, la ville prise, nous aurons toute sorte de facilités pour faire le siège de la citadelle. Il y a apparence que M. de Savoie occupera ce poste et s'y retranchera. Il avoit autrefois assez de réputation; mais mon frère, qui l'a reconnu avec soin, m'assure qu'il ne valoit rien..., et je suis persuadé que nous en chasserons les Piémontois. »

Page 51, note 1. Ajoutez : « Une feuille extraordinaire de gazette italienne, contenant le récit de la journée du 7, se trouve aux Affaires étrangères, dans le volume *Turin* 115. Je regrette que l'impression du tome II des *Mémoires du chevalier de Quincy*, que M. Lecestre publie pour la Société de l'Histoire de France (ci-dessus, p. 497, note 4), n'ait pu être assez avancée pour que notre commentaire en bénéficiât. On y trouvera la confirmation des parties les plus curieuses du récit de Saint-Simon, comme la scène nocturne entre le duc d'Orléans et Marcin, le refus d'Albergotti de descendre de sa position des Capucins, le faux avis (peut-être inspiré par les ennemis) qui força le prince à se retirer sur Pignerol, la mort de l'abbé de Grancey, la rixe entre Albergotti et le duc de la Feuillade, le voyage de Mlle de Séry, etc. Quincy parle même du mauvais génie qui perdit la France, mais en attribuant le désastre de Turin à un dessein concerté entre la duchesse de Bourgogne et Mme de Maintenon, pour épargner M. de Savoie.

Page 56, note 1. Dans sa lettre du 19 septembre (Guerre, vol. 1966, n° 438), d'Estaing dit : « M'étant trouvé seul lieutenant général à la droite, je n'ai eu qu'à me louer de la fermeté du régiment de la Marine, qui n'a cédé à une colonne des ennemis qu'après avoir été pris en flanc par le ravin auquel il étoit appuyé, et de la valeur des brigades de Bonneval, de Bonnelles et de Bouzols, qui ont toujours repoussé les ennemis jusqu'au retranchement à mesure que l'infanterie, toujours prise par sa droite, l'abandonnoit. Le régiment de Sully y prit même un drapeau. »

Page 64, note 1. La lettre de la duchesse de Bourgogne, en date du 3 mai (1706), dont j'ai donné des fragments dans les Additions et corrections de notre tome XIII, p. 609[1], pour prouver que la princesse cherchait à pousser sa mère dans la voie des négociations, se terminait ainsi : « Je crois, ma très chère mère, que vous me trouvez fort étourdie de tout ce que je vous mande; mais je ne puis plus me tenir, pour le désespoir où je suis de l'état où se trouve mon père. Malgré tout ce qu'il fait, je sens qu'il est mon père, et un père que j'aime fort tendrement. Ainsi, ma très chère mère, pardonnez-moi si je vous écris

1. Elle avait été publiée par M. Paul Boselli dans l'étude sur le siège de Turin indiquée ci-dessus, p. 51, note 1.

trop librement; c'est l'envie que j'aurois que nous ne fussions pas dans des intérêts différents qui me fait parler comme je fais. Aimez-moi toujours, et ne me sachez point mauvais gré de tout ceci, car vous voyez à quelle intention je parle et quel motif me fait agir. Je vous envoie une lettre de ma sœur, qui est aussi fâchée que moi de tout ce qui se passe. »

Page 65, note 2. Le duc d'Orléans fit redemander aux vainqueurs sa lettre du 6 au Roi, et il l'envoya de Fenestrelle avec celle qu'il écrivit le 14, en réponse à celle du Roi, du même 6 août, qui était arrivée trop tard; il disait : « J'avois été assez heureux pour proposer un avis conforme au sentiment et aux intentions de Votre Majesté. Je suis bien fâché de n'avoir pas reçu ces ordres assez tôt pour désabuser ceux qui s'y opposoient avec tant de vivacité, et particulièrement M. le maréchal de Marcin, qui, ne pouvant plus résister à mes raisons la veille du combat, fut réduit à me dire que je n'avois pas le pouvoir de lever le siège : ce qui m'obligea d'écrire la lettre ci-jointe, qu'il se chargea d'envoyer à Votre Majesté, et que son secrétaire m'a rapportée depuis sa mort, et de le prier de disposer entièrement de l'armée jusqu'à ce que j'eusse reçu les ordres de Votre Majesté, ne voulant pas qu'on m'imputât ce qui pouvoit arriver jusqu'à ce temps-là. » (Pelet, *Mémoires militaires*, p. 287.)

Page 72, note 5. Le 26 juillet 1706, Chamillart écrit à son gendre (Dépôt de la guerre, sixième carton des copies rapportées de Saint-Pétersbourg) : « Il ne nous manquoit plus que le désavantage des affaires d'Italie pour être accablé de toutes parts.... J'avois vu mon étoile heureuse jusques au mois de janvier 1701; ce qui s'est passé depuis que je suis chargé de la guerre me fait penser bien différemment. S'il n'étoit question que de me sacrifier pour faire trouver au Roi une situation plus heureuse, je compterois ma vie pour peu de chose. Aussi bien est-elle des plus accablantes; je ne suis guère capable de vous consoler, mais de m'affliger avec vous. Il y a longtemps que je craignois ce que je vois. »

Pages 74 et 75, ligne 2. Ajoutez cette note : « Un mousquetaire de la 1re compagnie, nommé Charles de Trousseauville, seigneur de Chérisy, fut inhumé à Abondant, proche de la Ferté, le 28 septembre 1706. »

Page 87, note 5. Le chevalier de Quincy raconte (tome II, p. 230) avoir rencontré à Moirans Mlle de Séry, accompagnée de Mme de Nancré, de plusieurs hommes et femmes de la cour, et, en outre, de l'abbé Dubois; celui-ci aurait donc quitté le prince pour aller au-devant d'elle.

Page 95, note 2. Si l'on s'en rapporte aux *Lettres du cardinal le Camus* publiées par M. l'abbé Ingold en 1892 (p. 617), Monsieur de Grenoble, en 1705, se montra très satisfait de nouer une « étroite liaison » avec le gendre du ministre, et lui rendit de « petits services. »

Page 106, lignes 3 et 4. L'*État de la France*, au chapitre des PORTE-MANTEAUX, n'indique pas qui avait droit de présenter le chapeau quand le Roi était dehors; autrement, il fait toujours passer le grand chambellan et le premier gentilhomme de service avant le grand maître de la garde-robe.

Page 108, note 4. Au lieu de *tome XII*, lisez : *tome XIII*.

Page 113, ligne 9. Le fait allégué par notre auteur rappelle celui que l'abbé de Choisy (tome II, p. 147-148) rapporte à propos de la conversion de Turenne, M. Van Beuningen disant à ce maréchal que, s'il était persuadé qu'il n'y eût qu'une religion de bonne, il opterait pour la catholique, mais qu'il croyait qu'on pouvait aller au ciel par plusieurs chemins.

Page 125, note 6. Dangeau (tome XII, p. 266) dit qu'on évaluait le produit annuel du gouvernement de la Bastille à quarante mille livres.

Page 137, note 8. La procédure des sommations respectueuses, obligatoires, sous peine d'exhérédation, pour les filles ou veuves majeures de vingt-cinq ans et pour les hommes ayant passé trente ans, avait été réglée par un édit de février 1556 et par une déclaration du 26 novembre 1639. Il était d'usage qu'on répétât ces sommations trois fois.

Page 143, note 1. On voit, en 1710, le prince de Rohan se faire amener à Paris cinq chevaux anglais, sous le couvert d'un passeport de guerre (*Sourches*, tome XII, p. 363).

Page 148, ligne 1. Mme de la Fayette, dans ses *Mémoires* (éd. Asse, p. 185), dit : « Ces trois ducs étoient très peu souvent à la cour, n'alloient point à la guerre, et étoient, chacun en leur espèce, des gens extraordinaires, quoique de très différents caractères l'un de l'autre. »

Page 150, note 5. La Bruyère a dit (tome II des *Caractères*, p. 168) : « A combien d'enfants seroit utile la loi qui décideroit que c'est le ventre qui anoblit; mais à combien d'autres seroit-elle contraire! »

Page 151, ligne 19. Saint-Simon a classé un exemplaire du premier factum fait par l'avocat le Roy pour M. de Soubise dans le volume 31 de ses Papiers (aujourd'hui *France* 186), fol. 202-218. Suit une réplique, à la dernière page de laquelle l'avocat Sacy a reproduit les lettres échangées, du 10 au 13 juillet 1700, entre le prince et M. le cardinal de Fürstenberg. M. de Soubise y assurait que son respect pour ce cardinal et pour la mémoire de sa belle-mère Mme de Rohan ne lui permettait pas d'intervenir dans l'affaire.

Ibidem, note 1. Le duc de Luynes écrit ceci en 1752 (*Mémoires*, tome XI, p. 377) : « Les arrangements de MM. de Rohan-Chabot sont que les femmes des cadets de leur maison ne viennent point à la cour, et cela parce qu'elles ne pourroient y être que comme non titrées, et que les aînées sont assises à titre de duché, et la branche de Rohan-Soubise par une grâce particulière. »

Page 152, note 4. Parmi les factums réunis par Clairambault dans le recueil de la Pairie (Arch. nat., KK 601, p. 433-809), on trouve (p. 440-441) une lettre par laquelle Pontchartrain, au début de l'affaire, demanda à Clairambault ce qu'il pensait de l'affaire. Comme notre auteur, ci-dessus, p. 145, Clairambault fut d'avis que le duc de Rohan ne pouvait se dispenser de suivre la lettre même du contrat sans avoir des lettres patentes du Roi et le consentement de ceux qui pourraient, après lui-même, prétendre à la succession de Rohan. Le 21 du même mois, Pontchartrain, qui pensait être chargé du rapport de l'affaire, demanda encore une autre consultation.

Page 158, ligne 12. Littré a cité des exemples d'*interpeller de faire quelque chose* relevés dans Saint-Simon et dans Bossuet; mais M. Hatzfeld n'en donne aucun dans le dictionnaire qui est en cours d'impression.

Page 161, note 1. Nous avons déjà rencontré, mais sans le noter (tome X, p. 201 et 343, et Addition n° 488, dans notre tome XI, p. 397), le terme de *pluralité*, qui était alors seul employé. Selon Littré, celui de *majorité*, qui a prévalu maintenant, ne serait qu'un anglicisme du dix-huitième siècle, comme beaucoup d'autres mots du vocabulaire parlementaire.

Page 177, fin de note. C'est aussi à l'Arsenal que Louis XV installa une Chambre royale en 1753, et que siégea en 1763 la première commission chargée de procéder contre M. de la Chalotais, procureur général au parlement de Bretagne.

Page 190, note 1. L'abbé de Longuerue a exposé ainsi les faits dans sa *Description historique et géographique de la France*, 2° partie, p. 135 : « Hugues, fils du comte Renaud de Bar, s'établit à Bouillon, croyant qu'il lui demeureroit; mais il fut contraint de rendre la place, l'an 1142, à l'évêque Alberon de Gueldres et à son église de Liège, dont les prélats ont joui de Bouillon paisiblement durant plus de trois cents ans, jusqu'à la fin du quinzième siècle. Ce fut pour lors que l'évêque et l'église de Liège furent troublés dans la possession de Bouillon parce que, Guillaume de la Marck ayant tué Louis de Bourbon, évêque de Liège, il entra dans cette ville le plus fort, et contraignit le chapitre à donner les provisions de châtelain de Bouillon à son frère Robert, qu prêta serment à l'église l'an 1482. Guillaume de la Marck recommença peu après la guerre contre l'évêque Jean de Horn, laquelle finit par le traité de paix conclu à Tongres l'an 1484, par lequel l'évêque promit de donner trente mille livres à Guillaume, et, pour sa sûreté, l'évêque lui engagea le revenu du marquisat de Franchimont et le duché de Bouillon; Robert, frère de Guillaume, devoit demeurer gouverneur du château, et Guillaume ne prenoit d'autre qualité que de mambourg ou défenseur de l'église et du pays de Liège et du duché de Bouillon.

« La guerre ayant recommencé encore entre les Liégeois et ceux de la maison de la Marck, l'évêque Jean de Horn fit un nouveau traité l'an 1492, par l'entremise de l'empereur Maximilien et du roi de France Charles VIII, par lequel ce prélat s'engagea de payer à la maison de la Marck la somme de cinquante mille livres par portions égales. Ensuite Robert de la Marck, seigneur de Fleuranges, maréchal de France, ayant acquis toutes les actions de ses parents, jouit du duché de Bouillon comme engagiste du domaine et châtelain. Il tranchoit néanmoins du souverain, et il osa faire la guerre à Charles-Quint, qui le chassa l'an 1521 du duché de Bouillon, où il rétablit l'évêque de Liège, qui en fut non seulement duc et souverain, mais seigneur utile.

« L'Empereur, étant à Gand l'an 1528, confisqua toutes les actions des seigneurs de la Marck sur l'évêché de Liège, et les donna aux trois états de cet évêché. L'année suivante, 1529, par le traité de Cambray, on convint que, si Robert de la Marck, ses enfants ou quelques autres vouloient faire quelque entreprise sur le château et duché de Bouillon conquis par l'Empereur et délaissés à l'église de Liège, à laquelle ils appartenoient d'ancienneté, le Roi Très Chrétien ne pourroit donner assistance contre cette église à celui qui feroit cette entreprise. Néanmoins, ceux de la Marck demandoient toujours de grosses sommes aux trois états du pays de Liège, qui s'en défendoient. »

Page 196, note 4. Ozeray, dans son *Histoire de la ville et du duché de Bouillon* (2e édition, 1864), tome II, p. 361, a cité, d'après un ancien auteur, cette page, très analogue à ce que Saint-Simon dit du premier Bouillon : « La Lorraine... était divisée en deux parties, la Haute et la Basse-Lorraine. La Basse-Lorraine, où était Bouillon, correspondait aux diocèses de Liège, de Trèves et de Cologne, au diocèse d'Utrecht ou de toute la Hollande, de celui de Cambray ou de presque tout le reste des Pays-Bas. Ces deux duchés, comme tous les autres, ainsi que les comtés, furent d'abord purement bénéficiaires; ils devinrent héréditaires par concession des empereurs d'Allemagne. C'est ainsi que les ancêtres de Godefroy de Bouillon possédèrent comme un patrimoine la Basse-Lorraine. Seul de sa famille, il porta le nom de duc de Bouillon, parce que le duché avait été créé pour lui.... Voilà pourquoi les historiens, en parlant de la principauté de Bouillon, l'appellent le duché de Bouillon. »

Ibidem, note 5. La question obscure de ces origines n'a été que très imparfaitement exposée par Ozeray, tome I, p. 17-66, ainsi que celle de la domination des évêques de Liège, d'abord seuls, de 1096 à 1418, puis en concurrence avec les la Marck, jusqu'en 1678. Cet historien conclut ainsi (p. 110) : « Des dettes mal liquidées par l'évêque et le chapitre, la séparation du fief de Reims de la partie principale du domaine ducal, la protection de la France assurée aux maîtres de cette portion du territoire, puis la possession même du duché, vont porter les seigneurs de Sedan à prendre le titre de duc concurremment avec l'évêque de Liège. » Une toute récente *Histoire de la principauté et du diocèse de Liège pendant le treizième et le quatorzième siècle*, par M. Joseph Daris (1891), fixe l'épiscopat d'Otbert, sous qui la vente de Bouillon fut faite par Godefroy et sa mère Ide, aux années 1091-1119, et celui d'Alberon à 1123-1128. L'historien protestant de Sedan, Peyran, semble avoir confondu deux guerres différentes entre les évêques de Liège et de Reims, l'une pour les limites, l'autre pour la foi et hommage.

Page 198, note 4. Tout cela est encore emprunté, ou à peu près, à la *Description historique* de l'abbé de Longuerue, 2e partie, p. 136 : « Frédéric-Maurice de la Tour étant gouverneur de Maëstricht pour les

États-Généraux, et dans un poste à se faire craindre des Liégeois, ils se résolurent à le satisfaire; et après qu'il fut convenu qu'il ne prendroit pas le titre de duc de Bouillon dans l'acte, il fit une transaction. l'an 1641, avec les trois états du pays de Liège, qui s'obligèrent à payer en plusieurs payements au vicomte de Turenne, prince de Sedan, la somme de cent cinquante mille florins monnoie de Brabant: moyennant quoi le prince Frédéric-Maurice renonça à toutes ses prétentions sur Bouillon et sur le pays de Liège. La somme fut entièrement payée l'an 1658, et, l'année suivante, il ne fut fait aucune mention de Bouillon au traité des Pyrénées. Les Liégeois ayant pris le parti de l'Empereur l'an 1676, les François assiégèrent et prirent Bouillon cette même année. Deux ans après, le roi Louis XIV donna ce duché au duc de Bouillon son grand chambellan, qui y établit une cour souveraine : ce qui faillit à faire rompre le traité de Nimègue; mais les états et le chapitre de Liège aimèrent mieux laisser en possession le duc que de voir recommencer la guerre : ils se contentèrent de faire des protestations pour la conservation de leur droit, et il fut dit qu'à l'égard du château et du duché de Bouillon, le duc de ce nom demeureroit en possession, et que la question de la propriété seroit décidée entre l'évêque de Liège et le duc par des arbitres : ce qui n'a pas été fait; et depuis, dans les traités de Ryswyk et de Bade, conclus avec tout le corps de l'Empire, il n'a été fait aucune mention du duché de Bouillon. »

Page 198, note 7. Quoi qu'en disent Longuerue et notre auteur, il existait dès le seizième siècle une cour souveraine à Bouillon, composée de jugeurs et d'un prévôt qui passait avant le gouverneur.

Page 199, note 1. L'abbé de Camps s'occupa beaucoup de ce litige séculaire entre les évêques de Liège et les ducs de Bouillon. Le ms. 78 de ses Papiers (Bibl. nat.) renferme : 1° un factum de 182 pages imprimé en 1681 et intitulé : *Explanatio uberior et omnimoda assertio excelsioris et supremi juris in ducatum et arcem Bullionensem pro Serenissimo... episcopo Leodiensi*, où sont réunis tous les textes historiques qui peuvent servir de commentaire à l'abrégé que donne notre auteur, notamment pour la paix du Cateau, le traité de Tongres, la confiscation par Charles-Quint en 1522, le récit des circonstances où e gouvernement de Bouillon était tombé aux mains des la Marck, etc.; 2° le brouillon original d'une histoire du duché, suivie de preuves; 3° des descriptions manuscrites du pays.

Page 202, note 1, ligne 3. Au lieu de *juillet*, lisez : *mai*.

Page 214, ligne 1. On appelait *domaine utile* les fruits d'une terre, son revenu, par opposition à la *seigneurie directe*, qui ne comprenait que la supériorité et la mouvance (*Dictionnaire de Trévoux*).

Page 215, note 5. La négociation de cet échange avait été commencée dès 1647 par Mlle de Bouillon : voyez les *Esquisses sur Navarre*, par d'Avannes (1839), tome II, p. 99-106 et 323-328.

Page 217, note 1. Cet épisode de la radiation du mot *prétendue* fut raconté plus tard, en 1710, par le cardinal lui-même, dans la lettre qu'il écrivit à son ami le président de Maisons sur les motifs de sa désertion, et dont les *Mémoires* parleront.

Page 223, fin de note, ligne 16. Le P. Daniel dit qu'on a cherché longtemps et inutilement dans les archives de la maison de Bouillon les provisions de maréchal général données à Turenne, et qu'elles étaient sans doute dissimulées depuis l'affaire de 1672. Cependant elles avaient été retrouvées par un religieux que le cardinal de Bouillon employait à ses travaux généalogiques, et Crozat fit l'impossible pour en avoir communication dans l'intérêt de M. de Vendôme (Papiers Bouillon, R² 74, lettre du 17 juin 1706).

Page 227, note 3. L'*État de la France* de l'année 1663, tome I, p. 472, dit que « ceux qui entrent ordinairement au conseil des affaires (voyez notre tome V, p. 438) sont M. Colbert, M. le Tellier et M. de Lionne. »

Page 233, note 1. Ce n'est que depuis un demi-siècle environ que leur baronnie de la Tour, celle dont le feu président Burin des Roziers a écrit l'histoire en 1892, a pris le nom de Latour-d'Auvergne.

Page 237, note 1. Dès 1710, dans le *Mémoire sur les maisons de Lorraine, de Rohan et la Tour*, imprimé au tome III des *Écrits inédits*, p. 268-269, notre auteur disait : « Jusqu'à cette génération, cette maison n'avoit point eu honte de son nom, ou n'avoit pas eu l'audace de la faire paroître. Le maréchal de Bouillon avoit constamment et uniformément signé : Henri de la Tour, sans y rien ajouter, et ne s'étoit jamais intitulé ni nommé autrement dans les actes, non plus que ses pères. Je n'assurerai pas avec la même certitude que ses fils s'y soient conformés, encore que je le croie; mais cette troisième génération y a ajouté le nom d'Auvergne, d'abord introduit pour distinguer par le nom du pays leur maison des autres maisons qui portent même nom, et dont plusieurs familles prétendent être une avec la leur et le prouver par titres. Peu à peu ce supplément de nom est devenu inséparable, puis le principal quelquefois, et, dans ces derniers temps, l'unique. Mais ce seroit peu que cette fausseté, si d'autres, plus importantes, à la vérité, au Roi et à l'État, ne s'y étoient jointes. M. le cardinal de Bouillon (car à lui seul en a été la gloire) n'a pas laissé de sentir le foible d'une principauté dont sa maison n'a joui qu'à titre de testament d'une femme morte sans enfants, et d'une principauté des souverains desquels ils ne sont ni issus ni parents. Il a donc fallu avoir recours à une descendance effective de mâle en mâle d'une race de princes souverains, et, après beaucoup de soins, de recherches, de profusions d'argent pour acheter des plumes mercenaires et le silence des connoisseurs, et surtout de promesses, de caresses et d'autorité, il a paru des titres, des demi-preuves, dont on a fait semblant de douter, enfin une pièce invincible, un cartulaire de Brioude, exposé avec adresse et artifice à l'examen de quelques savants simples, timides ou gagnés, dont l'authenticité par eux déclarée a donné aux ducs de Guyenne une postérité ignorée pendant bien des siècles et qui, revivant en la maison de la Tour, premièrement d'Auvergne, les fait incontestablement princes, supposé que ce titre survive à la souveraineté qui le communique, et leur donne un droit sur la Guyenne bon à faire valoir en son temps aux dépens de nos Rois et de leur couronne. »

Page 247, note 6. Chamillart écrivait au premier président Harlay, le 9 avril 1702 (*Correspondance administrative*, tome III, p. 326) : « Rien n'a jamais approché, en finance, de ce que je vois.... Je consentirois volontiers, aux dépens de la place de contrôleur général et des appointements considérables qui l'accompagnent, de n'avoir jamais de pareils objets devant les yeux ; mais Dieu ne l'a pas permis. »

Page 253, note 5, ligne 2. En 1685, Lassay faisait ce portrait de Louis de Bade : avantageux, fanfaron, parlant toujours de soi-même et de ses actions, libéral, magnifique en tout, bon ami, familier et civil avec un air de grandeur, assez spirituel, et cependant plein de ridicules. On lui trouvait une ressemblance suspecte avec le feu duc de Lesdiguières, qui passait pour être fils de notre Roquelaure.

Page 259, note 3. Les réponses autographes du duc et de la duchesse de Savoie, apportées par un prisonnier français, M. de Leuville, sont au Dépôt des affaires étrangères, vol. *Turin* 115, 26 et 27 janvier, 1er février 1707.

Ibidem. Un bruit courut à Paris, au milieu de février 1707 (*Gazette d'Amsterdam*, n° XVI), que le maréchal de Tessé allait se rendre à Turin sous prétexte de notifier à Victor-Amédée la naissance de son petit-fils et le prier d'être parrain, ce qui eût été une manière d'ouvrir les négociations pour la paix.

Page 266, note 3. Suivant une lettre de Bussy au marquis de Trichâteau, 22 février 1707 (*Correspondance*, tome V, p. 35), c'est à propos d'un envoyé de Suède que le mot aurait été dit.

Pages 270, note 1, et 271, note 2. Le 13 octobre 1648, Roger de Buade, écuyer ordinaire du duc de Longueville, fils d'Henri de Buade, maître d'hôtel du Roi et lieutenant de sa vénerie, et de dame Eustache de Courcelles, assisté de Julien Lebret, sieur du Mesnil, intendant dudit duc, représentant les parents, épousa Louise Aubin, fille de Paul Aubin, écuyer, seigneur de Bourgneuf, maître d'hôtel ordinaire du Roi et de M. de Longueville, et de dame Louise de Mesmin. Tous les Condé et Longueville figurent au contrat (Arch. nat., Y 186, fol. 334).

Page 285, note 2. Ce qui préoccupe notre auteur, c'est que Dangeau, dans son second article (p. 313), disait ceci : « Il est venu des nouvelles de Brest, par l'ordinaire, qui grossissent fort celles que M. de Pontchartrain apporta au Roi il y a deux jours. On mande à M. le comte de Toulouse qu'il y a deux vaisseaux espagnols chargés de trente et un millions en argent et de beaucoup de marchandises riches ; ils étoient convoyés par deux petits vaisseaux françois, sur lesquels il y a peu d'argent, mais beaucoup de bonnes marchandises. Les trente et un millions sont pour les Espagnols, et il y en a un peu plus de trois pour le roi d'Espagne. On croit qu'on enverra cet argent-là en Espagne par terre, pour éviter les dangers de la mer; cependant M. de Pontchartrain, par les avis qu'il en a, croit toujours que la somme est beaucoup moindre qu'on ne le mande à M. le Comte. » C'est le 27 février 1707 que l'amiral don André de Lopez, ayant manqué les vents favorables pour aborder en Biscaye, arriva à Brest avec un vaisseau de cinquante canons et sa patache ou frégate d'avis, en compagnie d'un vaisseau de Saint-Malo et d'un de Nantes. Il apportait de la Vera-Cruz et de la Havane cent soixante tonnes d'argent enregistrées suivant les règles ordinaires et treize cent mille piastres (3[lt]) de présent du vice-roi. La patache était chargée de deux millions de piastres et trois millions de cochenille ou d'indigo. On évaluait l'argent du commerce privé à six millions de piastres. Chamillart et Pontchartrain écrivirent aussitôt à M. Amelot, à Madrid, pour annoncer cette heureuse aubaine, et demandèrent que l'on appliquât aux sujets espagnols l'obligation de livrer leur argent à la fonte des Monnaies françaises; mais l'ambassadeur, et surtout l'amiral Ducasse, protestèrent contre cette prétention; Daguesseau, en France, fut de semblable avis, et Philippe V en écrivit lui-même à son grand-père, « offrant de bien bon cœur » un million de piastres sur l'argent qui était venu à son adresse. Louis XIV accepta avec de vifs remerciements, et adressa des félicitations au duc d'Alburquorque. (Papiers du Contrôle général, G[7] 1421 et 1422; Guerre, vol. 2048 et 2051; Affaires étrangères, vol. *Espagne* 72 et 73; *Correspondance de Louis XIV avec M. Amelot*, tome I, p. 190-193.) Orry parvint à se faire verser cent mille écus pour un arriéré de fournitures faites par lui à la cour de Madrid; le reste fut réparti régulièrement en Espagne, comme il est raconté dans la *Gazette d'Amsterdam*, n° xxx. Une lettre de Mme des Ursins (recueil Bossange, tome III, p. 421) explique que le vice-roi avait envoyé son « donatif » avant le départ de la flotte des galions, pour que le souverain eût de quoi payer ses troupes, et en manière de remerciement de ce qu'on l'avait maintenu au Mexique quoique son temps fût expiré. Presque en même temps, à la fin de février ou au commencement de mars, un vaisseau de registre avait abordé en Espagne, à San-Lucar, portant un million d'écus envoyé par M. d'Alburquerque, « comme il y a deux ans » (Guerre, vol. 2048, n°s 163 et 166; *Gazette d'Amsterdam*, n° xxvi et xxvii), et, le 27 juillet suivant, le port de Brest vit encore arriver du Pérou deux ou trois vaisseaux français portant six millions d'argent ou plus (Arch. nat., G[7] 187, 27 juillet 1707, et G[7] 1422).

Page 293, note 5. Les représentants actuels de la famille de Roquette protestent à la fois contre la qualification d' « homme de fort peu » et contre le commentaire de M. Pignot. Ils font remarquer, ce qui est assez piquant, qu'il y avait entre les Roquette dont était l'évêque d'Autun, et les Saint-Simon, une alliance remontant au quinzième siècle. En effet, Pierre de Roquette, baron de Beauville et d'Auriac, épousa Peyronne du Moulin, fille de Jean du Moulin et de Marguerite de Saint-Simon, de la branche aînée (notre tome I, p. 408), et petite-fille de ce Denis du Moulin qui, ayant perdu sa femme, Marie de Courtenay, fut élevé au siège archiépiscopal de Toulouse en 1422 et occupa le siège épiscopal de Paris de 1439 à 1447; c'est à tort et par suite d'une tradition erronée que Pierre du Moulin aurait été représenté comme venu d'Allemagne en 1444. L'évêque d'Autun serait donc issu à la quatrième génération de Marguerite de Saint-Simon, et voici comment. Pierre de Roquette, fils de Peyronne du Moulin, aurait eu pour fils Raymond de Roquette, pour petit-fils François de Roquette, secrétaire au parlement de Toulouse, et pour arrière-petits-fils : 1° Guillaume de Roquette, conseiller au présidial de la même ville, père de Gabriel, également conseiller au présidial, marié en 1622; 2° Pierre de Roquette, capitaine des gardes du comte de Saint-Pol, qui épousa Anne de Senaux et en eut l'évêque d'Autun; 3° François de Roquette, capitaine de la ville d'Aubusson et auteur de la branche des seigneurs d'Amades conseillers au parlement de Toulouse et maintenus dans leur noblesse en septembre 1669, dont étaient l'académicien Emmanuel de Roquette et son frère l'écuyer de la princesse de Conti, neveux et petits-neveux de l'évêque à la mode de Bretagne. On peut supposer que la réputation de sainteté de Marguerite de Senaux, en religion sœur Marguerite de Jésus, appelée en 1623, par la comtesse de Saint-Pol, pour fonder à Paris le couvent dit des Filles de Saint-Thomas, valut à son neveu Gabriel les premières faveurs de la cour. Louis-Christophe de Roquette, frère de Gabriel, d'abord commis du secrétaire d'État Brienne, puis intendant du feu prince de Conti, passa ensuite au service de Mlle de Guise, et eut de 1657 à 1678 une charge de maître des comptes à Paris. Selon la *Gallia*, un Augustin de Roquette fut abbé de Gimond de mars 1693 à décembre 1694. Cette généalogie est très embrouillée.

Page 298, note 1. L'abbé Henri-Emmanuel de Roquette avait été baptisé à Saint-Sulpice de Paris le 4 février 1658. Nous avons une lettre de lui à Mme de Maintenon, postérieure à la mort de son oncle, et dans laquelle il se recommande de la reine d'Angleterre, du cardinal de Noailles et des évêques de Meaux, Auxerre et Amiens.

Ibidem, note 3. Le second abbé de Roquette avait en effet un frère cadet, qui était premier écuyer de Mme de Conti seconde douairière en 1721, et dont le fils se qualifiait aussi écuyer de cette princesse lorsqu'il épousa à cette date la veuve du marquis de Gillebourg.

Page 316, note 4. Les ordonnances de 1539, 1579, 1625 et 1667, rendues pour forcer les curés et vicaires à tenir régulièrement leurs registres paroissiaux, « afin d'assurer la preuve des baptêmes, mariages et sépultures, qui sont les actes les plus importants de la société civile, » étaient « demeurées presque inutiles » par la négligence ou la résistance de la plupart des ecclésiastiques. C'est pour remédier à ce désordre que Louis XIV rendit, à quinze ans d'intervalle, les deux édits auxquels Saint-Simon fait allusion. Le premier, d'octobre 1691, créait en titre d'office des greffiers-gardes et conservateurs des registres, à raison d'un par quarante paroisses au moins, pour fournir, chaque année, aux desservants, deux registres paraphés, le premier devant servir de minute et rester entre les mains du curé, et l'autre servant de grosse et devant être déposé au greffe de la juridiction dont dépendait la paroisse. L'édit attribuait à ces officiers des droits proportionnels à l'épaisseur des registres, laquelle variait selon le nombre de feux de chaque paroisse, et les droits étaient payables par la fabrique, ou par le curé à défaut de la fabrique, selon un tarif joint à l'édit. On laissait au choix des particuliers de prendre des extraits d'actes à la paroisse même, ou au greffe; mais celui-ci seul pouvait leur donner la légalisation nécessaire pour que l'extrait fit foi en justice, et il percevait dix sols dans les villes ayant parlement, évêché ou présidial, cinq sols dans les autres lieux. Par un résultat du 9 du même mois, le traitant Henri Bailly fut chargé de la vente de ces nouveaux offices. La mise en usage des registres paraphés ne put commencer que le 15 février 1692. Très peu de paroisses réclamèrent contre la fixation de leur redevance, qui n'était que de vingt sols pour vingt-cinq feux ou au-dessous, mais allait jusqu'à quarante livres (deux cents feuilles) pour plus de mille feux; cependant il fallut menacer d'amende nombre de curés qui refusaient de tenir les registres en double et de remettre aux greffes les grosses ainsi que les anciens registres des consistoires protestants déposés entre leurs mains depuis 1685.

Un autre inconvénient se produisit dans les années suivantes. Le clergé de certains diocèses, ou certains curés et certaines fabriques, en acquérant les offices de greffiers, obtinrent leur suppression et la réunion des fonctions et droits qui y étaient attachés, et en chargèrent de simples commis; ceux-ci trouvaient beaucoup de résistance auprès des juges royaux pour le paraphe des registres. C'est en but de remédier à cet inconvénient qu'un nouvel édit de juin 1705 créa en titre d'office des contrôleurs chargés de surveiller, non seulement la délivrance et la tenue des registres, mais la délivrance des extraits, aux lieu et place de la légalisation, et moyennant attribution des droits alloués aux greffiers en 1691. Le recouvrement de la finance à provenir de cette nouvelle création fut concédé à Étienne Baligny, et Baligny rétrocéda à un autre sous-traitant, du nom de François Levié, moyennant quarante-sept mille livres, les offices à établir dans les généralités de Montauban et de Bordeaux, et dans les pays de Foix, de Nébouzan et des Quatre-Vallées (arrêt du 20 octobre 1705), de même qu'à Pierre Pigneux, pour dix autres généralités, moyennant cent trente et une mille livres.

Mais, en octobre 1706, le contrôle des extraits, détaché de celui des registres mêmes, fut réuni au domaine royal et à son administration, à pareil titre que le contrôle des exploits, que le contrôle des actes des notaires et que celui des bans de mariage, et réglé conformément à un tarif proportionnel suivant la qualité des impétrants, depuis cinq sols (domestiques de campagne portant livrée et journaliers) jusqu'à vingt-cinq livres (ducs et pairs, princes, hauts magistrats), les indigents et les princes du sang étant seuls exempts. Quant aux acquéreurs des offices de contrôleurs, on leur laissait un mois pour déclarer s'ils acceptaient cette distraction ou désunion sans indemnité, ou s'ils réclamaient le remboursement de la finance payée par eux (*Gazette d'Amsterdam*, 1706, n° xcvi). L'édit déclarait que la présentation des extraits dûment contrôlés serait nécessaire pour l'admission aux fonctions publiques, pour le jugement des litiges par les tribunaux, la liquidation des successions, les séparations de corps et de biens, la célébration des mariages, l'entrée en religion, l'admission dans les corporations des arts et métiers, etc. Par un résultat du Conseil en date du 5 du même mois d'octobre, la ferme de ce contrôle fut donnée en bail à Me Antoine Laval, pour neuf ans et deux mois finissant au 1er décembre 1715, avec permission d'établir en tous lieux les commis nécessaires pour la perception.

Par édit du mois de janvier 1707, il fut créé au Châtelet de Paris un dépôt spécial pour centraliser les registres des greffes d'actes de baptême, de mariage et de sépulture, ainsi que ceux du contrôle des bans de mariage et des extraits des mêmes actes de baptême, etc., et que ceux des substitutions, donations, insinuations, etc. Le dépôt était confié à un garde et dépositaire des Bannières. Par suite, le greffe des registres de baptême, mariage et sépulture de Paris fut mis en liquidation.

Au mois de février suivant, une déclaration royale, en date du 1er, atténua dans un sens libéral certaines dispositions de l'édit d'octobre 1706 et des arrêts qui s'en étaient suivis.

Loin que cette création du contrôle et du greffe ait été retirée à la suite des émeutes de 1706-7, comme le dit notre auteur, il fut encore créé des offices alternatifs en juillet 1709, pour mieux assurer le fonctionnement d'un service des plus importants dans la société civile. Il est vrai qu'on les supprima en 1711, sur les représentations de l'assemblée du clergé, encore que le recouvrement des finances eût été concédé à un traitant moyennant cinq cent cinquante-quatre mille livres; on regagna cette perte en faisant prendre à tous les greffiers ou contrôleurs des augmentations des gages, sur le pied du quart au moins de la finance primitive. La *Correspondance des Contrôleurs généraux* (tome III, nos 328, 1081 et 1598) montre que plusieurs provinces, en 1709, 1711 et 1714, virent se produire des désordres de la même nature que ceux du Quercy. C'est seulement sous la Régence que les offices créés en 1691 et en 1705 furent supprimés, contre remboursement, par un édit de décembre 1716, sur la simple considération que ces créations n'avaient pas mieux assuré le service que l'ordonnance de 1667, et l'on revint purement à celle-ci.

En rendant compte de la sédition de 1707, l'intendant le Gendre dit qu'elle fut aussi causée par le contrôle des bans de mariage. C'est au mois de septembre 1697 que remontait cette autre création, dont on avait fait, en mars 1702, une ferme particulière de cent quinze mille livres par an. Les droits à percevoir avaient été fixés à une taxe modique pour les petites gens, vingt sols ou dix sols selon l'importance de leur résidence.

On voit que, sans être onéreuses, ces créations se justifiaient par d'excellentes raisons de bon ordre et par de véritables nécessités publiques.

Les documents relatifs aux registres paroissiaux se trouvent aux Archives nationales, dans une section spéciale de la collection Rondonneau, AD^{II} 12, et l'historique du contrôle des bans de mariage dans le recueil de Brillon, *Dictionnaire des arrêts*, tome I, p. 477.

Page 321, note 6. Les dictionnaires des anoblissements citent Guillaume et Jean de Béthisy, père et fils, anoblis en mars 1383, Jean de Béthisy et sa femme Marie, de condition libre, anoblis en juillet 1394.

Page 324, note 3, ligne 2. La qualification de Romain appliquée par notre auteur à Vauban ne se retrouve pas seulement dans ce passage de l'éloge fait par Fontenelle : « C'étoit un Romain qu'il sembloit que notre siècle eût dérobé aux plus heureux temps de la République ; » nous l'avons encore chez un contemporain, l'intendant Foucault, qui a écrit dans ses *Mémoires* (p. 250) : « Vauban étoit un véritable Romain ayant (?) la patrie.... Il a fait un livre pour l'établissement d'une dîme royale. Elle a été établie quelques années après sa mort, mais sans diminution des autres impositions, contre l'esprit de l'auteur. »

Page 339, note 1. Vauban s'était marié dans une famille bourguignonne qui comptait déjà une alliance avec les le Prestre. C'est le 25 mars 1660 qu'il épousa Jeanne d'Aunay, héritière unique de Claude d'Aunay, baron d'Épiry, en Nivernais, et dont la grand'mère, Urbaine de Roumiers ou Rouvier, s'était remariée en 1628 à Paul le Prestre, seigneur de Vauban et de Champignolle, frère aîné du père du maréchal[1]. Mlle d'Épiry avait environ quatorze ans. Les absences incessantes et prolongées de Vauban permirent d'autant moins aux deux époux de vivre ensemble, qu'il paraît probable que la femme résidait toujours en Morvan, dans le château de Bazoches[2], et ne venait guère dans cette maison de la rue Saint-Vincent, à Paris, où le mari avait fixé ses pénates[3]. Si les recherches de Jal dans les registres paroissiaux et dans les archives du pays ont été suffisamment poussées, et si l'on peut s'en rapporter à l'article auquel elles ont servi de base[4], M. et

1. L'*Histoire généalogique*, tome VII, p. 654-655, s'est trompée d'un degré sur ce point.

2. Acheté du comte de Melun en 1675. Tout au plus Vauban pouvait-il y aller passer quelques jours par an, et souvent le Roi ou le ministre le rappelaient à peine parti. La terre rapportait quatre mille livres, non compris quinze cents arpents de bois. M. René Vallery-Radot a parlé de ce théâtre de la vie intime de Vauban dans son étude de 1893 sur *Un coin de Bourgogne, le Pays d'Avallon*, p. 185-212.

3. On voit, par une lettre du 2 janvier 1702, que Vauban demandait que le Roi lui donnât une maison à Paris.

4. Article du *Dictionnaire critique de biographie et d'histoire*.

Mme de Vauban n'eurent que trois enfants, qui naquirent à des intervalles très éloignés les uns des autres. Une fille aînée, Charlotte, dut venir au monde dès les premières années du mariage, puisqu'elle épousa par contrat du 5 novembre 1679 Louis-Jacques de Mesgrigny, comte de Villebertin et d'Aunay[1]; c'est par la fille issue de cette alliance, Marie-Claude-Aimée de Mesgrigny, que les papiers du maréchal sont passés dans la famille le Peletier de Rosanbo. Une seconde fille, Jeanne-Françoise, naquit seulement vers le mois d'octobre 1678, un an avant le mariage de son aînée, et fut baptisée à Bazoches le 8 mars 1680; celle-là épousa, le 8 janvier 1691, Louis Bernin de Valentinay d'Ussé, fils du contrôleur général de la maison du Roi, et, lorsque leur mariage fut célébré à Paris, en l'église Saint-Roch, Mme de Vauban n'y assista point : ce qui semblerait bien prouver, comme je le disais tout à l'heure, qu'elle ne quittait jamais le Morvan.

Elle n'eut qu'un fils, qui, né en janvier 1682, mourut deux mois plus tard. Ainsi la descendance de Vauban ne fut continuée que par les enfants issus de ses deux filles, et son nom par la descendance de ses neveux, ainsi qu'il a été indiqué dans notre tome XI, p. 27, notes 2 et 3[2].

Mme de Vauban eut la satisfaction de voir son mari arriver au bâton, puisqu'elle ne mourut que le 18 juin 1705, à Bazoches; ses obsèques se firent le jour suivant dans l'église du village de Saint-Hilaire, sans que le maréchal eût pu arriver pour cette cérémonie[3]. Elle avait environ cinquante-huit ans[4].

Il est établi que Vauban usa et mésusa même de la liberté que lui laissait l'absence constante de sa femme; au moins pour les derniers temps de sa vie, et alors qu'il était avancé en âge, des documents irréfutables prouvent qu'il fut en relation avec des femmes notoirement cotées dans le monde de la galanterie, et même de la galanterie vénale. *Vauban amoureux*, tel est le titre d'un article que feu M. Pierre Clément fit paraître un an avant sa mort[5], et l'on y voit l'illustre maréchal, plus que sexagénaire, prodiguer galanteries et billets doux, pleins d'une ardeur juvénile, à une certaine Mme de Ferriol, laquelle appartenait à la catégorie du monde interlope qui a reçu sa qualification moderne des mains d'Alexandre Dumas fils. Les collectionneurs ont conservé plusieurs des lettres qu'il lui écrivit au cours de ses dernières années[6],

1. Neveu de l'ingénieur qui passa à l'ennemi en 1709.

2. Comparez *Vauban*, par M. Georges Michel, p. 451-453, et le *Mercure*, avril 1707, p. 174-187.

3. Tout ce qui concerne cette chronologie a été établi par Jal durant les séjours qu'il faisait dans le château même de Vauban.

4. *Mercure* de juillet 1705, p. 58; Georges Michel, *Vauban*, p. 50.

5. *Bulletin du Bibliophile*, juillet 1869, p. 5; réimprimé à la suite de la brochure : *Vauban, Louvois et Colbert*.

6. Une d'elles, du 12 octobre 1701, avait été publiée dans l'*Iconographie française* de Mme Delpech, et c'est celle dont Pierre Clément s'est

mais dans un temps où il n'était pas encore veuf, tandis que l'on crut plus tard à la possibilité d'une nouvelle union lorsque tout Paris le vit tombé dans les rets d'une autre aventurière.

Celle-ci, la belle demoiselle de Villefranche, dont l'académicien P. Gobert exposa un portrait au Salon de 1704, était bien née, puisqu'elle appartenait à la famille dauphinoise des Du Puy-Montbrun; mais elle avait pris rang parmi les femmes galantes déclassées[1], et l'on disait même qu'elle s'attaquait de préférence aux hommes âgés[2]. En novembre 1705, Vauban la rencontrait presque chaque jour chez la duchesse de Saint-Pierre, et elle ne négligeait rien pour s'assurer cette illustre conquête : aussi la galerie pensait-elle que cela finirait par un mariage, tandis que, chez le maréchal lui-même, on en faisait des railleries[3]. Un peu plus tard, les rapports de police font connaître que les charmes de la belle avaient manqué leur effet[4], et Vauban lui échappa en fin de compte; mais Mlle de Villefranche fit encore parler d'elle dans les années suivantes, puisque nous la voyons nommée pour danser le jour des Rois de l'année 1708 chez la duchesse de Bourgogne[5], tout comme la Beaumont-Loison, qui n'était même pas une fille bien née, et qu'en 1710 elle passait pour avoir conquis le cœur du comte de Toulouse[6].

Page 344, note 5. Jean Besly avait dressé en 1642 un tableau généalogique des Lezignem-Lezay, qui est aujourd'hui à la fin de l'exemplaire de ses *Comtes de Poitou* (1647) conservé à la Bibliothèque.

Page 348, note 3. Selon la Roque, Louis de Saint-Gelais aurait été

servi. Cinq autres faisaient partie de la collection d'autographes vendue en 1884 par les héritiers de M. Monmerqué. Une première, datée d'Ath le 11 juin 1697, toute gaie et pleine d'entrain, est pour souhaiter à la destinataire d'être bientôt délivrée de sa grossesse. Une autre, datée de Bazoches le 28 octobre 1701, offre un tableau de la vie qu'on menait en Morvan, et à laquelle il eût préféré un tour dans le jardin des Tuileries, ayant au bras la « belle Angélique, » rencontrant le duc de Charost, etc. De Brisach, le 7 septembre 1703, il annonce son prochain retour et l'intention de faire tomber la belle dans une embuscade et de la garder prisonnière pendant une huitaine. Un autre billet est relatif à la nomination de maréchal, en janvier 1703.

1. *Mémoires du président Hénault*, p. 26; *Lettres de Mlle Aïssé*, éd. 1873, p. 179; *Mémoires du duc de Luynes*, tome IV, p. 118-119.

2. C'est ce qu'on lit dans une lettre de Mme de Maintenon publiée par la Beaumelle (tome X, p. 187); mais la même lettre, reproduite par Lavallée (*Correspondance générale*, tome IV, 317), ne contient plus le paragraphe relatif à Mlle de Villefranche. Elle avait failli épouser Mursay en février 1695, grâce aux bons soins de M. de Lamoignon : ci-dessus, p. 79-80, note; le R. P. Chérot, *Bourdaloue, sa correspondance et ses correspondants* (1899), p. 138-140.

3. Larchey, *Notes de René d'Argenson, lieutenant général de police*, p. 124-125.

4. Depping, *Correspondance administrative*, tome II, p. 823.

5. *Les Correspondants de la marquise de Balleroy*, tome I, p. 21.

6. *Lettres de Mme Dunoyer*, lettre LXXXI, tome IV, p. 40.

régulièrement autorisé à relever les nom et armes de Lusignan en 1579. Il a un article dans *la France protestante*.

Page 350, note 1. Pointis institua pour légataire universel de sa fortune Jean-Jacques de Pointis, fils d'autre Jean-Jacques, baron du même nom (Arch. nat., E 1944, fol. 99).

Ibidem, note 7. Nous avons déjà eu dans le tome X, p. 9, l'expression de *commis principal* de ministre, et Saint-Simon s'en servira encore en décrivant les bureaux ministériels de Madrid (éd. 1873, tome XVIII, p. 228). Je la remarque aussi dans un règlement des secrétaireries d'État donnée en 1630 (Arch. nat., U 945, fol. 192), où les appointements de ces commis sont réglés à trois cents livres par mois. Il y a lieu de penser que c'est l'équivalent des « premiers commis » qui, depuis, et jusqu'à la chute de l'ancien régime, se perpétuèrent dans tous les ministères. L'emploi répondait à peu près, comme importance et attributions, à celui de nos directeurs modernes, avec une distinction que font entrevoir le passage du portrait de Bonrepaus donné dans notre tome IV, p. 280, et cette phrase des *Caractères de J. de la Bruyère* (tome I, p. 358) : « Il le quitte pour un seigneur ou un premier commis. »

Page 354, note 4, ligne 5. Du temps où Guethem était à l'armée impériale de Hongrie comme lieutenant-colonel, il avait été condamné à mort pour reddition du château d'Altsol (*Gazette* de 1704, p. 100).

Page 359, note 2. Par une lettre du 29 mars (Guerre, vol. 2017, n° 293), M. Rouillé demanda, de la part de l'électeur de Bavière, qu'on ne relâchât pas Guethem, de peur qu'il ne renouât des intelligences dans sa maison, avec d'anciens camarades, et il ajoutait que, pour cela, on pouvait arguer qu'il était né à Tourcoing sujet du roi de France.

Page 364, note 3. Les papiers Joly de Fleury contiennent, dans les dossiers Bouillon (ms. 2458, fol. 346-347), une lettre de félicitation, mais tout épigrammatique, adressée à Crozat, sur le mariage de sa fille, par le protonotaire Gédéon Poutier, de l'académie des Ricovrati de Padoue.

Page 368, note 4. Mme Dunoyer, dans sa lettre XXXVIII (tome II, p. 44-46), raconte qu'un page malicieux s'amusa un jour à attacher à la tenture de l'antichambre du Roi la perruque de M. de Harlay, et qu'elle resta suspendue en l'air quand le magistrat voulut s'avancer à l'arrivée du Roi; mais il ne se déconcerta point pour si peu : « Je ne croyois pas, dit-il, avoir l'honneur de saluer aujourd'hui Votre Majesté en enfant de chœur. » Le page en fut quitte pour faire des excuses.

Page 373, ligne 15. Gaignières a recueilli (ms. Nouv. acq. fr. 4529, p. 81) ce brocard de Harlay sur l'union de la fille de Mignard avec M. de Feuquière (notre tome III, p. 33) : « C'est un fort beau mariage; son père étoit fameux dans sa profession, et elle n'est pas moins fameuse dans la sienne; » et le P. Léonard (Arch. nat., MM 825, fol. 78) celui-ci sur le cardinal de Noailles qui présentait à l'enregistrement des lettres de répit contre ses créanciers : « Ah! Monsieur, il ne faut pas qu'on se plaigne que vous faites banqueroute; cela seroit d'un trop mauvais exemple. Payez vos dettes; point tant de valets, point tant de chevaux, point tant de folles dépenses! »

Page 375, note 4. Dans la lettre XXXVIII déjà citée, Mme Dunoyer rapporte de sanglantes boutades contre le fils du contrôleur des postes Rouillé, contre celui du maître des coches de Paris à Lyon, et contre le fils d'un fermier général ancien laquais à mandille, devenus tous les trois conseillers au Parlement. Plus indulgent pour Sagonne, le fils de Mansart, qui le venait saluer après avoir manqué aux audiences de sa chambre pendant un an, il s'écria : « Qui êtes-vous? — Je suis M. de Sagonne. — Ah! Monsieur, je ne vous reconnoissois pas; vous avez crû d'une toise depuis que je ne vous ai vu au Parlement. » C'est le P. Léonard qui nous a transmis ce mot (Arch. nat., MM 825, fol. 78).

Page 384, note 1. Guillaume-Urbain de Lamoignon, comte de Courson, né le 29 octobre 1674, fils aîné de M. de Bâville, fut d'abord avocat, puis conseiller au Parlement le 10 décembre 1692, maître des requêtes le 3 septembre 1698, intendant à Rouen le 6 novembre 1704, et à Bordeaux le 14 août 1709, conseiller d'État semestre le 26 novembre 1716. Il revint de Bordeaux en 1720, fut nommé enfin conseiller ordinaire le 1er septembre 1724, conseiller au conseil royal des finances en janvier 1730, et mourut le 12 mars 1742. Il prenait le titre de leur comté de Launay-Courson comme avait fait son père étant jeune.

Page 393, note 2. Mme de Caylus raconte cela textuellement comme notre auteur, dans ses *Souvenirs*, p. 67 : « M. de Nevers avoit accoutumé de partir pour Rome de la même manière dont on va souper à ce qu'on appelle aujourd'hui une guinguette, et on avoit vu Mme de Nevers monter en carrosse persuadée qu'elle alloit seulement se promener, entendre dire à son cocher : « A Rome. »

Page 398, note 5. Madame, faisant en 1710 le tableau des trois cabales principales, s'exprime ainsi sur celle de Meudon (recueil Jaeglé, tome III, p. 136) : « M. le Dauphin est toujours épris de la Chouin, qu'il a peut-être épousée. Cette Chouin est une fûtée; elle se refuse à paraître à la cour, car, si elle y venait, elle se verrait obligée de subir la férule de la belle-mère du Dauphin, ce dont elle se garde bien. Elle ne voit que la duchesse de Bourgogne et ses favoris, et Madame la Duchesse, qui est la favorite de M. le Dauphin. C'est une grande grâce qu'elle leur fait quand elle leur permet de manger avec elle. C'est ce qu'on appelle le *parvulo*. C'est ce qu'il y a de plus secret et de plus privé. Cette Chouin a ses créatures partout. Le maréchal d'Huxelles, Albergotti, le conseiller d'État M. Bignon sont aussi ses conseillers. » On remarquera, une fois de plus, la concordance du texte de Saint-Simon avec les portraits, les jugements ou les récits de Madame.

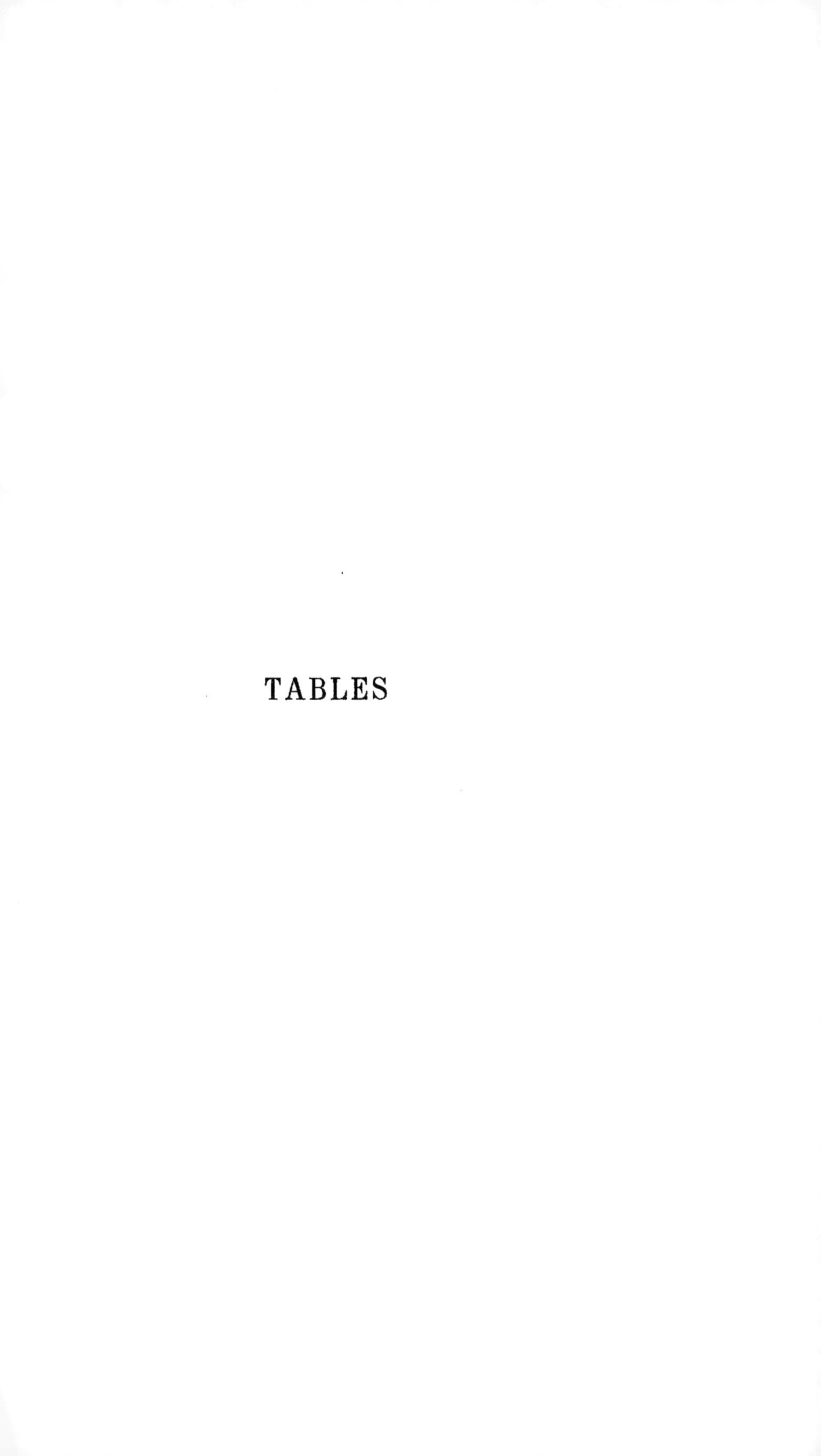

TABLES

I

TABLE DES SOMMAIRES

QUI SONT EN MARGE DU MANUSCRIT AUTOGRAPHE.

Fin de 1706.

1707.

II

TABLE ALPHABÉTIQUE

DES NOMS PROPRES

ET DES MOTS OU LOCUTIONS ANNOTÉS DANS LES *MÉMOIRES*

N. B. Nous donnons en italique l'orthographe de Saint-Simon, lorsqu'elle diffère de celle que nous avons adoptée.

Le chiffre de la page où se trouve la note principale relative à chaque mot est marqué d'un astérisque.

L'indication (Add.) renvoie aux Additions et Corrections.

A

B

C

D

E

F

G

I

J

K

L

M

N

O

Q

R

S

T

U

V

III

TABLE DE L'APPENDICE

PREMIÈRE PARTIE

ADDITIONS DE SAINT-SIMON AU *JOURNAL DE DANGEAU*.

(Les chiffres placés entre parenthèses renvoient au passage des *Mémoires* qui correspond à l'Addition.)

SECONDE PARTIE

I

II

XV

XVI

XVII

TABLE DES MATIÈRES

CONTENUES DANS LE QUATORZIÈME VOLUME.

FIN DU TOME QUATORZIÈME.

36865. — PARIS, IMPRIMERIE LAHURE
9, rue de Fleurus, 9.

Saint-Simon, Duc de 14
Mémoires
5270

www.ingramcontent.com/pod-product-compliance
Ingram Content Group UK Ltd.
[illegible]
UKHW012139240726
13966UKWH00001B/57